新编

主编 刘志勇 等

中医诊治学

XINBIAN ZHONGYI ZHENZHIXUE

U0194906

河南大学出版社
HENAN UNIVERSITY PRESS

·郑州·

图书在版编目（CIP）数据

新编中医诊治学 / 刘志勇等主编 . -- 郑州：河南
大学出版社，2022.2
ISBN 978-7-5649-5036-1

Ⅰ . ①新… Ⅱ . ①刘… Ⅲ . ①中医诊断学②中医治疗
法 Ⅳ . ① R24

中国版本图书馆 CIP 数据核字（2022）第 034270 号

责任编辑：李亚涛
责任校对：孙增科
封面设计：河南树青文化

出版发行：河南大学出版社
　　　　　地址：郑州市郑东新区商务外环中华大厦 2401 号
　　　　　邮编：450046
　　　　　电话：0371-86059750（高等教育与职业教育出版分社）
　　　　　　　　 0371-86059701（营销部）
　　　　　网址：hupress.henu.edu.cn
印　　刷：广东虎彩云印刷有限公司
版　　次：2022 年 2 月第 1 版
印　　次：2022 年 2 月第 1 次印刷
开　　本：880 mm × 1230 mm　1/16
印　　张：29
字　　数：940 千字
定　　价：118.00 元

编 委 会

主编简介

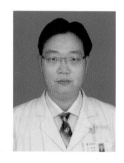

刘志勇

刘志勇，男，1979年1月出生，籍贯河南省上蔡县，毕业于湖北中医药大学，医学博士，副教授，副主任医师。担任中华中医药学会中医全科分会青年委员，河南省睡眠研究会常委，河南省中医全科学会委员，河南省中西医结合脑病委员。在河南中医药大学第二临床医学院工作，从事中医药防治脑血管病的研究。主持省级课题1项，厅局级课题3项，著作4部，发表学术论文30篇。

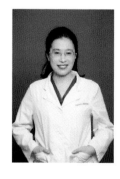

陈　粮

陈粮，女，1973年1月出生，籍贯江西省吉安市，汉族，毕业于广州中医药大学，中医妇科学硕士，现工作于广州市妇女儿童医疗中心，副主任医师，从事妇科临床及宣教工作20多年，为广东省泌尿生殖协会第一届理事，广东省基层卫生协会中医药专业委员会常委，广东省妇幼保健协会中医保健专业委员会第一届委员，广东省女医师协会健康促进专业委员会第二届委员，中国中药协会女性生殖健康药物研究专业委员会委员，广东省早期教育行业协会第二界理事会科学育儿指导专业委员会委员。担任中国传统医学师承（金华佗中医师承教育中心）师承导师，广州市第三批优秀中医临床人才研修项目联系对象，擅长中西医结合治疗女科常见病、多发病，如月经不调、急慢性盆腔炎、阴道炎、不孕不育、自然流产、乳腺增生、产后缺乳、绝经前后诸症、性功能障碍、生殖健康及性心理咨询、各种术后及亚健康状态调理及未病防治。主持省级课题2项，参与多项，发表论文10余篇，作为副主编、主编参与编写著作两部。

前 言

　　中医是中国最具代表性的传统文化之一，也是中华民族文化遗产之一。中医有着数千年的悠久历史，凝结着中华民族高度的智慧与才能，并经无数的中医人不断总结和提炼，形成了自己独特的理论体系。因此了解和掌握中医学基础知识和临床诊疗技能，可以丰富临床诊疗手段，提高临床疗效。随着经济和社会的迅速发展、人民生活水平的普遍提高，人们对中医药的需求也在不断增长，为了适应学科的发展，我们组织相关专业医务工作者，以深入的研究和丰富的临床经验为基础，总结了历代中医发展的精粹和当代科研新成果，编撰了此书。

　　本书由多位具有丰富中医临床与教学经验的医师倾力编写而成，介绍了中医的病因病机、中医内科的辨证、中医学治则与治法、中医脑病辨治规律、脑系病证、肺系病证、心系病证、脾胃病证、肝胆病证、肾系病证、急症、中医外科病证、中医妇科病证、中医儿科病证、针灸治疗方法，以及中医内科护理。在整个编写过程中，力求资料翔实、内容丰富、通俗易懂，希望为广大中医临床工作人员提供参考和帮助。

　　本书在编写过程中，借鉴了许多护理相关书籍与文献资料，但由于编者水平有限，书中难免存在疏漏及不足，恳请广大读者批评指正。

编 者

2021 年 10 月

目 录

第一章 绪论

第一节 概述

中医内科学是中医学宝库中的重要组成部分，古称"大方脉"，它是人类在长期医疗实践中不断积累、逐渐形成的。

由于中医内科学在中医学中的特殊地位，它的起源也像中医学一样可以追溯到原始社会。如在《山海经》一书中，就可以看到"风""症""疫疾""腹痛"等内科病证的名称和症状描述。但是，医学理论的产生还需要生产力发展到一定的水平，即只有进入封建社会才逐步变为现实。

奴隶社会，奴隶们创造了越来越丰富的财富，给科学文化的发展创造了条件，阶级的出现与社会分工的进一步扩大化，又使各行各业日趋专业化，内科学就逐渐从医疗实践中突出并独立出来。据《周礼·天官》记载，当时的宫廷医生已分有"疾医""食医""疡医""兽医"四种，其中疾医"疾医"相当于内科医生，而扁鹊被人们视为分科的先师。由于内科疾病的普遍存在和医疗实践的深入发展，使内科学的理论知识和临床经验得到迅猛的发展，尤其是《黄帝内经》（简称《内经》）的问世，被视为战国以前我国医学知识的总结。

殷周之际出现的阴阳五行学说是朴素的唯物主义学说，更春秋战国时代，则被广泛用于阐述和解释一切自然现象，并被中医学所采纳，以此探讨和认识人体生理病理现象，从而促进了医学的发展，为中医学奠定了比较坚实的理论基础。因此，自战国至秦汉这一时期，是中医学理论体系的奠定时期。

《内经》包括《素问》《灵枢》两部分，共 18 卷，各 81 篇，其基本内容可概括为：

（1）强调整体观念：人体是一个有机的整体，人的健康和病态与自然环境有一定的关系。

（2）将阴阳五行学说贯穿于生理、病机、诊断及治疗等各方面，摸索出人体疾病变化与治疗的粗略规律。

（3）重视脏腑、经络，论述人身五脏六腑、十二经脉、奇经八脉等的生理功能、病机变化及其相互关系。

（4）在上述理论指导下叙述六淫、七情、饮食、劳伤等病因以及脏腑六气经络的病机变化。

（5）论述望、闻、问、切四诊的诊断方法和具体内容。

（6）确定治未病，因时、因地、因人制宜，标本，正治反治，制方，饮食宜忌，精神治疗及针刺大法等治疗法则。

《内经》形成了比较系统的理论体系，已见理法方药的雏形，成为内科学理论的渊源。

另外，《内经》还记叙了 200 多种内科病证，从病因、病机、病性转化及预后等方面做了简要的论述，有些病证还专篇加以讨论，如"热论""咳论""痿论""疟论""痹论"等，从而为内科学的发展打下了基础。

张仲景的《伤寒杂病论》继承了《内经》等医籍的基本理论，以六经论伤寒，以脏腑言杂病，提出了包括理、法、方、药比较系统的辨证施治原则，使中医学的基础理论与临床实践密切结合起来，走上了更加科学的发展轨道。

《伤寒论》以六经论伤寒，分别讨论各经病证的特点和相应的治法，此外，还阐述了各经病证的传变关系以及合病、并病或失治、误治引起的变证、坏证的辨证与治疗方法。通过六经辨证，又可以认识证候变化方面的表里之分、寒热之异、虚实之别，再以阴阳加以总概括，从而为后世的八纲辨证打下了基础。

《金匮要略》以脏腑论杂病，以病证设专题、专篇加以论述，如肺痈、肺痿、痰饮、黄疸、痢疾、水肿等病证的辨证与治疗。

张仲景开创辨证论治的先河，临证时因证立法、以法制方、按方遣药，而且注意剂型对治疗效果的影响。书中实收 269 首方剂，其中有不少功效卓著的名方，一直沿用至今，仍有很好的疗效。因此，《伤寒杂病论》在内科学的发展中占有重要的位置。

经隋至唐，由于中医学理论与临床的发展，医学教育也达到比较完善的程度。宫廷医学校的课程规定，必须先学《素问》《神农本草经》《脉经》等基础课，然后再学习包括内科在内的临床各科课程，以沟通理论与实践之间的有机联系，亦可以看出内科在当时所处的位置和所具规模。这一时期，对内科中的多种疾病已有详细的论述，如对伤寒、中风、天行、温病、脚气病、地方性甲状腺肿等都积累了一定的治疗经验，对绦虫病、麻风、恙虫病、狂犬病的预防和治疗亦具有较高的水平。《外台秘要》已记载消渴患者的小便是甜的，对黄疸病及治疗效果的观察，提出"每夜小便中浸白帛片，取色退可验"。孙思邈进一步总结了消渴病的发病过程及其药物，食治等疗法，并规定了饮食、起居的某些禁忌。

《诸病源候论》是我国现存最早的病因病机学及证候学专著，其中记载内科病者 27 卷，内科症状 784 条，对每一个病证的病因、病机、证候分类进行了深入的探讨和总结。如对泄泻与痢疾、痰证与饮证，一反过去之统称而分别立论；对疟疾的分类、麻风病的临床表现都具有极其深刻的认识。

宋代对于医学人才的选拔与培养比较重视，规定了各科人员之间的比例关系。《元丰备对》记载，宋神宗时"太医局九科学生额三百人"，分科中属内科的"大方脉"120 人，风科 80 人，可见当时对内科之器重。

从宋代起，金、元、明三代均设有大方脉科，为治疗成人各种内科疾病的专科，促进了内科的进步。特别值得提出的是金元时代四大医家的出现，他们各自结合当时的社会形势、人体状况及发病特点，总结了具有特色的理论和治疗方法。

刘完素对《内经》中五运六气学说有深刻的研究，他根据临床实践经验，参照《内经》病机十九条精神，认为"火热"是引起疾病的重要原因，故力倡火热致病的机制，创立"火热论"。在治疗上，他极善于使用寒凉药物，故后人称之为"寒凉派"。

张子和受刘完素的学术影响并加以发挥，认为疾病发生的根本原因全在于病邪之侵害，不论外因、内因致病，一经损害人体，即应设法祛邪外出，不能让其滞留体内为患。他把汗、吐、下三法广泛运用于临床，并有独到的见解。由于他治病以攻邪为主，后人称他为"攻下派"。

李杲生活于金元混战、社会动荡之年，人们饥寒交迫，民不聊生，体质虚弱，从而使脾胃在人体中的地位更加突出。所以，他指出"内伤脾胃，百病由生"，治病时则多用补气升阳的药物。由于他擅长温补脾胃，后世称他为"补土派"。

朱丹溪研究了先世医家的学术思想和著作，熔各家学说于一炉，独树"相火论""阳有余，阴不足"两论。在治疗上，竭力主张滋阴降火之法，故后世称他为"滋阴派"。

金元四大家及其弟子创建的四大学派，除了其本身的学术价值外，则是他们结合实践总结出的中医病证，以及敢于和善于从临床到理论进行探索、总结，乃至提出自己的见解，证明了中医学发展过程中的内在联系——继承性，同时在继承过程中可以得到发展，这一点对后世具有极大的启迪。

自金元四大家掀起学术争鸣之风，遂至后世历代诸家纷纷而起，各抒己见，使中医的理论与实践日趋系统和完整。如历代对中风之争，或言"真中"，或言"类中"，或言"非风"，愈辨愈明。又如对补脾、补肾及脾肾双补的推敲，使脾肾的生理、病机在人体中的重要性以及二者之间的联系也更加明确。再如对臌胀的病机认识，从东垣与丹溪的"湿热论"，到赵养葵、孙一奎的"火衰论"，再至喻昌的"水裹气结血凝论"，也是越分析越透彻，从而更好地指导临床实践，提高了治疗效果。

金元时代的成就不仅仅限于金元四大家。与此同时，《圣济总录》有 18 卷专论诸风，反映当时对"风证"的专题研究已有一定的水平。张锐著《鸡峰普济方》，把水肿分为多种类型，根据起始部位的特征区别不同性质的水肿，施以不同治法。另外，还有一些内科病的专著问世，如宋代董汲著《脚气治法总要》，对脚气病的病因、发病情况、治疗方法均有详细论述，并订出64方，是一部现存较全面的脚气病专书。元代葛可久著《十药神书》，是一部治疗肺痨病的专著，书中所拟10首名药方，分别具有止血、止嗽、祛痰、补养等作用，对肺痨全过程的分证和治疗总结了一套可以遵循的经验。

金元以后，在中医学术界掀起了发展、创新的风气，如对人体某一脏腑生理、病机的新的探讨，或某脏腑的代谢产物被重视等，以及某个内科病证证治的见解不断有新的突破，使中医学及其内科学在广度与深度上都得到迅速发展。

明代继承了金元的学术成就并有所发展。如薛己的《内科摘要》在学术上受李杲善于温补的影响，而有所发展，是我国最早用内科命名的医书。虞抟的《医学正传》则发展了朱丹溪的学说。另王纶明确指出："外感法仲景，内伤法东垣，热病用河间，杂病用丹溪。"是对当时内科学术思想的总结。此外，龚廷贤所著《寿世保元》，先基础，后临床，先论述，后列方，并附医案，取材丰富，立论精详，选方实用，适于内科临床参考。《景岳全书》为纠正金元刘、张嗜用寒凉攻伐之偏，倡导人之生气以阳为主，指出人体"阳非有余，阴常不足"，力主温补之法，是书论内科杂病部分计28卷，记述70余种病证的证治，每病证均引录古说，参以己见。张氏对内科许多病证病机之分析与归纳极为精辟，治则方药也多有心得，并结合病证对温补学说进行了充分的阐述。

明清时代，在医学史上具有特别突出地位的要数温病学说的形成和发展，它使内科学之外感病的实践与理论进入更高、更完善的境地。

吴又可的《温疫论》，是我国传染病学中较早的专门论著，他认为：瘟疫有别于其他热性病，它不因感受"六气"所致，而以感染"戾气"和机体功能状况不良为发病主因。并指出"戾气"的传染途径是与其人体接触，自口鼻而入，无论老少强弱，触之皆病。他的这一认识，在我国医学发展史上也是一个突破性的见解。

叶天士的《温热论》为温病学的发展提供了理论与辨证的基础，其贡献在于：首先提出了"温邪上受，首先犯肺，逆传心包"之说，概括了温病的发病途径和传变规律，成为外感温病的纲领；其次，根据温病的发病过程，分为卫、气、营、血4个阶段，表示病变由浅入深的4个层次，作为辨证施治的纲领；再者，在温病诊断上，总结前人经验，创造地发展了察舌、验齿、辨别斑疹与白痦的方法。这就为温病学说奠定了理论与实践基础。

吴鞠通在叶氏学说基础上著成《温病条辨》，以三焦为纲，病名为目，论述风温、温热、瘟疫等9种温病的证治，并提出清络、清营、育阴等各种治法，使温病学说更趋系统和完整，建立了温病辨证论治体系。其后，薛生白著《湿热病篇》，对湿温病进行了深入研讨；王孟英著《温热经纬》将温病分为新感与伏气两大类进行辨证施治，也都对温病学说做了发挥和补充，促进了温病学说的发展。

在内科杂证方面，明清时期也有一定发展。喻昌《寓意草》中提出疾病发生与时代背景密切相连的观点，加深了对疾病发生本质的认识，故而提高了疾病诊疗和理论水平。另外，林佩琴的《类证治裁》极为实用；再者，熊笏著的《中风论》及尤在泾著的《金匮翼》对中风病的叙述；胡慎柔著的《慎柔五书》，汪绮石著的《理虚元鉴》对虚痨病的分析；卢之颐著的《痎疟论疏》对疟疾的认识，都可称之为内科专篇专著，有一定的学术水平。此时，对血证的认识也有新的突破，王清任著《医林改错》，对瘀血证的论述和所创立的活血化瘀诸方，特别是为气虚血瘀所制益气活血之补阳还五汤更属创举，直到今日，仍有很高的临床实用价值。唐容川的《血证论》是论述血证的专著，对血证的认识更深入一步，并提出治血证四大要法，对后世影响较大。

鸦片战争以后，我国逐渐沦为半殖民地半封建社会，西医学传入我国，不可避免地影响了我国传统医学的发展，所谓的中西汇通派就是在这种历史背景下产生的。由于旧中国反动统治阶级的昏庸与无能，不可能正确引导中西两种医学取长补短，相互为用，反而企图扼杀中医，使中医学的发展受到极大的损失，不进反退。

中华人民共和国成立后，在"古为今用，洋为中用"思想指引下，继承和发扬中医药学的工作不断取得新进展。中医药院校和中医医院的建立，使内科学同其他各学科一样，取得日新月异的发展。《中医内科学》统编教材的几次修订和使用，一些中医名家整理了自己的心得体会、著书立说，以及1983年的"衡阳会议"和1985年的"合肥会议"，对振兴中医起了巨大推动作用，特别是党和政府在关于卫生工作的决定中，明确指出要把中医和西医摆在同等重要的地位，认为：一方面，中医药学是我国医疗卫生事业所独具的特点和优势，中医不能丢，必须保存和发展；另一方面，中医必须积极利用先进的科学技术和现代化手段，促进中医药事业的发展。这一决定必将得到全国的响应，为中医的繁荣发展并走向世界创造条件。

（陈　粮）

第二节　阴阳学说

一、阴阳学说的主要内容

阴阳是中国古代哲学的基本范畴。阴阳学说认为：世界是物质的，物质世界是在阴阳二气的相互作用下滋生、发展和变化着的。阴阳学说是中医学的生理、病理、诊断和治疗等方面的理论基础，影响着中医学的形成和发展，指导着临床医疗实践。

（一）基本概念

阴阳，是对自然界相互关联的某些事物和现象对立双方的概括，它既可以代表两个相互对立的事物，也可以代表同一事物内部所存在的相互对立的两个方面。阴阳是指日光的向背。向日为阳，背日为阴。古人在长期生活实践中，注意到自然界存在着许多既密切相关，又属性相对的事物或现象，如寒与热、明与暗、动与静等。阴阳是用来分析、认识一切事物或现象的特点及其相互关系的。因此，阴阳是既抽象又规定了具体属性的哲学范畴。其具有普遍性、相关性、相对性的属性。

（二）阴阳的属性特征

古人从"向日""背日"这一原始的阴阳含义展开，认为：凡是运动的、外在的、上升的、温热的、明亮的、无形的、兴奋的、功能亢进的属"阳"；凡是相对静止的、内在的、下降的、寒冷的、晦暗的、有形的、抑制的、功能减退的属"阴"。

（三）阴阳之间的相互关系

阴阳学说的核心是阐述阴阳之间的相互关系，并通过这些关系来认识自然界万物生长、发展和变化的内在机制及规律。阴阳之间的关系是错综复杂的，其主要表现在以下几个方面。

1. 阴阳的对立制约

阴阳的对立制约又称阴阳相反。一方面是指阴阳属性都是对立的、矛盾的，另一方面则是指在相互对立的基础上，阴阳还存在着相互制约的关系，对立的阴阳双方相互抑制、相互约束，表现出阴阳平衡、阴强则阳弱、阳胜则阴退等错综复杂的动态联系。

2. 阴阳的互根互用

古人称为阴阳相成，一是指凡阴阳皆相互依存、互为根本的关系，即阴和阳的任何一方都不能脱离对方而单独存在，阴阳双方互为另一方存在的前提条件。如热为阳，寒为阴，没有热，也就无所谓寒，阳（热）依阴（寒）而存，阴（寒）依阳（热）而在。二是指在相互依存的基础上，在一定范围内，双方表现出相互间不断滋生、助长、互用的特点。

3. 阴阳的消长平衡

消，即减少、消耗；长，即增多、增长。阴阳的消长是指在某一事物中，阴阳双方相对或绝对的增多、减少变化，并在这种"阴消阳长""阳消阴长"或"阴阳俱长""阴阳俱消"的变化中维持着相对的平衡，从而达到"阴平阳秘"的生理状态。如果阴阳的相对平衡被破坏，形成阴阳的偏盛或偏衰，导致阴阳的消长失调，就会出现疾病的发生。

4. 阴阳的相互转化

阴阳的相互转化是指阴阳对立的双方在一定的条件下，可以向其各自相反的方向转化，即阴可以转化为阳，阳也可以转化为阴。当阴阳消长过程发展到一定程度，超越了阴阳正常消长变化的限度（阈值），事物必然向其相反的方向转化。阴阳的转化，必须具备一定的条件，故有："重阴必阳，重阳必阴"，"寒极生热，热极生寒"之说。

二、阴阳学说在中医学中的应用

阴阳学说促进了中医学理论体系的形成，并贯穿于中医学理论的各个领域，用来说明人体的组织结构、生理功能、病理变化，指导养生保健和临床的诊断、治疗与疾病的预防。

（一）说明人体的组织结构

《素问·宝命全形论》说："人生有形，不离阴阳"。人体组织结构的上下、内外、表里、前后各部分以及内脏之间，无不包含着阴阳的对立统一。如：上部为阳，下部为阴。体表为阳，体内为阴。背为阳，腹为阴。外侧为阳，内侧为阴。皮肤在外为阳，筋骨在内为阴。六腑为阳，五脏为阴。五脏之间，心、肺为阳，肝、脾、肾为阴。具体到某一脏器还可继续再划分阴阳，如心有心阴、心阳之分，肾有肾阴、肾阳不同等。

（二）说明人体的生理功能

人体的正常生命活动是阴阳双方保持着对立统一的协调关系的结果。阴阳双方相互为用使机体内环境具有的相对稳定性和对外环境的适应性，从而维持着人体正常的生理功能和健康。如果阴阳不能相互为用而分离，人体就要患病，甚至死亡。所以说："阴平阳秘，精神乃治；阴阳离决，精气乃绝"。

（三）说明人体的病理变化

中医把疾病的产生及其病理过程，看成是各种原因引起的机体内部阴阳偏盛或偏衰的过程，即阴阳失调。疾病的发生、发展取决于正气和邪气两方面因素的相互作用。正气是指整个机体对疾病的抵抗能力，邪气是指各种致病因素。二者均可用阴阳的属性来划分，用阴阳的消长失调来概括说明。正气包括阴液和阳气两部分；邪气也有阴邪和阳邪之分，如六淫致病因素中的寒、湿为阴邪，风、暑、热（火）、燥为阳邪。疾病的过程就是正邪斗争的过程，结果是引起机体的阴阳失调，概括起来主要有以下四类。

1. 阴阳偏盛

所谓阴阳偏盛，是指阴或阳任何一方高于正常水平、过于亢盛的病变。根据阴阳动态平衡的原理，一方太盛必然导致另一方的损伤。故有"阳盛则热，阴盛则寒"之说，即阳邪亢盛所致的疾病性质是热证，阴邪亢盛所致的疾病性质是寒证。

2. 阴阳偏衰

阴阳偏衰，是指阴虚或阳虚，使阴或阳某一方低于正常水平的病变。所谓"阳虚则寒，阴虚则热"是说由于人体的阳气不足，导致寒由内生；而人体的阴液不足，所致的疾病性质为（虚）热证。阴虚则热与阳虚则寒所形成的病证属虚证。

3. 阴阳互损

所谓阴阳互损即阴阳任何一方虚损到一定程度，都会导致另一方的不足。阳虚到一定程度时，不能化生阴液，出现阴虚的现象，称为"阳损及阴"；阴虚到一定程度时，不能化生、滋养阳气，出现阳虚的现象，称为"阴损及阳"。

4. 阴阳的转化

人体阴阳失调而出现的病理现象，还可在一定条件下，向着各自相反的方向转化。阴证可以转化为阳证，阳证可以转化为阴证。故《素问·阴阳应象大论》中指出："重阴必阳，重阳必阴""重寒必热，重热必寒"。

（四）用于疾病的诊断

人体产生疾病的本质是阴阳失调。因此，阴阳学说用于疾病的诊断，就是运用阴阳来归纳疾病的各种征象，概括说明病变的部位、性质及各种证候的属性，为中医辨证总的纲领。故《素问·阴阳应象大论》中说："善诊者，察色按脉，先别阴阳"。

（五）用于疾病的治疗

由于疾病发生的本质是阴阳失调，所以中医治疗的基本原则是调整阴阳，补其不足、泻其有余，恢复阴阳的相对平衡。包括确定治疗原则、归纳药物性能和具体运用。

1. 确定治疗原则

（1）阴阳偏盛，损其有余：阴或阳的一方偏盛、亢奋，病理变化的关键是邪气盛，且尚未导致正气不足，此时属单纯的实证，故治疗时损其有余，也称"实者泻之"。

（2）阴阳偏衰，补其不足：阴或阳的一方虚损、不足，即病理变化的关键是正气虚，故治疗时补其不足，也称"虚则补之"。如果阴阳两虚，则应阴阳双补；若邪盛正虚，则应泻补兼施。

2. 归纳药物性能

药物有阴阳属性的区别。中医将药物的"四气""五味"和"升降浮沉"归纳为阴阳两种属性。

（陈　粮）

第三节　五行学说

五行学说属我国古代哲学的范畴。它认为宇宙间的一切事物都是由木、火、土、金、水五种物质所构成。事物的发展变化都是这五种物质不断运动和相互作用的结果。将这五种物质的属性和相互间的"生、克、乘、侮"规律，运用到中医学领域，阐述人体脏腑的生理、病理及其与外在环境的相互关系，从而指导临床诊断和治疗。

一、五行学说的主要内容

（一）基本概念

五行学说是指自然界的一切事物都是由木、火、土、金、水五种物质构成的，并以这五种物质的特性为基础，对自然界的事物、现象加以抽象、归纳、推演，用以说明物质之间的相互滋生、相互制约，不断运动变化，从而促进事物发生、发展规律的学说。

（二）五行的特性

水具有滋润、下行的特性，凡具有润泽、寒凉、向下特性的事物或现象归属于水；火具有炎热、向上的特性，凡具有温热、升腾特性的事物或现象归属于火；木具有伸展、能曲能伸的特性，凡具有升发、伸展、易动特性的事物或现象归属于木；金具有能柔能刚、变革、肃杀的特性，凡具有清静、沉降、变革、肃杀、收敛特性的事物或现象归属于金；土具有生长、生化的特性，凡具有长养、变化、承载特性的事物或现象归属于土。

（三）事物的五行归类

五行学说对事物属性的归类推演，是以天人相应为指导思想，以五行为中心，将自然界的各种事物和现象以及人体的脏腑组织、生理现象、病理变化做了广泛的联系和研究，按照事物的不同性质、作用与形态，分别归属于木、火、土、金、水"五行"之中，借以阐述人体脏腑组织之间的生理、病理的复杂关系，以及人体与外界环境之间的相互关系。

1. 直接归类法

肝之性喜舒展而主升，故归属于木；心推动血液运行，温煦全身，故归于火；脾主运化，为机体提供营养物质，故归于土；肺主宣肃而喜清洁，故归于金；肾主水而司封藏，故归于水。

2. 间接推断演绎法

肝属木，肝与胆相表里，肝主筋，肝开窍于目，所以胆、筋、目等便随肝属木而被纳入木；心属火，心与小肠相表里，心主脉，心开窍于舌，故小肠、脉、舌等也被归于火。

用五行的特性对事物属性进行归类，并不是说事物属性就是木、火、土、金、水本身。如木具有升发、伸展的特性，肝归属于木，是指肝具有疏通、舒展、调达、升发的特性，而且说明了肝与其他脏腑组织器官、情志及自然界多种事物或现象在属性上的某些内在的联系。

（四）五行的生克乘侮关系

1. 相生

所谓"相生"，是指五行中某一行事物对另一行事物具有促进、助长和滋生的作用。五行相生的次序为：木生火，火生土，土生金，金生水，水生木。

2. 相克

相克也称"相胜"，是指五行中某一行事物对另一行事物具有抑制、约束、削弱等作用。五行相克的次序为：木克土，土克水，水克火，火克金，金克木。

3. 相乘

相乘即乘虚侵袭，也就是相克太过，超越了正常的制约关系。如正常情况下木克土，它们维持着相对平衡状态，当木过度亢盛，或由于土本身不足，木因土虚而乘之，木对土的克制就会超过正常水平，二者间正常的制约关系遭到破坏。

4. 相侮

相侮即恃强凌弱之意。如正常情况下，金克木，当木过度亢盛，金不仅不能制约木，反而被木所克制；或由于金本身虚弱，木因其虚而反侮金。相侮的次序与相克相反。

二、五行学说在中医学中的应用

五行学说在中医学中不仅用于理论上的阐释，而且也具有指导临床诊疗工作的实际意义。

（一）说明人体五脏的生理功能

木性曲直，枝叶条达，具有向上、向外、生长、舒展的特性；而肝喜条达舒畅，恶抑郁遏制，肝主疏泄，所以肝性属木。火性温热，其势炎上，具有蒸腾、炎热的气势；而心"禀阳气"，所以心性属火。土性敦厚，具有生化万物的特性；脾运化水谷，营养机体，所以说脾是气血生化的源泉，故脾性属土。金性清肃，收敛；而肺也具有清肃之性，肺气具有肃降功能，所以肺性属金。水性润下，有寒润、下行、闭藏的特性；而肾主闭藏，有藏精、主水等功能，所以肾性属水。

（二）说明人体脏腑间的相互关系

五脏的功能是互相联系的。运用五行生克制化的理论可说明脏腑生理功能的内在联系。

1. 五脏相互滋生

肝藏血以济心之阴血，故肝生心（木生火）；心阳温煦有助脾之运化，故心生脾（火生土）；脾运化精微上输于肺，故脾生肺（土生金）；肺金清肃下行以助肾纳气、主水，故肺生肾（金生水）；肾藏精以滋养肝之阴血，故肾生肝（水生木）等。

2. 五脏相互制约

肝之疏泄可以疏达脾气，令其不致壅塞，以助脾之运化，故肝制约脾（木克土）；脾之健运可以防止肾水泛滥，故脾制约肾（土克水）；肾水滋润上乘可防心火之亢烈，故肾制约心（水克火）；心阳温煦可防止肺金清肃太过，故心制约肺（火克金）；肺的肃降可防止肝之升发太过，故肺制约肝（金克木）等。

（三）说明人体脏腑间的病理影响

1. 相生（母子）关系的转变

包括"母病及子"和"子病犯母"两个方面。

（1）母病及子：如肾属水，肝属木，水能生木，故肾为母脏，肝为子脏，若肾病及肝，即是母病及子。

（2）子病犯母：又称"子盗母气"，是指疾病的传变从子脏传及母脏。如肝属木，心属火，木能生火，故肝为母脏，心为子脏。心病及肝，即是子病犯母。

2. 乘侮（相克）关系的转变

包括相乘和相侮（即反侮）两个方面。

（1）相乘是相克太过为病：一种是由于一方的力量过强，而致被克的一方受到过分克伐；另一种是由于被克的一方本身虚弱，不能承受对方的克伐，从而出现克伐太过的病理现象。如以木和土的相克关系而言，前者称为"木乘土"，后者称为"土虚木乘"。

（2）相侮即反克而致病：一种是由于一方太盛，不仅不受克己的一方所克制，而且对克己的一方进行反克；另一种是由于一方的虚弱，丧失克制对方的能力，反而受到被克一方的克制，从而也导致反克的病理现象。

（四）指导疾病的诊断和治疗

当内脏病变导致功能紊乱和相互关系失调时，可以反映到体表相应的组织器官，出现色泽、声音、形态、脉象等多方面的异常变化。根据五行归属及生克乘侮变化规律对病情做出判断，并运用生克制化乘侮规律，指导临床治疗，通过调整脏腑间的相互关系达到控制疾病转变的目的。

（张明丽）

第四节　藏象学说

藏象学说是通过对人体的生理、病理现象的观察，研究人体脏腑等的生理功能、病理变化及其相互关系的学说。

一、内脏的分类及其区别

内脏的分类及其区别如表1-1。

表1-1　内脏的分类及其区别

类别	内容	生理功能特点	形态特点
五脏	心，肝，脾，肺，肾	藏精化气生神 藏精气而不泻 满而不能实 传化物而不藏	主要为实体性器官
六腑	胆，胃，大肠，小肠，膀胱，三焦，心包络	实而不能满 以通降为用	多为管腔性器官
奇恒之腑	脑，髓，骨，脉，胆，女子胞（精室）	藏精气而不泻 不传化物 除胆外，无表里关系。 除胆外，无阴阳五行配属关系	形态中空有腔 相对密闭

二、五脏

（一）心的主要生理功能及病理表现

（1）心主血脉：是指心气推动血液在脉中运行，流注全身，发挥营养和滋润作用。心主血脉的前提条件是心行血，指心气维持心脏的正常搏动，推动血液在脉中运行；心生血，是指心火将水谷精微"化赤"生血；心主脉，是指脉道的通畅，血液在脉中的正常运行，形成脉象。心主血脉的生理表现，主要从以下四个方面观察：面色红黄隐隐，红润光泽；舌质淡红；脉象和缓有力，节律均匀，一息四至；虚里搏动（指心尖）和缓有力，节律均匀，其动应手。其病理表现：心气虚，心血虚，血脉空虚可导致心悸不安，面色苍白或萎黄，舌质淡白，脉细弱微，虚里心悸不安；心血瘀，心血阻滞，可出现心绞痛症状，面色灰暗，唇青舌紫，脉结、代、促、涩，虚里闷痛。

（2）心藏神：主要是指心具有主宰人体五脏六腑、形体官窍的一切生理活动和人体精神意识思维活动的功能。而精神意识思维活动主要体现在五神，即神、魂、魄、意、志。五志，即喜、怒、忧、思、悲。五神五志又分属五脏，但主宰是心。中医学中有心（属五脏）和脑（属奇恒之腑）等概念，但以心概脑。心主神志的生理表现，主要是精神饱满，反应灵敏。其病理表现：①心不藏神，反应迟钝，健忘，神志亢奋，烦躁不安，失眠，谵语多梦。②神志衰弱，神志不和，萎靡不振；神志错乱和癫狂等，后者属现代医学重型精神病范畴。

（二）肺的主要生理功能和病理表现

（1）肺主宣发：指肺气向上升宣，向外布散。其生理作用如下：①通过呼吸运动，排除人体内浊气。②通过人体经脉气血运行，布散由脾转输而来的水谷精微，津液于全身，内至五脏六腑，外达肌腠皮毛。③宣发卫气，调节腠理开合，排泄汗液，并发挥抗邪作用。其病理表现为肺失宣发：恶寒发热、自汗或无汗、胸闷、咳喘、鼻塞、流清涕，属现代医学"上感"范畴。

（2）肺主肃降：指肺气向下通降或使呼吸道保持洁净。其生理作用：①通过呼吸运动，吸入自然界清气。②通过经脉气血运行，将肺吸入清气和由脾而来的水谷精微，津液下行布散。③通过咳嗽等反射性保护作用，肃清呼吸道内过多的分泌物，以保持其清洁。其病理表现：肺气上逆，肺失肃降，胸闷，咳喘。

（3）肺主气，司呼吸：肺主气指肺具有主持呼吸之气，一身之气的功能概括。肺司呼吸，指肺具有呼浊吸清，实现机体内外气体交换的功能。其生理作用：①吸入自然界的清气，促进人体气的生成，营养全身。②呼出体内浊气。排泄体内废物，调节阴阳平衡。③调节人体气机的升降出入运动。其病理表现：胸闷，咳喘，呼吸不利，呼吸微弱。

（4）肺主通调水道：指肺主宣发肃降功能，对体内水液的输布排泄起着疏通和调节作用。水道指人体内水液运行的通道。肺主通调水道，其生理作用主要是调节体内水液代谢的平衡。机制主要是肺主宣发，使津液向外，向上散布，濡养脏腑、器官、腠理、皮毛，呼浊和排汗，将部分水分和废物排出人体外。肺主肃降，使津液下行布散，濡养人体，使代谢后的水液下行布散至膀胱，通过膀胱的气化作用生成尿液。其病理表现：肺通调失职可出现痰饮水肿。

（5）肺朝百脉，助心行血：肺朝百脉指全身血液通过经脉聚会于肺并进行气体交换，再输布于全身。肺气宣发肃降具有协助心脏、助心行血、促进血液运动的作用。其病理表现：肺气虚，血脉瘀滞，肺气宣降失调，胸闷，心悸，咳喘，唇青舌紫。

（6）肺主治节：指肺具有协助心脏对机体各个脏腑组织器官生理活动的治理调节作用，是肺的生理功能的概括。

（三）脾的主要生理功能和病理表现

（1）脾主运化水谷：指脾对饮食物的消化，化为水谷精气，以及对其的吸收、转输和散精作用。其生理机制：①脾协助胃消磨水谷。②脾协助胃和小肠把饮食物化为水谷精微。③吸收水谷精微转输到心肺，经肺气宣发肃降而布散全身经脉、气血运行布散全身。病理主要表现为纳差，腹胀，便溏，四肢倦怠无力，少气懒言，面色萎黄，舌质淡白。

（2）脾主运化水液：指脾对水液的吸收、转输、布散作用。其生理机制：①脾吸收津液。②将津液转输到肺，通过肺的宣降而布散全身，起濡养作用，转输到肾，膀胱，经膀胱的气化作用而形成尿液。病理表现主要是脾虚失运而致水液停滞，表现内湿，痰饮，水肿，带下，泄泻。

（3）脾主升清：指脾具有将水谷精微等营养物质吸收并上输入心肺头目，化生气血以营养全身的功能。其病理表现：①升清不及可出现眩晕，腹胀，便溏，气虚的表现。②中气下陷，腹部胀坠，内脏下垂，如胃下垂、脱肛、子宫下垂等。

（4）脾主统血：指脾有统摄血液在脉内运行，不使其逸出脉外的作用。其病理表现：脾不统血表现有脾气虚，出血，崩漏，尿血，便血，皮下出血等。

（四）肝的主要生理功能及病理表现

（1）肝主藏血：指肝具有贮藏血液、调节血量、防止出血的生理功能。其病理表现：①机体失养，如头目失养，视物模糊，夜盲，目干涩，眩晕；筋脉失养，肢体拘急，麻木，屈伸不利；胞宫失养，月经后期，量少，闭经，色淡，清稀。②血证，肝血虚，肝火旺盛，热迫血行。③肝肾阴虚，肝阳上亢，阳亢生风，眩晕，上重下轻，头胀痛，四肢麻木。④月经过多，崩漏。

（2）肝主疏泄：指肝具有疏通、宣泄、升发、调畅气机等综合生理功能。①其病理表现，疏泄不及：气郁，气滞，胸胁、乳房、少腹胀痛。②疏泄太过，气逆，面红目赤，心烦易怒，头目胀痛。气滞则血瘀，胸胁刺痛，痛经，闭经。气滞则水停，臌胀水肿。肝失疏泄还可引起肝脾不调、肝胃不和致腹胀，恶心，呕吐，嗳气，反酸。肝胆气郁则口苦，恶心，呕吐，黄疸等。肝气郁结，闷闷不乐，多疑善虑，喜太息。肝气上逆，情志亢奋，急躁易怒，失眠多梦。肝失疏泄可引起气血不和，冲任失调，经带胎产异常，不孕不育。

（五）肾的主要生理功能及病理表现

（1）肾藏精：是指肾具有封藏精气、促进人体生长发育和生殖功能，以及调节机体的代谢和生殖活动的作用。

肾精包括先天之精和后天之精。先天之精指禀受于父母的生殖之精，后天之精即水谷精微和脏腑之精，二者之间的关系是后天之精依赖于先天之精活力资助，才能不断化生，先天之精依赖于后天之精的培育充养。肾精可化生肾气，肾气有助于封藏肾精。肾中精气按其功能类别可划分为肾阴、肾阳。肾阴是指肾中精气对各脏腑组织器官起滋养濡润作用的生理效应。肾阳指肾中精气对各脏腑组织器官起推动温煦作用的生理效应。其病理表现：①肾中精气不足，可导致生长发育障碍，生殖繁衍能力减弱，发生某些遗传性或先天性疾病。②肾阴阳失调，肾阳虚可致虚寒证，肾阴虚可致虚热证。

（2）肾主水液：指肾主持和调节人体的水液代谢平衡。人体代谢水液经三焦下行归肾，肾将含废物成分多的水液下注膀胱。通过肾及膀胱气化作用而排出体外，以维持体内水液代谢的平衡。其病理表现：肾（阳）气虚（肾气不化）可致气化失常，导致水液代谢障碍，津液停滞，尿少，痰饮水肿，癃闭；津液流失（肾气不固），尿频，尿多。

（3）肾主纳气：指肾具有摄纳肺所吸入的清气，以防止呼吸表浅的作用。其病理表现：呼吸表浅微弱，呼多吸少，动辄气喘。

三、六腑

（一）胆的生理功能

（1）藏泄精汁助消化。

（2）主决断，指胆在精神意识活动中具有准确判断做出决定的作用。

（二）胃的生理功能

（1）主受纳，腐熟水谷：指胃具有接受容纳饮食物，消化饮食物成为食糜，吸收水谷精微和津液的功能。

（2）胃主通降，以通降为和：指胃气下行降浊特点而言，主要是指胃受纳水谷并将食糜下传入小肠的作用，同时也概括了胃气协助小肠将食物残渣下传入大肠协助大肠传化糟粕的功能。

（三）小肠的生理功能

（1）主受盛化物：指小肠具有接受由胃下降的食糜并将其进一步消化，化为水谷精微的功能。

（2）主分清别浊：指小肠将食糜进一步分别为水谷精微，津液和食物残渣，剩余水分的功能。

（四）大肠的生理功能

主传化糟粕，具有接受食物残渣，吸收水分，将食物残渣化为粪便，排出大便的功能。

（五）膀胱的主要生理功能

膀胱的主要生理功能是贮藏津液排泄小便。

（六）三焦的概念及生理功能

三焦的概念其一是指脏腑的外围组织，是分布于胸腹腔的大腑，又称孤腑，其主要功能：①通行元气，元气通过三焦而至五脏六腑，推动和激发各脏腑生理功能活动。②决渎行水，具有疏通水道，通行水液的功能，是水液、津液运行输布的道路。

三焦的概念其二是指人体上中下三个部位及其相应脏腑功能的概括，上焦指横膈以上，即心、肺、心包络、头面部、上肢。中焦指横膈以下脐以上，包括脾、胃、肝等。下焦指脐以下，包括肝、肾、大小肠、膀胱、精室、女子胞、下肢。其中肝按功能特点可划归下焦，按部位分类划归中焦。三焦的主要生理功能："上焦如雾"，指上焦心肺布散全身津液，营养周身的作用，如同雾露弥散一样。"中焦如沤"，是指中焦脾胃消化饮食物，吸收水谷精微，津液的作用，如同酿酒一样。"下焦如渎"，是指胃、大肠、小肠，膀胱传导糟粕，排泄废物作用，如同沟渠必须疏通流畅。

四、脏与脏之间的关系

（一）心和肺

心和肺主要表现在气血互根互用。肺主气司呼吸，生成宗气，主宣降，肺朝百脉，助心行血，促进心主血脉的生理功能。心行血，肺脏得养，血为清气载体而布散全身，促进肺主宣降的生理功能。

（二）心和脾

心和脾主要表现在血液的化生、运行上的相辅相成。脾运化水谷精微，则心血充盈。心脏化赤生血，则脾得血养。脾主统血，防止血逸脉外，心气维持心脏的正常搏动，推动血行脉中。

（三）心和肝

心和肝主要反映在血液运行，精神活动的相辅相成。心气维持心脏的正常活动；肝主疏泄则气机条畅，促进血液运行，肝主藏血，调节人体部分血量，有助于血液的正常运行。在精神活动方面，心藏神，产生和主宰人的精神活动，调节人体脏腑生理功能，肝主疏泄，调畅人的精神情志活动，肝藏魂，主谋虑。

（四）心和肾

心和肾主要表现在心肾相交。肾阴上济于心，以滋心阴，则心火不亢，心火下降于肾，以温肾阳，则肾水不寒。

（五）肺与脾

肺与脾主要表现在气的生成，津液输布代谢的协同作用。脾为生气之源，脾主运化水谷精微功能旺盛，则水谷精气来源充足。肺为主气之枢，肺在自然界中吸入清气和脾主运化水谷精气，合称宗气。肺的宣降作用推动全身气血正常运行。在代谢方面，脾主运化水液，上输布于肺，经肺的宣降而输布全身，肺主宣降，通调水道，防止内湿痰饮。

（六）肺与肝

肺与肝主要表现在气机升降协调，气血运行的协同作用。肺主肃降，肝主升发，升降相因，则气机协调，肺朝百脉助心行血，促进气血运行，肝主疏泄，气机条畅，促进血液运行，肝主藏血，调节血量，有助于血液的正常运行。

（七）肺与肾

肺与肾主要表现在水液代谢，呼吸运动。脏阴互资的协同作用。肾主水液，升清降浊，肺主宣发肃降，通调水道，维持水液代谢平衡。肺司呼吸，肺主气，肾主纳气，摄纳肺从自然界吸入之清气，防止呼吸表浅，肾阴是一身阴液之根本，肾阴充养肺阴，肺主肃降下输清气，水谷精气，滋养肾阴。

（八）肝与脾

肝与脾主要表现在对饮食物消化。血液的生成运行方面的协同作用："土得木而达"，脾属土，肝属木，肝主疏泄，气机条畅，促进脾纳腐运化，促进脾升胃降，疏泄胆汁，进入小肠，有助消化。"木赖土以培之"，脾胃功能健旺，气血生化有源，促进肝藏血，藏魂。脾主运化水谷精微，气血生成有源，肝主疏泄，气机条畅，促进血液运行，肝主藏血，调节血量。脾主统血，防止血逸脉外。

（九）肝与肾

肝与肾主要表现在肝肾同源。肝藏血，肾藏精，精血同源于水谷精微，且精血互化。

（十）脾与肾

脾与肾主要表现在水液代谢中的协同作用（见前述）和先后天的资生促进作用。肾阳温煦脾阳，脾运化水谷精微充养肾精。

由于六腑是以传化物为其生理特点，故六腑之间的相互关系主要体现于饮食物的消化吸收和排泄过程中的相互联系和密切配合。

五脏与六腑之间的关系，实际上就是阴阳表里的关系，由于脏属阴，腑属阳，脏为里，腑为表，一脏一腑，一阴一阳，一里一表，相互配合，并有经脉相互络属，从而构成脏腑之间的密切联系。

（张明丽）

第五节　气血津液学说

一、气

气是构成人体和维持人体生命活动最基本的物质。

（一）气的生成来源

先天之精气：是指肾中精气，来源于父母生殖之精。气和来源于自然界经肺吸入之清气。

后天之精气：来源于饮食物，经脾胃化生之水谷精气可促进精血、津液的化生，输布及其功能活动。

（二）气的生理作用

气具有推动人体各脏腑组织器官生理功能的作用。

（三）气机

气机指气的运动。脏腑的气机规律：心气主降，肺气主宣发肃降，脾气主升，肝主升发，肾气主升，六腑都主降。气机失调的主要表现形式有气滞（郁）、气逆、气陷、气闭、气脱等。

（四）气的分类

（1）元气：元气是人体中最基本、最重要的根源于肾的气，其生成依赖于肾中精气所化生和水谷精气的充养，其分布形式是发源于肾，以三焦为通道，输布于全身。

其主要生理功能：①推动人体生长发育和生殖。②促进和调节各脏腑、经络、组织生理功能活动。③决定体质强弱，具有抗病能力。

（2）宗气：宗气是指由肺吸入之清气和脾胃化生之水谷精气汇集于胸中结合而成。在一定程度上是心肺功能的代表。其分布积聚于胸中，贯注于心肺。向上出于肺，循喉咙而走息道，向下注入丹田，并注入足阳明之气街（相当于腹股沟部位）而下行于足，其贯入心者经心脏入脉，在胸中推动气血的运行。

其主要生理功能：①走息道司呼吸。②贯心脉而行气血。③与人体视听言动等功能相关。

（3）营气：营气是行于脉中、具有营养作用之气。由于营气行于脉中化生为血，营气和血可分而不可离，故常称"营血"，营气和卫气相对而言。营气在脉中，卫气在脉外，在外者属阳，在内者属阴，故又称营阴。其生成主要由脾胃运化之水谷精气中的精纯柔和部分所化生，其主要功能是化生血液，营养全身。

（4）卫气：卫气是行于脉外之气，由脾胃化生水谷精气中剽疾滑利部分所化生。卫气行于脉外，白昼依赖体表手足三阳经脉，由头面部别行布散至肢端而不还流。夜晚从肾开始，依相克次序在五脏中运行。

其主要生理功能：①护卫肌表抗御外邪。②启闭汗孔，调节体温。③温养脏腑，润养皮毛。④维持人体"昼精而夜瞑"的生理状态。

二、血

血是运行于脉中而循环流注于全身的富有营养和滋润作用的红色液体，是构成人体和维持人体生命活动的基本物质之一。其生成依赖于水谷精微化血，津液化血，精髓化血，与脾、胃、心、肝、肾密切相关。血行于脉中，运行于全身，环周不休，有节律的流动。心气充沛是维持血循的基本动力。肺朝百脉，助心行血和宗气的推动作用；肝主疏泄，促进血的运行和调节血量作用；脾主统血作用等是血循的基本条件。血的主要功能是润养和滋润全身，且血液是神志活动的主要物质基础。

三、津液

津液是人体一切正常水液的总称。在机体内除血液之外，其他所有的液体均属津液范畴，包括各脏腑组织的内在体液及其正常分泌物。津液来源于饮食物。其生成、输布、排泄，与脾主运化水液，肾主水液，肺主通调水道，肝主疏泄，胃主纳腐，小肠分清别浊，大肠主津，膀胱贮藏津液，排泄小便，三焦的决渎功能等密切相关。其中与脾、肺、肾关系最为密切，而以肾最为重要。其排泄方式有汗、呼气、尿、粪。津液的生理功能：津液经孙络渗入血脉中化为血液滋润和濡养全身，通过排泄代谢废物而调节阴阳平衡，津液还是气之载体之一。

四、气血之间的关系

（一）气对血的作用

气为血之帅，是气对血的生成循行中的主导作用而言，对气的生血、行血、摄血作用的概括。气能生血是指水谷精微是血液生成的主要物质来源。气化作用是血液生成的动力。气能行血是指气的推动和温煦作用是血循行的动力。气能摄血是指气的固摄作用具有防止血逸脉外的功能。

（二）血对气的作用

血为气之母，是指血为气的物质基础和依附根源而言，是血能载气，血能养气的概括。血能载气是指血为气的载体，气依附于血，才不致浮散脱失，血能养气是指血不断为脏腑组织功能活动提供营养，血足则气充。

五、津血之间的关系

津血关系主要表现在津血同源，即同源于水谷精微，主要依赖于脾胃功能活动所化生，津和血之间可以互相转化。

六、气与津液的关系

气与津液的关系主要表现在气能生津，气能推动和激发脾胃功能，有助于脾胃运化水谷精微，津液源于水谷精气，故气是津液生成的物质基础和动力。气能行津，指气的运动变化是津液输布排泄的动力。气能摄津，是指气的固摄作用控制着津液的排泄。

（张明丽）

第六节　经络学说

经络是经脉和络脉的总称，是人体运行全身气血，联络脏腑形体官窍，沟通上下内外的通道。经络学说是研究人体经络系统的组织结构、生理功能、病理变化及其与脏腑形体官窍、气血津液等相互关系的学说，是中医理论体系的重要组成部分。

一、经络系统

经脉是人体气血循行的主要通道，经脉包括十二正经、奇经八脉和十二经别。经脉有固定的循行路线，且循行部位一般较深，多纵行分布于人体上下。十二正经包括手、足三阴经和手、足三阳经。奇经包括督脉、任脉、冲脉、带脉、阴跷脉、阳跷脉、阴维脉、阳维脉。十二经别是十二经脉的较大分支，起于四肢，循行于脏腑深部，上出于颈项浅部。

络脉也是经脉的分支，但多无一定的循行路径，纵横交错，网络全身，多布于人体浅表。络脉有别络、浮络和孙络之分，其中别络的主要功能是加强相为表里的两条经脉之间在体表的联系。

经脉外连经筋和皮部，经脉络脉内络属脏腑，联系全身的组织、器官，散布于体表各处，同时深入体内，连属各个脏腑。经络的基本生理功能是运行全身气血，营养脏腑组织，联络脏腑器官，沟通上下内外，感应传导信息，调节功能平衡。

二、十二经脉

（一）经脉的命名与分布

经脉的命名主要是根据阴阳、手足、脏腑三个方面而定的。人体各部位按阴阳分类，脏为阴，腑为阳，内侧为阴，外侧为阳，手经循于上肢，足经循于下肢。阴经属脏，循行于四肢内侧，阳经属腑，循行于四肢外侧。

十二经脉命名及分布规律见表1-2。

表1-2　十二经脉命名及分布规律

			（前）	（中）	（后）
十二经脉	阴经	手（内侧）	肺 太阴	心包 厥阴	心 少阴
		足	脾	肝	肾
	阳经	手（外侧）	大肠 阳明	三焦 少阳	小肠 太阳
		足	胃	胆	膀胱

（二）走向规律

手之三阴，从胸走手；手之三阳，从手走头；足之三阳，从头走足；足之三阴，从足走腹胸。阴经向上，阳经向下。

（三）交接规律

阴阳经交于四肢末端，阳经交于头面部，阴经交于内脏，即手三阴经与手三阳经交于上肢末端，手三阳经与足三阳经交于头面部，足三阳经与足三阴经交于下肢末端，足三阴经与手三阴经交于内脏。

（四）表里关系

表里关系主要与脏腑的属络有关，如手太阴肺经，属肺络大肠，手阳明大肠经，属大肠络肺，其特点是四肢内外侧相对的两条经互为表里。如手太阴肺经分布于上肢内侧前部，手阳明大肠经分布于上肢外侧前部。

（五）流注次序

手太阴肺经示指端，手阳明大肠经鼻翼旁，足阳明胃经足大趾端，足太阴脾经心中，手少阴心经小指端，手太阳小肠经目内眦，足太阳膀胱经足小指端，足少阴肾经胸中，手厥阴心包经环指端，手少阳三焦经目外眦，足少阳胆经足大趾，足厥阴肝经肺中交于手太阴肺经。

三、奇经八脉

奇经八脉是督、任、冲、带、阴跷、阳跷、阴维、阳维脉的总称。其主要功能是加强十二经脉之间的联系，调节十二经脉气血，参与调节肝、肾、女子胞、脑、髓等重要脏器生理功能。其中督脉为阳脉之海，总督一身之阳经。任脉为阴脉之海，总督一身之阴经。冲脉为血海，调节十二经脉气血。

（姜卫铭）

第二章　病因病机

第一节　病因

病因是指能影响和破坏人体阴阳相对平衡协调状态，导致疾病发生的各种原因，又称致病因素。病因学说是研究致病因素的致病性质和特点，以及引起疾病后的典型临床表现的学说。病因学说的特点是辨证求因和审因论治。

在中医学术发展过程中，历代医家从不同的角度，对病因提出了不同的分类方法。

"淫生六疾"。秦国名医医和提出的"六气致病"说，被称为病因理论的创始。如《左传·昭公六年》："六气，曰阴、阳、风、雨、晦、明也……阴淫寒疾，阳淫热疾，风淫末疾，雨淫腹疾，晦淫惑疾，明淫心疾。"

阴阳分类。《内经》以阴阳为总纲，对病因进行分类。《素问·调经论》："夫邪之生也，或生于阴，或生于阳。其生于阳者，得之风雨寒暑；其生于阴者，得之饮食居处，阴阳喜怒。"《内经》将病因明确分为阴阳两大类，将来自于自然界气候异常变化，多伤人外部肌表的，归属于阳；将饮食不节，居处失宜，起居无常，房事失度，情志过极，多伤人内在脏腑精气的，归属于阴。

三种致病途径。东汉时期张仲景以外感六淫为病因，脏腑经络分内外，将病因与发病途径相结合进行研究。《金匮要略·脏腑经络先后病脉证》："千般疢难，不越三条：一者，经络受邪入脏腑，为内所因也；二者，四肢九窍，血脉相传，壅塞不通，为外所中也；三者，房室、金刃、虫兽所伤。以此详之，病由都尽。"张仲景的病因分类法，对后世影响极大，并沿用了相当长的时间。如晋代葛洪《肘后备急方·三因论》："一为内疾，二为外发，三为它犯。"

三因分类。宋代陈无择在《金匮要略》的基础上明确提出了"三因学说"。认为六淫邪气侵犯为外所因，七情所伤为内所因，饮食劳倦、跌仆金刃及虫兽所伤等为不内外因。由于陈氏比较全面地概括了各种致病因素，分类也比较合理，故对宋以后的病因研究起到了很大的推动作用。《三因极一病证方论》："六淫，天之常气，冒之则先自经络流入，内合于脏腑，为外所因；七情，人之常性，动之则先自脏腑郁发，外形于肢体，为内所因；其如饮食饥饱，叫呼伤气，尽神度量，疲极筋力……疰忤附着，畏压溺溺，有悖常理，为不内外因。"

致病因素多种多样，诸如气候异常、疠气传染、七情内伤、饮食失宜、劳逸失度、持重努伤、跌仆金刃、外伤及虫兽所伤等，均可成为病因而导致疾病的发生。

在疾病发展过程中，原因和结果是相互作用的，某一病理阶段中的结果，可能会成为下一个阶段的致病因素，即病理产物可成为病因，如痰饮、瘀血是脏腑气血功能失调所形成的病理产物，当其形成后，又可导致新的病理变化而成为新的病因。

一、六淫

（一）六淫的基本概念

1. 六淫

六淫是指风、寒、暑、湿、燥、火六种外感性致病因素的总称。"淫"，有太过和浸淫之意。六淫

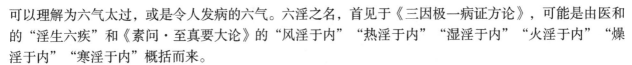

可以理解为六气太过，或是令人发病的六气。六淫之名，首见于《三因极一病证方论》，可能是由医和的"淫生六疾"和《素问·至真要大论》的"风淫于内""热淫于内""湿淫于内""火淫于内""燥淫于内""寒淫于内"概括而来。

2. 六气

六气是指风、寒、暑、湿、燥、火六种正常的气候变化。《素问·至真要大论》的"六气分治"，是指一岁之内，六气分治于四时。六气是万物生长变化的最基本条件，也是人体赖以生存的必要条件。六气对人体是无害的，六气一般不致病。《素问·宝命全形论》："人以天地之气生，四时之法成。"

3. 六气转化为六淫的条件

六气异常变化：六气太过或不及，六气变化过于急骤，非其时而有其气，或"至而不至"，或"至而太过"，或"至而不及"等。正气不足：六气异常，若逢人体正气不足，抵抗力下降，就会侵犯人体，引起疾病的发生而成为致病因素。

（二）六淫致病的共同特点

（1）六淫致病多与季节气候和居处环境有关。六淫为六气的太过或不及，而六气变化，有一定的季节性，所以，六淫致病与季节有关。如春季多风病，夏季多暑病，长夏多湿病，秋季多燥病，冬季多寒病。因六淫致病与时令气候变化有关，故又称"时令病"。此外，久居湿地或长期水中作业，则易患湿病；而长期高温环境下作业，则易患燥热或火邪为病。

（2）六淫邪气既可单独侵袭人体而致病，也可两种或两种以上共同侵犯人体而致病。如风寒感冒、湿热泄泻、暑湿感冒等为两种邪气共同致病，痹证则为风寒湿三邪相并侵犯人体而致病。

（3）六淫邪气侵犯人体后，病证的性质可随病情的发展和体质的不同，而发生转化。如病情发展，寒邪入里化热，湿郁化火，暑湿日久化燥伤阴等。而体质不同，病性也可从阳化热，或从阴化寒。

（4）六淫邪气侵犯人体的途径为肌表或口鼻，因邪从外来，多形成外感病，故六淫又有"外感六淫"之称。

（三）六淫邪气各自的性质和致病特点

1. 风

风虽为春季主气，但四季皆可有风，故风邪引起的疾病虽以春季为多，但其他季节亦均可发生。

风邪的性质和致病特点如下。

（1）风为阳邪，其性开泄，易袭阳位：风性主动，具有升发向上的特性，所以风属于阳邪。其性开泄，是指风邪侵犯人体，留滞体内，易引起腠理疏泄开张，表现出汗出恶风的症状。阳位是指头面部，因风邪具有升发向上的特性，所以风邪侵袭，常伤及人体的头面部，出现头昏头沉、鼻塞流涕、咽痒咳嗽等症状。

《素问·风论》："风气藏于皮肤之间，内不得通，外不得泄。腠理开则洒然寒，闭则热而闷。"《素问·太阴阳明论》："故犯贼风虚邪者，阳先受之""伤于风者，上先受之"。

（2）风性善行而数变："善行"，是指风邪致病具有病位游移、行无定处的特性。例如，风邪偏盛所致的痹证，以游走性关节疼痛、痛无定处为特点，风邪为主引起的痹证又称为"行痹"或"风痹"。"数变"，是指风邪致病具有变幻无常和发病迅速的特性，如风疹就有皮肤红斑发无定处，此起彼伏，瘙痒难忍的特点。另外，由风邪所致的外感疾病，一般也多有发病急、传变快的特点。

《素问·风论》："风者，善行而数变。"《景岳全书·卷十二》："风气胜者为行痹。盖风者善行而数变，故其为痹，则走注历节，无有定所，是为行痹，此阳邪也。"

（3）风为百病之长：是指风邪为六淫病邪中最主要和最常见的致病因素。寒、暑、湿、燥、火诸邪多依附于风而侵犯人体，风邪为外邪致病的先导。另外，风邪致病可以全兼其他五邪，如兼寒为风寒，兼暑为暑风，兼湿为风湿，兼燥为风燥，兼火为风火，而其他五邪则不可全兼。

《素问·风论》："风者，百病之长也。至其变化，乃为他病也。无常方，然致有风气也。"

《临证指南医案·卷五》："盖六气之中，惟风能全兼五邪，如兼寒曰风寒，兼暑曰暑风，兼湿曰风湿，兼燥曰风燥，兼火曰风火。盖因风能鼓荡此五气而伤人，故曰百病之长也。其余五气，则不能互相全兼。"

2. 寒

寒为冬季主气，寒邪致病多见于严冬。但盛夏之时人们贪凉饮冷，所以也容易受到寒邪侵袭。

寒邪为病有内寒与外寒之分。

内寒是指阳气不足，温煦功能减退，寒由内生的病理变化。外寒指寒邪侵犯人体，寒从外来的病理变化。外寒又分为伤寒和中寒。伤寒是指寒邪损伤肌表，郁遏卫阳的病理变化；中寒是指寒邪直接侵犯脏腑，伤及脏腑阳气的病理变化。

外寒与内寒既有区别，又有联系。阳虚内寒之体，容易感受外寒；而外来寒邪侵入机体，日久不散，又能损伤阳气，导致内寒。

寒邪的性质及致病特点如下。

（1）寒为阴邪，易伤阳气：寒为自然界阴气盛的表现，故其性属阴。阴阳之间存在着对立制约的关系，若阴阳处于正常状态，能够相互制约，则机体阴阳平衡。

若阴寒偏盛，对阳气的制约加强，就会损伤阳气，引起阳气不足。故《素问·阴阳应象大论》说"阴胜则阳病"。例如，外寒侵袭肌表，卫阳被遏，就会出现恶寒；寒邪直中脾胃，损伤脾胃阳气，就会出现脘腹冷痛，呕吐，腹泻等症；若心肾阳虚，寒邪直中少阴，就会出现恶寒，手足厥冷，下利清谷，小便清长，精神萎靡，脉微细等症。

（2）寒性凝滞：凝滞，凝结、阻滞之意。气血津液之所以能运行不息，通畅无阻，全赖一身阳和之气的温煦推动。阴寒之邪侵袭人体，损伤阳气，就会影响气血运行，导致气血阻滞不通，不通则痛，故寒邪伤人多见疼痛症状。例如，寒邪偏盛所致的痹证，以关节剧烈疼痛为特点，寒邪为主引起的痹证又称为"痛痹""寒痹"。

《素问·痹论》："寒气胜者为痛痹。"寒邪侵犯肌表会出现全身疼痛，寒邪直中脾胃会出现脘腹冷痛。

《素问·举痛论》："经脉流行不止，环周不休。寒气入经而稽迟，泣（通涩）而不行，客于脉外则血少，客于脉中则气不通，故猝然而痛。"《素问·痹论》："痛者，寒气多也，有寒故痛也。"

（3）寒性收引：收引，收缩牵引之意。寒性收引是指寒邪侵袭人体，会引起气机收敛，腠理、经络、筋脉收缩挛急。

《素问·举痛论》："寒则气收。"例如，寒邪侵袭肌表，腠理闭塞，卫阳被遏不得宣泄，就会出现无汗发热；寒客血脉，则气血凝滞，血脉挛缩，可见头身疼痛，脉紧；寒客经络关节，经脉拘急收引，则可使肢体屈伸不利，或冷厥不仁。

3. 暑

暑为夏季的主气，为火热之气所化。《素问·五运行大论》："在天为热，在地为火，其性为暑。"

暑邪致病有明显的季节性，《素问·热论》："先夏至日者为病温，后夏至日者为病暑。"

暑邪的性质及致病特点如下。

（1）暑为阳邪，其性炎热：暑为火热之气所化，具有酷热之性，火热属阳，故暑为阳邪。炎热是指温热上炎，所以暑邪伤人，多出现一系列阳热症状，如壮热、脉象洪大等。暑邪上扰于面，出现面赤；扰乱心神，出现心烦，甚则神昏。

（2）暑性升散，耗气伤津：暑为阳邪，阳性升发，暑邪侵犯人体，直入气分，可致腠理开泄，迫津外泄，所以暑邪侵犯人体可引起大汗出。汗为津液所化，汗出过多，则耗伤津液，津液亏损，可出现口渴喜饮、尿赤短少等。由于津能载气，在大量汗出的同时，气随汗泄，引起气虚，可出现气短乏力、声低懒言等。

（3）暑多夹湿：是指暑邪侵犯人体容易兼夹湿邪。盛夏之季，气候炎热，雨水较多，热蒸湿动，湿邪弥漫，故暑邪为病，常兼夹湿邪侵犯人体。其临床表现，除发热，心烦，口渴喜饮等暑邪致病的症状外，常兼见四肢困倦，胸闷呕恶，脘痞腹胀，大便溏泻不爽等湿阻症状。

4. 湿

湿为长夏主气。夏秋之交，阳热下降，水气上腾，氤氲熏蒸，潮湿弥漫，故湿邪致病多见于长夏季节。另外，久居湿地、涉水淋雨或长期水下作业，也易罹患湿病。

湿邪为病，有内湿与外湿之分。内湿是指脾失健运，水湿停聚，湿由内生所形成的病理变化。外湿则多由气候潮湿，居处潮湿，湿邪侵袭人体，湿从外来所致的病理变化。

外湿和内湿虽有不同，但在发病过程中常相互影响。伤于外湿，湿邪困脾，健运失职则易形成内湿；而脾阳虚损，水湿不化，也易招致外湿的侵袭。

湿邪的性质及致病特点如下。

（1）湿为阴邪，易阻遏气机，损伤阳气：湿性类水，水为阴之征兆，故湿为阴邪。湿为有形之邪，侵及人体，留滞于脏腑经络，最易阻遏气机，使气机升降失常，经络阻滞不畅。湿邪侵犯人体，弥漫三焦。上焦气机不畅，可出现胸闷不适；中焦气机不畅，则见恶心呕吐，脘痞腹胀；下焦气机不畅，则见小便短涩，大便不爽等。由于湿为阴邪，阴胜则阳病，故其侵犯人体，最易损伤阳气。脾为阴土，喜燥而恶湿，故湿邪外感，留滞体内，常先困脾，而使脾阳不振，运化无权，水湿停聚，发为腹泻、尿少、水肿、腹水等。

（2）湿性重浊：重，沉重或重着之意。湿性重是指湿邪侵犯人体，可引起带有沉重感的症状。如头重如裹，周身困重，四肢酸懒沉重等。湿邪偏盛所致的痹证，以关节疼痛重着为特点，湿邪为主引起的痹证又称为"着痹"或"湿痹"。浊，秽浊或混浊之意。湿性浊是指湿病患者的分泌物、排泄物多秽浊不清。如面垢眵多、大便溏泻、下痢黏液脓血、小便浑浊、妇女白带过多、湿疹浸淫流水等。

（3）湿性黏滞：黏滞，即黏腻停滞。湿性黏滞，主要表现在两个方面：一是指湿病患者分泌物、排泄物的排出多黏滞不爽，如小便不畅，大便不爽等。二是指湿邪为病多缠绵难愈，病程较长或反复发作，如湿痹、湿疹、湿温等。

（4）湿性趋下，易袭阴位：阴位是指二阴和下肢。湿性类水，水曰润下，湿邪有趋下的特性，故湿邪为病多见下部的症状。如淋浊、带下、泻痢等病证，多由湿邪下注所致。

5. 燥

燥为秋季主气。秋气当令，天气敛肃，空气中缺乏水分濡润，因而出现秋凉而劲急干燥的气候。

由于燥邪兼夹的邪气不同，所以燥病有温燥、凉燥之分。初秋之时，有夏末之余热，燥与温热相合侵犯人体，则多见温燥病证；深秋之季，有近冬之寒气，燥与寒邪相合侵犯人体，故多见凉燥病证。

燥邪的性质及致病特点如下。

（1）燥性干涩，易伤津液：燥邪为干涩之邪，故外感燥邪最易耗伤人体的津液，造成阴津亏虚的病变。津液受损，滋润濡养功能减退，肌表孔窍失养，可见口鼻干燥、咽干口渴、皮肤干涩、毛发不荣、小便短少、大便干结等症。

（2）燥易伤肺：肺外合皮毛，开窍于鼻；肺为娇脏，喜润而恶燥。燥邪伤人，多从口鼻而入，燥与肺又同属金令，故燥邪袭人最易伤及肺脏，出现干咳少痰，或痰液胶黏难咳，或痰中带血，以及喘息胸痛等症。

6. 火

火、热、温三者均为阳盛所生，故火热温经常并称。

火、热、温性质相同，程度有别。热为温之渐，火为热之极；热多属外淫，如风热、暑热、湿热之类；火多由内生，如心火上炎、肝火亢盛、胃火上炎之类。火热为病亦有内外之分，属外感者，多是直接感受温热邪气之侵袭；属内生者，多由脏腑阴阳气血失调，阳气亢盛而成。

火热邪气的性质和致病特点如下。

（1）火热为阳邪，其性炎上：火热之性，燔灼焚焰，升腾向上，故属于阳邪。火热伤人，多见高热、恶热、汗出、脉洪数等症。因其炎上，故火热阳邪常可上炎扰乱神明，出现心烦失眠，狂躁妄动，神昏谵语等症。火热病证，也多表现在人体的头面部位，如心火上炎出现口舌生疮，肝火上炎出现目赤肿痛，胃火上炎出现牙龈肿痛。

（2）火热易伤津耗气：伤津是指损伤津液。火热之邪，侵袭人体，迫津外泄，消灼阴液，使人体阴津耗伤，出现口渴喜饮、咽干舌燥、小便短赤、大便秘结等津伤之症。耗气是指损伤气。火热之邪，侵袭人体，阳热亢盛，"壮火食气"，所以火热之邪易于损伤气，出现气短乏力，懒言声低。

（3）火热易生风动血：生风又称动风，是指以动摇不定症状为主要临床表现的病理变化。火热之邪侵袭人体，燔灼肝经，劫耗阴液，筋脉失养，致肝风内动，称为"热极生风"，临床表现为高热，神昏谵语，四肢抽搐，目睛上视，颈项强直，角弓反张等。动血是指引起出血，火热之邪侵入血中，迫血妄行，灼伤脉络，可引起各种出血，如吐血、衄血、便血、尿血、皮肤发斑及妇女月经过多、崩漏等。

（4）火热易致肿疡：火热之邪入于血分，聚于局部，腐蚀血肉，致血腐肉烂，可发为痈肿疮疡。《医宗金鉴·外科心法要诀》："痈疽原是火毒生。"

（5）火热易扰心神：火热与心相应，心藏神，故火热邪气侵犯人体，易扰乱心神，引起神志不安，烦躁，或谵妄发狂，或昏迷等。

二、疠气

（一）疠气的概念
疠气是一类具有强烈传染性的外感病邪。疠气又称瘟疫之气、戾气、乖戾之气等。

（二）疠气的致病特点
发病急骤、病情较重、症状相似，传染性强、易于流行。

（三）疫疠发生与流行的因素
1. 气候因素：自然气候的反常变化，如久旱、酷热、湿雾瘴气等。
2. 环境和饮食：如空气、水源，或食物受到污染。
3. 没有及时做好预防隔离工作。
4. 社会影响。

三、内伤七情

（一）内伤七情的概念
七情是指喜、怒、忧、思、悲、恐、惊七种情志活动，是人体对客观事物的反应。正常的情志活动一般不会引起疾病，而突然、剧烈或长期持久的情志刺激，超过了人体的正常生理活动范围，使人体气机紊乱，脏腑阴阳气血失调，就会导致疾病的发生，而成为致病因素。

七情致病首先影响内脏，引起内脏的病变，是造成内伤病的主要致病因素，故称内伤七情。

（二）七情与内脏气血的关系
人体的情志活动与内脏有密切的关系，情志活动是以五脏精气为物质基础的。《素问·阴阳应象大论》说："人有五脏化五气，以生喜怒悲忧恐。"心在志为喜，肝在志为怒，脾在志为思，肺在志为忧，肾在志为恐。所以，五脏功能正常，情志活动就正常，五脏功能异常，情志活动就出现异常。当情志变化成为致病因素时，便会直接损伤内脏，引起内脏的病变。如"怒伤肝""喜伤心""思伤脾""忧伤肺""恐伤肾"。

气血是情志活动的物质基础，气血正常，情志活动就正常，气血异常，情志活动也会异常。如《素问·调经论》说："血有余则怒，不足则恐。"当情志变化成为致病因素时，就会影响气血，导致气血失常。

（三）内伤七情致病特点
1. 直接伤及内脏

七情与五脏有着密切的关系，所以七情内伤致病便会直接损伤内脏，影响脏腑功能。如《素问·明阳应象大论》所说的"怒伤肝""喜伤心""思伤脾""忧伤肺""恐伤肾"等。

尽管不同的情志刺激对内脏有不同的影响，但人体是一个有机的整体，各种情志刺激都与心有关，心是五脏六腑之大主，为精神之所舍，为七情发生之处，所以情志刺激首先伤及心神，心神受损可涉及其他脏腑。

心主血脉，心主藏神；肝主藏血，肝主疏泄，促进气血运行，调畅情志活动；脾主运化，是气机升降的枢纽，为气血生化之源，故情志所伤的病证，以心、肝、脾三脏为多见。

2. 影响脏腑气机

怒则气上，是指过度愤怒可使肝气横逆上冲。临床见面红目赤，头胀头痛，呕血咯血，甚则昏厥猝倒。

喜则气缓，包括缓和紧张情绪和引起心气涣散两个方面。在正常情况下，喜能缓和紧张情绪，使营卫通利，心情舒畅。当暴喜过度，成为病因时，可使心气涣散，神不守舍，出现精神不集中，甚则失神狂乱等症状。

悲则气消，是指过度悲伤，可使肺气耗伤出现气短神疲，乏力声低懒言等。

恐则气下，是指恐惧过度，可引起肾气不固，气泄以下，可见二便失禁，骨酸痿软，手足厥冷，遗精等。

惊则气乱，是指突然受惊，可导致心无所倚，神无所归，虑无所定，惊慌失措。

思则气结，是指思虑、焦虑过度，可伤神损脾导致气机郁结。思发于脾而成于心，故思虑过度既可耗伤心血，也会影响脾气，引起心脾两虚出现心悸，健忘，失眠，多梦，纳呆，乏力，脘腹胀满，便溏等。

3. 情志异常波动

情志异常波动，可使病情加重，或使病情恶化。

四、饮食劳逸

（一）饮食失宜

饮食是人类生存和维持健康的必要条件。若饮食失宜，饥饱失常，饮食不洁，或饮食偏嗜便会影响人体的生理功能，使气机紊乱或正气损伤，从而引起疾病的发生。饮食物的消化吸收主要与脾胃的功能有关，所以饮食失宜主要损伤脾胃，导致脾胃升降失常，又可聚湿、生痰、化热或变生它病。

1. 饥饱失常

饮食应以适量为宜，长期的饥饱失常可引起疾病发生。过饥则摄食不足，气血生化之源匮乏，久之则气血衰少，正气虚弱，抵抗力降低，易于产生疾病。过饱则饮食摄入过量，超过了脾胃的消化、吸收和运化能力，可导致饮食物阻滞，脾胃损伤，出现脘腹胀满，嗳腐泛酸，厌食，吐泻等食伤脾胃病证。因小儿脏腑娇嫩，脾胃之气较成人为弱，故过饱引起的病证，更多见于小儿。婴幼儿食滞日久还可以酿成疳积，出现手足心热、心烦易哭、脘腹胀满、面黄肌瘦等症。经常饮食过量，还可影响气血流通，使筋脉瘀滞，引起痢疾或痔疮。过食肥甘厚味，易于化生内热，甚至引起痈疽疮毒等病证。

2. 饮食不洁

进食不洁，可引起多种疾病，出现腹痛、吐泻、痢疾等。

3. 饮食偏嗜

饮食适宜，才能使人体获得较为全面的营养。若有所偏嗜，过寒过热，或五味偏嗜，则可导致阴阳失调而发生疾病。

（1）饮食偏寒偏热：如多食生冷寒凉，可损伤脾胃阳气，导致寒湿内生，引起腹痛泄泻等症；若偏食辛温燥热，引起胃肠积热，可引起口渴、腹满胀痛、便秘或酿成痔疮。

（2）饮食五味偏嗜：五味与五脏，各有其亲和性，《素问·至真要大论》说："夫五味入胃，各归所喜攻，酸先入肝，苦先入心，甘先入脾，辛先入肺，咸先入肾。"

如果偏嗜某种食物，日久使该脏功能偏盛，损伤内脏，便可发生多种病变。《素问·至真要大论》："久而增气，物化之常也。气增而久，夭之由也。"《素问·生气通天论》："味过于酸，肝气以津，脾气乃绝；味过于咸，大骨气劳，短肌，心气抑；味过于甘，心气喘满，色黑，肾气不衡；味过于苦，脾气不濡，胃气乃厚；味过于辛，筋脉沮弛，精神乃央。"

《素问·五藏生成篇》："多食咸，则脉凝泣而变色；多食苦，则皮槁而毛拔；多食辛，则筋急而爪枯；多食酸，则肉胝皱而唇揭；多食甘，则骨痛而发落。"

（二）劳逸所伤

适度的劳动和锻炼，有助于气血流通和脾胃的运化，有增强体质、强身去病的作用。必要的休息，可以消除疲劳，恢复体力，有利于健康。所以，《素问》提出了既要"不妄作劳"，又要"常欲小劳"的养生之道。若长时间的过度劳累，或过度安逸，影响脏腑功能和气血运行，就会成为致病因素而使人发病。

1. 过劳

过劳是指过度劳累。包括劳力过度、劳神过度和房劳过度三个方面。

（1）劳力过度：是指较长时间的体力劳动太过。劳力过度则伤气，久之则气少力衰，神疲消瘦。《素问·举痛论》的"劳则气耗"和《素问·宣明五气篇》的"久立伤骨，久行伤筋"，即指此而言。

（2）劳神过度：是指较长时间的脑力劳动太过。由于脾在志为思，而心主血藏神，所以劳神过度，可耗伤心血，损伤脾气，引起心脾两虚，出现心神失养的心悸，健忘，失眠，多梦及脾不健运的纳呆，乏力，腹胀，便溏等。

（3）房劳过度：是指较长时间的性生活不节，房事过度。由于肾为封藏之本，主藏精，主生殖，所以房劳过度会耗泄肾精，引起腰膝酸软，眩晕耳鸣，精神萎靡，性功能减退，遗精，早泄，或阳痿等。

2. 过逸

过逸是指长时间不进行身体活动，过度安闲。适当的身体活动，可以增强脾胃运化功能，使气血生化有源，并促进气血运行。若长期不从事体育锻炼，不仅影响脾胃运化，导致气血乏源，还可影响气血运行，使气血瘀滞不畅。气血是构成人体和维持生命活动的基本物质，气血失和，便可继发多种疾病。

五、痰饮瘀血

（一）痰饮

1. 痰饮的概念

痰饮是水液代谢障碍形成的病理产物。一般以较稠浊的为痰，清稀的为饮。痰可分为有形之痰和无形之痰。有形之痰是指咯吐出来有形可见的痰液。无形之痰是指瘰疬、痰核和停滞在脏腑经络等组织中而未见咯吐痰液的病证。饮形成后停留于人体的局部，因其停留的部位及症状不同而有不同的名称，如《金匮要略》的"痰饮""悬饮""溢饮""支饮"等。

2. 痰饮的形成

痰饮是水液代谢障碍形成的病理产物，水液代谢是一个复杂的生理过程，与肺、脾、肾、三焦以及肝、膀胱等脏腑的功能活动有关。由于肺主宣降，通调水道，敷布津液；脾主运化，运化水液；肾阳主水液蒸化；三焦为水液代谢之道路，所以水液代谢与肺、脾、肾及三焦的关系尤为密切。若外感六淫、内伤七情或饮食劳逸等致病因素侵犯人体，使肺、脾、肾及三焦等脏腑气化功能失常，影响及水液代谢，引起水液代谢障碍，便可形成痰饮。

3. 痰饮的病证特点

痰饮形成之后，由于停滞的部位不同，病证特点也各不相同。阻滞于经脉的，可影响气血运行和经络的生理功能。停滞于脏腑的，可影响脏腑的功能和气的升降。

痰的病证特点：痰滞在肺，可见喘咳咳痰；痰阻于心，影响及心血，则心血不畅，可见胸闷胸痛；影响及心神，若痰迷心窍，则可见神昏、痴呆；若痰火扰心，则可见狂乱；痰停于胃，胃失和降，可见恶心呕吐，胃脘痞满；痰在经络筋骨，则可致瘰疬痰核，肢体麻木，或半身不遂，或成阴疽流注等；痰浊上犯于头，可致头晕目眩；痰气交阻于咽，则形成咽中如有物阻，吐之不出，咽之不下的"梅核气"。

饮的病证特点：饮在肠间，则肠鸣沥沥有声；饮在胸胁，则胸胁胀满，咳唾引痛；饮在胸膈，则胸闷、咳喘，不能平卧，其形如肿；饮溢肌肤，则见肌肤水肿，无汗，身体疼重。

（二）瘀血

1. 瘀血的概念

瘀血是指血行不畅，或停滞于局部，或离经之血积存体内不能及时消散所形成的病理产物。

2. 瘀血的形成

由于血液运行与五脏、气、津液、温度等很多因素有关，所以引起瘀血的原因也是较为复杂的，主要有以下五个方面。

（1）气虚引起血瘀，气为血帅，血液的运行必须依赖着气的推动作用。气虚行血无力，血行迟缓而瘀滞。

（2）气滞引起血瘀，气停留阻滞于局部，不能行血，血液因之而停滞，从而形成瘀血。

（3）血寒引起血瘀，血液得温则行，遇寒则凝。寒性凝滞，侵入血中，则血行迟缓或停滞于局部，形成瘀血。

（4）血热引起血瘀，热入血中，灼伤津液，使得血行迟缓，形成瘀血。或热邪损伤血络，迫血妄行，引起出血，而形成瘀血。

（5）外伤引起血瘀跌扑损伤，造成血离经脉，积存于体内不得消散而形成瘀血。

3. 瘀血病证的共同特点

（1）疼痛，其性质多为刺痛，痛处固定不移，拒按，夜间痛甚。

（2）肿块，外伤肌肤局部，可见青紫肿胀；瘀积于体内，久聚不散，则可形成症积，按之有痞块，固定不移。

（3）出血，血色多呈紫暗色，并夹有血块。

（4）望诊方面，久瘀可见面色黧黑，肌肤甲错，唇甲青紫，舌质暗紫，舌边尖部有瘀点、瘀斑。

（5）脉象多见细涩、沉弦或结代等。

4. 瘀血的病证特点

瘀血的病证特点因瘀阻的部位和形成瘀血的原因不同而异。常见者为：瘀阻于心，影响心主血脉，可见心悸，胸闷胸痛，口唇指甲青紫；瘀血攻心，影响心神，可致发狂；瘀阻于肺，可见胸痛，咯血；瘀阻胃肠，可见呕血，大便色黑如漆；瘀阻于肝，可见胁痛痞块；瘀阻胞宫，可见少腹疼痛，月经不调，痛经，闭经，经色紫暗成块，或见崩漏；瘀阻肢体末端，可成脱骨疽；瘀于肢体肌肤局部，可见局部肿痛青紫。

（刘志勇）

第二节　病机

病机，即疾病发生、发展与变化的机制。疾病过程极其复杂，牵涉局部和全身的各个层次，对病机的研究也可以从不同的层面和角度进行，从而形成多层次的病机理论。

第一层次为基本病机。包括邪正盛衰、阴阳失调、精气血津液失常。第二层次是从脏腑、经络等某一系统来研究疾病的发生、发展、变化和结局的基本规律。如脏腑病机、经络病机等。第三层次是研究某一类疾病的发生、发展、变化和结局的基本规律，如六经病机、卫气营血病机和三焦病机等。第四层次是研究某一种病证的发生、发展、变化和结局的基本规律。如感冒的病机、哮症的病机、痰饮的病机、疟疾的病机等。第五层次是研究某一种症状的发生、发展、变化的病机。如疼痛的病机、发热的病机、健忘的病机等等。本节仅讨论基本病机。

一、基本病机

基本病机是指机体对于致病因素侵袭所产生的最基本的病理变化，是病机变化的一般规律。基本病机主要包括邪正盛衰、阴阳失调和精气血津液的病理变化，内生"五邪"是在上述病变基础上产生的常见病理状态，有重要的临床意义，故一并介绍。

（一）邪正盛衰

邪正盛衰，是指在疾病过程中，机体的抗病能力与致病邪气之间相互斗争中所发生的盛衰变化。

邪气侵犯人体后，正气和邪气即相互发生作用，一方面是邪气对机体的正气起着损害作用；另一方面是正气对邪气的抗御、驱除作用，以及正气的康复功能。邪正双方不断斗争的态势和结果，不仅关系着疾病的发生，而且直接影响着疾病的发展和转归，同时也决定病证的虚实变化。从一定意义上来说，疾病过程就是邪正斗争及其盛衰变化的过程。

1. 邪正盛衰与虚实变化

在疾病过程中，正气和邪气这两种力量不是固定不变的，而是在其不断斗争的过程中，发生力量对比的消长盛衰变化。一般来说，正气增长而旺盛，则促使邪气消退；反之，邪气增长而亢盛，则会损耗正气。随着体内邪正的消长盛衰变化，形成了疾病的虚实病机变化。

（1）虚实病机：《素问·通评虚实论》说："邪气盛则实，精气夺则虚。"虚和实是相比较而言的一对病机概念。

实，指邪气盛，是以邪气亢盛为矛盾主要方面的一种病理状态。虽然邪气强盛，而正气未衰，能积极与邪抗争，故正邪相搏，斗争剧烈，反应明显，临床上出现一系列病理性反应比较剧烈的、有余的证候，并表现相应的典型的症状，称为实证。

实证常见于体质壮实的患者外感六淫和疠气致病的初期和中期，或由于湿、痰、水饮、食积、气滞、瘀血等引起的内伤病证。常见壮热、狂躁、声高气粗、腹痛拒按、二便不通、脉实有力、舌苔厚腻等；而内伤病实证则表现为痰涎壅盛、食积不化、水湿泛滥、气滞瘀血等各种病变。

虚，指正气不足，是以正气虚损为矛盾主要方面的一种病理反映。亦即机体的正气虚弱，防御能力和调节能力低下，对于致病邪气的斗争无力，而邪气已退或不明显，故难以出现邪正斗争剧烈的病理反应，临床上表现一系列虚弱、衰退和不足的证候，称为虚证。

虚证，多见于素体虚弱，精气不充；或外感病的后期，以及各种慢性病证日久，耗伤人体的精血津液，正气化生无源；或因暴病吐利、大汗、亡血等使正气随津血而脱失，以致正气虚弱，或阴阳偏衰。临床上，虚证常见神疲体倦、面色无华、气短、自汗、盗汗，或五心烦热，或畏寒肢冷，脉虚无力等表现。

（2）虚实变化：邪正的消长盛衰，不仅可以产生比较单纯的虚或实的病理变化，而且在某些病程较长、病情复杂的疾病中，还会出现虚实之间的多种变化，主要有虚实错杂、虚实转化及虚实真假。

1）虚实错杂：指在疾病过程中，邪盛和正虚同时存在的病理状态。邪盛正伤，或疾病失治、误治，以致病邪久留，损伤人体正气；或因虚体受邪，正气无力祛邪外出；或本已正虚，又兼内生水湿、痰饮、瘀血等病理产物凝结阻滞，都可形成正虚邪实的虚实错杂病变。细分之下，虚实错杂又有虚中夹实和实中夹虚两种情况。①虚中夹实：是指病理变化以正虚为主，又兼有实邪为患的病理状态。如临床上的脾虚湿滞证，由于脾气不足，运化无权，而致湿邪内生，阻滞中焦。临床上既有属脾气虚弱的神疲肢倦、饮食少思、食后腹胀、大便不实等症状，又兼见属湿滞病变的口黏、脘痞、舌苔厚腻等表现。②实中夹虚：指病理变化以邪实为主，又兼有正气虚损的病理状态。如在外感热病发展过程中，由于热邪伤阴，可形成邪热炽盛、阴气受伤的病证。临床表现既有高热气粗、心烦不安、面红目赤、尿赤便秘、苔黄脉数等实热见症，又兼见口渴引饮、气短心悸、舌燥少津等阴气不足症。

另外，从病位来分析虚实错杂的病机，尚有表里、上下等虚实不同的错杂证候，如表实里虚、里实表虚、上实下虚、下实上虚等。

2）虚实转化：指在疾病过程中，由于邪气伤正，或正虚而邪气积聚，发生病机性质由实转虚或因虚致实的变化。

3）虚实真假：指在某些特殊情况下，疾病的临床表现可见与其病机的虚实本质不符的假象，主要有真实假虚和真虚假实两种情况。①真实假虚：是指病机的本质为"实"，但表现出"虚"的临床假象。一般是由于邪气亢盛，结聚体内，阻滞经络，气血不能外达所致，故真实假虚又称为"大实有羸状"。如热结胃肠的里热炽盛证，一方面有大便秘结、腹痛硬满、谵语等实热症状，同时因阳气被郁，不能四布，而见面色苍白、四肢逆冷、精神委顿等状似虚寒的假象。再如小儿食积而出现的腹泻，妇科瘀血内阻而出现的崩漏下血等，也属此类。②真虚假实：是指病机的本质为"虚"，但表现出"实"的临床假象。一般是由于正气虚弱，脏腑经络之气不足，推动、激发功能减退所致，故真虚假实证又称为"至虚有盛候"。如脾气虚弱，运化无力，可见脘腹胀满、疼痛（但时作时减）等假实征象。再如老年人或大病久病，因气虚推动无力而出现的便秘（大便不干不硬，但排泄无力），也属此类。

总之，在疾病的发生和发展过程中，病机的虚和实是相对的。由实转虚、因虚致实和虚实夹杂，常常是疾病发展过程中的必然趋势。因此，在临床上不能以静止的、绝对的观点来对待虚和实的病机变化，而应以动态的、相对的观点来分析虚和实的病机。特别在有虚实真假的特殊情况时，必须透过现象看本质，才能不被假象所迷惑，真正把握住疾病的虚实变化。

2. 邪正盛衰与疾病转归

在疾病的发生、发展过程中，由于邪正双方的斗争，其力量对比不断发生消长盛衰的变化，这种变化对疾病转归起着决定性作用。一般而论，正胜邪退，疾病趋向于好转和痊愈；邪胜正衰，则疾病趋向于恶化，甚则导致死亡；若邪正力量相持不下，则疾病趋向迁延或慢性化。

（1）正胜邪退：正胜邪退，是指在疾病过程中，正气奋起抗邪，正气渐趋强盛，而邪气渐趋衰减，疾病向好转和痊愈方向发展的一种病理变化，也是在许多疾病中最常见的一种转归。这是由于患者的正气比较充盛，抗御病邪的能力较强，或因为邪气较弱，或因及时、正确的治疗，邪气难以进一步发展，进而促使病邪对机体的侵害作用消失或终止，精气血津液等的耗伤和机体的脏腑、经络等组织的病理性损害逐渐得到康复，机体的阴阳两个方面在新的基础上又获得了相对平衡，疾病即告痊愈。

（2）邪胜正衰：邪胜正衰，是指在疾病过程中，邪气亢盛，正气虚弱，机体抗邪无力，疾病向恶化、危重，甚至向死亡方面转归的一种病理变化。这是由于机体的正气虚弱，或由于邪气的炽盛，或因失于治疗，或治疗不当，机体抗御病邪的能力日趋低下，不能制止邪气的侵害作用，邪气进一步发展，机体受到的病理性损害日趋严重，则病情因而趋向恶化和加剧。若正气衰竭，邪气独盛，脏腑经络及精血津液的生理功能衰惫，阴阳离决，则机体的生命活动亦告终止。例如，在外感病过程中，"亡阴""亡阳"等证候的出现，即是正不敌邪，邪胜正衰的典型表现。

（3）邪正相持：邪正相持，指在疾病过程中，机体正气不甚虚弱，而邪气亦不亢盛，则邪正双方势均力敌，相持不下，病势处于迁延状态的一种病理过程。此时，由于正气不能完全祛邪外出，因而邪气可以稽留于一定的部位，病邪既不能消散，亦不能深入传变，故又称之为"邪留"或"邪结"。一般说来，邪气留结之处，即是邪正相搏、病理表现明显之所。疾病随邪留部位的不同而有不同的临床表现。

若正气大虚，余邪未尽，或邪气深伏伤正，正气无力驱尽病邪，致使疾病处于缠绵难愈的病理过程，称为正虚邪恋。正虚邪恋，可视为邪正相持的一种特殊病机，一般多见于疾病后期，且是多种疾病由急性转为慢性，或慢性病久治不愈，或遗留某些后遗症的主要原因之一。

（二）阴阳失调

阴阳失调，是由于邪气侵犯人体导致阴阳失去平衡协调而出现的阴阳偏胜、偏衰、互损、格拒、亡失等一系列病理变化。同时，阴阳失调又是脏腑、经络、营卫等相互关系失调双气机升降出入运动失常的概括。本节着重讨论阴阳失调的阴阳偏胜、阴阳偏衰、阴阳互损、阴阳格拒、阴阳亡失机制。

1. 阴阳偏胜

阴阳偏胜，是指人体阴阳双方中某一方的病理性亢盛状态，属"邪气盛则实"的实证。

阳邪侵入人体，机体阴气与之相搏，邪胜则病成，可形成阳偏胜；阴邪侵入人体，机体阳气与之抗争，邪胜则病成，可形成阴偏胜。机体的精气血津液代谢失常，"邪"自内生，亦可分阴阳两类，如内寒内湿属阴而内火内热属阳，从而表现为阴偏胜或阳偏胜的病理变化。《素问·阴阳应象大论》说："阳胜则热，阴胜则寒。"明确指出了阳偏胜和阴偏胜病机的临床表现特点。

阴阳是相互制约的，一方偏胜必然制约另一方而使之虚衰。阳偏胜伤阴可引起阳盛兼阴虚，进而发展为阴虚的病变；阴偏胜伤阳可导致阴盛兼阳虚，进而发展为阳虚的病变。所以《素问·阴阳应象大论》又说"阳胜则阴病，阴胜则阳病"，指出了阳偏胜或阴偏胜的必然发展趋势。

（1）阳偏胜：即阳盛，是指机体在疾病过程中，所出现的一种阳气病理性偏盛，功能亢奋，机体反应性增强，热量过剩的病理状态。一般来说，其病机特点多表现为阳盛而阴未虚的实热证。

形成阳偏胜的主要原因，多由于感受温热阳邪，或虽感受阴邪，但从阳化热，也可由于情志内伤，五志过极而化火；或因气滞、血瘀、食积等郁而化热所致。总之，邪从外来则多因感受阳邪；"邪"自内生，则多与气机郁结化火有关。

阳气的病理性亢盛，则以热、动、燥为其特点，故阳气偏胜可见壮热、烦渴、面红、目赤、尿黄、便干、苔黄、脉数等症。如果病情发展，阳热亢盛且明显耗伤机体阴气，病则从实热证转化为实热兼阴亏证，若阴气大伤，病可由实转虚而发展为虚热证。

（2）阴偏胜：即阴盛，是指机体在疾病过程中所出现的一种阴气病理性偏盛，功能抑制，热量耗伤过多，病理性代谢产物积聚的病理状态。一般来说，其病机特点多表现为阴盛而阳未虚的实寒证。

形成阴偏胜的主要原因，多由于感受寒湿阴邪，或过食生冷，寒邪中阻等，机体阳气难以与之抗争而致阴气的病理性亢盛。阴气的病理性亢盛，则以寒、静、湿为其特点，如形寒、肢冷、蜷卧、舌淡而润、脉迟等，即是阴气偏胜的具体表现。由于阴寒内盛多伤阳气，故在阴偏胜时，常同时伴有程度不同的阳气不足，形成实寒兼阳虚证，若阳气伤甚，病可由实转虚，发展为虚寒证。

2. 阴阳偏衰

阴阳偏衰，是指人体阴阳双方中的一方虚衰不足的病理状态，属"精气夺则虚"的虚证。

阴气或阳气的某一方减少或功能减退时，则不能制约对方而引起对方的相对亢盛，形成"阳虚则阴盛""阳虚则寒"（虚寒）"阴虚则阳亢""阴虚则热"（虚热）的病理变化。

（1）阳偏衰：即阳虚，是指机体阳气虚损，功能减退或衰弱，代谢减缓，产热不足的病理状态。一般地说，其病机特点多表现为机体阳气不足，阳不制阴，阴气相对偏亢的虚寒证。

形成阳偏衰的主要原因，多由于先天禀赋不足，或后天失养，或劳倦内伤，或久病损伤阳气所致。人体阳气虚衰，突出地表现为温煦、推动和兴奋功能减退。

由于阳气的温煦功能减弱，因而人体热量不足，难以温暖全身而出现寒象，见畏寒肢冷等症。由于阳气的推动作用不足，经络、脏腑等组织器官的某些功能活动也因之而减退，加之温煦不足，则血液凝滞，脉络缩蜷，津液停滞而成水湿痰饮。由于兴奋作用减弱，可见精神不振、喜静萎靡症状。以上便是"阳虚则寒"的主要机制。阳虚则寒，虽也可见到面色㿠白、畏寒肢冷、脘腹冷痛、舌淡、脉迟等寒象，但还有喜静蜷卧、小便清长、下利清谷、脉微细等虚象。所以，阳虚则寒与阴胜则寒，不仅在病机上有区别，而且在临床表现方面也有不同：前者是虚而有寒；后者是以寒为主，虚象不明显。

阳气不足，一般以脾肾阳虚衰常见，亦可发于五脏六腑，如心阳、肺阳、肝阳、脾阳、胃阳和肾阳等，皆可出现虚衰病变。肾阳为诸阳之本，"五脏之阳气，非此不能发"，所以肾阳虚衰（命门之火不足）在阳气偏衰的病机中占有极其重要的地位。阳气一般由精血津液中属阳的部分化生，尤其以精血为主要化生之源；故精血大伤，可致阳气化生无源而虚衰，阳不制阴，发为虚寒性病证。

（2）阴偏衰：即阴虚，是指机体阴气不足，阴不制阳，导致阳气相对偏盛，功能虚性亢奋的病理状态。一般地说，其病机特点多表现为阴气不足，阳气相对偏盛的虚热证。

形成阴偏衰的主要原因，多由于阳邪伤阴，或因五志过极，化火伤阴，或因久病伤阴所致。阴偏衰时，主要表现为凉润、抑制与宁静的功能减退，从而出现虚热、失润及虚性亢奋的症状。所谓阴虚则热，即是指阴气不足，不能制阳，阳气相对亢盛，从而形成阴虚内热、阴虚火旺和阴虚阳亢等多种表现。如五心烦热、骨蒸潮热、面红升火、消瘦、盗汗、咽干口燥、舌红少苔、脉细数等，即是阴虚则热的表现。阴虚则热与阳胜则热的病机不同，其临床表现也有所区别：前者是虚而有热；后者是以热为主，虚象并不明显。

阴气不足，一般以肾阴亏虚为主，亦可见于五脏六腑，如肺阴、脾阴、胃阴、心阴、肝阴和肾阴，

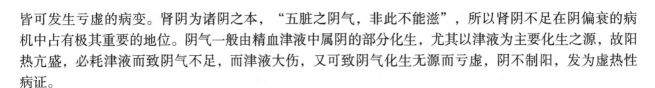

皆可发生亏虚的病变。肾阴为诸阴之本，"五脏之阴气，非此不能滋"，所以肾阴不足在阴偏衰的病机中占有极其重要的地位。阴气一般由精血津液中属阴的部分化生，尤其以津液为主要化生之源，故阳热亢盛，必耗津液而致阴气不足，而津液大伤，又可致阴气化生无源而亏虚，阴不制阳，发为虚热性病证。

3. 阴阳互损

阴阳互损，是指在阴或阳任何一方虚损的前提下，病变发展影响及相对的一方，形成阴阳两虚的病机。在阴虚的基础上，继而导致阳虚，称为阴损及阳；在阳虚的基础上，继而导致阴虚，称为阳损及阴。阴阳双方之间本来存在着相互依存、相互滋生、互为化源和相互为用的关系，一方亏虚或功能减退，不能资助另一方或促进另一方的化生，必然导致另一方的虚衰或功能减退。如唐代王冰注《素问·四气调神大论》说："阳气根于阴，阴气根于阳，无阴则阳无以生，无阳则阴无以化。"

（1）阴损及阳：是指由于阴精或阴气亏损，累及阳气生化不足或无所依附而耗散，从而在阴虚的基础上又导致了阳虚，形成了以阴虚为主的阴阳两虚病理状态。例如肝阳上亢一证，其病机主要为肝肾阴虚，水不涵木，阴不制阳的阴虚阳亢，但随着病情发展，亦可进一步耗伤肝肾精血，影响肾阳化生，继而出现畏寒、肢冷、面色㿠白，脉沉细等肾阳虚衰症状，转化为阴损及阳的阴阳两虚证。

（2）阳损及阳：是指由于阳气虚损，无阳则阴无以生，从而在阳虚的基础上又导致了阴虚，形成以阳虚为主的阴阳两虚病理状态。例如肾阳亏虚、水泛为肿一证，其病机主要为阳气不足，气化失司，水液代谢障碍，津液停聚而水湿内生，溢于肌肤所致。但其病变发展，则又可因阳气不足而导致阴气化生无源而亏虚，出现日益消瘦，烦躁升火，甚则阳升风动而抽搐等肾阴亏虚之征象，转化为阳损及阴的阴阳两虚证。

4. 阴阳格拒

阴阳格拒，是在阴阳偏盛基础上由阴阳双方相互排斥而出现寒热真假病变的一类病机，包括阴盛格阳和阳盛格阴两方面。阴阳相互格拒的机制，在于阴阳双方的对立排斥，即阴或阳的一方偏盛至极，壅遏于内，将另一方排斥格拒于外，迫使阴阳之间不相维系，从而出现真寒假热或真热假寒的复杂病变。如明代虞抟《医学正传》说："假热者，水极似火，阴证似阳也……此皆阴盛格阳，即非热也。""至若假寒者，火极似水，阳证似阴也……亦曰阳盛格阴也。"

（1）阴盛格阳：又称格阳，系指阴寒偏盛至极，壅闭于内，逼迫阳气浮越于外一而相互格拒的一种病理状态。阴寒内盛是疾病的本质，由于排斥阳气于外，可在原有面色苍白、四肢逆冷、精神萎靡、畏寒蜷卧、脉微欲绝的阴气壅盛于内表现的基础上，又出现面红、烦热、口渴、脉大无根等假热之象，故称其为真寒假热证。

（2）阳盛格阴：又称格阴，是指阳热偏盛至极，深伏于里，阳气被遏，郁闭于内，不能外达于肢体而将阴气排斥于外的一种病理状态。阳盛于内是疾病的本质，但由于格阴于外，可在原有壮热、面红、气粗、烦躁、舌红、脉数大有力等邪热内盛表现的基础上，又现四肢厥冷、脉象沉伏等假寒之象，故称其为真热假寒证。

5. 阴阳亡失

阴阳的亡失，包括亡阴和亡阳两类，是指机体的阴气或阳气突然大量地亡失，导致生命垂危的一种病理状态。

（1）亡阳是指机体的阳气发生突然大量脱失，而致全身功能严重衰竭的一种病理状态。

一般来说，亡阳多由于邪气太盛，正不敌邪，阳气突然脱失所致；也可因汗出过多，吐、利无度，津液过耗，阳随阴泄，阳气外脱；或由于素体阳虚，劳伤过度，阳气消耗过多所致；亦可因慢性疾病，长期大量耗散阳气，终至阳气亏损殆尽，而出现亡阳。

阳气暴脱，多见大汗淋漓、心悸气喘、面色苍白、四肢逆冷、畏寒蜷卧、精神萎靡、脉微欲绝等生命垂危的临床征象。

（2）亡阴是指由于机体阴气发生突然大量消耗或丢失，而致全身功能严重衰竭的一种病理状态。

一般来说，亡阴多由于热邪炽盛，或邪热久留，大量煎灼津液，或逼迫津液大量外泄而为汗，以致阴气随之大量消耗而突然脱失。也可由于长期大量耗损津液和阴气，日久导致亡阴者。

阴气脱失，多见手足虽温而大汗不止、烦躁不安、心悸气喘、体倦无力、脉数疾躁动等危重征象。

亡阴和亡阳，在病机和临床征象等方面，虽然有所不同，但由于机体的阴和阳存在着互根互用的关系，阴亡，则阳无所依附而散越；阳亡，则阴无以化生而耗竭。故亡阴可以迅速导致亡阳，亡阳也可继而出现亡阴，最终导致"阴阳离决，精气乃绝"，生命活动终止而死亡。

综上所述，阴阳失调的病机，是以阴阳的属性，阴和阳之间所存在着的对立制约、互根互用以及相互消长、转化等理论，来阐释、分析、综合机体病变的机制。因此，阴阳失调的各种病机，并不是固定不变的，而是随着病情的进退和邪正盛衰等情况的改变而变化，在阴阳的偏胜和偏衰之间，亡阴和亡阳之间，都存在着内在的密切联系。

（三）气血失常

1. 气的失常

气的失常，主要包括两个方面：一是气的生化不足或耗散太过，形成"气虚"的病理状态。二是气的运动失常，出现气滞、气逆、气陷、气闭或气脱等"气机失调"的病理变化。

（1）气虚：指一身之气不足及其功能低下的病理状态。

1）气虚的原因：主要由于先天禀赋不足，或后天失养，或肺脾肾的功能失调而致气的生成不足。也可因劳倦内伤，久病不复等，使气过多消耗而致。

2）气虚的共同症状特点：劳累后加重，休息后减轻。气虚的常见临床表现：精神委顿、倦怠乏力、眩晕、自汗、易于感冒、面色㿠白、舌淡、脉虚等症状。偏于元气虚者，可见生长发育迟缓，生殖功能低下等症；偏于宗气虚者，可见动则心悸、呼吸气短等症。营卫气虚和脏腑、经络气虚的病机，则各有特点，临床表现亦各有不同。

（2）气机失调：是指气的升降出入失常而引起的气滞、气逆、气陷、气闭、气脱等病理变化。

1）气滞：气滞，是指气的流通不畅，瘀滞不通的病理状态。

气滞，主要由于情志抑郁，或痰、湿、食积、热郁、瘀血等的阻滞，影响到气的流通；或因脏腑功能失调，如肝气失于疏泄、大肠失于传导等，皆可形成局部或全身的气机不畅或瘀滞，从而导致某些脏腑、经络的功能障碍。气滞一般属于邪实为患，但亦有因气虚推动无力而滞者。

气滞的共同特点不外闷、胀、疼痛。气滞的病理表现有多个方面：气滞于某一经络或局部，可出现相应部位的胀满、疼痛。气滞则血行不利，津液输布不畅，故气滞甚者可引起血瘀、津停，形成瘀血、痰饮水湿等病理产物。由于肝升肺降、脾升胃降，在调整全身气机中起着极其重要的作用，故脏腑气滞以肺、肝、脾胃为多见。肺气壅塞，见胸闷、咳喘；肝郁气滞，见情志不畅、胁肋或少腹胀痛；脾胃气滞，见脘腹胀痛，休作有时，大便秘结等。因气虚而滞者，一般在闷、胀、痛方面不如实证明显，并兼见相应的气虚征象。

2）气逆：气逆，指气升之太过，或降之不及，以脏腑之气逆上为特征的一种病理状态。

气逆，多由情志所伤，或因饮食不当，或因外邪侵犯，或因痰浊壅阻所致，气逆于上，以实为主，亦有因虚而气机上逆者。

气逆最常见于肺、胃和肝等脏腑。在肺，则肺失肃降，肺气上逆，发为咳逆上气。在胃，则胃失和降，胃气上逆，发为恶心、呕吐、嗳气、呃逆。在肝，则肝气上逆，发为头痛头胀，面红目赤，易怒等症。由于肝为刚脏，主动主升，而又为藏血之脏，因此，在肝气上逆时，甚则可导致血随气逆，或为咯血、吐血，乃至壅遏清窍而致昏厥。

3）气陷：气陷，指气的上升不足或下降太过，以气虚升举无力而下陷为特征的一种病理状态。

气陷多由气虚病变发展而来，尤与脾气的关系最为密切。若素体虚弱，或病久耗伤，致脾气虚损，清阳不升，或中气下陷，从而形成气虚下陷的病变。

气陷的病理变化，主要有"上气不足"与"中气下陷"两方面。①"上气不足"，主要指上部之气不足，头目失养的病变。一般由于脾气虚损，升清之力不足，无力将水谷精微上输于头目，致头目失养，可见头晕、目眩、耳鸣等症。②"中气下陷"，指脾气虚损，升举无力，气机趋下，内脏位置维系

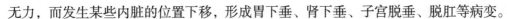

无力，而发生某些内脏的位置下移，形成胃下垂、肾下垂、子宫脱垂、脱肛等病变。

4）气闭：气闭，即气机闭阻，外出严重障碍，以致清窍闭塞，出现昏厥的一种病理状态。

气闭，多由情志刺激，或外邪、痰浊等闭塞气机，使气不得外出而闭塞清窍所致。

气闭的临床所见，有因触冒秽浊之气所致的闭厥，突然精神刺激所致的气厥，剧痛所致的痛厥，痰闭气道之痰厥等，其病机都属于气的外出突然严重受阻，而陷于清窍闭塞，神失所主的病理状态。气闭发生急骤，以突然昏厥、不省人事为特点，多可自行缓解，亦有因闭不复而亡者。其临床表现，除昏厥外，随原因不同而伴相应症状。

5）气脱：气脱，即气不内守，大量向外亡失，以致功能突然衰竭的一种病理状态。

气脱多由于正不敌邪，或慢性疾病，正气长期消耗而衰竭，以致气不内守而外脱；或因大出血、大汗等气随血脱或气随津泄而致气脱，从而出现功能突然衰竭的病理状态。气脱可见面色苍白、汗出不止、目闭口开、全身瘫软、手撒、二便失禁、脉微欲绝或虚大无根等症状。

2. 血的失常

血的失常，一是因血液的生成不足或耗损太过，致血的濡养功能减弱而引起的血虚；二是血液运行失常而出现的血瘀、出血等病理变化。

（1）血虚：是指血液不足，血的濡养功能减退的病理状态。

失血过多，新血不能生成补充；或因脾胃虚弱，饮食营养不足，血液生化乏源；或因血液的化生功能障碍；或因久病不愈，慢性消耗等因素而致营血暗耗等，均可导致血虚。脾胃为气血生化之源；肾主骨生髓，输精于肝，皆可化生血液，故血虚的成因与脾胃、肾的关系较为密切。

全身各脏腑、经络等组织器官，都依赖于血的濡养而维持其正常的生理功能，所以血虚就会出现全身或局部的失荣失养，功能活动逐渐衰退等血虚证候。血虚者气亦弱，故血虚除见失于滋荣的证候外，多伴气虚症状，常见面色淡白或萎黄、唇舌爪甲色淡无华、神疲乏力、头目眩晕、心悸不宁、脉细等临床表现。

心主血、肝藏血，血虚时心、肝两脏的症状比较多见。心血不足常见惊悸怔忡、失眠多梦、健忘、脉细涩或歇止等心失血养的症状。肝血亏虚见两目干涩、视物昏花，或手足麻木、关节屈伸不利等症。若肝血不足，导致冲任失调，又可出现妇女经少、月经愆期、闭经诸症。

（2）血运失常：血液运行失常出现的病理变化，主要有血瘀和出血。

1）血瘀：是指血液的循行迟缓，流行不畅，甚则血液停滞的病理状态。

血瘀主要表现为血液运行瘀滞不畅，或形成瘀积，可以为全身性病变，亦可瘀阻于脏腑、经络、形体、官窍的某一局部，从而产生不同的临床表现。但无论病在何处，均易见疼痛，且痛有定处，甚则局部形成肿块，触之较硬，位置比较固定，如肿块生于腹内，称为"癥积"。另外，唇舌紫暗以及舌有瘀点、瘀斑，皮肤赤丝红缕或青紫，肌肤甲错，面色黧黑等，也是血液瘀滞的征象。

导致血瘀的病机，主要有气虚、气滞、痰浊、瘀血、血寒、血热等，此处只介绍血寒。

血寒，是指血脉受寒，血流滞缓，乃至停止不行的病理状态。多因外感寒邪，侵犯血分，形成血寒；亦可因阳气失于温煦所致。

血寒的临床表现，除见一般的阴寒证候外，常见血脉瘀阻而引起的疼痛和手足、爪甲、皮肤及舌色青紫等表现。若寒凝心脉，心脉血气痹阻，可发生真心痛；寒凝肝脉，肝经血气瘀滞，可见胁下、少腹、阴部冷痛，或妇女痛经、闭经等。寒阻肌肤血脉，则见冻伤等症。寒瘀互结酿毒于内，可生癥积。

2）出血：是指血液逸出血脉的病理状态。逸出血脉的血液，称为离经之血。若此离经之血不能及时消散或排出，蓄积于体内，则称为瘀血。瘀血停积体内，又可引起多种病理变化。若突然大量出血，可致气随血脱而引起全身功能衰竭。

导致出血的病机，主要有血热、气虚、外伤及瘀血内阻等。此处仅叙述血热。

血热，即热入血脉之中，使血行加速，脉络扩张，或迫血妄行而致出血的病理状态。血热多由于热入血分所致，如温邪、疠气入于血分，或其他外感病邪入里化热，伤及血分。另外，情志郁结，五志过极化火，内火炽盛郁于血分，或阴虚火旺，亦致血热。

血热病变，除一般热盛的证候外，由于血行加速，脉络扩张，可见面红目赤、肤色发红、舌色红绛、经脉异常搏动等症状。血热炽盛，灼伤脉络，迫血妄行，常可引起各种出血，如吐血、衄血、尿血、皮肤斑疹、月经提前量多等。心主血脉而藏神，血热则心神不安，可见心烦，或躁扰不安，甚则神昏、谵语、发狂等症。血热的临床表现，以既有热象，又有动血为其特征。

因为血液主要由营气和津液组成，热入血脉不仅可以耗伤营气、津液而致血虚，而且可由热灼津伤，使其失去润泽流动之性，变得浓稠，乃至干涸不能充盈脉道，血液运行不畅而为瘀。

3. 气血失调

（1）气滞血瘀：是指因气的运行瘀滞不畅，导致血液运行障碍，继而出现血瘀的病理状态。

气滞血瘀的形成多因情志内伤、抑郁不遂、气机阻滞而致血瘀。肝主疏泄而藏血，肝气的疏泄作用在气机调畅中起着关键作用，因而气滞血瘀多与肝失疏泄密切相关，与心肺也有关。

临床上多见胸胁胀满疼痛，瘕聚、癥积等病证。肺主气，调节全身气机，辅心运血，若邪阻肺气，宣降失司，日久可致心、肺气滞血瘀，而见咳喘、心悸、胸痹、唇舌青紫等表现。

气滞可导致血瘀，血瘀必兼气滞。由于气滞和血瘀互为因果，多同时并存，常难以明确区分孰先孰后。如闪挫外伤等因素，就是气滞和血瘀同时形成。但无论何种原因所致的气滞血瘀，辨别气滞与血瘀的主次则是必要的。

（2）气虚血瘀：是指因气对血的推动无力而致血行不畅，甚至瘀阻不行的病理状态。

气虚血瘀的形成较多见于心气不足、运血无力而致的血行不畅，甚至瘀阻不行的病理状态。

临床表现常见于惊悸怔忡、喘促、水肿及气虚血滞的肢体瘫痪、痿废。另外，老年人多血瘀，且多气虚，故气虚血瘀病机在老年病中具有重要意义。

（3）气不摄血：是指由于气虚不足，统摄血液的生理功能减弱，血不循经，逸出脉外，而导致各种出血的病理状态。

气不摄血的形成主要由于脾主统血功能失司，与心、肝、肺、肾、胃等脏腑功能不足有关。

临床表现见于咯血、吐血、紫斑、便血、尿血、崩漏等症，兼见面色不华、疲乏倦怠、脉虚无力、舌淡等气虚的表现。

（4）气随血脱：是指在大量出血的同时，气也随着血液的流失而急剧散脱，从而形成气血并脱的危重病理状态。

各种大失血皆可导致气随血脱，较常见的有外伤失血、呕血和便血，或妇女崩中，产后大出血等因素。血为气之载体，血脱则气失去依附，故气亦随之散脱而亡失。

临床上此症多表现为精神萎靡、眩晕或晕厥、冷汗淋漓、四末不温，或有抽搐，或见口干，脉芤或微细。

（5）气血两虚：即气虚和血虚同时存在的病理状态。

气血两虚多因久病消耗，气血两伤所致；或先有失血，气随血耗；或先因气虚，血化障碍而日渐衰少，从而形成气血两虚。气血两虚，则脏腑经络、形体官窍失之濡养，各种功能失之推动及调节，故可出现不荣或不用的病证。

临床主要表现为肌体失养及感觉运动失常的病理征象，如面色淡白或萎黄、少气懒言、疲乏无力、形体瘦怯、心悸失眠、肌肤干燥、肢体麻木，甚至感觉障碍、肢体痿废不用等。

（四）津液代谢失常

津液代谢是一个复杂的生理过程，必须由多个脏腑的相互协调才能维持正常，诸如肺的宣发和肃降，脾的运化转输，肾与膀胱的蒸腾气化，三焦的通调，以及肝的疏泄功能都参与其中，以肺、脾、肾三脏的作用尤为重要，而其核心是气对津液的作用。因此，气的运动及其维持的气化过程，调节着全身的津液代谢。

因此，如果肺、脾、肾等有关脏腑生理功能异常，气的升降出入运动失去平衡，气化功能失常，均能导致津液生成、输布或排泄的失常，包括津液不足及津液在体内滞留的病理变化。

1. 津液不足

津液不足，是指津液在数量上的亏少，进而导致内则脏腑，外而孔窍、皮毛，失于濡润、滋养，而产生一系列干燥枯涩的病理状态。

导致津液不足的原因主要有三个方面：①热邪伤津，如外感燥热之邪，灼伤津液；或邪热内生，如阳亢生热、五志化火等耗伤津液。②丢失过多，如吐泻、大汗、多尿及大面积烧伤等，均可损失大量津液。③生成不足，如体虚久病，脏腑气化功能减退，可见津液生成不足。另外，慢性疾病耗伤津液，亦致津液亏耗。

伤津常见于吐、泻之后。如夏秋季节，多有饮食伤中而致呕吐、泄泻或吐泻交作，损失大量津液者，如不及时补充，可出现目陷、螺瘪、尿少、口干舌燥、皮肤干涩而失去弹性；甚则见目眶深陷、啼哭无泪、小便全无、精神委顿、转筋等症。严重者，因血中津少而失其滑润流动之性，气随津泄而推动无力，血液运行不畅，而见面色苍白、四肢不温、脉微欲绝的危象。另外，炎夏、高热、多汗也易伤津，常见口渴引饮、大便燥结、小便短少色黄；气候干燥季节，常见口、鼻、皮肤干燥等均属于伤津为主的临床表现。

伤液见于热病后期或久病伤阴，所见到的形瘦骨立，大肉尽脱，肌肤毛发枯槁，或手足震颤、肌肉瞤动、唇裂、舌光红无苔或少苔，则属于脱液的临床表现。必须指出，津和液本为一体，伤津和脱液，在病机和临床表现方面虽有区别亦有联系。

一般而论，伤津主要是丢失水分，伤津未必脱液；脱液不但丧失水分，更损失精微营养物质，故脱液必兼津伤。从病情轻重而论，脱液重于伤津，可以说津伤乃液脱之渐；液脱乃津伤之甚。津易伤亦易补充，而液一般不易损耗，一旦亏损则较难恢复。但津伤可暴急发生而突然陷于气随津泄，甚至气脱的重危证候，则又非脱液可比。

2. 津液输布排泄障碍

津液的输布和排泄是津液代谢中的两个重要环节。二者虽有不同，但其结果都能导致津液在体内不正常的停滞，成为内生水湿痰饮等病理产物的根本原因。

津液的输布障碍，是指津液得不到正常的转输和布散，导致津液在体内环流迟缓，或在体内某一局部发生滞留。因而津液不化，可致水湿内生，酿痰成饮。引起津液输布障碍的原因很多，如肺失宣发和肃降，津液不得正常布散；脾失健运，运化水液功能减退，可致水饮不化；肝失疏泄，气机不畅，气滞津停；三焦的水道不利，不仅直接影响津液的环流，而且影响津液的排泄，凡此均致津液输布障碍而生痰饮水湿之患。上述多种成因中，以脾气的运化功能障碍具有特殊意义。因脾主运化，不仅对津液的输布起重要作用，而且在津液的生成方面具有主导作用。脾失健运不但使津液的输布障碍，而且水液不归正化，变生痰湿为患。故《素问·至真要大论》说："诸湿肿满，皆属于脾。"

津液的排泄障碍，主要是指津液转化为汗液和尿液的功能减退，而致水液潴留体内，外溢于肌肤而为水肿。津液化为汗液，有赖肺气的宣发功能；津液化为尿液，有赖肾气的蒸化功能。肺和肾的功能减弱，虽然均可引起水液潴留，发为水肿，但肾气的蒸化作用失常则起着主导作用。这是因为，肾阳肾阴为五脏阴阳之本，能推动和调节各脏腑的输布和排泄水液功能，而且水液主要是通过尿液而排泄的。

（1）湿浊困阻：多由脾虚运化功能减退，津液不能转输布散，聚为湿浊。湿性重浊黏滞，易于阻遏中焦气机，而见胸闷、脘痞、呕恶、腹胀、便溏、苔腻等症。

（2）痰饮凝聚：多因脾、肺等脏腑功能失调，津液停而为饮，饮凝成痰。痰随气的升降，无处不到，病及脏腑经络，滞留于机体的不同部位而有多种的病理变化和多变的临床表现。饮停之部位比较局限，如停于胸胁的"悬饮"，饮留于肺的"支饮"等。

（3）水液潴留：多由肺、脾、肾、肝等脏腑功能失调，气不行津，津不化气，津液代谢障碍，潴留于肌肤或体内，发为水肿或腹水。

3. 津液与气血关系失调

（1）水停气阻：指津液代谢障碍，水湿痰饮停留导致气机阻滞的病理状态。

因水湿痰饮皆有形之邪，易阻碍气的运行，即导致了水停气阻的形成。

其临床表现因水液停蓄的部位不同而异。如水饮阻肺，肺气壅滞，宣降失职，可见胸满咳嗽，喘促不能平卧；水饮凌心，阻遏心气，则可见心悸、心痛；水饮停滞中焦，阻遏脾胃气机，可致清气不升，浊气不降，而见头昏困倦，脘腹胀满，纳化呆滞；水饮停于四肢，则可使经脉气血阻滞，故除见水肿外，尚可见肢体沉重胀痛等临床表现。

（2）气随津脱：主要指津液大量丢失，气失其依附而随津液之外泄出现暴脱亡失的病理状态。

气随津脱多由高热伤津，或大汗伤津，或严重吐泻耗伤津液等所致。吐下之余，定无完气。

频繁而大量的呕吐、泄泻，皆可使气随津液的耗伤而脱失，出现面色苍白，神昏晕厥，汗出不止，目闭口开手撒，甚则二便失禁，脉微欲绝等症。

（3）津枯血燥：主要指津液亏乏枯竭，导致血燥虚热内生或血燥生风的病理状态。

因高热伤津，或烧伤引起津液损耗，或阴虚痨热，津液暗耗，均会导致津枯血燥。

临床表现为心烦、鼻咽干燥、肌肉消瘦、皮肤干燥，或肌肤甲错、皮肤瘙痒或皮屑过多、舌红少津等临床表现。

（4）津亏血瘀：主要指津液耗损导致血行瘀滞不畅的病理状态。

因高热、烧伤，或吐泻、大汗出等因素，致使津液大量亏耗，则血量减少，血液循环滞涩不畅，从而发生血瘀之病变。

临床表现除见原有津液不足的表现外，还出现舌质紫绛，或有瘀点、瘀斑，或见斑疹显露等症。

（5）血瘀水停：指因血脉瘀阻导致津液输布障碍而水液停聚的病理状态。

血中有津、脉外之津液可从脉络渗入血中，血瘀则津液环流不利；另外，血瘀必致气滞，也导致津停为水，故血瘀常伴水停。

临床上表现为心阳亏虚、运血无力、血脉瘀阻，除见心悸、气喘、口唇爪甲青紫、舌有瘀点或瘀斑，甚则胁下痞块等症外，亦见下肢、面目浮肿，即属此候。

（五）内生"五邪"

内生"五邪"，是指在疾病的发展过程中，由于脏腑经络及精气血津液的功能失常而产生的化风、化寒、化湿、化燥、化火等病理变化。因病起于内，又与风、寒、湿、燥、火外邪所致病证的临床征象类似，故分别称为"内风""内寒""内湿""内燥"和"内火"，统称为内生"五邪"。

1. 风气内动

（1）概念：风气内动，即是"内风"。由于"内风"与肝的关系较为密切，故又称肝风内动或肝风。

（2）形成和表现：内风是指疾病发展过程中，主要因为阳盛，或阴虚不能制阳，阳升无制，出现动摇、眩晕、抽搐、震颤等类似风动的病理状态。《素问·至真要大论》说："诸暴强直，皆属于风。""诸风掉眩，皆属于肝。"即指明了内风的临床表现，不仅与外风为病相类似，而且指出了与肝的密切关系。

风气内动：主要是体内阳气亢逆变动所致。《临证指南医案》指出："内风乃身中阳气之变动。"内风的病机，主要有肝阳化风、热极生风、阴虚风动、血虚生风等。

肝阳化风：肝阳化风，多由于情志所伤，肝气郁结，郁久化火而亢逆，或暴怒伤肝，肝气亢逆，或操劳过度，耗伤肝肾之阴，阴虚不能制阳，水亏不得涵木，肝阳因之浮动不潜，升而无制，亢逆之阳气化风，形成风气内动。在肝阳上亢表现的基础上，可见筋惕肉瞤、肢麻震颤、眩晕欲仆，甚则口眼㖞斜、半身不遂。严重者，则因血随气升而发猝然厥仆。

热极生风：热极生风，又称热甚动风。多见于热性病的极期，由于火热亢盛，化而为风，并因邪热煎灼津液，伤及营血，燔灼肝经，筋脉失其柔顺之性，而出现痉厥、抽搐、鼻翼煽动、目睛上吊等临床表现，常伴有高热、神昏、谵语。

阴虚风动：阴虚风动，多见于热病后期，津液和阴气大量亏损，或由于久病耗伤，津液及阴气亏虚所致。主要病机是津液枯竭，阴气大伤，失其凉润柔和之能，既对筋脉失之滋润，又不能制阳而致阳气相对亢盛，因而产生痉挛肉瞤、手足蠕动等动风症状，并见低热起伏、舌光少津、脉细如丝等阴竭表现。

血虚生风：血虚生风，多由于生血不足或失血过多，或久病耗伤营血，肝血不足，筋脉失养，或血不荣络，则虚风内动。临床见肢体麻木不仁、筋肉跳动，甚则手足拘挛不伸等症。

另外，并非所有内风病证的病位皆为肝，如小儿慢脾风，其病机主要在于脾土虚败。

2. 寒从中生

（1）概念：寒从中生，又称"内寒"，是指机体阳气虚衰，温煦气化功能减退，虚寒内生，或阴寒之气弥漫的病理状态。

（2）形成及表现：因先天禀赋不足，阳气素虚，或久病伤阳，或外感寒邪，过食生冷，损伤阳气，以致阳气虚衰。阳气虚衰，不能制阴祛寒，故阴寒内盛。一般表现为阳热不足，温煦失职，虚寒内生，可见面色苍白、畏寒喜热、肢末不温、舌质淡胖、苔白滑润、脉沉迟弱或筋脉拘挛、肢节痹痛等症。内寒的病机主要与脾肾阳虚有关。脾为气血生化之源，脾阳能达于肌肉四肢。肾阳为人身阳气之根，能温煦全身脏腑形体。故脾肾阳气虚衰，则温煦失职，最易表现虚寒之象，而尤以肾阳虚衰为关键。故《素问·至真要大论》说："诸寒收引，皆属于肾。"阳气虚衰，则蒸化水液的功能减退或失司，水液代谢障碍，从而导致病理产物的积聚或停滞，形成水湿、痰饮等。故《素问·至真要大论》说："诸病水液，澄出货澈清冷，皆属于寒。"临床多见尿频清长，涕唾痰涎稀薄清冷，或大便泄泻，或水肿等，多由阳气不足，蒸化无权，津液不能正常输布代谢所致。

阳气虚衰，不能温煦血脉，反生内寒以收引血脉，血脉收缩则血流迟缓不畅，重者可致血液停积于血脉和脏腑之中，形成瘀血。临床可见痛处固定，遇寒加重。

"内寒"与"外寒"之间区别是："内寒"的临床特点主要是虚而有寒，以虚为主；"外寒"的临床特点是以寒为主，亦可因寒邪伤阳而兼虚象。两者之间的主要联系是：寒邪侵犯人体，必然会损伤机体阳气，而最终导致阳虚；而阳气素虚之体，则又因抗御外邪能力低下，易感寒邪而致病。

3. 湿浊内生

（1）概念：湿浊内生，又称"内湿"，是指由于脾的运化功能和输布津液的功能障碍，从而引起湿浊蓄积停滞的病理状态。由于内生之湿多因脾虚，故又称之为脾虚生湿。

（2）形成及表现：内湿的产生，多因过食肥甘，嗜烟好酒，恣食生冷，内伤脾胃，致使脾失健运不能为胃行其津液，或喜静少动，素体肥胖，情志抑郁，致气机不利，津液输布障碍，聚而成湿所致。因此，脾的运化失职是湿浊内生的关键。

脾主运化有赖于肾阳的温煦气化。因此，内湿不仅是脾阳虚津液不化而形成的病理产物，在肾阳虚衰时，亦必然影响及脾之运化而导致湿浊内生。反之，由于湿为阴邪，湿胜则可损伤阳气，故湿浊内困，久之必损及脾阳肾阳，而致阳虚湿盛之证。另外，湿浊可以聚而为痰，留而为饮，积而成水，变生多种病患。

湿性重浊黏滞，多阻遏气机，故其临床表现常可随湿邪阻滞部位的不同而异，如湿邪留滞经脉之间，则见头闷重如裹，肢体重着或屈伸不利，故《素问·至真要大论》说："诸痉项强，皆属于湿。"湿犯上焦，则胸闷咳嗽；湿阻中焦，则脘腹胀满、食欲不振、口腻或口甜、舌苔厚腻；湿滞下焦，则腹胀便溏、小便不利；水湿泛溢于皮肤肌腠，则发为水肿。故《素问·六元正纪大论》说："湿胜则濡泄，甚则水闭胕肿。"湿浊虽可阻滞于机体上、中、下三焦的任何部位，但仍以湿阻中焦脾胃为多。

此外，外感湿邪与内生湿浊在其形成方面虽然有所区别，但二者亦常相互影响。湿邪外袭每易伤脾，脾失健运又滋生内湿。故临床所见，脾失健运，内湿素盛之体，易外感湿邪而发病。

4. 津伤化燥

（1）概念：津伤化燥，又称"内燥"。是指机体津液不足，人体各组织器官和孔窍失其濡润，而出现干燥枯涩的病理状态。

（2）形成及表现：因久病伤阴耗液，或大汗、大吐、大下，或亡血失精导致阴亏津少，以及某些热性病过程中的热盛伤阴耗津等所致。由于津液亏少，不足以内溉脏腑，外润腠理孔窍，从而燥邪便由内而生，故临床多见干燥不润等病变。所以《素问·阴阳应象大论》说："燥胜则干。"

内燥病变可发生于各脏腑组织，以肺、胃及大肠为多见。内燥因津液枯涸，失去滋润濡养作用所致。津液枯涸则阴气化生无源而虚衰，阴虚则阳相对偏亢则生内热，故内燥常伴虚热证的表现。临床常见肌肤干燥不泽，起皮脱屑，甚则皲裂，口燥咽干唇焦，舌上无津，甚或光红龟裂，鼻干目涩少泪，爪甲脆折，大便燥结，小便短赤等症。如以肺燥为主，还兼见干咳无痰，甚则咯血；以胃燥为主时，可见食少、舌光红无苔；若系肠燥，则兼见便秘等症。故金代刘完素《素问玄机原病式·六气为病》说："诸涩枯涸，干劲皲揭，皆属于燥。"

5. 火热内生

（1）概念：火热内生，又称"内火"或"内热"，是指由于阳盛有余，或阴虚阳亢，或由于气血瘀滞，或由于病邪郁结而产生的火热内扰，功能亢奋的病理状态。

（2）形成：主要包括阳气过盛化火、邪郁化火、五志过极化火、阴虚火旺四个方面的因素形成的。

1）阳气过盛化火：阳气过盛，功能亢奋，必然使物质的消耗增加，以致伤阴耗津。此种病理性的阳气过亢则称为"壮火"，中医学又称为"气有余便是火"。

2）邪郁化火：邪郁化火包括两方面的内容，一是外感六淫病邪，在疾病过程中，皆可瘀滞而从阳化热化火，如寒郁化热、湿郁化火等。二是体内的病理性代谢产物（如痰、瘀血、结石等）和食积、虫积等，亦能郁而化火。邪郁化火的主要机制，实质上是由于这些因素导致人体之气的瘀滞，气郁则生热化火。

3）五志过极化火：又称为"五志之火"。多指由于情志刺激，影响了脏腑精气阴阳的协调平衡，造成气机郁结或亢逆。气郁日久则可化热，气逆自可化火，因之火热内生。如情志内伤，抑郁不畅，则常能导致肝郁气滞，气郁化火，发为肝火；而大怒伤肝，肝气亢逆化火，亦可发为肝火。

4）阴虚火旺：此属虚火。多由于津液亏虚，阴气大伤，阴虚不能制阳，阳气相对亢盛，阳亢化热化火，虚热虚火内生。

（3）表现：内生火热，主要有心火、肝火、相火（肾火）及胃火等证，其临床表现则随其发病机制和病位的差异而各有不同。凡阳盛、邪郁化热化火及五志化火，多为实热实火，可见高热、烦渴、面红目赤、尿赤、便干、唇舌生疮等。若阴虚内热多见全身性的虚热征象，如五心烦热、骨蒸潮热、面部烘热、消瘦、盗汗、咽干口燥、舌红少苔、脉细数无力等；阴虚火旺，多集中于机体某一部位的火热征象，如虚火上炎所致的牙痛、齿衄、咽痛、升火颧红等。

二、疾病传变

传变，是指疾病在机体脏腑经络组织中的传移和变化。从本质上讲，即是疾病在其发展过程中的不同时间和不同层次上人体脏腑经络及精气血津液等各种病理改变的复杂联系和变化。疾病传变，就是阐明疾病过程中各种病理变化的演变、发展规律。

（一）疾病传变的形式

疾病传变，不外两种形式：一是病位的传移，二是病性的变化。

1. 病位传变

病位，即疾病所在的部位。人是一个有机的整体，机体的表里之间、内脏之间，均有经络相互沟通联络，气血津液循环贯通。因此，某一部位的病变，可以向其他部位波及扩展，从而引起该部位发生病变，这就是病位的传变。常见的病位传变包括表里之间与内脏之间的传变，而外感病和内伤病的传变又各有特点。

《素问·阴阳应象大论》说："邪风之至，疾如风雨，故善治者治皮毛，其次治肌肤，其次治筋脉，其次治六腑，其次治五脏。治五脏者半死半生也。"说明了掌握疾病传变规律，实施早期治疗的重要性。

（1）表里出入：表与里，是一个相对的概念，所指的病变部位并不是固定的。以整体而言，则病在皮肤、毛窍、肌肉、经络等为外属表，在脏腑、骨髓等组织器官为内属里。如以皮毛与经络相对而言，则皮毛属表，经络属里；以三阴三阳经而言，则三阳经为表，三阴经为里；以脏与腑相对而言，则腑为表，脏为里。

由于疾病表里的传变，意味着病邪的表里出入变化，故疾病的表里传变，亦称邪之表里出入。

表病入里：亦即表邪入里。指外邪侵袭人体，首先停留于机体的肌肤卫表层次，而后内传入里，病及脏腑的病理传变过程。常见于外感疾病的初期或中期，是疾病向纵深发展的反应。多由于机体正气受损，抗病能力减退，正气不能制止病邪的致病作用，病邪得以向里发展，或因邪气过盛，或因失治、误治等因素，以致表邪不解，迅速传变入里而成。如外感风寒证，可出现恶寒、发热、无汗等寒邪在表病变。若在表的风寒之邪不解，可由肌表而内传入里，影响肺、胃功能，发展为高热、口渴、喘咳、便秘等症，此即由表寒证转化成了里热病变。

里病出表：里病出表，是指病邪原本位于脏腑等在里层次，而后由于正邪斗争，病邪由里透达于外的病理传变过程。如温热病变，内热炽盛，见高热、烦渴、胸闷、咳逆等症，继则汗出而热邪外解，脉静身凉，症状缓解，或热病疹等透发于外，以及伤寒三阴病变转化为三阳病变等，均属里病出表之病理过程。

人体表里是相对的，而且是多层次的。所以，病变在表里出入的传变中，可以有介于表里之间的阶段，即半表半里。伤寒的少阳病机，温病的邪伏募原病机，都称之为半表半里，皆出现介于表与里之间的见证，其发展趋势既可达表也可入里，此为其特点。

（2）外感病传变：一般而论，外感病发于表，发展变化过程是自表入里、由浅而深的传变。故外感病基本是表里传变，但内传入里后，亦见脏腑间的传变。不同的外感病，其病位传变的形式又有所区别，主要有六经传变、卫气营血和三焦传变。

1）六经传变：六经指三阴、三阳，实即十二经脉。六经传变是指疾病的病位在六经之间的相对转移。东汉张机的《伤寒杂病论》，在《内经》所论外感热病的传变规律的基础上，创立了"六经传变"理论。六经传变，实际上是对伤寒热病六个不同发展阶段的病变规律和本质的概括。

经脉是运行气血的通路，能"内属于腑脏，外络于肢节"，把人体各部的组织器官联结成一个有机的整体。因而也成为病邪传播转移的通路和病理变化反应的部位。特别是十二经脉，是经络系统的主干、核心部分，也成为外感病传变的重要途径。

六经由表入里传变的基本形式是由阳入阴，即先太阳、阳明、少阳，而后太阴，少阴、厥阴的六个层次，说明阳气由盛而衰，疾病由轻到重的发展过程。反之，由阴出阳，则说明正气由衰而盛，疾病由重到轻的好转过程。若正气不支，邪气亢盛，也可不经阳经而直接侵犯阴经，称为直中三阴，其中以直中少阴为多。六经的具体传变形式尚有阴阳经传变、表里经传变、手足经传变等。另外，由于经脉与脏腑有属络关系，所以六经病变实际上与相应的脏腑功能失常有关。

2）三焦传变：三焦传变，是指病变部位循上、中、下三焦而发生传移变化。此三焦是人体上、中、下部位的划分，也是诸气与水液上下运行的通路，因而也可作为病位转移的途径。温病的三焦传变，是对温热病三个不同发展阶段的病变规律和本质的阐释，由部位三焦的概念延伸而来。

三焦传变是温病的主要传变形式。温热病邪，多自口鼻而入，首先侵犯上焦肺卫。病邪深入，则从上焦传入中焦脾胃，再入下焦肝肾。这是疾病由浅入深，由轻而重的一般发展过程，故称之为顺传。如果病邪从肺卫直接传入心包，病情发展恶化，超越了一般传变规律，故称为逆传。即如吴瑭所说："肺病逆传，则为心包。上焦病不治，则传中焦，胃与脾也；中焦病不治，即传下焦，肝与肾也。始上焦，终下焦"（《温病条辨·卷二》）。疾病之所以顺传和逆传，主要取决于正邪双方力量的对比和病邪的性质。若疾病好转向愈，则可由下焦向上焦传变。

3）卫气营血传变：卫气营血传变，是指温热病过程中，病变部位在卫、气、营、血四个阶段的传移变化。卫分是温病的初期阶段，病位在肺卫；气分为温病的中期，病位在胃、肠、脾及肺、胆；营分是温病的严重阶段，病位在心包及心；血分属温病的晚期，病位在肝、肾及心。

卫气营血传变，一般从卫分开始，发展传为气分，再入营分，而血分。反映病邪由浅入深，病势由轻而重的发展过程，称为"顺传"。若邪入卫分后，不经过气分阶段，而直接深入营分或血分，称为"逆传"，反映了传变过程渐进与暴发之不同。

此外，卫气营血传变，还有初起即不见卫分阶段，而径入气分、营分者；亦有卫分证未罢，又兼见气分证而致"卫气同病"者；或气分证尚存，同时出现营分、血分证而成"气营两燔""气血两燔"者；更有严重者为邪热充斥表里，遍及内外，出现卫气营血同时累及的局面。

（3）内伤病传变：内伤病是内脏遭到某些病因损伤所导致的一类疾病。因此，内伤病的基本病位在脏腑。

人体是以脏腑为核心的有机整体，脏腑之间在生理上密切相关，在病理上则可通过经络、精气血津液等的相互影响，以及位置相邻，而在脏腑之间发生传变。所以，内伤病的基本传变形式是脏腑传变。另外，脏腑与形体官窍之间，在生理上相互联系，在病理上亦相互影响，故内伤病也可在脏腑与形体官窍之间传变。

1）脏与脏传变：即指病位传变发生于五脏之间，是内伤病最主要的病位传变形式。

五脏之间通过经络相互联系，在生理功能上密切相关而又协调平衡，在精气血津液的生化、贮藏、运行、输布等方面存在相互依存、相互为用又相互制约的关系。因而，某一脏的病变，常常影响到他脏而发生传变。例如心与肺、心与脾、心与肝、心与肾之间，其病变都可以相互影响。心与肺同居上焦胸中，心主血脉，肺主气，而宗气"贯心脉而行呼吸"。所以，疾病在心与肺的两脏之间的传变，主要是心血与肺气病变的相互影响。临床上，心运血功能失常，可以导致肺气瘀滞，宣降失司，而见咳喘不得平卧。肺病日久，吸清呼浊功能异常，气病及血，可致肺气胀满，心血瘀阻，发生心悸、胸闷、口唇爪甲青紫等症。另外，心与脾之间，主要是心血、心神与脾气运化病变的相互影响；心与肝之间，主要是心血与肝血、心神与肝失疏泄情志病变的相互影响；心与肾之间，主要是心肾阴阳不交与精血亏损病变的相互影响。于此可知，由于两脏之间生理功能的联系各不相同，所以其病理传变情况也各不一样。

2）脏与腑传变：是指病位传变发生于脏与腑之间，或脏病及腑，或腑病及脏。其具体传变形式则是按脏腑之间表里关系而传。如《素问·咳论》说："五脏之久咳，乃移于六腑。脾咳不已，则胃受之……肺咳不已，则大肠受之。"这是由于心与小肠、肝与胆、脾与胃、肺与大肠、肾与膀胱等表里相合脏腑之间，有经脉直接属络，从而使病气得以相互移易。如肺与大肠表里相合，脏腑气化相通，大肠得肺肃降之气而后传导排便。若肺气壅滞于上，肃降失职，则可致大肠腑气不通而发生便秘；而大肠实热，积滞不通，亦反过来影响肺气的肃降，从而发生气逆喘咳。故肺病可传至大肠。大肠病又可累及于肺。他如心火移热于小肠；小肠有热，循经上熏于心；脾运失职，影响胃的受纳与和降；食滞于胃，导致脾失健运等等，均为脏腑表里相传的疾病传变。

应当指出，脏腑表里相合关系的传变，并不是脏与腑之间病位传变的唯一形式，如肝气横逆犯胃；寒凝肝脉导致小肠气滞等，虽是由脏传腑，但不属于表里相合传变。

3）腑与腑传变：即是指病变部位在六腑之间发生传移变化。六腑生理功能各有不同，但都参与饮食物的受纳、消化、传导和排泄，以及水液的输送与排泄，并始终维持着虚实更替的动态变化。若其中某一腑发生病变，则势必影响及另一腑，导致其功能失常。如大肠传导失常，腑气不通，下游闭塞，则可导致胃气上逆，出现嗳气、呕恶等症状；若胃中湿热蕴结，熏蒸于胆，则又可引起"胆热液泄"，而出现口苦、黄疸等症。可以看出，任何一腑的气滞或气逆，均可破坏六腑整体"实而不能满""通而不宜滞"的生理特性，从而使病变部位在六腑中发生相应的传变。

4）形脏内外传变：包括病邪通过形体而内传相关之脏腑，以及脏腑病变影响形体。

外感病邪侵袭肌表形体，由经脉传至脏腑，是内伤病发作、加重的重要原因。如风寒之邪侵袭肌表，客于皮毛，然后内合于肺。至于其内合于肺的机制，则是"外内合邪"。因已有过食寒凉生冷饮食，损伤脾胃阳气，手太阴肺经起于中焦（相当于胃的中脘部），胃寒阳衰，可通过经脉影响于肺，而致肺阳不足，宣发失职，若再有风寒之邪外袭，则因肺阳虚衰，卫外功能减退，因而客肺而发生咳嗽、喘促等病变。

某些形体组织的病变，久则可按五脏所合关系，从病变组织传入于本脏，而发展为内伤病证。反之，病变可由脏腑传至经脉，亦可反映于体表。如《灵枢·邪客》说："肺心有邪，其气留于两肘。"说明心肺有病亦会通过其所属经脉，并在其循行的形体肌表部位反映出来，而出现胸痛、两臂内痛等症。临床上，五脏病变通过经络和精气血津液等影响及五体和官窍，亦是常见现象。

2. 病性转化

（1）寒热转化：寒热转化，指疾病过程中，病机性质由寒转化为热，或由热转化为寒的病理变化，实际是由阴阳的消长和转化所致。

1）由寒化热是指病证的性质本来属寒，继而又转变成热性的病理过程。

寒证有实寒证与虚寒证，而热证亦有实热证与虚热证。临床所见，由寒化热主要有两种形式：一是实寒证转为实热证，以寒邪化热入里为常见。如太阳表寒证，疾病初起恶寒重，发热轻，脉浮紧，以后继则出现阳明里热证，而见壮热，不恶寒反恶热，心烦口渴，脉数。另外，阴邪内聚，也可从热而化，转化为实热证。如哮喘病开始不发热，咳嗽，痰稀而白；继则转见发热，咳嗽，胸痛，痰黄而黏稠，即表示病性已由寒而化热。二是虚寒证转化为虚热证。这是基于"阳损及阴"的道理，在阴阳互损病机中已有论及。

至于实寒证转化为虚热证，因为寒邪难以直接伤阴，则少有直接转化者。但若实寒证化热，日久亦可伤阴而转化为虚热证。虚寒证转化为实热证，亦有所见，可因重感于邪、邪郁化热、过用辛热药物等因素所致。

2）由热转寒是指病证的性质本来属热，继而转变成为寒性的病理过程。

由热转寒，主要有三种形式：①实热证转化为虚寒证，一般因伤阳所致。如外感高热患者，由于大汗不止，阳从汗脱；或因吐泻过度，阳随津脱，病机就由实热转为虚寒的亡阳危证，出现冷汗淋漓、体温骤降、四肢厥冷、面色苍白、脉细微欲绝等症。又如内伤便血患者，初起便血鲜红，肛门灼热，口干舌燥，大便秘结或不爽。若日久不愈；血去正伤，阳气虚衰，继则转见血色紫暗或色淡，脘腹隐痛，痛时喜按喜温，并见畏寒肢冷，大便清溏，则表明其病性已由热而转寒。②实热证转化为实寒证。比如风湿热邪痹阻肢体关节的热痹证，或因治疗用药，或素体阳虚，可热去而从寒化为风寒湿邪痹阻的寒痹证。③虚热证转化为虚寒证，机制为"阴损及阳"，见阴阳互损病机。

至于虚热证转化为实寒证，则较为少见。如果虚热证转化为虚寒证，因阴邪内聚，或感受寒邪，亦可发展为实寒证。

（2）虚实转化：疾病过程中，正邪双方处于不断的斗争和消长之中，当正邪双方力量对比发生变化，则疾病的虚实性质亦会发生转变，或由实而转虚，或因虚而致实。

1）由实转虚，指疾病或病证本来是以邪气盛为矛盾主要方面的实性病变，继而转化为以正气虚损为矛盾主要方面的虚性病变的过程。

由实转虚的机制，主要在于邪气过于强盛，正不敌邪，正气耗损所致。此外，因失治、误治等原因，致使病程迁延，虽邪气渐去，然正气已伤，则亦可由实转虚。如外感暑热病邪，可因迫津外泄而大汗，气随津泄而脱失，病从暑热内盛证较快地转为实热兼阴虚证，进而发展为阴虚证，再为亡阴证，出现面色淡白、精神萎靡、汗出肢温、口渴喜饮、脉细而数等症，若出现冷汗淋漓、四肢发凉、脉微欲绝，则为亡阳证。又如，肝火上炎证的眩晕，日久则火盛伤阴而发展为肝肾阴虚的病变。

2）因虚致实，指病证本来是以正气亏损为矛盾主要方面的虚性病变，转变为邪气盛较突出的病变过程。

因虚致实的机制，多由于脏腑功能减退，气化不行，以致全身气血津液等代谢障碍，从而产生气滞、水饮、痰浊、瘀血等病理变化；或因正虚病证，复感外邪，邪盛则实。如心肾阳气亏虚的心悸气喘，可因病情突然变化而发生水饮泛溢，上凌心肺，肺气闭塞，出现怔忡不宁、端坐喘息、胸中憋闷欲死的危急证候。又如肺肾两虚的哮证，肺卫不固，复感风寒，哮喘复发，而见寒邪束表、痰涎壅肺的实证。因虚致实的转变，正虚方面仍然存在，只不过实性病机占突出地位而已。

（二）影响疾病传变的因素

1. 体质因素

体质主要从两个方面对疾病的传变发生作用。①在较大程度上影响正气之强弱，从而影响发病与传变的迟速。如素体盛者，一般不易感受病邪，一旦感邪则发病急速，但传变较少，病程亦较短暂；素体虚者，则易于感邪，且易深入，病势较缓，病程缠绵而多传变。②在邪正相争过程中，对病邪的"从化"具有重要的决定作用。一般而论，素体阳盛者，则邪多从火化，疾病多向阳热实证演变；素体阴盛者，则邪多从寒化，疾病多向寒实或虚寒等证演变。例如，同为湿邪，阳热之体得之，则湿从阳而化热，形成"湿热"；若阴寒之体得之，则湿从阴而寒化，成为"寒湿"。

2. 病邪因素

病邪是影响疾病传变的重要因素，在传变的迟速以及病位、病性的传变方面都受到邪气的影响。传变的迟速与邪气的性质直接相关。如外感六淫病邪，一般阳邪传变较快，特别是火（热）邪、风邪、暑邪；阴邪传变较慢，特别是湿邪黏滞而较少传变。疠气则传变急速。湿、痰、水饮及瘀血内生，传变一般迟于外邪。另外，邪盛则传变较快，邪微则传变缓慢。

各种不同的病邪，其伤人的途径不同，病位传变的路径亦有较大的差异。外感病因以表里传变为主，伤寒多六经传变，而温病多卫气营血、三焦传变。内伤病因主要是脏腑传变，亦可表里相及。疠气致病力强，则各有相对特殊的传变途径。外伤对疾病的传变也有重要影响。病邪从化主要由体质因素决定，但病性的变化与病邪的属性亦有一定联系。如燥为阳邪，较易从热而化；湿为阴邪，较易从寒而化。

3. 地域因素和气候因素

地域因素的长期作用，形成不同地理环境人群的体质特征和疾病谱的差异，同时亦影响疾病的传变。比如，居处高燥地域的人群，感邪后较易化热、化燥，伤阴耗津；而居处湿重之地者，病变较易化湿，伤气伤阳。时令气候对疾病的影响颇大，其中包括对疾病传变的影响。比如，在冬春寒冷季节，寒哮一证，容易出现外寒入里引动内饮而发病，发生表里的传变；而阳盛之躯，则可因寒邪外束腠理，阳气不得发越而暴亢，乃至化火生风，发生厥仆之变，此又属脏腑经络的传变。

4. 生活因素

主要包括情志、饮食、劳逸等，主要是通过对正气发生作用而影响疾病的传变进程。概而言之，良好的心情，合理的饮食，劳逸得当使疾病趋向好转康复。相反，恶劣的心境，饮食不当以及劳逸失度则使疾病发展生变。如狂证患者，可因情志刺激，导致气郁化火，挟痰上蒙心窍，使病情加重或引起复发；肾气本亏的病人，可因惊恐重伤精气而发生阳痿等病变。饮食对脾胃、胆、大小肠病证传变的关系尤为密切，且通过对水谷运化、气血生化的影响而对疾病传变发生作用。

此外，正确的治疗、护理，则可及时阻断、中止疾病的发展和传变，或使疾病转危为安，以至痊愈。反之，若用药不当，或失治、误治，护理不当则可损伤人体正气，并助长邪气，以至变证叠起，坏证丛生，甚至预后不良。

（刘志勇）

第三章　中医内科的辩证

辨证论治是运用中医学理论诊疗疾病的原则和方法。这种原则和方法，经历了长期反复的验证和不断地充实完善，已发展成为中医学具有独特理论风格和诊疗经验的体系。

中医内科学是中医临床各科中范围最广泛的学科，其临床病证的分类也较多，不少非内科疾病的早期表现，也往往反映为内科的证候。因此，对内科的应诊患者，早期进行正确的辨证和诊断，是防治疾病的重要步骤，它为及时而正确地进行预防和治疗提供依据，对避免误诊和失治，具有十分重要的意义。

传统中医辨证方法很多，各有特色，但尚需进一步完善。有学者认为完善辨证方法体系的研究，目的是综合各种辨证方法的特点，丰富及规范证治内容。在此研究中，既要排除各种信息中非必要因素的干扰，同时又要抓住证候的主旨，并通过证候要素，应证组合变化观察证候动态演变规律，真正体现方从法出、法随证立的辨证论治精髓。同时，还需要进行系统对照与回顾验证，将经过完善的证候辨证系统回归到各种临床辨证方法中。在对照与验证中，以求新旧系统的互补互动，真正能够丰富证治内容，提高诊治中医内科疾病的水平。

第一节　辨证的基本要求

一、全面分析病情

完整收集真实的"四诊"材料，参考现代物理和实验室检查，这是全面分析病情，取得正确辨治结果的客观依据。片面的或不真实的"四诊"材料，往往是误诊、误治的原因。内科病证是复杂多变的，有时其临床显现的脉症，也不免有假象，有的假在脉象上，有的假在症状上，有的假在舌象上，故临诊时应仔细鉴别和辨识。如果四诊不全，便得不到全面、确切的资料，辨证分析就难准确，容易发生误诊。

中医学的整体观，是全面分析病情，指导内科临床辨证的重要思想方法。整体观在内科临床上的具体应用，可从人体本身与自然环境对人体疾病的影响两方面来说明。因为人体的形体、官窍和经络，都与脏腑息息相关，内外相通，彼此联系。人体一旦发生疾病，不论局部和全身，都会出现病理反应，即局部的病可以影响全身，全身的病可以反映某一局部；内部的病可以表现于外，外部的病也可传变入里；情志变化更可以影响内脏功能，内脏的病变也可以引起情志活动的异常。所以临证时既要诊察局部，也要审察全身；既要诊察"神"，也要审察"形"，两者不可偏废。

证候的表现常受体质的影响，这也是运用整体观指导辨证时，应重视的内容。因为每个患者的禀赋有虚实强弱之别、体质有阴阳寒热之分，因此虽患同一疾病，其临床表现则不尽相同，治疗用药亦当有所差别，其他如患者的年龄、性别、职业、工作条件等，与某些疾病之发生，也有一定关系，辨证时均应注意。

自然界对人体疾病的影响，包括四时气候与地理环境，也是属于中医整体观的内容，在全面分析病情，进行临床辨证时，对这些条件必须给予重视。例如，春夏两季，气候偏温，阳气升发，人体腠理因而疏松开泄，对风寒表证，则不宜重用辛温发散之品，以免开泄太过，耗气伤阴；秋冬之季，气候偏冷，阴旺阳衰，人体腠理致密，阳气潜藏于内，若病非大热，就应慎用苦寒之品，以免伤阳。再如，对同样风寒表证之治疗，在北方严寒地区，辛温药量则可加重，而在南方温热地区，辛温药量就宜减轻，或改用轻淡宣泄之品。以上说明气候和地理环境与疾病的表现和治疗都有其一定的关系。

此外，由于中医学和西医学的理论体系不同，在临床上经常可以遇到一些经西医学检查诊断，并无阳性结果的疾病，这些疾病有的较为难治，而中医对此辨治，则常可收到良好疗效。也可看到一些经中医辨证论治认为治愈的病例，而用西医学的化验检查，则认为并未真正治愈的病例。对待这类病例，则应尊重客观，既要参考化验检查的结果，更应重视中医辨证的依据，扬长补短，尽可能地全面分析病情，使辨证更趋准确，治疗效果更好。

综上，整体观在内科临床辨证上的应用，实际上就是因人、因地、因时制宜。因人制宜，是指在辨证时，不宜孤立地只看到病证，还必须重视到患者的整体和不同患者的特点。因时、因地制宜，是指诊治疾病时，不仅要重视人的特点，还要看到自然环境对人体疾病的影响。此外，对化验检查结果，也应参考。只有从整体观念出发，全面考察问题，分析问题，善于因人、因时、因地制宜，才能取得比较符合实际的辨证。

二、掌握病证的特点和变化

内科病证，都有各自的临床特点和变化规律，以便有别于他科病证。因此，在辨证时掌握不同类别病证的特点和变化，也是非常重要的环节。

中医内科病证，大体可分为外感疾病（包括伤寒和温病）和内伤杂病两大类，两者各有不同的病因病机，临床、证候及发展演变的特点。外感疾病，主要根据六经、卫气营血和三焦来进行辨治；内伤杂病主要以脏腑的病因病机来指导辨证论治。这样，就将伤寒温病、内伤杂病的病因、发病、病机变化和临床特点，有了详细而明确的区分。

（一）六经病证的特点和变化

六经病证，是指《伤寒论》中六经所属脏腑病机变化表现于临床的各种证候。它包括太阳、阳明、少阳、太阴、少阴、厥阴等，反映了伤寒六种不同的病位、病性、病机和病势归类及证候特点，并作为辨证的依据。凡寒邪在表，或者表邪入里化热，且属正盛邪实的太阳、阳明、少阳，均为阳证，治疗当以祛邪为主；凡病位入里，且属正虚抗病力减弱的太阴、少阴和厥阴均为阴证，治疗当以扶正为主。

伤寒的病因，以人体感受寒邪为主，以皮毛肌腠为入侵途径，循经脉由表而里，传至脏腑。其病机变化，为六经及其所系脏腑受寒邪侵袭，由表入里，由阳转阴，故其临床特点，病初必见伤寒表证，寒邪入里化热，则转为里实热证。在伤寒日久不愈，正虚阳衰的情况下，则多传肝脾肾三脏，出现腹满自利，但欲寐、厥逆等一系列损阳伤正的病机反应。

由于六经各系一定的脏腑，故各经病证常会累及其所系的脏腑，反映出脏腑的证候。如太阳经受病之初，多表现为太阳经证。当表邪不解，影响到太阳腑的时候，就会出现蓄水证或蓄血证。当寒邪入里，又可因人体正气的强弱而有不同的变化。正气衰弱则病由实转虚，可出现累及心肾的少阴病；正气盛则病转实，而出现病在胃肠的阳明病。因此，六经病证实际上就是六经所系脏腑在病理条件下，反映于临床的证候。

六经病证既然是脏腑经络病机变化的临床反应，故一经的病证，常会涉及另一经，从而出现传变、合病和并病。一般认为，"传"是指病情随着一定的趋向发展；"变"是指病情在某些特殊条件下起着性质的转变。疾病的传变与否，常取决于两个主要因素：一为邪正消长的力量比较，一为治疗处理的得当与否。如自表而里，由阳而阴，这是一般邪胜正衰的传变规律；若在正胜邪退的情况下，则病势能由里达表，由阴出阳。

合病和并病，都是不能单独用一经的病证来归纳的复杂证候。凡二经或三经的证候同时在一个患者身上出现者，称为"合病"。《伤寒论》中有太阳阳明合病、太阳少阳合病、阳明少阳合病和三阳合病4种。凡一经的病证未罢，又出现另一经的证候者，称为"并病"，《伤寒论》中有太阳阳明并病和太阳少阳并病两种，此外，还有因误治之后、正气太虚、病情恶化危重者，称为"坏病"。《伤寒论》中

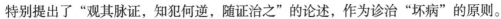

特别提出了"观其脉证，知犯何逆，随证治之"的论述，作为诊治"坏病"的原则。

（二）卫气营血病证的特点及其变化

卫气营血，是人体感受四时不同温热病邪所引起的多种急性温热病过程中的四种阶段的总称。温病临床分类繁多，有以季节气候定名，有以四时主气定名，也有以发病或流行特点而定名。尽管临床分类众多，但就其病变性质而论，一般可归纳为温热和湿热两大类。温邪入侵人体的途径，系由口鼻而入，循卫气营血而分属于上、中、下三焦所属脏腑。其病机变化，主要由于温邪入侵卫、气、营、血后，最易化火灼伤津液，耗血动血，故其临床特点是化热最速，极易产生一系列火炽伤阴等病机反映，它包括卫分、气分、营分、血分等四个不同阶段的证候。卫分是温病的初期阶段，病位主要在肺卫；气分为温病的中期，乃温邪由表入里，病情渐重，病位在肺、胃、脾、胆、肠，高热为其主症；营分乃温邪更为深入，致津液耗伤，病位主要是心与心包，为温病的较重阶段，身热夜甚，时有谵昏为其主症；温邪进入血分，其主症为高热出血，神志受扰，病位在心、肝、肾，属温病晚期的严重阶段。

卫、气、营、血证候的传变过程，一般多从卫分开始，按由卫-气-营-血的演变发展，称为"顺传"。它反映出病邪由表入里、由浅而深；病情由轻而重、由实而虚的传变过程。临床观察表明，这与西医学关于急性传染病的由前驱期→症状明显期→极期→衰竭期的演变程序是基本一致的。

由于患者体质强弱及其反应状态的不同，致病温邪类别有异，常可出现"逆传"的证候。所谓"逆传"，是指邪入卫分后，不经过气分阶段，而直接深入营分和血分。实践证明，"逆传"是一种特殊临床类型，它和"顺传"过程中出现的营分、血分证候，在内脏病变的本质上无明显差异，临床脉证也基本相同，其主要区别在于传变过程的渐进性与暴发性的不同。

卫气营血证候的传变无固定形式，有初起不见卫分病证而径见气分或营分病证者；有的卫分证未罢，又兼见气分证而致"卫气同病"者；也有气分证尚存，同时出现营分证或血分证者，称"气营两燔"；更有严重者，邪热充斥表里，遍及内外，出现卫气营血同时累及的局面。不过卫气营血的证候传变，病在卫气，病情较浅较轻；病入营血，病情较深较重。不过其浅深轻重的程度是相对的，所以临证时则应详细观察，避免贻误诊治。

（三）脏腑病证的特点及其变化

脏腑、经络、气血是中医学独特的生理系统，是构成人体的一个有密切联系的整体。病理情况下表现的脏腑病证，是致病因素导致的脏腑病机变化，反映于临床的不同证候。以脏腑议病辨证，始见于《内经》"风论""痹论""痿论"和"咳论"诸篇，以后《金匮要略》《备急千金要方》《中藏经》渐有发展，至钱乙《小儿药证直诀》的"五脏辨证"，张元素的《脏腑标本药式》问世后，相继有以脾胃立论的、以主命门立说的、以专温肾和养阴等各学派的兴起，逐渐形成了用脏腑寒热虚实来分析疾病发生和演变的学术主张，充实和奠定了脏腑病证的理论基础，其辨证论治的规律性也逐步被认识和总结出来。中华人民共和国成立以来，通过广泛的临床、教学和科研实践，对脏腑病证的理论和证治研究，又有了一定的进展。从20世纪60年代始，全国中医药院校各版教材，已将脏腑病证列为内科学的总论，被公认为指导中医内科临床的基本理论之一。

脏腑病证的范围较广，所以临床表现的证候极为复杂。就其病因而言，虽然多属内伤杂病的范畴，有时亦兼外感，或由外感演变而成。以内伤而论，既有七情、劳伤、起居饮食等不同，又有彼此的夹杂参合，故病机变化也较复杂。不过以脏腑病证分类，就能执简驭繁，纲举目张，从而认识疾病的本质。

从病因与脏腑病证的病机关系分析，由七情、劳伤致病的，必耗气伤阴，多先伤心、肝、肾三脏，在临床上多表现为抑郁不快、心烦不安、失眠梦遗、倦怠乏力、饮食减少、心悸气短等为特征的证候；由饮食失节致病的，或为食滞，或属湿热，或属虚寒，多先损伤脾胃，出现胃纳呆滞、脘腹痞满，或大便溏泻等为特征的证候；若起居无常，寒暖失调，则外邪易乘之而入，肺卫首当其冲，或感于肺，或为皮毛所受，即出现鼻塞咳嗽、恶风发热等为特征的表证。

由于脏腑之间有互为表里和五行生克的生理关系，所以在疾病演变过程中，反映出来的病机变化和证候，多具有一定规律和范围。如心之生理功能主要主血脉和神志，小肠与心互为表里，因此在病理条件下，反映在临床上的证候，就离不开血脉运行障碍、情志思维活动异常和心移热于小肠的证候，其病证范围则以心悸、心痛、健忘、失眠、癫狂、昏迷、吐血、衄血、舌疮、梦遗、尿血等为常见；肝之生理功能是主疏泄和藏血，司全身筋骨关节之屈伸，胆与肝互为表里，在病理条件下，主要表现为情志异常、惊恐、血失所藏的证候，其病证范围则以中风、眩晕、头痛、痉、痫、昏厥、积聚、吐血、衄血、惊恐、不寐、耳鸣、耳聋、疝气、麻木、颤证等为常见；脾胃的生理功能主要为主受纳和运化水谷，其病理表现则为水谷消化吸收的失调，其病证范围主要表现为泄泻、黄疸、胃脘痛、呕吐、呃逆、水肿、臌胀、痰饮、吐血、便血等；肺的生理功能为主气司呼吸，肺与大肠互为表里，故病理表现主要为气机出入升降的失常，其病证范围以感冒、咳嗽、哮喘、肺痈、肺痨、肺痿、肺胀、咯血、失音、胸痛等为常见；肾的主要生理功能为主藏精，为生殖发育之源，主水液以维持体内津液之平衡，与膀胱互为表里，在病理情况下，则反映为精气津液失调，其病证范围以消渴、痿、水肿、喘、尿血、淋浊、癃闭、小便失禁、遗精、阳痿、腰痛、耳鸣、耳聋等为常见。

由于脏腑的生理功能是与经络密切联系的，因此不少经络病证的证候，常常通过脏腑的病机变化反映出来，如肝经的主要见证为巅顶头痛、两胁痛、目赤、面青等，以五脏病机分析，则可概括为肝气化火和肝阳上亢的实证；如以经络病机分析，因肝之经脉布胁肋，连目系，下颊环喉，会于巅，故上述诸症之出现，均与经络循行部位有密切关系。因此，各种内科杂病，既是脏腑的不同证候，也包括经络病机变化反映在临床上的不同证候。

由于气血既是脏腑功能的反映，又是脏腑活动的产物，因此，人体病机变化无不涉及气血。因气血来源于脾胃，出入升降治节于肺，升发疏泄于肝，帅血贯脉而周行于心，统摄于脾，故脏腑一旦受病，就直接或间接反映出气血的病机变化，出现不同气血的病证。

痰湿既是脏腑病机变化的产物，也是脏腑病证的临床表现，又是直接或间接的致病因素。痰为湿之变，湿则分为外湿和内湿。外湿系六淫之邪，多由体表肌肤侵入，浅则伤及皮肉筋脉，流注关节，深则可入脏腑，脾阳素虚者易从寒化，胃热之体易从热化；过用寒凉易于寒化，妄加温燥易于热化。内湿多因饮食不节，恣食酒醴、肥甘，损伤脾胃，运化失调，水失敷布，内聚为患，或为泄泻，或为肿满，或为饮邪，或为痰阻。此即《素问·至真要大论篇》所说"诸湿肿满，皆属于脾"的病机。

由此可见，脏腑的病证多与气血痰湿的运行和代谢障碍密切相关，气血痰湿的病理表现，又是脏腑病证的直接体现。

三、明析辨证与辨病的关系

病和证，都是人体阴阳平衡失调，出现了病机变化的临床反应。它不仅是概括一组症状的综合证候群，而且是反映内、外致病因素作用于机体后，表现的不同特征、性质和病理机转。因此，病和证都是对人体在病理情况下，概括其病因、病位、病机、病性、病势，以及邪正消长、阴阳变化的临床综合诊断。

中医学的辨证论治，既讲辨证，又讲辨病。汉代张仲景《伤寒论》是一部论述辨证论治的典籍。《金匮要略》则是论述辨病的专著，其中的中风、疟疾、肺痈、消渴、肠痈等篇，开创辨病论治之先河。

辨证与辨病是密切相关的。一方面，疾病的本质和属性，往往是通过"证"的形式表现于临床的，所以"证"是认识疾病的基础，辨"证"即能识"病"；另一方面，"病"又是"证"的综合和全过程的临床反应，只有在辨"病"的基础上，才能对辨脉、辨证和论治等一系列问题，进行较全面的讨论和阐述。具体地说，"辨证"多属反映疾病全过程中某一阶段性的临床诊断；"辨病"则较多反映疾病全过程的综合诊断。不过"病"和"证"的区别，还不能简单地全部用疾病的"全程"和"阶段"来解释。因为古代不少的病，如黄疸、咳嗽、水肿等，现在看来乃属一种症状。同样，一些古代的证，如痉、脱等，今日已逐渐发展成为单独的疾病。

"病"和"证"的关系，还表现在同一疾病可以出现不同的"证"，不同的疾病也可以出现相同的"证"。前者称"同病异证"，后者称"异病同证"。这里的"证"，不是指病程阶段不同而出现不同的"证"，主要是与致病病因和人的体质差异的结果。如感冒一病，有因风寒袭表和风热上犯的差异，而有风寒表证和风热表证的不同，同属风寒袭表，由于体质差异，又有表实证与表虚证之别。又如在痢疾、泄泻、淋证等不同病的某一阶段，均可出现"下焦湿热"的相同证候。在治疗处理上，前者"病"

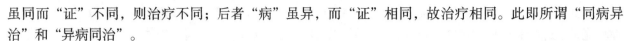

虽同而"证"不同，则治疗不同；后者"病"虽异，而"证"相同，故治疗相同。此即所谓"同病异治"和"异病同治"。

虽然"病"和"证"的关系如此密切，但在具体临床上还必须熟练掌握好辨证，才能更好地达到辨病的目的。古人为此创造了丰富多彩的辨证方法，如八纲辨证、六经辨证、卫气营血辨证，以及脏腑辨证、气血津液辨证、病因辨证等。它们都是从不同的角度和不同的高度，反映疾病共性的规律性认识，是从具体的疾病中概括和总结出来的，又反过来指导对疾病的辨证。

四、验证诊断

收集四诊材料，全面分析病情，根据疾病的特点和变化，进行辨证和辨病，从而立法、选方、遣药，但辨证论治正确与否尚需用治疗效果来验证。若其辨证论治收到预期疗效，则表示辨证论治正确无误。临床上，由于受到认识水平和技术水平的限制，部分或全部修改原有的辨证结果和论治方法，也是常见的。因为一些疑难的或临床表现不典型的病例，往往需要经过深入和系统的动态观察，才能得到正确的辨证。如呕吐一证，既可起于外感，又可发于内伤，起于外感又有因寒因热的不同，发于内伤则有气滞和湿浊之别。不论外感内伤，呕吐乃胃气上逆所导致。而胃气上逆又不仅限于胃腑本身的病，有时也可由肝气横逆而引起，或肾气衰败而导致。这些鉴别和辨证，都必须进行全面动态地观察，才能辨识。若初察患者之吐，非由外感引起，乃发于情绪不舒之后，症又见胁痛胀满、吞酸嗳气、脉弦，先辨为肝气犯胃的呕吐，遣以疏肝和胃之方药，药后仅胁痛胀满、吞酸嗳气之症稍缓，而呕吐未平，且出现小便不利、面足浮肿，脉转细弦而缓，追问病史，以往曾有反复浮肿、腰痛头昏之候。按此详察分析，其吐虽与肝气不疏有关，但致吐之由乃是肾气衰败、浊邪上干所致，可改用疏肝益肾、化浊和胃之法。系统地进行动态观察，随证施治，不断验证辨证，这样才有可能得到符合临床实际的正确辨证。

此外，必须强调，对急症和危重病例，如卒中昏迷或急性中毒的患者，在四诊材料一时无法全面收集之前，则当及时提出应急的"急则治其标"的辨证和诊断，迅速采取有效的治疗措施，及早进行必要的处理，切不可只顾于辨证和诊断细节问题的纠缠，置患者于侧而不进行必要的抢救，以致贻误时机。

（邓　熙）

第二节　辨证的一般原则

辨证的过程，就是诊察、辨析和处理疾病的过程。这一过程中，医生要熟练掌握中医系统理论和诊疗方法，包括掌握和运用辨证的一般原则，才能辨证确切，处理得当。这些原则，概括起来就是：分主次，辨真假，审标本，别虚实。

一、分清证的主次，注重主证转化

对于内科一个具体的病证，在诊疗时，应从其临床表现的复杂证候群中，首先辨明其主证，抓住其主证，这是辨证中的关键所在。判断主证，不能单从症状出现的多少和明显与否来决定，而是要侧重于病因病机的分析比较，何种证能反映病机本质，对病情发展起关键作用，其即是主证。例如，某些黄疸患者，病情比较复杂，既有胁痛、抑郁等肝郁的见症，又有倦怠、纳呆、腹满、泄泻等脾虚症状，甚至还有其他见症。若按病机分析，抓住脾虚为其主证，治以调理脾胃为主，随证加减，往往可使各种症状好转。而另一些患者则表现为胁痛剧烈、眩晕、口苦、易怒、失眠，虽见其他一二兼证，但按病机分析，应以肝郁化火为主证，治以疏肝清热为主，就有可能收到预期效果。因此，辨明主证，抓住主证，即能抓住主要矛盾，就有助于确定主要和次要的治法方药。

同时，必须注意，作为主证并不是始终不变的。在一定条件下，寒证可以转化为热证，热证可以转化为寒证；虚证可以转化为实证，实证可以转化为虚证。然而证的转化，是以一定因素作为条件的，包括体质、气候、饮食、情志、药物等各种因素。在密切观察证情变化中，医者尤应注意观察病证转化的条件，作为分析判断的参考。例如，一些肺痨患者，初期多表现为阴虚内热，或骨蒸潮热，烦躁失眠，干咳痰血等，经过一段较长时间养阴清热之后，一部分患者治愈或好转，有一部分患者可转化为虚寒证，出现畏寒肢冷、气短自汗、便溏、阳痿等。这是由于病程过久，正气受损，阳气衰微，或因用药失当，过用寒凉，削伐元阳之气。这些因素都是导致主证转化的条件，必须充分注意观察，若主证一旦转化，就应及时采取相应的治疗措施。

在观察分析证的转化过程中，必须分清主次。有的是主证发生了根本的转化，有的则是非主证发生了转化，变成了主要矛盾。如溃疡病，症见胃脘隐痛、胀满不舒、嗳气吐清涎、喜按喜暖且得温而缓、便溏溲清、脉濡而缓，此乃脾胃虚寒之证，治宜温中散寒，但在治疗过程中，出现吐血便血、胃腹胀痛加剧、脉转滞涩，此乃主证遂成寒凝血瘀，治当改以温阳祛瘀之法。又如素有饮证，风热外加，出现高热烦渴、脉洪大、喜冷饮，此乃气分高热为其主证，当以清热生津为法，挫其热势。但病后不久，热邪方退，由于风热引动饮邪，出现喘息不得卧、痰涎稀白而多、脉转沉，此乃宿饮诱发所致，治当改用肃肺涤饮之法。以上举例，说明在注意证的转化时，也要分清主次。

二、辨明寒热真假，抓住病证本质

在临床诊断过程中，典型证候较易认识，但不典型的证候也为数不少，有时一些症状还互相矛盾，甚至出现假象，最常见的就是寒热的真假，即所谓"真寒假热""真热假寒""阴盛格阳""阳盛格阴"，由此而不容易明确病证的本质。在这种情况下，必须克服片面性和表面性，要从极其复杂的综合征中，透过现象看本质，分清真假，辨明主次。要做到这一点，首先应抓住关键性证候，不要被假象所迷惑。有时假象很多，而反映本质的症状或体征只有一两个，但唯此才是主要的依据。一般说来，舌脉之象最具辨别寒热真假的参考价值。虚寒的脉象迟而无力，舌质淡嫩而湿润；实热的脉象数而有力，舌质干红而苔燥。但问诊也不可忽视，从四诊合参之中，寻找主要依据。例如寒证，口不渴而喜热饮，畏寒蜷卧，虽身热不欲去衣，舌淡白湿润，脉象重按无力，虽有其他假热的症状，只要抓住上述脉症，就可以判为寒证。其次，要全面分析各种因素，包括从体质、年龄、病史、病程、饮食、情志、服药史等去找线索，进行详细的比较，才能辨明其寒热的真假。现将寒热真假鉴别诊断列表 3-1 如下。

表 3-1　寒热真假鉴别诊断

鉴别点	真寒假热，阴证似阳	真热假寒，阳证似阴
寒热	身虽热，但欲近衣	身寒，反不欲近衣
渴饮	口虽渴，但不欲饮，或喜热饮	口不甚渴，但喜冷饮
面色	面虽赤，但色嫩，见于两颧	面色虽晦，但目光有神
神态	虽烦躁，但形瘦神靡	虽神昏，但有谵语、躁动
红肿	身虽肿，但无红热	身虽无肿，但见红热
四肢	四肢虽热，但身前不热	四肢厥冷，但身前灼热
小便	小便虽利，但清而不浊	小便虽长，但卓尔不清
大便	大便虽结，但少而不热	大便虽利，但量多而臭
脉象	脉虽大，但按之不实	脉虽沉，但按之有力
舌质	舌虽红，但润滑	舌虽淡，但少津
舌苔	苔虽厚，但色不黄	苔虽薄，但色多黄

三、详审病证标本，掌握先后逆从

审察病证之标本，以定治法之先后逆从，这是辨证的重要内容。《素问·标本病传论篇》曾这样强调："知标本者，万举万当，不知标本，是谓妄行。"所谓标，就是疾病表现于临床的标志和现象；所谓本，就是发生疾病的根本。疾病的标本不是固定不变的，它往往随具体疾病和具体患者各有不同。以病因而论，引起疾病发生的病因为本，所表现于外的各种临床征象是标；以病变部位而论，原发病变部位为本，继发病变部位是标；以症状本身而论，原发症状是本，继发症状是标；以病之新旧而论，旧病

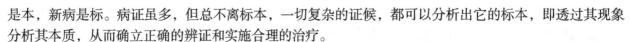

是本，新病是标。病证虽多，但总不离标本，一切复杂的证候，都可以分析出它的标本，即透过其现象分析其本质，从而确立正确的辨证和实施合理的治疗。

病证的标本审明之后，治疗上的原则，先治其本或先治其标，不是千篇一律的，当视具体病情的轻重缓急而定。一般而论，在本病急、本病重的情况下，固然是先治其本；不过在标病急、标病重的情况下，则又须先治其标，或者标本同治。但是，由于标本是可逆的，是可互相影响的，所以治标也可以达到治本，治本也可以达到治标。如临床治疗上的扶正以祛邪，治本即所以治标；祛邪而扶正，治标即所以治本。由此可知，病证之标本，本可以及标，标也可以及本，因而在治疗上，也可以本病治标，标病治本，就是这个道理。

审明标本，定出先后处理的原则之后，采用"逆治"或"从治"就不难掌握了。所谓"逆""从"，即治疗上的正治与反治之法。"正治"，即"逆治"之法，是采取与证候相反的药性来矫正其偏胜的临床表现，也就是一般所说的"寒者热之，热者寒之，虚者补之，实者泻之"，以热治寒，以寒治热，以补对虚，以泻对实，证药完全相反的治法。而"反治"，即"从治"之法，则是采取与证候（指某些假象）相同的药性来矫正其偏胜的临床表现，也就是我们一般所说的"寒因寒用，热因热用，通因通用，塞因塞用"，以热治热，以寒治寒，以泻治通，以补治塞，证药完全相反的治法。如以呕吐一证为例，既可起于脾虚运化失权，也可因于食物中毒而发。前者脾虚是本，呕吐是标，当采用正治之法，以治其本，用补脾和胃之剂以止其呕吐；后者邪毒犯胃为本，呕吐是标，当采用反治之法，以治其本，用催吐、下泻之剂，使其再吐再泻，以求其邪毒完全排出，达到止吐止泻。这说明根据中医学的整体观，运用于临床，详审病证的标本，掌握治法的先后逆从，确能将理法方药统一起来，使辨证和治疗更能符合实际。

四、识别邪正虚实，合理施以补泻

辨邪正虚实，是对病邪和正气消长与病情发展演变关系的客观估价和分析，也是临床辨证的重要原则之一。它对于疾病的诊断是否正确，治疗处理是否得当，都有十分重要的意义。

"虚"是精气亏损而不足，"实"是邪气盛而有余，故虚是正虚，实是邪实。"实"是指致病因素、病理产物所导致的较为强烈的病理反应；"虚"是指人体防御能力、代偿能力或修复能力不足的病机情况。两者之间互相影响，不能截然分开。邪气盛则正气受到郁遏或损耗，导致正气亦虚，因而邪气愈盛则正气愈虚的情况较为常见。识别虚实，一般不外辨表里之虚实，阴阳之虚实，气血的虚实，脏腑的虚实。凡外感之病多有余，内伤之病多不足。不过常见的虚证中多夹有实，实中多兼有虚，临证时，应详细识别。

从邪正虚实的关系上看，正气的充沛，有赖于全身脏腑经络功能的正常运转，如肺气的肃降、心血的循行、肝气的条达、脾胃的运化、肾气的气化、经络的流通等，如果外邪内袭，破坏了这种运转功能，便出现病态。不解除这种破坏，便不能恢复脏腑经络的正常功能。张从正曾说："邪未去，而不可言补，补之则适足以资寇。"因此对于正气受损的虚证，要特别注意有无实邪为患，如夹有实邪，单纯用补法，疗效往往不够理想。对这类患者的补泻，多主张"以通为补"或"通补兼施"，达到"邪去则正自安"的效果。如部分心痛、心悸患者，虽然临床上表现为一派虚象，仍然要以祛瘀除痰为主治，适当配合补法，疗效更好。当然也有以虚证为主，需用扶正之补法者。如有些长期发热的心痛、心悸患者，多数先由痰瘀而致阴虚或阳虚，在适当时期，还须用养阴益气或扶阳之法，才能达到退热开痹止痛的效果；若仍以大剂祛瘀清热，攻伐寒凉之品，往往症虽减而复发，正气更虚而邪气更实。因此，只有辨清虚实，才能合理施以补泻，收到预期的治疗效果。

（邓　熙）

第三节　辨证论治的步骤

内科辨证论治的具体步骤，从临床实用出发，一般可归纳为诊察、议病、辨性、定位、求因、明本、立法、选方、遣药及医嘱等十个方面。

一、诊察

诊察，就是四诊合参，审察内外，通过望、闻、问、切四诊对患者做周密观察和全面了解，既要了解患者的病史和临床表现，又要了解外在环境对疾病发生、发展的可能影响。将诊察所得，进行分析归纳，运用从外测内、见症推病、以常衡变的方法，来判断患者的病情，以此作为辩证立法、处方用药的依据。这是辩证论治的第一步，也是最重要的一个环节。

四诊资料是否搜集恰当，是否切合病情，与辩证准确与否有着密切关系。因此，在进行四诊时，不但要做到全面系统，还要做到重点突出，详而有要，简而不漏。既要防止无目的的望，不必要的闻，又要避免当问不问和应切未切等缺失，使四诊资料更好地为辩证提供必要依据。

二、议病

议病即辨明病证，包括辨清疾病类别在内，临床上有显著特征的疾病，一般较易辨识，但对于某些复杂疾病，必须通过对病因病机的深入分析，周密鉴别，甚至通过试探性、诊断性治疗，方能最终识别与确定病证。

三、辨性

辨性，即是辨别病证的性质。疾病的发生，根本在于邪正斗争引起的阴阳失调，故病性无非阴阳的偏盛偏衰，阳盛则热，阴盛则寒，故病性具体表现在寒热属性上。而虚实是邪正消长盛衰的反应，也是构成病变性质的一个重要方面。寒热虚实是一切病变中最基本的性质，各种疾病均不离于此。由于基本病变是虚实寒热，所以治疗的总原则，就是补虚、泻实、清热、温寒。辨清病变性质的目的，在于对病证有一个基本的认识，治疗上有一个总的原则，故辨识病证性质是辩证中的一项重要内容。

四、定位

定位，指判定病变部位。定位是辩证论治中至关重要的问题。因为病位不同，病证性质随之不同，治疗措施也就不同。定位一般包括：表里定位，多用于外感疾病；脏腑、经络定位，多用于杂病；气血定位，通常杂病要分气分病、血分病，温病要辨清卫、气、营、血与三焦。这些定位方法或简或繁，各有其适用范围，有时需结合应用。其中的脏腑定位，不单广泛应用于杂病，外感疾病也常有应用，脏腑定位涉及的病变范围较广，定位也比较具体。现代中医学家方药中在其所著的《辩证论治研究七讲》一书中，将有关脏腑辨证的内容，结合其临床实践加以归纳，提出了从七个方面进行脏腑定位的方法：①根据脏腑归属部位及所属经络循行部位，从临床表现特点进行定位。②从各脏腑功能特点进行定位。③从各脏腑在体征上的特点进行定位。④从各脏腑与季节气候的特殊联系进行定位。⑤从各脏腑与病因方面的关系和影响来进行定位。⑥从各脏腑与体型、体质、年龄、性别的关系和影响进行定位。⑦从发病时间及临床治疗经过上的特点进行定位。这七个方面是相互联系的，临证时必须四诊合参，综合分析，才可能使定位符合实际。

五、求因

求因就是审证求因。它是辩证的进一步深化，是根据患者一系列具体证候，包括对患者症状、体征的四诊所得和某些化验检查结果，加以综合分析，求得疾病的症结所在，为临床治疗提供确切依据。这里所求的"因"，其含义有广义和狭义两个方面。广义之"因"，包括对病因、病机和病情进行全面的分析和了解，也就是从临床一系列具体征象中，分析确定其病因是什么？病在何经何脏，其病机和发展演变如何，务使其分析所得的辨证、辨病，能切合病情的实际。狭义之"因"，乃是根据患者的临床表现，辨明其具体病因，掌握病因，针对病因，从根本上治疗疾病。临证时不仅要明确广义的"因"，而且要明确具体的"因"，这样才能达到真正审证求因的目的。

六、明本

"治病求本"是诊治疾病的根本原则。无论针对病因治疗或针对病机治疗都必须遵循这一原则。而这里所说的"明本"，是指在分析发病的病理机转中，根据疾病的发生、发展、变化的全过程，来探求哪一个脏腑或哪一种病机变化在其中起主导作用，为治病求本提供先决条件。例如，患者在剧烈吐泻或慢性腹泻后，出现拘急痉挛，谓之土虚木乘，则脾虚为本，肝风为标，当以实脾为主，佐以平肝解痉。又如在温病过程中发生肝风内动，或热极生风者，应凉肝息风，通过凉泻肝热而平息肝风；若系肾阴受损，不能涵养肝木，又宜滋阴息风，通过滋肾养肝而平息其风。两者均以风为标，但前者以热盛为本，而后者以阴虚为本。"明本"是针对病机而"求因"的具体化，它使病机的主次以及因果关系得到明确，是确定治法的可靠依据。

七、立法

立法，就是确立治疗方法。它是根据辨证的结果而确立的。每一种证候都有相应的治法，如肝火犯肺的咳嗽，采用清肝肃肺的治法；脾虚痰湿的咳嗽，采用健脾化痰的治法。治则是对疾病提出治疗处理的原则，而治法乃是针对具体病证实施的治疗方法。治则指导治法，治法体现治则，这便是两者的辩证关系。

八、选方

选方是依据所确立的治法而选用适当的方剂。方剂是针对证候、治法而设，具有固定的组成配伍，有其一定的适用范围。因此，要选择好恰当的方剂，必须熟悉方剂的组成、方义和药物配伍关系及其适用范围。

方剂是前人临床经验的总结，是历代医家在有关学术理论指导下，和对某些病证认识的基础上所创制的。我们应该重视、继承、运用它，并在前人的基础上不断发展和创新。刘完素《素问病机气宜保命集·本草论第九》："用方不对病，非方也；剂不瘳疾，非剂也。"因此，临床上要防止杂药凑合，有法无方的弊病。当然，也有不拘成方，随证遣药，而法度井然者。在临床实践中，两者都必须不断总结和提高。

九、遣药

遣药是在选定方剂的基础上，随证加减药物。由于病证的复杂多变，很难有一定的成方与具体病情完全吻合。所以，应根据病证的兼夹情况和照顾疾病的次要矛盾适当加减药物。这是对方剂的灵活应用，使之更能贴切病情。

十、医嘱

医嘱主要包括服药注意事项和将息调养事宜。如某些药物的先煎后下、药物的具体服法、饮食宜忌，以及情志劳逸、房事调摄等，以便消除不利于康复的因素，使治疗更好发挥作用，促使疾病早日痊愈。

以上诊察、议病、辨性、定位、求因、明本六个方面的内容，属于辨证的范围，是辨证论治中的"理"；立法、选方、遣药与医嘱，则是论治的具体体现。这样，便构成了辨证论治的理法方药的统一。只是为了叙述方便和利于学习、掌握，才分为十个具体的步骤和方面，在临床应用时，并不是绝对按这样的顺序，有时相互并用或结合运用。例如，诊察是搜集临床资料的阶段，是辨证论治的前提，但在诊察过程中，实际已涉及议病、辨性、定位、求因、明本，彼此之间又有着紧密不可分割的联系。所以，在临床上不必拘泥于这种格式和先后次序，可以根据具体病情和自己的熟练程度，灵活运用。

（邓　熙）

第四章 中医学治则与治法

第一节 治疗原则

治则是治疗疾病时所必须遵循的基本原则。它是在整体观念和辨证论治精神指导下制订的治疗疾病的准绳，对临床立法、处方等具有普遍的指导意义。

治法与治则有别，治法是在一定治则指导下制订的针对疾病与证候的具体治疗大法、治疗方法和治疗措施。其中治疗大法是针对一类相同病机的证候而确立的，如汗、吐、下、和、清、温、补、消法等八法，其适应范围相对较广，是治法中的较高层次。治疗方法却是在治疗大法限定范围之内，针对某一具体证候所确立的具体治疗方法，如辛温解表、镇肝息风、健脾利湿等，它可以决定选择何种治疗措施。治疗措施，是在治法指导下对病证进行治疗的具体技术、方式与途径，包括药治、针灸、按摩、导引、熏洗等。

治则与治法二者既有区别，又有联系。治则是治疗疾病时指导治法的总原则，具有原则性和普遍性意义；治法是从属于一定治则的具体治疗大法、治疗方法及治疗措施，其针对性及可操作性较强，较为具体而灵活。如从邪正关系来探讨疾病，则不外乎邪正盛衰，因而扶正祛邪就成为治疗的基本原则。在这一总原则的指导下，根据不同的虚证而采取的益气、养血、滋阴、扶阳等治法及相应的治疗手段就是扶正这一治则的具体体现；而在不同的实证中，发汗、清热、活血、涌吐、泻下等治法及采取的相应的治疗手段就是祛邪这一治则的具体体现。

治则与治法的运用，体现出了原则性与灵活性的结合。由于治则统摄具体的治法，而多种治法都从属于一定的治则。因此，治疗上就可执简驭繁，既有高度的原则性，又有具体的可操作性与灵活性。

治病求本，是指在治疗疾病时，必须辨析出疾病的病因病机，抓住疾病的本质，并针对疾病的本质进行治疗。故《素问·阴阳应象大论》说："治病必求于本。"病因病机是对疾病本质的抽象认识，因其涵盖了病因、病性、病位、邪正关系、机体体质及机体反应性等，因而是疾病本质的概括。故"求本"，实际上就是辨清病因病机，确立证候。治病求本是整体观念与辨证论治在治疗观中的体现，是中医学治疗疾病的主导思想。

临床实际操作中，对外感性疾病，着重病因的辨析；对内伤性疾病，则注重病机的辨析。如头痛病，既有因感受六淫邪气，如风寒、风热、风湿、风燥、暑湿等所致者，又有因机体自身代谢失调而产生气虚、血虚、瘀血、痰浊、肝阳上亢、肝火上炎等病理变化而发者。外感性头痛，辨清了病因，则能确立证候而施治，如风寒者以辛温散之，风热者以辛凉解之，风湿者用辛燥之品，风燥者宜辛润之药，暑湿者当芳香化湿。内伤性头痛，一般难以找到确切的病因，因而必须辨明病机，据病机确立证候，然后论治，属气虚者当补气，血虚者当补血，瘀血者当活血，痰浊者宜化痰，肝阳上亢者当平肝潜阳，肝火上炎者宜清肝泻火。

疾病的外在表现与其内在本质一般是统一的，但有时是不完全一致的，因而透过临床表现探求疾病的本质，即病因病机，是十分重要的。治病求本是治疗疾病的主导思想，而正治与反治、治标与治本、扶正与祛邪、调整阴阳、调理精气血津液、三因制宜等，则是受此主导思想支配和指导的治疗原则。

一、正治与反治

在错综复杂的疾病过程中，病有本质与征象一致者，也有本质与征象不一致者，故有正治与反治的不同。

正治与反治是指所用药物性质的寒热、补泻效用与疾病的本质、现象之间的从逆关系而言。即《素问·至真要大论》所谓"逆者正治，从者反治。"

（一）正治

正治，是指采用与疾病的证候性质相反的方药以治疗的一种治疗原则。由于采用的方药与疾病证候性质相逆，如热证用寒药，故又称"逆治"。

正治适用于疾病的征象与其本质相一致的病证。实际上，临床上大多数疾病的外在征象与其病变本质是相一致的，如热证见热象、寒证见寒象等，故正治是临床最为常用的治疗原则。正治主要包括以下内容。

1. 寒者热之

寒证热之是指寒性病证出现寒象，用温热方药来治疗。即以热药治寒证。如表寒证用辛温解表方药，里寒证用辛热温里的方药等。

2. 热者寒之

热证寒之是指热性病证出现热象，用寒凉方药来治疗。即以寒药治热证。如表热证用辛凉解表方药，里热证用苦寒清里的方药等。

3. 虚则补之

虚则补之是指虚损性病证出现虚象，用具有补益作用的方药来治疗。即以补益药治虚证。如阳虚用温阳的方药，阴虚用滋阴方药，气虚用益气的方药，血虚用补血的方药等。

4. 实则泻之

实则泻之是指实性病证出现实象，用攻逐邪实的方药来治疗。即以攻邪泻实药治实证。如食滞用消食导滞的方药，水饮内停用逐水的方药，瘀血用活血化瘀的方药，湿盛用祛湿的方药等。

（二）反治

反治是指顺从病证的外在假象而治的一种治疗原则。由于采用的方药性质与病证中假象的性质相同，故又称为"从治"。

反治适用于疾病的征象与其本质不完全吻合的病证。由于这类情况较少见，故反治的应用相对也较少。究其实质，用药虽然是顺从病证的假象，却是逆反病证的本质，故仍然是在治病求本思想指导下针对疾病的本质而进行的治疗，反治主要包括以下内容。

1. 热因热用

即以热治热，是指用热性药物来治疗具有假热征象的病证。它适用于阴盛格阳的真寒假热证。如格阳证中，由于阴寒充塞于内，逼迫阳气浮越于外，故可见身反不恶寒，面赤如妆等假热之象，但由于阴寒内盛是病本，故同时也见下利清谷、四肢厥逆、脉微欲绝、舌淡苔白等内真寒的表现。因此，当用温热方药以治其本。

2. 寒因寒用

即以寒治寒，是指用寒性药物来治疗具有假寒征象的病证。它适用于阳盛格阴的真热假寒证。如热厥证中，由于里热盛极，阳气郁阻于内，不能外达于肢体起温煦作用，并格阴于外而见手足厥冷，脉沉伏之假寒之象。但细究之，患者手足虽冷，但躯干部却壮热而欲掀衣揭被，或见恶热、烦渴饮冷、小便短赤、舌红绛、苔黄等里真热的征象，这是阳热内盛、深伏于里所致。其外在寒象是假，里热盛极才是病之本质，故须用寒凉药清其里热。

3. 塞因塞用

即以补开塞，是指用补益药物来治疗具有闭塞不通症状的虚证。适用于因体质虚弱、脏腑精气功能减退而出现闭塞症状的真虚假实证。如血虚而致经闭者，由于血源不足，故当补益气血而充其源，则无须用通药而经自来。又如肾阳虚衰，推动蒸化无力而致的尿少癃闭，当温补肾阳，温煦推动尿液的生成和排泄，则小便自然通利。再如脾气虚弱，出现纳呆、脘腹胀满、大便不畅时，是因为脾气虚衰无力运化所致，当采用健脾益气的方药治疗，使其恢复正常的运化及气机升降，则症自减。因此，以补开塞，主要是针对病证虚损不足的本质而治。

4. 通因通用

即以通治通，是指用通利的药物来治疗具有通泻症状的实证。适用于因实邪内阻出现通泄症状的真实假虚证。一般情况下，对泄泻、崩漏、尿频等症，多用止泻、固冲、缩尿等法。但这些通泄症状出现在实性病证中，则当以通治通。如食滞内停，阻滞胃肠，致腹痛泄泻，泻下物臭如败卵时，不仅不能止泄，相反当消食而导滞攻下，推荡积滞，使食积去而泄自止。又如瘀血内阻，血不循经所致的崩漏，如用止血药，则淤阻更甚而血难循其经，则出血难止，此时当活血化瘀，瘀去则血自归经而出血自止。再如湿热下注而致的淋证，见尿频、尿急、尿痛等症，以利尿通淋而清其湿热，则症自消。这些都是针对邪实的本质而治。

正治与反治相同之处，都是针对疾病的本质而治，故同属于治病求本的范畴；其不同之处在于：正治适用于病变本质与其外在表现相一致的病证，而反治则适用于病变本质与临床征象不完全一致的病证。

二、治标与治本

标与本是相对而言的，标本关系常用来概括说明事物的现象与本质，在中医学中常用来概括病变过程中矛盾的主次先后关系。

作为对举的概念，不同情况下标与本之所指不同。如就邪正而言，正气为本，邪气为标；就病机与症状而言，病机为本，症状为标；就疾病先后言，旧病、原发病为本，新病、继发病为标；就病位而言，脏腑精气病为本，肌表经络病为标等。

掌握疾病的标本，就能分清主次，抓住治疗的关键，有利于从复杂的疾病矛盾中找出和处理其主要矛盾或矛盾的主要方面。在复杂多变的疾病过程中，常有标本主次的不同，因而治疗上就有先后缓急之分。

（一）缓则治本

缓则治其本，多用在病情缓和，病势迁延，暂无急重病状的情况下。此时必须着眼于疾病本质的治疗。因标病产生于本病，本病得治，标病自然也随之而去。如痨病肺肾阴虚之咳嗽，肺肾阴虚是本，咳嗽是标，故治疗不用单纯止咳法来治标，而应滋养肺肾以治本，本病得愈，咳嗽也自然会消除；再如气虚自汗，则气虚不摄为本，出汗为标。单用止汗，难以奏效，此时应补气以治其本，气足则自能收摄汗液。另外，先病宿疾为本，后病新感为标，新感已愈而转治宿疾，也属缓则治本。

（二）急则治标

病证急重时的标本取舍原则是标病急重，则当先治、急治其标。标急的情况多出现在疾病过程中出现的急重、甚或危重症状，或卒病而病情非常严重时。如病因明确的剧痛，可先缓急止痛，痛止则再图其本。又如水臌患者，就原发病与继发病而言，臌胀多是在肝病基础上形成，则肝血淤阻为本，腹水为标，如腹水不重，则宜化瘀为主，兼以利水；但若腹水严重，腹部胀满，呼吸急促，二便不利时，则为标急，此时当先治标病之腹水，待腹水减退，病情稳定后，再治其肝病。又如大出血患者，由于大出血会危及生命，故不论何种原因的出血，均应紧急止血以治标，待血止，病情缓和后再治其病本。

另外，在先病为本而后病为标的关系中，有时标病虽不危急，但若不先治将影响本病整个治疗方案的实施时，也当先治其标病。如心脏病的治疗过程中，患者得了轻微感冒，也当先将后病感冒治好，方可使先病即心脏病的治疗方案得以实施。

（三）标本兼治

当标本并重或标本均不太急时，当标本兼治。如在热性病过程中，热盛伤津耗阴，津液与阴气受损，凉润作用减退而致肠燥便秘不通，此时邪热内结为本，津液与阴气受伤为标，治当泻热攻下与滋阴增液通便同用；又如脾气虚衰运化失职，水湿内停，此时脾气虚衰是本，水湿内停为标，治可补脾与祛湿同用；再如素体气虚，抗病力低下，反复感冒，如单补气则易留邪，纯发汗解表则易伤正，此时治宜益气解表。以上均属标本兼治。

总之，病证之变化有轻重缓急、先后主次之不同，因而标本的治法运用也就有先后与缓急、单用或兼用的区别，这是中医学治疗的原则性与灵活性有机结合的体现。区分标病与本病的缓急主次一，有利于从复杂的病变中抓住关键，做到治病求本。

三、扶正与祛邪

正邪相搏中双方的盛衰消长决定着疾病的发生、发展与转归，正能胜邪则病退，邪能胜正则病进。因此，治疗疾病的一个基本原则，就是要扶助正气，祛除邪气，改变邪正双方力量的对比，使疾病早日向好转、痊愈的方向转化。

（一）扶正祛邪的概念

扶正，即扶助正气，增强体质，提高机体的抗邪及康复能力。适用于各种虚证，即所谓"虚则补之。"而益气、养血、滋阴、温阳、填精、补津以及补养各脏的精气阴阳等，均是扶正治则下确立的具体治疗方法。在具体治疗手段方面，除内服汤药外，还可有针灸、推拿、气功、食疗、形体锻炼等。

祛邪，即祛除邪气，消解病邪的侵袭和损害、抑制亢奋有余的病理反应。适用于各种实证，即所谓"实则泻之。"而发汗、涌吐、攻下、消导、化痰、活血、散寒、清热、祛湿等，均是祛邪治则下确立的具体治疗方法。其具体使用的手段也同样是丰富多样的。

（二）扶正祛邪的运用

扶正与祛邪两者相互为用，相辅相成，扶正增强了正气，有助于机体祛除病邪，即所谓"正胜邪自去"；祛邪则在邪气被祛的同时，减免了对正气的侵害，即所谓"邪去正自安"。扶正祛邪在运用上要掌握好以下原则：①攻补应用合理，即扶正用于虚证，祛邪用于实证。②把握先后主次：对虚实错杂证，应根据虚实的主次与缓急，决定扶正祛邪运用的先后与主次。③扶正不留邪，祛邪不伤正。具体运用如下。

1. 单独运用

（1）扶正：适用于虚证或真虚假实证。扶正的运用，当分清虚证所在的脏腑经络等部位及其精气血津液阴阳中的何种虚衰，还应掌握用药的峻缓量度。虚证一般宜缓图，少用峻补，免成药害。

（2）祛邪：适用于实证或真实假虚证。祛邪的运用，当辨清病邪性质、强弱、所在病位，而采用相应的治法。还应注意中病则止，以免用药太过而伤正。

2. 同时运用

扶正与祛邪的同时使用，即攻补兼施，适用于虚实夹杂的病证。由于虚实有主次之分，因而攻补同时使用时亦有主次之别。

（1）扶正兼祛邪：即扶正为主，辅以祛邪。适用于以正虚为主的虚实夹杂证。

（2）祛邪兼扶正：即祛邪为主，辅以扶正。适用于以邪实为主的虚实夹杂证。

3. 先后运用

扶正与祛邪的先后运用，也适用于虚实夹杂证。主要是根据虚实的轻重缓急而变通使用。

（1）先扶正后祛邪：即先补后攻。适用于正虚为主，机体不能耐受攻伐者。此时兼顾祛邪反能更伤正气，故当先扶正以助正气，正气能耐受攻伐时再予以祛邪，可免"贼去城空"之虞。

（2）先祛邪后扶正：即先攻后补。适用于以下两种情况：①邪盛为主，兼扶正反会助邪；②正虚不甚，邪势方张，正气尚能耐攻者。此时先行祛邪，邪气速去则正亦易复，再补虚以收全功。总之，扶正祛邪的应用，应知常达变，灵活运用，据具体情况而选择不同的用法。

四、调整阴阳

阴阳失去平衡协调是疾病的基本病机，对此加以调治即为调整阴阳。调整阴阳，即指纠正疾病过程中机体阴阳的偏盛偏衰,损其有余、补其不足,恢复人体阴阳的相对平衡。

(一)损其有余

损其有余,即"实则泻之",适用于人体阴阳中任何一方偏盛有余的实证。

1. 泻其阳盛

"阳胜则热"的实热证,据阴阳对立制约原理,宜用寒凉药物以泻其偏盛之阳热,此即"热者寒之"之意。若在阳偏盛的同时,由于"阳胜则阴病",每易导致阴气的亏减,此时不宜单纯地清其阳热,而须兼顾阴气的不足,即清热的同时,配以滋阴之品,即祛邪为主兼以扶正。

2. 损其阴盛

"阴胜则寒"的实寒证,宜用温热药物以消解其偏盛之阴寒。此即"寒者热之"之意。若在阴偏盛的同时,由于"阴胜则阳病",每易导致阳气的不足,此时不宜单纯地温散其寒,还须兼顾阳气的不足,即在散寒的同时,配以扶阳之品,同样是祛邪为主兼以扶正之法。

(二)补其不足

补其不足,即"虚则补之",适用于人体阴阳中任何一方虚损不足的病证。调补阴阳,又有据阴阳相互制约原理的阴阳互制的调补阴阳及据阴阳互根原理的阴阳互济的调补阴阳。阴阳两虚者则宜阴阳并补。

1. 阴阳互制之调补阴阳

当阴虚不足以制阳而致阳气相对偏亢的虚热证时,治宜滋阴以抑阳,即唐·王冰所谓"壮水之主,以制阳光"(《素问·至真要大论》),《素问·阴阳应象大论》称之为"阳病治阴"。这里的"阳病"指的是阴虚则阳气相对偏亢,治阴即补阴之意。

当阳虚不足以制阴而致阴气相对偏盛的虚寒证时,治宜扶阳以抑阴,即王冰所谓"益火之源,以消阴翳"(《素问·至真要大论》)。《素问·阴阳应象大论》称之为"阴病治阳"。这里的"阴病"指的是阳虚则阴气相对偏盛,治阳即补阳之意。

2. 阴阳互济之调补阴阳

对于阴阳偏衰的虚热及虚寒证的治疗,明代张介宾还提出了阴中求阳与阳中求阴的治法,他说:"善补阳者,必于阴中求阳,则阳得阴助而生化无穷;善补阴者,必于阳中求阴,则阴得阳升而泉源不竭"(《景岳全书·新方八阵》)。此即阴阳互济的方法。即根据阴阳互根的原理,补阳时适当佐以补阴药谓之阴中求阳,补阴时适当佐以补阳药谓之阳中求阴。其意是使阴阳互生互济,不但能增强疗效,同时亦能限制纯补阳或纯补阴时药物的偏性及不良反应。如肾阴虚衰而相火上僭的虚热证,可用滋阴降火的知柏地黄丸少佐温热的肉桂以阳中求阴,引火归源,即是其例。

3. 阴阳并补

对阴阳两虚则可采用阴阳并补之法治疗。但须分清主次而用,阳损及阴者,以阳虚为主,则应在补阳的基础上辅以滋阴之品;阴损及阳者,以阴虚为主,则应在滋阴的基础上辅以补阳之品。

应当指出,阴阳互济之调补和阴阳并补两法,虽然用药上都是滋阴、补阳并用,但主次分寸不同,且适应的证候有别。

4. 回阳救阴

此法适用于阴阳亡失者。亡阳者,当回阳以固脱;亡阴者,当救阴以固脱。由于亡阳与亡阴实际上都是一身之气的突然大量脱失,故治疗时都要兼以峻剂补气,常用人参等药。

此外,对于阴阳格拒的治疗,则以寒因寒用,热因热用之法治之。阳盛格阴所致的真热假寒证,其本质是实热证,治宜清泻阳热,即寒因寒用;阴盛格阳所致的真寒假热证,本质是寒盛阳虚,治宜温阳散寒,即热因热用。

总之,运用阴阳学说以指导治疗原则的确定,其最终目的在于选择有针对性的调整阴阳之措施,以使阴阳失调的异常情况复归于协调平衡的正常状态。

五、调理精气血津液

精气血津液是脏腑经络功能活动的物质基础，生理上各有不同功用，彼此之间又相互为用。因此，病理上就有精气血津液各自的失调及互用关系失调。而调理精气血津液则是针对以上失调而设的治疗原则。

（一）调精

1. 填精

填精补髓用于肾精亏虚，此精指的是具有生殖、濡养、化气、生血、养神等功能的一般意义的精，包括先天之精和后天水谷之精。精之病多以亏虚为主，主要表现为生长发育迟缓、生殖功能低下或不能生育，以及气血神的生化不足等，可以补髓填精之法治之。

2. 固精

固精之法用于滑精、遗精、早泄，甚至精泄不止的精脱之候。其总的病机均为肾气不固，故治当补益肾气以摄精。

3. 疏利精气

精之病尚见于阴器脉络阻塞，以致败精、浊精郁结滞留，难以排出；或肝失疏泄，气机瘀滞而致的男子不排精之候。治当疏利精气，通络散结。

（二）调气

1. 补气

用于较单纯的气虚证。由于一身之气的生成，源于肾所藏先天之精化生的先天之气（即元气），脾胃化水谷而生的水谷之精所化之气，以及由肺吸入的自然界清气。因此，补气多为补益肺、脾、肾。又由于卫气、营气、宗气的化生及元气的充养多与脾胃化生的水谷之气有关，故尤为重视对脾气的补益。

2. 调理气机

用于气机失调的病证。气机失调的病变主要有气滞、气逆、气陷、气闭、气脱等。治疗时气滞者宜行气，气逆者宜降气，气陷者宜补气升气，气闭者宜顺气开窍通闭，气脱者则宜益气固脱。

调理气机时，还须注意顺应脏腑气机的升降规律，如脾气主升，肝气疏泄升发，常宜畅其升发之性；胃气主通降，肺气主肃降，多宜顺其下降之性。

（三）调血

1. 补血

用于单纯的血虚证。由于血源于水谷精微，与脾胃、心、肝、肾等脏腑的功能密切相关。因此补血时，应注意同时调治这些脏腑的功能，其中又因"脾胃为后天之本""气血生化之源"，故尤为重视对脾胃的补养。

2. 调理血运

血运失常的病变主要有血瘀、出血等，而血寒是血淤的主要病机，血热、气虚、瘀血是出血的主要病机。治疗时，血瘀者宜活血化瘀，因血寒而瘀者宜温经散寒行血；出血者宜止血，且须据出血的不同病机而施以清热、补气、活血等法。

（四）调津液

1. 滋养津液

用于津液不足证。其中实热伤津，宜清热生津。

2. 祛除水湿痰饮

用于水湿痰饮证。其中湿盛者宜祛湿、化湿或利湿；水肿或水臌者，宜利水消肿；痰饮为患者，宜化痰逐饮。因水液代谢障碍，多责之肺、脾、肾、肝，故水湿痰饮的调治，从脏腑而言，多从肺、脾、肾、肝入手。

（五）调理精气血津液的关系

1. 调理气与血的关系

由于气血之间有着互根互用的关系，故病理上常相互影响而有气病及血或血病及气的病变，结果是气血同病，故需调理两者的关系。

气虚生血不足而致血虚者，宜补气为主，辅以补血，或气血双补；气虚行血无力而致血瘀者，宜补气为主，辅以活血化瘀；气滞致血瘀者，行气为主，辅以活血化瘀；气虚不能摄血者，补气为主，辅以收涩或温经止血。

血虚不足以养气，可致气虚，宜补血为主，辅以益气；但气随血脱者，因"有形之血不能速生，无形之气所当急固"（清代程国彭《医学心悟》），故应先益气固脱以止血，待病势缓和后再进补血之品。

2. 调理气与津液的关系

气与津液生理上同样存在互用的关系，故病理上也常相互影响，因而治疗上就要调理两者关系的失常。

气虚而致津液化生不足者，宜补气生津；气不行津而成水湿痰饮者，宜补气、行气以行津；气不摄津而致体内津液丢失者，宜补气以摄津。而津停而致气阻者，在治水湿痰饮的同时，应辅以行气导滞；气随津脱者，宜补气以固脱，辅以补津。

3. 调理气与精关系

生理上气能疏利精行，精与气又可互相化生。病理上气滞可致精阻而排出障碍，治宜疏利精气；精亏不化气可致气虚，气虚不化精可致精亏，治宜补气填精并用。

4. 调理精血津液的关系

"精血同源"，故血虚者在补血的同时，也可填精补髓；精亏者在填精补髓的同时，也可补血。"津血同源"，病理上常有津血同病而见津血亏少或津枯血燥，治当补血养津或养血润燥。

六、三因制宜

"人以天地之气生"，指人是自然界的产物，自然界天地阴阳之气的运动变化与人体是息息相通的。因此，人的生理活动、病理变化必然受着诸如时令气候节律、地域环境等因素的影响。患者的性别、年龄、体质等个体差异，也对疾病的发生、发展与转归产生一定的影响。因此，在治疗疾病时，就必须根据这些具体因素做出分析，区别对待，从而制订出适宜的治疗方法，即所谓因时、因地和因人制宜。这也是治疗疾病所必须遵循的一个基本原则。

（一）因时制宜

根据时令气候节律特点，来制订适宜的治疗原则，称为"因时制宜"。因时之"时"，一是指自然界的时令气候特点，二是指年、月、日的时间变化规律。《灵枢·岁露论》说："人与天地相参也，与日月相应也。"因而年月季节、昼夜晨昏时间因素，既可影响自然界不同的气候特点和物候特点，同时对人体的生理活动与病理变化也带来一定影响，因此，就要注意在不同天时气候及时间节律条件下的治疗宜忌。

以季节而言，由于季节间的气候变化幅度大，故对人的生理病理影响也大。如夏季炎热，机体当此阳盛之时，腠理疏松开泄，则易于汗出，即使感受风寒而致病，辛温发散之品亦不宜过用，以免伤津耗气或助热生变。至于寒冬时节，人体阴盛而阳气内敛，腠理致密，同是感受风寒，则辛温发表之剂用之无碍；但此时若病热证，则当慎用寒凉之品，以防损伤阳气。即如《素问·六元正纪大论》所说："用寒远寒，用凉远凉，用温远温，用热远热，食宜同法。"即用寒凉方药及食物时，当避其气候之寒凉；用温热方药及食物时，当避其气候之温热。又如暑多夹湿，故在盛夏多注意清暑化湿；秋天干燥，则宜轻宣润燥等。

以月令而言，《素问·八正神明论》说："月始生，则血气始精，卫气始行；月郭满，则血气实，肌肉坚；月郭空，则肌肉减，经络虚，卫气虚，形独居。"并据此而提出："月生无泻，月满无补，月郭空无治，是谓得时而调之"的治疗原则。即提示治疗疾病时须考虑每月的月相盈亏圆缺变化规律，这在针灸及妇科的月经病治疗中较为常用。

以昼夜而言，日夜阴阳之气比例不同，人亦应之。因而某些病证，如阴虚的午后潮热，湿温的身热不扬而午后加重，脾肾阳虚之五更泄泻等，也具有日夜的时相特征，亦当考虑在不同的时间实施治疗。针灸中的"子午流注针法"即是根据不同时辰而有取经与取穴的相对特异性，是择时治疗的最好体现。

（二）因地制宜

根据不同的地域环境特点，来制订适宜的治疗原则，称为"因地制宜"。不同的地域，地势有高下，气候有寒热湿燥、水土性质各异。因而，在不同地域长期生活的人就具有不同的体质差异，加之其生活与工作环境、生活习惯与方式各不相同，使其生理活动与病理变化亦不尽相同，因地制宜就是考虑这些差异而实施治疗的。

如我国东南一带，气候温暖潮湿，阳气容易外泄，人们腠理较疏松，易感外邪而致感冒，且一般以风热居多，故常用桑叶、菊花、薄荷一类辛凉解表之剂；即使外感风寒，也少用麻黄、桂枝等温性较大的解表药，而多用荆芥、防风等温性较小的药物，且分量宜轻。而西北地区，气候寒燥，阳气内敛，人们腠理闭塞，若感邪则以风寒居多，以麻黄、桂枝之类辛温解表多见，且分量也较重。

也有一些疾病的发生与不同地域的地质水土状况密切相关，如地方性甲状腺肿、大骨节病、克山病等地方性疾病。因而治疗时就必须针对疾病发生在不同的地域背景而实施适宜的治疗方法与手段。

（三）因人制宜

根据患者的年龄、性别、体质等不同特点，来制订适宜的治疗原则，称为"因人制宜"。不同的患者有其不同的个体特点，应根据每个患者的年龄、性别、体质等不同的个体特点来制订适宜的治则。如清代徐大椿《医学源流论》指出："天下有同此一病，而治此则效，治彼则不效，且不惟无效，而及有大害者，何也？则以病同人异也。"

1. 年龄

年龄不同，则生理功能、病理反应各异，治宜区别对待。如小儿生机旺盛，但脏腑娇嫩，气血未充，发病则易寒易热，易虚易实，病情变化较快。因而，治疗小儿疾病，药量宜轻，疗程多宜短，忌用峻剂。青壮年则气血旺盛，脏腑充实，病发则由于邪正相争剧烈而多表现为实证，可侧重于攻邪泻实，药量亦可稍重。而老年人生机减退，气血日衰，脏腑功能衰减，病多表现为虚证，或虚中央实。因而，多用补虚之法，或攻补兼施，用药量应比青壮年少，中病即止。

2. 性别

男女性别不同，各有其生理、病理特点，治疗用药亦当有别。妇女生理上以血为本，以肝为先天，病理上有经、带、胎、产诸疾及乳房、胞宫之病。月经期、妊娠期用药时当慎用或禁用峻下、破血、重坠、开窍、滑利、走窜及有毒药物；带下以祛湿为主；产后诸疾则应考虑是否有恶露不尽或气血亏虚，从而采用适宜的治法。男子生理上则以精气为主，以肾为先天，病理上精气易亏而有精室疾患及男性功能障碍等特有病证，如阳痿、阳强、早泄、遗精、滑精及精液异常等，宜在调肾基础上结合具体病机而治。

3. 体质

因先天禀赋与后天生活环境的不同，个体体质存在着差异，一方面不同体质有着不同的病邪易感性，另一方面，患病之后，由于机体的体质差异与反应性不同，病证就有寒热虚实之别或"从化"的倾向。因而治法方药也应有所不同：偏阳盛或阴虚之体，当慎用温热之剂；偏阴盛或阳虚之体，则当慎用寒凉之品；体质壮实者，攻伐之药量可稍重；体质偏弱者，则应采用补益之剂。

三因制宜的原则，体现了中医学治疗上的整体观念及辨证论治在应用中的原则性与灵活性，只有把疾病与天时气候、地域环境、患者个体诸因素等加以全面考虑，才能使疗效得以提高。

（邓　熙）

第二节　治疗方法

一、汗法

汗法亦称解表法，即通过开泄腠理，促进发汗，使表证随汗出而解的治法。

（一）应用要点

汗法不仅能发汗，凡欲祛邪外出，透邪于表，畅通气血，调和营卫，皆可酌情用之。临床常用于解表、透疹、祛湿和消肿。

1. 解表

通过发散，以祛除表邪，解除恶寒发热、鼻塞流涕、头项强痛、肢体酸痛、脉浮等表证。由于表证有表寒、表热之分，因而汗法又有辛温、辛凉之别。辛温用于表寒，以麻黄汤、桂枝汤、荆防败毒散为代表；辛凉用于表热证，以桑菊饮、银翘散等为代表。

2. 透疹

通过发散，以透发疹毒。如麻疹初起，疹未透发，或难出而透发不畅，均可用汗法透之，使疹毒随汗透而散于外，以缓解病势。透疹之汗法，一般用辛凉，少用辛温，且宜选用具有透疹功能的解表药组成。如升麻葛根汤、竹叶柳蒡汤。尚需注意者，麻疹虽为热毒，宜于辛凉清解，但在初起阶段，应避免使用苦寒沉降之品，以免疹毒冰伏，不能透达。

3. 祛湿

通过发散，以祛风除湿。故外感风寒而兼有湿邪，以及风湿痹证，均可酌用汗法。素有脾虚蕴湿，又感风寒湿邪，内外相会，风湿相搏，发为身体烦疼，并见恶寒发热无汗、脉浮紧等表证，法当发汗以祛风湿，兼以燥湿健脾，宜用麻黄加术汤。如有湿郁化热之象，症见一身尽疼、发热、日晡加剧者，则法当宣肺祛风、渗湿除痹，如麻黄杏仁薏苡甘草汤之类。

4. 消肿

通过发散，既可逐水外出而消肿，更能宣肺利水以消肿。故汗法可用于水肿实证而兼有表证者。对于风水恶风、脉浮、一身悉肿、口渴、不断出汗而表有热者，为风水夹热，法当发汗退肿，兼以清热，宜越婢汤或越婢加术汤，如与五皮饮合方，疗效更佳。对于身面水肿、恶寒无汗、脉沉小者，则属少阴虚寒而兼表证，法当发汗退肿，兼以温阳，宜用麻黄附子甘草汤加减。

（二）注意事项

1. 注意不要过汗

运用汗法治疗外感热病，要求达到汗出热退，脉静身凉，以周身微汗为度，不可过汗和久用。发汗过多，甚则大汗淋漓，则耗伤阴液，可致伤阴或亡阳。张仲景在《伤寒论》中说："温服令一时许，遍身杂杂微似有汗者益佳，不可令如水流漓，病必不除。"强调汗法应中病即止，不必尽剂，同时对助汗之护理也甚重视。凡方中单用桂枝发汗者，要求啜热粥或温服以助药力，若与麻黄、葛根同用者，则一般不需啜热粥或温服。乃因药轻则需助，药重则不助，其意仍在使发汗适度。

2. 注意用药峻缓

使用汗法，应视病情轻重与正气强弱而定用药之峻缓。一般表虚用桂枝汤调和营卫，属于轻汗法；而表实用麻黄汤发泄郁阳，则属于峻汗法。此外，尚有麻桂各半汤之小汗法，以及桂二麻一汤之微汗法等。使用汗法，还应根据时令及体质而定峻缓轻重。暑天炎热，汗之宜轻，配用香薷饮之类；冬令严寒，汗之宜重，酌选麻黄汤之类。体质虚者，汗之宜缓，用药宜轻；体质壮实，汗之可峻，用药宜重。

3. 注意兼杂病证

由于表证有兼杂证候的不同，汗法又当配以其他治法。如兼气滞者，当理气解表，用香苏散之类；兼痰饮者，当化饮解表，用小青龙汤之类。尤需注意的是，对于虚人外感，务必照顾正气，采用扶正解表之法。兼气虚者，当益气解表，如用参苏饮、人参败毒散；兼阳虚者，当助阳解表，如用麻黄附子细辛汤；兼血虚者，当养血解表，如用葱白七味饮；兼阴虚者，当滋阴解表，如用加减葳蕤汤。

4. 注意不可妄汗

《伤寒论》中论述不可汗的条文甚多，概括起来就是汗家、淋家、疮家、衄家、亡血家、咽喉干燥、尺中脉微、尺中脉迟，以及病在里者，均不可汗。究其原因，或是津亏，或是血虚，或是阳弱，或兼热毒，或兼湿热，或种种因素兼而有之，故虽有表证，仍不可单独使用辛温发汗，必须酌情兼用扶正或清热等法。此外，对于非外感风寒之发热头痛，亦不可妄汗。

二、清法

清法亦称清热法，即通过寒凉泄热的药物和措施，使邪热外泄，消除里热证的治法。其内容十分丰富，应用也很广泛。

（一）应用要点

1. 清热生津

温病出现高热烦躁、汗出蒸蒸、渴喜冷饮、舌红苔黄、脉洪大等症，是热入气分，法当清热生津，常用白虎汤之类；如正气虚弱，或汗多伤津，则宜白虎加人参汤；温病后期，余热未尽，津液已伤，胃气未复，又宜用竹叶石膏汤一类，以清热生津、益气和胃。

2. 清热凉血

温病热入营血，症见高热烦躁、谵语神昏、全身发斑、舌绛少苔、脉细而数，或因血热妄行，引起咯血、鼻衄及皮下出血等，均宜清热凉血。如营分热甚用清营汤，血分热甚用犀角地黄汤，血热发斑用化斑汤等。

3. 清热养阴

温病后期，伤津阴虚，夜热早凉，热退无汗；或肺痨阴虚，午后潮热，盗汗咯血，均宜清热养阴。如温病后期，伤阴虚热，用青蒿鳖甲汤之类；虚劳骨蒸，用秦艽鳖甲散之类。

4. 清热解暑

暑热证，发热多汗、心烦口渴、气短倦怠，舌红脉虚；或小儿疰夏，久热不退，均宜清热解暑，或兼益气生津。如用清络饮解暑清热，用清暑益气汤消暑补气，用生脉散加味治疗暑热而致之气阴两虚等。

5. 清热解毒

热毒诸证，如丹毒、疔疮、痈肿、喉痹、痄腮，以及各种疫证、内痈等，均宜清热解毒。如疔毒痈肿用五味消毒饮；泻实火、解热毒用黄连解毒汤；解毒、疏风、消肿，则用普济消毒饮等。

6. 清热除湿

湿热为患，当以其病性病位不同而选用适当方药。如肝胆湿热用龙胆泻肝汤，湿热黄疸用茵陈蒿汤，湿热下痢用香连丸或白头翁汤等。

7. 清泻脏腑

脏腑诸火，均宜清热泻火。如心火炽盛，见烦躁失眠、口舌糜烂、大便秘结，甚则吐衄者，用大黄泻心汤以清心火；心移热于小肠，兼见尿赤涩痛者，用导赤散泻心火兼清小肠；肝胆火旺，见面目红赤、头痛失眠、烦躁易怒、胸胁疼痛、便结尿黄者，用龙胆泻肝汤清泻肝胆；胃火牙痛，见口唇溃痛，用清胃散泻胃火；肺热咳嗽，用泻白散清肺火；肾虚火亢，见潮热、盗汗、遗精者，用知柏地黄汤泻肾火等。

（二）注意事项

1. 注意真热假热

使用清法，必须针对实热之证而用，勿为假象所迷惑，对于真寒假热，尤须仔细辨明，以免误用清法，造成严重后果。正如《医学心悟》指出："有命门火衰，浮阳上泛，有似于火者；又有阴盛格阳假热之证，其人面赤狂躁，欲坐卧泥水中；或数日不大便，或舌黑而润，或脉反洪大，峥峥然鼓击于指下，按之豁然而空者；或口渴欲得冷饮而不能下；或因下元虚冷，频饮热汤以自救。世俗不识，误投凉药，下咽即危矣。此不当清而清之误也。"

2. 注意虚火实火

使用清法，又须分清外感与内伤、虚火与实火。外感多实，内伤多虚，病因各异，治法迥别。外感风寒郁闭之火，当散而清之；湿热之火，则渗而清之；燥热之火，宜润而清之；暑热伤气虽因感邪而致，仍应补而清之。对于内伤七情，火从内发者，应针对引起虚火的不同病因病机分别处治。气虚者补其气；血虚者养其血；其阴不足而火上炎者，当壮水之主；真阳虚衰而虚火上炎者，又宜引火归源。

3. 注意因人而清

使用清法，还须根据患者体质之强弱以酌其轻重。对体虚者，不可清之过重，以免反伤正气，甚则产生变证。一般而论，壮实之体，患了实热之证，清之稍重；若本体虚，脏腑本寒，饮食素少，肠胃虚弱，或产后、病后之热证，亦宜轻用。倘清剂过多，则治热未已，而寒生矣。故清法之投，当因人而用。

4. 注意审证而清

火热之证，有微甚之分，故清法亦有轻重之别。药轻病重，则难取效；病轻药重，易生变证。凡大热之证，清剂太微，则病不除；微热之证，而清剂太过，则寒证即至。但不及犹可再清，太过则常会引起病情的变化。所以临证之时，必须审证而清。

由于热必伤阴，进而耗气，因此尚须注意清法与滋阴、补气法的配合应用。一般清火泄热之药，不可久用，热去之后，即配以滋阴扶脾益气之药，以善其后。

三、下法

下法亦称泻下法，即通过通便、下积、泻实、逐水，以消除燥屎、积滞、实热及水饮等证的治法。

（一）应用要点

下法的运用，甚为广泛。由于病有寒热，体有强弱，邪有兼杂，因而下法又有寒下、温下、润下及逐水之别。

1. 寒下

里实热证，见大便燥结、腹满疼痛、高热烦渴；或积滞生热，腹胀而痛；或肠痈为患，腑气不通；或湿热下痢，里急后重特甚；或血热妄行，吐血衄血；或风火眼病等。凡此种种，均宜寒下。常用寒性泻下药，如大黄、芒硝、番泻叶等。应当根据不同的病机性质来选方，如阳明胃家实用大承气汤；阳明温病，津液已伤，用增液承气汤；肠痈用大黄牡丹皮汤；吐血用三黄泻心汤。

2. 温下

脾虚寒积，见脐下硬结、大便不通、腹隐痛、四肢冷、脉沉迟；或阴寒内结，见腹胀水肿、大便不畅，皆可温下。常以温阳散寒的附子、干姜之类与泻药并用，如温脾汤、大黄附子汤；也有酌选巴豆以温逐寒积的，如备急丸。

3. 润下

热盛伤津，或病后津亏，或年老津涸，或产后血虚而便秘，或长期便结而无明显兼证者，均可润下。常选用清润滑肠的五仁汤、麻仁丸等。

4. 逐水

水饮停聚体内，或胸胁有水气，或腹肿胀满，或水饮内停且腑气不通，凡脉症俱实者，皆可逐水。常选十枣汤、舟车丸、甘遂通结汤等。

（二）注意事项

1. 注意下之时机

使用下法，意在祛邪，既不宜迟，也不可过早，总以及时为要。只要表解里实，选用承气诸剂，釜底抽薪，顿挫邪势，常获良效。临床每见通便二三次后，高热递退，谵语即止，舌润津复。如邪虽陷里，尚未成实，过早攻下，则邪正相扰，易生变证。如伤寒表证未罢，病在阳也，下之则会转为结胸；或邪虽入里，而散漫于三阴经络之间，尚未结实，若攻下之，可成痞气。然而临床若拘于"下不厌迟"和"结粪方下"之说，以致邪气入里成实，医者仍失时不下，可使津液枯竭，攻补两难，甚则势难挽回。故吴又可在《温疫论》中强调指出："大凡客邪贵乎早逐，乘入气血未乱，肌肉未消，津液未耗，患者不至危殆，投剂不至掣肘，愈后亦易平复……勿拘于下不厌迟之说。"他又说："承气本为逐邪，而非专为结粪而设也。如必俟其粪结，血液为热所搏，变证迭起，是犹酿痈贻害，医之过也。"

2. 注意下之峻缓

使用下法逐邪，当度邪之轻重，察病之缓急，以定峻下缓下。如泻实热多用承气汤，但因热结之微甚而有所选择：大承气用于痞满燥实兼全者，小承气用于痞满燥而实轻者，调胃承气则用于燥实而痞满轻者。泻剂之剂量亦与峻缓有关。一般量多剂大常峻猛，量少剂小则缓和。此外泻下之峻缓，尚与剂型有关，攻下之力，汤剂胜于丸散，如需峻下，反用丸剂，亦可误事；如欲缓下，则宜丸剂，如麻仁丸之用于脾约证等。

3. 注意分清虚实

实证当下，已如前述。虚人禁下，古籍早有明文，诸如患者阳气素微者不可下，下之则呃；患者平素胃弱，亦不可下，下之则易出变证。对这些虚人患病，又非下不可，则当酌选轻下之法，或选润导之法，或选和下之法；亦可采取先补而后攻，或暂攻而随后补。此皆辨虚人之下，下之得法之需也。

四、消法

消法亦称消导或消散法，即通过消导和散结，使积聚之实邪逐渐消散的治法。消法应用广泛，主要包括化食、磨积、豁痰、利水等几个方面。

（一）应用要点

1. 化食

化食为狭义之消法，亦称消食法，即用消食化滞的方药以消导积滞。适用于因饮食不节，食滞肠胃，以致纳差厌食、上腹胀闷、嗳腐呕吐、舌苔厚腻等症。一般多选保和丸、楂曲平胃散之类。如病情较重，腹痛泄泻，泻下不畅，苔厚黄腻，多属食滞兼有湿热，又宜选用枳实导滞丸之类，以消积导滞、清利湿热；脾虚而兼食滞者，则宜健脾消导，常用枳术丸之类。

2. 磨积

就气积之治疗而言，凡脾胃气滞，均宜行气和胃，如胃寒气滞，疼痛较甚者，用良附丸；如兼火郁，则用越鞠丸；肝郁气滞，宜行气疏肝，一般多用柴胡疏肝散；兼见血瘀刺痛者，加用丹参饮等。

就血积之治疗而言，则须视血瘀之程度而酌选活血、行血及破血之法。

（1）活血：是以调节寒热偏胜为主，辅以活血之品，以促进血液运行。如寒凝血瘀之痛经，用温经汤加减；温病热入营血兼有淤滞，用清营汤加减等。

（2）行血：是以活血为主，配以行气之品，以收通畅气血、宜痹止痛之效。如用失笑散治真心痛及胸胁痛。

（3）破血：是以破血逐淤为主，或与攻下药并用，以攻逐瘀血、蓄血及痞块，常用血府逐瘀汤、桃核承气汤、大黄䗪虫丸等。

3. 豁痰

由于肺为贮痰之器，故豁痰则以治肺为主。而脾为生痰之源，故化痰常兼治脾。风寒犯肺，痰湿停滞，宜祛风化痰，如用止嗽散、杏苏散；痰热相结，壅滞于肺，又宜清热化痰，如用清气化痰丸；痰湿内滞，肺气上逆，则宜祛痰平喘，偏寒者用射干麻黄汤，兼热者用定喘汤；脾虚而水湿运化失权，聚而生痰，痰湿较显者用二陈汤。

4. 利水

利水一法，既应区别水停之部位，又须辨明其性质。如水饮内蓄，其在中焦者，为渴为呕，为下利，为心腹痛，症状多端，一般可用茯苓、白术、半夏、吴茱萸等为主药；其在下焦者，虚冷则温而导之，如肾气丸；湿热则清而泄之，如八正散。水饮外溢者，必为水肿，轻则淡渗利湿，重则从其虚实而施剂。阴水宜温利之方，如实脾散；阳水宜清利之剂，如疏凿饮子等。

（二）注意事项

1. 注意辨清病位

由于病邪瘀滞之部位有在脏、在腑、在气、在血、在经络等不同，消散之法亦应按其受病部位之不同而论治，用药亦须使其直达病所，则病处当之，收效较快，且不致诛伐无辜。

2. 注意辨清虚实

消法虽不及下法之猛烈，但总属攻邪之法，务须分清虚实，以免误治。如脾虚水肿，土衰不能制水而起，非补土难以利水；真阳大亏，肾衰不能主水而肿，非温肾难消其肿。他如脾虚失运而食滞者，气虚津停而酿痰者，肾虚水泛而饮停者，血枯乏源而经绝者，皆非消导所可行，如妄用或久用之，则常会导致变证的发生。

五、补法

补法亦称补益法，即通过补益人体的阴阳气血，以消除各种不足证候，或扶正以祛邪，促使病证向愈的治法。

（一）应用要点

补法的内容十分丰富，其临床应用甚为广泛，但究其大要，主要包括以下几个方面。

1. 补气

气虚为虚证中常见的证候，但有五脏偏重之不同，故补气亦有补心气、补肺气、补脾气、补肾气、补肝气等不同法则。尚须指出的是，因少火生气，血为气之母，故补气中应区别不同情况，配以助阳药和补血药，则收效更佳。

2. 补血

血虚临床亦甚常见，若出现头晕目眩，心悸怔忡，月经量少、色淡，面唇指甲淡白失荣，舌淡脉细等症，当用补血之法，方如四物汤等。因气为血帅，阳生阴长，故补血须不忘补气。

3. 补阴

阴虚亦为虚证中常见之证候，其表现也很复杂，故补阴之要点重在分清病位，方能药证相对，收效显著。如不分清阴虚之所在，用滋肝阴之一贯煎去补肺阴，用养胃阴之益胃汤去补肾阴，缺乏针对性，势必影响效果。

4. 补阳

阳虚的临床表现，主要为畏寒肢冷、冷汗虚喘、腰膝酸软、腹泻水肿、舌胖而淡、脉沉而迟等症，当用补阳之法，常选右归丸治肾阳虚，理中汤治脾阳虚，桂枝甘草汤治心阳虚等，都要注重分清病位。

（二）注意事项

1. 注意兼顾气血

气血皆是人体生命活动的物质基础，气为血帅，血为气母，关系极为密切，气虚可致血虚，血虚可致气虚。故治气虚常兼顾补血，如补中益气汤之配用当归；治血虚又常注重补气，如当归补血汤之重用黄芪。至于气血两亏者，自应气血双补。

2. 注意调补阴阳

阴和阳在整个病机变化过程中，可分不可离。一方虚损，常可导致对方的失衡。例如，肾阴虚久则累及肾阳，肾阳虚也可累及肾阴，常形成阴损及阳或阳损及阴的肾阴阳两虚。因此，不仅对肾阴阳两虚治以阴阳双补，而且对于单纯阴虚或阳虚之证，补益时也应顾及对方。所以张景岳在《景岳全书》中就强调："善补阳者，必于阴中求阳，则阳得阴助而生化无穷；善补阴者，必于阳中求阴，则阴得阳升而泉源不竭。"此说极为精当。

3. 注意分补五脏

每一脏腑的生理功能不同，其虚损亦各具特点，故《难经》提出了"五脏分补"之法。《景岳全书》也曾指出："用补之法，则脏有阴阳，药有宜否。宜阳者必先于气，宜阴者必先于精，凡阳虚多寒者，宜补以甘温，而清润之品非所宜；阴虚多热者，宜补以甘凉，而辛燥之类不可用。"由于"肾为先天之本""脾为后天之本"，故补益脾肾二脏，素为医家所重，至于补脾补肾，孰重孰轻，当视具体病情而各有侧重，不可偏废。

4. 注意补之峻缓

补有峻缓，应量证而定。凡阳气骤衰，真气暴脱，或血崩气脱，或津液枯竭，皆宜峻补，使用大剂重剂，以求速效。如正气已虚，但邪气尚未完全消除，宜用缓补之法，不求速效，积以时日，渐以收功。对于病虽属虚，而用补法有所顾忌者，如欲补气而于血有虑，欲补血又恐其碍气，欲补上而于下有碍，欲补下而上有损，或其症似虚非虚，似实非实，则可择甘润之品，用平补之法较为妥当。此外，对于虚不受补者，如拟用补，更当以平补为宜。

5. 注意不可妄补

虚证当补，无可非议。但因药性皆偏，益于此必损于彼。大凡有益于阳虚者，必不利于阴；有益于阴虚者，必不利于阳。同时无毒之药，性虽和平，久用多用则亦每气有偏胜。由此可知，无虚之证，妄加以补，不仅无益，反而有害。此外，若逢迎病家畏攻喜补之心理而滥施补剂，则为害尤甚。

六、温法

温法亦称温阳法。即通过扶助人体阳气以温里祛寒、回阳，从而消除里寒证的治法。主要包括温里散寒、温经散寒和回阳救逆三个方面。

（一）应用要点

1. 温里散寒

由于寒邪直中脏腑，或阳虚内寒，症见身寒肢凉、脘腹冷痛、呕吐泄泻、舌淡苔润、脉沉迟弱等，宜温中散寒，常选用理中汤、吴茱萸汤之类。若见腰痛水肿、夜尿频频等症，则属脾肾虚寒，阳不化水，水湿泛滥，又宜酌选真武汤、济生肾气丸等，以温肾祛寒，温阳利水。

2. 温经散寒

由于寒邪凝滞于经络，血脉不畅，症见四肢冷痛、肤色紫暗、面青舌瘀、脉细而涩等，法当温经散寒，养血通脉，常选用当归四逆汤等。如寒湿浸淫，四肢拘急，发为痛痹，亦宜温散，常用乌头汤。

3. 回阳救逆

由阳虚内寒可进而导致阳气虚脱，症见四肢厥逆、畏寒蜷卧、下利清谷、冷汗淋漓、气短难续、口鼻气冷、面色青灰、苔黑而润、脉微欲绝等，急宜回阳救逆，并辅以益气固脱，常酌选四逆汤、参附汤、回阳救急汤等。

（二）注意事项

1. 注意辨识假象

使用温法，必须针对寒证，勿为假象所惑，对真热假寒，尤须仔细辨明，以免误用温法。如伤寒化燥，邪热传里，见口咽干、便闭谵语，以及发黄狂乱、衄血便血诸症，均不可温。若病热已深，厥逆渐进，舌则干枯，反不知渴，又或夹热下利，神昏气弱；或脉来涩滞，反不应指；或面似烟熏，形如槁木，近之无声，望之似脱；甚至血液衰耗，筋脉拘挛，但唇齿舌干燥而不可解者。凡此均属真热假寒之候，均不宜温。若妄投热剂，必致贻误，使病势逆变。

2. 注意掌握缓急

寒证较重，温之应峻；寒证轻浅，温之宜缓。由于温热之药，性皆燥烈，因而临床常见温之太过，寒证虽退，但因耗血伤津，反致燥热之证。因此，如非急救回阳，宜少用峻剂重剂。寒而不虚，当专用温；若寒而且虚，则宜甘温，取其补虚缓寒。而兼痰、兼食、兼滞者，均宜兼而治之。故温法之运用，应因证、因人、因时，方能全面照顾。

七、和法

和法亦称和解法，即通过和解表里的方药，以解除半表半里证的一种治法。和法的内容丰富，应用广泛，究其大要，对外感疾病用于和解表里，对内伤杂病则主要用于调和肝脾、调和胆胃以及调和胃肠等方面。

（一）应用要点

1. 和解表里

外感半表半里之证，邪正分争，症见往来寒热，胸胁苦满，心烦喜呕，口苦咽干，苔薄脉弦等，法当和解表里，以扶正祛邪、清里达表的小柴胡汤为代表。

2. 调和肝脾

情志抑郁，肝脾失调，症见两胁作痛、寒热往来、头痛目眩、口燥咽干、神疲食少、月经不调、乳房作胀、脉弦而细者，宜选逍遥散疏肝解郁、健脾和中。传经热邪，阳气内郁，而致手足厥逆；或脘腹疼痛，或泻痢下重者，又宜用四逆散疏肝理脾，和解表里。如胁肋疼痛较显，用柴胡疏肝散较佳。若因肝木乘脾，症见肠鸣腹痛，痛则泄泻，脉弦而缓者，宜泻肝补脾，用痛泻要方之类。

3. 调和胆胃

胆气犯胃，胃失和降，症见胸胁胀满、恶心呕吐、心下痞满、时或发热、心烦少寐，或寒热如疟，寒轻热重，胸胁胀痛，口苦吐酸，舌红苔白，脉弦而数者，法当调和胆胃，以蒿芩清胆汤为代表方。

4. 调和胃肠

邪在胃肠，寒热失调，腹痛欲呕，心下痞硬等症，治宜寒温并用、调和胃肠，常以干姜、黄芩、黄连、半夏等为主组方。胃气不调，心下痞硬，但满不痛，或干呕，或呕吐、肠鸣下利者，宜用半夏泻心汤，以和胃降逆，开结除痞。伤寒胸中有热，胃中有寒，升降失常，腹中痛，欲呕吐者，又宜用黄连汤，以平调寒热，和胃降逆。

（二）注意事项

1. 辨清偏表偏里

邪入少阳，病在半表半里，固当用小柴胡以和解之，但有偏表偏里及偏寒偏热之不同，又宜适当增损，变通用之。一般而论，寒邪外袭，在表为寒，在里为热，在半表半里，则为寒热交界之所，故偏于表者则寒多，偏于里者则热多，用药须与之相称。

2. 兼顾偏虚偏实

邪不盛而正渐虚者，固宜用和法解之，但有偏于邪盛或偏于正虚之不同，治宜适当变通用之。如小柴胡用人参，所以补正气，使正气旺，则邪无所容，自然得汗而解；但亦有表邪失汗，腠理闭塞，邪无出路，由此而传入少阳，热气渐盛，此非正气之虚，故有不用人参而和解自愈者，是病有虚实不同，则法有所变通。仲景有小柴胡汤之加减法，对出现口渴者，去半夏，加人参、瓜蒌根；若不渴而外有微热者，去人参，加桂枝，即是以渴不渴分辨是否伤津，从而增减药物，变通之用法。

3. 不可滥用和法

由于和法适应证广，用之得当，疗效甚佳，且性平和，药势平稳，常为医者所采用，但又不可滥用。如邪已入里，燥渴、谵语诸症丛生，而仅以柴胡汤主之，则病不解；温病在表，未入少阳，误用柴胡汤，则变证迭生。此外，内伤劳倦，气虚血虚，痈肿瘀血诸证，皆可出现寒热往来，似疟非疟，均非柴胡汤所能去之。但柴胡汤也并非不可用于内伤杂病，若能适当化裁，斟酌用之，也常能收到良效。这些审证加减，则又不属滥用和法之例。

八、吐法

吐法是通过使之呕吐而排除留着于咽喉、胸膈、胃脘的痰涎、宿食和毒物等有形实邪，以达到治疗目的的治法。主要包括峻吐法、缓吐法与外探法三种。

（一）应用要点

1. 峻吐法

用于体壮邪实，痰食留在胸膈、咽喉之间的病证。如症见胸中痞硬、心中烦躁或懊憹、气上冲咽喉不得息、寸脉浮且按之紧者，是痰涎壅胸中，或宿食停于上脘之证，宜涌吐痰食，用瓜蒂散之类。如浊痰壅塞胸中的癫痫，以及误食毒物尚在胃脘者，宜涌吐风痰，用三圣散之类。如中风闭证，痰涎壅塞，内窍闭阻，人事不省，不能言语，或喉痹紧急，宜斩关开闭，用救急稀涎散之类。峻吐法是适用于实证的吐法，如属中风脱证者则忌之。

2. 缓吐法

用于虚证催吐。虚证本无吐法，但痰涎壅塞非吐难以祛逐，只有用缓和的吐法，邪正兼顾以吐之，参芦饮为代表方。

3. 外探法

以鹅翎或指探喉以催吐，或助吐势。用于开提肺气而通癃闭，或助催吐方药迅速达到致吐目的。

（二）注意事项

1. 注意吐法宜忌

吐法用于急剧之证，收效固然迅速，但易伤胃气，故虚人、妊娠、产后一般不宜使用，如定须催吐才能除病，可选用外探法、缓吐法。

2. 注意吐后调养

催吐之后，要注意调理胃气，糜粥自养，不可恣进油腻煎炸等不易消化食物，以免更伤胃气。

（邓　熙）

▶ 第五章 中医脑病辨治规律

第一节 正虚辨治

《灵枢·海论》曰："髓海有余，则轻劲多力……髓海不足，则脑转耳鸣，目无所见，懈怠安卧。"脑为髓海，髓失充养则脑病百生。若正气虚损，脏腑功能失和，气血津液不足以充养髓窍，内外邪气夹击上犯，遂引起脑部各种病证。针对脑病虚证，应采用虚则补之的方法，以扶正培补元气为本。然因虚而致病者临床多病程较长且病势较缓，发病过程中可见虚实兼夹证，辨证治疗时，要注意正邪斗争的变化情况，扶正兼顾理邪。

一、正虚致病的理论基础

（一）肾脏亏损，脑髓失充，髓海空虚

肾脏不司其职与脑病的发生密切相关。《灵枢·经脉》中提到了精与脑的关系，"人始生，先成精，精成而脑髓生"。而前贤亦有"补脑必须填精，而填精必须滋肾"（《辨证奇闻》）之言。可见肾主藏精、生髓的特性对于脑髓的形成至关重要，只有肾精充盛，才能"髓充脑健，神机得用"。精还可化气化血，精不足则气血虚乏，不能充养脑络。此外，阴阳偏衰可影响阴精与阳气互根互用、相互转化，破坏生理状态下的平衡稳态。肾之阴阳为一身阴阳之根本，其失衡甚者可导致人体出现元气衰微的危急状况。

（二）脾脏虚损，化生无源，脑髓失养

脑之精气来源有三，一则为先天之精，二则依赖肾中所藏后天之精转化，其三来源于水谷精微、气血之濡养。《医林改错·脑髓说》中也提出"灵机记性在脑者，因饮食生气血，长肌肉，精汁之清者，化而为髓"。脾司运化之职，将胃纳之水谷化生为气、血、津液，上输精微物质荣养脑窍。《素问·八正神明论》云："血气者，人之神，不可不谨养。"脑以髓为体，以神为用，气虚血亏日久，则易为神无所用之势，脑失一统官骸之职。津液乃五谷之精化生之品，主以滋润、濡养脑髓。前贤有"津液相成，神乃自生"（《素问·八正神明论》）之谈，表明津液盈余则脑髓得充、脑神得养，脑功能得以正常发挥。且脾与肾生理上相依为用，若脾脏虚损致后天之本失养，不能充养先天，则髓海失养，脑失其职。

（三）正气不足，内外邪气合击，上犯脑海

正如《证治准绳》云："盖髓海真气所聚，卒不受犯，受邪则死不可治。"脑为中清之地，性属娇脏，邪犯则发病。其一为外邪侵犯：津血不达脑府，精亏髓空，每使外邪乘机侵袭，而抗争过程中正气不敌外邪，则外邪深入脑髓而发病。此外，正气虚损，五脏六腑功能失司不能协同发挥作用，不止气血津液生化无源，且多生风、痰、湿、瘀之变，内邪积聚，可影响输布渗灌，进一步损伤脑髓，此为正虚致病的另一关键。《医学衷中参西录》中提到"气血亏损，流通于周身者，必然迟缓，血即因之则瘀"，阐明了气血不足引起瘀邪的机理。瘀血流著于脑络，与外邪合击，损伤脑府。精血亏损，则阴液不足可致阴虚生内风，亦有血虚生风之说，内风可引发脑卒中等多种脑部疾病。气虚则气化不利，津液积聚内停而生痰湿之变，进而郁阻清窍，蒙蔽神机，与癫狂、中风和痴呆等脑病的发生密切相关。

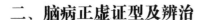

二、脑病正虚证型及辨治

脑病正虚者以虚象为主，辨证时首先要明确是否为虚象，虚者在动态反应上多表现为喜静少动，昏睡欲卧；声息为喃喃独语，声弱息微，郑声；舌面少苔，脉象细弱数等，这几个方面应尤为注意。其次要辨别虚证的类型。

（一）肾精亏型

先天精气不足；或年老精气渐损；房劳过度；或者肾精消耗过度如慢性病病程较长消耗精血等，均可耗损肾精，致精不上充。禀赋薄弱，脑髓发育迟缓可有囟门迟闭，智力低下等；肾精不能上承填充髓海，则见头空痛，眩晕，健忘恍惚；精亏不能濡养头目四肢，兼有耳目失聪，四肢痿软；精亏不固可见须发早脱等早衰症状。常见于多种脑病，如五迟、五软、健忘、脑萎缩等。针对精亏髓减者宜循补益肾脏、填精充髓之法。常用方剂为七福饮、河车大造丸、补肾益髓汤、鹿角胶丸等，还可用补脑丸加减。

脑萎缩是以记忆障碍，智能减退，性格行为学改变为特征的脑实质性病变，其临床表现类似于中医学"健忘""痴呆"等脑病。肾虚精亏，清窍无以为充，则发为脑萎。精不上荣则可见头痛、头晕；髓窍及筋脉失养，而有呆笨迟钝，语言动作失于流利。用补肾填精之二仙汤随证候变化加减。精与气可互相转化，肾精不足，则肾气亦为虚损。肾气温煦蒸腾之用失职，可生痰湿之象。若精亏兼有痰浊上蒙，而见流涎，体胖苔腻，可加佩兰、远志、胆南星；若兼见面色晦暗，身刺痛，舌边紫斑或斑点，提示精亏夹有瘀邪，宜加入化瘀通络之品，如红花、丹参等；若兼有纳呆、便溏、齿痕舌等症，适当配伍山药、砂仁等补脾健胃。眩晕病之肾精不足证，除外视物旋转，行走不稳，腰腿酸软之症，若出现头重如蒙，频唾涎沫，以及舌胖苔浊腻，脉濡缓或脉弦滑等舌脉表现，则为精亏夹痰，选方为左归饮加味，加入前胡、桔梗、陈皮等祛痰之品。癫痫多发于婴幼儿期主要可责之于先天薄弱，肾虚精亏。西医认为颅内神经元过度或异常放电是引发癫痫发作的原因，其特征为发作期短暂性的脑功能异常。癫痫发作时以出现突然昏仆，昏不知人，而醒后如常人为基本表现，伴有目睛直视，四肢抽搐等典型症状。癫痫病因虽复杂多变，其在本为虚。婴幼儿肾常不足，元气未充，外邪易袭脑髓，以致神失所用，表现为昏不知人，而脉络失养，则可见抽搐，症见癫痫频发，神识不清。以大补元煎方加减行补肾填精，柔筋缓痉之用。神识模糊者可配伍大枣、合欢皮、珍珠母等镇静安神。智力发育迟缓者可添加枸杞子、益智仁等补脑益智。

（二）脾虚型

过食肥甘厚味，或劳逸失调，七情过度，或者他脏之病累及均可导致脾气虚弱，影响脾主运化及输布的功能。水湿不化泛生痰浊之邪，上行蒙蔽神机。脾虚则木易乘土，肝气犯脾，易致气机不利。脾气虚证常见于眩晕、健忘、痿病等疾病。如癫痫病属脾气虚者，因脑具有喜盈而恶亏的生理特点，中气不足，脾土失运，则精虚血少，筋骨、肌肉失养，则见四肢抽搐；清阳不升，则见神识恍惚；伴有纳呆，便溏，少气乏力等症状，舌淡苔白，脉缓弱，均佐证了脾虚体弱而发作此病的机制。方药可选补中益气汤或归脾汤，循益气健脾之法，加减应用。癫痫病其本在虚，与痰邪密切相关。脾虚夹痰之癫痫者，可闻其喉间痰鸣，除外脾气虚弱的基本特征外，还见体胖嗜睡、头身困重、痰涎壅盛之象，此为痰浊上蒙巅顶，以致神机错乱。急用健脾益气，豁痰开窍法以治之。选方以六君子汤为主配伍涤痰汤加减，在健脾益气基础上兼用化痰祛湿之品，如半夏、陈皮、胆南星等。若痰郁化火而有苔黄腻，脉滑数者，治宜益气健脾，清热除痰。如健忘属脾虚证者兼有烦躁易怒，郁郁寡欢，齿痕舌，苔薄白，脉弦临床表现，表明脾虚兼有肝郁。应当培土益气，疏肝解郁，方以逍遥散合越鞠丸主之。

气虚而致脑病的另一主要证型为气虚血瘀证。前贤认为"元气既虚……血管无气，必停留而瘀"（《医林改错·论抽风不是风》），气虚则血行无力此为其一，气虚致瘀的另一机制为气虚可发展成为阳虚，阳虚内寒则血凝滞亦可为瘀，扰神阻络，加重脑病之虚象。有学者研究表明气虚血瘀证是造成中风患者在后遗症期恢复障碍的主要证型之一。中风病临床以口眼㖞斜，或伴口角流涎为特征，脾气虚见倦怠嗜卧，神疲乏力，瘀血内阻，经络不通，新血不生，津液不能上承滋养脑海，而见神识恍惚，语言謇涩；气血不达四末，则见半身不遂。其证舌下可有瘀斑、瘀点。循益气行血通络之法，选方为补阳还五汤，既可祛脑府之瘀，又可补气化血，促进新血化生，标本兼治。

气血两虚证多见于脑病后期。或因慢性消耗性疾病耗伤气血；或忧思伤脾，生化无源；或因出血性疾病耗血过多，血不载气；或劳倦过度，均为气血俱损的成因。气虚则清阳不升，髓海不充；血虚则脉道空虚，窍失濡养。本病常见的气血两虚证型为心脾两虚证。如健忘属心脾两虚证者，心脾血少，清气不足，脾化无源，则气血两伤，影响脑记忆功能，可致记忆力下降，引起健忘，兼见头晕，或伴有头痛绵绵之状。此外心主血藏脉，脉藏神，若心血耗损，血虚心失所养，又可见不寐，心悸，面唇无华之象。不寐见此证型首选归脾汤、八珍汤，以补气养血，健运脾胃。脾气虚则行血无力且统血无权，血行脉外成为瘀滞；心气虚则血虚脉空，血行缓慢变生瘀邪。气血两虚证易夹瘀犯脑。如心脾两虚型脑卒中，临床可见口眼㖞斜，半身不遂，肢体麻木，言蹇，伴爪甲苍白，身倦乏力等表现。若兼见唇紫舌暗，脉虚缓无力而涩者，则提示兼有瘀邪作祟。气虚脾运失调，易夹痰湿。若舌边齿痕显著，其苔腻，脉弦滑或弦数者，此提示夹有痰湿。针对证型的变化，相应地改变药物的配伍。气血两虚兼夹痰湿者，以养血安神、补脾益气为主，伴以豁痰醒神，予以归脾汤合温胆汤疗之。气血两虚夹瘀者，用补益心脾、活血化瘀法进行调理，以归脾汤合补阳还五汤加减化裁。

（三）肾阴阳偏衰型

1. 肾阴虚

肾阴虚之成因广泛，或房事过度；或久病及肾，失于调养；或年老体衰，阴液耗损且无以为生；或情志因素郁而化火伤阴；或温燥之品伤阴。乙癸同源，若肝肾二脏失于协同作用而出现肾阴不足，水不涵木；或肝阴不足，肾阴不充，均可致肝肾阴虚。中风病以其发病普遍、凶险，多伴严重后遗症成为中老年人常见的急重脑血管病之一。临床中风病以肝肾阴虚证型最为常见，其因在于阴虚液少，肝阳上亢，而生内风致病。肝肾阴虚之中风病的典型辨证要点是舌红少苔或无苔脉弦细或细弦数的舌脉之象。阴液不足，不能濡养肢体，筋骨失养，可伴四肢拘挛麻木；肝阴亏虚可见双目干涩；虚火扰神可见烦躁不寐；肝阳上亢则冲动易怒等。可用镇肝熄风汤合地黄饮子加减，行滋肾养肝、益阴息风之法。若兼有气虚表现而见肢软无力，治以益气养阴，配伍药物如黄芪、西洋参等；若兼见口干咽燥，此为阴虚火炽，虚火灼津，配伍麦冬、黄檗、天花粉、知母等，以滋阴降火，养阴生津；若烦热少寐，上扰心神者，此为阴虚内热所致，加黄芩、荷叶等退其热象；若兼见舌暗红，舌尖瘀斑，舌边紫气，此乃阴虚内热，煎熬血液，凝为瘀滞，病久入络，血瘀脑痹，应加活血化瘀之品，如丹参、当归、桃仁、红花等；若伴有喉间辘辘等痰盛之象，此为阴虚灼津，炼液为痰，加清热化痰之品如瓜蒌、黄芩、胆南星、竹茹等，若以湿痰为主则用陈皮、白术。心主火，肾主水，"心无水，则孤火上逆"（《吴医汇讲·卷八》），阐明了心肾不交证的关键在于肾阴虚所致的心肾二脏不相既济，不能相互为用。不寐者见此证型者，乃阴虚不制阳，致心火独亢于上扰动神明，可见烦躁不眠，心悸多梦；肾水亏虚于下，则见腰膝酸软，精关不固则遗精等，此皆为上实下虚之象。咽干口燥，烦热盗汗，面赤等皆佐证阴虚火旺之象。其苔黄舌红，以细数脉为主。选黄连阿胶汤为基础方滋阴泻火，除烦安神以行加减之用。心肾不交与多种脑病的产生有关。有学者提出肾水亏竭，心肾不交则精不舍神，精神失守，必致健忘。贤人亦有"肾水资于心，则智慧生生不息"之说，反之则智慧不生，可见此证与神明不聪之痴呆亦密切相关。

2. 肾阳虚

或素为阳虚体质；或疲劳伤身；或慢性病，病久耗损肾阳；或过服苦寒利下之药，恣食寒凉之品损伤脾阳，皆可导致阳气虚损。五脏之阳离不开肾阳充养，肾阳不足是引起脑病阳虚证的关键。脑病后期因病久阳气耗损，常有多个脏腑受累，脾肾阳虚证为常见证型。阳气为一身动力之源，阳气虚则精血不能运达于脑，则脑髓失养，神明失主，而见精神萎靡、思睡、抑郁等。肾阳虚则温补元阳，以补髓丸加减化裁。因阳气虚损，则温煦运动之力皆减，故阳虚证多可生血瘀，痰湿之患。如脾肾阳虚之痿病，因阳虚则失温煦蒸腾作用，水谷精微不化，濡养不足而见肢体不温痿软不用，治以温补脾肾，常以还少丹加减主之。若病久而内生瘀邪，长留脑脉，如老年患者卒中后遗症所致偏瘫，长期卧床，常为阳虚体质易伴瘀阻，而见肢体活动不利，麻木怕冷，舌质暗紫，其脉沉且涩。治法为温补肾阳，健运脾脏，活血通络，在基础方上加桃仁、川芎等以活血化瘀。

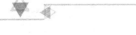

由此可见脑病正虚之证与肾、脾、心、肝等脏器功能失司均有关联，尤以肾最为密切。脑病虚证辨证时应围绕本虚为主的本质，以补益肾脏为主，以不同证型的病因病机及临床表现等辨证要点为依据，针对性地采用相应的补益方法及方剂药物进行治疗。此外正气虚损，除外邪侵犯脑府外，气、血、精、津液的运行障碍也产生了以痰、瘀等为主的新的致病因素，遣药组方中要引起注意，在补益的同时配伍消痰除瘀之品，扶正兼顾理邪。

（刘志勇）

第二节　风邪辨治

中医学认为，风为阳邪，具有开泄、善行数变、易袭阳位的致病特点。脑为诸阳之会，居人体的最上方，因而易受风邪的侵袭。风邪上扰头面，清窍不利，经络中风，可出现头晕头痛、项强，甚则口眼㖞斜等症。相对从外感受的外风而言，内风系自内而生，多由脏腑功能失调所致，与肝的关系最为密切。肾虚精亏或肾阴不足，水不涵木，肝阳上亢，引动内风，其临床表现以眩晕、肢麻、震颤、抽搐等为主要特征。辨证时还要区分外风和内风。因此，本节仅重点阐述风邪致脑病的辨治。

一、风邪犯脑的理论基础

（一）脑居高位，最易受风

脑位于人体最高的位置，人体清阳之气皆上注于头面，手足三阳经皆会聚于头面，故《备急千金要方》说："头者，诸阳之会也。"脑又为髓海所在，凡五脏精华之血，六腑清阳之气，皆上注于头面，故又称之为清阳之府。风为阳邪，易袭阳位，《素问·太阴阳明论》说"故犯贼风虚邪者，阳受之"，"伤于风者，上先受之"。因此风邪袭来，脑部首当其冲。《素问·风论》云："风气循风府而上，则为脑风。"伤于头部、面部，发为头风、面风等病。故脑易受风邪的侵扰，可致眩晕头痛等症。

（二）脑为清窍，病多兼风

《寓意草》说："头为一身之元首……其所主之脏，则以头之外窍包藏脑髓。"若邪气壅塞脉道，或瘀阻清窍，则会导致清窍不利，脑络受阻。外风或兼寒、热等侵袭头面、肌表、经络，可导致头痛、眩晕、口眼㖞斜等症；内风多为脏腑功能失调所致，常出现眩晕、头痛、中风、痉病、颤病等症状。《内经》有"风为百病之长"之说，风邪常与他邪兼夹为患，且风邪所致病证变化多端，因此在脑病过程中，或外风引动内风，或内风兼感外风，二者不可截然分开。

二、从风辨治

（一）从外风辨治

风邪首先侵犯头部，如《素问·太阴阳明论》中指出"伤于风者，上先受之"，十二经脉中阳经会聚于头，所以风邪侵袭头部，会使头部的气血运行不畅，经络血脉阻塞不通，不通则痛，从而导致头痛的发生。外风也可致头眩，如《诸病源候论》中有"风头眩者，由血气虚，风邪入脑引目系故也"，《太平圣惠方》中也有"夫风头旋者，良由体虚，风邪乘与阳脉。诸阳之经皆上注于头面。风邪入脑，遂成头眩"，表明本病病机为正气不足，外风入脑而致头眩。因此在治疗上应以祛外风为主，选用发散表邪的风药如防风、羌活、独活、柴胡、升麻、葛根、川芎、藁本、荆芥等治疗。《医宗必读·头痛》曰："头痛自有多因，而古方每用风药者，何也？高巅之上惟风可到，味之薄者，阴中之阳，自地升天者也。"《医方集解》采用川芎茶调散主治头痛和头晕，云其"治诸风上攻，正偏头痛，恶风有汗，憎寒壮热，鼻塞痰甚，头晕目眩"，《症因脉治》中治疗风寒眩晕用羌活防风汤加天麻、黄芩。

若络脉亏虚，风邪乘虚而入，经络气血痹阻不通也可引起口眼㖞斜、舌强足废之中风病，《金匮要略·中风历节病脉证并治第五》曰："夫风之为病，当半身不遂。或但臂不遂者，此为痹。脉微而数，中风使然。"又"寸口脉浮而紧，紧则为寒，浮则为虚，寒虚相搏，邪在皮肤。浮者血虚，络脉空虚，贼邪不泻，或左或右，邪气反缓，正气即急，正气引邪，㖞僻不遂……"，《成方便读》阐述"夫风之中于经也，留而不去，则与络中之津液、气血混合不分，由是卫气失其常道，络中之津液即结而为痰，经络中一有湿痰死血，即不仁且不用"，这些皆认为中风发病与外风入侵有关。因此，可选用侯氏黑散（《金匮要略》）、大秦艽汤（《素问病机气宜保命集》）及小续命汤（《备急千金要方·卷第八·诸风》）等方治疗，融祛风、补虚、清热、化痰、通络于一炉。正如孙思邈谓小续命汤："治卒中风欲死，身体缓急，口目不正，舌强不能言，奄奄忽忽，神情闷乱，诸风服之皆验，不令人虚方。"

（二）从内风辨治

内风主要和肝、心、脾、肾等功能失调有关，但与肝的关系最为密切，如《素问·至真要大论》云"诸风掉眩，皆属于肝"。肝为风木之脏，主筋。肝阳上亢或肝火上炎时，风热之邪上扰头面而致脑病；肾虚精亏、髓海不足时，又可致脑络失养，虚风内动。可见，内风的病理属性可分为虚、实两方面，二者又相互兼夹，互为因果。因此，在辨治脑病之内风时，要分清虚实，辨别主要脏腑，同时结合各型的辨证要点，采用相应的治法及方药进行治疗。

头痛、眩晕、中风等病常由于肝肾阴亏，水不涵木，浮阳不潜，肝阳上亢而致头目眩晕；甚者阳亢化风，风动而气血逆乱，故可见肢麻震颤，甚者突然昏仆、口眼㖞斜、半身不遂等症，治宜镇肝息风、滋阴潜阳，方药选用天麻钩藤饮、镇肝熄风汤等。

痉病多因外感温热病邪，邪热炽盛，煎灼津液，伤及营血，燔灼肝经而引起高热，神昏躁扰，手足抽搐，甚则惊厥，可用羚角钩藤汤加减，凉肝息风，增液舒筋。神昏惊厥者，选用安宫牛黄丸、至宝丹或紫雪丹，清心泻热，开窍醒神，息风定痉。

颤病是老年人常见的脑病之一。若因久病体虚或肾虚精亏致髓海不足，神机失养，肢体筋脉失主，患者常有头摇肢颤，持物不稳，腰膝酸软，耳鸣健忘的表现，舌质红，舌苔薄白，脉象细数。治疗需填精补髓，育阴息风，方用龟鹿二仙胶合大定风珠加减。日久气血不足，筋脉失养，虚风内动，甚者络脉瘀阻，可出现肢体僵硬，动作迟滞乏力现象，此外还有神疲乏力，面色无华，表情淡漠，心悸健忘等血虚表现，舌体胖大，舌质淡红，舌苔薄白，脉沉濡无力或沉细弱。以人参养荣汤加减益气养血，舒筋祛风，气虚运化无力，湿聚成痰，应化痰通络止颤，加半夏、白芥子、胆南星；血虚心神失养，加炒酸枣仁、柏子仁；气虚血滞，肢体颤抖，疼痛麻木，加鸡血藤、丹参、桃仁、红花。

总之，外风和内风均为脑病的重要的致病因素。外风和内风可相兼互感，外风可引动内风，内风也可兼感外风。因此在治疗时应合理选用风药，疏散外风和平息内风，为中医脑病的常用治法。

（刘志勇）

第三节　痰瘀辨治

中医学认为，脑属元神之官，主神志，协调于五脏六腑，统辖于四肢百骸。脑的功能正常，则脏腑相安，各得其职。脑病则百病丛生，脏腑皆摇。而脏腑功能活动的正常发挥，又是脑主神志，司一身之前提。若脏腑功能失和，阴阳失调，使气血津液代谢障碍，易生痰瘀实邪，导致多种脑病发生。针对疑由痰、瘀或痰瘀互结所致之脑病，在辨治时，应注意顾痰审瘀，有其重要意义。

一、痰瘀犯脑的理论基础

（一）五脏失司，津停血滞，化生痰瘀

人体内痰瘀的化生与五脏功能失调关系密切。《景岳全书·杂证谟》中提出"五脏之病，虽俱能生痰，然无不由乎脾肾"的观点。前贤亦有"肺为贮痰之器"之说（《证治汇补·痰证》）。可见，痰的产生与肺脾肾三脏的关系密切。瘀血是血液运行失常的病理产物，而血液的运行有赖于五脏司职得当。肝藏血，心主血脉，脾生血且统血，肺助心行血，肾藏精化血，任何一脏的功能失职，都会影响血液的生成及运行，而致瘀血内生。

（二）痰瘀之邪，窜经扰络，上犯脑窍

脑与五脏结构相系，生理相依。《灵枢·大惑论》云："五脏六腑之精皆上注于目……上属于

脑。"《灵枢·邪气脏腑病形》曰："十二经脉，三百六十五络，其血气皆上于面而走空窍。"《针灸大成》载"百脉皆归于头"。上述条文阐明，十二经脉连于头面诸窍，五脏六腑依经络循行将气血津液上输荣脑。经络在生理上是气血津液输布之通道。其中，络脉网布全身，亦是津血渗灌互换之场所。经络在病理上又可成为诸邪窜留人体之道路。如《灵枢·百病始生》曰："是故虚邪之中人也，始于皮肤……留而不去，传舍于经……稽留而不去，息而成积，或着孙络，或着络脉。"若痰瘀之邪积聚流著于经，可使经脉气机不利，津血不能环周运行，日久影响络脉的输布渗灌功能，每使在经之邪乘虚入络。由此令邪气达于全身，诸病始生。脑位处一身之上极，其络脉细小狭窄，若邪入其中，影响气血津液运行，易成储痰留瘀之势，生痰瘀犯脑之患。因此，痰瘀与经络关系密切，其中络脉尤其是痰瘀证的关键病位。

二、从痰、瘀及痰瘀辨治

（一）从痰论治

脑病属痰证者，其"痰"成因甚广、致病甚众。饮食不节，过食肥甘，损伤脾胃；或劳倦忧思，伤及脾阳，皆令脾失健运，水湿内停，积聚成痰；或肺气虚损，通调失司，水津不布，留滞生痰；或肾阳亏虚不能化气行水，水泛为痰；又或肝气郁结，痰得于气郁湿滞。痰邪流窜于经络，上蒙于巅顶，使气血不得入其中，神机不得出于脑窍，致各种脑病的发生。如眩晕病证属痰浊上蒙者，可因痰浊中阻，上蒙清窍，阻遏清阳所致。以目眩和头晕为其基本特征，他症有头重如蒙，思睡，胸闷不舒，口吐痰涎，纳呆，舌胖苔浊腻或厚白而润，脉滑等。痰浊郁久化热，痰火上扰则见口苦，头目胀痛；扰于心脉，故见心悸而烦。痰火灼津见尿赤。舌红苔黄腻，脉弦滑而数，皆为痰火之象。痰浊夹肝阳上扰，可见耳鸣，头痛，面赤易怒，胁痛等症。治疗上，痰浊上蒙者，治以燥湿祛痰，健脾和胃，方药可选半夏白术天麻汤（《医学心悟》）行加减之用；痰火上扰之人，主以降火化痰、清脑止晕，方用黄连温胆汤合天麻钩藤饮加减；痰浊夹肝阳上扰之证，应息风化痰，平肝潜阳，方药常用半夏白术天麻汤和天麻钩藤饮加减。

中风病多以神昏，偏瘫麻木，口舌㖞斜，语言謇涩或不语为常见症状。可由痰夹风、热、湿邪阻于脉络所成。风痰者，因内风旋动，痰随风邪内窜于脉络，蒙于清窍而病；热痰者，属痰湿内郁化热，热而生风，引动痰热扰于经脉所成；湿痰常由气虚而生，湿痰阻络发为本病。属风痰者，还可见头晕目眩，痰黏量多，舌淡，苔薄白或白腻，脉弦滑等症。痰浊化热阻于中焦，上则清阳不升而头晕，下则腑气不降而便秘。面赤身热，口臭气粗，躁扰不宁，苔黄腻，脉弦滑等皆由痰热壅盛使然。中风病恢复期或后遗期，因气虚而湿痰内生，痰阻于脉络，多有半身不遂，言语不利，口舌㖞斜之症。风痰兼有瘀血内阻者，应息风化痰兼活血通络，可选化痰通络汤予以加减治疗。痰热腑实予化痰通腑之法，方可用星蒌承气汤加减。中风后遗期湿痰内阻，言语不利之人，予以祛风除痰开窍法，方选解语丹（《医学心悟》）为基础行加减变化。

痴呆以记忆力减退、认知功能障碍、精神行为改变以及动作迟笨为主要表现。本病多由痰浊蒙蔽神窍所致。七情所伤，肝气郁结，横逆犯脾，脾气亏虚则运化失职，痰浊内生，蒙蔽清窍，则神明不清，记忆减退，表情淡漠，头身困重，痰多，不思饮食，哭笑无常，悲愁无度，起居难理。若素有脾虚痰病，还可见到气短乏力，面色苍白无泽，舌胖，脉细滑。治法上注重化痰开窍，健脾益气。以洗心汤（《辨证录》）等加减应用治疗。痿病多以肢体筋缓，痿弱乏力，甚则肌肉瘦削，手足不能随意运动为主要表现。多见于西医中的急性脊髓炎、神经脱髓鞘类疾病等。《证治汇补·痿躄》曰："湿痰痿者，肥盛之人，血气不能运动其痰，致湿痰内停，客于经脉……令人四肢不举是也。"过食膏粱厚味或饮食不节，致脾损痰聚，气血不能流至四末，肢体失养，发为痿病。痿病多虚且病程较长，易使气血运行不畅留滞成痰。症状方面除见肢体痿软无力、肌肉瘦削外，还可有头晕或头重昏蒙，面色无华，食少便溏，舌淡苔白，脉细等表现。治疗可循燥湿化痰，健脾清热之法，朱丹溪在《丹溪心法》中用二陈汤加苍术、白术、黄芩、黄檗、竹沥、姜汁治疗此证。

（二）从瘀论治

瘀是血行不利的病理产物。情志不畅，肝失疏泄；心气不足，血虚脉涩；脾虚胃弱，不能统血；肺气亏虚，宗气不足等皆可致瘀。血瘀之证除因于脏腑失调外，亦多见于寒凝、热灼或外伤直接损及脏腑而成者。血瘀于脉道，使新血不达头面，清窍不荣，脑海失养而致各种脑病。如眩晕属瘀血内阻者，多因瘀血内停，阻滞血脉，气血不能上荣头目，脑失所养而致。症状除眩晕外，还可见头痛，面唇紫暗，舌紫有瘀斑瘀点，脉涩等。瘀血日久不去，导致新血不生，心脉失养，又见神疲，健忘，失眠，心悸怔忡之症。针对不同的病因，采用不同的治疗之法。气虚者，益气活血，方选补阳还五汤加减；气滞者，理气化瘀，方用血府逐瘀汤加味；气逆者，调气活血，镇心安神，可以百合汤或桃仁四物汤加镇心安神之品；外伤者，活血通络，可用通窍活血汤加减。头痛病多有跌仆损伤病史，使瘀血长留于脑脉，不通则痛；或因气滞血瘀，久病入络，致气血不能上荣，不荣则痛。血瘀络痹，头痛经久不愈，且痛处不移，痛如锥刺。舌有瘀斑瘀点，脉细涩，皆佐证瘀血内停。亦可用通窍活血汤（《医林改错》）等加减以收活血化瘀之效。

中风病血瘀证，以神志异常、半身不遂、言语不利为主要表现，尚见头痛，肢体疼痛、麻木，口唇紫黯，面色晦黯无光，舌紫暗或布瘀斑、瘀点等。中风闭证，因肝阳暴升，血逆于上，蒙蔽清窍，病者多有突然昏倒，呼之不应的表现，若兼有痰热内盛，还可见身热面赤等热象。治疗应以急症视之，可在西药常规治疗基础上，采用清开灵注射液联合针灸治疗。中风后遗期，症见一侧肢体不能自主活动，舌紫暗或有瘀斑，脉缓而无力，多提示气虚血瘀之象。治疗上常予益气活血，方药以补阳还五汤（《医林改错》）为代表。

癫狂一病，分癫病与狂病，二者皆可由气血凝滞使脑气和脏气不接所成。诚如王清任在《医林改错》所提"癫狂一证……乃气血凝滞，脑气与脏腑气不接"，精神症状可见躁扰或抑郁，幻视幻听，妄想等，常兼面色晦暗，头痛心悸，舌紫瘀斑，苔或白或黄，脉细涩或弦数等症。治疗上皆以活血化瘀理气为法，具体可选用癫狂梦醒汤（《医林改错》）等加减变化。多寐以嗜睡为典型症状，属瘀血阻滞者，每因头部外伤，瘀血阻滞，神明失养导致。他症可见神志迷糊，时寐时醒，头痛头晕等。舌质多紫黯或有瘀斑、瘀点。脉多细涩。治疗以活血通络为法，可用通窍活血汤（《医林改错》）加减应用。

（三）从痰瘀论治

《诸病源候论》云："诸痰者，此由血脉壅塞，饮水结聚而不消散，故能痰也。"痰为津聚，瘀为血滞，津血同源，痰瘀亦可同病。有学者认为诊治脑病时根据"痰瘀可相兼为病"的特征，应注意"见痰及瘀""见瘀及痰""痰瘀同治"。有学者又将脑病痰瘀互结证的临床表现归纳为神明失主、神机失用、九窍失司、七情失常、舌象脉象五个方面，症状特点总结为痰象、瘀象同见。病情特征归结为复杂多变，缠绵难愈；同时也把痰瘀互结证证型细化为八种并附以相应治法。如顽痰瘀毒交阻颅脑之脑瘤病证，今时之人，多劳累伤精，脏腑功能失调导致津停血瘀，痰瘀留聚于脑，闭阻脑窍，使上承之津血更难达至神明，并进一步加重痰聚瘀阻。由于病情发展缓慢，症状不显，故不易察觉。但久病入络，最终症见头痛如劈，剧烈难忍，痛处不移，重者见神昏谵语或躁扰不宁，痰壅抽搐，舌紫暗或胖大，苔白腻，舌下散布瘀斑或瘀点，脉弦滑或细涩。治以破血逐瘀、化痰软坚为大法，以脑泰通汤为基础方行加减之用。

痰瘀是导致多种脑病发生的常见致病因素。瘀阻脑脉，清窍失荣或痰浊中阻，阻遏清阳，上蒙清窍，分别为两者为患的重要病机。痰瘀互结，久病入络，痰瘀难除在很大程度上也影响着疾病治疗及转归。因此，深入研究脑病痰瘀之病因病机规律，对于正确遣药组方，提高临床疗效，具有十分重要的意义。

（刘志勇）

第四节　气郁辨治

《灵枢·本脏》载："经脉者，所以行血气而营阴阳，濡筋骨，利关节者也。"经脉的主要生理功能就是行血气，血气运行畅通则脏腑百骸能够得到渗灌，脑也就能得到濡养，从而发挥其正常的生理功能。且气机流通于身体各处，脑的生理功能也需要气的推动和激发。当出现气机不畅的病理变化时，经脉气血运行不畅，脏腑百骸得不到渗灌，脑部失于濡养，或者气机瘀滞于脑甚至逆乱而上，就会出现精神意识和感觉运动的功能异常。在临床辨治上气郁脑病常兼有痰瘀或化火等病理因素。

一、气郁致病的理论基础

（一）气机瘀滞，血行不畅

人体之气处于不断运动的状态，其运动形式为升降出入。脑位于天阳，气机上升至此而转为下降，是气机转折之处。气血失常是脑的器质性和功能性病变的基本病机枢纽。根据《素问·举痛论》"百病生于气"，气为一身之主，周流全身，以温煦五脏六腑，使之得以正常活动。正如张景岳所言："夫百病皆生于气，正以气之为用，无所不至，一有不调，则无所不病，故其在外则有六气之侵，在内则有九气之乱。"若外感六淫或内伤七情，则气机升降失常，瘀滞于内，甚至逆乱而上，以致脑部功能失常；又"气为血之帅"，气郁则血液温煦推动之力不足，致气血运行不畅，脑部失于濡养。

（二）气郁痰阻，痰浊上蒙

人体的气机升降，与血液循环和水液代谢密切相关，"痰属湿，为津液所化，盖行则为液，聚则为痰，流则为津，止则为涎。其所以流行聚止者，皆气为之也"（《存存斋医话稿·卷一》）。若气机郁结，则津行不畅，影响水液代谢，痰浊生之，上犯清窍。

（三）气郁血瘀，脑络阻滞

在人体中，气机与血行关系密切，气行则血行。气郁则气机运行不畅，导致血行受阻则血液瘀滞于经络。《灵枢·邪气藏府病形》曰："十二经脉，三百六十五络，其血气皆上于面而走空窍。"若气机瘀滞，血瘀内停，则动扰神明，甚则闭阻清窍。

（四）气郁化火，上扰神明

人体气机，以畅达调和为贵，气郁以气机不利为主，气郁日久，可以化火。《临证指南医案》云"郁则所滞，气滞久则必化热""气有余，便是火"，郁火炎上，扰动神明。脑主神明，可以通过经络系统与五脏建立密切联系，正如《灵枢·大惑论》曰："五脏六腑之精气，皆上注于目而为之精……而与脉并为系，上属于脑，后出于项中。"当气机瘀滞于经络脏腑，郁而化火，火热循经上扰神明，发为脑病。

二、从气郁、郁火论治

气郁脑病是指脑中气机瘀滞甚至逆乱而上，辨证的关键在于判断是否为郁象，以及辨别是否已经化火生热。

（一）从气郁论治

气郁型脑病，其成因甚多，波及的范围十分广泛，既可以是外界六淫邪气导致，也可由七情内伤引发，同时也与五脏其他疾病和饮食不宜相关；气机瘀滞可涉及人体所有的脏腑经络，在疾病发展过程中，日久可以生痰、生湿，从而影响气血运行、津液输布和饮食的传化，产生瘀血、痰湿等病理产物。人体脏腑经络气机不畅，瘀血、痰湿内生，血流不畅，瘀血阻滞脑络；痰湿上行，蒙蔽清窍；甚则气机逆乱而上，扰动神明，导致脑病发生。如脑中气机郁结，则出现头晕、头胀，随情绪变化加重，且可能伴有精神抑郁；当气机逆乱而上，则出现猝然昏仆、不省人事、两目上视、口噤握拳、呼之不应等症状；若内生瘀血，脑络受阻，则头痛如针刺，痛处固定不移，经久不愈；痰湿内生，上蒙清窍，症见头痛昏蒙、眩晕呕吐，甚至痴呆神昏。治疗气郁证脑病，以调达气机治疗气郁为主，如大、小柴胡汤等，再辅以如龙骨、牡蛎、石决明等潜阳降逆，桃仁、红花、川芎等活血化瘀，南星、瓜蒌、茯苓等化痰祛湿。

癔症是一种常见的神经官能症，其产生有明显的精神因素，主要为感觉、运动功能障碍，是由脏气郁结、脑内气机紊乱、阴阳气血失调导致的，其中最主要的原因是肝气瘀滞。肝主疏泄，调节气机、调畅情志，喜条达而恶抑郁。其主疏泄的功能是气的升降出入协调平衡的重要调节机制，以此保证机体脏腑组织的正常功能活动。《素问·气交变大论》云"岁木太过，风气流行，脾土受邪。民病飧泄食减，体重烦冤，肠鸣腹支满，上应岁星。甚则忽忽善怒，眩冒巅疾"。当内伤七情、外感六淫伤及肝脏，肝失疏泄，气机不畅，从而影响全身气机运行，波及脑髓。此病最主要的症状为头胀痛，精神抑郁，默默寡欢，甚或突然昏倒，两目上视，眼睑颤动，呼之不应。常反复发作，愈后无任何后遗症。治疗此类病证应采取疏肝解郁、理气降逆的治法，常用方剂为越鞠丸，柴胡疏肝汤，大、小柴胡汤，五磨饮子等。若出现头部刺痛，位置固定，则辅以活血化瘀之品；若头部昏沉、眩晕，则辅以涤痰化浊之品。

（二）从郁火论治

《丹溪心法》曰："郁者，结聚而不得发越也。"气郁为先，郁久不发，则内遏为火郁。"气有余便是火"指的就是气机瘀滞之有余，而非元气、宗气、营卫之气之有余。郁火包括三个方面的内容：①外感六淫，郁阻化火；②气滞生痰瘀，郁而化热；③七情内伤，五志过极而化火。郁火上炎，扰动神明出现谵语、癫狂，症见急躁易怒、目赤耳鸣、身热便秘等。治疗郁火脑病，应以理气、泻火为主；若气郁化火日久不解，则易耗伤阴液，且理气药大多辛香而燥，有助热耗津之弊，故同时应酌情添加护阴之药，以提高疗效。气郁化火导致的脑病，中医常见于癫狂、眩晕、不寐等病，在气郁的基础上出现烦躁、口苦、脉弦数等化热之象，在西医临床上多见于高血压病、精神疾病、内耳性眩晕等疾病。本证采用疏肝理气、清热泻火的治疗法则，辅以滋阴护阴之品，常用方剂为龙胆泻肝汤、丹栀逍遥散、泻青丸等。

（刘志勇）

第六章　脑系病证

第一节　中风先兆

一、概述

中风先兆是指一组以短暂性脑髓神机失用的临床表现为特征的病证，其临床表现十分复杂，为时短暂，发作过后可复如常人。

本病既可是一个独立的疾病，又可以是中风病行将发病的前兆，因此，称为中风先兆。《卫生宝鉴·中风》说："凡人初觉大指次指麻木不仁或不用者，三年内有中风之疾"。《医林改错》一书对中风先兆症状做了较为详尽的描述。所以，临床医家十分重视中风先兆的防治研究。

二、病因病机

1. 年高体衰，积损伤正

年高体虚，操劳过度，正气受伤，元气不足，是本病发病的基础。

2. 饮食失节，积痰蕴热

饮食不节，肥甘厚味，损伤脾胃，聚湿生痰，痰湿蕴热，阻滞气机，上蒙清窍，发为本病。

3. 七情失和，五志过激

情志失调，郁怒不节，五志过极，气郁化火，火热上扰清窍，引发中风先兆。

4. 瘀血内阻，经脉不畅

正虚则运血无力，痰阻则经脉不畅，火气上犯，迫血于上，也可导致中风先兆的发生，正气亏虚是中风先兆发病之本，风、火、痰、瘀内阻是其发病的主要病理因素，气机逆乱，挟风、火、痰、瘀上扰，脑髓受损，神机失用是中风先兆发作的基本病机。

三、诊断要点

（1）主证：久患眩晕，头痛头胀，突然发生手足麻木，渐觉不遂，口舌㖞斜；或言语謇涩；或头重脚轻，脚底如踏棉絮，六脉滑大或弦劲等。中风先兆临床表现复杂，主证繁多，因而不必每症悉见。

（2）具有突然性、发作性和可恢复性的特点。每次发作持续数分钟，通常在30分钟内完全恢复，多不超过2小时。

（3）发病年龄，以40岁以后的中老年人居多。

（4）发病多有诱因，如情志刺激、过度疲劳、受凉、外感、饮酒等。

（5）既往有高血压、糖尿病、高脂血症、高黏血症等病史。

（6）脑CT或MRI检查一般无异常发现。

（7）具备（1）、（2）项即可诊断，其他项目有助诊断。

四、鉴别诊断

中风先兆应与中风病相鉴别。

五、辨证论治

（一）辨证要点

1. 辨标本

其标在风、火、痰、瘀、气逆，分清主次、兼夹；其本在正虚，但有气虚、阴虚的区别。

2. 辨缓急

本病发则为急，频发者更是危笃之候，最为紧要，必须立即处置。

（二）治疗原则

急则治标，缓则治本是辨治本病的基本原则，急当调气机、降逆气、息风阳、逐痰瘀、通经脉；缓则补虚与降气、清热、化痰、逐瘀同施，

（三）急救处理

（1）入院治疗或急诊观察。

（2）复方丹参注射液 20 mL，或清开灵注射液 60 mL、疏血通注射液，或灯盏花注射液 20 ~ 40 mg 加入生理盐水 250 ~ 500 mL 静脉注射，每日 1 ~ 2 次。

（四）分证论治

1. 痰瘀阻络

症状：中风先兆症状发作，平素形丰体胖，面晦油垢，头晕目眩，舌体胖、色暗，舌苔厚腻，脉弦滑。

治法：调气化痰，活血化瘀。

方药：半夏白术天麻汤（《医学心悟》）。

加减：大便不通，重用大黄、枳实，加厚朴、炒莱菔子；舌质红，苔黄腻，加瓜蒌、黄连、竹茹；舌质暗，加川芎、桃仁、红花。

2. 肝阳亢盛

症状：中风先兆症状发作，平素头痛眩晕，面红目赤，烦躁易怒，耳鸣失眠，舌质红或红绛，苔薄黄或少苔，脉弦大滑数或弦劲有力。

治法：镇肝潜阳，息风通络。

方药：天麻钩藤饮。

3. 气血失调

症状：中风先兆症状发作，平素胸闷头晕，或无异常感觉，舌质暗淡，或见瘀点瘀斑，苔薄白，脉弦。

治法：调气活血，化瘀通络。

方药：血府逐瘀汤。

4. 气虚血瘀

症状：中风先兆症状发作，平素气短乏力，精神不振，面色少华，舌质暗淡，苔薄白，脉弱，或虚大无根。

治法：益气活血，化瘀通络。

方药：补阳还五汤。

5. 肝肾阴虚

症状：中风先兆症状发作，平素眩晕耳鸣，失眠健忘，腰膝酸软，口干舌燥，大便干结，舌质红或红绛，或舌质裂纹，苔少或无，脉弦细。

治法：滋补肝肾，育阴活络。

方药：滋营养液膏（太子参、黄芪、麦冬、女贞子、墨旱莲草、黑芝麻、菊花、枸杞子、当归、白芍、熟地黄、沙苑子、阿胶《中华医学大辞典》）。

六、调护

休息、静养，保持情绪稳定，纠正不良饮食习惯，保持大便通畅。

七、预后转归

本病患者的转归不外：痊愈、发生中风病或反复发作中风先兆，大约各 1/3。

（陈莉华）

第二节　中风

一、概述

中风又名卒中，是以猝然昏仆，不省人事，伴口眼㖞斜，半身不遂，语言不利；或不经昏仆而仅以㖞僻不遂为主症的一种疾病。因起病急骤，证见多端，变化迅速，与风性善行数变的特性相似，故以中风名之。现代医学中的脑出血、脑血栓形成、脑梗死、蛛网膜下腔出血、脑血管痉挛及周围性面神经瘫痪等疾病，均可参照本篇进行辨证施治。

二、病因病机

（1）正气不足，络脉空虚，风邪入中经络，气血痹阻，筋脉失养。

（2）年老体衰或气血虚弱，肾元不同，虚风内动，心神受扰，经脉壅阻。

（3）肾阴不足，无以养肝，肝阳亢盛，内热生风，风热上冲，心神昏冒，虚阳浮越。

（4）五志过极，心火暴盛，或暴怒伤肝，肝阳暴动，引动心火，风火相煽，气血并走于上，心神昏冒。

（5）饮食劳倦，脾失健运，聚湿生痰，痰郁化热；或肝阳素旺，犯脾生痰；或肝火炼液成痰，肝风痰火横窜经络，蒙蔽清窍。

中风病虽然多数与精神因素有关，但平素嗜好饮烟，恣食肥甘厚味者较易发病。而心肝肾三脏的阴阳失调，是致病的基本原因。

三、诊断要点

（1）发病急骤，口眼㖞斜，舌强语塞，半身不遂；或猝然昏倒，神志昏蒙或不省人事。

（2）多发生于中老年以上，老年人尤多。

（3）病前多有头痛、眩晕、肢麻、心悸等病证；多因暴怒、饮食、劳倦而诱发。

（4）实验室检查：CT 检查、脑血管造影、脑脊液检查、眼底检查多支持本病诊断。

（5）临证时需与痫证、厥证、痉证、痿证相鉴别。

四、辨证论治

（一）中经络

1. 络脉空虚风邪入中

主证：肌肤不仁，手足麻木，突然口眼㖞斜，语言不利，口角流涎，甚则半身不遂，或兼见恶寒发热，肢体拘急，关节酸痛等症，舌苔薄白，脉浮弦或弦细。

治则：祛风通络，养血和营。

方药：大秦艽汤：秦艽、当归、羌活、防风、白芷、熟地黄、茯苓、石膏、川芎、白芍、独活、黄芩、生地黄、白术、细辛、甘草，无内热者去生石膏、黄芩，加白附子、全蝎；有风热表证者去羌活、防风、当归，加桑叶、菊花；呕逆痰盛，苔腻，脉滑，去地黄，加半夏、胆南星；手足麻木，肌肤不仁加指迷茯苓丸；语言不清、神志呆滞加菖蒲、远志；年老体衰者加黄芪；若仅见口眼㖞斜者，可用牵正散。

2. 肝肾阴虚风阳上扰

主证：平素头晕头痛，耳鸣目眩，少寐多梦，突然发生口眼㖞斜，舌强言謇，或一侧手足沉重麻木，甚则半身不遂，舌质红或苔黄，脉弦细数或弦滑。

治则：滋阴潜阳，息风通络。

方药：镇肝熄风汤。怀牛膝、龙骨、白芍、天冬、麦芽、代赭石、牡蛎、玄参、川楝子、茵陈、龟甲、甘草；加天麻、钩藤、菊花；痰热较重者加胆南星、竹沥；心中烦热者加栀子、黄芩；头痛较重者加石决明、夏枯草；失眠多梦者加珍珠母、龙齿、首乌藤。

3. 痰热腑实，风痰上扰

主证：突然半身不遂，偏身麻木，口眼㖞斜，便干或便秘，或头晕，或痰多，舌謇，舌苔黄或黄腻，脉弦滑，偏瘫侧，脉多弦滑而大。

治则：化痰通腑。

方药：星蒌承气汤。胆南星、全瓜蒌、生大黄、芒硝，酌加丹参、鸡血藤；头晕重者加钩藤、菊花、珍珠母；舌质红而烦躁不安、彻夜不眠者，选加鲜生地黄、沙参、首乌藤。

（二）中脏腑

1. 闭证

（1）阳闭：突然昏倒，不省人事，牙关紧闭，口噤不开，两手紧握，大小便闭，肢体强痉。

主证：除具备闭证的主要症状外，兼见面赤身热，气粗口臭，躁扰不宁，舌苔黄腻，脉弦滑而数。

治则：辛凉开窍，清肝熄风。

方药：先灌服（或鼻饲）局方至宝丹或安宫牛黄丸，并用羚羊角汤：羚羊角、龟甲、生地黄、牡丹皮、白芍、柴胡、薄荷、蝉蜕、夏枯草、石决明；抽搐加全蝎、蜈蚣、僵蚕；痰多者加竹沥、天竺黄、胆南星；痰多昏睡者加郁金、菖蒲。

（2）阴闭

主证：除具备闭证的主要症状外，兼见面白唇暗，静卧不烦，四肢不温，痰涎壅盛，舌苔白腻，脉沉滑或沉缓。

治则：辛温开窍，豁痰息风。

方药：急用苏合香丸温开水化开灌服（或鼻饲），并用涤痰汤：法半夏、制南星、陈皮、枳实、茯苓、人参、石菖蒲、竹茹、生姜、甘草；可酌加天麻、钩藤以平肝息风。

2. 脱证

主证：突然昏仆、不省人事，目合口张，鼻鼾息微，手撒肢冷，汗多，大小便自遗，肢体瘫软，舌萎，脉细弱或脉微欲绝。

治则：益气回阳，救阴固脱。

方药：参附汤合生脉散，人参、熟附子、麦冬、五味子；汗出不止者加黄芪、龙骨、牡蛎、山萸肉以敛汗固脱。

（三）后遗症

1. 半身不遂

主证：偏枯不用，肢软无力，面色萎黄，或见肢体麻木，痛痒不知，手足肿胀，舌紫暗或有瘀斑，苔薄白或白腻，脉细缓或涩。

治则：益气、活血、通络。

方药：补阳还五汤，黄芪、归尾、川芎、桃仁、红花、地龙、赤芍；酌加全蝎、乌梢蛇、川牛膝、桑枝、地鳖虫、续断等；小便失禁者加桑螵蛸、肉桂、益智仁；下肢瘫软无力甚者加桑寄生、鹿筋，上肢偏废者加桂枝；患侧手足肿甚者加茯苓、泽泻、防己、薏苡仁；兼见言语不利者加菖蒲、远志、郁金；兼口眼㖞斜者合牵正散；便秘者加火麻仁、肉苁蓉、郁李仁；心悸者加桂枝、炙甘草。

2. 语言不利

主证：舌欠灵活，言语不清，或舌暗不语，舌形多歪偏，苔薄或腻，脉滑。

治则：祛风、除痰，开窍。

方药：解语丹，白附子、石菖蒲、远志、天麻、全蝎、羌活、南星、木香、甘草；肾虚精亏者以地黄饮子滋阴补肾利窍。

3. 口眼㖞斜

主证：单纯口眼㖞斜。

治则：祛风，除痰，通络。

方药：牵正散，白附子、僵蚕、全蝎；口眼滑动者加天麻、钩藤、石决明等。

五、其他疗法

（1）水蛭焙干研粉，每次 3 g，每天 3 次，对脑出血、脑内血肿有效。

（2）地龙 15 g，全蝎 10 g，赤芍 20 g，红花 15 g，川牛膝 20 g，水煎服。

（3）蕲蛇干 1 条，羌活、防风、五加皮各 25 g，当归 30 g，天麻 20 g，秦艽 30 g，用 50 度以上的白米酒 5 斤浸泡，3 个月后服用，每天 2 次，每次饮酒半两。

（4）中药贴敷：桃仁、栀仁各 7 枚，麝香 0.3 g，共研细末，白酒适量调膏，男左女右涂于手心，外用胶布固定，7 天换药 1 次，用药后掌心如起小泡，针刺消毒，忌食辛辣食物。

（5）针灸：①半身不遂。肩髃、曲池、合谷、外关、环跳、阳陵泉、足三里、解溪、昆仑等。②口眼㖞斜。地仓、颊车、合谷、内庭、承泣、阳关、攒竹、昆仑、养老等。③中风闭证。用毫针泻法及三棱针点刺井穴出血，取人中、十二井、太冲、丰隆、劳宫等。④中风脱证。用大艾炷灸之，壮数宜多，取穴，关元，神阙（隔盐灸）。⑤中风不语。取穴，金津、玉液放血，针内关、通里、廉泉、三阴交等。耳针取穴，肾上腺、神门、脾、肾、心、肝、眼、胆、脑点、耳尖、瘫痪侧旁部位、降压沟。头针取运动区、足运感区、语言区。

（6）推拿：手法有推、擦、按、捻、搓、拿、擦，取穴有风池、肩井、天宗、肩髃、曲池、手三里、合谷、环跳、阳陵泉、委中、承山等；部位：颜面部、背部及四肢，以患侧为重点。

（7）功能锻炼：当患肢可以抬举时，宜抓紧上肢拉力和下肢支撑力的锻炼，进而练习起步，最好练习手指、脚趾的活动。

（陈莉华）

第三节　昏迷

一、病名概要

昏迷是以神志不清为特征的一种证候，现代医学中的流行性乙型脑炎、流行性脑脊髓膜炎、败血症、中毒性肺炎、中毒性菌痢、脑卒中、肺源性神经内科疾病、心源性脑出血综合征、癫痫、肝病、糖尿病酸中毒、尿毒症以及药物、化学品中毒、电击、高温中暑等出现昏迷，可参照本篇辨证论治。

二、病因病机

（1）热扰心神，清窍失利而导致昏迷。

（2）痰浊蒙蔽，上蒙清窍，神明不用，发为昏迷。

（3）瘀阻心窍，血热相合，堵塞心窍；或热入血室瘀热结于下焦，导致昏迷。

（4）浊阴上犯，久病脾肾阳气虚衰，水液不能运行，水湿浊阴之邪上犯，蒙蔽心窍，导致昏迷。

（5）阴枯阳竭，素体羸弱，久病元气耗竭，心神耗散；或热灼津伤，亡阴失水，津竭气脱，心神失养，神无所倚，表现为阳气散脱或真阴欲绝的昏迷脱症。

三、诊断要点

（1）有谵妄、昏蒙、不省人事等神志障碍症状，临证需辨清闭证和脱证。

（2）出现昏迷常伴有时行热病、中风、厥证、痫证、痰证以及疫毒痢、瘴疟、消渴、癃闭、臌胀等疾病。

（3）早期多有性格和情绪改变。

四、辨证论治

（一）热闭

1. 热闭心包

主证：高热神昏，谵语烦躁，面赤气粗，或有抽搐，甚则齿垢唇焦，肢厥，便结溲赤，或斑疹衄血，舌质红绛，苔黄燥，脉细滑数。

治则：清利凉血，开窍醒神。

方药：清营汤。犀角、黄连、生地黄、麦冬、玄参、丹参、竹叶心、金银花、连翘、菖蒲、郁金；若昏迷深重者，送服安宫牛黄丸或至宝丹。

2. 热结胃肠

主证：高热或日晡潮热，面目俱赤，声重气粗，神昏谵语，惕而不安，或扬手掷足，腹满，按之灼手，不大便或热结旁流，伴腐臭，舌短或舌硬，舌质多红，苔黄燥或焦黄，甚则起芒刺，脉多滑数或沉实有力。

治则：峻下热结，清泄阳明。

方药：大承气汤。大黄、芒硝、枳实、厚朴。若热结尚未燥坚，则宜小承气汤；若热陷心包，服安宫牛黄丸合调胃承气汤。

（二）痰闭

1. 湿痰蒙蔽

主证：面色垢滞，神志痴呆，语言错乱或意识蒙眬，语言不清，甚则深度昏迷。昏迷后多无发热，静而不烦，喉间痰声漉漉，恶心呕吐，舌苔白腻或灰腻，脉沉滑。

治则：涤痰开窍。

方药：涤痰汤、苏合香丸或玉枢丹。半夏、胆南星、橘红、人参、茯苓、竹茹、枳实、菖蒲、甘草。若湿阻膀胱小便不通用茯苓皮汤合安宫牛黄丸。

2. 痰火扰心

主证：神志昏乱，胡言乱语，躁扰如狂，渐至昏迷，呼吸急促，喉间痰鸣，痰黄稠黏，便秘溲赤，舌质红，苔黄腻，脉滑数。

治则：清热化痰，开窍醒神。

方药：黄连温胆汤合安宫牛黄丸或至宝丹。黄连、茯苓、甘草、半夏、陈皮、竹茹、枳实。安宫牛黄丸或至宝丹。痰黄稠者加竹沥、黄芩、瓜蒌、胆南星等。

（三）瘀闭

1. 瘀热交阻

主证：周身灼热，神昏深重，或谵妄昏狂，舌紫绛而润，脉沉涩。

治则：清热通瘀开窍。

方药：犀地清络饮。连翘、桃仁、生姜汁、竹沥汁、菖蒲汁、茅根、犀角、生地黄、赤芍、牡丹皮。若热蓄下焦，少腹硬满，神志不清如狂，用桃核承气汤。

2. 脑络瘀阻

主证：头胀痛，头晕、手足麻痹；或口眼㖞斜，语言不利；甚则神志昏迷，半身不遂，舌质暗或边有瘀点，脉沉细或细涩。

治则：活血化瘀通络。

方药：血府逐瘀汤。当归、川芎、赤芍、桃仁、红花、牛膝、柴胡、桔梗、枳壳、生地黄、甘草。若瘀阻络脉，肢瘫语蹇，可用补阳还五汤合解语丹化裁。

（四）浊闭

1. 浊阴上逆

主证：面色苍白晦滞，头晕头痛视力障碍，恶心呕吐，不思饮食，胸闷腹胀，畏寒肢冷，浮肿尿少，大便不爽，嗜睡逐渐转入昏迷，舌质淡，体胖，苔白腻，脉沉缓或沉迟。

治则：温补肾脾，泄浊开窍。

方药：温脾汤送服苏合香丸。附子、干姜、人参、大黄、苏合香丸。若腹中冷痛、便溏，尿清，苔白腻或白滑者，去大黄，加吴茱萸、肉桂等。

2. 卒冒秽浊

主证：猝然闷乱，昏晕不知人，面青肢冷，腹部胀满，或吐逆恶心，口噤不语，或妄言妄见；舌上有紫气，苔自如积粉，脉沉细而微，或忽小忽大。

治则：芳香辟秽，利气开窍。

方药：芳香辟秽汤合玉枢丹。藿香、佩兰、蔻仁、薏苡仁、滑石、白芥子、郁金、杏仁、厚朴、玉枢丹。

（五）亡阴

主证：神志昏迷，汗出，面红心热，唇舌干红，脉象虚数。

治则：救阴敛阳。

方药：生脉散。人参、麦冬、五味子。若真阴枯竭，阴损及阳一，面赤足冷、虚烦不安，脉极弱，用地黄饮子。

（六）亡阳

主证：面色苍白，神惫不语，呼吸微弱，额有冷汗或大汗淋漓，四肢厥冷，二便失禁，唇舌淡润，甚则口唇青紫，脉微欲绝。

治则：回阳救逆。

方药：四逆加入参汤。附子、干姜、人参、甘草，若见厥逆神昏，口唇发绀，爪甲青冷，可用回阳救逆汤。

五、其他疗法

（1）鲜竹沥 30g，少佐姜汁半匙，用于痰热昏迷。

（2）猴枣、天竺黄、川贝母、羚羊角、青礞石、沉香、硼砂、麝香，用于痰热昏迷兼抽搐者。

（3）猪牙皂、细辛、薄荷、苦参、麝香。治突然昏迷，口噤手握，牙关紧闭，不省人事。

（4）鱼腥草注射液 40 ～ 80 mL，适用于温病及中暑。

（5）复方丹参针剂 10 ～ 20 mL，适用于温病瘀热交阻。

（6）昏迷抢救针刺：手十二井穴、百会、水沟、涌泉、承浆、神阙、关元、四神聪。

六、预防调护

（1）无论外感热病及内伤杂病引起的昏迷都应重视及早诊断，及早治疗，采取有力治疗措施，阻断病热发展；如病情恶化，当注意昏迷及内闭外脱证的前兆症状，以便及早防范。

（2）昏迷患者不能自述病情，常需医护人员细致观察病情变化，应注意生命体征的观察，定时准确地测量体温、脉搏、呼吸、血压，注意神志、瞳孔等改变。

（3）保持室内安静清洁，空气流通。

（陈莉华）

第四节　不寐

不寐即失眠，是临床以经常性不能获得正常睡眠为特征的病证。不寐的证情轻重不一，轻者可见入寐困难，时寐时醒，醒后不能再寐，或寐而不酣，严重者可彻夜不寐。根据不寐的临床特点，属西医学的失眠症，对由于更年期综合征、神经官能症、高血压病、脑动脉硬化症患者，出现以失眠为主症者，均可参照本证辨证论治。

不寐病证名出自《难经·四十六难》。在中医古籍中亦有称为"不得卧""不得眠""目不瞑""不眠""少寐"不寐在《内经》中称为"不得卧""目不瞑"认为卫气不得入于阴，或阳气盛而阴气虚，或肝气热以及胃不和等，均可导致不寐，如《灵枢·大惑论》曰："卫气不得入于阴，常留于阳。留于阳则阳气满，阳气满则阳跷盛；不得入于阴则阴气虚，故曰不瞑矣。"不仅指出了不寐的病因病机，而且还提出了具体的治疗方法及方药；在《灵枢·邪客》中，有"阴虚故目不瞑……补其不足，泻其有余，调其虚实，以通其道而去其邪饮以半夏汤一剂，阴阳已通，其卧立至"；在《素问·逆调论篇》中还提出"胃不和则卧不安"；在《灵枢·营卫生会》说："老者之气血衰……故昼不精，夜不瞑。"汉代张仲景对不寐的认识在《内经》基础上又有进一步发展，他在《伤寒论》中提出："少阴病，得之二三日以上，心中烦，不得卧，黄连阿胶汤主之。"《金匮要略》指出"虚劳虚烦不得眠，酸枣主汤主之"首次把不寐的病因分为外感和内伤两类，且上述两首方剂至今仍为临床所常用。

唐代孙思邈在《千金翼方·卷》中记载了丹砂、琥珀等一些重镇安神药，以及在半夏秫米汤基础上，选温胆汤治疗"大病后虚烦不眠"，进一步丰富了不寐的治疗方法。宋代赵估等对不寐的病因病机、辨证治疗进行了发挥，认为伤寒后不得眠，是由于"伤寒瘥后，脏腑皆虚"，而热邪未散，"阳实阴虚"而得；胆虚不寐是"其经不足，复受风邪则胆寒，故虚烦而寝卧不安也"，他首先提出用温热之附子、人参、黄芪治疗胆寒不寐之证，使本证的治疗方法更为完善；明代张景岳对不寐证进行了更为详细的论述，《景岳全书·卷十八·不寐》中认为"思虑劳倦伤心脾"，对七情内伤，血气耗损，中气不足、心虚火盛及风寒、痰热、饮食等不同证治进行了论述，并将复杂的病机高度概括为虚实两方面："不寐证虽病有不一，然唯知邪正二字则尽之矣……其所以不安者，一由邪气之扰，一由营气之不足耳；有邪者多实证，无邪者皆虚证"。他提出的观点，在临床上，至今仍有重要的参考价值，明代李中梓根据自己的临床经验，对不寐的治疗，提出了多种治疗方药，他在《医宗必读·卷十·不得卧》中指出："……不寐之故，大约有五：一曰气虚，六君子汤加酸枣仁、黄芪；一曰阴虚，血少心烦，酸枣仁一两，生地黄五钱，米二合，煮粥食之；一曰痰滞，温胆汤加南星、酸枣仁、雄黄末；一曰水停，轻者六君子汤加菖蒲、远志、苍术，重者控涎丹；一曰胃不和，橘红、甘草、石斛、茯苓、半夏、神曲，山楂之类。"根据不同的辨证类型列出具体的治疗方药，对临床工作仍有指导意义。

一、病因病机

人的正常睡眠，系由心神所主，阳气由动转静时，即为入睡状态；反之，阳气由静转动时，即为清醒状态，人的正常睡眠机制，是阴阳之气自然而有规律的转化的结果。这种规律如果被破坏，就可导致不寐证。张介宾在《景岳全书·卷十八·不寐》中说："盖寐本乎阴，神其主也，神安则寐，神不安则不寐。"不寐的病因病机主要有虚实两个方面：实者为七情内伤、肝失条达，饮食失节、痰热上扰；虚者为心肾不交、水火不济、劳倦过度、心脾两虚；善惊易恐、心胆气虚。上述种种原因均可致不寐证的发生。

（一）情志所伤

情志活动以五脏的精气为物质基础、情志所伤，影响五脏，都有可能使人发生不寐，尤以过喜、过怒、过思、过悲更为常见。因为这些情志的活动往往耗损五脏的精气，使脏腑功能失调。其中以心、肝、脾三脏关系最为密切。心藏神，劳心过度，易耗血伤阴，心火独炽，扰动神明；或喜笑无度，心神激动，神魂不安，均易发生不寐，肝藏血，血舍魂。由于情志不畅，或暴怒伤肝，肝失疏泄，肝气郁结，或气郁化火，皆可使魂不能藏，而发生不寐，脾藏意，主思，思虑过多则气结，气机不畅，必然影响脾的健运功能，以致气血化源不足，不能养心安神，亦致不寐。

（二）饮食失节

饮食不节，或暴饮暴食，或过食肥甘，宿食停滞，或肠中有燥屎，均可致胃气不和，升降失常，清阳不升，浊气不降。胃络通于心，以致"胃不和则卧不安"

（三）心肾不交

心主火，肾主水，心火下降，肾水上升，水火既济，心肾交通，睡眠才能正常。《清代名医医案精华·陈良夫医案》中说："心火欲其下降，肾水欲其上升，斯痞寐如常矣"如久病体虚，肾阴耗伤，不能上奉于心，水不济火，则心阳独亢；五志过极，心火内炽，不能下交于肾，心肾失交，心火亢盛，扰及神明，致夜寐不安。如《景岳全书·卷十八·不寐》中说："真阴精血不足，阴不交，而神有不安其室耳。"

（四）心脾两虚

劳心过度，伤心耗血；或妇女崩漏日久，产后失血；老年人气虚血少等，均可导致气血不足，心失所养，心神不安而不寐。《景岳全书·不寐》中曾明确指出："无邪而不寐者，必营血之不足也，营主血，血虚则无以养心，心虚则神不守舍。"若思虑劳倦过度伤及脾胃，脾失健运，气血生化不足，无以上奉于心，亦能影响心神而致不寐

（五）心胆气虚

胆主决断，十一脏皆取决于胆，心胆素虚，心神不安，决断无权，触事易惊，善惊易恐，致夜寐不安，正如清代沈金鳌《杂病源流犀烛·不寐》所说"心胆俱怯，触事易惊，睡梦纷纭，虚烦不寐"。另有因暴受惊骇，情绪紧张，终日惕惕，渐至心虚胆怯而不寐者，如《类证治裁·不寐》所说"惊恐伤神，心虚不安"。

二、诊断及鉴别

（一）诊断标准

中华人民共和国中医药行业标准《中医病证诊断疗效标准》中对不寐的诊断标准规定如下：不寐是指脏腑功能紊乱，气血亏虚，阴阳失调，导致不能获得正常睡眠。①轻者入寐困难或寐而易醒，醒后不寐，重者彻夜难眠。②常伴有头痛、头昏、心悸、健忘、多梦等症。③经各系统和实验室检查未发现异常。

（二）鉴别诊断

凡以不寐或不易入睡，或寐而易醒等为主要临床表现者均可诊断为不寐其概念较为明确，但不寐作为一个症状，也可出现在其他疾病中，有些医籍文献中的"不得卧"在概念上有两种意思：一是不寐，二是因疾病所苦而不得安卧，这不包括"不寐"之中，如停饮、胸痹、烦躁、脏躁、头痛等。

1. 不寐与停饮

不寐与痰饮中之停饮证都可见难以入睡的症状。但不寐是以难以入睡为主证，且能平卧，临床以虚证多见。而停饮证系痰饮停于胸胁，脉络受阻，饮邪迫肺，肺气上逆，而致咳喘不得平卧，并非难以入睡，多见于实证。

2. 不寐与胸痹

不寐以阴血不足，不能奉养脑心，而致不寐为主证，兼见心烦、头晕，而胸痹是气血瘀阻，胸阳不宣所致，临床上以胸闷心痛、心悸盗汗为主证，心烦失眠为兼证。所谓"胸痹不得卧，心痛彻背者……"。

3. 不寐与烦躁

二者均有烦躁和不寐的症状，但不寐系由心阴不足，阴虚内热，虚热内扰神明所致，以失眠为主证，兼有心烦或虚烦不安。而烦躁多因邪热壅盛，灼伤心阴，即心中烦不得卧，以烦躁为主证，兼见失眠。

4. 不寐与脏躁

二者共症均为难以入睡。但不寐则是因内伤阴血不足，阳盛阴衰，心肾不交，故难以入睡为主证，心烦不安为兼证。而脏躁则是多因素影响，郁久伤心，或胎前产后精（阴）血亏虚，神明失养，神躁不宁，其主证为烦躁不安、哭笑无常（或喜怒不定），兼有夜寐不安、难以入睡。

5. 不寐与头痛

不寐在阴虚肝旺证中出现头痛与肝阳上亢所致头痛病证相类似，但不寐是因肝阴不足，肝阳上扰脑窍，以失眠为主证，兼有头痛、心烦易怒。而头痛病是由肝阳上亢，循经上扰清窍，以头痛为主证，兼有心烦失眠。

（三）疗效标准

国家中医药管理局发布的国家中医药行业标准《中医病证诊断疗效标准》中对不寐的疗效标准规定如下：

1. 治愈

睡眠正常，伴有症状消失。

2. 好转

睡眠时间延长，伴有症状改善。

3. 未愈

症状无改变。

三、治疗

（一）辨证论治

1. 辨证要点

（1）辨轻重：不寐的病证轻重，与其病因、病程久暂有关，通过不同的临床表现加以辨别轻证表现为少眠或不眠，重者彻夜不眠，轻者数日即安，重者成年累月不解，苦于入睡困难。

（2）辨虚实：不寐的病性有虚实之分。虚证多属阴血不足，心脑失其所养；临床特点为体质瘦弱，面色无华，神疲懒言，心悸健忘，多因脾失化源，肝失藏血，肾失藏精，脑海空虚所致实证为火盛扰心，或瘀血阻滞；临床特点为心烦易怒，口苦咽干，便秘溲赤，胸闷且痛，多因心火亢盛、肝郁化火、痰火瘀滞，气血阻滞所致、

（3）辨脏腑定位：不寐的主要病位在心脑。由于心神被扰或心神失养，神不守舍而致不寐。亦因肾精亏虚，脑海失滋，神不守持，亦为不寐。其他脏腑，如肝、胆、脾、胃、肾的阴阳气血失调，也可扰动心脑之神而致不寐。因而应在兼证上加以辨别。如急躁易怒而不寐者，多为肝火内扰；入睡后易惊醒者，多为心胆虚怯；脘闷苔腻而不寐者，多为脾胃宿食，痰浊内盛；心烦心悸，头晕健忘，腰困颈酸而不寐者，多为阴虚火旺，心肾不交；面色少华，肢倦神疲而不寐者，多为脾虚不运，心神失养；心烦眠，不易入睡，醒后不易再睡者，多为心脾两虚，等等。

2. 治疗要点

（1）注重调整脏腑阴阳气血。由于不寐主要因脏腑阴阳失调、气血失和，以致心神不宁而不寐。所以治疗首先应从本而治，着重调治所病脏腑及其气血阴阳，以"补其不足，泻其有余，调其虚实"为总则，应用补益心脾，滋阴降火，交通心肾，疏肝养血，益气镇惊，化痰清热，和胃化滞，活血通络等治法，使气血和调，阴阳平衡，脏腑功能恢复正常，心神守舍，则不寐可愈。

（2）强调安神定志为其基本治法。不寐的病机关键在于心神不安，因而安神定志为治疗本病的基本方法。在应用时须在辨证论治的基础上，平调脏腑阴阳气血的同时，选用本法。安神定志的方法，有养血安神，清心安神，育阴安神，益气安神，镇肝安神，补脑安神等不同治法。

（3）注重精神治法。由于情志不舒，或精神紧张、过度焦虑等精神因素是导致不寐的常见因素，因而消除顾虑及紧张情绪，保持精神舒畅，是治疗不寐的重要方法之一，每每取到药物所难以达到的疗效，应当引以重视和应用。

3. 辨证分型

（1）热扰神明。

证候：面红目赤，夜难入寐，心烦意乱，身热口渴，胸闷胀满，头昏头痛，口燥唇焦，大便秘结，小便短赤，舌质红，苔黄燥，脉沉数。

病机分析：本证多因温热之邪由卫转气，热郁胸膈所致。由于热扰神明，则夜难入寐，心烦意乱；里热炽盛，灼伤津液，则身热口渴，口燥唇焦；热郁胸中，气机不畅，则胸闷胀满；火性炎上，扰乱脑窍，则头昏头痛；进而内火结里，阳明燥结，则大便秘结，小便短赤。舌质红，苔黄燥，脉沉数均为热盛于里之征象。

治法：清热通腑，清脑安神。

方药：凉膈散。大黄、朴硝各10 g，甘草6 g，栀子10 g，薄荷6 g，黄芩9 g，连翘15 g，竹叶10 g，蜂蜜少许。

本方善治中焦热郁之证。方中重用连翘清热解毒，配以黄芩清心胸郁热，更用栀子通泻三焦之火，引火下行；薄荷、竹叶外疏内清；朴硝、大黄荡涤胸膈邪热、导热下行；配蜂蜜、甘草既缓和硝黄峻泻之功，又可助硝、黄推导之力。上药配伍，清上泄下，共奏凉膈通腑、泄热清脑、安神定志之功效。

（2）肝郁化火。

证候：不寐，性情急躁易怒，不思饮食，口渴喜饮，目赤口苦，小便黄赤，大便秘结，舌红，苔黄，脉弦而数。

病机分析：本证多系郁怒伤肝，肝失条达，气郁化火，上扰心神，波及脑窍所致不寐。由于肝气犯胃，则不思饮食；肝郁化火，肝火乘胃，胃热则口渴喜饮；肝火偏旺，则急躁易怒；火热上扰脑窍，则目赤口苦，小便黄赤，大便秘结，舌红，苔黄，脉弦而数，均为肝心热象的表现。

治法：疏肝泻火，清脑安神。

方药：龙胆泻肝汤。龙胆草6 g，黄芩、栀子各9 g，泽泻12 g，木通、车前子各9 g，当归3 g，生地黄9 g，柴胡、生甘草各6 g。可加茯神、龙骨、牡蛎以镇惊定志，安神入眠；如胸闷胁胀、善太息者，加郁金、香附疏肝解郁。

本方为清泻肝火的代表方，适用于肝胆火盛所致的不寐证，方用以龙胆草苦寒清肝胆实火为君药；黄芩、栀子苦寒泻火，助龙胆草清肝之力为臣药；用泽泻、木通、车前子清肝利湿，使热从小便而利；柴胡疏肝解郁，引诸药入肝；当归、生地黄滋阴养血柔肝；甘草调和诸药。诸药相伍，共奏清肝泻火、安神镇惊之效。

（3）痰热内扰。

证候：不寐头重，痰多胸闷，恶食嗳气，吞酸恶心，心烦口苦，目眩，苔腻而黄，脉滑数。

病机分析：本证多因宿食停滞，积湿生痰，因痰生热，痰热上扰心脑则心烦不寐，由于宿食痰湿壅阻于中，故为胸闷；痰浊上蒙脑窍，则头重目眩；痰食停滞则气机不畅，胃失和降，故症见恶食、嗳气，甚则呕恶。舌苔黄腻，脉滑数，均系痰热、宿食内停之征象。

治法：化痰醒脑，清热安神。

方药：清火涤痰汤。丹参15 g，橘红、胆星、僵蚕各10 g，菊花15 g，杏仁、麦冬各10 g，茯神12 g，柏子仁、贝母各10 g，竹沥半杯，姜汁1滴。若痰食阻滞、胃中不和者，加半夏、神曲、山楂、莱菔子以消导和中；若心悸不安者，加珍珠母、朱砂以镇惊定志；若痰热重而大便不通者，可加服礞石滚痰丸，降火泻热、逐痰安神。

方中用胆南星、贝母、竹沥、姜汁化痰泄浊；柏子仁、茯神、丹参养心安神；僵蚕、菊花息风醒脑定惊；杏仁、橘红豁痰利气，酌加川黄连、连翘清心解毒，增强安神镇惊之力。

（4）胃气失和。

证候：胸闷嗳气，脘腹不适而不寐，恶心呕吐，大便不爽，腹痛，舌苔黄腻或黄燥，脉象弦滑或滑数。

病机分析：饮食不节，食滞不化，胃气不和，升降失常，则脘腹胀痛，恶心呕吐，嗳腐吞酸；胃失和降，心神被扰则不寐；热结大肠，腑气不通则大便秘结，腹胀腹痛。舌苔黄腻或黄燥，脉弦或滑数，均系胃肠积热的征象。

治法：和胃健脾，化滞安神。

方药：半夏秫米汤。半夏 9 g，秫米 30 g。若宿食积滞较甚，而见嗳腐吞酸，脘腹胀痛者，可加服保和丸，以图消导和中安神之功。

本方有决渎壅塞、交通阴阳、和降胃气、安神定志之效，为治疗因胃气不和而睡卧不安的常用方剂。方中以半夏化痰燥湿和胃降逆；秫米和胃健脾，益气除热，消积化滞。二药相伍，胃气调和，积滞消除，则神安入睡。

（5）瘀血内阻。

证候：烦扰不安，头痛如刺，心慌心跳，夜不成寐；或合目而梦，且易惊醒，甚则数日毫无睡意，神情紧张，痛苦不堪，舌多暗紫，脉多弦细而涩。

病机分析：本证多因情绪过度紧张，突受惊恐，使气血逆乱；或者因情志抑郁，怒无所发，肝失条达，气滞血瘀，内阻窍络，血瘀于脑，则头痛如刺，难以入寐；心血瘀阻，心神失养，则心慌心跳，烦扰不寐；久则瘀血内阻，正气耗伤，则气虚神怯，精神紧张。由于瘀血内阻不畅，故见舌暗紫，脉弦细而涩的瘀血征象。

治法：理气化瘀，通窍安神。

方药：血府逐瘀汤化裁。当归、生地黄各 9 g，桃仁 12 g，红花 9 g，枳壳、赤芍各 6 g，柴胡 3 g，甘草 6 g，桔梗、川芎各 5 g，酸枣仁 15 g，珍珠母 12 g，生龙齿 15 g，方中以当归、川芎行气活血；桃仁、红花破血行瘀；枳壳、赤芍药行气活血宽膈；柴胡疏肝解郁；桔梗通利胸膈，与柴胡相伍引药上行，通窍醒脑，以安脑神。配以珍珠母、生龙齿平肝镇惊，安神定志；酸枣仁、生地黄滋肾补心、益脑安神。诸药相伍，共图理气化瘀、安神定志之功，对于顽固性不寐者效果尚佳。

（6）心脾两虚。

证候：患者不易入睡，或睡中梦多，易醒再难入睡，兼见心悸健忘，头晕目眩，肢倦神疲，饮食无味，面色少华，舌质淡，苔薄白，脉细弱。

病机分析：心主血，脾生血，心脾两虚，血不养心，神不守舍，故不易入睡，多梦易醒，心悸健忘；气血不足，不能上养于脑，清阳不升，则头晕目眩；血虚不能上荣于面，则面色少华，舌质淡；脾虚失运，则饮食无味；血少气虚，故精神不振，肢倦神疲，脉细弱。

治法：补益心脾，养血安神。

方药：归脾汤。党参 10 g，黄芪 18 g，白术、茯神各 10 g，炒酸枣仁 18 g，龙眼肉 10 g，小香、甘草各 6 g，当归 12 g，远志 10 g，生姜 3 g，大枣 10 枚。若失眠较重，加五味子、合欢花、首乌藤、柏子仁以助养心安神，或加龙骨、牡蛎以镇静安神；若血虚较甚，加熟地黄、白芍、阿胶以补血充脑；若脘闷纳呆、舌苔厚腻者，加半夏、陈皮、茯苓、厚朴以健脾理气化痰。

方中人参、白术、黄芪、甘草补气健脾；远志、酸枣仁、茯神、龙眼肉补心益脾、安神定志；当归滋阴养血；木香行气舒脾，使之补而不滞。诸药相伍，养血宁神，健脾生血，上滋脑神，神安则睡眠正常。

（7）阴虚火旺。

证候：心烦不寐，心悸不安，头晕，耳鸣，健忘，腰酸，手足心发热，盗汗，口渴，咽干，或口舌糜烂，舌质红，少苔，脉细数。

病机分析：心阴不足，阴虚生内热，干扰心神，则心烦失眠，心悸不安，手足心发热；肝肾阴虚，脑海失养，则头晕耳鸣；阴虚津液不能内守，则盗汗；心阴不足，虚火上炎，所以口渴、咽干、口舌糜烂；舌质红少苔，脉细数，均为阴虚火旺之征。

治法：滋阴清心，养脑安神。

方药：黄连阿胶汤。黄连 9 g，阿胶 12 g，黄芩 10 g，白芍 18 g，鸡子黄 2 枚。若阳升面热微红、眩晕、耳鸣者，可加牡蛎、龟甲、磁石等重镇潜阳，阳升得平，阳入于阴，即可入寐；若不寐较甚者，加柏子仁、酸枣仁养心安神。方中以黄连、黄芩清心降火；生地黄、白芍、鸡子黄滋阴补肾养肝，以养脑安神。诸药相伍，共奏清心安神之功。

（8）心胆气虚。

证候：不寐多梦，易于惊醒，胆怯心悸，遇事善惊，气短倦怠，小便清长，舌淡，脉弦细。

病机分析：心虚则心神不安、胆虚则善惊易恐，心胆两虚，则多梦易醒，心悸不寐，甚则善惊；气短倦怠，小便清长，均为气虚之象；舌色淡，脉弦细，为气血不足的表现。

治法：益气镇惊，安神定志。

方药：安神定志丸。人参 9 g，茯苓、茯神各 12 g，远志 10 g，石菖蒲 9 g，龙齿 30 g。若血虚阳浮、虚烦不寐者，宜用酸枣仁汤，方中以酸枣仁安神养肝为主；川芎和血以助酸枣仁养心；茯苓化痰宁心，以助酸枣仁安神；知母清胆宁神。如病情较重，可二方合用；若心悸较甚者，前方基础上加生牡蛎、朱砂以加强镇静安神之力。

方中首用人参益心胆之气；配用茯苓、茯神、远志、石菖蒲化痰宁心；重用龙齿镇静开窍宁神，诸药共用，使心胆气足，心脑神安，不寐即愈。

（9）心肾不交。

证候：心烦不寐，头晕耳鸣，烦热盗汗，咽干，精神萎靡，健忘，腰膝酸软；男子滑精阳痿，女子月经不调，舌红少苔，脉细数，

病机分析：正常之人，心火下降，肾水上升，水火既济，阴阳平衡，神宁眠安。由于水亏于下，火炎于上，肾水不得上济，心火不得下降，心肾无以交通，则心烦不寐；肾水不能上滋脑窍，则髓海空虚，头晕耳鸣；肾虚精亏腰脊不充，则腰膝酸软；心肾阴虚，虚火内生，则盗汗、咽干、舌红、脉数。

治法：交通心肾，补脑安神。

方药：交泰丸。黄连 9 g，肉桂 3 g。若以心阴虚为主，可用天王补心丹；若以肾阴虚为主者，可用六味地黄丸加首乌藤、酸枣仁、合欢皮、茯神之类，以安神宁志、补心滋肾。

方中以黄连清心降火，少佐肉桂，以引火归元、交通心肾，神安则眠，本方适用于心火偏旺者。

（10）肝郁血虚。

证候：难以入睡，即使入睡，梦多易醒，或胸胁胀满，善叹息，易怒急躁，舌红苔黄，脉弦数

病机分析：本证多系郁怒伤肝，肝郁气结，郁久化火，灼伤阴血所致。由于肝郁血虚，魂不守舍，则不能入眠，即使入睡，易惊醒或多梦；肝失疏泄，则胸胁胀满，急躁易怒，善叹息；舌红苔黄，脉弦数，均为肝郁血虚之象

治法：疏肝养心，安神镇惊。

方药：酸枣汤：酸枣仁 18 g，甘草 6 g，知母 12 g，茯神 10 g，川芎 6 g。若肝郁较甚，郁久化火较甚者可参照肝郁化火证治，亦可用丹栀逍遥散加忍冬藤、首乌藤、珍珠母、柏子仁治之。

方中以酸枣仁养血安神为君；川芎调畅气机，调和气血疏肝为臣；以茯苓、甘草宁心为佐；知母清热除烦，酌加柴胡以加强疏肝之作用。

（二）其他疗法

1. 针灸疗法

（1）辨证治疗：心脾两虚者，补三阴交、神门、心俞、膈俞、脾俞；心肾不交者，补肾俞、太溪，泻心俞、劳宫；心胆虚怯者，补心俞、胆俞、大陵、丘墟、神门、三阴交；肝阳上扰者，泻神门、三阴交、肝俞、间使、太冲；肝胆火炽者，泻肝俞、胆俞、太冲、行间；脾胃不和者，泻中脘、天枢、丰隆、内关，补脾俞、神门、足三里、胃俞；心火独亢者，泻神门、内关、三阴交、太溪等、每次选 3～4 穴，交替针刺，7～10 天为 1 个疗程。

（2）皮肤针：心肾不交者，取心俞、肾俞、神门、太溪、巨阙、神堂、三阴交、夹脊穴（3～6椎，13～21椎）为主穴；配用京门、大钟、大陵、魂门、郄门、通里、厥阴俞等穴。肝胆火旺者，取肝俞、胆俞、太冲、期门、内庭、厥阴俞、外关、身柱、夹脊穴（5～10椎，13～21椎）；配用丘墟、日月、内关、三焦俞、风池、行间。以皮肤针轻叩穴位，使局部皮肤潮红即可，每天或隔天 1 次。

（3）耳针：选神门、心、脾、肾、脑、下脚端等穴，每次取 2～3 穴，捻转予中强刺激，留针 20 分钟。

2. 单验方

（1）炒酸枣仁 10 ~ 15 g，捣碎，水煎后，晚上临睡前服。

（2）炒酸枣仁 10 g，麦冬 6 g，远志 3 g，水煎后，晚上临睡前顿服。

（3）酸枣树根（连皮）30 g，丹参 12 g，水煎 1 ~ 2 小时，分 2 次，在午休及晚上临睡前各服 1 次，每天 1 剂。

（4）核桃仁、黑芝麻、桑葚子叶各 30 g，共捣为泥，做成丸，每丸 3 g，每服 9 g，每天 3 次

（5）炙甘草 15 g，水煎代茶饮。

（6）酸枣仁 30 g，炒香捣为散，加入人参 30 g，辰砂 15 g，乳香 7.5 g，炼蜜为丸服，治阳虚不眠，心多惊悸。

3. 气功疗法

以坐位入静为主的内差功、强壮功为好。练功时除掌握气功的一般方法要领外，着重入静练习。练功时环境要安静，坐位后全身要放松，眼开一线，注意鼻尖，舌尖抵上颚，唾液多后徐徐下咽。要意守小腹，呼吸均匀细长，鼻吸鼻呼，并默念呼吸次数。念到 100 次再从 1 念起。如不用念数法，可用随息法，即思想高度集中在呼吸上，吸时气下沉入小腹，呼时气渐升细细呼出，思想随着呼吸升降，不开小差。如有杂念，立即把思想收回来，每次练功为 10 分钟，逐渐延长练功时间本法对失眠效果尚好。

4. 推拿疗法

（1）推头：坐位，头部垫毛巾，医生站于体侧，一手按头后额部，另一手用拇指平推正中和两侧经线，由前发际推到后发际，手法要平稳，不宜快。然后用掌根大小鱼际部揉两侧及后枕部，由上而下反复揉摩。头部推拿时，嘱患者思想集中在头部推拿手法的刺激上。推 10 分钟左右，便入朦胧状或入睡状为好。推后一般即觉头部轻松舒适感。

（2）取穴：先取风池、风府穴，用指揉法，手法宜平稳，不需要强刺激，以轻轻得气感为好。再取下肢两侧足三里和三阴交穴，手法同上，强度可稍大。

5. 药膳疗法

（1）大枣 20 枚，连须葱白 7 棵。将枣洗净水泡发后，煮 20 分钟，再将葱白洗净加入，继续用文火煮 10 分钟，吃枣喝汤，每天 1 次，连服数天。

（2）龙眼肉 500 g，白糖 50 g。将龙眼肉放碗中加白糖，反复蒸、晾 3 次，使色泽变黑，将龙眼肉再拌入少许白糖，装瓶备用：每天服 2 次，每次 4 ~ 5 颗。连服 7 ~ 8 天。上法适用于心脾亏虚之失眠证。

（3）酸枣仁 15 ~ 25 粒，黄花菜 20 根。炒至半熟，捣碎，研成细末。睡前 1 次服完，连服 10 ~ 12 天，适用于肝郁气滞证。

（4）生鸡子黄 1 枚，山药 20 g，陈皮 10 g，鲜花空叶 60 g，将后三味水煮取汁，临睡前以此汁将鸡子黄趁热服下，时间不久，即可安眠。适用于痰湿中阻证失眠。

（5）炒萝卜子 10 g，焦山楂 30 g，大枣 15 枚，葱白 7 根，鸡内金 10 g，水煎去渣温服。适用于饮食中阻证失眠。

四、预防与调护

（一）预防

（1）注意精神方面的调摄。由于不寐为心脑神志的病变，故应调摄精神，喜怒有节，心情舒畅；避免脑力劳动过度，精神紧张，保持良好的精神状态一

（2）注意居处环境的安静。要居室或周围环境安静，设法尽量避免和消除周围的噪声，睡前不易听喜乐时间过长，以免引起兴奋而难以入睡。

（3）要生活规律，按时作息，养成良好的睡眠习惯。

（4）要节制房事，以免房劳过度损伤肾精，使脑海空虚，导致失眠。

（5）加强体育锻炼，增强体质，促进形神健康。

（6）平时不应过食辛辣刺激之食物，尤其睡前不宜过多吸烟或饮浓茶。

（二）调护

（1）生活护理：劝导患者养成生活规律、起居定时的习惯，卧室要光线暗淡舒适，使其安静入睡。

（2）饮食护理：晚餐不宜过饱，少食油煎厚味及不易消化之食物。心脾两虚者宜食当归羊肉汤，阴虚火旺者宜食较多的蔬菜瓜果，忌油煎、烙烤食品。睡前禁喝咖啡、浓茶及吸烟。

（3）注意房室安静，工作人员及陪视人不要大声喧哗，说话轻、走路轻、关门轻、操作轻。

（4）精神调护：时刻注意患者情绪变化，做好患者的思想工作，护士要对精神紧张的患者多在床旁安慰，稳定情绪，消除顾虑，使心情舒畅，促进入睡。

（5）做好诱导工作，如让患者睡前口念数字，听钟声，听轻松音乐，使其渐渐入睡。

（6）加强体育锻炼，如晨起打太极拳、散步等，并持之以恒，促进身心健康。

（7）注意服药方法，一般以午睡及晚上临睡前各服 1 次为好。

（8）及时消除病因，如因痛失眠者应止痛，大便秘结者通便，咳嗽者应止咳等。

（9）对严重不寐者或同时具有精神失常者，要注意安全，防止发生意外。

五、转归与预后

不寐虽然有虚实之分，且有不同的证型，但由于人体是一个有机的整体，在一定条件下，虚实可以相互转化，或某一腑脏病变而转至多腑脏的病变。如肝郁化火证，可以耗伤肝阴，进一步上灼心阴，导致心阴不足，或下汲肾水，引起肾阴亏虚；又可能因木乘土，影响脾胃健运功能，导致化源不足，而转为心脾气血衰少，等等。

对于本病的预后，应视其具体的病情而定。一般认为，病程不长，病因比较单纯，治疗及时，辨证准确，施治恰当，且迅速消除病因者，则疗效佳，预后好。如系病程长，症见虚实夹杂，特别是正虚难以骤复而邪实义不易速去者，则病情往往易于反复，或者形成顽固性不寐证，治疗效果则欠理想。

（陈莉华）

第五节　多寐

多寐是指不分昼夜，时时欲睡，呼之能醒，醒后复睡的病证。西医的发作性睡病、神经官能症、精神病的某些患者，其症状与多寐类似者，可参考本证辨证论治。

一、诊断要点

（1）不论白天黑夜，不分场合地点，随时可以入睡，但呼之能醒，但未几又已入睡。

（2）某些热性或慢性疾病过程中出现嗜睡，每为病程严重的预兆，不属本证范围。

（3）应与昏迷、厥证等相鉴别。昏迷是神志不清，意识丧失；厥证是呼之不应，四肢厥冷等。

二、辨证分析

多寐主要是由于脾虚湿胜、阳衰、瘀血阻窍所致，其病理主要是由于阴盛阳虚。因阳主动，阴主静，阴盛故多寐，临床辨证主要是区分虚实，脾虚、阳衰为虚证，湿胜、瘀阻者为实证。以健脾、温肾、祛湿、化瘀为主要治法。

三、辨证论治

（一）湿胜

1. 症见

多发雨湿之季，或丰肥之人。胸闷纳少，身重嗜睡，苔白腻，脉濡缓。

2. 治法

燥湿健脾。

3. 方药

（1）主方：平胃散（陈师文等《太平惠民和剂局方》）加味。

处方：苍术 15 g，厚朴 12 g，陈皮 6 g，藿香 12 g，薏苡仁 18 g，法半夏 12 g，布渣叶 12 g，甘草 6 g。水煎服。

（2）单方验方：藿香佩兰合剂（任达然验方）

处方：藿香、佩兰、苍术、川朴各 10 g，陈皮 6 g，法半夏、茯苓、石菖蒲各 10 g。水煎服。

（二）脾虚型

1. 症见

精神倦怠，嗜睡，饭后尤甚，肢怠乏力，面色萎黄，纳少便溏。舌淡胖苔薄白，脉虚弱。

2. 治法

健脾益气。

3. 方药

（1）主方：六君子汤加减。

处方：党参 15 g，白术 12 g，茯苓 12 g，法半夏 12 g，陈皮 6 g，黄芪 15 g，神曲 10 g，麦芽 20 g，甘草 6 g。水煎服。

（2）中成药。

补中益气丸，每次 9 g，每日 3 次。

（3）单方验方：黄芪升蒲汤（刘国普验方）。

处方：黄芪 30 g，升麻 9 g，茯苓 15 g，白术 12 g，石菖蒲 12 g。水煎服。

（三）阳虚型

1. 症见

精神疲惫，整日嗜睡懒言，畏寒肢冷，健忘。舌淡苔薄，脉沉细无力。

2. 治法

益气温阳。

3. 方药

（1）主方：附子理中丸（陈师文等《太平惠民和剂局方》）加减。

处方：熟附子 12 g，干姜 10 g，党参 20 g，黄芪 18 g，巴戟天 12 g，升麻 6 g，淫羊藿 15 g，炙甘草 6 g。水煎服。

（2）中成药：附桂八味丸，每次 9 g，每日 3 次。

（3）单方验方：附子细辛汤（何春水等《精选千家妙方》）。

处方：熟附子 15 g（先煎 1 小时），细辛、苍术、厚朴、陈皮各 10 g，麻黄 6 g，加水煎沸 15 分钟，滤出药液，再加水煎 20 分钟，去渣，两煎药液兑匀，分服，每日 1 剂。

（四）瘀阻型

1. 症见

头昏头痛，神倦嗜睡，病情较久，或有头部外伤病史。舌质紫暗或有瘀斑，脉涩。

2. 治法

活血通络。

3. 方药

（1）主方：通窍活血汤加减。

处方：赤芍 15 g，川芎 10 g，桃仁 12 g，红花 10 g，白芷 10 g，丹参 20 g，生姜 10 g，葱白 3 条，大枣 5 枚。水煎服。

兼有气滞者，选加青皮 10 g，陈皮 6 g，枳壳 12 g，香附 10 g。兼有阴虚者，可选加生地黄 15 g，牡丹皮 10 g，麦冬 12 g。兼有气虚者，可选加黄芪 18 g，党参 15 g。兼有阳虚者，选加肉桂 6 g，熟附子 10 g。兼有痰浊者，选加法半夏 12 g，陈皮 6 g，白芥子 12 g。兼有热象者，可加黄芩、山栀各 12 g。

（2）中成药：盐酸川芎嗪片，每次 2 片，每日 3 次。复方丹参片，每次 3 片，每日 3 次。

（3）单方验方：当归五灵脂合剂（隋殿军《当代中国名医秘验方精粹》）。

处方：当归、五灵脂、芫蔚子各 12 g，黄芪 20 g，蒲黄、赤芍、延胡索、没药各 10 g，干姜 8 g，小茴香、升麻、甘草各 6 g。水煎服。

（陈莉华）

第六节　厥证

厥证是由多种原因引起的，以气机逆乱，升降失调，气血阴阳不相接续为基本病机，以突然昏倒，不省人事，或伴有四肢逆冷为主要临床表现的一种急性病证。病情轻者，一般在短时内苏醒，醒后无偏瘫、失语及口眼㖞斜等后遗症；但病情重者，则昏厥时间较长，甚至一蹶不复而导致死亡。厥的含义有多种，有指发病形式，"忽为眩仆脱绝""突然昏运，不省人事"；有指病理机制，"厥者，尽也""厥者，逆也"，言其气血败乱，或气机上逆；有指临床表现，四肢逆冷、手足不温者。就本证而言，主要是指前两者。

临床上厥证可由不同的病因引起，任何疾病产生的厥证，均提示病情进入危重状态，应采取综合救治手段。

一、病名及主症特点

《内经》论厥甚多，含义、范围广泛，有以暴死为厥，有以四末逆冷为厥，有以气血逆乱病机为厥，有以病情严重为厥。概括起来可分为两类表现：一种是指突然昏倒，不知人事，如《素问·大奇论》说："暴厥者，不知与人言"。另一种是指肢体和手足逆冷，如《素问·厥论》说："寒厥之为寒热也，必从五指而上于膝"。后世医家多在此基础上各有发挥和深化，主要是两种学术观点，一是《伤寒论》《金匮要略》论厥，继承《内经》中手足逆冷为厥的论点，而且重在感受外邪而发厥。此类厥证在伤寒、温病学中均有大量深入的研究，属于外感病中的发厥，对于由外邪而致厥者有重要临床指导价值。二是论内伤杂病的发厥，指突然发生神志改变的临床表现。自隋唐以来，历代医家多有论述。《诸病源候论》对尸厥的表现进行描述，"其状如死，犹微有息而不恒，脉尚动而形无知也"。并探讨其病机是"阴阳离居，营卫不通，真气厥乱，客邪乘之"。宋代《卫生宝鉴·厥逆》初步提出内伤杂病与外感病的厥之不同点。至明代《医学入门·外感寒暑》首先明确区分外感发厥与内伤杂病厥证。《景岳全书·厥逆》总结明代以前对厥证的认识，提出以虚实论治厥证，切中临床。此后医家对厥证的理论不断充实、完善和系统化，提出了气、血、痰、食、暑、尸、酒、蛔等厥，并以此作为辨证的重要依据，指导临床治疗。

二、病因与病机沿革

《内经》对于厥证的病机论述比较深刻，认为厥证为气机逆乱，气血运动悖逆所致。如《素问·生气通天论》曰："大怒则形气绝，而血菀于上，使人薄厥。"《灵枢·五乱》篇以清浊之气逆阐述诸多厥证的病理。云："清气在阴，浊气在阳，营气顺脉，卫气逆行，清浊相干，乱于胸中，是为大挽。故气乱于心，则烦心密嘿；乱于肺，俯仰喘喝，接手以呼；乱于肠胃，则为霍乱；乱于臂胫，则为四厥；乱于头，则厥逆，头重眩仆。"张仲景在少阴篇和厥阴篇中，重点继承阐发了《内经》关于寒厥和热厥的理论和治法。认为寒厥和热厥的病机是阴阳气血失去相对平衡，不能相互贯通的结果，主要表现为四肢逆冷。此即《伤寒论》曰："凡厥者，阴阳气不相顺接，便为厥。厥者，手足逆冷是也。"关于寒厥的论述《伤寒论》与《内经》相同，二者论述热厥的临床表现有所差异。《素问·热论》所论热厥为手是热，而《伤寒论》所论之热厥为手足冷，认为热厥的病机为"热深厥亦深，热微厥亦微"，故手足厥冷为热入阻遏于里，不能外达四肢之故。自仲景之后，历代对于热厥的论述，有宗《内经》者，有宗仲景者，各有所本。《诸病源候论·中恶病诸候》以中恶统括诸多厥证之侯，对其病因病理论述相当翔实，认为某些厥证与精神因素密切相关，如谓"中恶者，是人精神衰弱，为鬼神之气，卒中之也，夫人阴阳顺理，荣卫调平，神守则强，邪不干正。若将摄失宜精神衰弱，便中鬼毒之气。"指出了机体的精神衰弱是发病的基础，外中邪毒之气为诱发因素。这种内外的病因病机学说有较大实践意义。金代张子和《儒门事亲·指风痹痿厥近世差玄说》中不仅泛论了寒厥、热厥、尸厥、风厥、气厥、骨厥、臂厥、阳明厥等厥证，而且补充了痰厥、酒厥之证，丰富了厥证的内容。《儒门事亲》会逐对厥证则立有专篇论述，不仅记载了手足厥逆之厥，并将昏厥分为尸厥、痰厥、酒厥、气厥、风厥等证："厥之为状，手足及膝下或寒或热也……厥亦有令人腹暴满不知人者，或一、二日稍知人者，或猝然闷乱无觉知者……有涎如拽锯，声在喉咽中为痰厥，手足搐搦者为风痰，因醉而得之为酒厥，暴厥怒而得之为气厥"。《景岳全书·厥逆》总结明代以前对厥证的认识，结合临床实际，对厥证的理论不断充实、完善和系统化，提出了"厥逆之证，危证也。盖厥者尽也，逆者乱也，即气血败乱之谓也。""如云卒厥暴厥者，皆厥逆之总名也。如云寒厥热厥者，分厥逆之阴阳也。如云连经连脏者，论厥逆之死生也。再若诸经脏腑之辨，亦既详矣。又近世有气厥、血厥、酒厥、脏厥、蛔厥等证，亦无非本之经义。"并以此作为辨证分型的主要依据来指导临床治疗。书中指出："言厥者，以其内夺，谓夺其五内之精气也，暗声不能出，非肢体偏废也……诸论则非风之义可知矣。"对厥证的寒热虚实，以及暑厥和酒厥、色厥也大有发挥。《苍生司命》说："厥有寒、热、痰、气、食、尸、蛔，七者是也。"《张氏医通·厥》明确指出厥证与中风有别。如"今人多不知厥证，而皆指为中风也。夫中风者，病多经络之受伤；厥逆者，直因精气之内夺。表里虚实，病情当辨，名义不正，无怪其以风治痰也。"清代《医宗金鉴·杂病心法要诀·类中风总括》，分别论述了尸厥、虚中、气中、食中、暑中、中恶等证，明确地把有无口眼㖞斜和偏废作为中风与厥证的鉴别要点。林佩琴则将厥证责之于肝，其《类证治裁·厥证》云："《内经》论十二经阴阳之厥详矣，而仲景以厥隶厥阴，《活人》亦谓手足逆冷，皆属厥阴，以肝脏风火，为厥逆之主，故厥证种种，类由肝风痰火，冲激闭塞，以致昏痉为多。"

三、治疗和预防渊源

对于厥证的治法方药历代医家皆有论述，张仲景精辟地论述了关于寒厥和热厥的治法，提出了寒厥用四逆汤、当归四逆汤、通脉四逆加猪胆汁汤等，热厥用白虎汤等，并指出了热厥还可用下法治疗。《景岳全书》论治厥证最为详细，对于"寒厥、热厥之治。凡寒厥者，必四肢清凉，脉沉微不数，或虽数而无力，或畏寒喜热引衣自复，或下利清谷，形证多惺惺。虽此类皆属寒证，然似热非热之证犹多，故凡以手足见厥而脉证俱无实热者，悉寒厥之无疑也。热厥者，必先多热证，脉沉滑而数。畏热喜冷，扬手掉足，或烦躁不宁，大便秘赤，形证多昏冒。凡治此二者，即当以《非风门》治寒、治热之法主之。至若伤寒厥证，其阴其阳，亦当以此法为辨。但伤寒之厥，辨在邪气，故寒厥宜温，热厥宜攻也。《内经》之厥重在元气，故热厥当补阴，寒厥当补阳也。二者之治，不可不察！"《证治汇补》言厥为："暴死卒倒，其因甚多，如暴仆、口噤、吐涎、体暖、脉虚者，中风也，分辨真伪施治。如腹痛、额黑、手足收引、脉来沉迟、无气以息者，中寒也，宜理中、四逆汤，更灸关元。有本质阴虚，暑途劳役，暴仆昏绝者，名曰中暑，宜六君子汤加竹沥、姜汁。有行立之间，暴眩仆昏绝，喉无痰声，身无邪热者，此阴虚而阳暴绝也，宜独参汤。有暴怒卒倒，身冷，无涎者，名曰气厥，宜四磨饮。有食后着寒、着气而暴气者，名同食厥，宜二陈汤探吐之。有大怒载血瘀于心胸而暴死者，名曰血厥，宜逐瘀行血。有感臭秽瘴毒暴死者，名曰中恶，宜醋炭熏鼻，醒后以藿香正气散调之。或探丧、入庙暴绝，面赤不语者，名曰尸厥，亦宜醋炭熏鼻法，更服苏合香丸。"

四、病因病机

（一）病因

1. 外邪侵袭

外感六淫或秽浊邪气，邪毒内犯，郁闭气机，使气机逆乱，阴阳之气不相顺接，发为昏厥。六淫致厥以中寒、中暑多见，常与气候环境有关。疔毒疮疡之疾邪毒过盛，若失治误治，邪毒内陷，亦可致厥。

2. 情志刺激

精神刺激是厥证的主要病因。在通常情况下，情志是人体生理活动的一部分，然而突遇剧烈的情志变动，超过了生理活动所能调节的范围，就会引起脏腑的功能失调而发病。"怒则气上""惊则气乱""恐则气下"等即可致气逆上冲或清阳不升，清窍失灵发生昏仆致厥。或恼怒惊骇，忧愁思虑，情志过极，以致气机厥乱，上壅心胸，蒙闭窍隧，而引起昏愦。由于肝阳素旺，又加暴怒，肝阳化火动风，以致血随气逆，气血上壅，清窍不利，昏愦无知。此即《素问·生气通天论》篇讲："大怒则形气绝，而血菀于上，使人薄厥"。

3. 饮食不节

饮食不节，积滞内停，转输失常，气机受阻，以致窒闷而厥。此类情况常见于儿童，但成人饱食之后，骤逢恼怒，气逆夹食，食填中脘，上下痞隔，阴阳升降受阻，壅塞清窍，亦可导致昏厥。《证治准绳》说："中食之证，忽然厥逆昏迷，口不能言，肢不能举，状似中风，皆因饮食过伤，醉饱之后，或感风寒，或者气恼，以致填塞胸中，胃气有所不行，阴阳痞隔，升降不通，此内伤之至重者。"嗜食洒酪肥甘，脾胃受伤，运化失常，以致聚湿生痰，痰阻中焦，气机不利，日积月累，痰愈多则气愈阻，气愈滞则痰更甚，如痰浊一时土壅，清阳被阻则发为昏厥。《丹溪心法·厥》指出："痰厥者，乃寒痰迷闷。"

4. 体虚久病

体质虚弱是形成厥证的内在因素。平素气血运行不畅，或素体阳旺阴亏，或元气素虚者，或脾虚有痰等，陡遇巨大精神刺激，遂致气血逆乱，发为厥证，或过度饥饿，体位骤变，以致中气不足，脑海失养，或过度疲劳，睡眠不足，气血阴阳暗耗，气血阴阳不相顺节，脑失所养而发厥证。

5. 亡血失津

如因大汗吐下，气随液耗，或因创伤出血，产后大量失血、血证失血过多等，以致气随血脱，阳随阴消，神明无主，均可出现昏厥。

（二）病机

1. 基本病机

厥证是由于气机逆乱，升降失常，气血阴阳不相顺接所致。情志变动，最易影响气机运行，轻则气郁，重则气逆，逆而不顺则气厥。气盛有余之人，骤遇恼怒惊骇，气机上冲逆乱，清窍壅塞而昏倒为厥；素来元气虚弱之人，陡遇恐吓，清阳不升，神明失养而昏仆发厥。升降失调是指气机逆乱的病理变化。气的升降出入，是气运动的基本形式，由于情志、饮食、外邪而致气的运行逆乱，或痰随气升而成痰厥；或食滞中焦，胃失和降，脾不升清而成食厥；或暑热郁逆，上犯阳明而致暑厥。气为阳，血为阴，气与血有阴阳相随，互为资生，互为依存，气血的病变也是互相影响的。素有肝阳偏亢，遇暴怒伤肝，肝阳上亢，肝气上逆，血随气升，气血逆乱于上，发为血厥；同样，大量失血，血脱气无以附，气血不能上达清窍而昏不知人，发为血厥。

2. 病位

主要在心、涉及脑，与肝、脾、肺、肾密切相关。心主神明，心病则神明失用则昏厥；脑为元神之府，神机之用，气血逆乱于上或精亏血少，神机失用；厥之实证与肝的关系最为密切，肝主疏泄，调畅气机，肝病则气郁气逆，肝郁则全身之气皆郁，肝气逆则全身之气皆逆，气血并走于上则昏不知人，阳郁不达则四肢厥逆；厥之虚证与肺脾的关系最为密切，肺主气，脾为气机升降之枢，肺脾气虚，清阳不升，气陷于下，血不上达，清窍失灵而发生昏仆致厥；肾为元气之根，肾虚精气不能上注，清窍失养乃致厥证。

3. 病理性质

厥证由于体质和病机转化的不同，又有虚实的区别。大凡气盛有余者，情志突变，气逆上冲，血随气逆，或挟痰挟食壅滞于上，以致清窍闭塞，不知人事，成为厥之实证；气虚不足，或大量出血者，清阳不升，气陷于下，血不上达，气随血脱，气血一时不相顺接，以致神明失养，不知人事，四肢不温，发为厥之虚证。

4. 病机转化

厥证之转归主要有三：①表现为各种证候之间的转化，如气厥和血厥之实证，常转化为气滞血瘀之证；失血致厥的血厥虚证，常转化为气随血脱之脱证等。②阴阳气血失常，或为气血上逆，或为中气下陷，或气血痰瘀等邪气内闭，气机逆乱而阴阳尚未离绝，此类厥证之生死，取决于正气来复与否及治疗措施是否及时、得当。若正气来复，治疗得当，则气复返而生，反之，气不复返而死。③阴阳气血不相顺接，进而阴阳离绝，发展为一蹶不复之死证。

五、诊断要点

1. 病史

应了解既往有无类似病证发生。发病前有明显情志变动、精神刺激的因素，或有大失血病史，或有暴饮暴食史，或有素体痰盛宿疾。注意询问发作时的体位、持续时间以及发厥前后之表现。

2. 临床特征

患者在发病之前，常有先兆症状，如头晕、视物模糊、面色苍白、出汗等，而后突然发生昏仆，不省人事，移时苏醒，发病时常伴有恶心、汗出，或伴有四肢逆冷，醒后感头晕、疲乏、口干，但无失语、瘫痪等后遗症。

3. 辅助检查

血糖、血脂、血常规、脑电图、脑干诱发电位、心电图、颅脑 CT、MRI 等检查有助于诊断。

六、鉴别诊断

厥证有时易与眩晕、中风、痫病、昏迷等病相混淆，在临床上应注意鉴别。厥证可发生于各种年龄，有明显的诱发因素，其昏倒时间较短，发时或伴有四肢厥冷，醒后无后遗症。

1. 眩晕

头晕目眩，视物旋转不定，甚则不能站立，耳鸣，但无神志异常的表现。

2. 中风

以中老年人为多见，素体常有肝阳亢盛。其中脏腑者，突然昏仆，并伴有口眼㖞斜、偏瘫等症，神昏时间较长，苏醒后有偏瘫、㖞斜及失语等后遗症。

3. 痫证

常有先天因素，以青少年为多见。痫证之病情重者，亦为突然昏仆，不省人事，但发作时间短暂，且发作时常伴有号叫、抽搐、口吐涎沫、两目上视、小便失禁等。常反复发作，每次症状均相类似，苏醒缓解后可如常人。此外还可作脑电图检查，以资鉴别。

4. 昏迷

为多种疾病发展到一定阶段时出现的危重证候。一般来说发生较为缓慢，有一个昏迷前的临床过程，先轻后重，由烦躁、嗜睡、谵语渐次发展，一旦昏迷后，持续时间一般较长，恢复较难，苏醒后原发病仍然存在。

七、辨证论治

（一）辨证要点

1. 辨虚实

厥证见症虽多，但概括而言，不外虚实二证，这是厥证辨证之关键所在。实证者表现为突然昏仆，面红气粗，声高息促，口噤握拳，或挟痰涎壅盛，或身热谵妄，舌红苔黄腻，脉洪大有力。虚证者表现眩晕昏厥，面色苍白，声低息微，口开手撒，或汗出肢冷，舌胖或淡，脉细弱无力。

2. 分气血

厥证以气厥、血厥为多见，其中尤以气厥、血厥之实证在临床上时有发生，应当注意鉴别。气厥实者，乃肝气升发太过所致，体质壮实之人，肝气上逆，由惊恐而发，表现为突然昏仆，呼吸气粗，口噤握拳，头晕头痛，舌红苔黄，脉沉而弦；血厥实者，乃肝阳上亢，阳气暴涨，血随气升，气血并走于上，表现为突然昏仆，牙关紧闭，四肢厥冷，面赤唇紫，或鼻衄，舌质暗红，脉弦有力。

（二）治则治法

厥证乃危急之候，当及时救治为要，醒神回厥是主要的治疗原则，但具体治疗其虚、实证时又有所不同。

实证：开窍、化痰、辟秽而醒神。开窍法是救治急症的独特疗法之一，适用于邪实窍闭之神昏证，以辛香走窜的药物为主，具有通关开窍的作用。主要是通过开泄痰浊闭阻，辟秽化浊，宣窍通利气机而达到苏醒神志的目的。在剂型上应选择丸、散、气雾、含服及注射之类药物，宜吞服、鼻饲、注射。本法系急救治标之法，苏醒后应按病情辨证治疗。

虚证：益气、回阳、救逆而醒神。适用于元气亏虚、气随血脱、精竭气脱之神昏证。主要是通过补益元气、回阳救逆而提高气的统摄能力。对于失血过急过多者，还应配合止血、输血，以挽其危。由于气血亏虚，故不可妄用辛香开窍之品。

（三）分证论治

1. 气厥

（1）实证。

证候：由情志异常、精神刺激而发作，突然昏倒，不省人事，或四肢厥冷，呼吸气粗，口噤拳握，舌苔薄白，脉伏或沉弦。

审证要点：突然昏倒，不省人事，呼吸气粗，口噤拳握，苔薄白，脉伏或沉弦。

主要病机：肝郁不舒，气机上逆，壅阻心胸，内闭神机。由于肝气不舒，气机逆乱，上壅心胸，阻塞清窍，故见突然昏倒，不省人事，口噤握拳。而肝气上逆，气机闭塞，肺气不宣，则呼吸气粗。阳气被郁，不能外达，则四肢厥冷。气闭于内则见脉伏，肝气瘀滞未畅，则脉见沉弦。

治法：开窍，顺气，解郁。

方药：通关散合五磨饮子加减。应先以搐鼻取嚏，通关开窍，急救催醒。通关散以皂角辛温开窍，细辛走窜宣散，合用以通诸窍。五磨饮子以沉香、乌药降气调肝，槟榔、枳实、木香行气破滞。可再加檀香、丁香、藿香等以理气宽胸。

也可先用苏合香丸、玉枢丹温开水灌服急救。

若兼有痰热，症见喉中痰鸣，痰涌气塞者，可加胆南星、贝母、橘红、竹沥等涤痰清热；若肝阳偏亢，头晕而痛，面赤燥热者，可加钩藤、石决明、磁石等平肝潜阳；若醒后哭笑无常，睡眠不宁者，可加茯神、远志、酸枣仁等安神宁志。

临证博览：本证患者发病突然，口噤不开，急救药品难以下咽，可先用手指掐人中、合谷以开郁解噤，继之灌服药物。本证常有遇情绪刺激而反复发作的倾向，患者平时可常服柴胡疏肝散、逍遥散等，理气解郁，调和肝脾。

（2）虚证。

证候：素体虚弱，发病前有明显的情绪紧张、恐惧、疼痛或站立过久等诱发因素，发作时眩晕昏仆，面色苍白，呼吸微弱，汗出肢冷，舌淡，脉沉细微。

审证要点：因劳而眩晕昏仆，面色苍白，呼吸微弱，汗出肢冷，舌淡，脉沉细微。

主要病机：元气素虚，清阳不升，神明失养。元气素虚，又因惊恐悲愤疲劳过度，惊则气乱，悲则气衰，恐则气下，劳累则气耗，元气素虚，一时气机不相顺接，中气下陷，清阳不升，因而眩晕昏仆，面色苍白，气息微弱。阳气虚衰，难以温通，则见肢冷；卫外不固，则见汗出。舌质淡，脉沉细微，为正气不足之征。

治法：补气，回阳，醒神。

方药：生脉饮、参附汤、四味回阳饮加减。首先急用生脉注射液或参附注射液静脉推注或滴注，以补气摄津，回阳醒神。四味回阳饮加味，方中用人参大补元气，附子、炮姜温里回阳，甘草调中缓急，共奏补气温阳之效。

若心悸不宁者，加远志、柏子仁、酸枣仁等养心安神；若纳谷不香，食欲不振者，加白术、茯苓、陈皮健脾和胃；若汗出多者，加黄芪、白术、煅龙骨、煅牡蛎，加强益气功效，更能固涩止汗。

本证亦有反复发作的倾向，平时可服用香砂六君子丸、归脾丸等药物，健脾和中，益气养血。另可加用甘麦大枣汤养心宁神，甘润缓急。

临证博览：本证临床较为多见，尤以的年青女性易于发生。本证实乃气陷欲脱之证，务以救急为先，缓以图本。平素脾亏气虚者，多易发本证，宜常服人参养荣汤或香砂六君子汤以健脾益气，调和脾胃。

中成药：除上述之外，常用的还可选用参麦注射液、六君子丸等。

2. 血厥

（1）实证。

证候：多因急躁恼怒而发，突然昏倒，不省人事，牙关紧闭，面赤唇紫，舌暗红，脉沉弦。

审证要点：因暴怒而突然昏倒，牙关紧闭，面赤唇紫，舌黯红。

主要病机：怒而气上，血随气升，瘀阻清窍。由于暴怒，肝气上逆，血随气升，上蔽神明，清窍闭塞，因而突然昏倒，不省人事，牙关紧闭。面赤唇紫，舌暗红，脉多沉弦，皆为气逆血菀于上之象。

治法：平肝潜阳，理气通瘀。

方药：羚羊钩藤汤或通瘀煎加减。羚角钩藤汤平肝潜阳息风，适用于肝阳上亢之肝厥、头痛、眩晕。羚羊角、钩藤清热平肝内息风；生地黄、白芍滋阴柔肝；竹茹、贝母清热化痰；茯神养心安神；桑叶、菊花清肝泄热；甘草调和药物。通瘀煎，方中以当归尾、红花、山楂活血散瘀，乌药、青皮、木香、香附等顺气开郁，泽泻性下行而泻，引气血而下。另外可加用石决明、钩藤、牛膝平肝潜阳。

也可先用苏合香丸、玉枢丹温开水灌服急救。待患者苏醒后，继服汤药。

若急躁易怒，肝热者加菊花、牡丹皮、龙胆草；若兼见阴虚不足，眩晕头痛者，加生地黄、枸杞子、珍珠母。

临证博览：本证气血并逆于上，清窍壅塞，先用清开灵注射液静脉推注或滴注，以开其闭。本证患者平常宜服用杞菊地黄丸等清肝滋肾之品。

（2）虚证。

证候：因失血过多而发，突然昏厥，面色苍白，口唇无华，四肢震颤，自汗肢冷，目陷口张，呼吸微弱，舌质淡，脉芤或细数无力。

审证要点：失血过多，突然昏厥，面色苍白，自汗肤冷，舌淡，脉芤或细数无力。

主要病机：出血过多，气随血脱，神明失养。由于失血过多，血虚不能上承，故突然晕厥，面色苍白，口唇无华。气血不能上达于四末，筋失所养，则四肢震颤。营阴内衰，正气不固，故目陷口张，自汗肤冷，呼吸微弱。舌质淡，脉芤或细数无力，乃血去过多而伤阴之征。

治法：补养气血。

方药：急用独参汤灌服，继服人参养营汤。独参汤即重用一味人参，大补元气，所谓"有形之血不能速生，无形之气所当急固"。亦可用人参注射液、生脉注射液静脉推注或滴注。缓解后继用人参养营汤补养气血，方中以人参、黄芪为主益气，佐当归、熟地黄养血，白芍、五味子敛阴，白术、茯苓、远志、甘草健脾安神，肉桂温养气血，生姜、大枣和中补益，陈皮行气。

出血不止者加仙鹤草、藕节、侧柏叶；若自汗肤冷，呼吸微弱者，加附子、干姜温阳；若口干少津者，加麦冬、玉竹、沙参养阴；心悸少寐者，加龙眼肉、酸枣仁养心安神。

临证博览：同时对急性失血过多者，应及时止血并采取输血措施。患者苏醒后，仍宜以益气固脱为大法，可选用八珍汤化裁。

中成药：如益中生血胶囊、生血丸、养阴生血合剂等。

3. 痰厥。

证候：素有咳喘宿痰，多湿多痰，恼怒或剧烈咳嗽后突然昏厥，喉有痰声，或呕吐涎沫，呼吸气

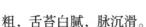

粗，舌苔白腻，脉沉滑。

审证要点：素有咳喘宿痰，突然昏厥，喉有痰声，或呕吐涎沫，苔白腻，脉沉滑。

主要病机：痰湿内阻，痰随气升，上蒙清窍。由于平素多湿多痰，复因恼怒气逆，痰随气升，上闭清窍，故突然昏厥。《石室秘录·厥证》："人有忽然厥，口不能言，眼闭手撒，喉中作鼻于声，痰气甚，有一日即死者，有二三日而死者，此厥多犯神明，然亦因素有痰气而发也。"因痰阻气道，痰气相击，故喉中有声，或呕吐涎沫。痰浊阻滞，气机不利，则呼吸气粗。苔白腻，脉沉滑，为痰浊壅滞之征象。

治法：行气豁痰。

方药：导痰汤加减。本方以二陈汤加枳实、胆南星而成。方中用陈皮、枳实理气降逆，半夏、胆南星、茯苓燥湿祛痰。可加苏子、白芥子化痰降气。

也可先用苏合香丸、玉枢丹温开水灌服急救。待患者苏醒后，继服汤药。

痰湿化热，口干便秘，舌苔黄腻，脉滑数者，加黄芩、栀子、竹茹、瓜蒌仁清热降火。

临证博览：痰在膈上者，应急用盐汤探吐；属寒痰者，可用巴矾丸研细末调水服；属热痰者，可用白金丸研细调莱菔汁灌服。

4. 食厥

证候：暴饮过食，又骤逢恼怒之后，突发昏厥，气息窒塞，脘腹胀满，嗳腐厌食，舌苔厚腻，脉滑实。

审证要点：暴饮过食，突发昏厥，脘腹胀满，舌苔厚腻，脉滑实。

主要病机：食滞中脘，气机不畅，壅塞清窍。饱食之后，骤逢恼怒，气逆夹食，食填中脘，壅塞清窍，导致昏厥；中焦痞隔，肺气不利，气机不畅，升降受阻而气息窒塞，脘腹胀满；嗳腐厌食，舌苔厚腻，脉滑实为食滞中脘之象。

治法：和中消导。

方药：急救，昏厥发生于食后不久，先用盐汤探吐以祛实邪；继用保和丸合神术散加减。山楂、神曲、莱菔子消食化滞；藿香、苍术、厚朴、砂仁理气化浊；半夏、陈皮、茯苓健脾化痰。

食后腹胀，大便不通者，可用小承气汤导下。

5. 暑厥。

证候：发于暑热夏季，面红身热，突然昏仆，甚至谵妄，眩晕头痛，舌红干，脉洪数。

审证要点：发于暑热夏季，突然昏仆，甚至谵妄，舌红干，脉洪数。

主要病机：暑热郁逆，上犯阳明而致暑厥。暑热扰神，气逆于上见突然昏仆，甚至谵妄，眩晕头痛，热邪甚见面红身热，舌红干，脉洪数。

治法：清暑益气，开窍醒神。

方药：万氏牛黄清心丸或紫雪丹，白虎加人参汤或清暑益气汤加减。灌服万氏牛黄清心丸或紫雪丹以开窍醒神，继而服用白虎加人参汤或清暑益气汤。前者用人参益气保津，白虎汤清热解暑；后者用西洋参生津益气，麦冬、知母滋阴清热，黄连、竹叶、荷梗、西瓜翠衣清解暑热。

临证博览：本证患者多因烈日暴晒或在高温环境下长期作业，感受暑热之邪而发病，故昏厥后，首先将患者迅速移至阴凉通风之处，吸氧，输液，采取有效措施降温。用清开灵注射液静脉推注或滴注，若见头晕心悸，四肢无力，面色苍白，多汗肢冷，猝然昏厥，脉濡数者，治宜益气止汗，方用参附龙牡汤。对于此证患者，切忌滥用芳香开窍之品，以防耗伤正气。

中成药：如安脑牛黄片、紫雪散等。

八、其他治法

（一）针灸疗法

针灸在厥证的抢救中，比内服药发挥作用快，简便有效，是一个重要的急救措施。其中，灸法有回阳散寒的作用，常用于脱证和寒邪阻闭之证。针刺能开闭通阳，多用于闭证。

灸法常用穴位：百会、神阙、关元、气海、足三里。运用灸法时，还可加一些药物作熨敷，以增强疗效。如用吴茱萸和食盐炒烫，布包熨脐下；或以盐填脐中，盖蒜艾灸；或以胡椒粉纳脐中，以膏药封上，热熨。对于灸法的功效，《幼幼集成·回生艾火》做了高度的评价，"凡男妇一切中风中痰气厥阴证，虚寒竭脱、凶危之候，咸宜用之，有起死回生之功，幸毋轻视。"

针刺常用穴位：人中、内关、百会、素髎、十宣、十井等。邪实闭盛者，可十宣少量放血。

（二）耳针疗法

常用穴位：皮质下、肾上腺、内分泌、交感、心肺、升压点、呼吸点。

九、名医经验

1. 张景岳论厥证

气厥之证有二，以气虚气实皆能厥也。气虚卒倒者，必其形气索然，色清白，身微冷，脉微弱，此气脱也。宜参、芪、归、术、地黄、枸杞子，大补元煎之属，甚者以回阳饮、独参汤之类主之。气实而厥者，其形气愤然、勃然，脉沉弦而滑。胸膈喘满，此气逆证也。大怒则形气绝而血菀于上，即此类也。治宜排气饮，或四磨饮，或八味顺气散、苏合香丸之类先顺其气，然后随其虚实而调理之。若因怒伤气逆，气旋去而真气受损者，气本不实也；若素多忧郁恐畏而气怯气陷者，其虚尤可知，若以此类而用行气开滞等剂则误矣。

血厥之证有二，以血脱、血逆皆能厥也。血脱者如大崩、大吐，或产，血尽则气亦随之而脱，故卒仆暴死。

宜先掐人中，或烧酢炭以收其气，急用人参一二两煎汤灌之，但使气不尽脱，必渐苏矣，然后因其寒热徐为调理，此所谓血脱益气也。若不知此而但用血分等药，则几微之气，忽而散气，阴无所主，无生机矣占其或有用寒凉以止血者，必致败绝阳气，适足以速其死耳！血逆者，即经所云"血之于气，并走于上"之谓，又曰"大怒则形气绝而血菀于上"之类也，夫血因气逆，必须先理其气，气行则血无不行也。宜通瘀煎或化肝煎之类主之，俟血行气舒，然后随证调理。

痰厥之证，凡一时痰涎壅塞，气闭昏愦，药食俱不能通，必先宜或吐或开，以治其标，此不得不先救其急也。但觉痰气稍开，便当治其病本，如因火生痰者，宜清之、降之；因风寒生痰者，宜散之、温之；因湿生痰者，宜燥之、利之；因脾虚生痰者，自宜补肾，此痰之不必治也，但治其所以生痰自清矣，然犹有不可治痰者，恐愈攻愈而痰必愈甚也。

酒厥之证，即经所云热厥之属也。义经云酒风者，亦此类也。凡纵饮无节之人，多有此病。方其血气正盛，力能胜之，不知酒害之何有；及其将衰，则酒之侮人，斯可畏耳！酒病极多，莫知所出，其为酒厥，则全似中风，轻者犹自知人，重者卒者而晕倒，忽然昏愦，或躁烦，或不语，或痰涎如涌，或气喘、发热，或咳嗽，或吐血。但察其大便干燥，脉实喜冷者，此湿热上壅之饮证，宜以抽薪饮之类，疾降其火。火之甚者，仍以梨浆饮、绿豆饮之属更迭进之，以解其毒。此证大忌辛燥等物，务使湿热渐退，神气稍复，然后用补阴等剂以善其后。其有大便不实，或无火证而脉见缓弱者，则不宜清火，但以二陈汤、六君子汤，或金水六君煎之类主之。若因酒伤阴，以致脾肾两虚而为厥脱者，非速救本源，终无济也，凡患此者，宜终身忌酒，勿使沾唇可也；若不知戒，再犯必难为矣。

2. 魏长春

昏厥为临床常见急症。对昏厥的诊治中，中医重分辨闭、脱。前者为邪闭于外，正气内遏；后者为元气外泄，正气内涸。魏老指出，热痹昏厥以阳闭证居多，故昏厥证常以开窍为先。但究属权宜之计，所以临床上须依据病情，分别与其他配合运用，澄本清源，以图根治。对于热结阳明，上扰心神之昏厥，治宜通下泄热开窍，方药宗仲景制订的三承气汤及后世增订的增液承气汤、宣白承气汤；温病痰热阻闭心包之证，治宜清热化痰开窍，方药用犀角、连翘、远志、鲜石菖蒲、麦冬、川贝母、牛黄、至宝之属；热入血分之昏厥，治宜凉血活血开窍，常凉血解毒、清心开窍、活血化瘀同用，如犀角地黄汤选取赤芍、牡丹皮等即属此意；邪热炽盛，耗灼阴津，木失所养，动而生风之痉昏愦，抽搐癫痫，治宜平肝凉血泻火；湿邪、痰浊蒙蔽清窍时出现的阴闭证，治宜温经达邪开窍；脱证之亡阴者宜救阴敛阳，如生脉加龙骨牡蛎之辈。亡阳者宜益气回阳固脱，如参附、四逆等方；邪实内壅，清窍昏蒙，元气耗散，神明失用之用之内闭外脱证，须开闭固脱并进。

（刘志勇）

第七节　癫狂

一、定义

癫病以精神抑郁，表情淡漠，沉默痴呆，语无伦次，静而少动为特征；狂病以精神亢奋，狂躁刚暴，喧扰不宁，毁物打骂，动而多怒为特征。癫病与狂病都是精神失常的疾病，两者在临床上可以互相转化，故常并称。

二、历史沿革

癫之病名最早见于马王堆汉墓出土的《足臂十一脉灸经》"数癫疾"。癫狂病名出自《内经》。该书对于本病的症状、病因病机及治疗均有较详细的记载。

在症状描述方面，如《灵枢·癫狂》篇说："癫疾始生，先不乐，头重痛，视举，目赤，甚作极，已而烦心""狂始发，少卧，不饥，自高贤也，自辨智也，自尊贵也，善骂詈，日夜不休。"

在病因病机方面，《素问·至真要大论篇》说："诸躁狂越，皆属于火。"《素问·脉要精微论篇》说："衣被不敛，言语善恶，不避亲疏者，此神明之乱也。"《素问·脉解篇》又说："阳尽在上，而阴气从下，下虚上实，故狂癫疾也。"指出了火邪扰心和阴阳失调可以发病。《灵枢·癫狂》篇又有"得之忧饥""得之大恐""得之有所大喜"等记载。明确指出情志因素亦可以导致癫狂的发生。《素问·奇病论篇》说："人生而有病癫疾者，此得之在母腹中时。"指出本病具有遗传性。

在治疗方面，《素问·病能论篇》说："帝曰：有病怒狂者，其病安生？岐伯曰：生于阳也。帝曰：治之奈何？岐伯曰：夺其实即已，夫食入于阴，长气于阳，故夺其食则已，使之服以生铁落为饮，夫生铁落者，下气疾也。"至《难经》则明确提出癫与狂的鉴别要点，如《二十难》记有"重阳者狂，重阴者癫"，而《五十九难》对癫狂二证则从症状表现上加以区别，其曰："狂癫之病何以别之？然：狂疾之始发，少卧而不饥，自高贤也，自辨智也，自倨贵也，妄笑好歌乐，妄行不休是也。癫疾始发，意不乐，僵仆直视，其脉三部阴阳俱盛是也。"对两者的鉴别可谓要言不烦。

汉代张仲景《金匮要略·五脏风寒积聚病脉证治》说："邪哭（作"人"解）使魂魄不安者，血气少也，血气少者属于心，心气虚者，其人则畏；合目欲眠，梦远行而精神离散，魂魄妄行。阴气衰者为癫，阳气衰者为狂。"对本病的病因做进一步的探讨，提出因心虚而血气少，邪乘于阴则为癫，邪乘于阳则为狂。

唐宋以后，对癫狂的证候描述更加确切，唐代孙思邈《备急千金要方·风癫》曰："示表癫邪之端，而见其病，或有默默而不声，或复多言而漫说，或歌或哭，或吟或笑，或眠坐沟渠，瞰于粪秽，或裸形露体，或昼夜游走，或嗔骂无度，或是蜚蛊精灵，手乱目急。"对癫狂采用针药并用的治疗方式。

金元时代对癫狂的病因学说有了较大的发展。如金代刘完素《素问玄机原病式·五运主病》说："经注曰多喜为癫，多怒为狂，然喜为心志，故心热甚则多喜而为狂，况五志所发，皆为热，故狂者五志间发。"元代朱丹溪《丹溪心法·癫狂篇》云："癫属阴，狂属阳……大率多因痰结于心胸间。"提出了癫狂的发病与"痰"有关的理论，并提出"痰迷心窍"之说，对于指导临床实践具有重要意义，也为后世许多医家所遵循。此时不仅对病因病机的认识更臻完善，而且从实践中也积累了一些治疗本病的经验。如治癫用养心血、镇心神、开痰结，治狂用大吐下之法。此外，《丹溪心法》还记有精神治疗的方法。

及至明清两代，不少医家对本病证治理法的研究多有心得体会。如明代楼英《医学纲目》卷二十五记有："狂之为病少卧，少卧则卫独行，阳不行阴，故阳盛阴虚，令昏其神。得睡则卫得入于阴，而阴得卫镇，不虚，阳无卫助，不盛，故阴阳均平而愈矣。"对《内经》狂病，由阴阳失调而成的理论有所发挥。再如李梴、张景岳等对癫狂二证的区别，分辨甚详。明代李梴《医学入门·癫狂》说："癫者异常也，平日能言，癫则沉默；平日不言，癫则呻吟，甚则僵卧直视，心常不乐""狂者凶狂也，轻则自高自是，好歌好舞，甚则弃衣而走，逾垣上屋，又甚则披头大叫，不避水火，且好杀人。"明代张介宾《景岳全书·癫狂痴呆》说："狂病常醒，多怒而暴；癫病常昏，多倦而静。由此观之，则其阴阳寒热，自有冰炭之异。"明代王肯堂《证治准绳》中云："癫者，俗谓之失心风。多因抑郁不遂……精神恍惚，言语错乱，喜怒不常。"这一时期的医家肯定了癫狂痰迷心窍的病机，治疗多主张治癫宜解郁化痰、宁心安神为主；治狂则先夺其食，或降其火，或下其痰，药用重剂，不可畏首畏尾。明代戴思恭《证治要诀·癫狂》提出："癫狂由七情所郁，遂生痰涎，迷塞心窍。"明代虞抟《医学正传》以牛黄清心丸治癫狂，取其豁痰清心之意。至王清任又提出了血瘀可病癫狂的论点，并认识到本病与脑有着密切的关系。如王清任《医林改错》癫狂梦醒汤谓："癫狂一证……乃气血凝滞脑气，与脏腑气不接，如同做梦一样。"清代何梦瑶《医碥·狂癫痫》剖析狂病病机为火气乘心，劫伤心血，神不守舍，痰涎入踞。清代张璐《张氏医通·神志门》集狂病治法之大成："上焦实者，从高抑之，生铁落饮；阳明实则脉伏，大承气汤去厚朴加当归、铁落饮，以大利为度；在上者，因而越之，来苏膏，或戴入三圣散涌吐，其病立安，后用洗心散、凉膈散调之；形证脉气俱实，当涌吐兼利，胜金丹一服神效……"《黄帝内经·灵枢·本神论》云：喜乐无极则伤魂，魄伤则狂，狂者意不存，当以恐胜之，以凉药补魄之阴，清神汤。

综上所述，历代医家则对癫狂的病因、病机、临床症状及治疗进行了较多的论述，对后世有较大的影响。

三、范围

癫病与狂病都是精神失常的疾患，其表现类似于西医学的某些精神病，精神分裂症的精神抑郁型，心境障碍中躁狂抑郁症的抑郁型、抑郁发作大致相当于癫病。精神分裂症的紧张性兴奋型及青春型、心境障碍中躁狂抑郁症的躁狂型、躁狂发作、急性反应性精神病的反应兴奋状态大致相当于狂病。凡此诸病出现症状、舌苔、脉象等临床表现与本篇所述相同者，均可参考本篇进行辨证论治。

四、病因病机

癫狂发生的原因，总与七情内伤密切相关，或以思虑不遂，或以悲喜交加，或以恼怒惊恐，皆能损伤心、脾、肝、胆，导致脏腑功能失调和阴阳失于平秘，进而产生气滞、痰结、火郁、血瘀等，蒙蔽心窍而引起神志失常。狂病属阳，癫病属阴，病因病机有所不同。如清代叶天士《临证指南医案》龚商年按："狂由大惊大恐，病在肝胆胃经，三阳并而上升，故火炽则痰涌，心窍为之闭塞。癫由积忧积郁，病在心脾包络，三阴蔽而不宣，故气郁则痰迷，神志为之混淆。"

癫狂发生的存在原发病因、继发病因和诱发因素。原发病因有禀赋不足，情志内伤和饮食不节；继发病因有气滞、痰结、火郁、血瘀等；诱发因素有情志失节，人事怫意，突遭变乱及剧烈的情志刺激。癫病起病多缓慢，渐进发展，癫病病位在肝、脾、心、脑，病之初起多表现为实证，后转换为虚实夹杂，病程日久，损伤心、脾、脑、肾，转为虚证。狂病急性发病，狂病病位在肝、胆、胃、心、脑，病之初起为阳证、热证、实证，渐向虚实夹杂转化，终至邪去正伤，渐向癫病过渡。

兹从气、痰、火、瘀4个方面对本病的病因病机列述如下。

（一）气机阻滞

《素问·举痛论篇》有"百病皆生于气"之说，平素易怒者，由于郁怒伤肝，肝失疏泄，则气机失调，气郁日久，则进一步形成气滞血瘀，或痰气互结，或气郁化火，阻闭心窍而发为癫狂。正如《证治要诀·癫狂》所说"癫狂由七情所郁，遂生痰涎，迷塞心窍"。

（二）痰浊蕴结

自从金元时代朱丹溪提出癫狂与"痰"有关的论点以后，不少医家均宗其说。如明代张景岳《景岳全书·癫狂痴呆》说："癫病多由痰气，凡气有所逆，痰有所滞，皆能壅闭经络，格塞心窍。"近代，张锡纯《医学衷中参西录·医方》明确指出"癫狂之证，乃痰火上泛，瘀塞其心与脑相连窍络，以致心脑不通，神明皆乱"。由于长期的忧思郁怒造成气机不畅，肝郁犯脾，脾失健运，痰涎内生，以致气血痰结。或因脾气虚弱，升降失常，清浊不分，浊阴蕴结成痰，则为气虚痰结。无论气郁痰结或气虚痰结，总由"痰迷心窍"而病癫病。若因五志之火不得宣泄，炼液成痰，或肝火乘胃，津液被熬，结为痰火；或痰结日久，郁而化火，以致痰火上扰，心窍被蒙，神志遂乱，也可发为狂病。

（三）火郁扰神

《内经》早就指出狂病与火有关。如《素问·至真要大论篇》指出："诸躁狂越，皆属于火。"《素问·阳明脉解篇》又说："帝曰：病甚则弃衣而走，登高而歌，或至不食数日，逾垣上屋，所上之处，皆非其素所能也，病反能者何也？岐伯曰：四肢者，诸阳之本也，阳盛则四肢实，实则能登高也""帝曰：其妄言骂詈不避亲疏而歌者何也？岐伯曰：阳盛则使人妄言骂詈，不避亲疏而不欲食，不欲食故妄走也。"因阳明热盛，上扰心窍，以致心神昏乱而发为狂病。《景岳全书·癫狂痴呆》亦说："凡狂病多因于火，此或以谋为失志，或以思虑郁结，屈无所伸，怒无所泄，以致肝胆气逆，木火合邪，是诚东方实证也，此其邪盛于心，则为神魂不守，邪乘于胃，则为暴横刚强。"

综上所述，胃、肝、胆三经实火上升扰动心神，皆可发为狂病。

（四）瘀血内阻

由于血瘀使脑气与脏腑之气不相连接而发狂。如清代王清任《医林改错》说："癫狂一证，哭笑不休，詈骂歌唱，不避亲疏，许多恶态，乃气血凝滞，脑气与脏腑气不接，如同做梦一样。"并自创癫狂梦醒汤治疗本病。另外，王清任还创立脑髓说，其曰："灵机记性在脑者，因饮食生气血，长肌肉，精汁之清者，化而为髓""小儿无记性者，脑髓未满，高年无记性者，脑髓渐空。"联系本病的发生，如头脑发生血瘀气滞，使脏腑化生的气血不能正常的充养元神之府，或因血瘀阻滞脉络，气血不能上荣脑髓，则可造成灵机混乱，神志失常发为癫狂。

综上，气、痰、火、瘀均可造成阴阳的偏盛偏衰，而历代医家多以阴阳失调作为本病的主要病机。如《素问·生气通天论篇》说："阴不胜其阳，则脉流薄疾，并乃狂。"又《素问·宣明五气论篇》说："邪入于阳则狂，邪入于阴则痹，搏阳则为癫疾。"《难经·二十难》说："重阳者狂，重阴者癫。"所谓重阴重阳者，医家论述颇不一致。有说阳邪并于阳者为重阳，阴邪并于阴者为重阴；有说三部阴阳脉皆洪盛而牢为重阳，三部阴阳脉皆沉伏而细为重阴；还有认为气并于阳而阳盛气实者为重阳，血并于阴而阴盛血实者为重阴。概言之，两种属阳的因素重叠相加称为重阳，如平素好动、性情暴躁，又受痰火阳邪，此为重阳而病狂；两种属阴的因素重叠相加，称为重阴，如平素好静，情志抑郁，又受痰郁阴邪，此为重阴而病癫。此后在《诸病源候论》《普济方》及明清许多医家的著述中，也都说明机体阴阳失调，不能互相维系，以致阴虚于下，阳亢于上，心神被扰，神明逆乱而发癫狂。

此外，张仲景《伤寒论》尚有蓄血发狂的记载，应属血瘀一类；由于思虑太过，劳伤心脾，气血两虚，心失所养亦可致病。《医学正传·癫狂痫证》说："癫为心血不足。"癫狂病的发生还与先天禀赋有关，若禀赋充足，体质强壮，阴平阳秘，虽受七情刺激也只是短暂的情志失畅；反之禀赋素虚，肾气不足，复因惊骇悲恐，意志不遂等七情内伤，则每可引起阴阳失调而发病。禀赋不足而发病者往往具有家族遗传性，其家族可有类似的病史。

五、诊断与鉴别诊断

（一）诊断

1. 发病特点

本病发生与内伤七情密切相关，性格暴躁、抑郁、孤僻、易于发怒、胆怯疑虑等，是发病的常见因素；头颅外伤、中毒病史对确定诊断也有帮助。但其主要诊断依据是灵机、情志、行为三方面的失常。所谓灵机即记性、思考、谋虑、决断等方面的功能表现。

2. 临床表现

本病的临床症状大致可分为四类，兹分述于后。

（1）躁狂症状：如弃衣而走，登高而歌，数日不食而能逾垣上屋，所上之处，皆非其力所能，妄言骂詈，不避亲疏，妄想丛生，毁物伤人，甚至自杀等，其证属实热，为阳气有余的症状。

（2）抑郁症状：如精神恍惚，表情淡漠，沉默痴呆，喃喃自语或语无伦次，秽洁不知，颠倒错乱，或歌或笑，悲喜无常，其证多偏于虚。为阴气有余的症状，或为痰气交阻。

（3）幻觉症状：幻觉是患者对客观上不存在的事物，却感到和真实的一样，可有幻视、幻听、幻嗅、幻触等症。如早在《灵枢·癫狂》就对幻觉症状有明确的记载："目妄见，耳妄闻……善见鬼神。"再如明代李梴《医学入门·癫狂》记有："视听言动俱妄者，谓之邪祟，甚则能言平生未见闻事及五色神鬼。"此处所谓邪祟，即为幻觉症状。

（4）妄想症状：妄想是与客观实际不符合的病态信念，其判断推理缺乏令人信服的根据，但患者坚信其正确而不能被说服。正如《灵枢·癫狂》所说："自高贤也，自辨智也，自尊贵也。"《中藏经·癫狂》也说："有自委曲者，有自高贤者。"此外，还可有疑病、自罪、被害、嫉妒等妄想症状。

这些临床症状不是中毒、热病所致，颅脑CT扫描及其他辅助检查没有阳性发现。

总之，癫病多见抑郁症状，呆滞好静，其脉多沉伏细弦；狂病多见躁狂症状，多怒好动，其脉多洪盛滑数，这是两者的区别。至于幻觉症状和妄想症状则既可见于癫病，也可见于狂病。

（二）鉴别诊断

1. 痫病

痫病是以突然仆倒，昏不知人，四肢抽搐为特征的发作性疾患，与本病不难区分。但自秦汉至金元时期，往往癫、狂、痫同时并称，常常混而不清，尤其是癫病与痫病始终未能明确分清，及至明代王肯堂才明确提出癫狂与痫病的不同。如《证治准绳·癫狂痫总论》说："癫者或狂或愚，或歌或笑，或悲或泣，如醉如痴，言语有头无尾，秽洁不知，积年累月不愈""狂者病之发时猖狂刚暴，如伤寒阳明大实发狂，骂詈不避亲疏，甚则登高而歌，弃衣而走，逾垣上屋，非力所能，或与人语所未尝见之事""痫病发则昏不知人，眩仆倒地，不省高下，甚而瘈疭抽掣，目上视，或口眼㖞斜，或口作六畜之声。"至此已将癫狂与痫病截然分开，为后世辨证治疗指出了正确方向。

2. 谵语、郑声

谵语是因阳明实热或温邪入于营血，热邪扰乱神明，而出现神志不清、胡言乱语的重症。郑声是指疾病晚期心气内损，精神散乱而出现神识不清，不能自主，语言重复，语声低怯，断续重复而语不成句的垂危征象。狂病与谵语、郑声在症状表现上是不同的，如《东垣十书·此事难知集·狂言谵语郑声辨》记有"狂言声大开自与人语，语所未尝见事，即为狂言也。谵语者，合目自语，言所日用常见常行之事，即为谵语也。郑声者，声战无力，不相接续，造字出于喉中，即郑声也"。

3. 脏躁

脏躁好发于妇人，其症为悲伤欲哭，数欠伸，像如神灵所作，但可自制，一般不会自伤及伤害他人，与癫狂完全丧失自知力的神志失常不同。

六、辨证

（一）辨证要点

1. 癫病审查轻重

精神抑郁，表情淡漠，寡言呆滞是癫病的一般症状，初发病时常兼喜怒无常，喃喃自语，语无伦次，舌苔白腻，此为痰结不深，证情尚轻。若病程迁延日久，则见呆若木鸡，目瞪如愚，灵机混乱，舌苔渐变为白厚而腻，乃痰结日深，病情转重。久则正气日耗，脉由弦滑变为滑缓，终至沉细无力。倘使病情演变为气血两虚，而症见神思恍惚，思维贫乏，意志减退者，则病深难复。

2. 狂病明辨虚实

狂病应区分痰火、阴虚的主次先后，狂病初起是以狂暴无知，情感高涨为主要表现，概由痰火实邪扰乱神明而成。病久则火灼阴液，渐变为阴虚火旺之证，可见情绪焦躁，多言不眠，形瘦面赤舌红等症状。这一时期，分辨其主次先后，对于确定治法处方是很重要的。一般说，亢奋症状突出，舌苔黄腻，脉弦滑数者，是痰火为主，而焦虑、烦躁、失眠、精神疲惫，舌质红少苔或无苔，脉细数者，是阴虚为主。至于痰火、阴虚证候出现的先后，则需对上述证候，舌苔、脉象的变化作动态的观察。

（二）证候

1. 癫病

（1）痰气郁结：精神抑郁，表情淡漠，寡言呆滞，或多疑虑，语无伦次，或喃喃自语，喜怒无常，甚则忿不欲生，不思饮食。舌苔白腻，脉弦滑。

病机分析：因思虑太过，所愿不遂，使肝气被郁，脾失健运而生痰浊。痰浊阻蔽神明，故出现抑郁、呆滞、语无伦次等症；痰扰心神，故见喜怒无常，忿不欲生，又因痰浊中阻，故不思饮食。苔腻、脉滑皆为气郁痰结之征。

（2）气虚痰结：情感淡漠，不动不语，甚则呆若木鸡，目瞪如愚，傻笑自语，生活被动，灵机混乱，甚至目妄见，耳妄闻，自责自罪，面色萎黄，便溏溲清。舌质淡，舌体胖，苔白腻，脉滑或脉弱。

病机分析：癫久正气亏虚，脾运力薄而痰浊益甚。痰结日深，心窍被蒙，故情感淡漠而呆若木鸡，甚至灵机混乱，出现幻觉症状；脾气日衰故见面色萎黄，便溏、溲清诸症。舌淡胖，苔白腻，脉滑或弱皆为气虚痰结之象。

（3）气血两虚：病程漫长，病势较缓，面色苍白，多有疲惫不堪之象，神思恍惚，心悸易惊，善悲欲哭，思维贫乏，意志减退，言语无序，魂梦颠倒。舌质淡，舌体胖大有齿痕，舌苔薄白，脉细弱无力。

病机分析：癫病日久，中气渐衰，气血生化乏源，故面色苍白，肢体困乏，疲惫不堪；因心血内亏，心失所养，可见神思恍惚，心悸易惊，意志减退诸症。舌胖，脉细是气血俱衰之征。

2. 狂病

（1）痰火扰心：起病急，常先有性情急躁，头痛失眠，两目怒视，面红目赤，突然狂暴无知，情感高涨，言语杂乱，逾垣上屋，气力逾常，骂詈叫号，不避亲疏，或毁物伤人，或哭笑无常，登高而歌，弃衣而走，渴喜冷饮，便秘溲赤，不食不眠。舌质红绛，苔多黄腻，脉弦滑数。

病机分析：五志化火，鼓动阳明痰热，上扰清窍，故见性情急躁，头痛失眠；阳气独盛，扰乱心神，神明昏乱，症见狂暴无知，言语杂乱，骂詈不避亲疏；四肢为诸阳之本，阳盛则四肢实，实则登高、逾垣、上屋，而气力超乎寻常。舌绛苔黄腻，脉弦而滑数，皆属痰火壅盛，且有伤阴之势。以火属阳，阳主动，故起病急骤而狂暴不休。

（2）阴虚火旺：狂病日久，病势较缓，精神疲惫，时而躁狂，情绪焦虑、紧张，多言善惊，恐惧而不稳，烦躁不眠，形瘦面红，五心烦热。舌质红，少苔或无苔，脉细数。

病机分析：狂乱躁动日久，必致气阴两伤，如气不足则精神疲惫，仅有时躁狂而不能持久。由于阴伤而虚火旺盛，扰乱心神，故症见情绪焦虑，多言善惊，烦躁不眠，形瘦面红等。舌质红，脉细数，也为阴虚内热之象。

（3）气血凝滞：情绪躁扰不安，恼怒多言，甚则登高而歌，弃衣而走，或目妄见，耳妄闻，或呆滞少语，妄思离奇多端，常兼面色暗滞，胸胁满闷，头痛心悸，或妇人经期腹痛，经血紫暗有块。舌质紫暗有瘀斑，舌苔或薄白或薄黄，脉细弦，或弦数，或沉弦而迟。

病机分析：本证由血气凝滞使脑气与脏腑气不相接续而成，若瘀兼实热，苔黄，脉弦致，多表现为狂病；若瘀兼虚寒，苔白，脉沉弦而迟，多表现为癫病。但是无论属狂属癫，均以血瘀气滞为主因。

七、治疗

（一）治疗原则

1. 解郁化痰，宁心安神

癫病多虚，为重阴之病，主于气与痰，治疗宜解郁化痰，宁心安神，补养气血为主要治则。

2. 泻火逐痰，活血滋阴

狂病多实，为重阳之病，主于痰火、瘀血，治疗宜降其火，或下其痰，或化其瘀血，后期应予滋养心肝阴液，兼清虚火。

概言之，癫病与狂病总因七情内伤，使阴阳失调，或气并于阳，或血并于阴而发病，故治疗总则以调整阴阳，以平为期，如《素问·生气通天论篇》所说："阴平阳秘，精神乃治。"

（二）治法方药

1. 癫病

（1）痰气郁结

治法：疏肝解郁，化痰开窍。

方药：逍遥散合涤痰汤加减。药用柴胡配白芍疏肝柔肝，可加香附、郁金以增理气解郁之力，其中茯苓、白术可以健脾化浊。涤痰汤为二陈汤增入胆南星、枳实、人参、石菖蒲、竹茹而成，胆南星、竹茹辅助二陈汤化痰，石菖蒲合郁金可以开窍，枳实配香附可以理气，人参可暂去之。

单用上方恐其效力不达，须配用十香返生丹，每服 1 丸，日服 2 次，是借芳香开窍之力，以奏涤痰散结之功；若癫病因痰结气郁而化热者，症见失眠易惊，烦躁不安而神志昏乱，舌苔转为黄腻，舌质渐红，治当清化痰热，清心开窍，可用温胆汤送服至宝丹。

（2）气虚痰结

治法：益气健脾，涤痰宣窍。

方药：四君子汤合涤痰汤加减。药用人参、茯苓、白术、甘草四君益气健脾以扶正培本。再予半夏、胆南星、橘红、枳实、石菖蒲、竹茹涤除痰涎，可加远志、郁金，既可理气化痰，又能辅助石菖蒲宣开心窍。

若神思迷惘，表情呆钝，症情较重，是痰迷心窍较深，治宜温开，可用苏合香丸，每服 1 丸，日服 2 次，以豁痰宣窍。

（3）气血两虚

治法：益气健脾，养血安神。

方药：养心汤加减。方中人参、黄芪、甘草补脾益气；当归、川芎养心血，茯苓、远志、柏子仁、酸枣仁、五味子宁心神；更有肉桂引药入心，以奏养心安神之功。

若兼见畏寒蜷缩，卧姿如弓，小便清长，下利清谷者，属肾阳不足，应加入温补肾阳之品，如补骨脂、巴戟天、肉苁蓉等。

2. 狂病

（1）痰火扰心

治法：泻火逐痰，镇心安神。

方药：泻心汤合礞石滚痰丸加减。方中大黄、黄连、黄芩苦寒直折心肝胃三经之火，知母滋阴降火而能维护阴液，佐以生铁落镇心安神。礞石滚痰丸方用青礞石、沉香、大黄、黄芩、朴硝，逐痰降火，待痰火渐退，礞石滚痰丸可改为包煎。

胸膈痰浊壅盛，而形体壮实，脉滑大有力者，可采用涌吐痰涎法，三圣散治之，方中瓜蒂、防风、藜芦三味，劫夺痰浊，吐后如形神俱乏，当以饮食调养。阳明热结，躁狂谵语，神志昏乱，面赤腹满，大便燥结，舌苔焦黄起刺或焦黑燥裂，舌质红绛，脉滑实而大者，宜先服大承气汤急下存阴，再投凉膈散加减清以泻实火；病情好转而痰火未尽，心烦失眠，哭笑无常者，可用温胆汤送服朱砂安神丸。

（2）阴虚火旺

治则：滋阴降火，安神定志。

方药：选用二阴煎加减，送服定志丸。方中生地黄、麦冬、玄参养阴清热；黄连、木通、竹叶、灯芯草泻热清心安神，可加用白薇、地骨皮清虚热；茯神、炒酸枣仁、甘草养心安神。定志丸方用人参、茯神、石菖蒲、甘草，其方健脾养心，安神定志，可用汤药送服，也可布包入煎。

若阴虚火旺兼有痰热未清者，仍可用二阴煎适当加入全瓜蒌、胆南星、天竺黄等。

（3）气血凝滞

治则：活血化瘀，理气解郁。

方药：选用癫狂梦醒汤加减，送服大黄䗪虫丸。方中重用桃仁合赤芍活血化瘀，还可加用丹参、红花、水蛭以助活血之力；柴胡、香附理气解郁；青陈皮、大腹皮、桑白皮、苏子行气降气；半夏和胃，甘草调中。

如蕴热者可用木通加黄芩以清之；兼寒者加干姜、附子助阳温经。大黄䗪虫丸方用大黄、黄芩、甘草、桃仁、杏仁、芍药、干生地黄、干漆、虻虫、水蛭、蛴螬、䗪虫。可祛瘀生新，攻逐蓄血，但需要服用较长时期。

（三）其他治法

1. 单方验方

（1）黄芫花：取花蕾及叶，晒干研粉，成人每日服 1.5 ~ 6 g，饭前 1 次服下，10 ~ 20 日为 1 个疗程，主治狂病属痰火扰心者。一般服后有恶心、呕吐、腹泻等反应，故孕妇、体弱、素有胃肠病者忌用。

（2）巴豆霜：1 ~ 3 g，分 2 次间隔半小时服完，10 次为 1 个疗程，一般服用 2 个疗程，第 1 个疗程隔日 1 次，第 2 个疗程隔两日 1 次。主治狂病，以痰火扰心为主者。

2. 针灸

取穴以任督二脉、心及心包经为主，其配穴总以清心醒脑、豁痰宣窍为原则，其手法多采用三人或五人同时进针法，狂病多用泻法，大幅度捻转，进行强刺激，癫病可用平补平泻的手法。

（1）癫病主方：①中脘、神门、三阴交。②心俞、肝俞、脾俞、丰隆。两组可以交替使用。

（2）狂病主方：①人中、少商、隐白、大陵、丰隆。②风府、大椎、身柱。③鸠尾、上脘、中脘、丰隆。④人中、风府、劳宫、大陵。每次取穴一组，4 组穴位可以轮换使用。狂病发作时，可独取两侧环跳穴，用 4 寸粗针，行强刺激，可起安神定志作用。

3. 灌肠疗法

痰浊蒙窍的癫病，以生铁落、牡蛎、石菖蒲、郁金、胆南星、法半夏、礞石、黄连、竹叶、灯芯草、赤芍、桃仁、红花组方，先煎生铁落、礞石 30 分钟，去渣加其他药物煎 30 分钟，取汁灌肠。

4. 饮食疗法

（1）心脾不足者：黄芪莲子粥，取黄芪，文火煎 10 分钟，去渣，入莲子、粳米，煮粥。

（2）心肾不交者：百合地黄粥。生地黄切丝，煮 1 ~ 2 分钟，去渣，入百合，粳米煮成粥，加蜂蜜适量。

八、转归及预后

癫病属痰气郁结而病程较短者，及时祛除壅塞胸膈之痰浊，复以理气解郁之法，较易治愈；若病久失治，则痰浊日盛而正气日虚，乃成气虚痰结之证；或痰郁化热，痰火渐盛，转变为狂病。

气虚痰结证如积极调治，使痰浊渐化，正气渐复，则可以向愈，但较痰气郁结证易于复发。若迁延失治或调养不当，正气愈虚而痰愈盛，痰愈盛则症愈重，终因灵机混乱，日久不复成废人。

气血两虚治以扶正固本，补养心脾之法，使气血渐复，尚可向愈，但即使病情好转，也多情感淡漠，灵机迟滞，工作效率不高，且复发机会较多。

狂病骤起先见痰火扰心之证，急投泻火逐痰之法，病情多可迅速缓解；若经治以后，火势渐衰而痰浊留恋，深思迷惘，其状如癫，乃已转变为癫病。如治不得法或不及时，致使真阴耗伤，则心神昏乱日重，其证转化为阴虚火旺，若此时给予正确的治疗，使内热渐清而阴液渐复，则病情可向愈发展。如治疗失当，则火愈旺而阴愈伤，阴愈亏则火愈亢，以致躁狂之症时隐时发，时轻时重。

另外，火邪耗气伤阴，导致气阴两衰，则迁延难愈。狂病日久出现气血凝滞，治疗得法，血瘀征象不断改善，则癫狂症状也可逐渐好转。若病久迁延不愈，可形成气血阴阳俱衰，灵机混乱，预后多不良。

九、预防与调护

癫狂之病多由内伤七情而引起，故应注意精神调摄。

在护理方面，首先应正确对待患者的各种病态表现，不应讥笑、讽刺，要关心患者。

（1）对于尚有一些适应环境能力的轻证患者，应注意调节情志活动，如以喜胜忧，以忧胜怒等。

（2）对其不合理的要求应耐心解释，对其合理的要求应尽量满足。

（3）对重证患者的打人、骂人、自伤、毁物等症状，要采取防护措施，注意安全，防止意外。

（4）对于拒食患者应找出原因，根据其特点进行劝导、督促、喂食或鼻饲，以保证营养。

（5）对有自杀、杀人企图或行为的患者，必须严密注意，专人照顾，并将危险品如刀、剪、绳、药品等严加收藏，注意投河、跳楼、触电等意外行为。

（刘志勇）

第八节　痫病

痫病是指以短暂的感觉障碍，肢体抽搐，意识丧失，甚则仆倒，口吐涎沫，两目上视或口中怪叫，移时苏醒，醒后如常人为主要临床表现的一种反复发作性神志异常的病证。俗称"羊痫风""痫厥""胎病"。尤以青少年多发，男性多于女性。

痫病的有关论述首见于《内经》，如《灵枢·癫狂》记有："癫疾始生，先不乐，头重痛，视举，目赤，甚作极，已而烦心。"此后历代医家对其病因、症状及治疗都有丰富的论述。

《难经·五十九难》云："癫疾始发，意不乐，僵仆直视，其脉三部阴阳俱盛是也。"巢元方《诸病源候论》中将不同病因引起的痫病，分为风痫、惊痫、食痫、痰痫等，描述其发作特点为"痫病……醒后又复发，有连日发者，有一日三五发者。"陈无择《三因极一病证方论·癫痫方论》指出："癫痫病皆由惊动，使脏气不平，郁而生涎，闭塞诸经，厥而乃成。或在母胎中受惊，或少小感风寒暑湿，或饮食不节，逆于脏气。"朱丹溪《丹溪心法·痫》："无非痰涎壅塞，迷乱心窍。"《古今医鉴·五痫》指出："夫痫者有五等，而类五畜，以应五脏，发则猝然倒仆，口眼相引，手足搐搦，背脊强直，口吐涎沫，声类畜叫，食顷乃苏。"以上论述指出了惊恐、饮食不节、母腹中受惊、偶感风寒、痰涎等是致痫的主要病因。

《证治准绳·痫》指出痫病与卒中、痉病等病证的不同："痫病仆时口中作声，将醒时吐涎沫，醒后又复发，有连日发者，有一日三五发者。中风、中寒、中暑之类则仆时无声，醒时无涎沫，醒后不再复发。痉病虽亦时发时止，然身强直反张如弓，不如痫之身软，或如猪犬牛羊之鸣也。"

对于本病治疗，《扁鹊心书》记载："痫，中脘灸五十壮。"《备急千金要方》："痫之为病，目反、四肢不举，灸风府……又灸项上、鼻人中、下唇承浆，皆随年壮。"《临证指南医案·癫痫》："痫之实者，用五痫丸以攻风，控涎丸以劫痰，龙荟丸以泻火；虚者，当补助气血，调摄阴阳，养营汤、河车丸之类主之。"王清任则认为痫病的发生与元气虚"不能上转入脑髓"和脑髓瘀血有关，并创龙马自来丹、黄芪赤风汤治之。

现代医学的癫痫病，出现痫病的临床表现时，可参考本节进行辨证论治。

一、病因病机

痫病之发生，多由先天因素，七情所伤，痰迷心窍，脑部外伤或其他疾病之后造成脏腑功能失调，气机逆乱，阴阳失衡，元神失控所致，而尤以痰邪作祟最为重要。心脑神机失用为本，风、痰、火、瘀致病为标，先天遗传与后天所伤是两大致病因素。

（一）先天因素

痫病始于幼年者，与先天因素密切相关。先天因素有两个方面：一是如《素问·奇病论》中所说："因未产前腹内受损……或七情所致伤胎气"；二是父母禀赋不足，或父母本身患癫痫，导致胎儿精气不足，影响胎儿发育，出生后，小儿脏气不平，易生痰生风，导致痫病发作。

（二）七情失调

主要责之于惊恐。由于突受大惊大恐，"惊则气乱""恐则气下"，造成气机逆乱，进而损伤肝肾，致使阴不敛阳而生热生风，痫病发作。小儿脏腑娇嫩，元气未充，神气怯弱，或素蕴风痰，更易因惊恐而发生本病。正如《三因极一病证方论·癫痫叙论》指出"癫痫病，皆由惊动，使脏气不平。"

（三）痰迷心窍

过食醇酒厚味，以致脾胃受损，精微不布，湿浊内聚成痰；或劳伤思虑，脏腑失调，气郁化火，火热炼液成痰，一遇诱因，痰浊或随气逆，或随风动，蒙蔽心窍，壅塞经络，从而发生痫证。即如《丹溪心法》指出的"无非痰涎壅塞，迷闷孔窍"，故有"无痰不作痫"之说。

（四）脑部外伤

由于跌仆撞击，或出生时难产，均能导致颅脑受伤。外伤之后，气血瘀阻，血流不畅则神明遂失；筋脉失养，则血虚动风而发病。

此外，或因六淫之邪所干，或因饮食失调，或患他病之后，均可致脏腑受损，积痰内伏，一遇劳作过度，生活起居失于调摄，遂致气机逆乱而触动积痰，痰浊上扰，闭塞心窍，壅塞经络，发为痫病。

痫病病位主要责之于心肝，而与五脏均有关联。本病的发生，主要是由于风、火、痰、瘀等病理因素导致心、肝、脾、肾脏气失调，引起一时性阴阳紊乱，气逆痰涌，火炎风动，蒙蔽清窍，心脑神机失用所致。其中，心脑神机失用为本，风、火、痰、瘀致病为标，病理因素又总以痰为主。

二、诊断要点

（一）症状

（1）任何年龄、性别均可发病，但多在儿童期、青春期或青年期发病，多因先天因素或有家族史，每因惊恐、劳累、情志过极、饮食不节、头部外伤等诱发。

（2）痫病大发作，突然昏倒，不省人事，两目上视，四肢抽搐，口吐涎沫，或有异常叫声，移时苏醒，醒后除疲乏无力外，一如常人。

（3）痫病小发作，突然呆木，瞬间意识丧失，面色苍白，动作中断，手中物件落地，或头突然向前下垂，两目上视，多在数秒至数分钟恢复，清醒后对上述症状全然无知等。

（4）局限性发作可见多种形式，如口、眼、手等局部抽搐，而无突然昏倒，或凝视，或无语言障碍，或无意识动作等，多在数秒至数分钟即止。

（5）发作前可有眩晕胸闷等先兆。

（二）检查

脑电图呈阳性反应，必要时做脑 CT、MRI 等相应检查，有助于诊断。

三、鉴别诊断

（一）中风

痫病重证应与中风相鉴别。痫病重证与中风均有突然仆倒、不省人事的主证，但痫证无半身不遂、口眼㖞斜等症，且醒后一如常人；而中风亦无痫证之口吐涎沫、两目上视或口中怪叫等症，醒后遗留偏瘫等后遗症状。

（二）厥证

两者均无后遗症，厥证除见突然仆倒，不省人事主证外，还有面色苍白，四肢厥冷，但无口吐涎沫，两目上视，四肢抽搐和口中怪叫之见症，临床上亦不难区别。

四、辨证

痫病主要辨别发病持续时间和间隔时间的长短，一般持续时间长则病重，时间短则病轻；间隔时间长则病轻，时间短则病重。确定病性属风、痰、热、瘀，辨证施治。

（一）发作期

1. 阳痫

证候：病发前多有眩晕，头痛而胀，胸闷乏力，喜欠伸等先兆症状，或无明显症状，旋即仆倒，不省人事，面色潮红或紫红，牙关紧闭，两目上视，项背强直，四肢抽搐，口吐涎沫或喉中痰鸣，或发怪叫，移时苏醒，除感疲乏、头痛外，一如常人，舌质红，苔黄腻，脉弦数或弦滑。

分析：此为癫痫大发作。先天不足或肝火偏旺，郁久化热，火动生风，煎熬津液，结而为痰，痰火阻闭心窍，则发痫病典型症状；舌红、苔黄腻，脉弦滑或弦数，均为痰热壅盛之象。

2. 阴痫

证候：发病则面色晦暗青灰而黄，手足清冷，双眼半开半合，昏聩偃卧，手足拘急，或抽搐时作，口吐涎沫，一般口不啼叫，或声音微小，或仅为呆木无知，不闻不见，不动不语，或动作中断，手中物件落地；或头突然向前倾下，又迅速抬起；或二目上吊数秒乃至数分钟即可恢复，病发后对上述症状全然无知，多一日频作十数次或数十次，醒后周身疲乏，或如常人，舌质淡，苔白腻，脉多沉细或沉迟。

分析：此为癫痫发作不典型者或癫痫小发作。饮食劳倦，脾胃受损，精微不布，湿浊内聚成痰；或久病不愈，气血亏虚，脏腑失调，痰湿内结，上蒙清窍，而致痫病诸证，痰湿尚未化热，故无热象；痫疾频发，耗伤气血，故醒后周身疲乏；舌脉俱为痰湿之象。

（二）休止期

1. 痰火扰神

证候：急躁易怒，心烦失眠，气高息粗，痰鸣漉漉，口苦咽干，便秘溲黄，病发后，病情加重，甚则彻夜难眠，目赤，舌红，苔黄腻，脉多沉弦滑而数。

分析：过食醇酒厚味，聚湿成痰，痰浊郁久化热或肝郁化火，炼液为痰，痰火上扰清窍心神，故见急躁易怒，心烦失眠，气高息粗，痰鸣漉漉，口苦，甚则彻夜难眠，目赤；痰热伤津则咽干，便秘溲黄；舌脉俱为痰热之象。

2. 风痰闭阻

证候：发病前后多有眩晕、胸闷乏力等先兆症状，发作时猝然仆倒，昏不识人，喉中痰鸣，口吐白沫，手足抽搐，舌质红，苔白腻，脉多弦滑有力。

分析：痰浊上扰，清阳不展，则发作前后常有眩晕、胸闷乏力等症；肝风内动，肝气不畅，则情志不舒；风痰上涌，则痰多；苔白腻，脉滑，均为肝风挟痰浊之象。

3. 心脾两虚

证候：反复发痫不愈，神疲乏力，面色无华，身体消瘦，纳呆便溏，舌质淡，苔白腻，脉沉弱。

分析：反复发痫不愈，耗伤气血，不能濡养全身，上充于面，故神疲乏力，面色无华，身体消瘦；后天之本不运，则纳呆便溏；舌脉均为气血耗伤，痰浊留滞之象。

4. 肝肾阴虚

证候：痫证频作，神思恍惚，面色晦暗，头晕目眩，两目干涩，耳轮焦枯不泽，健忘失眠，腰膝酸软，大便干燥，舌红苔薄黄，脉沉细而数。

分析：先天不足，或突受惊恐，造成气机逆乱，进而损伤肝肾，或痫证频发而耗伤肝肾，致使阴不敛阳，虚风内动，故痫证频作；肝肾精血不能上充，而脑为髓之海，肝开窍于目，肾开窍于耳，故神思恍惚，面色晦暗，头晕目眩，两目干涩，耳轮焦枯不泽，健忘失眠；肾虚则腰膝酸软；精血不足则阴液亏虚，肠道失濡，故见大便干燥，舌脉均为阴虚有热之象。

5. 瘀阻清窍

证候：平素头晕头痛，常伴单侧肢体抽搐，或一侧面部抽动，颜面口角青紫，舌质暗红或有瘀斑，舌苔薄白，脉涩或弦。多继发于颅脑外伤、产伤、颅内感染性疾患或先天脑发育不全。

分析：瘀血阻窍或颅脑外伤等致平素头痛头晕，脑络闭塞，脑神失养，气血失调而肝风内动，痰随风动，常伴单侧肢体抽搐；风痰闭阻，心神被蒙，痰蒙清窍故而发病，舌苔脉象均为瘀血阻络之象。

五、治疗

本病治疗宜分标本虚实。频繁发作,以治标为主,着重清肝泻火,豁痰息风,开窍定痫;平时则补虚以治其本,宜益气养血,健脾化痰,滋补肝肾,宁心安神。

(一)中药治疗

1. 发作期

(1)阳痫。

治法:开窍醒神,清热涤痰息风。

处方:黄连解毒汤或以此方送服定痫丸。

方中以黄芩、黄连、黄檗、栀子苦寒直折,清泻上、中、下三焦之火。定痫丸源于《医学心悟》,有豁痰开窍,息风止痉之功。方中贝母、胆南星苦凉性降,用以清化热痰,其中贝母甘润,使苦燥而不伤阴;半夏燥湿化痰;天麻息风化痰。可加全蝎、僵蚕以助天麻息风止痉之功;朱砂、琥珀镇静安神;石菖蒲、远志宁心开窍。

(2)阴痫。

治法:开窍醒神,温化痰涎。

处方:五生饮加减。

方以生南星、生半夏、生白附子辛温燥湿祛痰;半夏降逆散结;川乌大辛大热,散寒除滞;黑豆补肾利湿。可加二陈汤以健脾除痰。

兼气虚者,加党参、黄芪、白术以补气;血虚者,加当归、丹参、首乌藤养血而不滋腻。

2. 休止期

(1)痰火扰神。

治法:清肝泻火,化痰开窍。

处方:当归龙荟丸加减。

方中以龙胆草、青黛、芦荟直入肝经而泻肝火;大黄、黄连、黄芩、黄檗、栀子苦寒而通泻上、中、下三焦之火,其中尤以大黄推陈致新,降逆而不留邪,涤痰散结;配木香、麝香辛香走窜,通窍而调气,使清热之力益彰;又恐苦寒之药太过,以当归和血养肝。诸药相合,使痰火得泻,气血宣通,阴阳调顺,神安志宁而病向愈。可加茯苓、姜半夏、橘红,健脾益气化痰,以宏药力。

若大便秘结较重者,可加生大黄;若痰黏者可加竹沥水。

(2)风痰闭阻。

治法:平肝息风,豁痰开窍。

处方:定痫丸。

方中天麻、全蝎、僵蚕平肝息风止痉;川贝母、胆南星、姜半夏、竹沥、石菖蒲涤痰开窍而降逆;琥珀、茯神、远志、辰砂镇心安神定痫;茯苓、陈皮健脾益气化痰;丹参理血化瘀通络。

若痰黏不利者,加瓜蒌;痰涎清稀者加干姜、细辛;若纳呆者可加白术、茯苓。

(3)心脾两虚。

治法:补益气血,健脾宁心。

处方:六君子汤合温胆汤加减。

方中以四君子汤健脾益气;陈皮、半夏、竹茹化除留滞之痰;枳实行气散结;姜枣养胃而调诸药。可加远志、酸枣仁、首乌藤以宁心安神。

若食欲不振加神曲、山楂、莱菔子行气消食导滞。若体虚不盛,可酌加僵蚕、蜈蚣息风化痰,通络止痉;便溏者加焦米仁、炒白扁豆、炮姜等健脾止泻。

(4)肝肾阴虚。

治法:滋养肝肾,平肝息风。

处方:大补元煎加减。

方中以人参、炙甘草、熟地黄、枸杞子、怀山药、当归、山茱萸、杜仲益气养血，滋养肝肾；可加鹿角胶、龟甲胶养阴益髓，牡蛎、鳖甲滋阴潜阳。

若心中烦热者，可加竹叶、灯芯草；大便秘结甚者，可加火麻仁、肉苁蓉。

（5）瘀阻清窍。

治法：活血祛瘀，息风通络。

处方：通窍活血汤加减。

方中赤芍、川芎、桃仁、红花活血祛瘀；麝香、老葱，通阳开窍，活血通络；地龙、僵蚕、全蝎息风定痫。

若兼痰热，可加竹沥、胆南星；兼肝火上扰，加菊花、石决明；兼阴虚，加麦冬、鳖甲；兼心肾亏虚，加党参、枸杞子、熟地黄。

（二）针灸治疗

1. 发作期

（1）基本处方：水沟、后溪、合谷、太冲、腰奇。

水沟属督脉，后溪通督脉，二穴合用，通督调神；合谷配太冲，合称"四关"，可开关启闭。腰奇是治疗癫痫的经外奇穴。

（2）加减运用：主要有以下几种。

阳痫：加十宣或十二井穴（选3～5穴）点刺出血，以清热泻火、开关启闭。余穴针用泻法。

阴痫：加足三里、关元、三阴交以益气养血、温化痰饮，针用补法。余穴针用平补平泻法。

病在夜间发作：加照海以调阴跷。诸穴针用平补平泻法。

病在白昼发作：加申脉以调阳跷。诸穴针用平补平泻法。

2. 休止期

（1）基本处方：百会、大椎、风池、腰奇。

百会、大椎同经相配，通督调神；风池位于头部，为脑之分野，足少阳经别贯心，经脉交会至百会，可疏调心脑神机；腰奇是治疗癫痫的经外奇穴。

（2）加减运用：主要有以下几类。

痰火扰神证：加行间、内关、合谷、丰隆以豁痰开窍、清热泻火，针用泻法。余穴针用平补平泻法。

风痰闭阻证：加本神、太冲、丰隆以平肝息风、豁痰开窍。诸穴针用泻法。

心脾两虚证：加心俞、脾俞以补益心脾、益气养血。诸穴针用补法。

肝肾阴虚证：加肝俞、肾俞、太溪以补益肝肾、潜阳安神，针用补法。余穴针用平补平泻法。

瘀阻清窍证：加太阳、膈俞以活血化瘀，太阳刺络出血。余穴针用泻法。

（3）其他：有以下两类疗法。

耳针疗法：取脑、神门、心、枕、脑点，每次选2～3穴，毫针强刺激，留针30分钟，间歇捻针，隔日1次。或埋揿针，3～4日换1次。

穴位注射疗法：取足三里、内关、大椎、风池，每次选用2～3穴，用维生素B_1注射液，每穴注射0.5 mL。

（刘志勇）

第九节　痴呆

痴呆是指在衰老过程中因肾精亏虚、髓减脑消，或痰瘀阻窍、毒损脑络所致神机失用而出现的一类以呆、傻、愚、笨为主要临床特点的慢性进展性疾病。早期轻者可见神志淡漠，少言寡语，反应迟钝，善忘；中晚期重者常表现为闭门独居，终日不语，或口中喃喃自语，或言辞颠倒，不欲饮食、数日不知饥饿，举止不经，哭笑无常，自私固执，不修边幅，或收集破烂，甚至不知羞耻。

本病起病隐袭，早期不易被发觉，进展较缓慢，多呈波动性或阶梯样发展，病程不可逆。早期干预以延缓病情进展，一旦到中晚期则中西医均缺乏有效的治疗方法和手段，故早期诊断及防治显得尤为重要。治疗关键在于抓住早期轻中症，甚至前移到痴呆前的轻度认知障碍阶段，总的治疗原则是补虚扶正与祛邪并用，根据标本轻重缓急及证候要素组合确定具体治法。中医药早期治疗，在改善智能、延缓进展、提高生活质量方面有一定的疗效。

痴呆之病早在先秦时期的《左氏春秋》就有记载，《左氏春秋·成公十八年》"周子有兄而无慧，不能辨菽麦，故不可立"，晋代杜预注："不慧，盖世所谓白痴"。《灵枢·决气》有"脑髓消"之称。晋代皇甫谧在《针灸甲乙经》中以"呆痴"命名，而王叔和在《脉经》中称此病为"狂痴"。"痴呆"一词始见于《华佗神医秘传·治痴呆方》。明代虞抟在《医学正传·癫狂痫证》中称此病为"愚痴"，杨继洲的《针灸大成》则分别以"呆痴"和"痴呆"命名，至张景岳《景岳全书·杂证谟·癫狂痴呆》始将"痴呆"看作独立的疾病。清代陈士铎在《辨证录·呆病门》《石室秘录·呆症》中将此病称之为"呆病"，并形成专篇论述。

一、病因病机

（一）病因

（1）原发病因：肾精亏虚。肾精亏虚是老年呆病最根本的原发病因。肾藏精，精生髓，脑为髓海，府精神明。年老肾精亏虚，则髓减脑消，神机失用。肝肾同病。乙癸同源，肾精亏虚日久损及肝之阴血，阴不制阳，则肝阳上亢，扰及神明。脾肾同病。脾为后天之本，肾为先天之本，年老之人脏腑虚衰以脾肾俱虚多见，先天与后天之精无以上奉于脑，则脑失所养，神机失用。心肾同病。心肾相交，肾精亏虚则肾水不能上济于心，心火独旺，则神明被扰。

（2）继发病因：痰瘀内阻。脏腑虚衰，虚气流滞，水津输布和气血运行失常，则生痰生瘀，痰瘀内阻则脑失所养，神机失用。毒邪内生。痰浊瘀血蕴积过久则酿化成毒，毒损脑络、脑髓，神机失用。

（二）病机

（1）发病：本病的发病有急有缓：急者多出现于中风或小中风后，病程多呈阶梯式进展，每次中风后则病情加重；缓者多无明显诱因，隐袭起病，随年老精亏缓慢进展。

（2）病位：病位在脑，与心、肝、脾、肾密切相关。

（3）病性：病性为本虚标实，虚实夹杂。本虚即脏腑虚衰，包括精神、气血、阴阳等正气的衰少，以肾精亏虚为主，可累及肝、脾、心等脏而致两脏或多脏俱虚。标实主要以痰浊、瘀血为主，两者可同时并见而成痰瘀内阻，痰浊、瘀血蕴积日久则酿化成毒，毒邪以败坏形质为特征。

（4）病势：本病一般病势徐缓、逐渐加重，偶有进展迅速者。根据病情可将痴呆分为轻度、中度和重度。轻者可见神志淡漠，少言寡语，反应迟钝，善忘；重者常表现为闭门独居，终日不语，自私固执，不修边幅，举止不经，哭笑无常，不知饥饱，生活不能自理。

（5）病机转化：本病的发病机制是脏腑虚衰，痰浊瘀血内生、化毒为害，脑失所养，神机失用所致。在早期轻、中度痴呆，本虚以肾虚精亏为主，标实以痰浊或瘀血为主，此期经辨证论治可使诸症减轻，延缓疾病进程。至晚期重度痴呆，本虚除肾虚精亏外，多累及肝、脾、心等脏，而成肝肾阴虚，或脾肾两虚，或心肾同病，标实则以毒邪为主，可有痰毒、瘀毒、火毒等不同性质之毒，其共同特征为败坏脑络、脑髓，故此期难治不可愈，且易变生他病而呈呆狂并作或呆癫并作。

（6）证类病机：髓海不足证：年老之人肾虚精亏，表现为怠惰嗜卧；肾主骨，肾虚则骨软痿弱；齿为骨之余，肾其华在发，肾虚精亏则齿枯发焦；精亏不能生髓上奉于脑，则髓减脑消，神机失用，而出现头晕耳鸣，神情呆滞。

肝肾阴虚证：年老之人肝肾俱虚，或肾精亏虚日久损及肝之阴血而致肝肾阴虚，表现为颧红盗汗；阴不制阳，肝阳上亢则眩晕耳鸣；阴虚肌肤失养则肌肤不荣；肝在体为筋，肝阴虚筋失所养则筋惕肉瞤。

脾肾阳虚证：年老之人脾肾两虚，在肾精亏虚基础上以气虚、阳虚多见，表现为纳呆流涎，腹胀便溏，四肢欠温。

心肝火盛证：肾阴亏虚，一方面肾水不能上奉于心，心火独旺；另一方面水不涵木，肝失调达，气郁化火。心肝火盛，神明被扰，表现为神情恍惚，焦虑不安，急躁易怒，心烦不寐。

痰浊阻窍证：脾虚不能运化水湿则痰浊内生，表现为腹胀痞满，倦怠嗜卧；痰浊上蒙清窍则头重如裹，呆钝少言。

瘀血内阻证：血行不畅，瘀血内生，瘀血阻于脉络，表现为肢体麻木不遂；瘀血上阻清窍则神情呆滞，智力减退，语言颠倒，善忘。

二、诊断

（一）病证诊断

1. 主证

（1）记忆：记忆近事及远事的能力减弱。

（2）判定：认知人物、物品、时间、地点等的能力减退。

（3）计算：计算数字、倒述数字的能力减退。

（4）识别：识别空间位置和结构的能力减退。

（5）语言：理解别人语言和有条理地回答问题的能力障碍；文化程度较高者阅读、书写能力障碍。

（6）个性：性情孤僻，表情淡漠，语言啰唆重复，自私狭隘，顽固固执，或无理由的欣快，易于激动或暴怒，或拾破烂视珍品等。

（7）思维：抽象思维能力下降，例如不能解释谚语，不能区别词语的相同点和不同点，不能给事物下定义等。

（8）人格：性格特征改变，道德伦理缺乏，不知羞耻。

（9）年龄：60岁以上，也可发生在50～59岁。

（10）病程：起病隐袭，渐进加重，病程较长。

上述前8项中有记忆、判定、计算和另5项中的1项者，在6个月内功能有明显减退或明显缺损者，参考年龄、病程即可诊断。在诊断检查时应排除患者的意识障碍和注意力不集中情况。可以结合神经心理学检测，存在智能障碍及社会生活能力减退；脑电图及头颅CT、MRI等影像学及相应辅助检查确定有关疾病存在，作为诊断参考依据。

2. 或有证

近6个月内性格脾气有明显改变者，或有眩晕、消渴、真心痛、胸痹、小中风、中风等病史者。

（二）鉴别诊断

1. 健忘

健忘是以记忆力减退、遇事善忘为主症，患者神志如常，明晓事理，告知可晓其事，且不伴其他智能因素减退。老年呆病轻者可以遇事善忘为主症，但多同时可见神情呆滞，反应迟钝，不明事理，告之不晓其事，且伴有计算力、定向力等智能减退。

2. 郁病

郁病是以心情抑郁，情绪不宁，胸闷太息，胁肋胀痛等为主证，常由情志不舒、气机瘀滞所致，重者可见神情淡漠、反应迟钝，但无智能障碍，多见于中青年女性。老年呆病则以智力障碍为主，常伴有情志障碍，见于老年人。一方面，痴呆初期常伴有抑郁的表现，和郁病有相似之处。另一方面，有"郁病性假性痴呆"，主要表现在记忆力下降、计算能力低下等障碍，随着郁病的恢复而减轻，它的特点是在回答问题时，不像痴呆患者的错误回答，而是回答"不知道""不清楚"的情况较常见。

3. 癫狂

癫病以精神抑郁、情感淡漠、呆愣少语或喃喃自语、静而少动、妄见妄闻、哭笑无常等为主证，常由所求不得、过思不解、肝气不舒而致病，其基本病机多为肝郁痰结，多见于青壮年。狂病以狂奔乱走、呼号詈骂、登高而歌、弃衣而走、不避亲疏、伤人毁物为主证，常由意志不遂、人事怫意、突遭变故惊恐而致病，常因精神刺激而突然发作或加重，其基本病机多为痰火扰心，亦多见于青壮年。老年呆病则以呆傻愚笨等智力障碍为主证，常伴有情志障碍或性格改变，见于老年人，其基本病机多为肾精亏虚、痰瘀蒙窍。

4. 痫病

痫病以突然昏仆、不省人事、四肢抽搐、口吐涎沫、两目上视、移时苏醒、醒后如常人，或喉中如猪羊叫为主症，以发作性为特征，每因惊恐、劳累、情志过极等诱发，其基本病机多为风痰闭窍。老年呆病则以呆傻愚笨等为主证，其病程为慢性进展性而非发作性，其基本病机多为肾精亏虚、痰瘀蒙窍。

5. 谵妄

谵妄以嗜睡、躁动不安、思维不连贯、语无伦次、易激惹、情感不稳定、错觉和幻觉等为主证，多继发于感染、发热、代谢性疾病、用药等情况，是急性精神状态紊乱，导致谵妄的原发疾病对脑的影响是弥漫性和可逆性的，一旦原发病恢复，其精神障碍亦随之消失，与慢性持续性的痴呆表现不难鉴别。

（三）证候诊断

1. 虚证

髓海不足证：头晕耳鸣，怠惰嗜卧，骨软痿弱，齿枯发焦，舌淡苔白，脉沉细弱，两尺无力。

肝肾阴虚证：眩晕耳鸣，肌肤不荣，筋惕肉瞤，两目干涩或视物模糊，颧红盗汗，舌体偏瘦，舌红少苔，脉弦细数。

脾肾阳虚证：倦怠乏力，四肢欠温，纳呆流涎，腹胀便溏，夜尿频数或尿有余沥，舌淡体胖有齿痕，苔白滑，脉沉弱无力。

2. 实证

痰浊内阻证：头昏沉，倦怠嗜卧，呆钝少言，腹胀痞满，或痰多而黏，或呕吐痰涎，舌淡，苔厚腻，脉濡滑。

瘀血内阻证：神情呆滞，善忘，语言颠倒，久病反复加重，或头痛，或肢体麻木不遂，口干不欲饮，面色晦暗，口唇紫暗，舌质暗紫有瘀斑（点），舌苔薄白，脉弦细或涩。

心肝火盛证：神情恍惚，焦虑不安，急躁易怒，心烦不寐，眩晕头痛，咽干舌燥，尿赤便干，面红目赤，舌红苔黄，脉弦数。

三、治疗

（一）分证论治

1. 辨证思路

（1）抓早期：首先应抓住正常老年人到痴呆发生过程中的轻度认知障碍阶段，进行适当的中医干预，改善临床症状，延缓或阻止痴呆的发生。当前轻度认知障碍的患者多隐匿在社区、农村及家庭中，急需构建并完善老年人群轻度认知障碍辨识、筛查、诊断和中医干预系统。进入老年呆病阶段后病程较长，且渐进发展加重，辨证主要是抓住早期轻中证。

（2）重分期：依据本病的临床自然病程特点，大致可分为平台、波动、下滑三期。平台期病情相对稳定，无明显波动，多见于发病早期，此期部分轻度患者未给予重视或治疗。基本证类为痰证、瘀证、肝肾阴虚证、脾肾阳虚证。波动期多为诱因引发，在近期内（数日至数周）出现原有症状时有加重，与平台期比病情明显不稳定，呈波动状态，基本证类为风证、痰证、瘀证、肝肾阴虚证、脾肾阳虚证。下滑期症状明显加重，呈急性下滑趋势，也可见渐进缓慢持续下滑。基本证类为火证、风证、痰证、瘀证、肝肾阴虚证、脾肾阳虚证。因此积极治疗将病情稳定或控制在平台期，可控制病情恶化，使之相对稳定。反之，病情反复波动下滑或由平台卒发下滑。

（3）辨脏腑：年高或久病体衰，症见头晕目眩，记忆、计算力减退，懒怠思卧，神情呆滞，齿枯发焦，腰酸骨酸，步行艰难，舌瘦色淡，脉沉细弱者属肾中精气耗损，髓海渐空之征，病位在脑与肾；若症见表情呆滞，双目少神，静默寡言，记忆力减退，伴有头晕目眩，耳鸣，腰膝酸软，筋惕肉瞤，毛甲无华，舌体瘦小或舌质红，少苔，脉沉细弦或沉细弱者，属肝肾阴精亏损，病位在脑与肝肾；若症见表情呆滞，沉默缄言，记忆力减退，失认失算，口齿含糊，言不达意，伴腰膝酸软，肌肉萎缩，食少纳呆，气短懒言，口涎外溢，或四肢不温，腹痛喜按，鸡鸣泄泻，舌淡体胖，脉沉细弱，双尺尤甚者，为脾肾不足，病位在脑与脾肾；若症见智能减退，记忆、计算、定向力差，伴腰膝酸软，烦躁多怒，夜不安寐或梦多，或五心烦热，舌红少苔或苔干，脉弦细数者，属心肾不交，病位在脑与心肾；若症见记忆、判断错乱，伴眩晕头痛，性情急躁，焦虑不安，心烦不寐，易与人争吵，口干苦，小便短赤，大便秘结，舌红苔黄，脉弦数，病位在脑与心肝。

（4）辨病性：痴呆属虚者，主要以神气不足，面色失荣，形体瘦枯，言行迟弱为特征，结合舌脉兼症，临床常见髓海不足，肝肾阴亏，脾肾两虚及心肾不交等征。以实为主者，除见智能减退，神情呆滞、反应呆钝外，临床还可见因浊实之邪蒙神扰窍而引起情志、性格方面或亢奋或抑制的明显改变，及痰浊、瘀血、风火等诸实邪引起的证候。若症见神情呆滞，反应迟钝，言语不利，善忘，易惊恐或思维异常，行为古怪，伴肌肤甲错，口干不欲饮，双目晦暗，舌质暗红或有瘀斑，脉细涩者，属瘀血内阻；若以神情呆钝，智力减退，或哭笑无常，喃喃自语或终日无语，呆若木鸡，伴有不思饮食，脘腹胀痛，痞满不通，口多涎沫，头重如裹，舌淡苔腻，脉滑为特征者，证属痰浊阻窍；若以近记忆力减退，神情呆钝，眩晕头痛伴失眠或嗜睡，头沉身困，舌红苔白腻，脉弦滑为特征者，证属风痰瘀阻；若以智能减退，善忘颠倒，胸脘满闷，咳痰或痰多，烦乱多语，失眠，口臭，尿黄便干，舌红苔黄腻，脉弦滑或弦滑数为特征者，证属痰火内扰；以记忆力减退，性情急躁易怒，眩晕头痛等为特点，证属心肝火盛证。以上几证均以实邪浊邪内阻为特征。这些实证可兼见于本虚之证中，如肝肾阴亏兼见风痰瘀阻或心肝火盛或痰火内扰，此时所兼夹之风火痰瘀可加重肝肾阴亏之本虚，故可使痴呆病情下滑进展恶化。

老年呆病多为渐进加重，病程较长，有早中晚期和轻中重证之别，而发病之初又有轻度认知障碍阶段，因此早期发现、早期治疗是至关重要的，重在稳定病情，改善近期症状，延缓发展，部分患者可有明显好转。

老年呆病病机复杂，虚实夹杂并不断转换。因此，总的治疗原则为通降祛浊不伤正，滋补养正不致邪壅。又当根据标本之缓急轻重，予以或祛邪通络降浊，或补肾精气血，补虚扶正并用之治。

2. 老年呆病的分证论治

（1）髓海不足：神情呆滞，反应迟钝，远近无记，言不达意，失认失算等呆傻之症，伴有怠惰思卧，头晕耳鸣，发脱齿落，骨软痿弱，步履艰难，舌淡苔白，脉沉细弱，两尺无力。

病机分析：肾藏精，精生髓，髓通于脑，脑为髓之海，脑为元神之府，老年人肾虚精亏，髓海空虚则脑神失用，神明失聪，故见神情呆滞、反应迟钝、远近无记、言不达意、失认失算等呆傻之症。精气不足故见怠情思卧；精亏不能生髓上奉于脑，故见头晕耳鸣；肾主骨，齿为骨之余，肾其华在发，肾虚精亏则骨软痿弱、齿枯发焦。舌淡苔白，脉沉细弱，两尺无力，均为肾虚之征。

治法：补肾益髓，填精养神。

常用方：补肾益髓汤（验方）加减。熟地黄、山茱萸、紫河车、当归、怀山药、黄精、枸杞子、续断、远志、石菖蒲。加减：气虚乏力者可加人参以补脾益肺；夜寐不安者可加首乌藤、酸枣仁以养心安神；遗精遗尿或五更泄泻者加补骨脂、益智仁以补肾固精缩尿；大便秘结者加肉苁蓉、何首乌以润肠通便。

常用中成药：健脑胶囊每次2粒，每日3次。或健脑丸每次5粒，每日2～3次。健脑益智，安眠补肾。用于用脑过度，记忆衰退，神经衰弱，头晕目眩，惊悸失眠，心烦易倦，畏寒体虚，肾亏腰痛及老年痴呆等症。益脑胶囊每次3粒，每日3次。补气养阴，滋肾健脑，益智安神。用于自主神经功能紊乱，脑动脉硬化引起的体倦头晕，失眠多梦，记忆力减退等属于心肝肾不足，气阴两虚患者。健脑补肾口服液：每次10 mL，每日2～3次。或健脑补肾丸每次15粒，每日2次，淡盐水或温开水送服。健脑补肾，益气健脾，安神定志。用于健忘失眠，头晕目眩，耳鸣心悸，腰膝酸软，肾亏遗精等病证。

针灸：①治法。补肾填精，生髓益脑。②取穴。主穴取百会、四神聪、照海、三阴交、内关；辨证配穴取肾俞、太溪、关元。③方义。百会穴居于巅顶，归属督脉，为手三阳经与督脉之会，能调理督脉，升提阳气，下降浊气，醒脑开窍，是醒脑宁神之要穴。四神聪为健脑益聪之效穴。照海穴属足少阴肾经，又为阴跷脉气所生，功能补肾调阴宁神，可助百会补肾健脑之力。三阴交为足太阴脾经、足少阴肾经、足厥阴肝经交会穴，既可滋肾以生水，又可柔肝以调血，健脾以化痰，有健脾和血、益肾填精、生髓益脑之功。内关为手厥阴心包经之络穴，八脉交会穴之一，通阴维脉，有宁神定志之功。肾俞为肾之背俞穴，太溪为肾经之输穴、原穴，均为补肾要穴。关元为肾经动气之处，十二经之根，脏腑之根本，主治诸虚百损。

操作方法：手法以补法为主，每日针 1 次，每次留针 30 分钟，每隔 10 分钟运针 1 次。

临证参考：此证多见于高龄老年患者或老年呆病中晚期，但病情在一定时期仍保持相对平稳，在辨证用药基础上，可加重血肉有情之品，除紫河车外，还可加用海龙、海马、阿胶、鹿角胶等补益亏损之精血。但也应注意寒热偏重，不可过于滋补，以防有碍脾胃、酿生痰浊或化火生风而加重病情。

（2）肝肾阴虚：表情呆钝，双目少神，沉默少语，善忘善惑，伴颧红盗汗，眩晕耳鸣，肌肤不荣，筋惕肉瞤，舌瘦色红少苔，脉沉弦细。

病机分析：年迈之人肝肾俱虚，或肾精亏虚日久损及肝之阴血而致肝肾阴虚，精亏血少，脑髓乏源、脑络空虚，脑失所养，神机失用则表情呆钝，双目少神，沉默少语，善忘善惑。阴虚可见颧红盗汗；阴不制阳，肝阳上亢则眩晕耳鸣；阴虚肌肤失养则肌肤不荣；肝在体为筋，肝阴虚筋失所养则筋惕肉瞤。舌瘦色红少苔，脉沉弦细均为肝肾阴虚之征。

治法：补益肝肾，健脑益智。

常用方：左归饮（《景岳全书》）加减。熟地黄、怀山药、山茱萸、肉桂、附子、枸杞子、杜仲、远志、石菖蒲、炙甘草。

加减：眩晕耳鸣明显者可加菊花、天麻、潼蒺藜以平抑肝阳；兼见肝气瘀滞者加柴胡、郁金、香橼、白芍以疏肝理气；心悸易惊者加百合、琥珀以清心安神；大便秘结者加火麻仁、何首乌以润肠通便。

常用中成药：复方苁蓉益智胶囊每服 4 粒，每日 3 次。益智养肝，活血化浊，健脑增智。用于脑血管病后出现的智能减退，思维迟滞，善忘记差，言语紊乱，兼有腰膝酸软，头晕耳鸣，目涩咽干，少寐多梦等肝肾亏虚，痰浊瘀血，闭阻脑络的老年期血管性痴呆。六味地黄丸水蜜丸每次 6 g，小蜜丸每次 9 g，大蜜丸每次 1 丸，每日 2 次。滋阴补肾，用于肾阴亏损，头晕耳鸣，腰膝酸软，骨蒸潮热，盗汗遗精，消渴。左归丸每次 9 g，每日 2 次。滋阴补肾，用于真阴不足，腰酸膝软，盗汗遗精，神疲口燥。

针灸：①治法。补肾益髓，平肝息风。②取穴。主穴取百会、四神聪、照海、三阴交、内关；辨证配穴取太冲、肾俞、风池。③方义。太冲为肝经之输穴、原穴，可补可泻，主治头痛、眩晕、耳鸣等肝经风热病证。肾俞为补肾之要穴，风池为息风之要穴。余解参见髓海不足证。操作方法。手法以补法为主，每日针 1 次，每次留针 30 分钟，每隔 10 分钟运针 1 次。临证参考。此证多见于发病早期，轻度患者未给予重视或治疗。也可见于病情波动期，多兼见痰瘀，病情明显不稳。

根据临床表现本证又可细辨为肝之阴血不足为主或肾精不足为主者，用药随之有所侧重。同时，肝肾阴亏易致阳亢甚则火旺，临床上可见阴虚火旺及心肝火盛两种，当据症舌脉（注意二便）辨之。虚火治以知母、黄檗、牡丹皮、生地黄、黄连、鸡子黄等；而实火则可以黄连解毒汤加减，必须注意此所谓心肝实火亦为本虚患者之标实表现，服药宜中病即止，勿过用伤正。此外，阴虚阳亢，水不涵木常有阴虚风动之势，故在滋养同时，常须酌加潜镇息风之品如天麻、钩藤、石决明、生龙骨、生牡蛎、川牛膝之类。

（3）脾肾阳虚：表情呆滞，沉默少言，记忆匮乏，失认失算，口齿含糊，行动迟缓，神思不敏等愚笨之症，伴有倦怠乏力，腰膝酸软，四肢欠温，纳呆流涎，腹胀便溏，或遗精遗尿，舌淡体胖，苔白滑，脉沉弱无力。

病机分析：年老之人脾肾俱虚，肾精亏虚不能生髓养脑，又脾虚失运后天之精亦不能濡养脑髓，脑神失用故出现表情呆滞，沉默少言，记忆匮乏，失认失算，口齿含糊，行动迟缓，神思不敏等愚笨之症。脾肾两虚以气虚、阳虚多见，脾肾气虚则倦怠乏力；肾气虚、固涩无力则流涎、遗尿、遗精；脾气虚、脾失健运则纳呆、腹胀、便溏；肾阳虚则腰膝酸软，脾阳虚则四肢欠温。舌淡体胖，苔白滑，脉沉弱无力均为脾肾阳虚之征。

治法：补肾健脾，益气生精。

常用方：还少丹（《医方集解》）加减。熟地黄、枸杞子、山茱萸、肉苁蓉、巴戟天、杜仲、怀牛膝、益智仁、山药、远志、石菖蒲。

加减：脾肾阳虚为主证见四肢不温、腹痛喜按、五更泄泻者，加附子，干姜、肉豆蔻以温中散寒；脾气血两虚见气短乏力较甚、肌肉萎缩者，可加黄芪、续断、紫河车以益气养血，脾虚湿盛，症见食少纳呆苔腻者，可减熟地黄、山萸肉用量，加陈皮、砂仁、薏苡仁以健脾理气化湿；若为胃阴虚，症见纳呆食少、脘痞少苔者，可减肉苁蓉、巴戟天、益智仁用量，加天花粉、玉竹、石斛以养胃阴。

常用中成药：桂附理中丸每服 1 丸，每日 2 次，用姜汤或温开水送服。补肾助阳，温中健脾，适用于肾阳衰弱、脾胃虚寒者。参附注射液 50 mL 加入 5% 葡萄糖注射液 250 mL 中，静脉滴注，每日 1 次，7～14 天为 1 个疗程。回阳救逆，益气固脱。适用于脾肾阳虚患者。

针灸：①治法。补肾益髓，健脾益气。②取穴。主穴取百会、四神聪、照海、三阴交、内关；辨证配穴取气海、丰隆、脾俞。③方义。气海为肓之原穴，是补气理气之要穴。丰隆为胃经之络穴，能和胃气，化痰浊，清神志。脾俞为脾之背俞穴，是补脾之要穴。④操作方法。手法以补法为主，每日针 1 次，每次留针 30 分钟，每隔 10 分钟运针 1 次。

临证参考：此证既可见于发病早期，也可见于病情波动期，多兼见痰瘀，病情明显不稳。常以气弱阳微或有湿痰浊邪蒙阻内阻为特征，临床用药在补益脾肾同时常酌情加用温阳助运，化湿利水之品。如以脾肾阳虚为主者，可选金匮肾气丸加减，并酌情加入干姜、黄芪、灶心土、肉豆蔻、砂仁或与五苓散合方加减。此外配伍用藿香、佩兰、石菖蒲等芳香化湿、醒脑开窍常可收到满意效果。必须注意，本证虽以阳虚气弱为主，但气弱阳微输布水津之职失健，水津不能四布，而反停为湿浊痰饮，故阴津亦显不足，因而温燥之品中病即止，勿过用伤阴耗正。

（4）心肝火盛：神情恍惚，记忆、判断错乱，急躁易怒，焦虑不安，心烦不寐，伴眩晕头痛，面红目赤，咽干舌燥，尿赤便干，舌红苔黄，脉弦数。

病机分析：年老之人肾阴亏虚，一方面肾水不能上奉于心，心火独旺，神明被扰，表现为神情恍惚，记忆错乱，心烦不寐；另一方面水不涵木，肝失调条达，气郁化火，表现为急躁易怒，焦虑不安，眩晕头痛；火性炎上，故面红目赤；热灼津伤，故咽干舌燥，尿赤便干；舌红苔黄脉弦数，也为心肝火盛之征。

治法：清热泻火，安神定志。

常用方：黄连解毒汤（《外台秘要》）加减。黄连、黄芩、黄檗、栀子、大黄、生地黄、夏枯草、醋柴胡、酸枣仁、合欢皮、石菖蒲、远志。

加减：偏心火旺者可用牛黄清心丸（局方）加减；偏肝火旺者可用龙胆泻肝汤（《兰室秘藏》）加减。头痛者可加川芎、赤芍以祛风活血、清热凉血；眩晕者可加天麻、钩藤以平肝息风。

常用中成药：牛黄清心丸每次 1 丸，每日 1 次。清心化痰，镇惊祛风。适用于心火偏旺、风痰阻窍所致的头晕目眩、神志混乱等。清开灵注射液 40 mL 加入 0.9% 氯化钠注射液 250 mL 中，静脉滴注，每日 1 次，7～14 天为 1 个疗程。清热解毒，化痰通络，醒神开窍。适用于血管性痴呆属心肝火盛、痰浊阻窍、气滞血瘀等实证者。

针灸：①治法。清肝泻火，宁心安神。②取穴。主穴取百会、四神聪、照海、三阴交、内关；辨证配穴取间使、曲泽、行间。③方义。间使为心包经经穴，有宁心安神之功。曲泽为心包经合穴，有清心泻火之功。行间为肝经荥穴，有清肝泻火之功。④操作方法。主穴以补法为主，配穴以泻法为主，每日 1 次，每次留针 30 分钟，每隔 10 分钟运针 1 次。

临证参考：此证多因情绪波动或感冒、感染为诱因，在近期内出现原有症状时有加重，病情明显不稳定，呈波动状态，其或呈急性下滑趋势，多因痰瘀内蕴，化火生风，诸邪壅滞，蕴积体内日久而成毒，直接败坏脑络脑髓，导致痴呆加重，病情下滑。此证常是本虚患者的标实表现，周期较短，而苦寒之品的应用以祛邪为目的，属权宜之计，及病即可，不宜久服，以防伤阴。

（5）痰浊阻窍：呆钝嗜卧，情感淡漠，静而少语或喃喃自语，健忘，失认失算，哭笑无常，伴倦怠乏力，头重如裹，腹胀痞满，纳呆，舌淡苔腻，脉濡滑。

病机分析：老年人脾虚日久，运化无力，则水湿停聚，痰浊内生，痰浊痹阻脑络则脑髓失养，神机失用，故表现出呆钝淡漠、健忘等呆傻之症。痰浊阻于四肢则倦怠乏力；痰浊上阻清窍则头重如裹；痰浊阻于脘腹则腹胀痞满、纳呆。舌淡苔腻，脉濡滑亦为痰浊内阻之征。

治法：健脾理气，化痰开窍。

常用方：洗心汤（《辨证录》）加减。人参，茯苓、半夏、陈皮、石菖蒲、胆南星、神曲、甘草。

加减：湿气较重者加藿香、佩兰以芳香化湿；寒痰甚者加白附子、姜汁以温化寒痰；热痰甚者加瓜蒌、竹沥以清热化痰；顽痰不化者加礞石坠痰下气、平肝镇惊，或加皂荚祛顽痰、通窍开闭；脾虚便溏者加炒白术、薏苡仁以健脾燥湿；水湿痰饮所致眩晕头痛者加天麻、泽泻以祛风痰、渗水湿；失眠多梦者加远志、酸枣仁以祛痰安神。

常用中成药：复方海蛇胶囊每次 3 粒，每日 3 次。补肾宁心，化痰安神。用于心肾不交兼痰浊的健忘证。脑脉泰胶囊每次 2 粒，每日 3 次。益气活血，息风豁痰。用于中风后气虚血瘀、痰瘀阻窍的痴呆患者。

针灸：①治法。化浊益智。②取穴。中脘、天枢、丰隆、内关、涌泉、风池。③方义。中脘为胃之募穴、八会穴之腑会，能疏理中焦气机，化胃腑之痰，是治痰要穴。天枢为大肠募穴，能调理肠胃，理气和营。丰隆为胃之络穴，是化痰之效穴。内关为心包经络穴，有宽胸和胃、宁心安神之功。涌泉为肾经井穴，有开窍醒脑之功。风池为治风要穴，有息风散风之功。④操作方法。中脘、天枢、丰隆、内关用泻法，涌泉、风池用补法。每日 1 次，每次留针 30 分钟，每隔 10 分钟运针 1 次。

临证参考：痰瘀等标实因素，既是脏腑功能失调产物，又可作为痴呆致病的基础。应该说气血失调，肝脾肾虚损等本虚因素，决定了病情的轻重程度。而痰瘀等因素蓄积蕴化，胶结难解，日久变生浊毒，是导致痴呆波动下滑，病情加重的重要原因。因此治疗时应注意扶正、化痰、活血乃至解毒并用。

（6）瘀血内阻：神情呆滞，反应迟钝，记忆减退，语言謇涩等呆笨之症，伴肌肤甲错，双目晦暗，口干不欲饮，久病反复加重，或头痛如刺，或肢体麻木，或半身不遂，舌质暗紫有瘀斑（点），苔薄白，脉细涩。

病机分析：老年人脏腑虚衰，虚气流滞，或痰浊阻络，则血行不畅，瘀血内生，瘀血上阻清窍则神情呆滞，智力减退，言语謇涩，善忘等呆笨之症；气血运行不畅，肌肤失养则肌肤甲错；瘀血阻于脉络，则头痛如刺或肢体麻木不遂。舌质黯紫有瘀斑（点），脉细涩亦为瘀血内阻之征。

治法：活血化瘀，开窍醒脑。

常用方：通窍活血汤（《医林改错》）加减。赤芍、川芎、桃仁、红花、当归、制川乌、葛根、生地黄、枳壳、生姜、老葱。

加减：瘀血日久血虚明显者，重用生地黄、当归，加鸡血藤、阿胶等补血活血；久病气虚者加黄芪、党参等益气以活血。头痛如刺者加延胡索、姜黄以活血行气止痛；肢体麻木不遂者加地龙、桑枝以祛风通络。

常用中成药：银杏叶片每次 2 片，每日 3 次。或银杏叶胶囊每次 1 粒，每日 3 次。或银杏叶口服液每次 10 mL，每日 3 次。活血化瘀，通脉舒络。用于脑血管病及血管性痴呆的防治。养血清脑颗粒：每次 1 袋，每日 3 次。养血平肝，活血通络。用于血虚肝亢所致头痛、眩晕眼花、心烦易怒、失眠多梦等。灯盏花素注射液 50 mg 加入 5% 葡萄糖注射液 250 mL 中，静脉滴注，每日 1 次，14 天为 1 个疗程。活血化瘀。用于脑卒中后遗症。

针灸：①治法。补髓益脑，活血通络。②取穴。主穴取百会、四神聪、照海、三阴交、内关；辨证配穴取血海、气海、曲池。③方义。血海为理血要穴。气海为理气要穴。曲池能清热通络。④操作方法。主穴照海、三阴交用补法，曲池用泻法，余穴用平补平泻法。每日针 1 次，每次留针 30 分钟，每隔 10 分钟运针 1 次。

临证参考：瘀血作为重要的病理产物和致病因素贯穿于痴呆全过程，活血化瘀法可适用于各个治疗时期和证类，因虚痰瘀往往兼杂，活血化瘀同时注意扶正、化痰。

3. 轻度认知损害的分证论治

现今的医学水平尚不能阻止痴呆进程，更不可能使其病愈如初。正常老年人到痴呆发生存在一个过渡阶段，称之为轻度认知损害（mild cognitive impairment，MCI），实践证明在这一阶段进行中医干预，不仅可以改善临床症状，还可以延缓或阻止痴呆的发生。

轻度认知障碍是介于正常老化和痴呆之间的一种临床状态，患者存在一个或几个认知区域的损害（典型的记忆减退），或者是与年龄及教育程度不相符的认知功能下降，但不足以影响患者的社会及工作职能，不够痴呆的诊断标准。MCI 是一种不稳定的临床状态，具有转化为痴呆的高风险。MCI 的痴呆转化率为第 1 年 10% ~ 15%，两年内痴呆转化率为 40%，4 ~ 5 年转化率为 55% 以上，是正常老年人群的 10 倍。作为正常老化向痴呆的过渡状态，MCI 越来越受到人们的关注，研究 MCI 是痴呆早期诊断和早期干预的重要环节。

参照 2006 年《中国防治认知功能障碍专家共识》中轻度认知损害诊断标准：①以记忆障碍为主诉，且有知情者证实。②其他认知功能相对完好或轻度受损。③日常生活能力不受影响。④达不到痴呆诊断标准。⑤排除其他可引起脑功能衰退的系统疾病。⑥总体衰退量表（GDS）评分为 2 ~ 3 分，临床痴呆量表（CDR）评分为 0.5 分，记忆测查分值在年龄和教育匹配对照组 1.5 SD 以下，且 MMSE 至少 24 分或 Mattis 痴呆评价表（DRS）至少 123 分。

（1）心脾两虚：遇事善忘，心悸乏力，气短神疲，兼有面色无华，口唇色淡，少寐多梦，纳少腹胀，大便溏薄，舌淡胖或有齿痕，苔薄白，脉细弱。

治法：补血养心，益气安神。

方药：归脾汤加减。

人参、黄芪、白术、当归、龙眼肉、酸枣仁、茯神、远志、木香、甘草。

加减：若气虚甚者重用人参、黄芪、白术、甘草以益气健脾，少佐肉桂，取少火生气之意；血虚甚者加熟地黄、白芍以养血滋阴；不寐较重者，可加生龙骨、生牡蛎以镇惊安神。

（2）肾精亏虚：记忆力减退，言语善误，精神呆钝，头晕目眩，气短倦怠，腰膝酸软，面色不华，小便短数，舌淡苔白，脉细弱。

治法：补肾填精，滋阴补髓。

方药：河车大造丸（《活人心统》）加减。

紫河车研末冲服、党参、茯苓、龟甲先煎、熟地黄、天冬、麦冬、杜仲、牛膝。

加减：耳鸣耳聋者，加女贞子、磁石先煎、五味子以镇摄养精；阴虚火旺，加知母以滋阴降火；大便秘结者，加火麻仁、郁李仁润肠通便；如精气亏虚，形体羸瘦，足痿无力者，可酌加蛤蚧、巴戟天、冬虫夏草、菟丝子、补骨脂、益智仁大补肾精。

（3）痰浊上蒙：近事遗忘，语言迟缓，眩晕头痛，不寐多梦，倦怠嗜卧，胸闷不舒，肢倦身重，泛恶多痰，苔白腻，脉弦滑。

治法：燥湿化痰，宣窍开郁。

方药：导痰汤（《妇人大全良方》）加减。

半夏、陈皮、制南星、枳实、石菖蒲、白术、茯苓、生姜、炙甘草。

加减：若痰火伤津，大便秘结，可酌加大黄后下、瓜蒌以泄下通便清化痰热；属寒痰者加细辛以散寒通窍，湿痰者加苍术、厚朴以健脾化湿，顽痰者加海浮石先煎、青礞石布包先煎以消痰下气；兼见瘀血阻络所致者，可酌加桃仁、红花、当归以活血通络；兼见不寐多梦者，加首乌藤、合欢花、酸枣仁以养心安神。

（二）其他中医疗法

1. 推拿按摩

（1）操作：①患者正坐位，医者顺时针方向按揉百会 50 次，分推阴阳、运印堂及太阳各 30 次，逆时针按揉悬颅、耳后高骨约 0.5 分钟。②双手提拿肩井、项肌各 3 ~ 5 次，重按风池、风府各 0.5 分钟。③点按肝俞、胆俞各 0.5 分钟，顺时针按揉肾俞、腰眼、秩边、三阴交各 55 次。④患者仰卧，医者来回提拿手足三阴、三阳经 2 ～ 3 次，逆时针按揉髀关、梁丘、承扶，顺时针按揉足三里、丰隆各 55 次。⑤患者侧卧，医者一手扶患者，另一手用掌根着于患者夹脊部（自上而下为补，自下而上为泻）或背正中（自上而下为泻，自下而上为补），来回搓运至局部潮红、微热、略汗为止。

（2）方解：按揉百会、悬颅、耳后高骨，分推阴阳、运印堂及太阳起升阳举陷、开窍醒神的作用；提拿肩井、项肌，重按风池、风府起祛风化痰之功，点按肝俞、胆俞、肾俞、腰眼、秩边、三阴交以滋补肝肾，填精益髓；佐以提拿手足三阴、三阳经，按揉髀关、梁丘、承扶、足三里、丰隆等以通经活络，调和气血；最后，搓运夹脊部或背正中可加强补肾益气、化痰通络之功。

2. 点穴导引

患者俯卧于床上。①依序取心俞、肝俞、脾俞、肺俞、肾俞、肩中、委中诸穴进行双侧点按，每穴持续时间 3 ～ 10 秒。②擦命门，医者用手掌小鱼际侧在患者腰部左右肾俞、命门穴之间做横向擦法，擦动的次数采用 6 的倍数叠加直至局部发热为止。③摇膝、踝关节，屈伸旋摇膝关节的次数为 6 的倍数，摇踝关节的次数是 4 的倍数，摇完踝关节后用手握叩击足跟 12 次或 16 次。

患者仰卧于床上。①依序取关元、中脘及天枢、伏兔、足三里、丰隆、渊液、京门、带脉、风市、阳陵泉、三阴交、太冲各左右两侧进行点按 3 ～ 10 秒。②屈伸旋摇髋关节 5 的倍数，然后做下肢拔伸之法。③在头部做分阴阳、开天门推法；取印堂、神庭、四聪、脑户及两侧头维、太阳、风池，上肢取曲池、合谷依次点按 3 ～ 10 秒，然后揉颈项，左右轮转头部，次数不论，旋摇肩肘腕关节 7 的倍数，然后做两侧上肢拔伸之法。

（三）急证处理

老年呆病患者往往血管状况较差，病程中易出现心脑血管意外，可参照本书中风等章节治疗。另外，晚期患者需要照看，防止鲁莽行为自伤或伤及家人。

（四）变证及治疗过程中不良反应处理

老年人往往集多种慢性病于一身，临床一般中西医结合治疗，因此须注意药物不良反应、药物间的相互作用及对肝肾功能的影响。治疗过程中可能出现颤病、郁病、痫病等变证，可参照本书相关章节治疗。

（五）疗效评定标准

老年呆病的治疗目标是：改善症状，表现为认知能力提高、行为障碍的改善，或两者兼有；减慢或阻止症状的发展。这是评定疗效的重要方面。

四、调护

1. 调摄

（1）饮食调养：老年患者应少食糖及高胆固醇食品，如动物肝脏、鱼子等；多吃含维生素及优质蛋白的食物，如蔬菜、水果、干果、瘦肉、奶和蛋类、豆制品及动物脑髓。五谷杂粮能保证老年人纤维素的来源，多食粗粮可防止便秘。牙齿不固的患者多吃些含钙食品，如菜泥、肉泥。食鱼则需剔除骨刺，以防止哽喉。吞咽困难者，进食流食易呛入气管、固体食物则易阻塞，一般进食半流食较好。对气血亏虚的患者，应选用益气升血的食物，如胡萝卜、菠菜、花生、大枣、龙眼肉、鸡蛋、羊肉等。若伴有腰膝酸软、潮热盗汗为肾精亏虚，应食用黑芝麻、黑豆、枸杞子、桑葚、牛奶、龟肉、海参等。总之，老年患者的饮食应以清淡、低糖、低脂、低盐、高蛋白为主，应忌烟酒，少食油煎、油炸食物，做到饮食有节，注意饮食卫生，可有益于健康。

（2）适当体育锻炼：适当的体育锻炼可以醒脑开窍，养心安神，舒筋通络，活血化瘀，且对稳定情绪、调节饮食也十分有益。具体活动项目应根据患者自身特点、兴趣、爱好来选择，如散步、慢跑、练气功、打太极拳（剑）、跳老年迪斯科等都是适合老年人活动的项目。患者活动应在安静、清洁、地面平整的场所进行，病友集体活动，既可切磋技艺，又可相互关照。老年人运动量不宜过大，时间不宜过长，贵在坚持。对行动不便的患者，应有人搀扶进行锻炼，也可选用玩健身球、握握力器、打算盘、写字等活动项目。对卧床的患者可嘱其在床上进行主动收缩全身或部分肌肉的练习。这样可防止肌肉废用性萎缩，也可提高肌力，同时协助患者活动全身关节，防止僵直。

2. 康复训练

（1）记忆和思维训练：应反复训练患者记住居住的环境、物品放置、周围的人和事。早期患者由于近记忆的下降，可以帮助患者准备一个备忘录，随时把有关的事情记下来，如电话号码、人名、地名、需办的事情等。根据患者的病情和文化程度，教他们记一些数字，由简单到复杂反复进行训练，把一些事情编成顺口溜，让他们记忆背诵；利用玩扑克牌、玩智力拼图等进行锻炼，以帮助患者扩大思维和增强记忆。

（2）自理能力训练：尽可能地维持一种固定的生活习惯，反复训练患者穿衣、行走、洗漱、进食、上厕所等，患者还能做的事情尽量让他自己做，不要完全包办，以便尽可能长时间地维持还没有丧失的自理能力。

（3）语言训练：失语者应训练其语言表达能力，要从简单到复杂，先单音节字，如随照顾者说数字"1、2、3……"有进步后，说一些常用物品的名字"桌子、筷子、椅子……"然后可以采取提问的方式，回答简单问题，根据患者表达能力，给予相应鼓励，多说多练非常必要。

（4）肢体训练：徒手或借助器械进行各种改善患者运动功能的训练，训练时注意配合患者的节奏，不宜操之过急，逐渐增加活动量，长期卧床患者每日 2 次进行肢体被动锻炼，每次 20 分钟，防止肌萎缩。

五、预后与转归

老年呆病患者认知功能缺陷呈进行性恶化，早期虽有隐匿的智能衰退，但人格和社会行为比较完整，尚能进行社交活动，至中晚期则丧失社交能力且多出现运动障碍，最终因长期卧床死于肺部感染、泌尿系感染、压疮感染等。药物治疗不能逆转或阻断病情进展，只能延缓其进展速度及改善部分症状，VaD 相对于 AD 治疗效果较明显。早期诊断早期干预，药物治疗同时进行有计划、循序渐进、坚持不懈的康复训练非常重要。

（刘志勇）

第十节　健忘

健忘是指以记忆力减退，遇事善忘为主要临床表现的一种病证，亦称"喜忘""善忘""多忘"等。

关于本病的记载，《素问·调经论》有载："血并于下，气并于上，乱而喜忘"。《伤寒论·辨阳明病脉证并治》有载："阳明证，其人善忘者，必有蓄血，所以然者，本有久瘀血"。自宋代《圣济总录》中称"健忘"后，本病名沿用至今。

历代医家认为本证病位在脑，与心脾肾虚损、气血阴精不足密切相关，亦有因气血逆乱、痰浊上扰所致。

宋代陈无择《三因极一病证方论·健忘证治》曰："脾主意与思，意者记所往事，思则兼心之所为也……今脾受病，则意舍不清，心神不宁，使人健忘，尽心力思量不来者是也"。

元代《丹溪心法·健忘》认为："健忘精神短少者多，亦有痰者"。

清代林佩琴《类证治裁·健忘》指出："人之神宅于心，心之精依于肾，而脑为元神之府，精髓之海，实记性所凭也"。明确指出了记忆与脑的关系。

清代汪昂《医方集解·补养之剂》曰："人之精与志，皆藏于肾，肾精不足则肾气衰，不能上通于心，故迷惑善忘也"。

清代陈士铎《辨证录·健忘门》亦指出："人有气郁不舒，忽忽有所失，目前之事，竟不记忆，一如老人之健忘，此乃肝气之滞，非心肾之虚耗也"。

现代医学的神经衰弱、神经官能症、脑动脉硬化等疾病，出现健忘的临床表现时，可参考本节进行辨证论治。

一、病因病机

本病多由心脾不足，肾精虚衰所致。

盖心脾主血，肾主精髓，思虑过度，伤及心脾，则阴血损耗；房事不节，精亏髓减，则脑失所养，皆能令人健忘。高年神衰，亦多因此而健忘。

故本病证以心、脾、肾虚损为主，但肝郁气滞、瘀血阻络、痰浊上扰等实证亦可引起健忘。

二、诊断要点

脑力衰弱，记忆力减退，遇事易忘。现代医学的神经衰弱，脑动脉粥样硬化及部分精神心理性疾病中出现此症状者，亦可作为本病的诊断依据。

三、辨证

健忘可见虚实两大类，虚证多见于思虑过度，劳伤心脾，阴血损耗，生化乏源，脑失濡养，或房劳，久病年迈，损伤气血阴精，肾精亏虚，导致健忘；实证则见于七情所伤，久病入络，致瘀血内停，痰浊上蒙。临床以本虚标实，虚多实少，虚实兼杂者多见。

（一）心脾不足

证候：健忘失眠，心悸气短，神倦纳呆，舌淡，脉细弱。

分析：思虑过度，耗心损脾。心气虚则心悸气短；脾气虚则神倦纳呆；心血不足，血不养神则健忘失眠；舌淡，脉细为心脾两虚之征。

（二）痰浊上扰

证候：善忘嗜卧，头重胸闷，口黏，呕恶，咳吐痰涎，苔腻，脉弦滑。

分析：喜食肥甘，损伤脾胃，脾失健运，痰浊内生，痰湿中阻，则胸闷，咳吐痰涎，呕恶，痰浊重着黏滞，故嗜卧，口黏；痰浊上扰，清阳闭阻，故善忘；苔腻，脉弦滑为内有痰浊之象。

（三）瘀血闭阻

证候：突发健忘，心悸胸闷，伴言语迟缓，神思欠敏，表现呆钝，面唇暗红，舌质紫暗，有瘀点，脉细涩或结代。

分析：肝郁气停，瘀血内滞，脉络被阻，气血不行，血滞心胸，心悸胸闷；神识受攻，则突发健忘，神思不敏；脉络血瘀，气血不达清窍，则表现迟钝；唇暗红，舌紫暗，有瘀点，脉细涩或结代均为瘀血闭阻之象。

（四）肾精亏耗

证候：遇事善忘，精神恍惚，形体疲惫，腰酸腿软，头晕耳鸣，遗精早泄，五心烦热，舌红，脉细数。

分析：年老精衰，或大病，纵欲致肾精暗耗，髓海空虚，则遇事善忘，精神恍惚；精衰则血少，上不达头，则头晕耳鸣；下不荣体，则形体疲惫；肾虚则腰酸腿软；精亏则遗精早泄；五心烦热，舌红，脉细数均为肾之阴精不足之象。

四、治疗

本病以本虚标实，虚多实少，虚实夹杂者多见。治疗当以补虚泻实，以补益为主。

（一）中药治疗

1. 心脾不足

治法：补益心脾。

处方：归脾汤加减。

本方具有补益心脾作用，用于心脾不足引起的健忘。方中人参、炙黄芪、白术、生甘草补脾益气；

当归身、龙眼肉养血和营；茯神、远志、酸枣仁养心安神；木香调气，使补而不滞。

2. 痰浊上扰

治法：降逆化痰，开窍解郁。

处方：温胆汤加减。

方中半夏、苍术、竹茹、枳实化痰泄浊；白术、茯苓、甘草健脾益气；加菖蒲、郁金开窍解郁。

3. 瘀血痹阻

治法：活血化瘀。

处方：血府逐瘀汤加减。

方中桃仁、红花、当归、生地黄、赤芍、牛膝、川芎化瘀养血活血，柴胡、枳壳、桔梗行气以助血行；甘草益气扶正。

4. 肾精亏耗

治法：补肾益精。

处方：河车大造丸加减。

方中紫河车大补精血；熟地黄、杜仲、龟甲、牛膝益精补髓；天冬、麦冬滋补阴液；人参益气生津；黄檗清相火。加菖蒲开窍醒脑；酸枣仁、五味子养心安神。

（二）针灸治疗

1. 基本处方

四神聪透百会、神门、三阴交。

四神聪透百会，穴在巅顶，百会属督脉，督脉入络脑，针用透刺法，补脑益髓，养神开窍；神门为心之原穴，三阴交为足三阴经交会穴，二穴相配，补心安神，以助记忆。

2. 加减运用

（1）心脾不足证：加心俞、脾俞、足三里以补脾益心。诸穴针用补法。

（2）痰浊上扰证：加丰隆、阴陵泉以蠲饮化痰，针用平补平泻法。余穴针用补法。

（3）瘀血闭阻证：加合谷、血海以活血化瘀，针用平补平泻法。余穴针用补法。

（4）肾精亏耗证：加心俞、肾俞、太溪、悬钟以填精益髓。诸穴针用补法。

（三）其他针灸疗法

1. 耳针疗法

取心、脾、肾、神门、交感、皮质下，每次取 2～3 穴，中等刺激，留针 20～30 分钟，隔日 1 次，10 次为 1 个疗程，或用王不留行籽贴压，每隔 3～4 天更换 1 次，每日按压数次。

2. 头针疗法

取顶颞后斜线、顶中线、颞后线、额旁 1 线、额旁 2 线、额旁 3 线、枕上旁线，平刺进针后，快速捻转，120～200 次/分，留针 15～30 分钟，间歇运针 2～3 次，每日 1 次，10～15 次为 1 个疗程。

3. 皮肤针疗法

取胸部夹脊穴，用梅花针由上至下叩刺，轻中等度刺激，每日或隔日 1 次，10 次为 1 个疗程。

五、转归预后

针刺和中药治疗本病有较好的疗效，如配合心理治疗则效果更佳。对老年人之健忘，疗效一般。本篇所述健忘，是指后天失养，脑力渐至衰弱者，先天不足，生性愚钝的健忘不属于此范围。

（刘志勇）

第七章　肺系病证

第一节　咳嗽

一、定义

咳嗽是肺系疾患的一个主要症状，多由六淫外邪侵袭肺系，或脏腑功能失调，内伤及肺，肺气不清，失于宣肃而上逆所成，以咳嗽或咯吐痰液为主要表现。古代曾将无痰而有声者称为咳，无声而有痰者称为嗽，既有痰又有声者称为咳嗽。究之临床，多痰声并见，难以截然分开，故以咳嗽并称。咳嗽既是独立性的病证，又是肺系多种病证的一个症状。本节是讨论以咳嗽为主要临床表现的一类病证。西医学的上呼吸道感染、支气管炎、支气管扩张、肺炎等以咳嗽为主症者可参考本病证进行辨证论治，其他疾病兼见咳嗽者，可与本病证联系互参。

二、历史沿革

《内经》对咳嗽的成因、症状及证候分类、病机转归及治疗等问题，作了较系统的论述，并有讨论咳嗽的专篇《素问·咳论篇》。对其成因，《内经》指出有内、外两个方面因素。外因主要是外感风寒，由皮毛而入，合于肺而为病。《素问·咳论篇》曰："皮毛者肺之合也，皮毛先受邪气，邪气以从其合也。"在其他篇章中还详细论述了风、寒、暑、湿、燥、火六气胜复的变化对咳嗽产生的影响。《素问·阴阳应象大论篇》曰："秋伤于湿，冬生咳嗽。"《素问·气交变大论篇》曰："岁火太过，炎暑流行，金肺受邪，民病疟，少气咳喘。"《素问·至真要大论篇》中"少阳司天，火淫所胜，则温气流行，金政不平，民病头痛……疮疡、咳""阳明司天，燥淫所胜……民病……咳"等论述，均说明《内经》十分重视咳嗽与气候变化的关系。内因则指出因寒饮入胃，冷饮之邪，循胃口上膈，从肺系上干肺而致咳。从证候分类及临床表现来说，《素问·咳论篇》确立了以脏腑分类的方法，分为肺咳、心咳、肝咳、脾咳、肾咳等，并详细论述了各类咳的证候特征，从病机转归来说，《内经》首先认为咳嗽是肺的病变，《素问·宣明五气篇》曰："肺为咳。"《灵枢·经脉》曰："肺手太阴之脉。是动则病肺胀满，膨膨而喘咳……是主肺所生病者。咳上气喘……"但《素问·咳论篇》又指出："五脏六腑皆令人咳，非独肺也。"说明其他脏腑受邪，皆可影响到肺而发生咳嗽。其传变规律是，五脏之咳，日久不愈则传于六腑，从脏腑表里关系相传。而五脏六腑之咳"皆聚于胃，关于肺"，认为胃为五脏六腑之海，而肺主气为百脉之朝会，故脏腑受邪，必聚于胃，并循肺脉而影响于肺。从治疗来说，则提出五脏之咳，应取俞穴；六腑之咳，应取合穴；有浮肿者，可取脏腑之经穴而分治之。《内经》的上述内容，为后世对咳嗽的辨证论治奠定了理论基础。

汉代张仲景在《伤寒论》和《金匮要略》中对咳嗽证治作了许多具体的论述。如《伤寒论》治疗伤寒表不解、心下有水气、干呕发热而咳的小青龙汤；《金匮要略·肺痿肺痈咳嗽上气病脉证治》治表邪夹寒饮咳喘气逆的射干麻黄汤，治寒饮内停的苓甘五味姜辛汤，治虚火咳逆的麦门冬汤等，均为后世沿用治疗咳嗽的著名方剂。

隋代巢元方《诸病源候论》，在论述《内经》五脏六腑咳的基础上又把咳嗽分为"风咳""寒咳""支咳""肺咳""肝咳""心咳""脾咳""肾咳""胆咳""厥阴咳"等10种，并对这10种咳嗽做了症状的描述及鉴别。如"一曰风咳，欲语因咳，言不得竟是也；二曰寒咳，饮冷食寒，入注胃，从肺脉上气，内外合，因之而咳是也"等等，对后世有较大影响。唐代孙思邈《备急千金要方》、王焘《外台秘要》、宋代《太平圣惠方》、赵佶《圣济总录》等，均多宗巢氏之说。

自隋唐以后，对咳嗽病因、病机及辨证治疗的论述更趋完善。宋代陈无择《三因极一病证方论》将咳嗽分为内因、外因、不内外因所致的三类。宋代王好古《此事难知》专文论述了"秋伤于湿，冬必咳嗽"和"湿气所伤论"，阐发《素问·阴阳应象大论篇》"秋伤于湿，冬生咳嗽"、《素问·生气通天论篇》"秋伤于湿，上逆而咳"的经义。至金代刘完素、张子和更明确地把咳嗽与六气联系起来，提出"风、寒、暑、湿、燥、火皆令人咳"及"嗽分六气，无拘以寒说"，进一步阐明咳嗽与自然界"六淫"的关系，刘完素《素问病机气宜保命集·咳嗽论》说："咳谓无痰而有声，肺气伤而不清也；嗽谓无声而有痰，脾湿动而为痰也；咳嗽谓有痰而有声，盖因伤于肺气，动于脾湿，咳而为嗽也。"指出了咳嗽与肺气、脾湿的关系。张子和《儒门事亲》则对风、寒、暑、湿、燥、火六种咳嗽，分别制订了相应方剂，并提出"老幼强弱虚实肥实不同，临时审定权衡可也。病有变态，而吾之方亦与之俱变"的论点，示人治疗要因人而异，方随证转。

元代朱丹溪《丹溪心法·咳嗽》则将咳嗽分为风寒、痰饮、火郁、劳嗽、肺胀5种。对《素问·咳论篇》的咳证，分别提出了具体处方，多为后世医家引用。并结合四时季节的变化及日之中的咳嗽时间，分析病机，进行论治。如谓"上半日多嗽者，此属胃中有火，用贝母、石膏降胃火。午后嗽者，多属阴虚，必用四物汤加炒黄檗、知母降火"等，为咳嗽辨证论治提供了新的内容。

明代医家对咳嗽的辨证论治更有新的补充，王纶《明医杂著·论咳嗽证治》指出："治法须分新久虚实。新病风寒则散之，火热则清之，湿热则泻之。久病便属虚、属郁，气虚则补气，血虚则补血，兼郁则开郁，滋之、润之、敛之则治虚之法也。"强调治咳须分六淫七情及五脏相胜、脾肺虚实。李梃《医学入门》首先出现外感、内伤分类，为后世对咳嗽的分类提供了借鉴。对内伤咳嗽中的火咳、郁咳、五劳虚咳及瘀血内阻等证的治疗，进行了比较详细的论述。同时，在此时期结合脏腑生理功能并从其相互关系研究了咳嗽的病机。王肯堂《证治准绳·杂病·咳嗽》引《仁斋直指方》"肺出气也，肾纳气也，肺为气之主，肾为气之本"之说，阐发了肺肾对气的相互关系，为肾虚咳嗽治疗提供了理论依据。赵献可《医贯》进一步论述咳嗽与肺、脾、肾三脏的关系，并强调肾的重要，对于火烁肺金之咳，力斥寒凉之弊，力主用六味丸壮水制阳，认为"滋其阴即所以降火，补北方正所以泻南方"，对后世医家多有启发。《景岳全书·咳嗽》对外感咳嗽、内伤咳嗽的病因、病机、证候和治疗，论述颇详，提出外感咳嗽由肺而及他脏，故以肺为本，他脏为标；而内伤咳嗽则由他脏及肺，故以他脏为本、肺为标的见解。这对后世治疗咳嗽起了很大的指导作用。张氏还对外感、内伤咳嗽的辨证提出了若干要点，在治疗上则提出外感咳嗽以寒邪为主，治以辛温，但须根据不同岁气施治，而在"时气"与"病气"的关系上，又当以"病气"为主。内伤咳嗽以阴虚为主，治以滋阴，但见虚寒而咳嗽不已者又当补阳。以上这些论述，都从不同方面大大丰富了辨证论治的内容。李中梓《医宗必读·咳嗽》在申明咳嗽"总其纲领，不过内伤外感而已"的前提下，对外感内伤的治疗原则，提出了自己的见解，指出"大抵治表者，药不宜静，静则流连不解，变生他病，故忌寒凉收敛"。如"五脏生成篇"所谓"肺欲辛"是也。治内者，药不宜动，动则虚火不宁，燥痒愈甚，故忌辛香燥热；如"宣明五气论篇"所谓"辛走气，气病无多食辛"是也。但用药动静并不是绝对的，又必须随患者的具体情况而青，故他又说："然治表者虽宜动以散邪，若形病俱虚者，又当补中益气而佐以和解，倘专于发散，恐肺气益弱，腠理益疏，邪乘虚入，病反增剧也。治内者，虽静以养阴，若命门火衰不能归元，则参芪桂附在所必用，否则气不化水，终无补于阴也。至夫因于火者宜清，因于湿者宜利，因痰者消之，因气者利之，随其所见之证而调治。"由于李氏这些论述对外感、内伤咳嗽的治疗，做了指导性说明，故一直为医家所重视。

明代喻嘉言《医门法律》对于燥的病机及其伤肺为病而致咳嗽的证治多有发挥，并提出《内经》"秋伤于湿，冬生咳嗽"，当为秋伤于燥的见解。不仅如此，他还对内伤咳嗽提出"内伤之咳，治各不同，火盛壮水，金虚崇土，郁甚疏肝，气逆理肺，食积和中，房劳补下，用热远热，用寒远寒，内已先伤，药不宜峻"等治疗法则，并针对治疗新久咳嗽中常见的问题，提出6个条律，示人不可违犯，防止医源性错误的发生，可供临床参考。

清代沈金鳌《杂病源流犀烛》、程钟龄《医学心悟》等都在继承前人的基础上，对咳嗽有新的创见和心得。如《杂病源流犀烛·咳嗽哮喘源流》在论述咳嗽的病机时说："盖肺不伤不咳，脾不伤不久咳，肾不伤火不炽、咳不甚，其大较也。"不仅指出肺脾肾三脏是咳嗽的主要病变所在，并指出了咳嗽累及的脏腑是随着病情的加重而由肺及脾，由脾及肾的。他所论述的16种咳嗽，脉因证治齐备，全篇共列出咳嗽方84则，并将导引、运动列为治疗方法之一，使咳嗽的治疗方法日趋丰富。程钟龄创制的止嗽散，根据肺为娇脏的特点，其配伍"温润和平，不寒不热"，成为治疗外感咳嗽的著名方剂。总之，由隋唐至明清，对咳嗽的分类、病机、治疗原则、方药等均有了广泛而深入的研究，使有关理论及实践经验不断得到充实。

三、范围

本章所述的咳嗽，多见于西医学所称的上呼吸道感染、急慢性支气管炎、支气管扩张、肺炎等疾病，若上述以咳嗽为主证时，或其他原因引起的慢性咳嗽，均可参考本篇辨证论治。

四、病因病机

咳嗽为肺系疾患的主要证候之一，究其成因不外乎外感、内伤二途。或由外邪侵袭，肺卫受感，肺失宣降，因而发生咳嗽者；或由其他脏腑病变，传至肺脏而为咳嗽。张景岳云："咳证虽多，无非肺病。"陈修园《医学三字经·咳嗽》也曰："《黄帝内经》云五脏六腑皆令人咳，非独肺也。然肺为气之主，诸气上逆于肺则呛而咳，是咳嗽不止于肺，而亦不离于肺也。"兹据历代有关论述结合临床实际情况对本证的病因、病机讨论如下。

（一）外感咳嗽

外感咳嗽主要是由于风、寒、暑、湿、燥、火六淫之邪犯肺所致。

风、寒、暑、湿、燥、火六气皆能致咳，但是由于四时气候变化的不同，人体感受的致病外邪亦有区别，因而在临床上也就会出现风寒、风热或燥热等不同咳嗽，临床所见以风寒为多。又因风为百病之长，所以在外感咳嗽诸证中，不论由于风寒、风热或燥热，多以风为先导，挟寒、热、燥等外邪入侵，伤于肺系而为咳嗽。其他如吸入烟尘秽浊之气亦可犯肺致咳；肺主气，为五脏之华盖，上连喉咙，开窍于鼻，司呼吸，为气机出入升降之道，司清浊之宣运，外合皮毛，主一身之表。又肺为娇脏，畏寒畏热，主清肃，不耐邪侵。故外邪犯肺不外二途，一是从鼻窍直接吸入，由喉咙以至于肺；二是从皮毛侵入，因皮毛为肺之合，病邪从所合而至于肺。肺的主要功能是呼吸，肺气必须通畅，呼吸才能正常进行，外邪侵袭于肺，则肺气壅遏不宣，清肃之令失常，气道不利，肺气上逆，因而引起咳嗽。从另一方面来说，为了使呼吸之职得以正常进行，必然要改变肺气闭塞的现象，因此，咳嗽也是人体为了通畅肺气、排除病邪的表现，有其积极意义。若外感咳嗽初起，过用苦寒或收涩之品，往往会造成风邪恋肺不解，出现咳嗽迁延不愈。

（二）内伤咳嗽

肺脏虚弱，或他脏有病累及于肺，引起咳嗽，均属于内伤咳嗽，他脏引起内伤咳嗽的原因主要有以下数种。

1. 脾虚生痰

肺主气，脾主运化，肺气有赖于脾所运化的水谷精微以充养，若脾虚日久可导致肺气亦衰，出现咳嗽、气促、语言低微等症状；脾失健运，不能输布水谷精微，酿湿生痰，上渍于肺，壅塞肺气，影响气机出入，遂为咳嗽。前贤所谓"脾为生痰之源，肺为贮痰之器"，即是平素中阳不足，其寒饮入胃，从胃上膈循肺脉上至于肺系，导致肺气不利而为咳嗽。另外嗜酒及食辛辣燥热之品亦易化火生痰迫肺为咳。

2. 肝火犯肺

肝与肺以经络相连，肝经循行，"其支者，复从肝别贯膈，上注肺"（《灵枢·经脉》）。肝气升发，肺气肃降，升发与肃降互相制约、互相协调，则人体气机升降正常。若肝气郁结，失其升发疏泄之能，就会影响肺气的肃降而致咳嗽，如有些慢性咳嗽患者每因情志郁怒而诱发，就是肝对肺影响的表现。肝火上炎，灼伤肺阴，则可出现咳嗽、痰出不爽、咽喉干燥、胸胁胀满等症，这类病变，称之为"木火刑金"。

3. 肾气虚衰

人的呼吸虽由肺所主，但肾能帮助肺吸气，故称"肾主纳气"。肾精充足，吸入之气经过肺的肃降，才能使之下纳于肾。若肾精亏损，不能助肺吸气，就会出现呼吸短促等症，所以有"肺为气之主，肾为气之根"之说。肾虚咳嗽表现为上气不接下气，动则尤甚，多因肾虚不能纳气所致。又肺阴与肾阴有着相互滋生、相互依存的关系。一方面若肾阴下亏不能上滋肺金或虚火上炎，灼伤肺阴，就会出现干咳少痰、颧红、口干、声嘶。另一方面，肺阴充足，金能生水，则肾阴亦充。在人体津液代谢方面，若肾阳不振，气化不利，以致水液停积，上逆犯肺，亦可导致咳嗽。

综上所述，不论外感、内伤之咳嗽，均为肺系受病而发生。外感咳嗽病起于肺，而内伤咳嗽则有他脏生病累及于肺者。正如《景岳全书·咳嗽》所说："外感之咳，其来在肺，故必由肺以及脏，此肺为本而脏为标也；内伤之咳，先因伤脏，故必由脏以及肺，此脏为本而肺为标也。"这里所说的标本，乃指所病脏腑之先后而肓，明确地指出咳嗽之发生，都必须在肺脏受累之后才能出现。所以前人常说："肺体属金，譬如钟然，钟非叩不鸣。风寒暑湿燥火，六淫之邪，自外击之则鸣；劳欲情志，饮食炙煿之火，自内攻之则亦鸣。"可谓咳嗽病因病机的大略。

五、诊断与鉴别诊断

（一）诊断

1. 发病特点

咳逆有声，或伴咽痒咳痰。

2. 临床表现

外感咳嗽，起病急，病程短，常伴恶寒发热等表证；内伤咳嗽多为久病，常反复发作，病程较长，常伴其他脏腑失调症状。

3. 实验室检查

血常规检查、胸部 X 线检查有助于诊断。

（二）鉴别诊断

1. 肺痨

咳嗽是肺痨的主要症状之一。但肺痨由痨虫犯肺引起，以咳嗽、咯血、胸痛、潮热、盗汗、消瘦等为主要症状。应结合胸部 X 线等检查，以协助鉴别。

2. 肺胀

有久患咳、喘、哮等病证不愈的病史。在咳嗽的同时，并有胸中烦闷、膨膨胀满、上气咳喘，甚至面目晦暗、唇舌发绀、颜面四肢浮肿等症，且病情缠绵，经久难愈。

3. 哮病及喘证

哮病及喘证虽然也会兼见咳嗽，但各以哮、喘为其主要临床表现。哮病主要表现为发作性喉中哮鸣有声，呼吸气促困难，甚则喘息不能平卧；喘证主要表现为呼吸困难，甚则张口抬肩，鼻翼翕动，不能平卧，是多种急、慢性疾病的一个症状。

4. 肺癌

常以阵发性呛咳或痰血为主要症状，多发于 40 岁以上吸烟的男性，及时进行胸部 X 线检查及痰细胞学检查等有助于确诊。

六、辨证论治

咳嗽的辨证论治，首先要辨明外感、内伤，以及其见证的属虚属实。外感咳嗽，是由外邪侵袭引起的，多属实证；内伤咳嗽，是脏腑功能失调引起的，多属虚证或虚中挟实。在治疗方面，外感咳嗽当以宣肺散邪为主，邪去则正安；内伤咳嗽则根据虚实夹杂和病情缓急，确定标本先后，随其虚实之所在而调之。

（一）辨证

1. 辨证要点

（1）分清外感、内伤。

一般说，外感咳嗽多是新病，起病急，病程短，伴有鼻塞流涕、打喷嚏、咽痒、头胀痛、全身酸楚、恶风寒、发热等症（其他外邪为患，亦当有其相应症状）。内伤咳嗽多是宿疾，起病缓慢，往往有较长的咳嗽病史，有其他脏腑病证，如疲乏无力、胸满胁痛、食少便溏等。临床之际，还须根据不同咳嗽的病机特点，落实到具体的脏腑和阴阳气血上，为论治提供依据。但是，内伤咳嗽者，由于肺虚容易感受外邪，特别是在天气变冷的时候，往往受到外邪侵袭而使咳嗽加重，这时咳嗽是由外感、内伤两个方面的原因造成的。

（2）辨咳嗽的声音及发作时间。

咳声高扬者属实，咳声低弱者属虚。咳嗽时作、发于白昼、鼻塞声重者，多为外感咳嗽。晨起咳嗽阵发加剧，咳嗽连声重浊，多为痰浊咳嗽。夜卧咳嗽较剧，持续难已、短气乏力者，多为气虚或阳虚咳嗽。

（3）辨痰的颜色、性质及数量。

少或干咳无痰者，多属燥热、阴虚。痰多者，常属痰湿、痰热、虚寒。痰白而稀薄者属风、属寒，痰白而稠厚者属湿。痰黄而黏稠者属热。痰中带血多属热伤肺络或阴虚肺燥。

2. 证候

（1）外感咳嗽。

外邪侵犯于肺引起咳嗽，主要是风、寒、热、燥4种外邪，且往往是两种以上的外邪共同引起，临床上以风寒咳嗽、风热咳嗽、燥热咳嗽为多见。

①风寒证。

症状：咳嗽，痰稀薄色白，咽痒，常伴鼻塞、流清涕、打喷嚏、恶寒、无汗、头痛、骨节酸痛等症。舌苔白，脉浮。

病机分析：风寒之邪外束肌表，内郁肺气，以致肺卫失宣为本证的主要病机。风寒客肺，肺气闭郁不宣，故咳嗽、咳痰、鼻塞流涕；风寒束表，皮毛闭塞，卫外之阳气被遏，故恶寒、无汗、头痛、骨节酸痛。舌苔薄白、脉浮，为风寒之邪束表客肺之象。

②风热证。

症状：咳嗽，痰稠或黄稠，咳痰不爽，口干，咽痛，鼻流黄涕，发热，汗出，恶风，头痛。舌苔薄黄，脉浮数。

病机分析：风热犯肺、肺失清肃、营卫失和为本证的主要病机。风热犯肺，热灼肺津，故见咳嗽、痰黄稠、咳痰不爽，口干；风热之邪从口鼻而入，鼻咽部先受其邪，故鼻流黄涕、咽痛；风热客表，营卫失和，故头痛、发热、汗出、恶风。舌苔薄黄、脉浮数，为风热初犯肺卫之象。

③温燥证。

症状：咳嗽少痰，或略有黏痰不易咳出，或痰中带有血丝，咽干，咽痛，唇、鼻干燥，咳甚则胸痛，初起或有恶寒，发热等症。舌苔薄黄而干，舌尖红，脉细数或无变化。

病机分析：燥热犯肺，耗伤津液，故咳嗽少痰，或略有黏痰，咳出不易；热伤阳络，则痰中带血；燥胜则干故见咽干，唇鼻干燥；初起或见表证，乃属燥热外客，营卫不和，舌尖红、苔薄黄而干、脉细数，均属燥热之征。

④凉燥证。

症状：咳嗽、痰少或无痰，喉痒、咽干唇燥，头痛、恶寒、发热、无汗。舌苔薄白而干，脉浮紧。

病机分析：凉燥之气，袭表犯肺，使肺气失宣、表卫失和，为本证的主要病机。与温燥比较，干咳无痰或咳嗽痰少，咳痰不利，咽干唇燥等症，同是"燥胜则干"的表现，不同之处在于，凉燥兼见风寒袭表的症状，如头痛、恶寒、发热、无汗、苔薄白、脉浮紧等。

⑤火热证。

症状：干咳少痰，或痰中带血，烦渴面赤，胸胁疼痛，便秘。脉洪数或弦数，舌红等。

病机分析：火邪伤肺，故见干咳痰血；热聚胸膈，故烦渴胸痛；火灼津伤，燥热内结，故见便秘。脉数舌红，属火邪为患之象。

（2）内伤咳嗽。

①痰湿证。

症状：咳嗽多痰，痰白而黏，胸脘作闷，食纳不佳，四肢乏力。舌苔白腻，脉濡滑。病机分析：脾虚健运失常，以致痰湿内生，上渍于肺，阻碍气机，故咳嗽痰白而黏，"脾为生痰之源，肺为贮痰之器"，即此之谓；痰阻胸膈，气机不畅，则胸脘作闷；纳减，四肢乏力，既因脾胃虚弱，也因湿困脾胃；舌苔白腻、脉象濡滑，为痰湿内聚、气失宣展之征。

②痰热证。

症状：咳嗽，痰色黄稠而难排出，甚或痰中带血，胸闷，口干，口苦，咽痛。舌苔黄腻或黄白相间，脉滑数。

病机分析：痰热蕴肺，肺失宣降，故痰黄难出；痰热化火，灼肺伤络，故见血咽痛；痰热壅盛，气机不利，故胸闷；口干而苦为热甚伤津。苔黄、脉滑数均为痰热之象。

③肝火证。

症状：咳嗽气逆，咳则连声，甚则咳吐鲜血，或痰带血丝，胸胁串痛，性急易怒，烦热口苦，咽喉干燥，面红目赤。舌苔薄黄少津，脉弦数。

病机分析：情志不遂，肝气郁结化火，逆乘于肺，肺失清肃之权，故气逆咳嗽不已；木火刑金、肺络损伤则咳吐鲜血或痰带血丝；胁为肝之分野，肝火肆横，故胁痛；性急易怒，灼热口苦，咽喉干燥，面红目赤，均为肝火炽盛之象。脉弦数、苔薄黄少津，为肝郁肺热津亏之征。

④阴虚证。

症状：干咳无痰，或痰少不爽，口干舌燥，或见咯血。舌红少苔，脉细数。

病机分析：阴虚内燥，肺失滋润，以致肃降无权、肺气上逆为本证的主要病机。阴虚肺燥，故干咳无痰或痰少而黏，口干舌燥；咳伤肺络，则见咯血。舌红少苔、脉细数，为阴虚内热之象。

⑤气虚证。

症状：咳嗽声低无力，气短，痰多清稀，神疲，畏风，自汗，易于感冒。苔薄白舌质淡，脉弱。

病机分析：久咳伤肺，或平素体弱，肺气不足，或脾虚运化不健，水谷精微不能上荣于肺，则肺气日虚。肺气亏损，肃降失司则咳嗽，声低、气短。肺气虚卫外不固，腠理不密，故畏风，自汗，易感冒；神疲、舌淡苔白、脉弱，均为气虚之象。

⑥阳虚证。

症状：咳嗽反复发作，痰涎清稀，头眩，心悸，畏寒，肢体沉重，或兼小便不利。舌苔白润，脉沉滑。

病机分析：脾肾阳虚、水气上泛，为本证的主要病机。阳虚不运，水饮内停，上干于肺，故咳嗽、痰涎清稀；阳气虚衰，卫外不固，易感外邪而诱发，故咳嗽反复发作；水气上泛故头眩、心悸；水气游溢肢体故肢体沉重；肾阳亏虚，不能化气行水，则小便不利；阳虚生外寒故见畏寒。苔白润、脉沉滑，为阳气不足、寒水内停之象。

（二）治疗

1. 治疗原则

外感咳嗽，既以外邪为主因，治法当以祛邪为主；病位既在于肺，便应宣畅肺气，故总的治疗法则是"宣肺祛邪"。但由于肺为脏腑之华盖，位高居于膈上，药力易达病所，故药宜清扬，所谓"治上焦如羽，非轻不举"（《温病条辨·治病法论》）即是。再就本病的特征，宜重视化痰顺气，使痰清气顺，肺气宣畅，则咳嗽易于治愈。需要注意的是，外感咳嗽，大忌敛肺止咳，或病起即予补涩，反使肺气不畅，外邪内郁，痰浊不易排除，咳嗽愈加繁剧，或迁延难愈；另一方面，也要注意宣肺不可太过，以免损伤正气。

内伤咳嗽，病程一般较长，有先病在肺而影响他脏者，亦有他脏先伤而病及于肺者。其中尤以肺、脾、肾三脏的关系最为密切。正虚邪实者，当祛邪止咳，兼以扶正；正虚为主者，则当根据虚之所在而着重补正。

2. 治法方药

（1）外感咳嗽。

①风寒证。

治法：疏散风寒，宣通肺气。

方药：杏苏散或金沸草散加减。杏苏散中用紫苏、前胡疏风散寒；杏仁、桔梗宣降肺气；枳壳、陈皮、半夏、茯苓理气化痰；甘草止咳；生姜、大枣调和营卫；诸药共奏解表宣肺之功。咳嗽较甚者，加金沸草、紫菀；咳而气急者，去紫苏加麻黄、苏子宣降肺气；表邪较甚者，可酌加防风、羌活；若见气虚者加党参。

对其兼夹证，需注意随证施治。若外寒内热，症见咳嗽声重音，痰浓不易咳出，咳引胸痛，恶寒鼻塞，或有身热，口渴咽痛，甚则气逆而喘，舌苔白腻而黄，舌质红，脉滑数。此证为风寒外束、肺热内郁所致，俗称"寒包火咳"。治宜散寒清热，用麻杏石甘汤。此证与燥邪伤肺不同，不宜早投清润之剂。若风寒兼湿，症见咳嗽痰多，兼有胸脘作闷，舌苔白腻，脉濡。此为湿邪内郁，复感风寒之邪，肺气失于宣畅所致。治宜疏散风寒、兼予燥湿祛痰，用杏苏散加厚朴、苍术之类。

若风寒夹饮，主要症状与风寒证相同，但见咳逆上气，胸闷气急，舌质淡红，苔薄白滑利、脉浮紧或弦滑，此属风寒外束、饮邪内犯、肺失宣降而发咳嗽，治以疏散风寒以除表邪，温化寒饮以逐内患，用小青龙汤加减。

②风热证。

治法：疏风清热，宣肺止咳

方药：桑菊饮加减。本方以菊花、薄荷疏风散邪，宣透风热；杏仁、桔梗、甘草轻宣肺气，祛痰止咳；连翘、芦根清热生津。如见咳甚者，加鱼腥草、枇杷叶、浙贝母、矮地茶；若热邪较甚、身热口渴明显者，加黄芩、知母、瓜蒌加强清泄肺热之力；咽痛明显加射干；若风热伤络、见鼻衄或痰中带血丝者，加白茅根、藕节。若风热兼湿，症见咳嗽痰多、胸闷汗出、舌苔白腻中黄、脉濡数；此为风热夹湿蕴蒸、邪在上焦、肺气失肃所致，宜于桑菊饮中加入杏仁、薏苡仁之类，以宣气化湿。若风热夹暑，症见咳嗽胸闷、心烦口渴、溺赤、舌质红苔薄、脉濡数；是由于外感风热，夹时令之暑湿，侵犯上焦，肺气不宣，其邪不能从汗外泄所致；宜用香薷、前胡、鲜藿香、佩兰、六一散之类，以疏风解暑。

③温燥证。

治法：清肺润燥，疏风清热。

方药：桑杏汤加减。方中用桑叶、豆豉辛凉解表，轻宣燥热之邪，配栀子清泄肺热；杏仁、贝母宣肺化痰止咳；沙参、梨皮养阴润肺生津。燥热现象明显者，加麦冬、知母、石膏；头痛、发热甚者，加薄荷、连翘、蝉蜕；咽痛明显者加玄参、马勃；鼻衄，加白茅根、生地黄；或用清金润燥天门冬丸。

④凉燥证。

治法：疏散风寒，润肺止咳。

方药：止嗽散加减。方中百部、紫菀温润止咳，其性微温而不寒；桔梗能升提肺气以利膈；白前能下气开壅以止嗽，四药有调整气机升降出入之能；佐以陈皮宣肺利气祛痰，荆芥散风解表，甘草缓急止嗽，甘草与桔梗同用，又能利咽喉。上药合用，温而不燥，润而不腻，苦不过寒，辛不过热，既有辛甘为开，又可甘苦而降，故运用于肺失宣发肃降而见咳嗽咽痒、咳痰不爽的证候。

⑤火热证。

治法：清肺泻火。

方药：凉膈散加减。本方用薄荷、竹叶、连翘、栀子、黄芩疏解清泄火热之邪，更用调胃承气合白蜜泻热通腑，合成清上泄下、泻火通便之方，使火邪去，肺热清则咳嗽得止。咳甚者，可加枇杷叶、桑白皮清肺止咳；烦渴甚者，可加天花粉、知母以清热生津除烦；痰中带血者加白茅根、藕节凉血止血。

（2）内伤咳嗽。

①痰湿证。

治法：健脾燥湿，理气化痰。

方药：二陈汤加减。方用半夏燥湿化痰，陈皮理气化痰，使气顺痰降，气行则痰化；因痰由湿生，脾运健则湿自化，湿得去则痰自消，故配以茯苓健脾利湿，甘草健脾和中。诸药合用，使湿去痰消，气机通畅，脾得健运，则诸症亦随之而解。如痰湿较重，痰多，脘闷明显，加苍术、厚朴、薏苡仁、杏仁之类，以增强燥湿化痰之力；证属寒痰者，加干姜、细辛以温化；属风痰者，加制南星、白附子以祛风化痰；痰滞食阻，而见痰多胸痞、食欲不振、苔腻脉滑者，可合三子养亲汤顺气降逆、化痰消食。

②痰热证。

治法：清热肃肺，豁痰止咳。

方药：清金化痰汤。方用黄芩、栀子、知母、桑白皮清热肃肺；陈皮、桔梗、瓜蒌仁理气化痰；麦冬、牡贝母、甘草润肺止咳；茯苓健脾渗湿；共奏清热肃肺、豁痰止咳之效。肺热壅盛，咳而喘满、壮热、口渴者，去桔梗、陈皮，加金银花、鱼腥草、石膏、葶苈子等清热泄肺。

③肝火证。

治法：清肝泻肺。

方药：黛蛤散合泻白散加味。黛蛤散清肝豁痰；泻白散泻肺清热、平喘止咳。火热较盛，咳嗽频作者，可加栀子、丹皮、贝母、枇杷叶等，增强清热止咳之功效。肝火犯肺之咳嗽，亦可选用《医醇賸义》的丹青饮治疗。

④阴虚证。

治法：养阴润肺，宁嗽止咳。

方药：二冬二母汤。方中用麦冬、天冬滋阴润燥；知母、贝母清润止咳。口干舌燥甚者，加沙参、百合、生地黄养阴润燥；咳嗽甚者，加百部、紫菀、款冬花润肺止咳；痰黏不利者，加海蛤粉清热化痰；咯血者加白及、茜草、藕节止血。若见心烦口干、心惊不寐、口舌生疮等症者，为心阴偏虚，可改用玄妙散。方中以玄参、沙参、麦冬养阴清热；竹叶、灯芯草清热降火；复用柏子仁、合欢花、丹参、茯神养心安神；川贝母、桔梗、杏仁润肺止咳；共奏清心降火、宁肺止咳之功。若见咳声连连、五心烦热、腰膝酸软、梦遗滑精者，为肾阴偏虚，可改用八仙长寿丸。方中以六味丸滋阴泻火，麦冬、五味子滋肾润肺、敛肺止咳。

⑤气虚证。

治法：补益肺气，化痰宁嗽。

方药：补肺汤加减。方中以人参、黄芪益气补肺；熟地黄、五味子滋肾敛肺，共同起到肺肾双补的作用；配以紫菀、桑白皮止咳平喘。痰多清稀者，可去桑白皮，加白术、茯苓、款冬花，以增强益气健脾、化痰止咳的功效。白术并可协同人参、黄芪增强益气固表的作用。若见痰多、色白易排出，脘腹痞胀，食少便溏，面色萎黄或微浮，舌质淡、苔白腻者，为脾气偏虚。治宜健脾化湿、补肺祛痰，常用六君子汤加味。本方以人参益气补中，扶脾养胃；白术健脾燥湿，以资运化；茯苓渗湿，辅白术以健脾；甘草和胃，佐人参以益气；更加半夏、陈皮燥湿化痰，共奏健脾化痰之功。或加厚朴、杏仁者以加强降气化痰之力。若中焦阳虚，气不化水，湿聚成饮，而见咳嗽反复发作，痰涎清稀，则治宜温阳化饮，用苓桂术甘汤加味。

⑥阳虚证。

治法：温阳散寒，化气行水。

方药：真武汤加味。方中以附子温肾祛寒；茯苓、白术健脾利水，导水气下行，生姜温散水气，芍药与附子同用，能入阴和阳。咳甚者，可加干姜、细辛、五味子散寒化饮，敛肺止咳；气机不利，胸胁满闷者，加白芥子、旋覆花祛痰降气；短气甚者，加党参益气补虚；大便稀溏者，加干姜温中散寒。

另外，对于胸背跌仆损伤，瘀血内阻，肺气不利，症见咳嗽不愈、夜间加剧，呛咳少痰、痰中时带极少血丝或血点，胸背受伤部位有阵发性刺痛，舌淡紫或见斑，脉弦等，此为瘀血咳嗽，治疗当以化瘀肃肺为主，常用旋覆花汤加减。可用旋覆花、茜草降气消结通络，桃仁、紫菀止咳。痰中带血者，加三七、白茅根活血化瘀、止血。其中白茅根每次可用至 60 g 煎汤代水煎药。如吐血紫黑、咳嗽气急只能侧卧一边，可用血府逐瘀汤加杏仁、五味子。

3. 其他治法

（1）古方。

①《直指方》"诸嗽通用"之宁嗽散（桑白皮、紫苏、细辛、五味子、陈皮、半夏、茯苓、杏仁、砂仁、枳壳、桔梗、甘草）。

②《圣济总录》"治上气咳嗽，百部丸方"（百部、款冬花、天门冬、贝母、桔梗、紫菀）。

③《朱氏集验方》之"治肺热久嗽方"（枇杷叶、木通、款冬花、紫菀、杏仁、桑白皮、大黄）。

④《圣济总录》"治咳嗽久不已，百部煎方"（百部、生地黄、生姜、百合、麦门冬）及"治久咳嗽，紫菀散方"（紫菀、款冬花、百部）等方剂，可酌情选用于临床。

（2）针灸。

主穴：肺俞、合谷。配穴：痰多配丰隆；咽痒而咳刺天突；胸中憋闷刺内关、膻中；久咳体质弱温灸肺俞、肾俞、脾俞。外感咳嗽宜浅刺用泻法；内伤咳嗽针宜平补平泻，并可配合艾灸。

七、转归及预后

外感咳嗽与内伤咳嗽的转归，从疾病性质上来说，主要是由实转虚的变化。从脏腑病转归来说，主要是肺、脾、肾之间的相移。外感咳嗽多属暴病，属实，其病在肺，但寒热之间可转化，若调治失宜，过用苦寒、收涩之品，邪伏于内，留恋不解，亦可由外感转为内伤而累及他脏。一般说病在肺为轻，病在脾较重，病在肾尤重。张景岳说："五脏皆有精气而又惟肾为元精之本，肺为元气之主，故五脏之气分受伤，则病必自上而下，由肺由脾以极于肾。五脏之精分受伤，则病必自下而上，由肾由脾以极于肺，肺肾俱病则他脏不免矣。"（《景岳全书·咳嗽》）由此可见，由肺及脾至肾的过程即是病情由轻转重的过程。故病在肺脾治疗尚易，及至于肾则治疗棘手，预后较差。为了控制病变的发展演变，应根据"发时治肺，平时治肾"的理论，用补肾固本的方法治疗久咳。

值得指出的是咳嗽转归问题上除注意肺与脾肾的关系外，还须注意肺与心的关系。肺主气，心主血，气血相关，肺脏病变，日久必及于心。内伤咳嗽若反复发作，日久不愈，常导致肺、肾、心、脾亏虚，气滞、痰凝、血瘀、水停而演变成为肺胀。

总的说来，外感咳嗽的预后良好，大多可在较短时间获得治愈。内伤咳嗽的预后一般亦较好，但部分患者易于反复发作。若转化为肺胀，则预后较差，往往病程缠绵，迁延难愈。

八、预防与护理

积极开展卫生宣传教育，改善环境卫生，积极消除烟尘和有害废气的危害，加强劳动保护。吸烟对呼吸道是一种刺激，应当戒绝。锻炼身体，增强体质，有利于提高抗病能力。

咳嗽患者，应忌食辛辣香燥、炙煿肥腻及过于寒凉之品。注意气候变化，预防感冒。感冒是引起咳嗽发生、复发和加重的重要原因，应极力避免。体虚易感冒者，尚可服玉屏风散之类方药以益气固表。

内伤咳嗽，应积极针对原发病因进行治疗及护理。如就肝火与湿痰而言，每与情志、饮食有关，须嘱患者戒郁怒，薄滋味，方能收到预期效果。

有些特殊药物，如 ACEI 类降压药用后可出现干咳，当停药后观察病情变化。

九、现代研究

慢性咳嗽是指咳嗽为主要和唯一症状，时间≥8周，X线检查无明显异常的咳嗽。引起慢性咳嗽的病因诸多，发病机制尚未完全明确，咳嗽变异型哮喘（CVA）、鼻后滴流综合征（PNDs）、胃－食管反流性咳嗽（GERC）等原因占了呼吸内科门诊慢性咳嗽比例的70%～95%。慢性咳嗽属中医学"久咳""久嗽"范畴，因病程较长，故病机相对复杂。有学者认为咳嗽患者外感风热、风寒之邪，经治疗寒热之邪已去，肺气肺阴已伤，故咳嗽缠绵难解，大部分属内伤咳嗽，少数外邪尚未全尽，兼有表证。亦有认为慢性咳嗽绝大多数诱发因素为外感风寒，风寒犯肺、肺失宣降、肺气不利为其发病机制的中枢环节。慢性咳嗽的病位主要在肺，但与胃、肾、肝、脾、心等脏腑功能失调密切相关，即如《素问·咳论篇》云："五脏六腑皆令人咳，非独肺也。"此外，久病入络，长期治疗不愈的久咳，多夹有瘀血，故多数学者主张治疗慢性咳嗽时加活血化瘀药。

（一）从喉论治

喉源性咳嗽是指因咽喉疾病引起的咳嗽，其病名由中医名家干祖望首创，以咽痒如蚁行或如有异物阻塞，咽痒必咳，不痒不咳，或有异物感而出现频繁清嗓动作为其主要症状。其病因病机主要为风热邪毒侵袭，或久病肺阴不足，虚火上炎，致咽痛干痒，两者中又以后者居多。由于"喉为肺之门户"，咽喉受邪必影响肺气的宣肃功能，导致肺失肃降，肺气上逆，则发为咳嗽。刘氏认为喉源性咳嗽与肝关系密切，由于肝经气火太过，影响到肺气的肃降，故治以清肝泻火、肃降肺气，方用丹栀逍遥散。曹氏认为风邪是痒症的重要病因，引起喉痒咳嗽的"风邪"或为外感后风邪未除，上犯咽喉；或为肺肾阴虚，阴虚内热生火，阴津不足生燥，燥火生风。治疗皆可用利咽祛风法。刘氏认为喉源性咳嗽多属虚证（肺肾阴虚），所谓实证也是在本虚基础上兼有部分标实之证。治疗当滋阴降火、清利咽喉为主，药用蝉蜕、僵蚕、青果、木蝴蝶、牛蒡子、玄参等。

（二）从风论治

变异性哮喘（CVA）是支气管哮喘的一种特殊的表现形式，以慢性咳嗽为主要临床表现。关于CVA的发病机制，各家见解不太一致，但基本观点认为，CVA是在正虚（肾、肺、脾阳气阴液亏虚）的基础上复感外邪（风、寒、热），外邪引动伏痰而发病，是一个正虚邪实、虚实夹杂的慢性病机过程。针对CVA的临床特点，各家研制针对性较强的专方治疗，取得了较好疗效。陈氏等用参麦柴玄汤（西洋参、玄参、旋覆花、郁金、射干、半夏、白僵蚕、蝉蜕、麦冬、山药、柴胡、炙甘草等），柔肝养阴，益气化痰，治疗肝失疏泄、肝气上逆犯肺、肺气不疏、肺气虚衰之证。王氏等用咳痒煎（荆芥、蝉蜕、紫苏叶、白鲜皮、桔梗、乌梅、地肤子、生甘草等）治疗肺卫阳气虚弱、风邪夹寒夹湿、邪失外泄、肺气闭阻之证。壮氏用祛风定喘汤（炙麻黄、蝉蜕、桃仁、杏仁、柴胡、防风、黄芩、生黄芪、前胡、炙苏子、地龙、炙五味子、炙甘草等）治辨证属风邪留恋的CVA患者。

（三）从胃论治

非典型胃－食管反流病（GERD）被认为是慢性咳嗽的第三大原因，21%～41%的慢性咳嗽可能由GERD引起。肺气以肃降为顺，胃气以下降为和，"降"为肺气、胃气的共同特性。胃肺毗邻，出入殊途却共呼吸门，任何邪气引起胃失和降者，都可影响肺的肃降功能，导致肺气上逆而咳，故《素问·咳论篇》总结咳嗽病机时有"聚于胃，关于肺"之说。临床观察发现，泛酸呃逆等有胃气上逆表现的患者可伴咳嗽等肺部症状。桑氏从胃论治咳嗽，治以降浊化痰、和胃止咳。常用药为旋覆花、苏梗、半夏、竹茹、陈皮、茯苓、瓜蒌、知母、贝母、枇杷叶、石菖蒲、苏子、葶苈子、枳实、厚朴、生姜等。薛氏选用射干麻黄汤为基本方治疗GERD所致咳嗽，常加旋覆花、代赭石、吴茱萸、黄连、煅瓦楞子，以降胃气、抗胃酸。且在缓解期注意顾护肺卫之气及脾胃之气，以增强呼吸道及胃肠道黏膜的防御功能。令患者常服玉屏风散合桂枝汤加鬼箭羽、路路通或（和）香砂六君子丸。

（四）对慢性支气管炎的研究

20世纪70年代起在全国范围开展了防治慢性气管炎的工作，1979年在广州召开的全国慢性支气管炎临床专业会议修订了《慢性支气管炎中西医结合诊断分型防治方案》，指导临床研究。近年来，中医

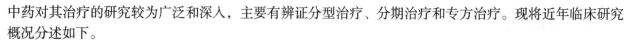

中药对其治疗的研究较为广泛和深入，主要有辨证分型治疗、分期治疗和专方治疗。现将近年临床研究概况分述如下。

慢性支气管炎的主要病位在肺，早期多由肺气不和、失于宣降、痰湿内生而致咳嗽、咳痰，日久迁延不愈，又常累及他脏，多属本虚标实之证，标实为痰浊（热）壅肺，本虚为肺、脾、肾三脏俱虚。

急性发作期因邪实之证以外邪为患居多，故治法多以驱逐外邪为主。肖氏等以麻杏石甘汤、三拗汤、二陈汤为基本方加减治疗慢支急性发作，取得一定疗效。并观察发现该方对以细菌、病毒等感染和局部免疫功能低下为主要病变的慢性支气管炎急性发作有较强的针对性。亦有医家对慢性支气管炎急性发作期按本虚标实论治，以祛邪为主，辅以补虚之法，临床证实该法较单纯祛邪疗效更显。

慢性迁延期因虚实夹杂，实证以内邪为患多见，虚证以肺脾肾不足为主，治法常以祛邪和补虚相结合。唐氏等以解毒化痰、泻肺，配以活血祛瘀为基本治法，治疗慢性支气管炎迁延期疗效显著，可显著改善咳嗽、咳痰、气喘等症状。张氏等认为虚（尤其是肺、脾、肾三脏之虚）是慢性支气管炎病程反复加重的最重要的内在因素，予利肺片（蛤蚧、冬虫夏草、百部、百合、五味子、枇杷叶、白及、牡蛎、甘草等）治疗慢性支气管炎迁延患者，咳嗽、喘促、乏力积分改善值明显。

慢性支气管炎临床缓解期以本虚为主，多见肺、脾、肾俱损，并夹杂痰瘀为患，治以扶正固本为主，辅以祛邪。周氏认为缓解期是慢性支气管炎的治疗关键时机，搜涤肺中之宿痰瘀血，使肺络清虚，气血顺畅，扶其虚衰之阳气，使肺、脾、肾三脏气化复常，则外可御"邪"以却其标，内可修复病理损伤以复其本，阻断病变恶性循环，从而达到长期监控或临床治愈的目的。

鉴于本病错综复杂的病机特点，不少医家袭用传统方剂或自拟处方，针对慢支某一环节而采用复方治疗，取得较好疗效。徐氏等用清金宁肺汤治疗慢性支气管炎急性发作期 106 例，疗效均显，证实清金宁肺汤具有清热、祛痰、止咳、平喘之功效，用于痰热证之慢性支气管炎急性发作期效果显著。刘氏等用小柴胡汤加减治疗慢性支气管炎 67 例，用药 1 ~ 3 周，显效率为 70.1%，有效率为 92.5%。晁氏等主张慢支用"冬病夏治"法，创固本止咳夏治片（黄芪、黄精、陈皮、百部、赤芍等）以益气助阳、健脾补肾、止咳化痰、活血化瘀，共治 1 018 例，总有效率为 82.9%。吴氏等采用变通阳和汤（熟地黄、鹿角胶、细辛、白芥子、五味子、紫河车等）治疗慢性支气管炎，一律在三伏天服药，总有效率为 88.6%。

（王佩军）

第二节　哮病

一、定义

哮病是一种突然发作，以呼吸喘促、喉间哮鸣有声为临床特征的疾病。痰浊内伏，是哮病的宿根，常因感受外邪、饮食不当或情志失调而诱发。由于哮必兼喘，所以哮病又称作哮喘；亦有称之为哮吼或喘者。哮病是内科常见病证之一，在我国北方更为多见，一般认为本病发病率占人口的 2% 左右。中医药对本病积累了丰富的治疗经验，方法多样，疗效显著，它不仅可以缓解发作时的症状，而且通过扶正治疗，达到祛除夙根、控制复发的目的。根据本病的定义和临床表现，本病相当于西医学的支气管哮喘，西医学的喘息性支气管炎，或其他急性肺部过敏性疾患所致的哮喘均可参考本病辨证论治。

二、历史沿革

《内经》虽无哮病之名，但在许多篇章里都有与哮病相关的症状、病因病机的记载。如《素问·阴阳别论篇》说："阴争于内，阳扰于外，魄汗未藏，四逆而起，起则熏肺，使人喘鸣。"《素问·通评虚实论篇》亦有"乳子中风热，喘鸣肩息……"的记载。喘，指气喘；鸣，即指喉间作声。《素问·太阴阳明论篇》又把这一症状称作"喘呼"；"犯贼风虚邪者阳受之……阳受之则入六腑……入六腑则身热不时卧，上为喘呼。""喘呼"也就是气喘而呼鸣有声的意思。可见，《内经》不但对哮喘病的临床特征有所掌握，而且还认识到本病主要是肺的病变，且与其他脏腑有关；外邪入侵，影响脏腑（特别是肺）的生理功能，是哮喘病的主要病因病机。

汉代张仲景《伤寒论》中虽然亦无"哮病"这一病名，但"喘家作，桂枝加厚朴杏子佳"之"喘家"，可能就是指素有哮喘史的患者，"作"，则指本病之发作。《金匮要略·肺痿肺痈咳嗽上气病脉证并治》的"咳而上气，喉中水鸡声""其人喘，目如脱状""咳逆上气，时时唾浊，但坐不得眠"；《金匮要略·痰饮咳嗽病脉证并治》的"膈上病痰，满喘咳吐，发则寒热，背痛、腰疼，目泣自出，其人振振身目瞤剧，必有伏饮"，即是对哮喘病发作时的喉间哮鸣有声、不能平卧的临床特点的描述，同时也指出伏饮、痰浊与本病的发病直接有关。仲景对本病的治疗有丰富的经验，他的许多处方，如桂枝加厚朴杏子汤、越婢加半夏汤、小青龙汤、射干麻黄汤、皂荚丸、葶苈大枣泻肺汤等，至今仍为治疗哮喘病常刚之方。

隋代巢元方《诸病源候论》称本病为"上气鸣息""呷嗽"，对其病机有精辟的阐发："肺主干气，邪乘于肺……不利则气道涩，故气上喘逆，鸣息不通。"该书还指出本病之发与痰有关："其胸膈痰饮多者，嗽则气动于痰，上搏咽喉之间，痰气相击，随嗽动息，呼呷有声。"其书虽不载方药，但对本病有"应加消痰破饮之药"的原则性的提示。

唐代孙思邈《备急千金要方》、王焘《外台秘要》等著作，以广搜博采为特点，保留了古代医家许多宝贵的经验。如《外台秘要·卷九·久咳坐卧不得方》所载"久患气嗽，发时奔喘，坐卧不得，并喉里呀声，气欲绝"的证候和以麻黄、杏仁为主药的处方，就很明确地认识到本病的发作性和证候特点。

宋代赵佶《圣济总录》等方书虽然没有专门论及哮病，但所论之"伤寒喘""肺实""肺气喘急"等证，无疑也包括哮病在内。在"伤寒喘"一证里，就指出"其证不一"，有邪气在表、邪实在里以及水气、郁热之异；并强调治法虽多，"各求其本"；已经初具辨证论治的规模。陈无择《三因极一病证方论·喘脉证治》认为七气喘咳一类疾患，主要是肺的病变，应明确定位，庶免迷乱多歧。他说："夫五脏皆有上气喘咳，但肺为五脏华盖，百脉取气于肺，喘既动气，故以肺为主。"杨士瀛《仁斋直指附遗方论》亦谓："肺主气，一呼一吸，上升下降，营卫息数，往来流通，安有所谓喘；惟夫邪气伏藏，痰涎浮涌，呼不得呼，吸不得吸，于是上气促急，填塞肺脘，激动争鸣，如鼎之沸，而喘之形状具矣。"从他所描述的喘的症状与病因病机看，很明显是指哮喘，即哮病。许叔微《普济本事方·卷一》称哮病为"齁喘"，并谓"凡遇天阴欲作雨，便发……甚至坐卧不得，饮食不进，此乃肺窍中积有冷痰，乘天阴寒气从背、口鼻而入，则肺胀作声。此病有苦至终身者，亦有母子相传者"。对哮喘病的病因病机、临床特点、预后都有了比较明确的认识。书中还载有治哮专方"紫金丹"，以砒剂治哮，至今还为临床所用。在王执中的《针灸资生经》中，已经有了哮喘之名，如他说："因与人治哮喘，只缪（刺）肺俞，不缪（刺）他穴""凡有喘与哮者，为按肺俞无不酸疼，皆为缪刺肺俞，令灸而愈"。又，此期医方中治疗哮喘病的处方多不胜计，如《圣济总录》一书，单肺气喘急一门就有35方；《普济本事方》还载有治哮专方"紫金丹"，以砒剂治哮。

金元时期，朱丹溪在《丹溪心法》一书中始以"哮喘"作为独立的病名成篇。他认为"哮喘必用薄滋味，专主于痰"；并把哮喘的治法，精辟地概括为"未发以扶正气为主，既发以攻邪气为急"。此论一直为后世医家所宗，影响颇大。

迫明代，朱丹溪弟子戴思恭在《秘传证治要诀·卷六·哮喘》中，明确地提出本病有"宿根"之说："喘气之病，哮吼如水鸡之声，牵引胸背，气不得息，坐卧不安，此谓嗽而气喘，或宿有此根……遇寒暄则发……"虞博《医学正传》明确地对哮与喘做出了区别："喘以气息言，哮以声响言""喘促喉中如水鸡响者，谓之哮；气促而连续不能以息者，谓之喘。"王肯堂《证治准绳》更详细地叙述了两者见症之异："喘者，促促气急，喝喝息数，张口抬肩，摇身撷肚""哮与喘相类，但不似喘开口出气之多……以胸中多痰，结于喉间，与气相搏，随其呼吸呀呷于喉间作声……待哮出喉间之痰去，则声稍息；若味不节，其胸中未尽之痰复与新味相结，哮必更作。"秦景明《病因脉证》认为，哮与喘的主要区别，在于哮是发作性疾患："每发六、七日，轻则三、四日。或一月，或半月，起居失慎，则旧病复发。"在哮喘的治疗方面，王肯堂《证治准绳》比较系统地对前人经验进行了总结，对哮之属冷而发者，属中外皆寒，用东垣参苏温肺汤合紫金丹劫寒痰；属寒包热，宗仲景、丹溪用越婢加半夏；遇厚味而发者，用清金丹。李士材《医宗必读》则认为哮病其因甚多，或因坐卧寒湿，或因酸咸过食，或因积火熏蒸，总不外乎痰火郁于内，风寒束于外，所以用药不可过于寒凉，恐风邪难解；亦不可过热，恐痰火易升，主张用苏子、枳壳、桔梗、防风、半夏、瓜蒌、茯苓、甘草一方统之，冬加麻黄，夏加石膏，寒加生姜。张景岳《景岳全书》认为哮病之治，应宗丹溪未发扶正、已发攻邪之说，但"扶正气须辨阴阳，阴虚者补其阴，阳虚者补其阳；攻邪气须分微甚，或温其寒，或清其痰火；发久者，气无不虚，故于消散中宜酌加温补，或于温补中宜量加消散"。明人论哮喘病的治疗，要推张氏最为全面精当。他还指出："倦倦以元气为念，必使元气渐充，庶可望其渐愈，若攻之太甚未有不致日甚而危者。"亦很有见地。

清代医家在哮病的认识上较之前人又有所进展。李用粹《证治汇补·卷五》精辟地把哮病病因总结为"内有壅塞之气，外有非时之感，膈有胶固之痰"三句话；吴谦《医宗金鉴》把喘吼分作寒热虚实四类，按外寒伤肺、停饮、火郁、痰盛、气虚、肾气虚寒立方。沈金鳌《沈氏尊生书》更进一步认识到本病"大都感于童稚之时，客犯盐醋，渗透气脘，一遇风寒，便窒塞道路，气息喘促。"又谓本病有食哮、水哮、风痰哮、远年久哮种种之异。此外，张璐《张氏医通》、林佩琴《类证治裁》、俞根初《通俗伤寒论》、陈修园《医学三字经》等书中有关哮喘的部分，都结合自己临床实践，对前人经验进行总结和整理。

三、范围

西医学的支气管哮喘、哮喘型支气管炎以及嗜酸性粒细胞增多症或其他急性肺部过敏性疾病引起的哮喘，均可参考本篇进行辨证论治。

四、病因病机

宿痰内伏于肺，每因外感、饮食、情志、劳倦等因素，以致痰阻气道、肺失宣降，是哮喘病的基本病因病机。

1. 痰伏于内

痰为体内的病理产物，哮喘病的形成与发作，均以痰为基本病因。产生痰的原因很多，由于痰为津液败浊所成，而脾主饮食水谷的精华与水湿的运化，所以一般常说"脾为生痰之源"，但除脾运失健之外，其他脏腑的功能失调也能产生痰，同时与外界各种致病因素对人体的影响也分不开。如外感风寒而失于表散，或燥热之邪袭肺，病邪由浅入深，留于肺系，影响人体气机和津液的流通，日久而变生痰浊；或因饮食不节，恣食厚味肥甘，嗜饮茶水、酒浆，损伤脾胃；或因长期吸烟，熏灼气道，亦能生痰。此外，如愤怒忧思不断，气机瘀滞；或病后体弱，失于调摄，也能造成脏腑功能失调，从而产生痰浊。痰伏于内，胶结不去，遂成为哮喘病的宿根，一经新邪引动，则痰随气动，聚于肺系，发为哮喘。

2. 肺失宣降

肺主气，司呼吸，外合皮毛，主宣发和肃降。痰浊既为哮喘病的宿根，又因其久留人体不去，而使正气逐渐虚弱。脾土虚弱，运化功能低下，则新痰日生；肺气耗散，卫外不固，又易致外邪入侵。如因外受风寒，或淋雨践露，或气候突然变化，或正值节气递换，宿痰为新邪引动；或积食化热，火升气逆；或情志违和，或疲劳困乏；以至痰动气阻，壅于肺系，使肺气既不得宣发于外，又不能肃降于下，上逆而为喘息急促，而哮鸣作声。

总之，哮喘病的病理因素以痰为主，痰伏藏于肺，成为发病的"宿根"。此后如遇气候突变、饮食不当、情志失调、劳累等多种诱因，均可引起发作。发作期的基本病机变化为"伏痰"遇感引触，痰阻气闭，以邪实为主。若反复久发，肺脾肾渐虚，则在平时也有正虚表现，当大发作时，可见正虚与邪实相互错杂，甚则发生喘脱。

五、诊断与鉴别诊断

（一）诊断

1. 发病特点

哮病大多起病于童稚之时，与禀赋有关，以后可因感冒、气候变化、疲劳、饮食不当、起居失宜等诱因引动而发作，常数年、数十年发作不愈。且发作常有明显的季节性。一般发于秋初或冬令者居多，其次是春季，至夏季则缓解。但也有常年反复发作者。发作时以呼吸迫促、喉间痰鸣有声以及咳嗽、咳痰、胸闷为特点。

2. 临床表现

哮喘发作时的表现：常突然发作，或先有寒热、打喷嚏、鼻痒、咽痒、咳嗽或胸闷、恶心呕吐、腹胀、情绪不宁等症状而后出现哮喘并逐渐加重。患者呼吸困难，呼气延长，往往不能平卧，伴有哮鸣、咳嗽，痰多呈黏液样或稀水样，咯吐不利，如能咳出黏痰则痰鸣气喘可得暂时平息，而移时复作。哮喘严重时，甚至张口出气，两肩高耸，心跳心慌，额部冷汗淋漓，面唇紫黑，睛突，烦躁不安，痛苦异常。每次发作可持续数分钟、数小时或数日不等。

哮喘缓解期的表现：哮病在缓解期，可有轻度咳嗽、咳痰、呼吸紧迫感等表现，但也有毫无症状者；病程日久，反复发作者，平时亦可见气喘、咳嗽、咳痰，呼吸时喉间有声，以及自汗畏风、神疲形瘦、腰酸、浮肿等症状。

（二）鉴别诊断

喘证喘证以气息喘急迫促为主要表现，多并发于多种急、慢性疾病病程中。而哮病是一个独立的疾病，除了气息喘促外，以在发作时喉中哮鸣如水鸡声为其特点。"喘以气息言，哮以声响言"，两者以此为辨。实喘中的痰喘，也可能出现气息喘促、哮鸣有声，有类似于哮病，但不若哮病有反复发作的特点，不难判别。

六、辨证论治

（一）辨证

1. 辨证要点

（1）辨冷哮、热哮。

哮病在发作期主要表现为实证，但有寒热之别。寒证内外皆寒，谓之冷哮；其证喉中哮鸣如水鸡声，咳痰清稀，或色白而如泡沫，口不渴，舌质淡，苔白滑，脉象浮紧。热证痰火壅盛，谓之热哮；其证喉中痰声如曳锯，胸高气粗，咳痰黄稠胶黏，咯吐不利，口渴喜饮，舌质红，舌苔黄腻，脉象滑数。

（2）辨肺、脾、肾之虚。

哮病在缓解期可表现为虚证，但有肺虚、脾虚、肾虚之异。肺气虚者，症见自汗畏风、少气乏力；脾气虚者，症见食少、便溏、痰多；肾气虚者，症见腰酸耳鸣、动则喘乏。俱当加以辨别，分清主次。

2. 证候

（1）发作期。

①冷哮。

症状：初起恶寒，发热，头痛，无汗，咳嗽，呼吸紧迫感，喉痒、鼻痒或身痒，鼻流清涕如水样；继则喘促加剧，喉中痰鸣如水鸡声，咳吐稀痰，不得平卧，胸膈满闷如室，面色苍白或青灰，背冷，口不渴，或渴喜热饮。舌质淡，苔白滑，脉浮紧。也有一开始就突然发作，咳喘哮鸣皆呈，而兼见恶寒发热头痛等表证者。

病机分析：感受风寒，或坐卧寒湿，或进食生冷或气候突变，新邪引动在里之伏痰，壅于气道，痰气相搏，故呼吸迫促，哮鸣有声。恶寒、发热、头痛、无汗、鼻痒、喉痒，皆风寒束表之征；咳吐稀痰，背部冰冷，面色苍白或青灰，为寒痰在里之象。痰气阻于气道，肺失清肃宣发，气机不得流通，故胸闷如室、不能平卧；中外皆寒，故不渴；渴者，亦非津液之虚，而是痰气交阻、津液不升，故虽渴而不思饮，即使饮亦喜饮热汤。苔白滑、脉浮紧，亦为外有风寒、里有寒痰之象。

②热哮。

症状：发热，头痛，有汗，气促胸高，喉中哮鸣，声若曳锯，张口抬肩，不能平卧，痰色黄而胶黏浓稠，呛咳不利，胸闷，烦躁不安，面赤，口渴喜饮，大便秘结。舌质红，苔黄腻或滑，脉滑数。

病机分析：肥甘厚味，酿痰积热，熏灼肺胃，引动宿痰，窒塞关隘，使肺失清肃下行之常，故胸高气粗、痰喘哮鸣；痰火壅盛，故胸闷烦躁、痰黄黏稠难出、咳呛不已；痰火内蒸，则汗出、身热、头痛、口渴饮冷、大便秘结；舌红、苔黄、脉滑数，亦皆痰热内盛之象。

（2）缓解期。

①肺脾气虚。

症状：咳嗽短气，痰液清稀，面色㿠白，自汗畏风，食少，纳呆，便溏，头面四肢浮肿。舌淡有齿痕，苔白，脉濡弱。

病机分析：哮病反复发作，正气日伤，脾虚则运化失职，其证食少、便溏、多痰、浮肿；咳喘既耗肺气，脾虚母气亏虚，土不生金，而肺气更虚，皮毛不固，则自汗畏风，藩篱空疏，外邪易侵；舌薄脉濡弱皆脾肺气虚之征。

②肺肾两虚。

症状：咳嗽短气，自汗畏风，动则气促，腰膝酸软，脑转耳鸣，盗汗遗精。舌淡脉弱。

病机分析：肺为气之主，肾为气之根；久病不已，穷必及肾。咳嗽、短气、自汗、畏风，为肺气不足；动则气喘、腰酸耳鸣等症状，为肾气不纳、肾精匮乏的表现。

（3）哮病危证：阳气暴脱。

症状：哮喘病发作过程中，陡见吐泻，肉瞤筋惕，神气怯倦，面色青紫，汗出如油，四肢厥冷。舌色青黯，苔白滑，脉微欲绝。

病机分析：哮病屡发，正气日虚，或因内外皆寒，格阳外越，或凉下太过，克伐真阳，而致阳气暴脱的危症。阳气浮于外，阴邪盛于内，故吐泻不止、汗出如油、神倦气怯、肢厥脉微，种种败象悉呈。

（二）治疗

1. 治疗原则

以发时治标、平时治本为原则。由于痰浊是本病之宿根，故发时以宣肺豁痰为重点，并根据证候寒热之属性，或宣肺散寒，或宣肺清热。治本主要从肺、脾、肾着手，区别不同的证候，或补益脾肺，或肺肾双补。

2. 治法方药

（1）发作期。

①冷哮。

治法：宣肺散寒，豁痰平喘。

方药：初起用九宝汤加半夏、赤茯苓以散邪豁痰。方中麻黄、杏仁、甘草即三拗汤，有宣肺平喘之效；更配合薄荷、姜、葱，透邪于外；肉桂、紫苏、陈皮、大腹皮行气于里，加半夏、茯苓等以化痰。俾表解气顺，肺气得宣降之常，而哮喘自已。

哮喘大作，可选用厚朴麻黄汤、射干麻黄汤、小青龙汤。三方立方相同之处在于都用麻黄、细辛、半夏、五味子；麻黄宣肺平喘，半夏化痰降逆，细辛、五味子一开一阖，以利肺气的升降；不同之处在厚朴麻黄汤兼用干姜、厚朴温化行气；小麦宁神除烦；杏仁、石膏清热平喘，故适用于外受寒邪、里有水饮、饮邪化热而见烦躁里热症状者。射干麻黄汤兼用射干下逆气，生姜散寒，大枣和中，紫菀、款冬花温肺止咳，故适用于内外皆寒、呛咳不已者。小青龙汤兼用干姜、桂枝等以温化水饮，故适用于外寒内饮之证。三方各有侧重，应视具体情况，斟酌选用，或加减化裁。冷哮久发可合冷哮丸温肺化痰，或紫金丹开关劫痰。

如经过治疗后，哮喘未完全平复，可用神秘汤或苏子降气汤消痰理气；继用六君子汤作丸常服，或服参苏温肺汤即六君子汤加肉桂、紫苏、五味子、木香、桑白皮、生姜，温肺畅气、健脾化痰，以善其后。

②热哮。

治法：宣肺清热，涤痰利气。

方药：越婢加半夏汤。方用麻黄、石膏开肺泄热；半夏、生姜化痰降逆；大枣、甘草甘缓和中。痰稠而黏者，去甘草、大枣，合苇茎汤（苇茎、冬瓜子均需用大量），竹沥、川贝母、全瓜蒌、鱼腥草、海浮石、桑白皮等清化热痰药物，亦可酌加。哮喘较剧者，加杏仁、地龙。热痰壅盛，阻塞气道，气急欲死者，加吞猴枣粉，每日 2 次，每次 0.3 g。

厚味积热，痰热化火，或热哮当盛夏而发，面赤、身热、汗出、口渴饮冷、脉洪大者，用白虎汤泻火清金为主，加黛蛤散、黄芩、全瓜蒌、川贝母、枳壳、滑石、桑白皮、苇茎。痰火熏灼，津液销烁，舌苔黄燥、大便秘结者，用礞石滚痰丸坠下痰热；或三化汤，或大承气汤合小陷胸汤以通腑泄热，腑气得通，痰垢得下，其喘自平。

如服药后哮喘渐平，而痰热留恋于肺，气急、咳嗽、痰黄者，用定喘汤，或费氏鹅梨汤以清化之。如肺阴伤者，去麻黄，酌加沙参、麦冬、玉竹、百合之类以润肺保金。

（2）缓解期。

①肺脾气虚。

治法：健脾益气，补土生金。

方药：四君子汤，常加山药、薏苡仁甘淡益肺；五味子摄纳肺气。表虚自汗加炙黄芪、浮小麦、大枣，不效加制附子、龙骨、牡蛎以敛汗固卫。食少、腹胀、痰多者，加半夏、陈皮、前胡。面色㿠白、形寒、心悸者，四君子汤合保元汤或黄芪建中汤温阳益气。平时可常服六君子丸或资生丸。

②肺肾两虚。

治法：肺肾双补。

方药：四君子汤合金水六君煎。方用熟地补肾纳气；人参补肺益气；白术、茯苓、炙甘草健脾；陈皮理气；当归养血；半夏化痰。以肺气虚为主者，加黄芪、山药之类；以肾虚为主者，加杜仲、怀牛膝、菟丝子、淫羊藿之类；或用大补元煎。咳嗽气喘者，兼以川贝母、杏仁、车前子、前胡、苏子、旋覆花之类出入。平时可常服《金匮》肾气丸、六君子丸或嵩崖脾肾丸以培其根本。

（3）哮病危证：阳气暴脱。

治法：回阳救逆。

方药：四逆汤加人参。方用附子、干姜迅化浊阴以回阳；人参、炙甘草益气固脱。面色青紫、舌紫者，加桃仁、红花活血化瘀。阳气津液两脱者，宜回阳固阴、益气生脉，用陶氏回阳救急汤。方用人参、附子、肉桂、干姜、炙甘草以回阳，麦冬、五味子以固阴，并借麝香之香窜以醒脑通窍。

3. 其他治法

（1）古方。

古代文献中治疗哮喘的复方很多，兹选录出一部分，以供临床组方用药参考。

①橘皮汤（《备急千金要方》）：橘皮、麻黄、柴胡、紫苏、杏仁、生姜、石膏。用于寒包热之哮喘。

②厚朴汤（《备急千金要方》）：厚朴、麻黄、桂心、黄芩、石膏、大戟、橘皮、枳实、甘草、秦艽、杏仁、茯苓、细辛、半夏、生姜、大枣，水煎服。用于哮喘实证，寒热并见，胸满喘促。

③紫菀汤（《圣济总录》）：紫菀、甘草、葶苈子、槟榔、茯苓等。用于痰气交阻之哮喘。

④紫菀饮（《圣济总录》）：紫菀、川贝母、五味子、木通、大黄、杏仁、白前、竹茹。用于肺热哮喘。

⑤控涎丹（《三因极一病证方论》）：甘遂、大戟、白芥子。用于顽痰致哮。

⑥泻肺丸（《圣济总录》）：马兜铃、茯苓、桑白皮、杏仁、款冬花、甘草、葶苈子、防己、陈皮、皂荚。用于痰壅气滞，哮喘咳嗽。

⑦四神汤（《圣济总录》）：麻黄、五味子、杏仁（去皮尖）、炙甘草，咀嚼，如麻豆，水煎 15 g，

空腹温服。用治肺气喘嗽。

⑧清金丹（《类证治裁》）：莱菔子、牙皂、姜汁。

⑨五虎二陈汤（《古今医鉴》）：麻黄、杏仁、石膏、陈皮、半夏、茯苓、甘草、人参、木香、沉香、细茶、生姜，水煎服。用于哮吼喘急、痰盛。

⑩新增加味散邪定喘汤（《诸证提纲》）：陈皮、茯苓、半夏、贝母、瓜蒌、天南星、枳壳、黄芩、白术、桔梗、葶苈子、杏仁、麦冬、羚羊角（可不用）、甘草、款冬花、苏子、桑白皮、生姜。用于气喘痰热。

⑪沉香降气散（《顾氏医镜》）：沉香、砂仁、苏子、橘红、郁金、蜜炙枇杷叶、茯苓、麦冬，肺壅喘甚者加葶苈子，夹热者加茅根。用于肺郁致喘。

⑫皂荚丸（《沈氏尊生书》）：皂荚（去皮子弦）、明矾、杏仁、白丑头末、紫菀、甘草、桑皮、石菖蒲、半夏、胆星、百部。用于久哮。

⑬小萝皂丸（《诸证提纲》）：萝卜籽（蒸）、皂角（烧灰）、南星（白矾水浸，晒）、瓜蒌仁、海蛤粉，上为极细末，姜汁和蜜捣匀为丸，噙化。用于痰喘。

（2）针灸。

①实证，宜针。常用穴位有大椎、身柱、风门、肺俞、丰隆、膻中、曲池、合谷、外关、商阳、鱼际等。

②虚证，宜灸。常用穴位有肺俞、璇玑、膻中、天突、气海、关元、膏肓、神阙、三阴交、肾俞、复溜、命门等。

（3）穴位埋线：选取定喘、大椎、肺俞、厥阴俞、中府、尺泽等穴，埋植羊肠线，20～30日1次，连续数次。

（4）贴敷法。

①三健膏：天雄、川乌、川附子、桂心、官桂、桂枝、细辛、川椒目、干姜各等份，麻油熬，加黄丹收膏，摊贴肺俞穴，3日一换。

②白芥子涂法：白芥子（研末）、延胡索各30 g，甘遂、细辛各15 g，入麝香1.5 g，研末杵匀，姜汁调涂肺俞、膏肓、百劳等穴，10日一换，最好在夏月三伏天涂治。

此外，割治、拔罐、梅花针、药物小剂量穴位注射等疗法，均可酌情采用。

七、转归及预后

哮病虽有冷哮、热哮之分，但冷哮日久或治疗中长期过用温燥，在里之寒痰、湿痰亦有化燥化火的可能，而为寒热夹杂或外寒里热之证；热哮日久，如屡用凉下，损伤中阳，也可能转化为冷哮。无论冷哮、热哮，由于病邪久留不去，哮喘屡愈屡发，都会使人体正气日耗，南实证渐次向虚证方向转化，而为正虚邪恋或正虚邪实之证。

哮病是一种顽固难愈的疾病，病程颇长，反复发作，根深蒂固，难以速除。如能控制其发作，平时注意将护，调养正气，并坚持服用以扶正固本为主的方药，部分患者可望获得根治，即使未得根治，亦可望减少或减轻发作。

哮病如长期不愈，反复发作，见周身悉肿、饮食减少、胸凸背驼；发作时冷汗如油、面色苍白或青紫、四肢厥冷、下利清谷、脉来短数或按之如游丝者，预后不良。

八、预防与护理

哮喘每因气候突然变化、特别是寒冷空气的刺激而诱发，故患者应注意避免感冒，并可以根据具体情况，做适当的体育锻炼，如打太极拳、跑步等，以逐步增强体质。青壮年患者，可逐渐试作冷水浴，以适应寒冷刺激，减少发病。饮食宜清淡，忌肥甘厚味，如酒、鱼、虾、肥肉、浓茶等。勿过饮过饱。居住环境的空气宜新鲜，避免异味和烟尘刺激。有吸烟嗜好者，应坚决戒烟。

哮喘发作时应及时治疗；平时可长期服用切合具体情况的扶正同本中药，以增强机体抗病能力，减少发作，但严忌杂药乱投、损伤正气。

九、现代研究

（一）病因病机

近年来，许多学者认识到风、痰、瘀等为哮喘的重要病理因素，同时某些脏腑功能失调与哮喘的发生也有一定的关系。晁氏等针对哮病发病迅速、时发时止、反复发作、发时痰鸣气喘的特征，认为此与风邪善行数变的性质相符，以"风哮"命名，提出"风盛痰阻，气道挛急"是本病急性发作主要病机的观点。柯氏认为，无论发作期和缓解期，肾虚（尤其是肾阳虚）始终是哮病最根本的病理机制。吴氏认为，"痰、瘀"是哮喘发病的主要病理因素，而（肾）阳虚是哮喘反复发作的根本原因。周氏认为哮喘反复发作，因痰气交阻，肺气瘀滞，久则肺络不通，瘀血停积，阻滞气道，妨碍气机升降，而致气逆喘息加重，此即"先由气病，后累血病""久病入络"。又提出痰气瘀阻、肺失宣降为哮喘的基本病机。武氏认为，哮喘发作是正邪交争、脏腑功能失调的结果，病性总属本虚标实，强调风、痰、气、瘀、虚为哮喘发作的基本病机特点。

（二）辨证分型

随着近代医家对哮喘病病因病机研究的不断深入，对哮喘病的辨证分型也出现了许多新的观点。曾氏将哮喘分寒邪伏肺型、热痰阻肺型、气郁痰阻型、痰瘀气壅型、肺肾两虚型。姜氏将哮病分为寒邪凝滞、热邪壅肺、贼风袭肺、肝乘肺金、痰毒互结、脾肺气虚、肺肾两虚7种证型。杨氏将哮喘分为寒痰型、热痰型、痰浊型、脾肾阳虚型。李氏根据哮病的发生发展规律，分为早、中、后期，同时以脏腑辨证为纲，把哮病归纳为鼻哮、肺哮、肝哮、脾哮、肾哮5个证型。窦氏等将哮病发作期分为寒痰伏肺、痰热蕴肺、风痰阻肺、痰浊壅肺4个证型；缓解期分为肺卫虚弱、脾失健运、肾气不足、肺络瘀阻4个证型。武氏则将哮病分为风哮、痰哮、气郁哮、血瘀哮、虚哮5个证型。

（三）辨证论治

1. 发作期

发作时治标，以攻邪为主。针对寒热，治分温清。近代学者多将发作期分为寒哮和热哮分别治之。邱氏等将支气管哮喘的患者136例，随机分为喘平胶囊（麻黄、杏仁、地龙、黄芩、椒目、党参等）治疗组106例，桂龙咳喘宁胶囊对照组30例，连续观察2周，结果临床控制率分别为45.28%和36.67%，总有效率分别为92.45%和86.67%。余氏等以平喘定哮方（射干、炙麻黄、紫菀、款冬花、竹沥、半夏、柴胡、前胡、枳壳、桔梗、生甘草、丹参、郁金）为基础方治疗哮喘232例，临床控制27例，显效88例，有效99例，总有效率为92.25%；1周内见效211例，占90.25%。陈氏等将支气管哮喘中医证属热哮者90例随机分为治疗组50例、对照组40例，前者用止咳定喘片、后者用蠲哮片治疗。结果治疗组总有效率为80%，对 FEV_1 和 PEFR 均有升高作用，对 IgE 有降低作用，对喘息、哮鸣音、咳嗽、咯痰等有显著改善作用，与对照组相比差异有显著性（$P < 0.05$）。王氏等将支气管哮喘急性发作期60例轻、中度患者，随机分为调肝理肺汤（香附、桑白皮、全瓜蒌、黄芩、清半夏、丹参、钩藤、白芍、桔梗、地龙、防风、炙麻黄）治疗组30例，对照组30例，予氨茶碱片；治疗2周后，总有效率分别为90%和86.67%，控显率分别为63.33%和66.67%。倪氏等将支气管哮喘发作期的患者随机分为治疗组（23例）和对照组（20例），分别给予常规药合复方丹参注射液和常规药物治疗，疗程均14日。结果：治疗组总有效率为95.7%，与对照组比较有显著差异（$P < 0.05$）。提示加用活血化瘀药物复方丹参注射液治疗支气管哮喘发作期有较好的疗效。王氏将65例支气管哮喘患者随机分为2组，治疗组34例，采用自拟补虚止哮汤（黄芪、半夏、白果、皂荚、淫羊藿、补骨脂、五味子、射干、杏仁、白术、茯苓、炙麻黄、桃仁、甘草）内服治疗；对照组31例，采用泼尼松、酮替芬等治疗。均4周为1个疗程，结果：治疗组总有效率为97.06%，对照组总有效率为80.65%，两组差异有显著性（$P < 0.05$）。

2. 缓解期

缓解期治本为主，或扶正祛邪并用。邓氏等将221例支气管哮喘非急性发作期患者随机分成两组，治疗组116例，口服温阳平喘胶囊（川附片、小白附子、麻黄、黄芩等）治疗，对照组105例，口服桂龙咳喘宁胶囊，30 日为 1 个疗程。结果：治疗组总有效率为 93.1%，与对照组比较有显著性差异（$P < 0.05$）；且能明显降低血清 IgE、外周血嗜酸粒细胞的水平，改善 FEV_1 的指标。李氏等选择 55 例非急性发作期哮喘患者，随机分 2 组，治疗组 29 例，口服宣肺定喘胶囊；对照组 26 例，口服桂龙咳喘宁胶囊；治疗 4 周后 2 组症状、体征均有明显改善（$P < 0.01$），治疗组改善喘息、哮鸣音更明显（$P < 0.05$）。两组肺功能均有明显提高（$P < 0.01$），治疗组疗效高于对照组（$P < 0.01$）。郑氏等将 80 例支气管哮喘缓解期患者随机分为 2 组，每组 40 例，分别治以妥洛特罗颗粒（党参、补骨脂、白芥子、细辛等）和氨茶碱片口服，连用 8 周，治疗组总有效率为 87.5%，对照组总有效率为 65%。胡氏自拟妥洛特罗汤治疗缓解期难治性支气管哮喘，治疗组 60 例，对照组 60 例，两组均常规给予解痉平喘、抗感染和祛痰等治疗。治疗组在此基础上予自拟喘舒汤（蛤蚧粉、紫河车粉、熟地黄、红参、核桃仁、山药、桃仁），每日 1 剂，1 个月为 1 个疗程，结果治疗组总有效率为 90%，对照组总有效率为 55%，两组比较有显著性差异。

（四）外治疗法

外治法是中医传统治疗方法。包括穴位敷贴、针灸、穴位埋藏法等，在临床治疗哮喘有广泛的应用和广阔的前景。陶氏等根据中医阴病取阳理论，自制贴敷药饼（白芥子、细辛、生甘遂、莪术、延胡索、硫黄、麝香、姜汁、冰片）贴敷于大椎、定喘（双）、肺俞（双）、膏肓（双）、心俞（双）穴，夏日三伏为治疗时机，对 70 例哮喘患者连续 3 年治疗，总有效率为 91.4%。陈氏等采用白芥子散（白芥子、细辛、甘遂、延胡索）穴位敷贴治疗支气管哮喘 130 例，分别敷贴在百劳、肺俞、膏肓穴上；并设对照组 35 例，采用两药抗生素配合口服氨茶碱常规治疗，均以 6 日为 1 个疗程。治疗组总有效率为 88%，对照组总有效率为 53%。李氏等比较化脓灸与针刺治疗的疗效，将支气管哮喘患者随机分成两组，灸组 30 例，用麻黄、桂枝、麝香等药物研粉与陈年艾绒拌匀装瓶，施灸于肺俞、大杼、定喘等穴位，灸后贴自制化脓灸药膏，30 日为 1 个疗程。针刺组 30 例，取穴、疗程与灸治组相同。灸治组总有效率为 100%，针刺组总有效率为 66.7%。陆氏以定喘方（制附子、党参、白术、茯苓、制半夏、款冬花、白芥子、细辛、甘草）浸泡羊肠线，埋于肺俞、定喘、肾俞等穴中，共治疗哮喘 68 例，总有效率为 93%，对虚喘型患者疗效优于实喘型。

（王佩军）

第三节 喘证

一、定义

喘即气喘、喘息，以气息迫急为其主要临床表现，可见呼吸困难，甚至张口抬肩，鼻翼翕动，不能平卧，严重者每致喘脱。作为一个症状，喘可以出现在许多急、慢性疾病过程中，如咳嗽、肺胀、悬饮、哮证等。但喘不仅是肺系病的主要证候之一，也可因其他脏腑病变影响于肺所致，如水肿、臌胀、虚劳等。当喘成为这些疾病某一阶段的主证时，即称作喘证。

二、历史沿革

《内经》对喘病有较多论述。如《灵枢·五阅五使》说："故肺病者，喘息鼻张。"《灵枢·本脏》也说："肺高则七气，肩息咳。"提示喘证以肺为主病之脏。《素问·脏气法时论篇》说："肾病者，腹大胫肿，喘咳身重。"《灵枢·经脉》亦谓："肾足少阴之脉……是动则病饥不欲食……咳唾则有血，喝喝而喘。"认为喘证的病位除肺之外，还与肾有关。至其病因，则与"风热""水气""虚邪贼风"（泛指六淫之邪）、"岁火太过""岁水太过""气有余"等有关。

汉代张仲景除在《伤寒论》中记载了麻黄汤证之风寒束肺、小青龙汤证之外寒内饮、桂枝加厚朴杏子汤证之"下之微喘者，表未解"、麻杏石甘汤证之余热迫肺等致喘外，其在《金匮要略》的"肺痿肺痈""虚劳""胸痹""痰饮咳嗽上气""水气""黄疸""吐血"以及妇人篇等许多篇章里，也都有关于喘这一症状的论述。尤其可贵的是，还记载了有因医而喘的现象，告诫"误下、误汗"等均可致喘。他在喘证的辨证、立法和方药运用方面的经验，一直为后世所尊奉。

隋代巢元方所著《诸病源候论》一书，认为喘有虚、实之异。如"虚劳上气候"描述："虚劳之病，或阴阳俱伤，或血气偏损，今是阴不足，阳有余，故上气也。"即是论虚喘；又"上气鸣息候"表现："邪乘于肺……故气上喘逆……"即是论实喘。宋代《圣济总录》明确提出"下虚上实"的病机："盖肺为五脏之华盖，肾之脉入肺中，故下虚上实，则气道奔迫，肺叶高举，上焦不通，故喘急不得安卧。"唐代王焘《外台秘要》记载"肘后疗咳上气喘息，便欲绝，以人参末之，方寸匕，日五次"，是肺虚气脱之喘，为后世治肺虚气脱之独参汤的起源。

其后医家又充实了内伤致喘的证治。如宋代严用和《济生方》论及："将理失宜，六淫所伤，七情所感，或因坠堕惊恐，渡水跌仆，饱食过伤，动作用力，遂使脏气不和，营卫失其常度，不能随阴阳出入以成息，促迫于肺，不得宣通而为喘也……更有产后喘急，为病尤亟，因产所下过多，营血暴竭，卫气无所主，独聚于肺，故令喘急。"喘可由于多种原因诱发，故治喘必求其本。如宋代张锐《鸡峰普济方》指出："因他疾而发喘者，当只从本病治之，则喘证自已。"宋代杨士瀛《仁斋直指方》明确指出喘之由"肺虚肺寒……法当温补；肺实肺热……法当清利；水气者……与之逐水利小便；惊扰者……与之宽中下气；真阳虚惫以金石镇坠、助阳接真而愈者……至若伤寒发喘，表汗里下，脚气喘满，疏导收功，此则但疗本病，其喘自安"。唯此期著作，仍都把哮病与喘证混论，统称为喘；虽然南宋王执中《针灸资生经》中已经有了哮与喘的病名，宋代许叔微《普济本事方》另有"齁喘"（即哮病）之说，但由于哮必兼喘，所以一直未能做出明确的分证论述。

金元时期的医家著书立说多各明一义，因此互有发明，亦互有短长。如刘完素论喘因于火热；但张子和则认为亦有"寒乘肺者，或因形寒饮冷，冬月坐湿地，或冒冷风寒，秋冬水中感之，嗽急而喘"。这些论述，对于后世影响很大。元代朱丹溪《丹溪心法·喘》说："六淫七情之所感伤，饱食动作，脏气不和，呼吸之息，不得宣畅而为喘急，亦有脾肾俱虚，体弱之人，皆能发喘。"明代秦景明《脉因证治》则谓喘有虚实，"实喘气实肺盛"，与痰、火、水气有关；"虚喘由肾虚"，亦有肺虚者；实喘宜泻肺为主，虚喘宜补肾为主。

至明代，诸医家对喘证的症状特点、喘与哮和短气的鉴别、喘证的分类与治疗、喘证的预后等各个方面的描述，都更加深入细致。如明代王肯堂《证治准绳·杂病·喘》描述喘证的临床特点云："喘者，促促气急，喝喝息数，张口抬肩，摇身撷肚。"《症因脉治》中对喘证进行证候分类，分作外感3条（风寒、暑湿、燥火），内伤6条（内火、痰饮、食积、气虚、阴虚、伤损），产后2条；陈文治的《诸症提纲》则分作10类（肺虚挟寒、水气乘肺、惊扰气郁、肺胀、阴虚、气虚、痰、食积、胃虚、火炎上）。张景岳则主张以虚喘、实喘分之以扼其要："实喘者有邪，邪气实也；虚喘者无邪，元气虚也；实喘者，气长而有余；虚喘者，气短而不续。实喘者，胸胀气粗，声高息涌，膨膨然若不能容，惟呼出而快也；虚喘者，慌张气怯，声低息短，皇皇然若气欲断……劳动则甚。"这些对临床辨证是很有指导意义的。

清代叶天士《临证指南医案》在前人基础上进一步把哮喘的证治纲领扼要总结为"在肺为实，在肾为虚"。张聿青、蒋宝素、方仁渊对此又有补充。方氏说："实喘治肺，须兼治胃；虚喘治肾，宜兼治肺。"张、蒋二氏则对治痰加以强调，指出"喘因痰作""欲降肺气，莫如治痰"，也均颇有见地。

综上所述，从《内经》以后，历汉唐宋元而至明清，历代医家在《内经》有关喘证论述的基础上，通过实践，又不断有所丰富和发展，并且积累了许多治疗经验。近年来，在对肺、脾、肾等脏腑实质的研究方面以及老年性慢性气管炎、肺气肿、肺源性心脏病的防治方面，做了大量工作，有一定成绩，促进了喘证论治的发展。

三、范围

西医学中的急慢性支气管炎及肺炎、肺气肿、慢性肺源性心脏病、心力衰竭等疾病过程中所出现的呼吸困难，均可参照喘证辨证论治。

四、病因病机

六淫外感、七情所伤、水饮潴留、痰热内蕴以及饮食劳倦都可以引起喘证，而喘证发生的根本原因又在于人体肺、脾、肾等脏的功能失调，或者由于上述致病因素作用这些脏器所引起，或者因为这些脏器本身虚损而发病。兹分述如下。

1. 六淫外感

六淫之邪或侵犯人的肌表肺卫，或从口鼻而入。皮毛为肺之合，肺开窍于鼻，外邪袭入，表卫闭塞，肺气失于宣发，气壅于肺，肃降不行，因而奔迫为喘。六淫之邪侵犯人体时常相合致病，主要为风寒与燥热两端，如《简易方》说："形寒饮冷则伤肺……重则为喘，轻则为嗽。"素体阳虚者皮毛不固、脾运不健，既易受外寒，又易内蓄水饮寒痰，外内相引而病作，临床所见甚多；素有痰热内蕴，或感受风热、燥热之邪，或风寒入里化热，而致肺胃热盛，火灼肺金，炼液为痰，阻塞气道，清肃失司，亦在所常见。

2. 水饮、痰热内蓄

痰和水饮都是人体病理产物之一，而且两者之间往往互为因果，即所谓"痰即煎炼之饮，饮即稀薄之痰"。饮邪迫肺，可使肺气上逆而为喘，如《素问·平人气象论篇》"颈脉动喘疾咳，白水"，《伤寒论》小青龙汤证"伤寒表不解，心下有水气"，皆指水饮为患作喘。水饮久蓄体内，受阳气煎熬，或阴虚火旺，或肺有蓄热，或饮食厚味积热，皆能蒸炼津液为痰，而形成痰火，胶结于肺，阻闭肺络，使肺气的宣降失常。正如清代何梦瑶《医碥》所记："食味酸成太过，渗透气管，痰入结聚，一遇风寒，气郁痰壅即发。"

3. 七情所伤

因七情关乎内脏，故气喘的发生，与精神因素亦有关系。而七情之病，多从肝起。七情太过，气迫于肺，不得宣通而为喘，《病机汇论》就指出："若暴怒所加，上焦郁闭，则呼吸奔迫而为喘。"此外，七情太过也是痰饮产生的原因之一。如郁怒伤肝，肝气横逆既能乘脾土，影响脾的运化功能；肝郁化火，或肝阴虚而肝火亢盛，又可炼液为痰，甚至反侮肺金，暗耗肾水，如南宋张从正《儒门事亲》所说："愤郁不得伸，则肝气乘脾，脾气不化，故为留饮。"

4. 饮食不节

《素问·痹论篇》指出："饮食自倍，肠胃乃伤。"唐代孙思邈《备急千金要方》亦反复道及"临盆大饱，贪味多餐"之害。饮食不节，特别是多食膏粱厚味，积而不化，影响脾胃功能，变生痰浊，闭阻肺络；且因积食化热，熏蒸清道，影响人体气机的正常升降，而成为喘证的内在病因。

5. 肺肾亏虚

肺主气，司呼吸，肺气不足则呼吸失司。平素劳倦汗出，或久咳不已，或痰热久羁，或水饮内停，或频感外邪，或久病不愈等，皆能引起肺气、肺阴不足，令气失所主，而为短气、喘促。如《素问·玉机真脏论篇》说："秋脉……不及则令人喘，呼吸少气而咳。"《证治准绳》亦谓"肺虚则少气而喘"。肾居下焦，为气之根，主纳气。如房劳伤肾，或久病及肾，肾虚摄纳无权，则呼多吸少，动则喘急。如明代赵献可《医贯·喘》说："真元耗损，喘出于肾气之上奔……及气不归元也。"又肾主水，主命门火，火衰不能暖土，水失其制，上泛而为痰饮。此外，心阳式微，不能下归于肾而致心肾阳虚，则水失其制，皆可随肺气上逆，凌心射肺，而致喘促、心悸。

明代李梴《医学入门》则认识到本病与瘀血有一定关系，指出"肺胀满，即痰与瘀血碍气，所以动作喘息"。

综上所述，喘证的发病虽在肺、肾，但与五脏相关。肺为气之主，司呼吸，外合皮毛，内为五脏华盖，若外邪侵袭，或他脏病气上犯，可使肺气失于宣肃而致喘促；肾为气之根，主纳气，肾元不固，摄纳无权，则气不归元而为喘。此外，心阳虚衰，不能下归于肾可致阳虚水泛、凌心射肺之喘；脾虚痰阻、上干于肺，或肝失疏泄、逆乘于肺等均可致喘。

喘证的病机可分为虚实两类。实喘在肺，以肺气宣肃失常为病机要点，因外邪（风寒燥热）、痰浊、水饮或肝郁气逆、壅塞肺气而宣降不利；虚喘在肾，或在肺肾两脏，以肺气失肃、肾失摄纳为其病机要点；因精气不足，或气阴亏耗，而致肺肾出纳失常。病情错杂者，可下虚上实并见，即叶天士所谓"在肺为实，在肾为虚"。

五、诊断与鉴别诊断

（一）诊断

1. 发病特点

喘证可见于所有人群，在呼吸、心血管等多个系统的常见疾病中均可出现。呼吸系统疾病发生喘证常因感染诱发，大多表现为实喘，而虚喘则主要见于阻塞性肺气肿；循环系统疾病表现喘证则多发生于慢性心力衰竭患者，急性加重（肺水肿）时可表现为喘脱，出现亡阳、亡阴的危候。

2. 临床表现

发病主要表现为呼吸困难的临床症状。实喘病势急骤，声粗息高，甚则张口抬肩；虚喘病势徐缓，慌张急促，呼多吸少，动则加剧。喘脱则不仅喘逆剧甚，端坐不能平卧，还见烦躁不安、面青唇紫、汗出如珠、肢冷、脉浮大无根，或模糊不清，为肺气欲绝、心肾阳衰危象。

（二）鉴别诊断

1. 哮病

喘证应与哮病相鉴别。喘证是一个临床症状，可见于多种急、慢性疾病过程中；哮病是一个独立的疾病，哮必兼喘，故称哮喘，以反复发作、喉间哮鸣有声的特点而区别于喘证。

2. 短气

喘证还应与短气相鉴别。短气即呼吸微弱而浅促，状若不能接续，似喘而无声，亦不抬肩，但卧为快。但喘证有时为短气之渐，故既有区别又有联系。

六、辨证论治

（一）辨证

1. 辨证要点

（1）辨虚实。

可从病史、临床表现（症状、体征）、舌象、脉象等方面来辨别。病史方面应注意了解患者的年龄、性别、既往健康状况及有关病史。青壮年发生喘证多为实证，中、老年则多见虚证；既往体健，多属于实；平素多病，喘证遇劳、遇寒即发，多属于虚。妇女产后失血，突发气喘，多属虚证，甚至是元气败绝的危候。从发病诱因而论，一般受寒或饮食不当而喘者，多属于实；精神紧张，或因疲劳而喘者，多属于虚。临床表现方面，喘而呼吸深长，面赤身热，舌质红，舌苔厚腻或黄燥，无浮肿，脉象浮大滑数者为实证；呼吸微弱浅表，呼多吸少，慌张气怯，面色苍白或青灰，额有冷汗，舌质淡，舌上无苔或有苔而白滑或黑润，明显消瘦或浮肿，脉象微弱或浮大中空者为虚证。如气喘痰鸣，张口抬肩，不得卧，四肢厥冷，面色苍白，汗出如珠如油，六脉似有似无，为元气欲脱的危候。

（2）辨寒热。

属寒者咳痰清稀如水或痰白有沫，面色青灰，口不渴或渴喜热饮，舌质淡、苔白滑，脉象浮紧或弦迟；属热者咳痰色黄、稠黏或色白而黏，咯吐不利，面赤，口渴引饮或腹胀便秘，舌质红、苔黄腻或黄燥，脉象滑数。

2. 证候

（1）实喘。

①风寒束肺。

症状：咳嗽、气喘，胸闷，痰色白而清稀，口不渴；初起多兼恶寒、发热、无汗、头痛、身痛、喉痒、鼻痒等症。舌质不红，舌苔薄白，脉象浮紧。

病机分析：风寒表证以恶寒、发热、无汗、苔白脉浮为特点。肺合皮毛、主气、司呼吸，风寒袭

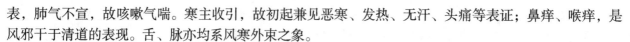

表，肺气不宣，故咳嗽气喘。寒主收引，故初起兼见恶寒、发热、无汗、头痛等表证；鼻痒、喉痒，是风邪干于清道的表现。舌、脉亦均系风寒外束之象。

②外寒内饮。

症状：喘息、咳嗽、痰多稀薄，恶寒、发热无汗，形寒肢冷，背冷，面色青晦，口不渴或渴喜热饮。舌苔白滑，脉弦紧。病机分析：饮邪内伏故背冷、痰多而清稀，并见有腹中辘辘有声、小便不利等。为脾肾之阳不足，不能制水，化为痰饮内停。感受风寒，外寒引动内饮，阻塞气道，肺气不得宣降，遂发气喘。饮邪内停，津液受阻，不能上承则无口渴，而渴喜热饮则是风寒外束所致。

③痰湿蕴肺。

症状：气喘，咳嗽，痰多而黏，咯吐不利，胸中满闷，恶心。舌苔白腻，脉滑。

病机分析：湿痰壅于肺，肺气不得宣畅，故为喘、嗽、胸闷、恶心诸症。湿痰留恋体内，既影响脾的健运，又成为喘证的内在病因，一受风寒或因疲劳汗出、饮食不当则喘息加剧。

④风热犯肺。

症状：发热、恶风、有汗，口渴欲饮，咳喘气粗，甚则鼻张肩息，痰黄而黏稠。舌尖红，苔薄黄或薄白而干，脉浮数。

病机分析：风热之邪外袭，肺气郁闭，发为咳喘。邪热迫肺，灼津为痰，故痰黄而黏稠；热灼津伤，故口渴欲饮。舌尖红、苔薄黄或薄白而干、脉浮数，均为风热犯肺之象。

⑤燥热伤肺。

症状：发热、恶风，咳喘气急，痰少而咯吐不易，胸肩疼痛，痰中带血，口干，鼻干，大便干结。舌尖红，苔薄黄而干，脉浮数。

病机分析：此证多系感受秋令燥热之邪所致，燥热伤肺，清肃失司，咳喘作矣。燥热耗伤肺阴，故痰少而咯吐不易；灼伤肺络，则痰中带血。所见口鼻干燥等症状，均为燥热之征。

⑥痰热壅肺。

症状：喘急面红，胸闷炽热，口干，痰黄而稠，或虽白而黏，咯吐不利。舌红，苔黄腻而干，脉滑数。

病机分析：风寒入里化热，或肺胃素有蕴热，或饮食厚味积热，或湿痰蕴久化热，皆可成为痰热，胶结于肺，壅塞气道，而为咳嗽、喘息。舌红、苔黄腻而干、脉滑数皆为痰热之象。

⑦外寒里热。

症状：恶寒发热，无汗或有汗不多，喘急烦闷，痰黄而稠、咳吐不利，口渴。舌尖红、舌苔薄白微黄，脉浮数。

病机分析：风寒之邪，在表未解，却已入里化热；或里有蕴热，复受风寒，则寒束于外，热郁于内，肺气既不得宣散，又不得清肃下行，因而喘急奔迫，症见恶寒发热、喘急烦闷。痰热内蕴而症见痰黄而稠、咳吐不利；口渴、舌红、舌苔白微黄、脉浮数皆里热外寒之象。

⑧肺气郁闭。

症状：每遇情志郁怒而诱发喘促，发时突然呼吸短促，但喉中痰声不著，气憋，胸闷胸痛，咽中如窒，或伴失眠、心悸。苔薄，脉弦。病机分析：郁怒伤肝，肝气冲逆犯肺，肺气不降，则喘促气憋、咽中如窒。肝肺络气不和而胸闷胸痛。心肝气郁则失眠、心悸、脉弦。

（2）虚喘。

①脾肺两虚。

症状：喘促短气，乏力，咳痰稀薄，自汗畏风，面色苍白，舌不红，脉细弱；或见面红，口干，咽喉不利，盗汗，舌红苔少或剥，脉细数。或兼食少、食后腹胀不舒、便溏或食后即便，或大便不尽感，消瘦，痰多。

病机分析：肺气不足，故短气而喘，言语无力，咳声低弱；肺气虚弱则卫外不固，故自汗畏风；肺阴不足则虚火上炎，故见面红、口干、盗汗、舌红苔少、脉细数等象；脾气虚弱，则食少、消瘦，脾虚生痰上干于肺则喘息痰多。

②肾阳虚衰。

症状：喘促日久，呼多吸少，稍一活动则其喘更甚，呼吸不能接续，汗出肢冷，面浮，胫肿，腰酸，夜尿频多，精神委顿，痰多清稀。舌淡，脉沉细无力或弦大而虚。

病机分析：病由房劳伤肾，或大病久病之后，精气内亏，肾为气之根，肾虚则气失摄纳，故喘促甚而气不接续、呼多吸少，动辄益甚；阳虚内寒，不能温煦、固摄，故汗出肢冷、夜尿频多、精神委顿。舌淡，脉沉细无力或弦大而虚，皆肾阳虚衰之候。如病情进一步发展，可致心肾之阳暴脱，而见喘促加剧，冷汗如珠如油、肢冷、脉微、烦躁不安、脉浮大无根、面唇青紫等危候。

③肾阴不足。

症状：喘促气短，动则喘甚，口干，心烦，手足心热，面赤，潮热，盗汗，尿黄。舌红，脉细数。

病机分析：肾阴不足，则耳鸣、腰酸；精气不能互生，气不归元，故喘促乏力；阴虚火旺，故五心烦热、面赤咽干、盗汗潮热。尿黄、舌质红、脉细数亦为阴虚内热之象。阴阳互根，故若阴虚日久，必损阳气，进而成为阴阳两虚之证。

（二）治疗

1. 治疗原则

（1）平喘。

实喘治肺为主，以祛邪为急；在表解之，在里清之；寒痰则温化宣肺，热痰则清化肃肺，湿痰则燥湿理气。虚喘治在肺肾，以扶正培本为主：或补肺，或健脾，或补肾；阳虚则温补之，阴虚则滋养之。至于虚实夹杂、上实下虚、寒热兼见者，又当分清虚实，权衡标本，根据具体情况辨证选方用药。

（2）积极防治原发病。

由于喘证常继发于多种急、慢性疾病过程中，所以还应当积极治疗原发病，不能不问原因，见喘平喘。如因产后大失血引起的喘息，久病、重病突然出现呼吸迫促等，皆属正虚气脱的危候，亟应明辨。

2. 治法方药

（1）实喘。

①风寒束肺。

治法：辛温解表，宣肺平喘。

方药：麻黄汤加减。麻黄、桂枝辛温发汗，杏仁下气平喘，甘草调和诸药。外感风寒，体实无汗者服药后往往汗出喘平。

若表证不重，可去桂枝，即为宣肺平喘之三拗汤；喘甚加苏子、前胡降气平喘，痰多加半夏、橘红，或制天南星、白芥子燥湿化痰，胸闷加枳壳、桔梗、苏梗。

若发热恶风、汗出而喘、脉浮缓者，可用桂枝加厚朴杏子汤调营卫而兼下气平喘。高龄，气虚之体，恐麻、桂过汗伤气，可选用参苏饮。

②外寒内饮。

治法：温肺散寒，解表化饮。

方药：小青龙汤加减。方中麻黄、桂枝解表散寒；细辛、干姜辛散寒饮；五味子收敛肺气；半夏降逆化痰。如咳喘重者，加杏仁、射干、前胡、紫菀。

若痰鸣、咳喘不得息，可合葶苈大枣泻肺汤；兼烦躁面赤、呛咳内热者，小青龙汤加生石膏、芦根，煎取药汁，稍凉服。

内饮每因脾肾阳虚而生，故药后喘证缓解即当健脾益肾，以治其本，常用苓桂术甘汤、六君子汤、《金匮》肾气丸等，脾肾双补，温阳化饮。

素体阳虚而患外寒内饮者，不任发越，可用小青龙汤去麻黄、细辛，或以六君子汤加干姜、细辛、五味子。阳虚水泛、阴寒内盛，症见恶寒肢冷、面目虚浮、口唇青紫、脉细微、苔白滑者，宜选真武汤或四逆汤加人参、肉桂、茯苓、麻黄等。

③痰湿壅肺。

治法：祛痰降逆，宣肺平喘。

方药：三子养亲汤、二陈汤。三子养亲汤化痰、平喘；痰多湿盛，合二陈汤、平胃散、小萝皂丸；兼寒加温化之品，或用苏子降气汤，除寒温中，降逆定喘；兼热宜加清化之品，如黄芩、瓜蒌仁、胆南星、海蛤壳、桑白皮等。

④风热犯肺。

治法：祛风清热宣肺。

方药：桑菊饮加味。常加金银花、连翘、板蓝根、桑白皮、黄芩、鱼腥草、射干、瓜蒌等味。

若肺热较甚，口渴欲冷饮，舌燥唇红，面赤，加生石膏、知母清热泻火；有热结便秘者，加凉膈散泻火清金；若喘促较甚，改用麻杏石甘汤加味，宣肺清热平喘。

⑤燥热伤肺。

治法：清金润燥，宣肺平喘。

方药：桑杏汤、清燥救肺汤。桑杏汤用桑叶、杏仁宣肺润燥；豆豉发表散邪；沙参、梨皮润肺生金；栀子皮清热；象贝母化痰。辛甘凉润共济，喘促自平。若病情较重者，用清燥救肺汤，方用桑叶、石膏清金润肺；阿胶、胡麻仁、麦冬养阴增液；杏仁、枇杷叶降气平喘；人参、甘草兼益肺气，若嫌其性温，可改用西洋参、沙参、玉竹之类。燥热化火而迫肺者，治宜泻火清金，常用泻白散、黛蛤散加竹沥、贝母、马兜铃、杏仁、石膏、寒水石等。若喘咳痰稠、大便不通、苔黄脉实者，可加莱菔子、葶苈子、大黄，或礞石滚痰丸等以清下痰热。

⑥痰热壅肺。

治法：清热化痰，宣肺平喘。

方药：麻杏石甘汤加味。麻黄与杏仁配伍可宣肺平喘，与石膏配伍能发散郁热；常加薏苡仁、冬瓜仁、苇茎、地龙等，清热化痰定喘。若里热重，可加黄芩、大青叶、板蓝根、七叶一枝花以清热解毒；若喘甚痰多，可加射干、桑白皮、葶苈子；便秘腹胀加草决明、瓜蒌仁、大黄或青礞石。

⑦外寒里热。

治法：解表清里，化痰平喘。

方药：定喘汤加减。方中麻黄、杏仁宣肺平喘；黄芩、桑白皮清热泻肺；苏子、半夏降气化痰；白果、款冬花敛肺气之耗散；甘草调和诸药。全方清中有散，散中有收，配伍精当可法。此外，大青龙汤、越婢加半夏汤亦可因证选用。

若因饮食积滞而喘者，当消导食滞、化痰平喘，常用保和丸加减。方中神曲、山楂消食健胃；半夏、茯苓、陈皮、莱菔子化痰降逆；连翘清积滞之热。若气喘、大便不通，或见腹胀拒按者，必下之，腑气得通，其喘始平，用大承气汤。若伴发热烦躁、腹泻不爽、肛门灼热者，用葛根芩连汤加桑白皮、瓜蒌、杏仁等清热平喘。

⑧肺气郁闭。

治法：行气开郁，降逆平喘。

方药：五磨饮子加减。本方用沉香、木香、槟榔、乌药、枳壳、白酒等开郁降气平喘。伴心悸、失眠者加百合、合欢花、酸枣仁、远志等宁心安神。并劝慰患者心情开朗，配合治疗。

若由气郁化火，上冲于肺而发哮喘者，治宜清肝达郁，方用丹栀逍遥散去白术加郁金、香附、川芎。方中当归、白芍养血活血；柴胡疏郁升阳；茯苓健脾渗湿；生姜温胃祛痰；薄荷疏肝泻肺；郁金合香附、川芎调理气血；栀子、牡丹皮以清郁火。肝复条达，气机舒畅，哮喘自已。

（2）虚喘。

①脾肺两虚。

治法：健脾益气，补土生金。

方药：补中益气汤合生脉散。方中人参、黄芪、炙甘草补益肺气；五味子敛气平喘；升麻、柴胡升阳，麦冬养阴，白术健脾，当归活血，陈皮理气，共奏脾肺并调、阴阳兼理之功。

若咳痰稀薄、形寒、口不渴，为肺虚有寒，可去麦冬加干姜以温肺祛寒；肺阴虚者，生脉散加百合、南北沙参、玉竹或用百合固金汤；脾虚湿痰内聚之哮喘，用六君子汤加干姜、细辛、五味子，平时可常服六君子丸。

妇女产后、月经后期、慢性失血，或大病之后见喘促气短者，应以大补气血为主，不能见喘平喘。可选用生脉散、当归补血汤、归脾汤、十全大补汤等。

若肺肾气虚，喘促欲脱，急需峻补固脱，先用独参汤，继进大剂生脉散合六味地黄丸。

②肾阳虚衰。

治法：温肾纳气。

方药：金匮肾气丸。本方温肾纳气，缓者用丸，急重者用汤。根据前人"虚喘治肾宜兼治肺"之论，本方尚可加用人参，以补益肺气。若喘甚而烦躁不安、惊悸、肢冷、汗出如油、脉浮大无根或疾数模糊，为阴阳欲绝之危候，急用参附汤合龙骨、牡蛎、桂心、蛤蚧、紫石英、五味子、麦冬等味配合黑锡丹以扶阳救脱、镇摄肾气。

若阳虚饮停、上凌心肺致喘，可用真武汤合苓桂术甘汤，并重用附子以温阳利水。兼痰多壅盛，上实下虚，可酌加苏子、前胡、海蛤壳、杏仁、橘红、车前子等以降气豁痰。

③肾阴不足。

治法：滋阴填精，纳气平喘。

方药：七味都气丸、河车大造丸。七味都气丸滋阴敛肺补肾，收涩精气，适用于肺肾阴虚而咳喘之证；如正气不支，气喘较甚，可配用人参胡桃汤、参蛤散或紫河车粉；兼肺阴虚者，合生脉散、百合固金汤。若虚损劳伤，咳喘痨热，选用河车大造丸滋阴降火、益肺补肾而平喘。

肾阴肾阳两虚者，可用左归丸合右归丸，或用金匮肾气丸合河车大造丸二方，平时常服。

3. 其他治法

（1）草方验方。

①麻黄、五味子、甘草各30 g，研细末，分作30包，每日2次，每次1包。用于寒喘实喘。

②代赭石研末醋汤调服（《普济方》）：用于上逆之咳喘。张锡纯认为："生赭石压力最胜，能镇胃气、冲气上逆，开胸膈、坠痰涎、止呕吐、通燥结，用之得当，诚有捷效。"

③莱菔子（蒸），皂角（烧存性），姜汁和蜜丸如梧子大，每服50丸，每日2～3次。用于实喘、痰喘。

④桑白皮、苦葶苈各等份，炒黄，捣为粗末，水煎9 g，去渣，食后温服。用于痰喘、热喘（《圣济总录》）。

⑤人参胡桃汤（《济生方》）：人参10 g切成片，胡桃5个去壳取肉，生姜5片。加清水武火煮沸，改用文火煮约20分钟，去渣取汁。用于肾虚型喘证。

（2）针灸。

①"老十针"：针刺上脘、中脘、下脘、气海、天枢、内关、足三里共7穴10针。

②梅花针叩刺：急性期取大椎、风门、肺俞为主穴，缓解期取肺俞、脾俞、肾俞为主穴。治疗小儿咳喘。

③天灸疗法：用白芥子、葶苈子、杏仁、肉桂皮、前胡各10 g，细辛6 g等研细成末，用姜汁、陈醋调制成0.5 cm×0.5 cm大小颗粒，置于1.5 cm×1.5 cm胶布中间贴在穴位上留置2～3日。取穴：A组取大椎、定喘（双）、肺俞（双）；B组取脾俞（双）、肾俞（双）、足三里（双）。两组穴位交替应用，每星期治疗1次，4次为1个疗程，第1个疗程后改为10日治疗1次。

（3）穴位贴敷。

①温肺化痰膏：白芥子、细辛、甘遂、细麻黄、麝香（比例为10∶3∶3∶4∶0.1），烘干、研末、过筛、装瓶加盖贮存。使用前以生姜适量煎水取汁，调成膏状，取指甲大小涂于敷料，然后胶布固定在穴位上。于每年夏季的初、中、末3个伏天，选患者背部俞穴定喘（双）、肺俞（双）、心俞（双）及前胸天突穴各贴敷1次，每次2～4小时取下。

②白芥子散：敷贴药物为白芥子、延胡索、细辛、甘遂各等份共研细粉。方法：用新鲜姜汁调制成药饼 6 只，分别敷贴在百劳、肺俞、膏肓穴上，并用胶布固定，0.5 ~ 2 小时后取下，每日 1 次，6 日为 1 个疗程，有温肺化痰、止咳平喘之功效。

（4）食疗。

①白果桑饮（《中医营养学》）：白果 10 g，人参 3 个 g，桑葚 20 g，冰糖适量。白果炒熟，去壳，与人参、桑葚加水煎煮 20 分钟后调入冰糖适量，煮沸片刻即可。用于肾虚型喘证。

②杏仁炖雪梨（《饮食疗法》）：取杏仁 10 g，雪梨 1 个放入盅内，隔水炖 1 小时，然后以冰糖调味，食雪梨饮汤。用于风热犯肺型喘证。

③贝母粥（《资生录》）：将贝母 10 g 去心研末，备用；粳米 100 g，洗净，加清水，煮至米熟时，投入贝母末，继续煮 10 分钟，待米烂粥稠供食用。用于痰热遏肺型喘证。

④杏仁饼（《丹溪纂要》）：将杏仁 10 g 炒黄研为泥状，与青黛 10 g 搅拌均匀，放入 10 个掰开的柿饼中，以湿黄泥巴包裹，煨干后取柿饼食用。用于痰热遏肺型喘证。

⑤柚子皮茶（《食物疗法精粹》）：柚子皮切成细条，晒干备用。每次取 20 g，放入茶杯内，用开水冲泡，温浸 10 分钟即可代茶饮。用于气郁乘肺型喘证。

⑥山药甘蔗汁（《简单便力》）：将山药 250 g 放入锅中，煮取汁液；甘蔗 250 g 榨汁。用于肺脾气虚型喘证。

⑦参枣汤（《十药神书》）：人参 6 g，大枣 10 枚洗净，加清水以武火煮沸后改用文火继续煎煮 15 分钟即可。用于肺脾气虚型喘证。

七、转归及预后

喘证有虚实寒热之异，一般初起多为实喘，其病位主要在肺，治疗以祛邪为主，邪去则喘自平，预后一般良好；部分患者上气身热，不得平卧，喘急鼻煽，张口抬肩，烦躁不安，病情为重，但仍尚易于治疗。如延误治疗，以至病邪羁留，久咳久喘，既伤肺气，又可影响脾肺功能，而至脾虚生痰，肾不纳气，由实转虚，治疗上就比较困难。如喘息陡作，特别是急、慢性疾病危重阶段出现呼吸迫促、气不接续、烦躁不安、头汗如珠如油、四末不温、面赤躁扰、便溏、脉象浮大无根者，为阴阳离绝之危象，预后不良。

若因寒入肺俞，津液不行而为痰，遂为宿根，一遇风寒、风热之邪外袭，新邪宿邪相引，痰气相击，哮鸣有声，即由喘证而发展为哮病，经常发作，以至终身受累。如久喘不愈，肺脾肾虚损，气道滞塞不利，出现胸中胀满、痰涎壅盛、上气咳喘、动后尤显，甚则面色晦暗、唇舌发绀、颜面四肢浮肿，则成肺胀，病程缠绵，经久难愈。

八、预防与护理

本病发作每有外感引发，故重在预防。未病要慎风寒，适寒温，节饮食，薄滋味，并积极参加体育活动增强体质；青年、中年人，可试行冷水浴，以增强机体对寒冷的适应能力。已病则应注意早期治疗，力求及早根治，避免受凉，冬季要特别注意背部和颈部的保暖；有吸烟嗜好者应坚决戒烟；房事应有节制。在护理方面，饮食宜清淡而富有营养，忌油腻、荤腥，保持大便通畅；室内空气要新鲜，避免烟尘刺激；痰多者要注意排痰，使呼吸通畅。

九、现代研究

（一）关于慢性支气管炎病因和发病机制认识

喘证主要见于慢性支气管炎患者，关于慢性支气管炎的病因和发病机制研究近年来有一定进展，认为可能与以下因素有关。

1. 吸烟

吸烟可导致支气管上皮纤毛变短、不规则，纤毛运动发生障碍；支气管杯状细胞增生，黏液分泌增加，气管净化能力减弱；支气管黏膜充血、水肿，黏液积聚，削弱吞噬细胞的吞噬、杀菌作用；平滑肌收缩，引起支气管痉挛，增加气道阻力。

2. 空气污染

空气中刺激性烟雾和一些有害气体如氯、二氧化氮、二氧化硫等能直接刺激支气管黏膜，并产生细胞毒作用。二氧化硫能刺激腺体分泌，增加痰量；二氧化氮可诱导实验动物的小气管阻塞。空气中的烟尘和二氧化硫超过 $1\,000\,\mu g/m^3$ 时，慢性支气管炎的发病显著增多。

3. 感染

呼吸道感染是慢性支气管炎发生、发展的重要因素。慢性支气管炎急性发作期呼吸道病毒感染的发生率为 7% ~ 64%。呼吸道上皮因病毒感染造成损害，又容易继发细菌感染。

4. 其他

喘息性慢性支气管炎与过敏因素也有一定关系。慢性支气管炎的发生还可能有机体内在因素的参与，如：①自主神经功能失调，副交感神经功能亢进，气管反应增高。②年老体弱，呼吸道防御功能下降，喉头反射减弱，慢性支气管炎的发病增加。③维生素 A、维生素 C 等营养物质缺乏，影响支气管黏膜上皮的修复。④遗传可能也是慢性支气管炎发病的因素之一。

（二）中医药防治喘证临床研究进展

1. 喘息性支气管炎（射干麻黄汤）

选 154 例确诊为喘息性支气管炎患儿随机分为治疗组 84 例和对照组 70 例，两组常规治疗相同，治疗组加用射干麻黄汤，观察两组咳嗽、哮喘变化及治愈时间。结果发现，治疗组显效 48 例，有效 32 例，无效 4 例，总有效率为 95.24%；对照组显效 21 例，有效 22 例，无效 27 例，总有效率为 61.43%；两组综合疗效有显著性差异（$U = 4.269\,2$，$P < 0.000\,1$）。应用射干麻黄汤治疗小儿喘息性支气管炎，可较快改善临床症状，缩短病程，提高疗效。

2. 毛细支气管炎（三拗汤加味）

毛细支气管炎 78 例，以三拗汤加味（炙麻黄 2 g，杏仁 5 g，葶苈子 4 g，僵蚕 3 g，薏苡仁 8 g，甘草 2 g）治疗，全部治愈，症状缓解时间平均为 4 ~ 6 日。

3. 慢性支气管炎急性发作（小青龙汤加地龙）

慢性支气管炎急性发作期患者 100 例，以小青龙汤加地龙（麻黄、法半夏、白芍各 10 g，细辛、干姜各 3 g，桂枝、炙甘草、五味子各 6 g，地龙 15 g）治疗，每日 1 剂，水煎服。显效 49，例，好转 41 例，无效 10 例，总有效率为 90%。另有小青龙汤加味（麻黄、桂枝、法半夏、干姜、赤芍、白芍、炙甘草各 10 g，细辛、五味子各 5 g）治疗急、慢性支气管炎 140 例。急性支气管炎 60 例，临床控制 8 例，有效 17 例，有效 27 例，无效 8 例，总有效率为 86.7%；慢性支气管炎 80 例，临床控制 10 例，显效 14 例，有效 48 例，无效 8 例，总有效率 90.0%。

（王佩军）

第八章 心系病证

第一节 心悸

心悸是指由于气血阴阳亏虚，痰饮瘀血阻滞，心失所养，心脉不畅，导致心中急剧跳动，惊慌不安，不能自主为主要表现的一种病证。临床上多呈发作性，每因情志波动或劳累过度而发作，且常伴胸闷、气短、失眠、健忘、眩晕、耳鸣等症。病情较轻者为惊悸，病情较重者为怔忡，可呈持续性。

《黄帝内经》中无心悸或惊悸、怔忡之病名，有关心悸的描述主要是关于病因，如宗气外泄，心脉不通，突受惊恐，复感外邪等。其次是对于心悸脉象变化的认识，文中记载脉律不齐是本病的表现，如《素问·三部九候论》说："参伍不调者病。"《素问·平人气象论》说："脉绝不至曰死，乍疏乍数曰死。"这是关于心悸时严重脉律失常与疾病预后关系的最早记载。

心悸的病名首见于汉代张仲景的《伤寒论》和《金匮要略》，主要病因有惊扰、水饮、虚劳及汗后受邪等，并记载了心悸时表现的结、代、促脉及其区别，提出了基本治则与方药，如"伤寒，心动悸，脉结代，炙甘草汤主之"，炙甘草汤作为治疗心悸的常用方药沿用至今。

此后宋代成无己在《伤寒明理论》中提出心悸病因不外气虚、痰饮两端，明代虞抟在《医学正传·惊悸怔忡健忘证》对惊悸、怔忡的区别与联系有详尽的描述，清代《医林改错》重视瘀血内阻导致心悸怔忡，记载了用血府逐瘀汤治疗，每多获效。

西医学中各种原因引起的心律失常、心功能不全、一部分神经官能症等，如表现以心悸为主证者，均可参照本病辨证论治，同时结合辨病处理。

一、病因病机

（一）体虚劳倦

《丹溪心法·惊悸怔忡》言："人之所主者心，心之所养者血，心血一虚，神气不守，此惊悸之所肇端也。"心主神志，赖气血以奉养，如人之先天禀赋不足，或后天失调，素体虚弱，或久病伤正，耗损心之气阴，或劳倦太过伤脾，生化之源不足，气血阴阳亏乏，脏腑功能失调，均可导致心神失养、神失所藏而发为心悸。

（二）七情所伤

平素心虚胆怯之人，突遇惊恐，忤犯心神，心神动摇，不能自主而心悸，如《素问·举痛论》所说："惊则心无所倚，神无所归，虑无所定，故气乱矣。"长期忧思不解，阴血暗耗，不能养心而心悸；或肝气郁结，气郁化火，痰火扰心，心神失宁而心悸。

此外，七情过激，如大怒伤肝、大恐伤肾，怒则气逆，恐则精劫，阴虚于下，火逆于上，动撼心神，亦可发为惊悸。

（三）感受外邪

风、寒、湿三气侵袭于人之肌肤筋脉而形成痹证，痹证日久，复感外邪，内舍于心，痹阻心脉，心血运行受阻，发为心悸。如《素问·痹论》指出："脉痹不已，复感于邪，内舍于心""心痹者，脉不通，烦则心下鼓。"或由于风寒湿热之邪侵袭血脉，内舍于心，耗伤心气心阴，亦可引起心悸、温病、疫毒灼伤营阴，心失所养，或邪毒内扰心神，如春温、风温、暑温、白喉等病，往往伴见心悸。

（四）药食不当

嗜食肥甘厚味，蕴热化火生痰，痰火上扰心神则为心悸。或因药物过量或毒性较剧，耗伤心气，损伤心阴，引起心悸，如中药附子、乌头、雄黄、蟾酥、麻黄等，西药锑剂、洋地黄、奎尼丁、阿托品、肾上腺素等，使用不当时均可引起心悸。

心悸的病因虽多，但病机不外乎气血阴阳亏虚，心失所养，或邪扰心神，心神不宁。本病的病位在心，与肝、脾、肾、肺四脏密切相关，如肝失疏泄，气滞血瘀，心气失畅；脾胃虚弱，气血乏源，心神失养；或脾失健运，痰湿内生，扰动心神；肾阴不足，不能上制心火，水火失济，心肾不交；或肾阳亏虚，心阳失于温煦，阴寒凝滞心脉；热毒犯肺，肺失宣肃，内舍于心，血运失常；或肺气亏虚，宗气不行，不能助心以治节，心脉运行不畅，均可引发心悸。

心悸的病理性质主要有虚、实两方面。虚者为气、血、阴、阳亏损，使心失滋养而致心悸；实者多由痰火扰心，水饮上凌或心血瘀阻，气血运行不畅所致。虚实之间可以相互夹杂或转化。

实证日久，病邪伤正，可分别兼见气、血、阴、阳之亏损，而虚证也可因虚致实，兼见实证表现，临床上阴虚者常兼火盛或痰热；阳虚者易夹水饮、痰湿；气血不足者易兼气血瘀滞。

在心悸的病程进展中，初起以心气虚为常见，可表现为心气不足、心血不足、心脾两虚、心虚胆怯、气阴两虚等证。气虚日久，病久阳虚者则表现为心阳不振，脾肾阳虚，甚或水饮凌心之证；阴虚血亏者多表现为肝肾阴虚、心肾不交等证、若阴损及阳，或阳损及阴，可出现阴阳俱损之候、若病情恶化，心阳暴脱，可出现厥脱等危候。

二、诊断

（一）诊断要点

1. 病史

患者诉心慌或胸中悸动不安，常由情志刺激如惊恐、紧张，或由劳倦、饮酒、饱食等因素而诱发。

2. 临床特征

自觉心搏异常，或快速，或缓慢，或跳动过重，或忽跳忽止，呈阵发性或持续不解，神情紧张，心慌不安，不能自主，伴有胸闷不舒，易激动，心烦寐差，气短乏力，头晕等症。中老年患者可伴有心胸疼痛，甚则喘促，汗出肢冷，或见晕厥。诊脉可见数、促、结、代、缓、沉、迟等脉象。

（二）辅助检查

（1）凡诉心悸之患者均应做心电图检查。心电图是检测心律失常有效、可靠、方便的手段。

（2）临床配合测量血压、X线胸部摄片、心脏超声检查等更有助于明确诊断。

（三）类证鉴别

1. 心悸与奔豚

奔豚发作之时亦觉心胸躁动不安。《难经·五十六难》云："发于小腹，上至心下，若豚状，或上或下无时"，称之为肾积。本病与心悸的鉴别要点为：心悸为心中剧烈跳动，发自于心；奔豚乃上下冲逆，发自少腹。

2. 心悸与卑慄

《证治要诀·怔忡》描述卑慄症状为："痞塞不欲食，心中常有所歉，爱处暗室，或倚门后，见人则惊避，似失志状。"其病因在于"心血不足"。卑慄之胸中不适由于痞塞。心悸则缘于心跳，有时坐卧不安，但不避人，无情志异常。卑慄为一种以神志异常为主的病证，一般无促、结、代、疾、迟等脉象出现。

三、辨证论治

（一）辨证要点

1. 辨别惊悸与怔忡

心悸可分为惊悸与怔忡、大凡惊悸发病，多与情绪因素有关，可由骤遇惊恐、忧思恼怒、悲哀过极或过度紧张而诱发，多为阵发性，病来虽速，病情较轻，实证居多，可自行缓解，不发时如常人；怔忡多由久病体虚，心脏受损所致，无精神等诱发因素亦可发生，常持续心悸，心中惕惕，不能自控，活动后加重，多属虚证，或虚中夹实；病来虽渐，病情较重，不发时亦可兼见脏腑虚损症状。惊悸日久不愈亦可发展成怔忡。

2. 详辨虚实，确定脏腑定位

心悸的辨证应分清虚实，虚者系指脏腑气血阴阳亏虚，实者多指痰饮、瘀血、火邪上扰。虚者应进一步分清气血阴阳亏损与脏腑定位，同时应分清心脏与他脏病变的相互关系与轻重缓急。

3. 结合主诉详析脉象

分析脉象变化是心悸辨证中的重要内容，心悸常见的脉象属于快速型的有数脉、疾脉、极脉、脱脉、浮脉；属于迟缓型的有缓脉、迟脉、损脉、败脉、夺精脉；属于节律不齐型的有促脉、结脉、代脉。

临床上应结合证候表现推断脉证从舍，确定阴阳虚实变化，如阴盛则结，脉迟而无力为虚寒，脉象迟、结、代者多为虚寒，其中结脉又多见于气血凝滞，代脉则见于脏气衰微；又如阳盛则促，数为阳热，但若脉虽数、促而沉细，伴有气短、水肿、肢冷、舌淡者，则为虚寒之象；类似情况如弦滑虽为实证脉象，但久病体虚或病情重笃之人见脉象弦滑搏指者多为逆，属预后不良的表现。

（二）治疗原则

心悸临床表现复杂，证候往往虚实相兼，气血同病，治疗时首应分清虚实，虚证分别予以补气、养血、滋阴、温阳；实证则应祛痰、化饮、清火、行瘀。虚实错杂者则根据虚实的主次、缓急各有不同，当相应兼顾，同时，由于心悸以心神不宁为其基本病理环节，故安神为心悸基本治法之一，临证之际必须在上述治疗基础上酌情配合养心安神和（或）镇惊安神之方药。

（三）分证论治

1. 心虚胆怯证

证候：心悸不宁，善惊易恐，坐卧不安，不寐多梦而易惊醒，恶闻声响；伴胸闷气短，自汗出，烦劳则甚；苔薄白，脉细略数或细弦。

证候分析：本证以心胆气虚，心神失养，神不守舍为基本病机。心气不足易致神浮不敛，心神动摇，则心悸不宁、少寐多梦；胆气怯弱则善惊易恐，恶闻声响；心胆俱虚则更易为惊恐所伤，稍惊即悸；心位胸中，心气不足，胸中宗气运转无力，故胸闷气短；气虚卫外不固则自汗；烦劳耗气，心气益虚，故劳则加重；脉象细数或弦细为心胆气虚之象。本证以心悸不宁，善惊易恐，恶闻声响为辨证要点。

治法：镇惊定志，养心安神。

方药：安神定志丸加减。气短乏力，头晕目眩，动则为甚，静则悸缓，为心气虚损明显，重用人参，加黄芪以加强益气之功；如有畏寒怕冷，四肢欠温，心肾阳虚者，加用桂枝、附子，以温通心阳；面色不华，唇舌色淡属心血不足者，加阿胶、何首乌、龙眼肉以滋养心血；心气郁结，心悸烦闷，精神抑郁，加柴胡、郁金、合欢皮、绿萼梅以疏肝解郁；气虚夹瘀而见唇舌色暗、脉结代者可加丹参、川芎、红花、郁金等药。

2. 心血不足证

证候：心悸气短，头晕目眩，失眠健忘，多梦神疲，倦怠乏力，思虑劳心则甚；面色无华，口唇色淡；舌淡红，脉细弱。

证候分析：本证以心血亏虚，心神失养为基本病机。思虑劳心，暗耗心血，或脾气不足，生化乏源，皆可致心失血养、心神不宁而见心悸，失眠健忘，多梦神疲；血虚则不能濡养脑髓，故见头晕目眩；血虚不能上荣，故面色无华，唇舌色淡；心脾两虚，清阳不能实四肢，则见气短而倦怠乏力；思虑过度可劳伤心脾，故思虑劳心则诸症加重；气血虚弱，脉道失充，则脉细弱。本证的辨证要点为心动悸而面色不华，唇舌色淡，脉细弱。

治法：补血养心，益气安神。

方药：归脾汤或炙甘草汤加减。如伴见阳虚而汗出肢冷，加附子、黄芪、煅龙骨、煅牡蛎；兼阴虚，重用麦冬、地黄、阿胶，加沙参、玉竹、石斛；如有纳呆腹胀，加陈皮、谷芽、麦芽、神曲、山楂、鸡内金、枳壳健脾助运；失眠多梦较重者，选加合欢皮、首乌藤、五味子、柏子仁、莲子心等养心安神。

如气血不足，心阴亏损，心阳阻遏，心脉不畅而见心动悸，脉结代，舌淡红少津，苔少或无者，治以益气养血、通阳复脉，用炙甘草汤加减，若热病后期损及心阴而心悸者，以生脉散加减，有益气养阴补心之功。

3. 阴虚火旺证

证候：心悸易惊，心烦失眠，五心烦热，口干，盗汗；伴耳鸣腰酸，头晕目眩，或双目干涩，急躁易怒；舌红少津，苔少或无，脉象细数。

证候分析：本证以肝肾阴虚，水不济火，心火内动，扰动心神为基本病机。肾水亏虚，水不济火，心火偏亢，心神不宁，故心悸易惊，心烦失眠；腰为肾之府，肾主骨生髓，肾阴不足，骨骼失养，故腰膝酸软；脑海失充，则眩晕耳鸣；肝开窍于目，肝阴不足，不能濡目，故两目干涩；阴虚火旺，虚火内蒸，则五心烦热，潮热盗汗；肝肾阴亏，水不涵木，肝火内炽，故急躁易怒；阴液亏虚，不能上润，故咽干口燥；舌质红、少苔、脉细数皆为阴虚之征。本证以心悸易惊，头晕目眩，急躁易怒，双目干涩，脉弦细为辨证要点。

治法：滋阴清火，养心安神。

方药：天王补心丹、朱砂安神丸加减。肾阴亏虚，虚火妄动，遗精腰酸者，加龟甲、熟地黄、知母、黄檗，或加服知柏地黄丸；肝阴不足，虚风内动而见虚烦、头晕、肌肉抽动者，酌加白芍、龟甲、龙骨、牡蛎、珍珠母养肝息风；若阴虚而火热不明显者，可单用天王补心丹；若阴虚兼有瘀热者，加赤芍、牡丹皮、桃仁、红花、郁金等清热凉血、活血化瘀；若有气短自汗者可加用生脉散。

4. 心阳不振证

证候：心悸不安，胸闷气短，动则尤甚；面色苍白，形寒肢冷；舌淡苔白，脉象虚弱或沉细无力。

证候分析：本证以心阳虚衰、无以温养心神为基本病机。久病体虚，损伤心阳，心失温养，则心悸不安；胸中阳气虚衰，宗气运转无力，故胸闷气短；心阳虚不能温煦肌肤肢体，故面色苍白，形寒肢冷；阳气虚衰，无力推动血行，故脉象虚弱无力。心悸胸闷，形寒肢冷，舌淡红，脉沉细无力为本证辨证要点。

治法：温补心阳，安神定悸。

方药：桂枝甘草龙骨牡蛎汤合参附汤加减形寒肢冷者，重用人参、黄芪、附子、肉桂温阳散寒；大汗出者重用人参、黄芪、煅龙骨、煅牡蛎、山萸肉益气敛汗，或用独参汤煎服；兼见水饮内停，肢体水肿者，加葶苈子、五加皮、车前子、泽泻等利水化饮；夹瘀血者，加丹参、赤芍、川芎、桃仁、红花；兼见阴伤者，加麦冬、甘枸杞、玉竹、五味子；心阳不振，以致心动过缓者，酌加炙麻黄、补骨脂，重用桂枝以温通心阳。

5. 水饮凌心证

证候：心悸眩晕，胸闷痞满，渴不欲饮，小便短少，或下肢水肿，形寒肢冷；伴恶心欲吐，时有清涎；舌淡胖，苔白滑，脉象弦滑或沉细而滑。

证候分析：本证以脾肾阳虚，水饮内停，上凌于心为基本病机。阳虚不能化水，水饮内停，上凌于心，故见心悸；饮阻于中，清阳不升，则见眩晕；饮邪阻碍中焦，胃失和降，则胸闷脘痞，渴不欲饮，恶心呕吐，口吐清涎；阳气虚衰，不能温化水湿，膀胱气化失司，故小便不利；脾肾阳虚，饮溢肢体，故见下肢水肿，形寒肢冷；舌质淡胖、苔白滑、脉弦滑或沉细而滑皆为水饮内停之象。本证的辨证要点是心悸眩晕，下肢水肿，形寒肢冷，舌淡胖，苔白滑，脉弦滑或沉细而滑。

治法：振奋心阳，化气行水，宁心安神。

方药：苓桂术甘汤加减。如患者兼见恶心呕吐，加半夏、陈皮、生姜以和胃降逆；如兼见肺气不宣、肺有水湿而咳喘胸闷，加杏仁、前胡、桔梗以宣肺，葶苈子、五加皮、防己以泻肺利水；舌紫暗脉涩者，加当归、川芎、刘寄奴、泽兰叶、益母草；如见水肿、尿少、喘息不得平卧者，当重用温阳利水之品，本方合真武汤同用。

6. 瘀阻心脉证

证候：心悸不安，胸闷不舒，心痛时作，痛如针刺；唇甲青紫，舌质紫暗或有瘀斑，脉涩或结或代。

证候分析：本证以心脉瘀阻，心阳被遏，心失所养为基本病机。阳气不足，或宗气亏损，无力鼓动血行，或寒凝经脉，或情志抑郁、气机瘀滞等，皆可致心血瘀阻、心脉不畅而心悸不安；血瘀气滞，心阳被抑，故胸闷不舒，心痛时作；脉络瘀阻，故面唇爪甲青紫，舌质紫暗，有瘀点、瘀斑，脉涩、结、代。本证以心悸不安，胸痛如刺，舌质紫暗，脉涩为辨证要点。

治法：活血化瘀，理气通络。

方药：血府逐瘀汤加减。兼气虚加黄芪、党参、黄精；兼血虚加何首乌、枸杞子、熟地黄；兼阴虚加麦冬、玉竹、女贞子；兼阳虚加附子、肉桂、淫羊藿；脉络痹阻，胸部窒闷，加沉香、檀香、降香；夹痰浊，胸满闷痛，苔浊腻，加瓜蒌、薤白、半夏、广陈皮；胸痛甚，加乳香、没药、五灵脂、蒲黄、三七粉等祛瘀止痛。

7. 痰火扰心证

证候：心悸时发时止，受惊易作；胸闷烦躁，失眠多梦，口干苦，大便秘结，小便短赤；舌红，苔黄腻，脉弦滑。

证候分析：本证以痰浊停聚，郁久化火，痰火上扰，心神不宁为基本病机。痰火扰心，故时发心悸，受惊易作；痰热壅阻胸膈，阻遏气机，故烦躁胸闷；痰火上逆，扰及心神，则见失眠、噩梦纷纭；痰火灼伤津液，则大便秘结，小便黄赤；舌苔黄腻、脉滑数为痰火之象，本证以心悸时发，胸闷烦躁，舌苔黄腻为辨证要点。

治法：清热化痰，宁心安神。

方药：黄连温胆汤加减。痰热互结，大便秘结者，加生大黄；心悸重者，加珍珠母、石决明、磁石重镇安神；火郁伤阴，加麦冬、玉竹、天冬、生地黄养阴清热；兼见脾虚者加党参、白术、谷麦芽、砂仁益气醒脾。

四、其他疗法

（一）中成药

1. 生脉注射液

益气养阴，复脉固脱。适用于气阴两亏、脉虚欲脱的心悸气短，四肢厥冷，汗出，脉微欲绝等症。

用法：本品 40～60 mL 加入 5% 葡萄糖注射液 250 mL 中静脉滴注，每分钟 40～60 滴，每日 1 次，10～15 天为 1 个疗程。

2. 参附注射液

回阳救逆，益气固脱。适用于心阳（气）虚所致惊悸、怔忡、喘咳或心阳暴脱之厥脱证。

用法：肌肉注射，每次 2～4 mL，每日 1～2 次；静脉滴注，每次 20～100 mL，以 5% 或 10% 葡萄糖注射液 250～500 mL 稀释后使用；静脉推注，每次 5～20 mL，用 5% 或 10% 葡萄糖注射液 20 mL 稀释后使用。

3. 黄芪注射液

益气养元，扶正祛邪，养心通脉，健脾利湿。适用于心气虚弱、血脉瘀阻之病毒性心肌炎、心功能不全等。

用法：肌内注射，每次 2 ~ 4 mL，每日 2 次；静脉滴注，每次 10 ~ 20 mL，加入 5% 葡萄糖或 0.9% 氯化钠注射液 250 mL 稀释后使用。

4. 滋心阴口服液

滋养心阴，活血止痛。适用于心阴不足证之心悸、胸痹、失眠。

用法：每次 1 支（10 mL），每日 3 次口服。

5. 补心气口服液

补益心气，理气止痛。适用于心气不足之心悸、乏力、气短、头晕等症。

用法：每次 1 支（10 mL），每日 3 次口服。

6. 黄杨宁片

行气活血，通络止痛。适用于气滞血瘀所致的胸痹心痛、心悸、脉结代等。

用法：口服，每次 1 ~ 2 片，每日 3 次。

7. 参芪五味子片

健脾益气，宁心安神。适用于心悸气短，动则气喘易汗，少寐多梦，倦怠乏力，健忘等症。

用法：每次 3 ~ 5 片，每日 3 次口服。

8. 生脉胶囊

益气复脉，养阴生津。适用于气阴两亏之心悸、气短、脉微自汗。

用法：每次 3 粒，每日 3 次口服。

9. 心宝丸

温补心肾，益气助阳，活血通脉，用于心肾阳虚、心脉瘀阻引起的慢性心功能不全；窦房结功能不全引起的心动过缓、病态窦房结综合征以及缺血性心脏病引起的心绞痛及心电图缺血性改变。

用法：口服，慢性心功能不全 1、2、3 级分别服用 2 粒、4 粒、6 粒，每日 3 次，2 个月为 1 个疗程，心功能不全病情稳定后可服用每日维持量 1 ~ 2 粒；病态窦房结综合征病情严重者一次 6 ~ 10 粒，每日 3 次，3 个月为 1 个疗程；其他心律失常（如期外收缩）或心房颤动、心肌缺血或心绞痛每次 2 ~ 4 粒，每日 3 次。1 ~ 2 个月为 1 个疗程。

注意阴虚内热、肝阳上亢、痰火内盛者以及孕妇、青光眼患者禁服。

（二）针刺疗法

（1）针刺内关、三阴交、通里。

（2）取手厥阴心包经、手少阴心经、足太阳膀胱经穴为主针刺，可交替进行。

（3）耳针取心门、神门、皮质下、胸区、交感，每次 2 ~ 3 穴，留针 20 分钟。

五、预防与调护

（一）调畅情志

心悸每因情志内伤、恐惧而诱发，故患者应经常保持心情愉快，精神乐观，情绪稳定，避免情志为害，减少发病。尤其心虚胆怯、心火内动及痰火扰心等引起的心悸，应避免惊恐及忧思恼怒等不良刺激。

（二）饮食有节

进食营养丰富且易消化吸收的食物，平素饮食忌过饱、过饥，戒烟酒、浓茶，宜低脂、低盐饮食。心气心阳虚者忌过食生冷，心阴虚者忌辛辣炙煿，痰浊、瘀血者忌过食肥甘，水饮凌心者宜少食盐。

（三）生活规律

注意寒暑变化，避免外邪侵袭而诱发或加重心悸。注意劳逸结合。轻症患者可进行适当体力活动，以不觉疲劳、不加重症状为度，应避免剧烈活动及强体力劳动。重症患者平时即有心悸、气短等症状，应卧床休息，待症状消失后，也应循序渐进地增加活动量。

（四）坚持长期治疗

心悸病势缠绵，获效后亦应注意巩固治疗，可服人参等补气药，改善心气虚症状，增强抗病能力。

积极治疗原发病，如胸痹、痰饮、肺胀、喘证、痹证等，对预防心悸发作具有重要意义。还应及早发现变证、坏病的先兆症状，结合心电监护，积极准备并做好急救治疗。

（张明丽）

第二节　胸痹

胸痹是指以胸部闷痛，甚则胸痛彻背，短气喘息不得卧为主要临床表现的一种病证。

胸痹临床表现或轻或重，轻者仅偶感胸闷如窒或隐痛，呼吸欠畅，病发短暂轻微；重者则有胸痛，呈压榨样绞痛，严重者心痛彻背，背痛彻心，疼痛剧烈。常伴有心悸、气短、呼吸不畅，甚至喘促、悸恐不安等。多由劳累、饱餐、寒冷及情绪激动而诱发，亦可无明显诱因或安静时发病。

胸痹的临床表现最早见于《内经》。《灵枢·五邪篇》指出："邪在心，则病心痛。"《素问·藏气法时论》亦说："心病者，胸中痛，胁支满，胁下痛，膺背肩胛间痛，两臂内痛"。《素问·缪刺论》又有"卒心痛""厥心痛"之称。《素问·厥论篇》还说："真心痛，手足青至节，心痛甚，旦发夕死，夕发旦死。"把心痛严重，并迅速造成死亡者，称为"真心痛"，亦即胸痹的重证。张仲景在《金匮要略·胸痹心痛短气病脉证治》篇说："胸痹之病，胸背痛，短气，寸口脉沉而迟，关上小紧数，瓜蒌薤白白酒汤主之""胸痹不得卧，心痛彻背者，瓜蒌薤白半夏汤主之。"正式提出了"胸痹"的名称，并进行专门的论述，把病因病机归纳为"阳微阴弦"，即上焦阳气不足，下焦阴寒气盛，认为乃本虚标实之证，宋金元时期，有关胸痹的论述更多。如《圣济总录·胸痹门》有"胸痹者，胸痹痛之类也……胸脊两乳间刺痛，甚则引背胛，或彻背膂"的症状记载。《太平圣惠方》将心痛、胸痹并列，在"治卒心痛诸方""治久心痛诸方""治胸痹诸方"等篇中，收集治疗本病的方剂较多，组方当中，芳香、辛散、温通之品，常与益气、养血、滋阴、温阳之品相互为用，标本兼顾，丰富了胸痹的治疗内容。到了明清时期，对胸痹的认识有了进一步提高。如《症因脉治·胸痛论》："歧骨之上作痛，乃为胸痛"。"内伤胸痛之因，七情六欲，动其心火，刑及肺金；或怫郁气逆，伤其肺道，则痰凝气结；或过饮辛热，伤其上焦，则血积于内，而闷闷胸痛矣"。又如《玉机微义·心痛》中揭示胸痹不仅有实证，亦有虚证；尤其是对心痛与胃脘痛进行了明确的鉴别。

在治疗方面，《内经》提出了针刺治疗的穴位和方法，《灵枢·五味》篇还有"心病宜食薤"的记载；《金匮要略》强调以宣痹通阳为主；《世医得效方·心痛门》提出了用苏合香丸芳香温通的方法"治卒暴心痛"。后世医家总结前人的经验，又提出了活血化瘀的治疗方法，如《证治准绳·诸痛门》提出用大剂桃仁、红花、降香、失笑散等治疗死血心痛；《时方歌括》用丹参饮治心腹诸痛；《医林改错》用血府逐瘀汤治疗胸痹心痛等，这些方法为治疗胸痹开辟了广阔的途径。

现代医学的冠状动脉粥样硬化性心脏病（心绞痛、心肌梗死）、心包炎、二尖瓣脱垂综合征、病毒性心肌炎、心肌病、慢性阻塞性肺气肿等疾病，出现胸痹的临床表现时，可参考本节进行辨证论治。

一、病因病机

胸痹发生多与寒邪内侵、饮食失调、情志失节、劳倦内伤、年迈体虚等因素有关。其病机分虚实两端，实为气滞、寒凝、血瘀、痰浊，痹阻胸阳，阻滞心脉；虚为气虚、阴伤、阳衰，脾、肝、肾亏虚，心脉失养。

（一）寒邪内侵

素体阳虚，胸阳不振，阴寒之邪乘虚而入，寒主收引，寒凝气滞，抑遏阳气，胸阳不展，血行瘀滞不畅，而发本病。如《诸病源候论》曰："寒气客于五脏六腑，因虚而发，上冲胸间，则胸痹。"《类证治裁·胸痹》曰："胸痹，胸中阳微不运，久则阴乘阳位，而为痹结也。"阐述了本病由阳虚感寒而发作。

（二）情志失节

郁怒伤肝，肝失疏泄，肝郁气滞，甚则气郁化火，灼津成痰；忧思伤脾，脾失健运，津液不布，遂聚成痰。气滞、痰郁交阻，既可使血行失畅，脉络不利，而致气血瘀滞，又可导致胸中气机不畅，胸阳不运，心脉痹阻，心失所养，不通则痛，而发胸痹。《杂病源流犀烛·心病源流》曰："总之七情之由作心痛，七情失调可致气血耗逆，心脉失畅，痹阻不通而发心痛。"

（三）饮食失调

饮食不节，嗜酒或过食肥甘生冷，以致脾胃损伤，运化失健，聚湿成痰，上犯心胸，痰阻脉络，胸阳失展，气机不畅，心脉闭阻，而成胸痹。

（四）劳倦内伤

思虑过度，心血暗耗，或肾阴亏虚，不能滋养五脏之阴，水不涵木，不能上济于心，心肝火旺，使心阴内耗，阴液不足，心火燔炽，不及肾水，脉道失润；或劳倦伤脾，脾虚转输失职，气血生化乏源，无以濡养心脉，拘急而痛；或积劳伤阳，心肾阳微，阴寒痰饮乘于阳位，鼓动无力，胸阳失展，血行涩滞，而发胸痹。

（五）年迈体虚

久病体虚，暴病伤正；或中老年人，肾气不足，精血渐衰，以致心气不足，心阳不振，肾阳虚衰，不能鼓舞五脏之阳，血脉失于温煦，痹阻不畅，心胸失养而酿成本病。

胸痹的病位在心，然其发病多与肝、脾、肾三脏功能失调有关，如肾虚、肝郁、脾失健运等。

胸痹的主要病机为心脉痹阻，病理变化主要表现为本虚标实，虚实夹杂。本虚有气虚、血虚、阳虚、阴虚，又可阴损及阳，阳损及阴，而表现出气阴两虚，气血双亏，阴阳两虚，甚至阳微阴竭，心阳外越；标实为气滞、血瘀、寒凝、痰阻，且又可相兼为病，如气滞血瘀、寒凝气滞、痰瘀交阻等。本病多在中年以后发生，发作期以标实表现为主，并以血瘀为突出特点，缓解期主要见心、脾、肾气血阴阳之亏虚，其中又以心气虚最为常见。

二、诊断要点

（一）症状

（1）以胸部闷痛为主证，多见膻中或心前区憋闷疼痛，甚则痛彻左肩背、咽喉、胃脘部、左上臂内侧等部位；呈反复发作性或持续不解，常伴有心悸、气短、自汗，甚则喘息不得卧。

（2）胸闷胸痛一般持续几秒到几十分钟，休息或服药后大多可迅速缓解；严重者可见突然发病，心跳加快，疼痛剧烈，持续不解，汗出肢冷，面色苍白，唇甲青紫，或心律失常等证候，并可发生猝死。

（3）多见于中年以上，常因情志抑郁恼怒，操劳过度，多饮暴食，气候变化等而诱发　亦有无明显诱因或安静时发病者。

（二）检查

心电图检查可见 ST 段改变等阳性改变，必要时可做动态心电图、心功能测定、运动试验心电图等。周围血象白细胞总数、红细胞沉降率、血清酶学检查，有助于进一步明确诊断。

三、鉴别诊断

（一）胃脘痛

心在脘上，脘在心下，故有胃脘当心而痛之称，以其部位相近。尤胸痹之不典型者，其疼痛可在胃脘部，极易混淆。但胸痹以闷痛为主，为时极短，虽与饮食有关，休息、服药常可缓解；胃痛发病部位在上腹部，局部可有压痛，以胀痛为主，持续时间较长，常伴有食少纳呆、恶心呕吐、泛酸嘈杂等消化系统症状。做 B 超、胃肠造影、胃镜、淀粉酶检查，可以鉴别。

（二）悬饮

悬饮、胸痹均有胸痛。但胸痹为当胸闷痛，可向左肩或左臂内侧等部位放射，常因受寒饱餐、情绪激动、劳累而突然发作，持续时间短暂；悬饮为胸胁胀痛，持续不解，多伴有咳唾，肋间饱满，转侧不能平卧，呼吸时疼痛加重，或有咳嗽、咳痰等肺系证候。

（三）胁痛

疼痛部位在两胁部，以右胁部为主，肋缘下或有压痛点。疼痛特点或刺痛不移，或胀痛不休，或隐隐作痛，很少短暂即逝，可合并厌油腻、发热、黄疸等症。肝胆 B 超、胃镜、肝功能、淀粉酶检查有助区分。

（四）真心痛

真心痛乃胸痹的进一步发展。症见心痛剧烈，甚则持续不解，伴有肢冷汗出，面色苍白，喘促唇紫，手足青至节，脉微欲绝或结代等危重急症。

四、辨证

胸痹首先辨别虚实，分清标本。发作期以标实为主，缓解期以本虚为主。

标实应区别气滞、血瘀、寒凝、痰浊的不同。闷重而痛轻，兼见胸胁胀满，憋气，善太息，苔薄白，脉弦者，多属气滞；胸部窒闷而痛，伴唾吐痰涎，苔腻，脉弦滑或弦数者，多属痰浊；胸痛如绞，遇寒则发，或得冷加剧，伴畏寒肢冷，舌淡苔白，脉细，为寒凝心脉；刺痛固定不移，痛有定处，夜间多发，舌紫暗或有瘀斑，脉结代或涩，由心脉瘀滞所致。

本虚又应区别阴阳气血亏虚的不同。心胸隐痛而闷，因劳累而发，伴心慌、气短、乏力，舌淡胖嫩，边有齿痕，脉沉细或结代者，多属心气不足；若绞痛兼见胸闷气短，四肢厥冷，神倦自汗，脉沉细，则为心阳不振；隐痛时作时止，缠绵不休，动则多发，伴口干，舌淡红而少苔，脉细而数，则属气阴两虚表现。

胸痹的疼痛程度与发作频率及持续时间与病情轻重程度密切相关。疼痛持续时间短暂，瞬息即逝者多轻；持续时间长，反复发作者多重；若持续数小时甚至数日不休者常为重症或危候。

一般疼痛发作次数多少与病情轻重程度成正比。若疼痛遇劳发作，休息或服药后能缓解者为顺症；服药后难以缓解者常为危候。

（一）寒凝心脉

证候：猝然心痛如绞，心痛彻背，背痛彻心，心悸气短，喘不得卧，形寒肢冷，面色苍白，冷汗自出，多因气候骤冷或骤感风寒而发病或加重，苔薄白，脉沉紧或沉细。

分析：寒邪侵袭，阳气不运，气机阻痹，故见猝然心痛如绞，或心痛彻背，背痛彻心，感寒则痛甚；阳气不足，故形寒肢冷，面色苍白；胸阳不振，气机受阻，故见喘不得卧，心悸气短；苔薄白，脉沉紧或沉细，均为阴寒凝滞，阳气不运之候。

（二）气滞心胸

证候：心胸满闷，隐痛阵发，痛无定处，时欲太息，情绪波动时容易诱发或加重，或兼有脘痞胀满，得嗳气或矢气则舒，苔薄或薄腻，脉细弦。

分析：郁怒伤肝，肝失疏泄，气滞上焦，胸阳失展，心脉不和，故心胸满闷，隐痛阵发，痛无定处；情志不遂则气机郁结加重，故心痛加重，而太息则气机稍畅，心痛稍减；肝郁气结，木失条达，横逆犯脾，脾失健运则脘痞胀满；苔薄或薄腻，脉细弦为肝气郁结之象。

（三）心血瘀阻

证候：心胸剧痛，如刺如绞，痛有定处，甚则心痛彻背，背痛彻心，或痛引肩背，伴有胸闷心悸，日久不愈，可因暴怒、劳累而加重，面色晦暗，舌质暗红或紫暗，或有瘀斑，苔薄脉弦涩或促、结、代。

分析：气机阻滞，瘀血内停，络脉不通，不通则痛，故见心胸剧痛，如刺如绞，痛有定处，甚则心痛彻背，背痛彻心，或痛引肩背，伴有胸闷，日久不愈；瘀血阻塞，心失所养，故心悸不宁，面色晦暗；暴怒伤肝，气机逆乱，气滞血瘀更重，故可因暴怒而加重；舌质暗红或紫暗，或有瘀斑，苔薄，脉弦涩或促、结、代均为瘀血内阻之候。

（四）痰浊闭阻

证候：胸闷重而心痛，痰多气短，倦怠肢重，遇阴雨天易发作或加重，伴有纳呆便溏，口黏恶心，咯吐痰涎，舌体胖大且边有齿痕，苔白腻或白滑，脉滑。

分析：痰浊内阻，胸阳失展，气机痹阻，故胸闷重而疼痛，痰多气短；阴雨天湿气更甚，故遇之易发作或加重；痰浊困脾，脾气不运，故倦怠肢重，纳呆便溏，口黏恶心；咯吐痰涎，舌体胖大，有齿痕，苔白腻或滑，脉滑，均为痰浊闭阻之象。

（五）心肾阴虚

证候：心痛憋闷，灼痛心悸，五心烦热，潮热盗汗，或头晕耳鸣，腰膝酸软，口干便秘，舌红少津，苔薄或剥，脉细数或促代。

分析：心肾不交，虚热内灼，气机不利，血脉不畅，故心痛时作，灼痛或憋闷；久病或热病伤阴，暗耗心血，血虚不足以养心，则心悸；阴虚生内热，则五心烦热，潮热盗汗；肾阴虚，则见头晕耳鸣，腰膝酸软；口干便秘，舌红少苔，脉细数或促代，均为阴虚有热之象。

（六）心肾阳虚

证候：心悸而痛，胸闷气短，自汗，动则更甚，神倦怯寒，面色㿠白，四肢不温或肿胀，舌质淡胖，苔白或腻，脉沉细迟。

分析：阳气虚衰，胸阳不振，气机痹阻，血行瘀滞，血脉失于温煦，故见胸闷心痛，心悸气短，自汗，动则耗气更甚；阳虚不足以温运四肢百骸，则神倦怯寒，面色㿠白，四肢不温；肾阳虚，不能制水，故四肢肿胀；舌质淡胖，苔白或腻，脉沉细迟均为阳气虚衰之候。

（七）气阴两虚

证候：心胸隐痛，时作时休，胸闷气促，心悸自汗，动则喘息益甚，倦怠懒言，面色少华，舌质淡红，苔薄白，脉虚细缓或结代。

分析：思虑伤神，劳心过度，损伤心气，阴血亏耗，血瘀心脉，故见胸闷隐痛，时作时休，心悸气促，倦怠懒言等；心气虚，则自汗；气血不荣于上，则面色少华；淡红舌，脉虚细缓，均为气阴两虚之征。

五、治疗

本病的治疗原则应先治其标，后治其本，先从祛邪入手，然后再予扶正，必要时可根据虚实标本的主次，兼顾同治。标实当泻，针对气滞、血瘀、寒凝、痰浊而疏理气机，活血化瘀，辛温通阳，泄浊豁痰，尤重活血通脉治法；本虚宜补，权衡心脏阴阳气血之不足，有无兼见肺、肝、脾、肾等脏之亏虚，补气温阳，滋阴益肾。

（一）中药治疗

1. 寒凝心脉

治法：辛温散寒，宣通心阳。

处方：枳实薤白桂枝汤合当归四逆汤。

两方皆能辛温散寒，助阳通脉。前方重在通阳理气，用于胸痹阴寒证，心中痞满，胸闷气短者；后方则以温经散寒为主，用于血虚寒厥证，见胸痛如绞，手足不温，冷汗自出，脉沉细者。方中桂枝、细辛温散寒邪，通阳止痛；薤白、瓜蒌化痰通阳，行气止痛；当归、芍药养血活血；芍药与甘草相配，缓急止痛；枳实、厚朴理气通脉；大枣养脾和营。共成辛温散寒、通阳止痛之功。

若阴寒极盛之胸痹重症，胸痛剧烈，心痛彻背，背痛彻心，痛无休止，当用温通散寒之法，给予乌头赤石脂丸加荜茇、高良姜、细辛等治疗。方中以乌头雄烈刚燥，散寒通络止痛；附子、干姜温阳逐寒；蜀椒温经下气开郁；为防药物过于辛散，配赤石脂入心经，而固摄收涩阳气。若痛剧而四肢不温，冷汗自出，可含化苏合香丸或麝香保心丸，以芳香化浊，温通开窍，每获即速止痛效果。

另外，可选用苏冰滴丸，每次 2～4 粒，每日 3 次。

2. 气滞心胸

治法：疏调气机，活血通络。

处方：柴胡疏肝散加减。

本方疏肝理气，适用于肝气郁结、气滞上焦、胸阳失展、血脉失和之胸胁疼痛。方用四逆散去枳实，加香附、枳壳、川芎、陈皮行气疏肝，和血止痛。其中柴胡与枳壳相配可升降气机；白芍与甘草同用可缓急舒脉止痛；香附、陈皮以增强理气解郁之功；川芎为血中之气药，既可活血又能调畅气机。全方共奏疏调气机、和血通脉之功。根据需要，还可选用木香、沉香、降香、檀香、延胡索、砂仁、厚朴等芳香理气及破气之品，但不可久用，以免耗散正气。

若气郁日久化热，出现心烦易怒，口干便秘，舌红苔黄，脉弦数等证者，用丹栀逍遥散疏肝清热；便秘严重者，用当归芦荟丸以泻郁火；如胸闷、心痛明显，为气滞血瘀之象，可合用失笑散，以增强活血行瘀、散结止痛之功效。

另外，可选用冠心苏合丸，每次 3 g，每日 2 次。

3. 心血瘀阻

治法：活血化瘀，通脉止痛。

处方：血府逐瘀汤。

本方祛瘀通脉，行气止痛，用于胸中瘀阻，血行不畅，心胸疼痛，痛有定处，胸闷、心悸之胸痹，方中当归、川芎、桃仁、红花、赤芍活血化瘀，疏通血脉；柴胡、桔梗与枳壳、牛膝配伍，升降结合，调畅气机，开胸通阳，行气活血；生地黄养阴而调血燥。诸药共成祛瘀通脉、行气止痛之功。

若瘀血痹阻重症，胸痛剧烈，可加乳香、没药、丹参、郁金、降香等加强活血理气之力；若血瘀、气滞并重，胸闷痛甚者，加沉香、檀香、荜茇等辛香理气止痛药物；若寒凝血瘀或阳虚血瘀者，症见畏寒肢冷，脉沉细或沉迟者，加肉桂、细辛、高良姜、薤白等温通散寒之品，或人参、附子等温阳益气之品；若伴有气短乏力、自汗、脉细缓或结代，乃气虚血瘀之象，当益气活血，用人参养营汤合桃红四物汤加减，重用人参、黄芪等益气祛瘀之品。

还可选用三七、苏木、泽兰、鸡血藤、益母草、水蛭、王不留行、牡丹皮等活血化瘀药物，加强祛瘀疗效。但破血之品应慎用，且不可久用、多用，以免耗伤正气。在应用活血、破血类药物时，必须注意有无出血倾向或征象，一旦发现，立即停用，并予以相应处理。

另外，可选用活心丸，每次含服或吞服，1～2 丸。

4. 痰浊阻闭

治法：通阳化浊，豁痰宣痹。

处方：瓜蒌薤白半夏汤合涤痰汤。

两方均能温通豁痰，前方通阳行气，用于痰阻气滞，胸阳痹阻者；后方健脾益气，豁痰开窍，用于脾虚失运，痰阻心窍者。方中瓜蒌、薤白化痰通阳，行气止痛；半夏、胆南星、竹茹清热化痰；人参、茯苓、甘草健脾益气；石菖蒲、陈皮、枳实理气宽胸。全方共奏通阳化饮、泄浊化痰、散结止痛之功。

若痰浊郁而化热，症见咳痰黄稠、便干、苔黄腻者，可用黄连温胆汤加郁金清化痰热而理气活血；痰热兼有郁火者，加海浮石、海蛤壳、黑山栀、天竺黄、竹沥化痰火之胶结；大便干结，加生大黄通腑逐痰；痰瘀交阻，症见胸闷如窒，心胸隐痛或绞痛阵发，苔白腻，舌暗紫或有瘀斑，当通阳化痰散结，加血府逐瘀汤；若痰浊闭塞心脉，猝然剧痛，可用苏合香丸。

5. 心肾阴虚

治法：滋阴清热，养心和络。

处方：天王补心丹合炙甘草汤。

两方均为滋阴养心之剂；前方以养心安神为主，治疗心肾两虚，阴虚血少者；后方以养阴复脉见长，用于气阴两虚，心动悸，脉结代之症。方中以生地黄、玄参、天冬、麦冬滋水养阴以降虚火；人参、炙甘草、茯苓益助心气；桂枝、大枣补气通阳，寓从阳引阴之意；柏子仁、酸枣仁、五味子、远志交通心肾，养心安神，化阴敛汗；丹参、当归身、芍药、阿胶滋养心血而通心脉；桔梗、辰砂为引使之品。本方能使心阴复，虚火平，血脉利，则心胸灼痛得解。

若阴不敛阳，虚火内扰心神，心烦不寐，舌尖红少津者，可用酸枣仁汤清热除烦安神；若不效者，再予黄连阿胶汤，滋阴清火，宁心安神。若兼见风阳上扰，用珍珠母、灵磁石、石决明、琥珀等重镇潜阳之品，或用羚羊钩藤汤加减；心肾阴虚者，兼见头晕耳鸣，腰膝酸软，遗精盗汗，口燥咽干，用左归饮补益肾阴，填精益髓，或河车大造丸滋肾养阴清热；若心肾真阴欲竭，当用大剂西洋参、鲜生地黄、石斛、麦冬、山萸肉等急救真阴，并佐用生牡蛎、乌梅肉、五味子、甘草等酸甘化阴，且敛其阴。

另外，可选滋心阴口服液，每次 10 mL，每日 2 次。

6. 心肾阳虚

治法：温振心阳，补益阳气。

处方：参附汤合右归饮。

两方均能补益阳气，前方大补元气，温补心阳；后方温肾助阳，补益精气。方中人参、姜、枣、炙甘草大补元气，以益心气复脉；附子辛热，温补真阳；肉桂振奋心阳；熟地黄、山萸肉、枸杞子、杜仲、山药为温肾助阳、补益精气之要药。

若兼肾阳虚，可合金匮肾气丸，或用六味地黄丸滋阴同本，从阴引阳，共为温补肾阳之剂；心肾阳衰，不能化气行水，水饮上凌心肺，加用真武汤；若阳虚欲脱厥逆者，用四逆加人参汤，温阳益气，回阳救逆；若阳虚寒凝而兼气滞血瘀者，可选用薤白、沉香、降香、檀香、香附、鸡血藤、泽兰、川芎、桃仁、红花、延胡索、乳香、没药等偏于温性的理气活血药物。

另外，可选用麝香保心丸，每次含服或吞服 1 ~ 2 粒。

7. 气阴两虚

治法：益气养阴，活血通脉。

处方：生脉散合人参养营汤加减。

上方皆能补益心气。生脉散长于益心气，敛心阴，适用于心气不足，心阴亏耗者；人参养营汤补气养血，安神宁心，适用于胸闷气短，头昏神疲。方中人参、黄芪、炙甘草大补元气，通经利脉；肉桂通心阳，散寒气，疗心痛，纳气归肾；麦冬、五味子滋养心阴，收敛心气；熟地黄、当归、白芍养血活血。配茯苓、白术、陈皮、远志，补后天之本，滋气血生化之源，以宁心定志。

若兼见神疲乏力，纳呆，失眠多梦等，可用养心汤加半夏曲、茯苓以健脾和胃，补益心脾，养心安神；若气阴两虚，兼见口燥咽干，心烦失眠，舌红，用生脉散合归脾汤加减；兼有气滞血瘀者，可加川芎、郁金以行气活血；兼见痰浊之象者，可用茯苓、白术、白蔻仁以健脾化痰。

另外，可选用补心气口服液，每日 10 mL，每日 2 次；或滋心阴口服液，每次 10 mL，每日 2 次。

（二）针灸治疗

1. 基本处方

心俞、巨阙、膻中、内关、郄门。

心俞、巨阙属俞募相配，膻中、心俞前后相配，通调心气；内关、郄门同经相配，宽胸理气，缓急止痛。

2. 加减运用

（1）寒凝心脉证：加厥阴俞、通里、气海以温经散寒、宣通心阳。背俞穴、气海可加灸，余穴针用平补平泻法。

（2）气滞心胸证：加阳陵泉、太冲以疏肝理气、调畅气机，针用泻法。余穴针用平补平泻法若脘痞胀满甚者，加中脘以健脾和中、疏导中州气机，针用平补平泻法。

（3）心血瘀阻证：加膈俞、血海、阴郄以活血化瘀、通脉止痛，诸穴针用平补平泻法。

（4）痰浊阻闭证：加太渊、丰隆、足三里、阴陵泉以通阳化浊、豁痰宣痹。诸穴针用平补平泻法。

（5）心肾阴虚证：加肾俞、太溪、三阴交、少海以滋阴清热、养心和络，针用补法，余穴针用平补平泻法。

（6）心肾阳虚证：加肾俞、气海、关元、百会、命门以振奋心肾之阳。诸穴针用补法，关元、气海、命门、背俞穴可加灸。

（7）气阴两虚证：加足三里、气海、阴郄、少海以益气养阴、活血通脉。诸穴针用补法。

3. 其他

（1）耳针疗法：取胸、神门、心、肺、交感、皮质下，每次选 3 ～ 5 穴，用捻转手法强刺激，一般每穴捻 1 ～ 2 分钟，留针 15 ～ 20 分钟，可以每隔 5 分钟捻转 1 次。

（2）电针疗法：取内关、神门、胸上段夹脊穴，通电刺激 5 ～ 15 分钟，采用密波，达到有麻、电放射感即可。

（3）穴位注射疗法：取内关、郄门、间使、少海、心俞、足三里、三阴交，用复方当归（10% 葡萄糖稀释）、维生素 B_{12} 0.25 mg、复方丹参注射液等，每次选 2 ～ 3 穴，每穴注射 0.5 ～ 1 mL，隔日 1 次。

（4）皮内针疗法：取内关、心俞、厥阴俞、膈俞，每次选 1 对，埋针 1 ～ 3 天，冬天可延长到 5 ～ 7 天。

（张明丽）

第三节　真心痛

真心痛是指以突然发作的剧烈而持久的胸骨下部后方或心前区压榨性、闷胀性或窒息性疼痛为临床表现特点的一种严重病证，是胸痹的进一步发展。疼痛可放射到左肩、左上肢前内侧及环指和小指，一般持续时间较长，常伴有心悸、水肿、肢冷、喘促、面色苍白、汗出、焦虑和恐惧感等症状，甚至危及生命。多因劳累、情绪激动、饱食、受寒等因素诱发。《灵枢·厥病篇》描述了真心痛的发作和预后，称："真心痛，手足青至节，心痛甚，旦发夕死，夕发旦死。"

现代医学的冠状动脉粥样硬化性心脏病、心肌梗死、心律失常、心源性休克等，出现真心痛的临床表现时，可参考本节进行辨证论治。

一、病因病机

真心痛病因病机和"胸痹"类同，与年老体衰，阳气不足，七情内伤，气滞血瘀，痰浊化生，寒邪侵袭，血脉凝滞等因素有关。如寒凝气滞，血瘀痰浊，闭阻心脉，心脉不通，可出现心胸疼痛（胸痹），严重者部分心脉突然闭塞，气血运行中断，可见心胸猝然大痛，而发为真心痛。

真心痛之病位在心，其本在肾。总的病机是本虚标实，本虚是发病基础，标实是发病条件，急性发作时以标实为主，总由心之气血失调、心脉痹阻不畅而致。

二、诊断要点

（一）症状

突然发作胸骨后感心前区剧痛，呈压榨性或窒息性疼痛。疼痛常可放射至左肩背和前臂，持续时间可长达数小时或数天，可兼心悸、恶心、呕吐等。

（二）检查

1. 心电图检查

根据 ST 段或 T 波的异常变化来判断心肌缺血的部位及程度，同时根据相应导联所出现病理性 Q 波及 ST 段抬高的表现，来确定心肌梗死的部位。

2. 胸部 X 线平片

胸部 X 线平片及冠状动脉造影有助于诊断。

三、辨证

本病病位在心，其本在肾，本虚标实是其发病的主要机制，而在急性期则以标实为主。

若心气不足，运血无力，心脉瘀阻，或心血亏虚，气血运行不利，可见心动悸，脉结代（心律失常）；若心肾阳虚，水邪泛滥，水饮凌心射肺，可出现心悸、水肿、喘促（心力衰竭），或亡阳厥脱，亡阴厥脱（心源性休克），或阴阳俱脱，最后导致阴阳离决。

（一）气虚血瘀

证候：心胸刺痛，胸部闷窒，动则加重，伴短气乏力，汗出心悸，舌体胖大，边有齿痕，舌质暗淡或瘀点瘀斑，舌苔薄白，脉弦细无力。

分析：元气素虚，无力推动血液运行，血行缓慢而滞涩，闭阻心脉，心脉不通，则心胸刺痛，胸部闷窒；动则耗气更甚，故短气乏力，汗出；气虚心搏加快，故心悸；舌体胖大，边有齿痕，苔薄白为气虚之象；舌质暗淡，有瘀点瘀斑为血瘀之征。

（二）寒凝心脉

证候：胸痛彻背，胸闷气短，心悸不宁，神疲乏力，形寒肢冷，舌质黯淡，苔白腻，脉沉迟，迟缓或结代。

分析：寒邪内侵，阳气不运，气机阻痹，故见胸痛彻背；胸阳不振，气机不利，故见胸闷气短，心悸不宁；阳气不足，上不荣头面，外不达四肢，故面色苍白，形寒肢冷；舌质黯淡，苔白腻，脉沉迟缓或结代，均为寒凝心脉、阳气不运之候。

（三）正虚阳脱

证候：心胸绞痛，胸中憋闷或有窒息感，喘促不宁，心慌，面色苍白，大汗淋漓，烦躁不安或表情淡漠；重则神志昏迷，四肢厥冷，口开目合，手撒尿遗，脉疾数无力或脉微欲绝。

分析：阳气虚衰，胸阳不运，痹阻气机，血行瘀滞，故见胸憋闷、绞痛或有窒息感；少气不续，不能维持正常心搏，故心慌，喘促不宁；大汗淋漓，烦躁不安或表情淡漠，乃为阳脱阴竭；阳气消乏，清阳不升，或失血过多，血虚不能上承，故见神志不清；气血不能达四末，则四肢厥冷；营阴内衰，正气不同，故口开目合，手撒遗尿；脉疾数无力或脉微欲绝，乃亡阳伤阴之征。

四、治疗

本病在发作期必须选用有速效止痛作用之药物，以迅速缓解心痛症状。疼痛缓解后予以辨证施治，常以补气活血、温阳通脉为法。

（一）中药治疗

1. 气虚血瘀

治法：益气活血，通脉止痛。

处方：保元汤合血府逐瘀汤。

方中人参、黄芪补气益心；桃仁、红花、川芎活血祛瘀；赤芍、当归、牛膝养血活血；柴胡、枳壳、桔梗行气豁痰宽胸；生地黄、肉桂敛汗温阳定悸；甘草调和诸药。

另外，可选用速效救心丸，每日 3 次，每日 4 ～ 6 粒，急性发作时每次 10 ～ 15 粒。

2. 寒凝心脉

治法：温补心阳，散寒通脉。

处方：当归四逆汤。

方中当归补血活血；芍药养血和营；桂枝温经散寒；细辛祛寒除痹止痛；炙甘草、大枣益气健脾，通行血脉。

本证寒象明显，可加干姜、蜀椒、荜茇、高良姜；气滞加白檀香；痛剧急予苏合香丸，每服 1 ～ 4 丸。

3. 正虚阳脱

治法：回阳救逆，益气固脱。

处方：四味回阳饮。

方中以红参大补元气；附子、炮姜回阳；可加肉桂、山萸肉、龙骨、牡蛎温助心阳，敛汗固脱；加玉竹配炙甘草养阴益气。阴竭亡阳，合生脉散。

另外，可选用丹参滴丸，10 ～ 15 粒，每日 3 次。或用参附注射液 100 mL 加 5% 葡萄糖注射液 250 mL，静脉滴注。

（二）针灸治疗

1. 基本处方

内关、郄门、阴郄、膻中。

内关、郄门同经相配，郄门、阴郄二郄相配，更和心包之募膻中，远近相配，共调心气。

2. 加减运用

（1）气虚血瘀证：加脾俞、足三里、气海以益气通络。诸穴针用补法。

（2）寒凝心脉证：加心俞、厥阴俞、命门以温经祛寒、通络止痛。诸穴针用补法，或加灸法。

（3）正虚阳脱证：重灸神阙、关元以回阳救逆固脱。余穴针用补法。

3. 其他

（1）耳针疗法：取心、神门、交感、皮质下、内分泌，每次选 3 ~ 4 穴，强刺激，留针 30 ~ 60 分钟。

（2）电针疗法：取膻中、巨阙、郄门、阴郄，用连续波，快频率刺激 20 ~ 30 分钟。

（3）穴位注射疗法：取心俞、厥阴俞、郄门、足三里，每次选两穴，用复方丹参注射液或川芎嗪注射液，每穴注射 2 mL，每日 1 次。

（4）头针疗法：取额旁 1 线，平刺激，持续捻转 2 ~ 3 分钟，留针 20 ~ 30 分钟。

（张明丽）

第九章　脾胃病证

第一节　反胃

反胃是以脘腹痞胀，宿食不化，朝食暮吐，暮食朝吐为主要临床表现的一种证病。

一、历史沿革

反胃又称胃反。胃反之名，首见于汉代张仲景《金匮要略·呕吐哕下利病脉证治》篇。宋代《太平圣惠方·治反胃呕吐诸方》则称之为"反胃"。其后亦多以反胃名之。

《金匮要略·呕吐哕下利病脉证治》中说："趺阳脉浮而涩，浮则为虚，涩则伤脾；伤脾则不磨，朝食暮吐，暮食朝吐，宿谷不化，名为胃反。"明确指出本病的病机主要是脾胃损伤，不能腐熟水谷。有关治疗方面，提出了使用大半夏汤和茯苓泽泻汤，至今仍为临床所常用。

隋代巢元方《诸病源候论·胃反候》对《金匮要略》之说有所发挥，将病因病机归纳为血气不足、胃寒停饮、气逆胃反，指出"荣卫俱虚，其血气不足，停水积饮，在胃脘则脏冷，脏冷则脾不磨，脾不磨则宿谷不化，其气逆而成胃反也"。

唐代王冰在《素问》注文中更将本病精辟总结为"食入反出，是无火也"。宋代《圣济总录·呕吐门》也说："食久反出，是无火也。"

金元时期，朱丹溪《丹溪心法·翻胃》提出血虚、气虚、有热、有痰之说，治法方药则更趋丰富全面。

明代张景岳对于反胃的病因、病机、辨证、治法、方药等有了系统性的阐述，他在《景岳全书·反胃》一节中说："或以酷饮无度，伤于酒湿，或以纵食生冷，败其真阳；或因七情忧郁，竭其中气；总之，无非内伤之甚，致损胃气而然。"又说："反胃一证，本属火虚，盖食入于胃，使胃暖脾强，则食无不化，何至复出……然无火之由，则犹有上中下三焦之辨，又当察也。若寒在上焦，则多为恶心或泛泛欲吐者，此胃脘之阳虚也。若寒在中焦，则食入不化，每食至中脘，或少顷或半日复出者，此胃中之阳虚也。若寒在下焦，则朝食暮吐，暮食朝吐，乃以食入幽门，丙火不能传化，故久而复出，此命门之阳虚也""虚在上焦，微寒呕吐者，惟姜汤为最佳，或橘皮汤亦可，虚在中焦而食入反出者，宜五君子煎、理中汤……虚在下焦而朝食暮吐……其责在阴，非补命门以扶脾土之母，则火无以化，土无以生，亦犹釜底无薪，不能腐熟水谷，终无济也。宜六味回阳饮，或人参附子理阴煎，或右归饮之类主之。此屡用之妙法，不可忽也""反胃由于酒湿伤脾者，宜葛花解酲汤主之，若湿多成热，而见胃火上冲者，宜黄芩汤或半夏泻心汤之类主之。"其中补命门火之说是他对本病治疗上的一大创见。

明代李中梓根据临床实际，进一步丰富了反胃的辨证内容。他在《医宗必读·反胃噎膈》中说："反胃大都属寒，然不可拘也。脉大有力，当作热治，脉小无力，当作寒医。色之黄白而枯者为虚寒，色之红赤而泽者为实热，以脉合证，以色合脉，庶乎无误。"

清代李用粹《证治汇补·反胃》对七情致病认识较为深刻。他说："病由悲愤气结，思虑伤脾……皆能酿成痰火，妨碍饷道而食反出。"对反胃的病因病机，做了新的补充。清代陈士铎《石室秘录·噎膈反胃治法》说："夫食入于胃而吐出，似乎病在胃也，谁知肾为胃之关门，肾病而胃始病。"这种看法，与张景岳补命门以扶脾土的观点基本相同。清代沈金鳌《杂病源流犀烛·噎塞反胃关格源流》言："反胃原于真火衰微，胃寒脾弱，不能纳谷，故早食晚吐，日日如此，以饮食入胃，既抵脾之下脘，复返而出也。若脉数，为邪热不杀谷，乃火性上炎，多升少降也"。同时指出："亦有瘀血阻滞者，亦有虫而反出者，亦有火衰不能生土，其脉沉迟者。"进一步丰富了对反胃病因病机的认识。

以上所引各家之说，从不同的方面对反胃做了阐述，使本病的辨证论治内容日趋完善。

二、范围

西医学的胃、十二指肠溃疡病，胃、十二指肠憩室，急慢性胃炎，胃黏膜脱垂症，十二指肠淤积症，胃部肿瘤，胃神经症等等，凡并发胃幽门部痉挛、水肿、狭窄，或胃动力紊乱引起胃排空障碍，而在临床上出现脘腹痞胀，宿食不化，朝食暮吐，暮食朝吐等症状者，均可参照本篇内容辨证论治。

三、病因病机

反胃多由饮食不节，酒色过度，或长期忧思郁怒，损伤脾胃之气，并产生气滞、血瘀、痰凝阻胃，使水谷不能腐熟，宿食不化，导致脘腹痞胀，胃气上逆，朝食暮吐，暮食朝吐。

（一）脾胃虚寒

饥饱失常，嗜食寒凉生冷，损及脾阳，以致脾胃虚寒，不能消化谷食，终至尽吐而出。思虑不解，或久病劳倦多可伤脾，房劳过度则伤肾，脾伤则运化无能不能腐熟水谷；肾伤则命火衰微，不能温煦脾土，则脾失健运，谷食难化而反。

（二）痰浊阻胃

酒食不节、七情所伤、房室、劳倦等病因，均可损伤脾胃，因之水谷不能化为精微而成湿浊，积湿生痰，痰阻于胃，遂使胃腑失其通降下行之功效，宿食不化而成反胃。

（三）瘀血积结

七情所伤，肝胃气滞，或遭受外伤，或手术创伤等原因可导致气滞血瘀。胃络受阻，气血不和，胃腑受纳、和降功能不及，饮食积结而成反胃。

（四）胃中积热

多由于长期大量饮酒，吸烟，嗜食甘肥厚味，经常进食大量辣椒等辛烈之品，均可积热成毒，损伤胃气，而成反胃之证。抑或痰浊阻胃，瘀血积结，郁久化热。邪热在胃，火逆冲上，不能消化饮食，而见朝食暮吐，暮食朝吐。此即《素问·至真要大论篇》病机十九条中所说："诸逆冲上，皆属于火""诸呕吐酸……皆属于热"之意。

由此可见，本病病位在胃，脾胃虚寒、不能腐熟水谷是导致本病的最主要因素，但同时与肝、脾、肾等脏腑密切相关。除气滞、气逆外，还有痰浊、水饮、积热、瘀血等病理因素共同参与发病过程，而且各种病因病机之间往往相互转化。痰浊、水饮多为脾胃虚寒所致；痰浊、瘀血等可使气虚、气滞、食停，同时也可郁久化热；诸因均可久病入络，而成瘀血积结。

四、诊断与鉴别诊断

（一）诊断

1. 发病特点

反胃在临床上较为常见，患者以成年人居多，男女性别差异不大，对老年患者要特别提高警惕，注意是否有癌肿等病存在。

2. 临床表现

本病一般多为缓起，先有胃脘疼痛，吐酸，嘈杂，食欲不振，食后脘腹痞胀等症状，若迁延失治或治疗不当，病情则进一步加剧，逐渐出现脘腹痞胀加剧，进食后尤甚，饮食不能消化下行，停积于胃腑，终致上逆而呕吐。其呕吐的特点是朝食暮吐，暮食朝吐，呕出物多为未经消化的宿食，或伴有痰涎血缕；严重患者亦可呕血。

患者每因呕吐而不愿进食，人体缺乏水谷精微之濡养，日见消瘦，面色萎黄，倦怠无力。由于饮食停滞于胃脘不能下行，按压脘部则感不适，有时并可触及包块；振摇腹部，可听到漉漉水声。

脉象，舌质，舌苔，则每随其或寒或热，或虚或实而表现不同，可据此作为进一步的辨证依据。

（二）鉴别诊断

1. 呕吐

从广义言，呕吐可以包括反胃，而反胃也主要表现为呕吐。但一般呕吐多是食入即吐，或不食亦吐，呕吐物为食物、痰涎、酸水等，一般数量不多。反胃则主要是朝食暮吐，暮食朝吐，患者一般进食后不立即呕吐，但因进食后，食物停积于胃腑，不能下行，至一定时间，则尽吐而出，吐后始稍感舒畅。所吐出的多为未经消化的饮食，而且数量较多。

2. 噎膈

噎膈是指吞咽时哽噎不顺，饮食在胸膈部阻塞不下，和反胃不同。反胃一般多无吞咽哽噎，饮食不下是饮食不能下通幽门，在食管则无障碍。噎膈则主要表现为吞咽困难，饮食不能进入贲门。噎膈虽然也会出现呕吐，但都是食入即吐，呕吐物量不多，经常渗唾痰涎，据此亦不难做出鉴别。

五、辨证

（一）辨证要点

1. 注意呕吐的性质和呕吐物的情况

反胃的主要特征是朝食暮吐，暮食朝吐，因此在辨证中必须掌握这一特点。要详细询问病史，例如呕吐的时间、呕吐的次数、呕吐物性状及多少等，这对于辨证很有价值。

2. 要细辨反胃的证候

反胃的辨证可概括为寒、热、痰、瘀四个主要证型。除从呕吐物的性质内容判断外，其他症状、脉象、舌质、舌苔、患者过去和现在的病史、身体素质等，均有助于辨证。

（二）证候

1. 脾胃虚寒

症状：食后脘腹胀满，朝食暮吐，暮食朝吐，吐出宿食不化及清稀水液，吐尽始觉舒适，大便溏少，神疲乏力，面色青白，舌淡苔白，脉细弱。甚者面色苍白，手足不温，眩晕耳鸣，腰酸膝软，精神萎靡。舌淡白，苔白滑，脉沉细无力。

病机分析：此证之主要病机是脾胃虚寒，即胃中无火。因胃中无火，胃失腐熟通降之职，不能消化与排空，乃出现朝食暮吐，暮食朝吐，宿食不化之症状，一旦吐出，消除停积，故吐后即觉舒适。《素问·至真要大论篇》云："诸病水液，澄澈清冷，皆属于寒。"患者吐出清稀水液，故云属寒，大便溏少，神疲乏力，面色青白，亦属脾胃虚寒；舌淡白，脉弱，均为阳气虚弱之症。其严重者面色苍白，手足不温，舌质淡白，脉沉细无力，为阳虚之甚；腰酸膝软，眩晕耳鸣属肾虚；精神萎靡属肾精不足神气衰弱之征。这些表现，是由肾阳衰弱，命火不足，火不生土，脾失温煦而致，此属脾肾两虚之证，较前述之脾胃虚寒更为严重。

2. 胃中积热

症状：食后脘腹胀满，朝食暮吐，暮食朝吐，吐出宿食不化及混浊酸臭之稠液，便秘，溺黄短，心烦口渴，面红。舌红干，舌苔黄厚腻，脉滑数。

病机分析：朝食暮吐，暮食朝吐，宿食不化，是属反胃之症。《素问·至真要大论篇》说："诸转反戾，水液浑浊，皆属于热。"今患者吐出混浊酸臭之液，故属热证。内热消烁津液，故口渴便秘，小便短黄；内热熏蒸，故心烦，面红。舌红干，苔黄厚，脉滑数，皆为胃中积热之征。

3. 痰浊阻胃

症状：经常脘腹胀满，食后尤甚，上腹或有积块，朝食暮吐，暮食朝吐，吐出宿食不化，并有或稠或稀之痰涎水饮，或吐白沫，眩晕，心下悸。舌苔白滑，脉弦滑，或舌红苔黄浊，脉滑数。

病机分析：有形痰浊，阻于中焦，故不论已食未食，经常见脘腹胀满。呕吐白色痰涎水饮或白沫，乃痰浊之征；痰浊积于中焦，故可见上腹部积块；眩晕乃因痰浊中阻，清阳不升所致；心下悸为痰饮阻于心下；舌苔白滑，脉弦滑，是痰证之特征；舌红，苔黄浊，脉滑数者，是属痰郁化热的表现。

4. 血瘀积结

症状：经常脘腹胀满，食后尤甚，上腹或有积块，朝食暮吐，暮食朝吐，吐出宿食不化，或吐黄沫，或吐褐色浊液，或吐血便血，上腹胀满刺痛拒按，上腹部积块坚硬，推之不移。舌质暗红或兼有瘀点，脉弦涩。

病机分析：有形之瘀血，阻于胃关，影响胃气通降下行，故不论已食未食，经常见腹部胀满；吐黄沫或褐液，解黑便，皆由瘀血阻络，血液外溢所致；腹胀刺痛属血瘀；上腹积块坚硬，推之不移，舌暗有瘀点，脉涩等皆为血瘀之征。

六、治疗

（一）治疗原则

1. 降逆和胃

以降逆和胃为基本原则，阳气虚者，合以温中健脾，阴液亏者，合以消养胃阴，气滞则兼以理气，有瘀血或痰浊者，兼以活血祛痰。病去之后，当以养胃气、胃阴为主。如此，方能巩固疗效，促进健康。

2. 注意服药时机

掌握服药的时机，也是治疗反胃的一个关键。由于反胃患者，宿食停积胃腑，若在此时服药，往往不易吸收，影响药效。故反胃患者应在空腹时服药，或在宿食吐净后再服药，疗效较佳。

（二）治法方药

1. 脾胃虚寒

治法：温中健脾，和胃降逆。

方药：丁蔻理中汤加减。方中以党参补气健脾，干姜温中散寒；寒多以干姜为君，虚多以党参为君；辅以白术健脾燥温；甘草补脾和中，加白豆蔻之芳香醒胃，丁香之理气降浊，共奏温阳降浊之功。

吐甚者，加半夏、砂仁，以加强降逆和胃作用。病久脾肾阳虚者，可在上方基础上，加入温补命门之药，如附子、肉桂、补骨脂、吴茱萸之类；如寒热错杂者，可用乌梅丸。

除上述方药之外，尚可用丁香透膈散或二陈汤加味。如《证治汇补·反胃》说："主以二陈汤，加藿香、蔻仁、砂仁、香附、苏梗；消食加神曲、麦芽；助脾加人参、白术；抑肝加沉香、白芍；温中加炮姜、益智仁；壮火加肉桂、丁香，甚者用附子理中汤，或八味丸。"又介绍用伏龙肝水煎药以补土，糯米汁以泽脾，代赭石以镇逆。《景岳全书·反胃》用六味回阳饮，或人参附子理阴煎，或右归饮之类，皆经验心得之谈，可供临床参考。

2. 胃中积热

治法：清胃泻热，和胃降浊。

方药：竹茹汤加减。方中竹茹、栀子清胃泄热，兼降胃气；半夏、陈皮、枇杷叶和胃降浊。

热重可加黄芩、黄连；热积腑实，大便秘结，可加大黄、枳实、厚朴以降泄之。

久吐伤津耗气，气阴两虚，表现反胃而唇干口燥，大便干结，舌红少苔，脉细数者，宜益气生津养阴，和胃降逆，可用大半夏汤加味。《景岳全书·反胃》谓："反胃出于酒湿伤脾者，宜葛花解酒汤主之；若湿多成热，而见胃火上冲者，宜黄芩汤，或半夏泻心汤主之。"亦可随意选用。

3. 痰浊阻胃

治法：涤痰化浊，和胃降逆。

方药：导痰汤加减。方中以半夏、南星燥湿化痰浊；陈皮、枳实以和胃降逆；茯苓、甘草以渗湿健脾和中。

痰郁化热者，宜加黄芩、黄连、竹茹；若体尚壮实者可用礞石滚痰丸攻逐顽痰。痰湿兼寒者，可加干姜、细辛；吐白沫者，其寒尤甚，可加吴茱萸汤；脘腹痞满、吐而不净者可选《证治汇补》木香调气散（白豆蔻、丁香、木香、檀香、藿香、砂仁、甘草）行气醒脾、化浊除满。

吐出痰涎如鸡蛋清者，可加人参、白术、益智仁，以健脾摄涎。如《杂病源流犀烛·噎嗝反胃关格源流》云："凡饮食入胃，便吐涎沫如鸡子白，脾主涎，脾虚不能约束津液，故痰涎自出，非参、术、益智不能摄也。"

4. 瘀血积结

治法：祛瘀活血，和胃降浊。

方药：膈下逐瘀汤加减。方中以香附、枳壳、乌药理气和胃，气为血帅，气行则血行；复以川芎、当归、赤芍以活血；桃仁、红花、延胡索、五灵脂以祛瘀；牡丹皮以清血分之伏热。可再加竹茹、半夏以加强降浊作用。

吐黄沫，或吐血，便血者，可加降香、田七以活血止血；上腹剧痛者可加乳香、没药；上腹结块坚硬者，可加鳖甲、牡蛎、三棱、莪术。

（三）其他治法

（1）九伯饼：天南星、人参、半夏、枯矾、枳实、厚朴、木香、甘草、豆豉为末，老米打糊为饼，瓦上焙干，露过，每服一饼，细嚼，以姜煎平胃散下，此方加阿魏甚效。

（2）壁虎（即守宫）1～2只（去腹内杂物捣烂），鸡蛋1个。用法：将鸡蛋一头打开，装入壁虎，仍封固蒸熟，每日服1个，连服数日。

（3）雪梨1个、丁香50粒，梨去核，放入丁香，外用纸包好，蒸熟食用。

七、转归及预后

反胃之证，可由胃痛、嘈杂、反酸等证演变而来，一般起病缓慢，变化亦慢。临床所分四证，可以独见，亦可兼见。

病初多表现为单纯的脾胃虚寒或胃中积热，其病变在无形之气，温之清之，适当调治，较易治疗。

患病日久，反胃频繁，除影响进食外，还可损伤胃阴，常在脾胃虚寒的同时并见气血、阴液亏虚；同时多为本虚而标实，或见寒热错杂，或合并痰浊阻胃或瘀血积结，其病变在有形之积，耗伤气血更甚，较难治疗。此时治疗时应注重温清同进，补泻兼施，用药平稳，缓缓图之。

久治不效，应警惕癌变可能。年高体弱者，发病之时已是脾肾两亏，全身日见衰弱，四种证候可交错兼见，进而发展为真阴枯竭或真火衰微之危症，则预后多不良。

八、预防与护理

要注意调节饮食，戒烟酒刺激之品，保持心情舒畅，避免房事劳倦。出现胃痛、嘈杂、泛酸之证者，应及时诊治，尽量避免贪食竹笋和甜腻等食品，以免变生反胃。得病之后，饮食宜清淡流质，避免粗哽食物；患者呕吐之时，应扶助患者以利吐出。药汁宜浓缩，空腹服。中老年患者一旦出现反胃，应注意排除癌肿可能。

（周文锋）

第二节　呃逆

呃逆是以喉间呃呃有声，声短而频，不能自控为主要临床表现的一种病证。古称"哕"，又称"哕逆"，俗称打嗝。

呃逆在《内经》中称"哕"，并阐发了其病机，《素问·宣明五气》篇曰："胃气上逆，为哕。"同时记载了三种简便的治疗方法，如《灵枢·杂病》云："哕，以草刺鼻，嚏而已；无息而立迎引之，立已；大惊之，亦可已。"至元·朱丹溪始称"呃"，《丹溪心法·呃逆》篇曰："古谓之哕，近谓之呃，乃胃寒所生，寒气自逆而呃上。亦有热呃，亦有其他病发呃者"。至明代统称"呃逆"，《景岳全书·呃逆》篇曰："而呃之大要，亦惟三者而已，则一曰寒呃，二曰热呃，三曰虚脱之呃。"对本病分类可谓提纲挈领。清代李用粹《证治汇补·呃逆》篇，将呃逆分为火、寒、痰、虚、瘀五种，并对每种呃逆的临床表现进行了较详细的论述，至今仍有一定的临床指导意义。

现代医学的单纯性膈肌痉挛、胃肠神经官能症、食管癌、胃炎、胃扩张、肝硬化晚期、脑血管病、尿毒症等疾病，以及胃、食管手术后或其他原因引起的膈肌痉挛，出现呃逆的临床表现时，可参考本节进行辨证论治。

一、病因病机

呃逆的病因多为饮食不当、情志不舒和正气亏虚等，或突然吸入冷空气而引发呃逆。其病机主要是胃失和降，胃气上逆，动膈冲喉。

（一）外感寒邪

外感寒邪，胃中吸入冷气，寒遏胃阳，气机不利，气逆动膈，上冲于喉，发出呃呃之声，不能自制。

（二）饮食不当

由于过食生冷，或因病而服寒凉药物过多，寒气蕴结中焦，损伤胃阳，胃失温煦，或过食辛辣煎炒之物，或醇酒厚味，或因病过用温补之剂，燥热内生，胃火炽盛，胃失和降，反作上逆，发生呃逆。

（三）情志不舒

因恼怒太过，肝失条达，气机不利，以致肝气横逆犯胃，胃失和降，气逆动膈。或因肝气郁结，不能助脾运化，聚湿生痰；或因忧思伤脾，脾失健运，滋生痰湿；或因气郁化火，灼津成痰；或素有痰饮内停，复因恼怒，皆可致逆气挟痰，上犯动膈而发生呃逆。

（四）体虚病后

禀赋不足，年老体弱，久病肾虚，或劳累太过耗伤中气，脾阳失温，胃气虚衰，清气不升，浊气不降，气逆动膈冲喉而发生呃逆。或过汗、吐、下，虚损误攻，妇人产后，或热病伤阴，使胃阴不足，失于润养，和降失职，虚火上炎动膈冲喉而发生呃逆。

呃逆之病位在膈，病变关键脏腑在胃，与肺、肝、脾、肾诸脏有关。膈位于肺胃之间，膈上为肺，膈下为胃，两脏与膈位置邻近，经脉又相连属。若肺失肃降或胃气上逆，皆可致膈间气机不利，逆气动膈，上冲喉间，发出呃呃之声。手太阴肺之经脉，起于中焦，下络大肠，还循胃口，上膈属肺，将胃、膈、肺三者紧密相连。另外，胃之和降，还赖于肝之条达，若肝气瘀滞，横逆犯脾胃，气逆动膈，亦成呃逆。肺胃之气的和降，又赖于肾气的摄纳，若久病伤肾，肾失摄纳，则肺胃之气不能顺降，上逆动膈而发呃逆。可见呃逆病机关键在于胃失和降，胃气上逆，动膈冲喉。胃气上逆，除胃本身病变外，同时与肺气肃降，肾气摄纳，肝气条达之功能紊乱等均有关系。

二、诊断要点

（一）症状

自觉气逆上冲，喉间呃呃连声，声短而频，不能自制为主证，其呃声或高或低，发作间隔或疏或密，间歇时间不定。伴有胸膈痞闷，胃脘不舒，嘈杂灼热，腹胀嗳气，心烦不寐等症状。多与受凉，过食寒凉、辛辣，或情志郁怒等诱发因素有关。偶发性的呃逆，或病危胃气将绝时之呃逆，为短暂症状，不列为呃逆病。

（二）检查

X 线胃肠钡透及内镜等检查有助于诊断。必要时检查肝肾功能、B 超、心电图、CT 等有助于鉴别诊断。

三、鉴别诊断

（一）嗳气

嗳气与呃逆同属胃气上逆之证，嗳气声音低缓而长，可伴酸腐气味，气排出后自感舒适，病势较缓，多在饱食、情志不畅时发病。而不同于呃逆喉间呃呃连声，声短而频，不能自制。

（二）干呕

干呕与呃逆同属胃气上逆之证干呕患者可见呕吐之状，但有声无物，或有少量痰涎而无食物吐出。干呕之声为呕声，也不同于呃逆的呃呃连声，声短而频。

四、辨证

辨证时首先要分清功能性呃逆、病理性呃逆。若因受寒或肝郁出现短暂的呃逆，又无明显兼证，可不治自愈。非器质性病变引起的呃逆为功能性疾病，经治可愈。若呃逆反复发作，并有明显的兼证，或出现在其他慢性病证的过程中，可视为病理性呃逆，当辨证治疗。首先辨清此病的寒热虚实。寒者呃声沉缓有力，得热则减，遇冷加重，伴胃脘不适，苔白脉缓；热者呃声洪亮，声高短促，伴口臭烦渴，便秘溲赤，苔黄脉大；虚者呃声低长，时断时续，体虚脉弱；实者呃声洪亮，连续发作，脉弦有力等。

（一）胃寒气逆

1. 证候

呃逆声沉缓有力，得热则减，遇寒加重，喜食热饮，恶食冷饮，膈间及胃脘痞满不适，或有冷感，口淡不渴，舌质淡，苔白或白滑，脉象迟缓。多在过食生冷，受凉、受寒后发病。

2. 分析

由过食生冷或受凉等，致寒积中焦，胃气为寒邪阻遏，胃失和降，上逆动膈冲喉而成呃逆；胃中实寒，故呃声沉缓有力；胃气不和，故脘膈痞闷不适。得热则减，遇寒更甚者，是因寒气得温则行，遇寒则凝之故；口淡不渴，舌苔白，脉迟缓者，均属胃中有寒之象。

（二）胃火上逆

1. 证候

呃声洪亮，冲逆而出，口臭烦渴，多喜冷饮，尿黄便秘，舌红苔黄或黄燥，脉滑数。多在过食辛辣，或饮酒等后发病。

2. 分析

由于嗜食辛辣烤制及醇酒厚味之品，或过用温补药物，或素体阳盛再加辛辣等品，久则胃肠积热化火，胃火上冲，故呃声洪亮，冲逆而出；阳明热盛，灼伤胃津，故口臭烦渴而喜冷饮；热邪内郁，肠间燥结，故大便秘结，小便短赤；舌苔黄，脉滑数，均为胃热内盛之象。

（三）气逆痰阻

1. 证候

呃逆连声，呼吸不利，脘胁胀满，或肠鸣矢气，可伴恶心嗳气，头目昏眩，脘闷食少，或见形体肥胖，平时多痰，舌苔薄腻，脉象弦滑。常在抑郁恼怒后加重，情志舒畅时缓解。

2. 分析

因七情所伤，肝气郁结，失于条达，横犯脾胃，胃气上冲动膈而成呃逆；肝郁气滞，故胸胁胀满不舒；气郁日久化火，灼津成痰，或因肝木克脾，脾失健运，聚湿成痰，痰气互结，阻于肺则呼吸不利，阻于胃则恶心嗳气，阻于肠则肠鸣矢气；清气不升，浊阴不降，故见头目昏眩；舌苔薄腻，脉象弦滑，皆为气逆痰阻之象。

（四）脾胃虚寒

1. 证候

呃声低沉无力，气不得续，泛吐清水，面色苍白，手足欠温，伴有脘腹冷痛，食少乏力，或见腰膝无力，大便稀溏或久泻。舌淡苔白，脉沉细而弱。

2. 分析

若饮食不节或劳倦伤中，使脾胃阳气受损；或素体阳虚，脾胃无力温养，脾胃升降失调，则胃气上逆，故呃声低弱无力，气不得续。脾胃俱虚，运化无力，则食少乏力；阳虚则水饮停胃，故泛吐清水；若久病及肾，肾阳衰微，则腰膝无力，便溏久泻；手足不温，舌淡苔白，脉沉细而，均为阳虚之象。

（五）胃阴不足

1. 证候

呃声短促，气不连续，口干舌燥，烦渴少饮，伴不思饮食，或食后饱胀，大便干燥，舌质红少苔，或有裂纹，脉细而数。

2. 分析

由于热病或郁火伤阴，或辛温燥热之品耗损津液，使胃中津液不足，胃失濡养，难以和降，气逆扰膈，故呃声短促，虚则气不连续；胃阴耗伤不能上润，则见口干舌燥，烦渴少饮；脾胃虚弱，运化无力，故见不思饮食，食后饱胀；津液耗伤，大肠失润，故大便干燥；舌质红，苔少而干，脉细数，均为阴虚之象。

五、治疗

呃逆治疗当以和胃、降逆、平呃为主。但要根据病情的寒热虚实之偏重不同，分别以寒则温之，热则清之，实则泻之，虚则补之。若重病中出现呃逆，治当大补元气，或滋阴养液以急救胃气。

（一）中药治疗

1. 胃寒气逆

（1）治法：温中散寒，降逆止呃。

（2）处方：丁香散（《古今医统》）。方中丁香辛温，散寒暖胃为君，柿蒂味苦，下气降逆止呃为臣，二者相合，温中散寒，降逆止呃，两者相得益彰，疗效甚好，为临床治疗呃逆常用要药；佐以良姜温中散寒，宣通胃阳；使以炙甘草和胃益气。

若兼痰湿者，症见脘闷腹胀不舒，可加半夏、厚朴、陈皮等和降胃气，化痰导滞；兼表寒者，加苏叶、藿香以散寒解表，和胃降逆。

寒呃日久，中阳受伤可选用丁香柿蒂汤，以益气温中，降逆止呃；日久虚寒呃逆，可选用加味四逆汤，以补阳散寒，降逆止呃。

另可选用朴沉化郁丸，每次 9 g，每日 2 次，温开水送服；或用荜澄茄、良姜各等份，研末，加醋少许调服，每日 1 剂，连用 3 日。

2. 胃火上逆

（1）治法：清热和胃，降逆止呃。

（2）处方：竹叶石膏汤（《伤寒论》）。方中竹叶、生石膏辛凉甘寒，清泻胃火为主药；佐以法半夏和胃降逆；人参、麦冬养胃生津；粳米、甘草益胃和中。

若胃气不虚者去人参，常加柿蒂、竹茹降逆止呃；便秘者则合小承气汤，用大黄、枳实、厚朴通利大便，釜底抽薪，此乃上病下治之法；若中焦积热日久伤阴，可选用清胃散以清泻胃火，凉血养阴，降逆止呃。

另可用左金丸，每次 9 g，每日 2 次，温开水送服；或用柿蒂、黄连各 10 g，水煎内服治疗热呃。

3. 气逆痰阻

（1）治法：理气化痰，降逆止呃。

（2）处方：旋覆代赭石汤（《伤寒论》）方中旋覆花下气消痰，代赭石重镇降逆，二药相配，一轻一重，共成和降之功为主药；法半夏、生姜化痰和胃，佐以人参补中益气；甘草、大枣和中并引药归经。

如胃气不虚，可去人参、甘草、大枣，以防壅滞气机，加木香以行气止呃；若痰湿明显，可加陈皮、茯苓、浙贝母以醒脾化痰；若兼热象，可加黄芩、竹茹以清热化痰。

本型还可选用木香顺气丸，每次 6 g，每日 2 次，温开水冲服；疏肝丸，每次 1 丸，每日 2 次，温开水送服。

4. 脾胃虚寒

（1）治法：温补脾胃，和中降逆。

（2）处方：理中丸（《伤寒论》）加减。方中干姜温中祛寒为主药；辅以人参、白术、炙甘草健脾益胃；加入刀豆甘温，温中下气，善治呃逆；丁香、白豆蔻辛温芳香，行气暖胃，宽膈止呃。

若寒甚者，加附子温中祛寒；肾阳不足者加肉桂、山萸肉等以温肾补脾。本型也可选用附子理中丸，每次 1 丸，每日 2 次，温开水送服。

5. 胃阴不足

（1）治法：益气养阴，和胃止呃。

（2）处方：益胃汤（《温病条辨》）加减。方中沙参、麦冬、玉竹、生地黄、冰糖甘润养阴益胃；可酌加柿蒂、刀豆、枇杷叶等顺气降逆。全方合用以达益气养阴、和胃止呃之效。

若神疲乏力，气阴两虚者，可加沙参、白术、山药；若纳差腹胀加炒麦芽、炒谷芽等；若阴虚火旺，咽喉不利加石斛、芦根以养阴清热。

本型也可选用枇杷膏，每次 10 g，每日 3 次，温开水冲服；或用大补阴丸，每次 1 丸，每日 2 次，温开水送服。

（二）针灸治疗

1. 基本处方

取穴：膈俞、内关、膻中、中脘、足三里。

膈俞利膈止呃；内关宽胸利膈，畅通三焦气机；膻中宽胸理气，降逆止呃；中脘、足三里和胃降逆。

2. 加减运用

（1）胃寒气逆证：加梁门、气海以温胃散寒、疏通膈气、降逆止呃，针用补法，或加灸法。余穴针用平补平泻法，或加灸法。

（2）胃火上逆证：加内庭以清泻胃火、降逆止呃。诸穴针用泻法。

（3）气逆痰阻证：加太冲、阴陵泉以降逆化痰。诸穴针用平补平泻法。

（4）脾胃虚寒证：加关元、命门以温补中焦、和胃止呃。诸穴针用补法，或加灸法。

（5）胃阴不足证：加胃俞、三阴交以养阴止呃。诸穴针用补法。

3. 其他

（1）耳针疗法：取耳中、胃、神门、肝、心，毫针强刺激，留针 30 分钟，每日 1 次；也可采用耳针埋藏或用王不留行籽贴压法。

（2）拔罐法：取中脘、梁门、气海，或用膈俞、肝俞、胃俞，每次留罐 15 ~ 20 分钟，每日 1 ~ 2 次。

（3）穴位贴敷法：用麝香粉 0.5 g，放入神阙穴内，用伤湿止痛膏固定，适用于实证呃逆，尤其以肝郁气滞者取效更捷；或用吴茱萸 10 g，研细末，用醋调成膏状，敷于双侧涌泉穴，胶布或伤湿止痛膏固定，可引气火下行，适用于各种呃逆，对肝肾气逆引起的呃逆尤为适宜。

（4）指压疗法：翳风、攒竹、内关、天突，任取 1 穴，用拇指或中指重力按压，以患者能耐受为度，连续按揉 1 ~ 3 分钟，同时令患者深吸气后屏住呼吸，常能立即止呃；或取 T_2 ~ L_1 双侧夹脊穴、肺俞、肾俞的膀胱经，先用拇指或掌根摩揉，再提捏膀胱经 3 ~ 5 遍，后用拇指点按双侧膈俞 1 ~ 2 分钟。

（周文锋）

第三节　噎膈

噎膈是指以吞咽食物哽噎不顺，重则食物不能进入胃腑，食入即吐为主要临床表现的一种病证。噎，指吞咽时梗塞不顺；膈，指格拒，食物不能下，下咽即吐。噎较轻，是膈之前期表现，在临床中往往二者同时出现，故并称噎膈。

膈之病名，首见于《内经》。《素问·阴阳别论》指出"三阳结，谓之膈"。《灵枢·上膈》曰：

"脾脉……微急为膈中，食饮之而出，后沃沫"。在《内经》的许多章节中还记述了本病证的病因、病位、传变及转归，认识到其发病与精神因素、阳结等有关，所病脏腑多在胃脘，对后世治疗启迪很大。隋朝对此病有进一步的认识，如巢元方《诸病源候论·痞噎病诸候·气噎候》中认为："此由阴阳不和，脏气不理，寒气填于胸膈，故气噎塞不通，而谓之气噎"。并将噎膈分为气、忧、食、劳、思五噎；忧、恚、气、寒、热五膈。唐宋以后将噎膈并称，孙思邈《备急千金要方·噎塞论》引《古今录验》，对五噎的证候，做了详细描述："气噎者，心悸，上下不通，噎哕不彻，胸胁苦满"。至明清时期对其病因病机的认识较为全面，如李用粹在《证治汇补·噎膈》中曰："有气滞者，有血瘀者，有火炎者，有痰凝者，有食积者，虽有五种，总归七情之变，由气郁化火，火旺血枯，津液成痰，痰壅而食不化也"。这些理论至今仍有重要的指导意义。

现代医学的食管癌、贲门癌以及贲门痉挛、贲门弛缓、食管憩室、反流性食管炎、弥漫性食管痉挛、胃神经官能症等疾病，出现噎膈的临床表现时，可参考本节进行辨证论治。

一、病因病机

噎膈之病，主要为七情内伤，饮食不节，年老体弱等原因，致使气、痰、瘀相互交阻，日久津气耗伤，食管失于润养，胃失通降而见噎膈。

（一）七情内伤

由于忧思恼怒，情志不遂，肝郁气滞，肝气横犯脾胃，脾伤则气结，运化失司，水湿内停，滋生痰浊，痰气相搏，阻于食管，食管不利或狭窄而见噎膈；肝伤则气郁，气郁则血凝，瘀血阻滞食管，饮食噎塞难下而成噎膈。

（二）饮食不节

因过食肥甘辛辣燥热之品，或嗜酒过度，造成胃肠积热，则津伤血燥，以致食管干涩而成噎膈。或常食发霉、粗糙之品，损伤食管脾胃而致噎膈。

（三）久病年老

由于大病久病，或年老气虚，或阴损及阳，久则脾肾衰败，阳气虚衰，运化无力，浊气上逆，壅阻食管咽喉，则吞咽困难而成噎膈。

噎膈之病位在食管，属胃所主，其病变脏腑又与肝、脾、肾有密切关系，因三脏与胃、食管皆有经络联系。脾为胃行其津液，若脾失健运，可聚湿生痰，阻于食管。胃气之和降，赖于肝气之条达，若肝失疏泄，则胃失和降，气机瘀滞，久则气滞血瘀，食管狭窄。中焦脾胃赖于肾阴的濡养和肾阳的温煦，若肾阴不足，失于濡养，或脾肾衰败，阳气虚弱，运化受阻，浊气上逆均可发为噎膈。

噎膈之病因病机复杂，但主要为七情内伤，饮食不节，日久则气郁生痰，气滞血阻，滞于食管而见噎膈；其次为年老体弱等原因，致阴津亏虚，气血枯燥，食管失于润养，干涩难下而见噎膈。但时常虚实交错，相互影响，互为因果，因而使病证极为复杂，病情缠绵难愈。

二、诊断要点

（一）症状

初起咽部或食管内有异物感，进食时有停滞感，继则咽下哽噎，重则食不得咽下或食入即吐。常伴有胃脘不适，胸膈疼痛，甚则形体消瘦，肌肤甲错，精神疲惫等。

（二）检查

口腔与咽喉检查，食管、胃的X线检查，食管与胃的内镜及病理组织学检查，食管脱落细胞检查以及CT检查有助于早期诊断。

三、鉴别诊断

（一）梅核气

噎膈与梅核气两者均见吞咽过程中梗塞不舒的症状。梅核气自觉咽喉中有物梗塞，吐之不出，咽之不下，但饮食咽下顺利，无噎塞感，系气逆痰阻于咽喉所致。噎膈则饮食咽下暗梗阻难下，甚则不通。

（二）反胃

噎膈与反胃两者均有食入复出的症状，但反胃饮食能顺利咽下入胃，经久复出，朝食暮吐，暮食朝吐，宿谷不化，病证较噎膈轻，预后较好。

四、辨证

首先辨清噎膈的虚实。气滞血瘀，痰浊内阻者为实；津枯血燥，气虚阳弱者为虚。新病多实，或实多虚少；久病多虚，或虚中夹实。吞咽困难，梗塞不顺，胸膈胀痛者多实；食管干涩，饮食难下，或食入即吐者多虚。然而临证时，多为虚实相杂，应注意详辨。噎膈以正虚为本，夹有气滞、痰阻、血瘀等为标实。初起以标实为主，可见梗塞不舒，胸膈胀满、疼痛等气血瘀滞之证。后期以正虚为主，出现形体消瘦，皮肤枯燥，舌红少津等津亏血燥之候；面色㿠白，形寒气短，面浮足肿等气虚阳微之证。临证时应仔细辨明标本的轻重缓急，利于辨证施治。

（一）气滞痰阻

1. 证候

咽食梗阻，胸膈痞满，甚则疼痛，随情志变化可加重或减轻，伴有嗳气呃逆，呕吐痰涎，口干咽燥，大便干涩，舌质红，苔薄腻，脉弦滑。

2. 分析

由于气滞痰阻于食管，食管不利，则咽食困难，胸膈痞满，遇情绪舒畅可减轻，精神抑郁则加重；气结津液不能上承，且郁热伤津，故口干咽燥；津不下润则大便干涩；痰气交阻，胃气上逆，则嗳气呃逆，呕吐痰涎；舌质红，苔薄腻，脉弦滑，为气郁痰阻，兼有郁热伤津之象。

（二）瘀血阻滞

1. 证候

吞咽梗阻，胸膈疼痛，食不得下，甚则滴水难进，食入即吐，或吐出物如赤豆汁，兼面色黯黑，肌肤枯燥，形体消瘦，大便坚如羊屎，或便血，舌质紫暗，或舌红少津，脉细涩。

2. 分析

血瘀阻滞食管或胃口，道路狭窄，故吞咽困难，胸膈疼痛，食不得下，食入即吐；久病阴伤肠燥，故大便干结，坚如羊屎；久瘀伤络，血渗脉外，则吐物如赤豆汁，或便血；长期饮食不入，化源告竭，肌肤失养，故形体消瘦，肌肤枯燥；面色暗黑，为瘀血阻滞之征；舌质紫暗，少津，脉细涩为血亏瘀结之象。

（三）津亏热结

1. 证候

进食时咽喉梗涩而痛，水饮可下，食物难进，或入食即吐，兼胸背灼痛，五心烦热，口干咽燥，形体消瘦，肌肤枯燥，大便干结，舌质红而干，或有裂纹，脉弦细数。

2. 分析

由于胃津亏耗，不能上润，故进食时咽喉梗涩而痛；热结痰凝，阻塞食道，故食物反出；热结灼阴，津亏失润，则口干咽燥，大便干结；胃不受纳，无以化生精微，故五心烦热，形体消瘦，肌肤枯燥；舌红而干，或有裂纹，脉弦细而数，均为津亏热结之象。

（四）脾肾阳衰

1. 证候

长期吞咽受阻，饮食不下，胸膈疼痛，面色㿠白，形瘦神衰，气短畏寒，面浮足肿，泛吐清涎，腹胀便溏，舌淡苔白，脉细弱。

2. 分析

噎膈日久，阴损及阳，脾肾阳衰，饮食无以受纳和运化，浊气上逆，故吞咽受阻，饮食不下，泛吐涎沫；脾肾衰败，化源衰微，肌体失养，故面色㿠白，形瘦神衰；阳气衰微，寒湿停滞，气短畏寒，面浮肢肿，腹胀便溏；舌淡苔白，脉细弱，均为脾肾阳衰之象。

五、治疗

噎膈的治疗在初期重在治标，宜以行气化痰、活血祛瘀为主；中、后期重在治本，以滋阴润燥、补气温阳为主。但本病表现极为复杂，常常虚实交错，治疗时应根据病情区分主次，全面兼顾。

（一）中药治疗

1. 气滞痰阻

（1）治法：化痰解郁，润燥降气。

（2）处方：启膈散（《医学心悟》）。方中丹参、郁金、砂仁理气化痰，解郁宽胸；沙参、贝母、茯苓润燥化痰，健脾和中；荷叶蒂和胃降逆；杵头糠治卒噎。

痰湿较重可加瓜蒌、天南星、半夏以助化痰之力；若津液耗伤加麦冬、石斛、天花粉以润燥；若郁久化热，心烦口干者，加黄连、栀子、山豆根；若津伤便秘者加桃仁、蜂蜜以润肠通便。

2. 瘀血阻滞

（1）治法：活血祛瘀，滋阴养血。

（2）处方：通幽汤（《脾胃论》）。方中生地黄、熟地黄、当归身滋阴润肠，解痉止痛；桃仁、红花活血祛瘀，通络止痛；甘草益脾和中；升麻升清降浊。

若胸膈刺痛，酌加三七、丹参、赤芍、五灵脂活血祛瘀，通络止痛；胸膈闷痛，加海藻、昆布、贝母、瓜蒌软坚化痰，宽胸理气；若呕吐痰涎，加莱菔子、生姜汁以温胃化痰。

3. 津亏热结

（1）治法：滋阴养血，润燥生津。

（2）处方：沙参麦冬汤（《温病条辨》）加减。方中沙参、麦冬、玉竹滋补津液；桑叶、天花粉养阴泻热；白扁豆、甘草安中和胃；可加玄参、生地黄、石斛以助养阴之力；加栀子、黄连、黄芩以清肺胃之热。

若肠燥失润，大便干结，可加当归、瓜蒌仁、生何首乌润肠通便；若腹中胀满，大便不通，胃肠热盛，可用人参利膈丸或大黄甘草汤泻热存阴，但应中病即止，以免耗伤津液；若食管干涩，口燥咽干，可用滋阴清膈饮以生津养胃。

4. 脾肾阳衰

（1）治法：温补脾肾，益气回阳。

（2）处方：补气运脾汤（《统旨方》）加减。方中人参、黄芪、白术、茯苓、甘草补脾益气；砂仁、陈皮、半夏和胃降逆；加旋覆花降逆止呕；加附子、干姜温补脾阳；加枸杞子、杜仲温养肝肾，填充精血。若气阴两虚加石斛、麦冬、沙参以滋阴生津。

若中气下陷、少气懒言可用补中益气汤；若气血两亏、心悸气短可用十全大补汤加减。

在此阶段，阴阳俱竭，如因阳竭于上而水谷不入，阴竭于下而二便不通，称为关格，系开合之机已废，为阴阳离决的一种表现，当积极救治。

（二）针灸治疗

1. 基本处方

取穴：天突、膻中、内关、上脘、膈俞、足三里、胃俞、脾俞。天突散结利咽，宽贲门；膻中、内关宽胸理气，降逆止吐；上脘和胃降逆，调气止痛；膈俞利膈宽胸；足三里、胃俞、脾俞和胃扶正。

2. 加减运用

（1）气滞痰阻证：加丰隆、太冲以理气化痰，针用泻法。余穴针用平补平泻法。

（2）瘀血阻滞证：加合谷、血海、三阴交以行气活血，针用泻法。余穴针用平补平泻法。

（3）津亏热结证：加天枢、照海以滋补津液、泻热散结，针用补法。余穴针用平补平泻法。

（4）脾肾阳衰证：加命门、气海、关元以温补脾肾、益气回阳，诸穴针用补法，或加灸法。

3. 其他

（1）耳针疗法：取神门、胃、食管、膈，用中等刺激，每日1次，10次为1个疗程，或贴压王不留行籽。

（2）穴位注射疗法：取足三里、内关，用维生素 B_1、维生素 B_6 注射液，每穴注射 1 mL，每 3 天注射 1 次，10 次为 1 个疗程。

（周文锋）

第四节 呕吐

呕吐是指胃失和降，气逆于上，胃内容物经食管、口腔吐出的一类病证。古代医家认为呕吐有别，谓"有物有声为呕""有物无声为吐"。但呕与吐常同时发生，很难截然分开，故并称为呕吐。呕吐可见于多种急慢性病证中，本篇讨论的是以呕吐为主证的病证。干呕、恶心病机相同，只是轻重有别，故合入本篇讨论。

《内经》对呕吐的病因论述颇详。如《素问·举痛论》曰："寒气客于肠胃，厥逆上出，故痛而呕也。"《素问·六元正纪大论》曰："火郁之发，民病呕逆。"《素问·至真要大论》曰："诸呕吐酸，暴注下迫，皆属于热"；"厥阴司天，风淫所胜……食则呕"；"少阴之胜……炎暑至……呕逆"；"燥淫所胜……民病喜呕，呕有苦"；"太阴之复，湿变乃举，体重中满，食饮不化，阴气上厥……呕而密默，唾吐清液。"认为呕吐可由寒气、火热、湿浊等引起。另外，还指出呕吐与饮食停滞有关，对肝、胆、脾在呕吐发生中的作用等都有论述，奠定了本病的理论基础。

在治疗上古代医家创立了许多至今行之有效的方剂，并指出呕吐有时是机体排除胃中有害物质的反应，如《金匮要略·呕吐哕下利病脉证治》曰："夫呕家有痈脓，不可治呕，脓尽自愈。"《金匮要略·黄疸病脉证并治》曰："酒疸，心中热，欲吐者，吐之愈。"这类呕吐常由痰水、宿食、脓血所致，不可止呕，邪去呕吐自止。

西医学的急慢性胃炎、胃黏膜脱垂症、贲门痉挛、幽门梗阻、十二指肠壅积症、肠梗阻、肝炎、胰腺炎、胆囊炎、尿毒症、颅脑疾病以及一些急性传染病等，当以呕吐为主要表现时，可参考本篇辨证论治。

一、病因病机

胃主受纳和腐熟水谷，其气主降，以下行为顺，若邪气犯胃，或胃虚失和，气逆而上，则发生呕吐。《圣济总论·呕吐》曰："呕吐者，胃气上逆而不下也。"

（一）外邪犯胃

感受风寒湿燥火之邪，或秽浊之气，邪犯胃腑，气机不利，胃失和降，水谷随逆气上出，发生呕吐。正如《古今医统大全·呕吐哕》所言："无病之人猝然而呕吐，定是邪客胃府，在长夏暑邪所干，在秋冬风寒所犯。"由于感邪不同，正气之盛衰，体质之差异，胃气之强弱，外邪所致的呕吐，常因性质不同而表现各异，以寒邪致病居多。

（二）饮食不节

暴饮暴食，温凉失宜，或过食生冷油腻不洁之物，皆可伤胃滞脾，食滞内停，胃失和降，胃气上逆，发生呕吐。如《重订严氏济生方·呕吐论治》所曰："饮食失节，温凉失调，或喜餐腥烩乳酪，或贪食生冷肥腻，露卧湿处，当风取凉，动扰于胃，胃既病矣，则脾气停滞，清浊不分，中焦为之痞塞，遂成呕吐之患焉。"

（三）情志失调

恼怒伤肝，肝失条达，横逆犯胃，胃失和降，胃气上逆；或忧思伤脾，脾失健运，食停难化，胃失和降，亦可致呕。《景岳全书·呕吐》云："气逆作呕者，多因郁怒致动肝气，胃受肝邪，所以作呕。"

（四）脾胃虚弱

脾胃素虚，病后体虚，劳倦过度，耗伤中气，胃虚不能受纳水谷，脾虚不能化生精微，停积胃中，上逆成呕。《古今医统大全·呕吐哕》谓："久病吐者，胃气虚不纳谷也。"若脾阳不振，不能腐熟水谷，以致寒浊内生，气逆而呕；或热病伤阴，或久呕不愈，以致胃阴不足，胃失濡养，不得润降，而成呕吐。如《证治汇补·呕吐》所谓："阴虚成呕，不独胃家为病，所谓无阴则呕也。"

（五）其他因素

误食毒物或使用化学药物，伤及胃肠，加之情志因素及饮食调养失当，导致脾胃进一步损伤，脾胃虚弱、升降失常而出现恶心呕吐，脘腹胀满，纳呆，体倦乏力等症；后天之本受损，则气血化源不足，日久气阴亏虚。

呕吐的病因是多方面的，外感六淫，内伤饮食，情志不调，脏腑虚弱均可致呕。且常相互影响，兼杂致病。如外邪可以伤脾，气滞可以食停，脾虚或可成饮，故临床当辨证求因。

呕吐病位在胃，与肝、脾相关。胃气之和降，有赖于脾气的升清运化以及肝气的疏泄条达，若脾失健运，则胃气失和，升降失职；肝失疏泄，则气机逆乱，胃失和降，均可致呕吐。

呕吐实者由外邪、饮食、痰饮等邪气犯胃，致胃失和降，气逆而发；虚者由气虚、阳虚、阴虚等正气不足，使胃失温养、濡润，胃气不降所致。一般说来，初病多实，呕吐日久，损伤脾胃，中气不足，由实转虚。基本病机在于胃失和降，胃气上逆。《景岳全书·呕吐》云："呕吐一证，最当详辨虚实，实者有邪，去其邪则愈；虚者无邪，则全由胃气之虚也。所谓邪者，或暴伤寒凉，或暴伤饮食，或因胃火上冲，或因肝气内逆，或以痰饮水气聚于胸中，或以表邪传里，聚于少阳阳明之间，皆有呕证，此皆呕之实邪也。所谓虚证，或其本无内伤，又无外感，而常为呕吐者，此既无邪，必胃虚也。或遇微寒，或遇微劳，或遇饮食少有不调，或肝气微逆，即为呕吐者，总胃虚也。"

二、诊断

（1）以呕吐食物、痰涎、水液诸物为主证，一日数次不等，持续或反复发作，常兼有脘腹不适，恶心纳呆，泛酸嗜杂等症。

（2）起病或急或缓，常有先恶心欲吐之感，多由气味、饮食、情志、冷热等因素而诱发，或因服用化学药物，误食毒物而致。

三、相关检查

（1）胃镜、上消化道钡餐透视可了解胃、十二指肠情况。

（2）血常规、血尿淀粉酶、腹部 B 超对确定胰腺及胆囊病变的性质有意义。

（3）腹部透视、头部 CT 或 MRI 以了解有无肠梗阻、颅脑占位性病变。

（4）若患者面色萎黄，呕吐不止，伴有尿少、浮肿，应及时检查肾功能，以确诊肾功能不全所致呕吐。

（5）育龄期妇女，应做尿液检查，查妊娠试验。

（6）呕吐不止，需检查电解质，了解有无电解质紊乱。

四、鉴别诊断

（一）反胃

反胃多系脾胃虚寒，胃中无火，难于腐熟，食入不化所致。表现为食饮入胃，滞停胃中，良久尽吐而出，吐后转舒，即古人称"朝食暮吐，暮食朝吐"。而呕吐是以有声有物为特征，病机为邪气干扰，胃虚失和所致。实者食入即吐，或不食亦吐，并无规律，虚者时吐时止，但多吐出当日之食。

（二）霍乱

急性呕吐当与霍乱相鉴别。急性呕吐以呕吐为主，不伴腹泻；而霍乱则上吐下泻，或伴有腹痛如绞，吐泻剧烈者可出现肢冷、脉沉等危象。

（三）噎膈

呕吐与噎膈，皆有呕吐的症状。然呕吐之病，进食顺畅，吐无定时。噎膈的病位在食管，呕吐的病位在胃。噎膈之病，进食哽噎不顺或食不得入，或食入即吐，甚者因噎废食。呕吐大多病情较轻，病程较短，预后尚好。而噎膈多病情深重，病程较长，预后欠佳。

五、辨证要点

（一）辨可吐不可吐

降逆止呕为治疗呕吐的正治之法，但人体在应激反应状态下会出现保护性呕吐，使胃内有害物质排出体外，不需要运用止吐的方法。如胃有痰饮、食滞、毒物、痈脓等有害之物发生呕吐时，不可见呕止呕，因这类呕吐可使邪有出路，邪去则呕吐自止。甚至当呕吐不畅时，尚可用探吐之法，切不可降逆止呕，以免留邪，与应该止吐之证区别清楚。

（二）辨实与虚

因外邪、饮食、七情因素，病邪犯胃所致，发病急骤，病程较短，呕吐量多，呕吐物多酸腐臭秽，或伴有表证，脉实有力，多为实证；因脾胃虚寒，胃阴不足而成，起病缓慢，病程较长，呕而无力，时作时止，吐物不多，酸臭不甚，常伴有精神萎靡，倦怠乏力，脉弱无力，多为虚证。

（三）辨呕吐物

吐物的性质常反映病变的寒热虚实、病变脏腑等。如酸腐难闻，多为食积内腐；黄水味苦，多为胆热犯胃；酸水绿水，多为肝气犯胃；痰浊涎沫，多为痰饮中阻；泛吐清水，多属胃中虚寒，或有虫积；黏沫量少，多属胃阴不足。

（四）辨可下与禁下

呕吐之病不宜用下法，病在胃不宜攻肠，以免引邪内陷。且呕吐尚能排除积食、败脓等，若属虚者更不宜下，兼表者下之亦误。所以，仲景有"患者欲吐者不可下之"之训。但若确属胃肠实热，大便秘结，腑气不通，而致浊气上逆，气逆作呕者，可用下法，通其便，折其逆，使浊气下行，呕吐自止。

六、治疗

呕吐的治疗原则以和胃降逆为主。实者重在祛邪，根据病因分别施以解表、消食，化痰、降气之法，辅以和胃降逆之品，以求邪去胃安呕止。虚者重在扶正，分别施以益气、温阳、养阴之法，辅以降逆止呕之药，以求正复胃和呕止之功。虚实夹杂者，应适当兼顾治之。

（一）实证

1. 外邪犯胃

主证：发病急骤，突然呕吐。

兼次证：常伴发热恶寒，头身疼痛，或汗出，头身困重，胸脘满闷，不思饮食。

舌脉：苔白；脉濡缓。

分析：外感风寒之邪，或夏令暑秽浊之气，动扰胃腑，浊气上逆，故突然呕吐，胸脘满闷，不思饮食；邪束肌表，营卫失和，故恶寒发热，头身疼痛；伤于寒湿，则苔白，脉濡缓。

治法：解表疏邪，和胃降逆。

方药：藿香正气散加减。

方中藿香辛散风寒，芳化湿浊，和胃悦脾；辅以半夏燥湿降气，和胃止呕；厚朴行气化湿，宽胸除满；苏叶、白芷助藿香外散风寒，兼可芳香化湿；陈皮理气燥湿，并能和中；茯苓、白术健脾运湿；大腹皮行气利湿；桔梗宣肺利膈；生姜、大枣和脾胃，共为佐药；使以甘草调和诸药。若风寒偏重，寒热无汗，可加荆芥、防风疏风散寒；若暑湿犯胃，身热汗出，可加香薷饮解暑化湿；如秽浊犯胃，呕吐甚剧，可吞服玉枢丹辟秽止呕；若风热犯胃，伴头痛身热，可用银翘散去桔梗之升提，加橘皮、竹茹清热和胃；若兼食滞，脘闷腹胀，嗳腐吞酸，可去白术、甘草，加神曲、鸡内金、莱菔子以消积导滞；若暑热犯胃，壮热口渴，可选用连朴饮。

2. 饮食停滞

主症：呕吐酸腐，脘腹胀满，嗳气厌食，得食愈甚，吐后反快。

兼次症：大便或溏或结，气味臭秽。

舌脉：苔厚腻；脉滑实。

分析：食滞内阻，浊气上逆，故呕吐酸腐；食滞中焦，气机不利，故脘腹胀满，嗳气厌食；升降失常，传导失司，则大便不正常，化热与湿相搏，则便溏，热邪伤津，则便结；湿热内蕴，则苔厚腻，脉滑实。

治法：消食导滞，和胃降逆。

方药：保和丸加减。

方中山楂为主药，以消一切饮食积滞；辅以神曲消食健脾，莱菔子消食下气；佐以半夏、陈皮行气化滞，和胃止呕；茯苓健脾利湿和中；食积易化热，故佐连翘清热而散结。若积滞化热，腹胀便秘，可合小承气汤通腑泄热，使浊气下行，呕吐自止；若食已即吐，口臭干渴，胃中积热上冲，可用大黄甘草汤清胃降逆；若误食不洁、酸腐败物，而见腹中疼痛，欲吐不得者，可因势利导，用瓜蒂散探吐祛邪。

3. 痰饮内停

主症：呕吐多为清水痰涎，头眩心悸。

兼次症：胸脘痞闷，不思饮食，或呕而肠鸣有声。

舌脉：苔白腻；脉滑。

分析：脾不运化，痰饮内停，胃气不降，则胸脘痞闷，呕吐清水痰涎。水饮上犯，清阳之气不展，故头眩。水气凌心则心悸。苔白腻，脉滑，为痰饮内停之征。

治法：温化痰饮，和胃降逆。

方药：小半夏汤合苓桂术甘汤加减。

前方重在和中止呕，为治痰饮呕吐的基础方；后方重在健脾燥湿，温化痰饮。方中半夏、生姜和胃降逆，茯苓、桂枝、白术、甘草温脾化饮。若气滞腹痛者，可加厚朴、枳壳行气除满；若脾气受困，脘闷不食，可加砂仁、白豆蔻、苍术开胃醒脾；若痰浊蒙蔽清阳，头晕目眩，可用半夏白术天麻汤；若痰郁化热，烦闷口苦，可用黄连温胆汤清热化痰。另还可辨证选用二陈汤、甘遂半夏汤等。

4. 肝气犯胃

主症：呕吐吞酸，嗳气频作。

兼次症：胸胁胀满，烦闷不舒，每因情志不遂而呕吐吞酸更甚。

舌脉：舌边红，苔薄腻，脉弦。

分析：肝气不疏，横逆犯胃，胃失和降，因而呕吐吞酸，嗳气频作，气机阻滞，肝失疏泄，胸胁胀满，烦闷不舒；舌边红，苔薄腻，脉弦，为气滞肝旺之征。

治法：疏肝理气，和胃止呕。

方药：半夏厚朴汤合左金丸加减。

前方以厚朴、紫苏理气宽中，半夏、生姜、茯苓降逆和胃止呕；后者黄连、吴茱萸辛开苦降以止呕。若气郁化火，心烦口苦咽干，可合小柴胡汤清热止呕；若兼腑气不通，大便秘结，可用大柴胡汤清热通腑；若气滞血瘀，胁肋刺痛，可用膈下逐瘀汤活血化瘀。还可辨证选用越鞠丸、柴胡疏肝散等。

（二）虚证

1. 脾胃虚寒

主证：饮食稍有不慎，即易呕吐，大便溏薄，时作时止。

兼次证：胃纳不佳，食入难化，脘腹痞闷，口淡不渴，面色少华，倦怠乏力。

舌脉：舌质淡，苔薄白，脉濡弱。

分析：脾胃虚弱，中阳不振，水谷熟腐运化不及，故饮食稍有不慎即吐，时作时止，阳虚不能温布，则面白少华，倦怠乏力；中焦虚寒，气不化津，故口干而不欲饮。脾虚则运化失常，故大便溏薄。舌质淡，苔薄白，脉濡弱，乃脾阳不足象。

治法：益气健脾，和胃降逆。

方药：理中丸加味。

方中人参甘温入脾，补中益气；干姜辛热温中；白术燥湿健脾；炙甘草和中扶正，以达益气健脾，和胃降逆。若胃虚气逆，心下痞硬，干噫食臭，可用旋覆花代赭汤降逆止呕；若中气大亏，少气乏力，可用补中益气汤补中益气，升阳举陷；若病久及肾，肾阳不足，腰膝酸软，肢冷汗出，可用附子理中汤加肉桂、吴茱萸等温补脾肾。

2. 胃阴不足

主证：呕吐反复发作，时作干呕。

兼次证：呕吐量不多，或仅涎沫，口燥咽干，胃中嘈杂，似饥而不欲食。

舌脉：舌质红，少津，脉细数。

分析：胃热不清，耗伤胃阴，以致胃失濡养，气失和降，所以呕吐反复发作，时作干呕，似饥而不欲食。津液不能上承，故口燥咽干；舌质红少津，脉细数，为津液耗伤、虚中有热之象。

治法：滋养胃阴，降逆止呕。

方药：麦门冬汤加减。

方以人参、麦冬、粳米，甘草等滋养胃阴，半夏降逆止呕。若阴虚甚，五心烦热者，可加石斛、天花粉、知母养阴清热；若呕吐较甚，可加橘皮、竹茹、枇杷叶降气化痰止呕；若阴虚便秘，可加火麻仁、瓜蒌仁、白蜜润肠通便；阴虚呕吐者，去半夏加鲜芦根、刀豆子。

七、转归及预后

一般来说，实证呕吐病程短，病情轻，易治愈，虚证及虚实夹杂者，则病程长，病情重，反复发作，时作时止，较为难治。若失治误治，亦可由实转虚，虚实夹杂，由轻转重，久病久吐，脾胃衰败，化源不足，易生变证。所以，呕吐应及时诊治，防止后天之本受损。呕吐在其他各种病证过程中出现时也应重视。

（周文锋）

第五节　痞满

痞满是指以自觉心下痞塞，胸膈胀满，触之无形，按之柔软，压之无痛为主要症状的病证。按部位痞满可分为胸痞、心下痞等。心下痞即胃脘部。本节主要讨论以胃脘部出现上述症状的痞满，又可称胃痞。

一、病因病机

感受外邪、内伤饮食、情志失调等可引起中焦气机不利，脾胃升降失职而发生痞满。

（一）病因

1. 感受外邪

外感六淫，表邪入里，或误下伤中，邪气乘虚内陷，结于胃脘，阻塞中焦气机，升降失司，遂成痞满。如《伤寒论》曰："脉浮而紧，而复下之，紧反入里，则作痞，按之自濡，但气痞耳"。

2. 内伤饮食

暴饮暴食，或恣食生冷，或过食肥甘，或嗜酒无度，损伤脾胃，纳运无力，食滞内停，痰湿阻中，气机被阻，而生痞满。如《伤寒论》云："胃中不和，心下痞硬，干噫食臭""谷不化，腹中雷鸣，心下痞硬而满"。

3. 情志失调

抑郁恼怒，情志不遂，肝气瘀滞，失于疏泄，横逆乘脾犯胃，脾胃升降失常，或忧思伤脾，脾气受损，运化不力，胃腑失和，气机不畅，发为痞满。如《景岳全书·痞满》言："怒气暴伤，肝气未平而痞"。

（二）病机

脾胃同居中焦，脾主运化，胃主受纳，共司饮食水谷的消化、吸收与输布。脾主升清，胃主降浊，清升浊降则气机调畅。肝主疏泄，调节脾胃气机。肝气条达，则脾升胃降，气机顺畅。上述病因均可影响到胃，并涉及脾、肝，使中焦气机不利，脾胃升降失职，而发痞满。

痞满初期，多为实证，因外邪入里，食滞内停，痰湿中阻等诸邪干胃，导致脾胃运纳失职，清阳不升，浊阴不降，中焦气机阻滞，升降失司出现痞满；如外感湿热、客寒，或食滞、痰湿停留日久，均可困阻脾胃而成痞；肝郁气滞，横逆犯脾，亦可致气机瘀滞之痞满。实痞日久，可由实转虚，正气日渐消耗，损伤脾胃，或素体脾胃虚弱，而致中焦运化无力；湿热之邪或肝胃郁热日久伤阴，阴津伤则胃失濡养，和降失司而成虚痞。因痞满常与脾虚不运、升降无力有关，脾胃虚弱，易招致病邪内侵，形成虚实夹杂、寒热错杂之证。此外，痞满日久不愈，气血运行不畅，脉络淤滞，血络损伤，可见吐血、黑便，亦可产生胃痛或积聚、噎膈等变证。

总之，痞满的基本病位在胃，与肝、脾的关系密切。中焦气机不利，脾胃升降失职为导致本病发生的病机关键。病理性质不外虚实两端，实即实邪内阻（食积、痰湿、外邪、气滞等），虚为脾胃虚弱（气虚或阴虚），虚实夹杂则两者兼而有之。因邪实多与中虚不运，升降无力有关，而中焦转运无力，最易招致病邪的内阻。

二、诊断要点

（一）诊断依据

（1）临床以胃脘痞塞，满闷不舒为主证，并有按之柔软，压之不痛，望无胀形的特点。

（2）发病缓慢，时轻时重，反复发作，病程漫长。

（3）多由饮食、情志、起居、寒温等因素诱发。

（二）相关检查

电子胃镜或纤维胃镜可诊断慢性胃炎并排除溃疡病、胃肿瘤等，病理组织活检可确定慢性胃炎的类型以及是否有肠上皮化生、异型增生，X线钡餐检查也可以协助诊断慢性胃炎、胃下垂等，胃肠动力检测（如胃肠测压、胃排空试验、胃电图等）可协助诊断胃动力障碍、紊乱等，幽门螺杆菌（Hp）相关检测可查是否为Hp感染，B超、CT检查可鉴别肝胆疾病及腹水等。

三、病证鉴别

（一）痞满与胃痛

两者病位同在胃脘部，且常相兼出现。然胃痛以疼痛为主，胃痞以满闷不适为患，可累及胸膈；胃痛病势多急，压之可痛，而胃痞起病较缓，压无痛感，两者差别显著。

（二）痞满与臌胀

两者均为自觉腹部胀满的病证，但臌胀以腹部胀大如鼓，皮色苍黄，脉络暴露为主证；胃痞则以自觉满闷不舒、外无胀形为特征；臌胀发于大腹，胃痞则在胃脘；臌胀按之腹皮绷急，胃痞却按之柔软。如《证治汇补·痞满》曰："痞与胀满不同，胀满则内胀而外亦有形，痞满则内觉满塞而外无形迹。"

（三）痞满与胸痹

胸痹是胸中痞塞不通，而致胸膺内外疼痛之症，以胸闷、胸痛、短气为主证，偶兼脘腹不舒。如《金匮要略·胸痹心痛短气病脉证治》云："胸痹气急胀满，胸背痛，短气。"而胃痞则以脘腹满闷不舒为主症，多兼饮食纳运无力之症，偶有胸膈不适，并无胸痛等表现。

（四）痞满与结胸

两者病位皆在脘部，然结胸以心下至小腹硬满而痛，拒按为特征；痞满则在心下胃脘，以满而不痛，手可按压，触之无形为特点。

四、辨证论治

辨证要点：应首辨虚实。外邪所犯，食滞内停，痰湿中阻，湿热内蕴，气机失调等所成之痞皆为有邪，有邪即为实痞；脾胃气虚，无力运化，或胃阴不足，失于濡养所致之痞，则属虚痞。痞满能食，食后尤甚，饥时可缓，伴便秘，舌苔厚腻，脉实有力者为实痞；饥饱均满，食少纳呆，大便清利，脉虚无力者属虚痞。次辨寒热。痞满绵绵，得热则减，口淡不渴，或渴不欲饮，舌淡苔白，脉沉迟或沉涩者属寒；而痞满势急，口渴喜冷，舌红苔黄，脉数者为热。临证还要辨虚实寒热的兼夹。

治疗原则：痞满的基本病机是中焦气机不利，脾胃升降失宜。所以，治疗总以调理脾胃升降、行气除痞消满为基本法则。根据其虚、实分治，实者泻之，虚者补之，虚实夹杂者补消并用。扶正重在健脾益胃，补中益气，或养阴益胃。祛邪则视具体证候，分别施以消食导滞、除湿化痰、理气解郁、清热祛湿等法。

（一）实痞

1. 饮食内停证

脘腹痞闷而胀，进食尤甚，拒按，嗳腐吞酸，恶食呕吐，或大便不调，矢气频作，味臭如败卵，舌苔厚腻，脉滑。

（1）证机概要：饮食停滞，胃腑失和，气机壅塞。

（2）治法：消食和胃，行气消痞。

（3）代表方：保和丸加减。本方消食导滞，和胃降逆，用于食谷不化，脘腹胀满者。

（4）常用药：山楂、神曲、莱菔子消食导滞，行气除胀；制半夏、陈皮和胃化湿，行气消痞；茯苓健脾渗湿，和中止泻；连翘清热散结。

若食积较重者，可加鸡内金、谷芽、麦芽以消食；脘腹胀满者，可加枳实、厚朴、槟榔等理气除满；食积化热，大便秘结者，加大黄、枳实通腑消胀，或用枳实导滞丸推荡积滞，清利湿热；兼脾虚便溏，加白术、白扁豆等健脾助运，化湿和中，或用枳实消痞丸消除痞满，健脾和胃。

2. 痰湿中阻证

脘腹痞塞不舒，胸膈满闷，头晕目眩，身重困倦，呕恶纳呆，口淡不渴，小便不利，舌苔白厚腻，脉沉滑。

（1）证机概要：痰浊阻滞，脾失健运，气机不和。

（2）治法：除湿化痰，理气和中。

（3）代表方：二陈平胃汤加减。本方燥湿健脾，化痰利气，用于脘腹胀满、呕恶纳呆之症。

（4）常用药：制半夏、苍术、藿香燥湿化痰；陈皮、厚朴理气消胀；茯苓、甘草健脾和胃。

若痰湿盛而胀满甚者，可加枳实、紫苏梗、桔梗等，或合用半夏厚朴汤以加强化痰理气；气逆不降，嗳气不止者，加旋覆花、代赭石、枳实、沉香等；痰湿郁久化热而口苦、舌苔黄者，改用黄连温胆汤；兼脾胃虚弱者加用党参、白术、砂仁健脾和中。

3. 湿热阻胃证

脘腹痞闷，或嘈杂不舒，恶心呕吐，口干不欲饮，口苦，纳少，舌红苔黄腻，脉滑数。

（1）证机概要：湿热内蕴，困阻脾胃，气机不利。

（2）治法：清热化湿，和胃消痞。

（3）代表方：泻心汤合连朴饮加减。前方泻热破结，后方清热燥湿，理气化浊，两方合用可增强清热除湿，散结消痞，用于胃脘胀闷嘈杂，口干口苦，舌红苔黄腻之痞满者。

（4）常用药：大黄泻热散痞，和胃开结；黄连、黄芩苦降泻热和阳；厚朴理气祛湿；石菖蒲芳香化湿，醒脾开胃；制半夏和胃燥湿；芦根清热和胃，止呕除烦；栀子、豆豉清热除烦。

若恶心呕吐明显者，加竹茹、生姜、旋覆花以止呕；纳呆不食者，加鸡内金、谷芽、麦芽以开胃导滞；嘈杂不舒者，可合用左金丸；便溏者，去大黄，加白扁豆、陈皮以化湿和胃。如寒热错杂，用半夏泻心汤苦辛通降。

4. 肝胃不和证

脘腹痞闷，胸胁胀满，心烦易怒，善太息，呕恶嗳气，或吐苦水，大便不爽，舌质淡红，苔薄白，脉弦。

（1）证机概要：肝气犯胃，胃气瘀滞。

（2）治法：疏肝解郁，和胃消痞。

（3）代表方：越鞠丸合枳术丸加减。前者长于疏肝解郁，善解气、血、痰、火、湿、食六郁，后者消补兼施，长于健脾消痞，合用能增强行气消痞功效，适用于治疗胃脘胀满连及胸胁，郁怒心烦之痞满者。

（4）常用药：香附、川芎疏肝散结，行气活血；苍术、神曲燥湿健脾，消食化滞；栀子泻火解郁；枳实行气消痞；白术健脾益胃；荷叶升养胃气。

若气郁明显，胀满较甚者，酌加柴胡、郁金、厚朴等，或用五磨饮子加减以理气导滞消胀；郁而化火，口苦而干者，可加黄连、黄芩泻火解郁；呕恶明显者，加制半夏、生姜和胃止呕；嗳气甚者，加竹茹、沉香和胃降气。

（二）虚痞

1. 脾胃虚弱证

脘腹满闷，时轻时重，喜温喜按，纳呆便溏，神疲乏力，少气懒言；语声低微，舌质淡，苔薄白，脉细弱。

（1）证机概要：脾胃虚弱，健运失职，升降失司。

（2）治法：补气健脾，升清降浊。

（3）代表方：补中益气汤加减。本方健脾益气，升举清阳，用于治疗喜温喜按、少气乏力的胃脘胀满者。

（4）常用药：黄芪、党参、白术、炙甘草益气健脾，鼓舞脾胃清阳之气；升麻、柴胡协同升举清阳；当归养血和营以助脾；陈皮理气消痞。

若胀闷较重者，可加枳壳、木香、厚朴以理气运脾；四肢不温，阳虚明显者，加制附子、干姜温胃助阳，或合理中丸以温胃健脾；纳呆厌食者，加砂仁、神曲等理气开胃；舌苔厚腻，湿浊内蕴者，加制半夏、茯苓，或改用香砂六君子汤加减以健脾祛湿，理气除胀。

2. 胃阴不足证

脘腹痞闷，嘈杂，饥不欲食，恶心嗳气，口燥咽干，大便秘结，舌红少苔，脉细数。

（1）证机概要：胃阴亏虚，胃失濡养，和降失司。

（2）治法：养阴益胃，调中消痞。

（3）代表方：益胃汤加减。本方滋养胃阴，行气除痞，用于口燥咽干、舌红少苔之胃痞不舒者。

（4）常用药：生地黄、麦冬、沙参、玉竹滋阴养胃；香橼疏肝理脾，消除心腹痞满。若津伤较重者，可加石斛、花粉等以加强生津，腹胀较著者，加枳壳、厚朴花理气消胀；食滞者加谷芽、麦芽等消食导滞；便秘者，加火麻仁、玄参润肠通便。

五、预防

（1）患者应节制饮食，勿暴饮暴食，同时饮食宜清淡，忌肥甘厚味、辛辣醇酒及生冷之品。

（2）注意精神调摄，保持乐观开朗，心情舒畅。

（3）慎起居，适寒温，防六淫，注意腹部保暖。

（4）适当参加体育锻炼，增强体质。

（周文锋）

第六节 胃痛

胃痛是指以胃脘部近心窝处疼痛为主要临床表现的一种病证。又称胃脘痛。

《内经》对本病的论述较多，如《灵枢·邪气脏腑病形》曰："胃病者，腹膜胀，胃脘当心而痛。"最早记载了"胃脘痛"的病名；又《灵枢·厥病》云："厥心痛，腹胀胸满，心尤痛甚，胃心痛也。"所论"厥心痛"的内容，与本病有密切的关系。

《内经》还指出造成胃脘痛的原因有受寒、肝气不舒及内热等，《素问·举痛论》曰："寒气客于肠胃之间、膜原之下，血不得散，小络急引故痛。"《素问·六元正纪大论》曰："木郁之发，民病胃脘当心而痛。"《素问·气交变大论》曰："岁金不及，炎火通行，复则民病口疮，甚则心痛。"迨至汉代，张仲景在《金匮要略》中则将胃脘部称为心下、心中，将胃病分为痞证、胀证、满证与痛证，对后世很有启发。如"心中痞，诸逆心悬痛，桂枝生姜枳实汤主之。""按之心下满痛者，此为实也，当下之，宜大柴胡汤"。书中所拟的方剂如大建中汤、大柴胡汤等，都是治疗胃脘痛的名方。《仁斋直指方》对胃痛的原因已经认识到"有寒，有热，有死血，有食积，有痰饮，有虫"等不同。《备急千金要方·心腹痛》在论述九痛丸功效时指出，其胃痛有虫心痛、疰心痛、风心痛、悸心痛、食心痛、饮心痛、寒心痛、热心痛、去来心痛九种。

对于胃脘痛的辨证论治，《景岳全书·心腹痛》分析极为详尽，对临床颇具指导意义，指出："痛有虚实……辨之之法，但当察其可按者为虚，拒按者为实；久痛者多虚，暴病者多实；得食稍可者为虚，胀满畏食者为实；痛徐而缓，莫得其处者多虚，痛剧而坚，一定不移者为实；痛在肠脏，中有物有滞者多实，痛在腔胁经络，不干中脏，而牵连腰背，无胀无滞者多虚。脉与证参，虚实自辨。"除此之外，还须辨其寒热及有形无形。《丹溪心法·心脾痛》在论述胃痛治法时指出"诸痛不可补气"的观点，对后世影响很大，而印之临床，这种提法尚欠全面，后世医家逐渐对其进行纠正和补充。

《证治汇补·胃脘痛》对胃痛的治疗提出"大率气食居多，不可骤用补剂，盖补之则气不通而痛愈甚。若曾服攻击之品，愈后复发，屡发屡攻，渐至脉来浮大而空者，又当培补"，值得借鉴。

古代文献中所述胃脘痛，在唐宋以前医籍多以"心痛"代之，宋代之后，医家对胃痛与心痛相混谈提出质疑，至金元《兰室秘藏》首立"胃脘痛"一门，明确区分了胃痛与心痛，至明清时期胃痛与心痛得以进一步区别开来。如《证治准绳·心痛胃脘痛》就指出："或问丹溪言心痛即胃脘痛然乎？曰：心与胃各一脏，其病形不同，因胃脘痛处在心下，故有当心而痛之名，岂胃脘痛即心痛者哉！"《医学正传·胃脘痛》亦云："古方九种心痛……详其所由，皆在胃脘，而实不在于心也。"

现代医学的急、慢性胃炎，消化性溃疡，胃神经官能症，胃癌等疾病，以及部分肝、胆、胰疾病，出现胃痛的临床表现时，可参考本节进行辨证论治。

一、病因病机

胃痛的发生，主要责之于外邪犯胃、饮食伤胃、情志不畅和先天脾胃虚弱等，致胃气瘀滞，胃失和降，不通则痛。

（一）外邪犯胃

外邪之中以寒邪最易犯胃，夏暑之季，暑热、湿浊之邪也间有之。邪气客胃，胃气受伤，轻则气机壅滞，重则和降失司，而致胃脘作痛。寒主凝滞，多见绞痛；暑热急迫，常致灼痛；湿浊黏腻，常见闷痛。

（二）饮食伤胃

若纵恣口腹，过食肥甘，偏嗜烟酒，或饥饱失调，寒热不适，或用伤胃药物，均可伐伤胃气，气机升降失调而作胃痛。尤厚味及烟酒，皆湿热或燥热之性，易停于胃腑伤津耗液为先，久则损脾。

（三）情志不畅

情志不舒，伤肝损脾，亦致胃痛。如气郁恼怒则伤肝，肝失疏泄条达，横犯脾胃，而致肝胃不和或肝脾不和，气血阻滞则胃痛；忧思焦虑则伤脾，脾伤则运化失司，升降失常，气机不畅也致胃痛。

（四）脾胃虚弱

身体素虚，劳倦太过，久病不愈，可致脾胃不健，运化无权，升降转枢失利，气机阻滞，而致胃痛；或因胃病日久，阴津暗耗，胃失濡养，或伴中气下陷，气机失调；或因脾胃阳虚，阴寒内生，胃失温养，均可导致胃痛。

胃痛与胃、肝、脾关系最为密切。胃痛初发多属实证，病位主要在胃，间可及肝；病久常见虚证，其病位主要在脾；亦有虚实夹杂者，或脾胃同病，或肝脾同病。

胃痛病因虽有上述不同，病性尚有虚实寒热、在气在血之异，但其发病机制有其共性，即所谓"不通则痛"。胃为阳土，喜润恶燥，主受纳、腐熟水谷，以降为顺。胃气一伤，初则壅滞，继则上逆，此即气滞为病。其中首先是胃气的壅滞，无论外感、食积均可引发；其次是肝胃气滞，即肝气郁结，横逆犯胃所造成的气机阻滞。另外，气为血帅，气行则血行，气滞日久，必致血淤，也即久患者络之意；"气有余便是火"，气机不畅，可蕴久化热，火能灼伤阴津，或出血之后，血脉淤阻而新血不生，致阴津亦虚，均可致胃痛加重，每每缠绵难愈。脾属阴土，喜燥恶湿，主运化，输布精微，以升为健，与胃互为表里，胃病延久，可内传于脾。脾气受伤，轻则中气不足，运化无权；继则中气下陷，升降失司；再则脾胃阳虚，阴寒内生，胃络失于温养。若胃痛失治误治，血络损伤，还可见吐血、便血等证。

二、诊断要点

（一）症状

胃脘部疼痛，常伴有食欲缺乏，痞闷或胀满，恶心呕吐，吞酸嘈杂等。发病常与情志不遂、饮食不节、劳累、受寒等因素有关。起病或急或缓，常有反复发作的病史。

（二）检查

上消化道 X 线钡餐造影、纤维胃镜及病理组织学检查等，有助诊断。

三、鉴别诊断

（一）胃痞

二者部位同在心下，但胃痞是指心下痞塞，胸膈满闷，触之无形，按之不痛的病证。胃痛以痛为主，胃痞以满为患，且病及胸膈，不难区别。

（二）真心痛

心居胸中，其痛常及心下，出现胃痛的表现，应高度警惕，防止与胃痛相混。典型真心痛为当胸而痛，其痛多刺痛、剧痛，且痛引肩背，常有气短、汗出等症，病情较急，如《灵枢·厥病》曰："真心痛，手足青至节，心痛甚，旦发夕死，夕发旦死。"中老年人既往无胃痛病史，而突发胃脘部位疼痛者，当注意真心痛的发生。胃痛部位在胃脘，病势不急，多为隐痛、胀痛等，常有反复发作史。X 线、胃镜、心电图及生化检查有助鉴别。

四、辨证

胃痛的主要部位在上腹胃脘部近心窝处，往往兼见胃脘部痞满、胀闷、嗳气、吐酸、纳呆、胁胀、腹胀，甚至出现呕血、便血等症。常反复发作，久治难愈。至于临床辨证，当分虚实两类。实证多痛急拒按，病程较短；虚证多痛缓喜按，缠绵难愈，这是辨证的关键。

（一）寒邪客胃

证候：胃痛暴作，得温痛减，遇寒加重；恶寒喜暖，口淡不渴，或喜热饮，舌淡，苔薄白，脉弦紧。

分析：寒凝胃脘，气机阻滞，则胃痛暴作，得温痛减，遇寒加重；阳气被遏，失去温煦，则恶寒喜暖，口淡不渴，或喜热饮；舌淡，苔薄白，脉弦紧，为内寒之象。

（二）饮食伤胃

证候：胃脘疼痛，胀满拒按，嗳腐吞酸，或呕吐不消化食物，其味腐臭，吐后痛减，不思饮食，大便不爽，得矢气及便后稍舒，舌苔厚腻，脉滑。

分析：饮食积滞，阻塞胃气，则胃脘疼痛，胀满拒按；食物不化，胃气上逆，则嗳腐吞酸，或呕吐不消化食物，其味腐臭，吐后痛减；胃失和降，腑气不通，则不思饮食，大便不爽，得矢气及便后稍舒；舌质淡，苔厚腻，脉滑，为饮食内停之征。

（三）肝气犯胃

证候：胃脘胀痛，连及两胁，攻撑走窜，每因情志不遂而加重，善太息，不思饮食，精神抑郁，夜寐不安，舌苔薄白，脉弦滑。

分析：肝气郁结，横逆犯胃，肝胃气滞，故胃脘胀痛；胁为肝之分野，故胃痛连胁，攻撑走窜；因情志不遂加重气机不畅，故以息为快；胃失和降，受纳失司，故不思饮食；肝郁不舒，则精神抑郁，夜寐不安；舌苔薄白，脉弦滑为肝胃不和之象。

（四）湿热中阻

证候：胃脘灼热而痛，得凉则减，遇热加重。伴口干喜冷饮，或口臭不爽，口舌生疮。甚至大便秘结，排便不畅，舌质红，苔黄少津，脉滑数。

分析：胃气阻滞，日久化热，故胃脘灼痛，得凉则减，遇热加重，口干喜冷饮或口臭不爽，口舌生疮；胃热久积，腑气不通，故大便秘结，排便不畅；舌质红，苔黄少津，脉象滑数，为胃热蕴积之象。

（五）瘀血停胃

证候：胃脘疼痛，状如针刺或刀割，痛有定处而拒按，入夜尤甚。病程日久，胃痛反复发作而不愈，面色晦暗无华，唇暗，舌质紫暗或有瘀斑，脉涩。

分析：气滞则血淤，或吐血、便血之后，离经之血停积于胃，胃络不通，而成瘀血，瘀血停胃，故疼痛状如针刺或刀割，固定不移，拒按；瘀血不净，新血不生，故面色晦暗无华，唇暗；舌质紫暗，或有瘀点、瘀斑，脉涩，为血脉淤阻之象。

（六）胃阴亏耗

证候：胃脘隐痛或隐隐灼痛，伴嘈杂似饥，饥不欲食，口干不思饮，咽干唇燥，大便干结，舌体瘦，质嫩红，少苔或无苔，脉细而数。

分析：气郁化热，热伤胃津，或瘀血积留，新血不生，阴津匮乏，阴津亏损则胃络失养，故见胃脘隐痛；若阴虚有火，则可见胃中灼痛隐隐；胃津亏虚则胃纳失司，故嘈杂似饥，知饥而不欲纳食；阴液亏乏，津不上承，故咽干唇燥；阴液不足则肠道干涩，故大便干结；舌体瘦舌质嫩红，少苔或无苔，脉细而数，皆为胃阴不足而兼虚火之象。

（七）脾胃虚寒

证候：胃脘隐痛，遇寒或饥时痛剧，得温或进食则缓，喜暖喜按。伴面色不华，神疲肢怠，四末不温，食少便溏，或泛吐清水。舌质淡而胖，边有齿痕，苔薄白，脉沉细无力。

分析：胃病日久，累及脾阳。脾胃阳虚，故胃痛绵绵，遇寒或饥时痛剧，得温熨或进食则缓，喜暖喜按；气血虚弱，故面色不华，神疲肢怠；阳气虚不达四末，故四肢不温；脾虚不运，转输失常，故食少便溏；脾阳不振，寒湿内生，饮邪上逆，故泛吐清水；舌质淡而胖，边有齿痕，苔薄白，脉沉细无力，为脾胃虚寒之象。

五、治疗

治疗以理气和胃止痛为主，审证求因，辨证施治。邪盛以祛邪为急，正虚以扶正为先，虚实夹杂者，则当祛邪扶正并举。虽有"通则不痛"之说，但决不能局限于狭义的"通"法，要从广义的角度理解和运用"通"法。属于胃寒者，散寒即所谓通；属于血瘀者，化瘀即所谓通；属于食停者，消食即所谓通；属于气滞者，理气即所谓通；属于热郁者，泻热即所谓通；属于阴虚者，益胃养阴即所谓通；属于阳虚者，温运脾阳即所谓通。

（一）中药治疗

1. 寒邪客胃

治法：温胃散寒，行气止痛。

处方：香苏散合良附丸加减。

方中高良姜、吴茱萸温胃散寒；香附、乌药、陈皮、木香行气止痛。

如兼见恶寒、头痛等风寒表证者，可加苏叶、藿香等以疏散风寒，或内服生姜汤、胡椒汤以散寒止痛；若兼见胸脘痞闷，胃纳呆滞，嗳气或呕吐者，是为寒夹食滞，可加枳实、神曲、鸡内金、制半夏、生姜等以消食导滞，降逆止呕。若寒邪郁久化热，寒热错杂，可用半夏泻心汤辛开苦降，寒热并调。

中成药可选用良附丸、胃痛粉等。

2. 饮食伤胃

治法：消食导滞，和胃止痛。

处方：保和丸加减。

方中神曲、山楂、莱菔子消食导滞；茯苓、半夏、陈皮和胃化湿；连翘散结清热。

若脘腹胀甚者，可加枳实、砂仁、槟榔等以行气消滞；若胃脘胀痛而便闭者，可合用小承气汤或改用枳实导滞丸以通腑行气；胃痛急剧而拒按，伴见苔黄燥，便秘者，为食积化热成燥，则合用大承气汤以泻热解燥，通腑荡积。

中成药可选用加味保和丸、枳实消痞丸等。

3. 肝气犯胃

治法：疏肝解郁，理气止痛。

处方：柴胡疏肝散加减。

方中柴胡、芍药、川芎、郁金、香附疏肝解郁；陈皮、枳壳、佛手、甘草理气和中。

若胃痛较甚者，可加川楝子、延胡索以加强理气止痛作用；嗳气较频者，可加沉香、旋覆花以顺气降逆；泛酸者加海螵蛸、煅瓦楞子中和胃酸。痛势急迫，嘈杂吐酸，口干口苦，舌红苔黄，脉弦或数，乃肝胃郁热之证，改用化肝煎或丹栀逍遥散加黄连、吴茱萸以疏肝泻热和胃。

中成药可选用气滞胃痛冲剂、胃苏冲剂等。

4. 湿热中阻

治法：清化湿热，理气和胃。

处方：清中汤加减。

方中黄连、栀子清热燥湿；制半夏、茯苓、草豆蔻祛湿健脾；陈皮、甘草理气和中。

湿偏重者加苍术、藿香燥湿醒脾；热偏重者加蒲公英、黄芩清胃污热；伴恶心呕吐者，加竹茹、橘皮以清胃降逆；大便秘结不通者，可加大黄（后下）通下导滞；气滞腹胀者加厚朴、枳实以理气消胀；纳呆少食者，加神曲、谷芽、麦芽以消食导滞。

中成药可选用清胃和中丸。

5. 瘀血停胃

治法：理气活血，化瘀止痛。

方药：失笑散合丹参饮加减。

前方以五灵脂、蒲黄活血祛瘀，通利血脉以止痛；后方重用丹参活血化瘀，檀香、砂仁行气止痛。

若因气滞而致血瘀，气滞仍明显时，宜加理气之品，但忌香燥太过。若血瘀而兼血虚者，宜合四物汤等养血活血之味。若血瘀而兼脾胃虚衰者，宜加炙黄芪、党参等健脾益气以助血行。若瘀血日久，血不循常道而外溢出血者，应参考吐血、便血处理。

中成药可选用九气拈痛丸。

6. 胃阴亏耗

治法：滋阴益胃，和中止痛。

处方：益胃汤合芍药甘草汤加减。

方中沙参、玉竹补益气阴；麦冬、生地黄滋养阴津；冰糖生津益胃；芍药、甘草酸甘化阴，缓急止痛。

若气滞仍著时，加佛手、香橼皮、玫瑰花等轻清畅气而不伤阴之品；津伤液亏明显时，可加芦根、天花粉、乌梅等以生津养液；大便干结者，加火麻仁、郁李仁、瓜蒌仁等润肠之品。若兼肝阴亦虚，症见脘痛连胁者，可加白芍、枸杞子、生地黄等柔肝之品，也可用一贯煎化裁为治。

中成药可选用养胃舒胶囊。

7. 脾胃虚寒

治法：温中健脾。

方药：黄芪建中汤加减。

方中以黄芪补中益气、饴糖益气养阴为君；以桂枝温阳气、芍药益阴血为臣；以生姜温胃、大枣补脾为佐；炙甘草调和诸药，共奏温中健脾、和胃止痛之功。

若阳虚内寒较重者，也可用大建中汤化裁，或加附子、肉桂、荜茇等温中散寒；兼泛酸者，可加黄连汁炒吴茱萸、煅瓦楞子、海螵蛸等制酸之品；泛吐清水时，可予小半夏加茯苓汤或苓桂术甘汤合方为治；兼见血虚者，也可用归芪建中汤治之。若胃脘坠痛，证属中气下陷者，可用补中益气汤化裁为治。

此外，临床上胃强脾弱，上热下寒者也不少见，症状除胃脘疼痛以外，还可见恶心呕吐，嗳气，肠鸣便溏或大便秘结，舌质淡，苔薄黄腻，脉细滑等，治疗时，可选用半夏泻心汤、黄连理中汤或乌梅丸等以调和脾胃，清上温下。

中成药可选用人参健脾丸、参苓白术丸等。

（二）针灸治疗

1. 基本处方

中脘、内关、足三里。

中脘、足三里募合相配，内关属心包经，历络三焦，通调三焦气机而和胃，三穴远近结合，共同调理胃腑气机。

2. 加减运用

（1）寒邪客胃证：加神阙、梁丘以散寒止痛，神阙用灸法。余穴针用平补平泻法。

（2）饮食伤胃证：加梁门、建里、璇玑以消食导滞。诸穴针用泻法。

（3）肝气犯胃证：加期门、太冲以疏肝理气，针用泻法。余穴针用平补平泻法。

（4）湿热中阻证：加阴陵泉、内庭以清利湿热，阴陵泉针用平补平泻法。余穴针用泻法。

（5）瘀血停胃证：加膈俞、阿是穴以化瘀止痛，针用泻法。余穴针用平补平泻法，或加灸法。

（6）胃阴亏耗证：加胃俞、太溪、三阴交以滋阴养胃。诸穴针用补法。

（7）脾胃虚寒证：加神阙、气海、脾俞、胃俞以温中散寒，神阙用灸法。余穴针用补法，或加灸法。

3. 其他

（1）指针疗法：取中脘、至阳、足三里等穴，以双手拇指或中指点压、按揉，力度以患者能耐受并感觉舒适为度，同时令患者行缓慢腹式呼吸，连续按揉 3 ~ 5 分钟即可止痛。

（2）耳针疗法：取胃、十二指肠、脾、肝、神门、下脚端，每次选用 3 ~ 5 穴，毫针浅刺，留针30 分钟；或用王不留行籽贴压。

（3）穴位注射疗法：根据中医辨证，分别选用当归注射液、丹参注射液、参附注射液或生脉注射液等，也可选用维生素 B_1 或维生素 B_{12} 注射液，按常规取 2 ~ 3 穴，每穴注入药液 2 ~ 4 mL，每日或隔日1 次。

（4）埋线疗法：取穴：肝俞、脾俞、胃俞、中脘、梁门、足三里。方法：将羊肠线用埋线针植入穴位内，无菌操作，每月 1 次，连续 3 次。适用于慢性胃炎之各型胃痛症者。

（5）兜肚法：取艾叶 30 g，荜茇、干姜各 15 g，甘松、山茶、细辛、肉桂、吴茱萸、延胡索、白芷各 10 g，大茴香 6 g，共研为细末，用柔软的棉布折成 15 cm 直径的兜肚形状，将上药末均匀放入，紧密缝好，日夜兜于中脘穴或疼痛处，适用于脾胃虚寒胃痛。

（陈晓玲）

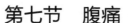

第七节　腹痛

　　腹痛是指胃脘以下、耻骨毛际以上部位疼痛为主证的病证。感受六淫之邪，虫积、食滞所伤，气滞血瘀，或气血亏虚，经脉失荣等，均可导致腹痛。

一、历史沿革

　　腹痛首见于《内经》。其对腹痛的论述，多从寒热邪气客于肠胃立论。《素问·举痛论篇》谓："寒气客于肠胃之间，膜原之下，血不得散，小络急引故痛""热气留于小肠，肠中痛，瘅热焦渴，则坚干不得出，故痛而闭不通矣。"

　　《素问·气交变大论篇》还分别对雨湿、风气、燥气所致腹痛的症状作了描述。《灵枢·邪气脏腑病形》及"师传""胀论""经脉"等篇对感寒泄泻，肠鸣飧泄，胃热肠寒，热病挟脐急痛等腹痛亦有所论述。

　　汉代张仲景《金匮要略》在有关篇章中对腹痛，辨证确切，并创立了许多有效治法方剂。如《金匮要略·腹满寒疝宿食病脉证治》谓："病者腹满，按之不痛为虚，痛者为实，可下之。舌黄未下者，下之黄自去。"指出按之而痛者，为有形之邪，结而不行，其满为痛，并以舌黄作为实热积滞之征象，治当攻下。对"腹中寒气，雷鸣切痛，胸胁逆满，呕吐"的脾胃虚寒，水湿内停的腹满痛证及寒邪攻冲之证分别提出附子粳米汤及大建中汤治疗，而"心下满痛"及"痛而闭"则有大柴胡汤、厚朴三物汤，提示了热结、气滞腹痛的治法。此外"疮痈肠痈浸淫病脉证治"篇还对"肠痈"加以论治。以上，在理论与实践方面，均有很大的指导价值。

　　隋代巢元方《诸病源候论》将腹痛专立单独病候，分为急腹痛与久腹痛。该书"腹痛病诸候"篇谓："凡腹急痛，此里之有病""由府藏虚，寒冷之气客于肠胃膜原之间，结聚不散，正气与邪气交争，相击故痛""久腹痛者，藏府虚而有寒，客于腹内，连滞不歇，发作有时，发则肠鸣而腹绞痛，谓之寒中。是冷搏于阴经，令阳气不足，阴气有余也。寒中久痛不瘥，冷入于大肠，则变下利。"对病因、证候描述较之前人为详。

　　唐代孙思邈《备急千金要方》立"心腹痛门"，该书提出注心痛、虫心痛、风心痛、悸心痛、食心痛、饮心痛、冷心痛、热心痛、去来心痛等9种心痛名称，其中包括某些上腹部疼痛。孙氏列有治心腹痛及腹痛方十多首，如有治虚冷腹痛的当归汤方、腹冷绞痛的羊肉当归汤方、腹痛脐下绞结的温脾汤方等。包括了温中、化瘀、理气止痛等治法。此外还包括若干熨法和刺灸法，反映了治疗手段日趋丰富。王焘《外台秘要》对许多心腹痛方进行了收集，如该书载有《广济》疗心腹中气时之痛等症的桔梗散方，《肘后》疗心腹俱胀痛等症的栀豉汤方，《深师》疗久寒冷心腹绞痛等症的前胡汤方，《小品》疗心腹绞痛等症的当归汤方，《古今录验》疗心腹积聚寒中绞痛等症的通命丸方等，对急性腹痛提供了更多方剂。

　　宋代杨士瀛《仁斋直指方》对腹痛分寒热、死血、食积、痰饮、虫等，并对不同腹痛提出鉴别，如谓："气血、痰水、食积、风冷诸症之痛，每每停聚而不散，惟虫病则乍作乍止，来去无定，又有呕吐清沫之可验。"对临床辨证颇有裨益。

　　金元时期，李杲将腹痛按三阴经及杂病进行辨证论治，尤其强调腹痛不同部位分经辨治，对后世颇有启发。如谓中脘痛太阴也，理中汤、加味小建中汤、草豆蔻丸之类主之；脐腹痛，少阴也，四逆汤、姜附汤或五积散加吴茱萸主之；少腹痛，厥阴也，当归四逆汤加吴茱萸主之；杂证腹痛以四物苦楝汤或芍药甘草汤等为主方，并依据不同脉象进行加减。尤其李氏在《医学发明·泄可去闭葶苈大黄之属》，明确提出了"痛则不通"的病机学说，并在治疗上确立了"痛随利减，当通其经络，则疼痛去矣"之说，给后世很大的影响。

　　《丹溪心法》对腹痛以寒、积热、死血、食积、痰湿划分，尤对气、血、痰、湿作痛提出相应的用药，强调对老年人、肥人应该根据不同体质施治，并提出初痛宜攻，久痛宜升消的治则，立"痛忌补气"之说。此外，朱氏对感受外邪作痛及伤食痛，颠仆损伤腹痛亦分列了处方。

明代《古今医鉴》在治法上提出"是寒则温之，是热则清之，是痰则化之，是血则散之，是气则顺之，是虫则杀之，临证不可惑也"。《医学正传》亦提出"浊气在上者涌之，清气在下者提之，寒者温之，热者清之，虚者培之，实者泻之，结者散之，留者行之，此治法之大要也"等原则。

明代李梴《医学入门》对腹痛分证治疗及症状的描述则更加具体。如谓："瘀血痛有常处，或忧思逆郁，跌扑伤瘀，或妇女经来产后，恶瘀不尽而凝，四物汤去地黄，加桃仁、大黄、红花。又血虚郁火燥结阻气，不运而痛者，四物汤倍芍药加炒干姜，凡痛多属血涩，通用芍药甘草汤为主。"

《医方考》则对治疗腹痛的丁香止痛散、三因七气汤、桂枝加大黄汤等有效方剂的组成、功用、配伍、适应症状等加以解说，以便于临床运用。张景岳对腹痛虚实辨证，尤为精详，认为暴痛多由食滞、寒滞、气滞；渐痛多由虫、火、痰、血。明确提出"多滞多逆者，方是实证，如无滞运则不得以实论也"。并从喜按与否、痛徐而缓、痛剧而坚以及脉象和痛的部位等方面辨证。可以看出这一时期对腹痛的病因、病机及治疗，无论理论实践，均有了进一步的深化和提高。

清代医家对腹痛证治疗更有发展。如《张氏医通》对腹痛证候方要详备。其谓感暑而痛，或泻利并作，用十味香蒸饮；腹中常热作痛，此为积热，用调胃承气汤；七情内结心腹绞痛选用七气汤；酒积作痛曲药丸等皆逐一叙述，并载有大寒腹痛，瘀血留结腹痛等验案，其理法方药均可体现。

叶天士《临证指南医案》对腹痛记载了发疹腹痛。该书对腹痛辨证强调：须知其无形为患者，如寒凝、火郁、气阻、营虚及夏秋暑湿痧秽之类；所谓有形为患者，如蓄血、食滞、癥瘕、蛔蛲内疝及平素嗜好成积之类。对其治疗方法则是强调以"通"为主，如用吴茱萸汤、四逆汤为通阳泄浊法；左金丸及金铃子散为清火泄郁法；四七汤及五磨饮为开通气分法；穿山甲、桃仁、归须、韭根及下瘀血汤为宣通营络法，芍药甘草汤加减及甘麦大枣汤为缓而和法；肉苁蓉、柏子仁、肉桂、当归之剂及复脉加减为柔而通法。至于食滞消之，蛔扰安之，癥瘕理之，内疝平之，痧秽芳香解之，均理法方药具备，形成了较为完整的理论。而《医林改错》《血证论》对瘀血腹痛的治则方剂，更有新的创见。如王清任少腹逐瘀汤即为治疗瘀血腹痛的名方。

二、范围

腹痛也是一个症状，西医学多种疾病，如急性胰腺炎、胃肠痉挛、嵌顿疝早期、肠易激综合征腹痛、消化不良腹痛，以及腹型过敏性紫癜、腹型癫痫等引起的腹痛均可参考本篇辨证论治。

三、病因病机

腹痛病因很多，外感风、寒、暑、湿，或内伤饮食，或手术外伤等均可导致腹痛，总体均可归纳为气机阻滞，或脏腑失养两端。

（一）感受寒邪，阻逆为痛

外受寒邪风冷，侵袭于中，或寒冷积滞阻结胃肠，或恣食生冷太过；中阳受戕，均可导致气机升降失常，阴寒内盛作痛。《素问·举痛论篇》指出："寒气客于脉外则脉寒，脉寒则缩蜷，缩蜷则脉绌急，绌急则外引小络，故猝然而痛。"又说："寒气客于肠胃，厥逆上出，故痛而呕也；寒气客于小肠，小肠不得成聚，故后泄腹痛矣。"均说明感受外寒与腹痛有密切的关系。

（二）素体阳虚，寒从内生

多有脾阳不运，脏腑虚而有寒；或因中阳虚馁，寒湿停滞；或因气血不足，脏腑失其温养而致腹痛。亦有房室之后为寒邪所中而导致阴寒腹痛者。

（三）饮食不节，邪滞内结

恣饮暴食，肥甘厚味停滞不化，误食腐馊不洁之物，脾胃损伤，为导致腹痛之因；里热内结，积滞胃肠，壅遏不通；或恣食辛辣，湿热食滞交阻，使气机失其疏利，传道之令不行而痛。此外暑热内侵，湿热浸淫使肠胃功能逆乱，亦可导致腹痛。

（四）情志失调，气滞不痛

情志怫郁，恼怒伤肝，肝失疏泄，气失条达，肝郁气滞，横逆攻脾，肝脾不和，气机失畅，可引起气滞腹痛。正如《类证治裁·腹痛》云："七情气郁，攻冲作痛。"《证治汇补·腹痛》谓："暴触怒气，则两胁先痛而后入腹。"可见，情志失调、气机瘀滞是产生腹痛的重要因素之一。

（五）跌仆创伤，瘀阻为痛

跌仆创伤，或腹部手术以致脏腑经络受损，气血淤滞不通。如《丹溪心法·腹痛》说："如颠仆损伤而腹痛者，乃是瘀血。"血络受损，络脉不通，则腹部疼痛如针刺，痛处固定不移，痛而拒按。

总之，腹痛最主要的病机特点是"不通则痛"，或因邪滞而不通，或由正虚运行迟缓而不通。病机性质有虚有实。外邪侵袭、饮食不节、情志失调、跌仆创伤等因素导致腹内脏腑气机瘀滞、血行受阻，或腹部经脉为病邪所滞，络脉痹阻，不通而痛，此属实痛。而素体阳虚，气血不足，脏腑失养所产生的腹痛，此属虚痛。与腹痛的相关病理因素有寒凝、湿热、瘀血、积食等。

腹痛之虚、实、寒、热、气、血之间常相互转化兼夹为病。如寒痛日久，郁而化热，可致郁热内结；气滞作痛，迁延不愈，由气入血，可致血淤腹痛；实证腹痛，经久不愈，耗伤气血，可由实转虚，或虚实夹杂；虚痛感邪或夹食滞则成虚实夹杂，本虚标实之证。

四、诊断与鉴别诊断

（一）诊断

1. 发病特点

本病发作多以外感、劳作、饮食不节或情志郁怒等为诱因。

2. 临床表现

腹痛以脘以下、耻骨毛际以上部位疼痛为主要表现。急性发作时常伴有呕吐、腹泻、便秘、发热等症状。腹痛由癫病引起者，发作过程或中止后可出现意识障碍，嗜睡，腹部或肢体肌肉跳动或抽动，流涎，偏头痛和吞咽咀嚼动作表现。

（二）鉴别诊断

1. 胃脘痛

胃居上脘，其疼痛部位在胃脘近心窝处。而腹痛在胃脘以下，耻骨毛际以上的部位。胃脘痛多伴嗳气、吐酸、嘈杂或得食痛减，或食后痛增等特征。而腹痛常少有这些症状，但胃痛与腹痛因部位相近，关系密切，故临证时需谨慎鉴别。

2. 胁痛

胁痛的疼痛部位在一侧或双侧季肋下，很少有痛及脐腹及小腹者，故不难与腹痛相鉴别。

3. 淋证

淋证之腹痛，多属于小腹，并伴有排尿窘迫、茎中涩痛等症。

4. 痢疾、霍乱、癥积

痢疾之腹痛与里急后重、下痢赤白黏冻同见；霍乱之腹痛往往猝然发病，上吐下泻互见；癥积之腹痛与腹内包块并见，但有时也可以腹痛为首发症状，须注意观察鉴别。

5. 外科、妇科腹痛

内科腹痛常先发热，后腹痛，一般疼痛不剧，痛无定处，难以定位，压痛不明显，腹部柔软。而外科腹痛，一般先腹痛，后发热，疼痛较剧，痛有定处，部位局限，压痛明显，常伴有肌紧张或反跳痛。妇科腹痛多在小腹，常与经、带、胎、产有关。

五、辨证

（一）辨证要点

1. 注意分别腹痛的性质

（1）寒痛：寒主收引，寒气所客，则痛多拘急，腹鸣切痛，寒实可兼气逆呕吐，坚满急痛；虚寒则痛势绵绵。

（2）热痛：多痛在脐腹，痛处亦热，或伴有便秘、喜饮冷等症。

（3）瘀血痛：多痛而不移其处，刺痛，拒按，经常在夜间加剧，一般伴有面色晦暗，口唇色紫。

（4）气滞痛：疼痛时轻时重，部位不固定，攻冲作痛，伴有胸胁不舒，嗳气，腹胀，排气之后暂得减轻。

（5）伤食痛：多因饮食过多，或食积不化，肠胃作痛，嗳腐，痛甚欲便，得便则减。

（6）虚痛：一般久痛属虚，虚痛多痛势绵绵不休，可按或喜按。

（7）实痛：暴痛多属实。实痛多有腹胀，呕逆，拒按等表现。

2. 注意分别腹痛的部位

（1）少腹痛：腹痛偏在少腹，或左或右，或两侧均痛：多属于肝经症状。少腹痛偏于右侧，按之更剧，常欲蜷足而卧，发热，恶心，大便欲解不利，为"肠痈"。少腹近脐左右痛，按之有长形结块（按之大者如臂，如黄瓜，小者如指），劲如弓弦，往往牵及胁下，名为"痃癖"。

（2）脐腹痛：肠内绞痛，欲吐不吐，欲泻不泻，烦躁闷乱，严重者面色青惨，四肢逆冷，头汗出，脉沉浮，名为"干霍乱"。时痛时止，痛时剧烈难忍，或吐青黄绿水，或吐出蛔虫，痛止又饮食如常，为"虫积痛"，多见于小儿。腹中拘挛，绕脐疼痛，冷汗出，怯寒肢冷，脉沉紧者，名为"寒疝"。

（3）小腹痛：小腹痛偏在脐下，痛时拘急结聚硬满，小便自利，甚至发狂，为下焦蓄血。

（二）证候

1. 实寒腹痛

症状：腹痛较剧烈，大便不通，胁下偏痛，手足厥逆。苔白，脉弦紧。

病机分析：寒实内结，升降之机痞塞，阳气不通，故腹胀或胁下痛；手足厥逆，为阳气不能布达之象；大肠为传导之官，寒邪积滞阻结于内，传化失司，故大便秘结；舌白为寒；脉弦主痛，紧主寒。

2. 虚寒腹痛

症状：腹中时痛或绵绵不休，喜得温按，按之则痛减，伴见面色无华，神疲，畏寒，气短等症。舌淡苔白，脉细无力。

病机分析：中阳虚寒，络脉不和，故腹中时痛或绵绵不休，寒得温散则痛减，虚痛得按则松；中虚不运化源不足，则面色无华，伴见气短神疲；中阳不足，卫外之阳亦虚，故形寒畏冷。舌淡苔白，脉来无力，均为虚寒之征。

3. 实热腹痛

症状：腹部痞满胀痛，拒按，潮热，大便不通，并见于口干渴引饮，手足汗出，矢气频转，或下利清水，色纯青，腹部作痛，按之硬满，所下臭秽。苔焦黄起刺或焦黑干燥，脉沉实有力。

病机分析：热结于内，腑气不痛，不通则痛，故腹痛拒按，大便不通，矢气频转；实热积滞壅结，灼伤津液，故口渴引饮，潮热，手足汗出；肠中实热积滞较甚，"热结旁流"，故下利清水。苔黄，脉沉实有力，均可实热之象。

4. 气滞腹痛

症状：腹痛兼胀闷不舒，攻窜不定，痛引少腹，嗳气则舒，情绪急躁加剧。苔薄白，脉弦。

病机分析：气机瘀滞，升降失司，故腹痛且胀；病在气分，忽聚忽散，故攻窜不定，痛引少腹；嗳气后气机暂得疏通，故痛势稍减；若遇郁怒，肝气横逆，气聚为患，故痛势增重；脉弦为肝气不疏之象。

5. 瘀血腹痛

症状：少腹痛积块疼痛，或有积块不疼痛，或疼痛无积块，痛处不移。舌质青紫，脉涩。

病机分析：瘀血阻滞，阻碍气机，不通则痛，故无论积块之有无，而腹痛可见；瘀血入络，痹阻不移，故痛有定处。舌紫，脉涩，皆为瘀血之象。

6. 食积腹痛

症状：脘腹胀满疼痛，拒按，嗳腐吞酸，厌食呕恶，痛甚欲便，得大便痛减，或大便不通。舌苔厚腻，脉滑有力。

病机分析：饮食不节或暴饮暴食，以至食积不化，肠胃壅滞，故腹痛，胀满拒按；胃失和降，浊气上逆，故厌食呕恶，嗳腐吞酸；食滞中阻欲得外泄，故得便痛减；传化失司，腑气不行，故大便不通。苔腻脉滑，均为食积内停之象。

六、治疗

（一）治疗原则

治疗腹痛，多以"通"字为法。但"通"者，绝非单指攻下通利。正如《医学真传》说："夫通则不痛，理也。但通之法，各有不同，调气以和血，调血以和气，通也；下逆者使之上行，中结者使之旁达，亦通也；虚者助之使之通，寒者温之使之通，无非通之之法也。若必以下泄为通则妄矣。"明代龚廷贤提出"寒者温之，热者清之，虚者补之，实者泻之"的治疗原则。由此可见，具体施治时，应视其证候的虚实寒热，在气在血，予以不同的治法。

1. 注意补通关系

腹痛初起，邪实为主，元气未虚，当首推泻法，或祛邪，或导滞，或驱虫，通则不痛，所谓"痛随利减"。若妄投补气之法，必使邪留、食滞、虫积，气机不畅，腹痛益增。然久病体虚之人，可以温中补虚，缓急止痛之法，冀其中阳恢复，腹痛逐渐向愈。虚实夹杂者，审其虚实程度，或通利为主，或补虚为主，或攻补兼施，不可一味使用补气法。

2. 寒热实证各有侧重

寒实腹痛，因阴寒凝滞所致，有大便秘结者，虽可加大黄等荡除积滞，通里攻下，以救其急，切勿过度，以免日久伤正。实热腹痛，在泄热通腑基础上，可选用理气和中之品，如木香、白蔻仁、陈皮、姜半夏之属，有助通滞。

3. 暴痛重气、久痛在血

腹痛暴作，胀痛拒按，部位不定，乃气机阻滞所致。宜通利气机，通阳泄浊。腹痛缠绵不愈，痛如针刺，部位固定，或腹痛日久，邪滞经络，由气入血，血行不畅，气滞血淤，正如叶天士所谓"久痛入络"。宜采用辛润活血通络之法，亦可加入理气之品，气血同治，冀气行则血行。

（二）治法方药

1. 寒实腹痛

治法：温里散寒，通便止痛。

方药：大黄附子汤加味。本方主在温散寒凝而开闭结，通下大便以除积滞，故用附子辛热以温里散寒治疗心腹痛。大黄荡除积结，细辛辛温宣通，散寒止痛，协助附子以增加散寒作用，共成温散寒凝、苦辛通降之剂。寒实积腹痛，在非温不能避其寒，非下不能去其实时，使用本方，最为恰当。

腹胀满，可加厚朴、木香以加强行气导滞作用；体虚而有积滞者，可用制大黄，以缓其峻下之力；如体虚较甚，可加党参、当归益气养血。恶寒腹痛，绵绵不已，手足厥冷者，亦可选五积散温通经脉。猝然心腹胀痛，痛如锥刺，口噤暴厥者，可用三物备急丸。

2. 虚寒腹痛

治法：温中补虚，缓急止痛。

方药：小建中汤加减。本方以桂枝温阳，芍药益阴，饴糖补脾缓急，生姜辛温散寒，炙甘草、大枣甘温补中。其中芍药倍炙草为芍药甘草汤，有缓急止痛之效。

若失血虚羸不足，腹中疼痛不止，或少腹拘急，痛引腰背，不能饮食，属营血内虚，可于本方加当归，名当归建中汤；若兼气虚，自汗，短气困倦者，本方加黄芪，名为黄芪建中汤。

若阴寒内盛，脘腹剧痛，呕不能食，上冲皮起，按之似有头足，上下攻痛，不可触近，或腹中辘辘有声，用大建中汤温阳逐寒，降逆止痛。

肠鸣腹痛，喜按喜湿，大便溏泻或反秘结，小便清长，手足不温，脉沉细或迟缓，舌淡苔白滑，属太阴寒痛，用理中汤。若厥阴寒痛，肢厥，脉细欲绝，用当归四逆汤。若大肠虚寒，冷积便秘腹痛，用温脾汤，温补寓以通下导滞。男女同房之后，中寒而痛，属于阴寒，用葱姜捣烂炒热，熨其脐腹，以解其阴寒凝滞之气，并用理阴煎或理中汤服之。

3. 实热腹痛

治法：清热通肺。

方药：大承气汤加减。方中大黄苦寒泄热通便，荡涤肠胃；辅以芒硝咸寒泄热，软坚润燥；积滞内阻，每致气滞不行，故以厚朴行气散结，消痞除满，使积滞迅速得以外泄，其痛自已。

若属火郁腹痛，时作时止，按之有热感，用清中汤，或二陈汤、金铃子散加栀子、黄连、芍药、郁金；合并于紫癜者，可再加牡丹皮、失笑散等。伤暑腹痛宜香薷散加生姜、木瓜。

4. 气滞腹痛

治则：疏肝解郁，理气止痛。

方药：四逆散加减。本方具疏肝行气解郁、调和肝脾之功。柴胡苦平，条达肝木而疏少阳之郁；芍药微苦寒，平肝止痛；枳实苦辛破积行滞；甘草性平，缓急而和诸药，共成疏肝理气、和中缓急之剂。本方加川芎、香附、枳实易枳壳，名柴胡疏肝散，兼有活血作用。

若腹痛拘急可加芍药甘草汤缓急止痛；若少腹绞痛，腹部胀满，肠鸣辘辘，排气则舒，或阴囊疝痛，苔白，脉弦，用天台乌药散加减，或选五磨饮子、立效散等。若寒气滞痛而腹满者，用排气饮加砂仁去泽泻。

5. 瘀血腹痛

治则：活血化瘀。

方药：少腹逐瘀汤加减。方中当归、川芎、赤芍养血和营，小茴香、肉桂、干姜温通下焦而止痛；生蒲黄、五灵脂、没药、延胡索活血化瘀，和络定痛。亦可选用活血汤和营通络止通。

若瘀血积于腹部，连及胁间刺痛，用小柴胡汤加香附、姜黄、桃仁、大黄；若血蓄下焦，则季肋、少腹胀满刺痛，大便色黑，用手拈散加制大黄、桃仁，或用桃仁承气汤加苏木、红花。若合并癫痫者也可参照本型论治。

6. 食积腹痛

治则：消食导滞。

方药：枳术汤加木香、砂仁送服保和丸。本方重用枳实行气消痞，辅以白术健脾，加木香、砂仁醒胃宽中，送服保和丸以助消食导滞之功。

若胸腹痞满，下痢，泄泻腹痛后重，或大便秘结，小便短赤，舌红，苔黄腻，脉沉实等，可用枳实导滞丸。

（三）其他治法

1. 针刺

（1）腹痛取内关、支沟、照海、巨阙、足三里。

（2）脐腹痛取阴陵泉、太冲、足三里、支沟、中脘、关元、天枢、公孙、三阴交、阴谷。

（3）腹中切痛取公孙；积痛取气海、中脘、隐白。

2. 灸法

脐中痛、大便溏，灸神阙。

七、转归及预后

腹痛一证，病情复杂，如治疗不及时常可产生多种变证。如因暴饮暴食，进食大量肥甘厚味，或酗酒过度，致使湿热壅滞，宿食停滞，腑气不通，若治不及时，湿热蕴而化毒，气滞血瘀，腹痛益增，痛处固定拒按，腹肌紧张如板，痛引后背；因湿毒中阻，胃气上逆而呕吐频作；因湿热熏蒸而见黄疸、发热，可转为重症胆瘅、胰瘅，病情危急，预后难料。若腹痛日久，气机阻滞，血行不畅，气滞血瘀，邪滞经络，经久不散，可逐步形成积聚，预后欠佳。若虚寒腹痛，日久耗伤气血，脾胃中阳衰微，又可转为虚劳。

腹痛的预后尚取决于患者的体质、病程、病变的性质等因素。若感受时邪、饮食不节、情志抑郁，正气强盛，邪实不甚，治疗及时，则腹痛迅速缓解，预后较佳。若反复恼怒，肝郁气滞日久，或跌仆损伤、腹部手术后，血络受损，气滞血瘀，则腹痛时作时止，迁延难愈。

八、预防与护理

腹痛的发病，与感受寒邪、暴饮暴食、肝郁气滞关系最为密切。尤其是阳虚阴盛之体，在寒冷季节，更要加强腹部保暖，并避免生冷饮食，养成良好的卫生习惯，不食不洁瓜果蔬菜，以防虫卵入侵。饮食须有节制，切忌暴饮暴食、过食辛辣厚味、酗酒过度。饭后不要剧烈运动。加强精神调摄，平时要保持心情舒畅，避免忧思过度、暴怒惊恐。

急性腹痛剧烈者，应卧床休息，视病情或禁食，或少量进半流质、流质饮食，一般以少油腻、高能量饮食为主；慢性腹痛者，应根据疾病性质，采用综合治疗，适当运动，避免过于劳作。对剧烈腹痛，或疼痛不止者，应卧床休息，并加强护理与临床观察。对伴见面色苍白、冷汗淋漓、肢冷、脉微者，尤应注意，谨防变端。

（陈晓玲）

第十章　肝胆病证

第一节　胁痛

胁痛是以一侧或两侧胁肋疼痛为主要表现的病证。其主要为肝胆疏泄失调、气机郁结所致，与肝胆关系密切。

西医学的急慢性肝炎、胆囊炎、胆石症等疾病的过程中出现胁痛，可参考本节辨证治疗。

一、病因病机

（一）肝气郁结

情志抑郁，或大怒伤肝，肝失疏泄，气机不畅，络脉痹阻，而致胁痛。

（二）瘀血停着

气机瘀滞，久则致血流不畅，瘀血停积，胁络痹阻；或强力负重伤及胁络，瘀血停留，阻滞不通，致使胁痛。

（三）肝胆湿热

外来湿热内侵，或饮食所伤致脾失健运，湿浊中阻，郁而化热，湿热蕴结，令肝胆疏泄失调而胁痛。

（四）肝阴不足

久病或劳欲过度，耗伤精血，肝阴不足，血虚不能养肝，肝之脉络失养，而致出现胁痛。

二、辨证论治

胁痛辨证，首先应根据疼痛的性质及相关的症状，区别气血虚实。一般胀痛多属气郁，疼痛游走无定；刺痛多属血瘀，痛有定所；隐痛多属阴虚，其痛绵绵；湿热胁痛，多疼痛剧烈，且伴有口苦。本证以实证为多见，实证又以气滞、血瘀、湿热为主，以气滞为先；虚证多属阴血亏损，肝失所养。治疗上实证多采用疏导祛邪以通，虚证则滋养不足以荣通。

（一）肝气郁结

1. 证候

胁痛以胀痛为主，疼痛游走不定，每因情志异常而加重，胸闷，食少嗳气，苔薄脉弦。

2. 证候分析

肝气郁结，失于条达，阻于胁络故胁肋胀痛。气属无形，时聚时散，聚散无常，游走不定，故疼痛走窜不定。情志异常，则气机紊乱，故疼痛随情志异常而加重。肝气不畅，横逆犯胃，故胸闷食少嗳气。脉弦为肝郁之象。

3. 治法

疏肝理气，通络止痛。

4. 方药

柴胡疏肝散（柴胡、香附、枳壳、川芎、芍药、甘草）加减。胁痛重者，酌加青皮、川楝子、郁金以增强理气止痛的作用。若见恶心呕吐，可加藿香、砂仁等以增其和胃降逆之功。胁痛肠鸣腹泻者，可加白术、茯苓、薏苡仁等以健脾利湿止泻。

（二）瘀血停着

1. 证候

胁肋刺痛，痛有定处，入夜更甚，或胁肋下见痞块，舌质紫暗，脉象沉涩。

2. 证候分析

肝郁日久，气滞血瘀，或跌仆损伤致瘀血停着，痹阻胁络故胁痛如针刺，痛处不移。血属阴，夜为阴时，故入夜痛甚。瘀结停滞，积久不散，则渐成痞块。舌质紫暗，脉象沉涩均属瘀血内停之征。

3. 治法

活血祛瘀，通络止痛。

4. 方药

血府逐瘀汤（生地黄、赤芍药、枳壳、牛膝、柴胡、当归、川芎、桃仁、桔梗、甘草、红花）加减。若胁肋下有痞块而正气未衰者，可加三棱、莪术、地鳖虫等以增强破瘀散坚之力。

（三）肝胆湿热

1. 证候

胁痛，口苦，胸闷纳呆，恶心欲呕，小便黄赤，或目黄、身黄，舌苔黄腻，脉弦滑数者。

2. 证候分析

湿热蕴结于肝胆，肝失疏泄，胆气上逆故胁痛口苦。湿热中阻，脾胃升降失常，故胸闷纳呆、恶心欲呕。湿热交蒸，胆汁不循常道而外溢，故出现目黄，身黄，小便黄赤。舌苔黄腻，脉弦滑数，均是肝胆湿热之征。

3. 治法

清利湿热，疏肝利胆。

4. 方药

龙胆泻肝汤（龙胆草、生地黄、木通、泽泻、车前子、当归、柴胡、栀子、黄芩、甘草）加减。若发热、黄疸者，可加茵陈、虎杖以清热利湿除黄。若胁肋剧痛，连及肩背可加金钱草、海金沙、郁金、延胡索等以行气利胆。若热盛伤津，大便秘结者，可加大黄、芒硝以泄热通便。

（四）肝阴不足

1. 证候

胁肋隐痛，绵绵不休，遇劳加重，口干咽燥，心中烦热，头晕目眩，舌红少苔，脉弦细而数。

2. 证候分析

肝郁化热耗伤肝阴，或久病体虚，肝血亏损，不能濡养肝络故胁肋隐痛，绵绵不休，遇劳加重。阴虚内热，津伤燥扰，故口干咽燥，心中烦热。精血亏虚，不能上荣，故头晕目眩。舌红少苔，脉细弦而数，均为阴虚内热之象。

3. 治法

滋养肝阴，柔肝止痛。

4. 方药

一贯煎（生地黄、枸杞子、沙参、麦冬、当归、川楝子）加减。心中烦热可加炒栀子、酸枣仁以清热安神。头晕目眩可加山茱萸、女贞子、菊花以益肾清肝。

三、针灸治疗

（一）肝气郁结

可选取中庭、期门、肝俞、侠溪、足三里穴，用泻法。每日1～2次。

（二）瘀血停着

可选取膈俞、三阴交、行间、大包、京门、阿是穴，用泻法。每日1～2次。

（三）肝胆湿热

可选取期门、日月、支沟、阳陵泉、太冲穴，用泻法。每日 1 ~ 2 次。

（四）肝阴不足

可选取内关、阴郄、心俞、太溪、三阴交穴，用补法，可灸。每日 1 ~ 2 次。

（周文锋）

第二节　黄疸

黄疸是以目黄、身黄、小便黄为主证的一种病证，其中目睛黄染尤为本病的重要特征。

《内经》即有关于黄疸病名和主要症状的记载，如《素问·平人气象论篇》说："溺黄赤，安卧者，黄疸……目黄者曰黄疸。"

汉代张仲景《伤寒杂病论》把黄疸分为黄疸、谷疸、酒疸、女劳疸、黑疸五种，并对各种黄疸的形成机制、症状特点进行了探讨，其创制的茵陈蒿汤成为历代治疗黄疸的重要方剂。《诸病源候论》根据本病发病情况和所出现的不同症状，区分为二十八候。《圣济总录》又分为九疸、三十六黄。两书都记述了黄疸的危重证候"急黄"，并提到了"阴黄"一证。

宋代韩祗和《伤寒微旨论·阴黄证》除论述了黄疸的"阳证"外，并详述了阴黄的辨证施治，指出："伤寒病发黄者，古今皆为阳证治之……无治阴黄法。"

元代罗天益在《卫生宝鉴》中又进一步把阳黄与阴黄的辨证施治加以系统化，对临床具有重要的指导意义。程钟龄《医学心悟》创制茵陈术附汤，至今仍为治疗阴黄的代表方剂。《景岳全书·黄疸》篇提出了"胆黄"的病名，认为"胆伤则胆气败，而胆液泄，故为此证。"初步认识到黄疸的发生与胆液外泄有关。

清代沈金鳌《沈氏尊生书·黄疸》有"天行疫疠，以致发黄者，俗称之瘟黄，杀人最急"的记载，对黄疸可有传染性及严重的预后转归有所认识。

本节讨论以身目黄染为主要表现的病证。黄疸常与胁痛、癥积、臌胀等病证并见，应与之互参。本病证与西医所述黄疸意义相同，可涉及西医学中肝细胞性黄疸、阻塞性黄疸和溶血性黄疸。临床常见的急慢性肝炎、肝硬化、胆囊炎、胆结石、钩端螺旋体病、蚕豆黄及某些消化系统肿瘤等疾病，凡出现黄疸者，均可参照本节辨证施治。

一、病因病机

黄疸的病因有外感和内伤两个方面，外感多属湿热疫毒所致，内伤常与饮食、劳倦、病后有关。黄疸的病机关键是湿，由于湿邪困遏脾胃，壅塞肝胆，疏泄失常，胆汁泛溢而发生黄疸。

（一）病因

1. 外感湿热疫毒

夏秋季节，暑湿当令，或因湿热偏盛，由表入里，内蕴中焦，湿郁热蒸，不得泄越，而致发病。若湿热夹时邪疫毒伤人，则病势尤为暴急，具有传染性，表现热毒炽盛，内及营血的危重现象，称为急黄。如《诸病源候论·急黄候》指出："脾胃有热，谷气郁蒸，因为热毒所加，故猝然发黄，心满气喘，命在顷刻，故云急黄也。"

2. 内伤饮食、劳倦

（1）过食酒热甘肥或饮食不洁：长期嗜酒无度，或过食肥甘厚腻，或饮食污染不洁，脾胃损伤，运化失职，湿浊内生，郁而化热，湿热熏蒸，胆汁泛溢而发为黄疸。如《金匮要略·黄疸病脉证并治》说："谷气不消，胃中苦浊，浊气下流，小便不通……身体尽黄，名曰谷疸。"《圣济总录·黄疸门》说："大率多因酒食过度，水谷相并，积于脾胃，复为风湿所搏，热气郁蒸，所以发为黄疸。"

（2）饮食饥饱、生冷或劳倦病后伤脾：长期饥饱失常，或恣食生冷，或劳倦太过，或病后脾阳受损，都可导致脾虚寒湿内生，困遏中焦，壅塞肝胆，致使胆液不循常道，外溢肌肤而为黄疸。如《类证治裁·黄疸》说："阴黄系脾脏寒湿不运，与胆液浸淫，外渍肌肤，则发而为黄。"

3．病后续发

胁痛、癥积或其他疾病之后，瘀血阻滞，湿热残留，日久损肝伤脾，湿遏瘀阻，胆汁泛溢肌肤，也可产生黄疸。如《张氏医通·杂门》指出："有瘀血发黄，大便必黑，腹胁有块或胀，脉沉或弦。"

（二）病机

黄疸的病理因素有湿邪、热邪、寒邪、疫毒、气滞、瘀血六种，但其中以湿邪为主，黄疸形成的关键是湿邪为患，如《金匮要略·黄疸病脉证并治》指出："黄家所得，从湿得之。"

湿邪既可从外感受，亦可自内而生。如外感湿热疫毒，为湿从外受；饮食劳倦或病后淤阻湿滞，属湿自内生。由于湿邪壅阻中焦，脾胃失健，肝气瘀滞，疏泄不利，致胆汁输泄失常，胆液不循常道，外溢肌肤，下注膀胱，而发为目黄、肤黄、小便黄之病证。

黄疸的病位主要在脾胃肝胆，黄疸的病理表现有湿热和寒湿两端。由于致病因素不同及个体素质的差异，湿邪可从热化或从寒化。由于湿热所伤或过食甘肥酒热，或素体胃热偏盛，则湿从热化，湿热交蒸，发为阳黄。由于湿和热的偏盛不同，阳黄有热重于湿和湿重于热的区别。如湿热蕴积化毒，疫毒炽盛，充斥三焦，深入营血，内陷心肝，可见猝然发黄，神昏谵妄，痉厥出血等危重症，称为急黄。若病因寒湿伤人，或素体脾胃虚寒，或久病脾阳受伤，则湿从寒化。寒湿淤滞，中阳不振，脾虚失运，胆液为湿邪所阻，表现为阴黄证。如黄疸日久，脾失健运，气血亏虚，湿滞残留，面目肌肤淡黄晦暗久久不能消退，则形成阴黄的脾虚血亏证。

阳黄、急黄、阴黄在一定条件下可以相互转化。如阳黄治疗不当，病情发展，症状急剧加重，热势鸱张，侵犯营血，内蒙心窍，引动肝风，则发为急黄。如阳黄误治失治，迁延日久，脾阳损伤，湿从寒化，则可转为阴黄。如阴黄复感外邪，湿郁化热，又可呈阳黄表现，病情较为复杂。

在黄疸的预后转归方面，一般说来，阳黄病程较短，消退较易；但阳黄湿重于热者，消退较缓，应防其迁延转为阴黄。急黄为阳黄的重症，湿热疫毒炽盛，病情重笃，常可危及生命，若救治得当，亦可转危为安。阴黄病程缠绵，收效较慢；倘若湿浊瘀阻肝胆脉络，黄疸可能数月或经年不退，须耐心调治。总之黄疸以速退为顺，如《金匮要略·黄疸病脉证并治》指出："黄疸之病，当以十八日为期，治之十日以上瘥，反剧者为难治。"若久病不愈，气血瘀滞，伤及肝脾，则有酿成癥积、臌胀之可能。

二、诊查要点

（一）诊断依据

（1）目黄、肤黄、小便黄，其中目睛黄染为本病的重要特征。

（2）常伴食欲缺乏、恶心呕吐、胁痛腹胀等症状。

（3）常有外感湿热疫毒，内伤酒食不节，或有胁痛、癥积等病史。

（二）病证鉴别

1．黄疸与萎黄

黄疸发病与感受外邪、饮食旁倦或病后有关；其病机为湿滞脾胃，肝胆失疏，胆汁外溢；其主证为身黄、目黄、小便黄。萎黄之病因与饥饱劳倦、食滞虫积或病后失血有关；其病机为脾胃虚弱，气血不足，肌肤失养；其主证为肌肤萎黄不泽，目睛及小便不黄，常伴头昏倦怠，心悸少寐，纳少便溏等症状。

2．阳黄与阴黄

临证应根据黄疸的色泽，并结合症状、病史予以鉴别。阳黄黄色鲜明，发病急，病程短，常伴身热，口干苦，舌苔黄腻，脉象弦数。急黄为阳黄之重症，病情急骤，疸色如金，兼见神昏、发斑、出血等危象。阴黄黄色晦暗，病程长，病势缓，常伴纳少、乏力、舌淡、脉沉迟或细缓。

（三）相关检查

血清总胆红素能准确地反映黄疸的程度，结合胆红素、非结合胆红素定量对鉴别黄疸类型有重要意义。

尿胆红素及尿胆原检查亦有助鉴别。

此外，肝功能、肝炎病毒指标、B 超、CT、MRI、胃肠钡餐检查、消化道纤维内镜、逆行胰胆管造影、肝穿刺活检等均有利于确定黄疸的原因。

三、辨证要点

黄疸的辨证，应以阴阳为纲，阳黄以湿热疫毒为主，其中有热重于湿、湿重于热、胆腑郁热与疫毒炽盛的不同；阴黄以脾虚寒湿为主，注意有无血虚血瘀表现。临证应根据黄疸的色泽，结合病史、症状，区别阳黄与阴黄。

四、治疗要点

黄疸的治疗大法，主要为化湿邪，利小便。化湿可以退黄，如属湿热，当清热化湿，必要时还应通利腑气，以使湿热下泄；如属寒湿，应予健脾温化。利小便，主要是通过淡渗利湿，达到退黄的目的。正如《金匮要略》所说："诸病黄家，但利其小便。"至于急黄热毒炽盛，邪入心营者，又当以清热解毒、凉营开窍为主；阴黄脾虚湿滞者，治以健脾养血，利湿退黄。

五、证治分类

（一）阳黄

1. 热重于湿证

身目俱黄，黄色鲜明，发热口渴，或见心中懊憹，腹部胀闷，口干而苦，恶心呕吐，小便短少黄赤，大便秘结，舌苔黄腻，脉象弦数。

证机概要：湿热熏蒸，困遏脾胃，壅滞肝胆，胆汁泛滥。

治法：清热通腑，利湿退黄。

代表方：茵陈蒿汤加减。本方有清热通腑、利湿退黄的作用，是治疗湿热黄疸的主方。

常用药：茵陈蒿为清热利湿退黄之要药；栀子、大黄、黄檗、连翘、垂盆草、蒲公英，清热泻下；茯苓、滑石、车前草利湿清热，使邪从小便而去。

如胁痛较甚，可加柴胡、郁金、川楝子、延胡索等疏肝理气止痛；如热毒内盛，心烦懊憹，可加黄连、龙胆草，以增强清热解毒作用；如恶心呕吐，可加橘皮、竹茹、半夏等和胃止呕。

2. 湿重于热证

身目俱黄，黄色不及前者鲜明，头重身困，胸脘痞满，食欲减退，恶心呕吐，腹胀或大便溏垢，舌苔厚腻微黄，脉象濡数或濡缓。

证机概要：湿遏热伏，困阻中焦，胆汁不循常道。

治法：利湿化浊运脾，佐以清热。

代表方：茵陈五苓散合甘露消毒丹加减。二方比较，前者作用在于利湿退黄，使邪从小便中去，后者作用在于利湿化浊，清热解毒，是湿热并治的方剂。

常用药：藿香、白蔻仁、陈皮芳香化浊，行气悦脾；茵陈蒿、车前子、茯苓、黄芩、连翘利湿清热退黄。

如湿阻气机，胸腹痞胀，呕恶纳差等症较著，可加入苍术、厚朴、半夏，以健脾燥湿，行气和胃。

本证湿重于热，湿为阴邪，黏腻难解，治法当以利湿化浊运脾为主，佐以清热，不可过用苦寒，以免脾阳受损。如治疗失当，迁延日久，则易转为阴黄。如邪郁肌表，寒热头痛，宜先用麻黄连翘赤小豆汤疏表清热，利湿退黄，常用药如麻黄、藿香疏表化湿，连翘、赤小豆、生梓白皮清热利湿解毒，甘草和中。

3. 胆腑郁热证

身目发黄，黄色鲜明，上腹、右胁胀闷疼痛，牵引肩背，身热不退，或寒热往来，口苦咽干，呕吐呃逆，尿黄赤，大便秘，苔黄舌红，脉弦滑数。

证机概要：湿热砂石瘀滞，脾胃不和，肝胆失疏。

治法：疏肝泄热，利胆退黄。

代表方：大柴胡汤加减。本方有疏肝利胆，通腑泄热的作用，适用于肝胆失和、胃腑结热之证。

常用药：柴胡、黄芩、半夏和解少阳，和胃降逆；大黄、枳实通腑泄热；郁金、佛手、茵陈、山栀疏肝利胆退黄；白芍、甘草缓急止痛。

若砂石阻滞，可加金钱草、海金沙、玄明粉利胆化石；恶心呕逆明显，加厚朴、竹茹、陈皮和胃降逆。

4. 疫毒炽盛证（急黄）

发病急骤，黄疸迅速加深，其色如金，皮肤瘙痒，高热口渴，胁痛腹满，神昏谵语，烦躁抽搐，或见衄血、便血，或肌肤瘀斑，舌质红绛，苔黄而燥，脉弦滑或数。

证机概要：湿热疫毒炽盛，深入营血，内陷心肝。

治法：清热解毒，凉血开窍。

代表方：《千金》犀角散加味。本方功能为清热退黄，凉营解毒，适用于湿热疫毒所致的急黄。

常用药：犀角（用水牛角代）、黄连、栀子、大黄、板蓝根、生地黄、玄参、牡丹皮清热凉血解毒；茵陈、土茯苓利湿清热退黄。

如神昏谵语，加服安宫牛黄丸以凉开透窍；如动风抽搐者，加用钩藤、石决明，另服羚羊角粉或紫雪丹，以息风止痉；如衄血、便血、肌肤瘀斑重者，可加黑地榆、侧柏叶、紫草、茜根炭等凉血止血；如腹大有水，小便短少不利，可加马鞭草、木通、白茅根、车前草，并另吞琥珀、车前仁、沉香粉，以通利小便。

（二）阴黄

1. 寒湿阻遏证

身目俱黄，黄色晦暗，或如烟熏，脘腹痞胀，纳呆减少，大便不实，神疲畏寒，口淡不渴，舌淡苔腻，脉濡缓或沉迟。

证机概要：中阳不振，寒湿滞留，肝胆失于疏泄。

治法：温中化湿，健脾和胃。

代表方：茵陈术附汤加减。本方温化寒湿，用于寒湿阻滞之阴黄。

常用药：附子、白术、干姜，温中健脾化湿；茵陈、茯苓、泽泻、猪苓，利湿退黄。

若脘腹胀满，胸闷、呕恶显著，可加苍术、厚朴、半夏、陈皮，以健脾燥湿，行气和胃；若胁腹疼痛作胀，肝脾同病者，当酌加柴胡、香附以疏肝理气；若湿浊不清，气滞血结，胁下癥结疼痛，腹部胀满，肤色苍黄或黧黑，可加服硝石矾石散，以化浊祛瘀软坚。

2. 脾虚湿滞证

面目及肌肤淡黄，甚则晦暗不泽，肢软乏力，心悸气短，大便溏薄，舌质淡苔薄，脉濡细。

证机概要：黄疸日久，脾虚血亏，湿滞残留。

治法：健脾养血，利湿退黄。

代表方：黄芪建中汤加减。本方可温中补虚，调养气血，适用于气血亏虚、脾胃虚寒之证。

常用药：黄芪、桂枝、生姜、白术益气温中；当归、白芍、甘草、大枣补养气血；茵陈、茯苓利湿退黄。

如气虚乏力明显者，应重用黄芪，并加党参，以增强补气作用；畏寒，肢冷，舌淡者，宜加附子温阳祛寒；心悸不宁，脉细而弱者，加熟地黄、何首乌、酸枣仁等补血养心。

（三）黄疸消退后的调治

黄疸消退，有时并不代表病已痊愈。如湿邪不清，肝脾气血未复，可导致病情迁延不愈，或黄疸反复发生，甚至转成癥积、臌胀。因此，黄疸消退后，仍须根据病情继续调治。

1. 湿热留恋证

脘痞腹胀，胁肋隐痛，饮食减少，口中干苦，小便黄赤，苔腻，脉濡数。

证机概要：湿热留恋，余邪未清。

治法：清热利湿

代表方：茵陈四苓散加减。

常用药：茵陈、黄芩、黄檗清热化湿；茯苓、泽泻、车前草淡渗分利；苍术、苏梗、陈皮化湿行气宽中。

2. 肝脾不调证

脘腹痞闷，肢倦乏力，胁肋隐痛不适，饮食欠香，大便不调，舌苔薄白，脉来细弦。

证机概要：肝脾不调，疏运失职。

治法：调和肝脾，理气助运。

代表方：柴胡疏肝散或归芍六君子汤加减。前方偏重于疏肝理气，用于肝脾气滞者；后方偏重于调养肝脾，用于肝血不足，脾气亏虚者。

常用药：当归、白芍、柴胡、枳壳、香附、郁金养血疏肝；党参、白术、茯苓、怀山药益气健脾；陈皮、山楂、麦芽理气助运。

3. 气滞血瘀证

胁下结块，隐痛、刺痛不适，胸胁胀闷，面颈部见有赤丝红纹，舌有紫斑或紫点，脉涩。

证机概要：气滞血瘀，积块留着。

治法：疏肝理气，活血化瘀。

代表方：逍遥散合鳖甲煎丸。

常用药：柴胡、枳壳、香附疏肝理气；当归、赤芍、丹参、桃仁、莪术活血化瘀。并服鳖甲煎丸，以软坚消积。

六、预防调护

（一）预防

黄疸与多种疾病有关，本病要针对不同病因予以预防。

（1）在饮食方面，要讲究卫生，避免不洁食物，注意饮食节制，勿过嗜辛热甘肥食物，应戒酒类饮料。

（2）对有传染性的患者，从发病之日起至少隔离30～45天，并注意餐具消毒，防止传染他人。注射用具及手术器械宜严格消毒，避免血液制品的污染，防止血液途径传染。

（3）注意起居有常，不妄作劳，顺应四时变化，以免正气损伤，体质虚弱，邪气乘袭。

（4）有传染性黄疸病流行期间，可进行预防性服药，可用茵陈蒿90 g，生甘草6 g，或决明子15 g，贯众15 g，生甘草10 g，或茵陈蒿30 g，凤尾草15 g，水煎，连服3～7日。

（二）调护

关于本病的调护，应注意以下几个方面。

（1）在发病初期，应卧床休息，急黄患者须绝对卧床。

（2）恢复期和转为慢性久病患者，可适当参加体育活动，如散步、打太极拳、静养功之类。

（3）保持心情愉快舒畅，肝气条达，有助于病情康复。

（4）进食富于营养而易消化的饮食，以补脾益肝；禁食辛辣、油腻、酒热之品，防止助湿生热，碍脾运化。

（5）密切观察脉证变化，若出现黄疸加深，或出现斑疹吐衄，神昏痉厥，应考虑热毒耗阴动血，邪犯心肝，属病情恶化之兆；如出现脉象微弱欲绝，或散乱无根，神志恍惚，烦躁不安，为正气欲脱之征象，均须及时救治。

（周文锋）

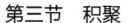

第三节　积聚

积聚是指以腹内结块，或胀或痛为主要临床表现的一种病证。积是有形，固定不移，痛有定处，病属血分，乃为脏病；聚是无形，聚散无常，痛无定处，病在气分，乃为腑病。积与聚关系密切，故并而讨论。

积聚之名首见于《内经》，《灵枢·五变》篇说："人之善病肠中积聚者……如此则胃肠恶，恶则邪气留止，积聚乃伤。"《金匮要略·五脏风寒积聚病脉证并治》篇说明了积与聚的不同，指出："积者，脏病也，终不移；聚者，腑病也，发作有时，辗转痛移。"《景岳全书·积聚》篇认为积聚的治疗"总其要不过四法，曰攻曰消曰散曰补，四者而已。"《医宗必读·积聚》提出积聚应分初、中、末三阶段而治疗的原则。在古代医籍中，积聚亦称为癥瘕，如《诸病源候论·癥瘕病诸候》指出："癥瘕者，皆由寒温不调，饮食不化，与脏器相搏结所生也。其病不动者，直名为癥；如病虽有结瘕而可推移者，名为瘕。瘕者假也，谓虚假可动也。"《杂病广要·积聚》篇更明确指出："癥即积，瘕即聚。"

现代医学的肝脾肿大、腹腔肿瘤及增生性肠结核等疾病，多属"积"之范畴；而胃肠功能紊乱、不完全性肠梗阻等疾病所致的包块多属"聚"之范畴，可参考本节进行辨证论治。

一、病因病机

积聚的发生，多因情志失调，或饮食所伤，或寒邪外袭，以及病后体虚，或黄疸、疟疾等经久不愈，致肝脾受损，脏腑失和，气机阻滞，瘀血内停或痰湿凝滞而成。

（一）情志失调

情志不舒，肝气郁结，气机阻滞，血行不畅，气滞血瘀，日积月累，结积成块发为积聚，《金匮翼·积聚统论》篇说："凡忧思郁怒，久不得解者，多成此疾。"

（二）饮食所伤

酒食不节，饥饱失宜，损伤脾胃，脾失健运，精微不布，湿浊凝聚成痰，痰阻气机，血行不畅，脉络壅塞，痰浊和气血搏结，而成本病。另外若纳食时遇怒，食气交阻，气机不畅，也可形成聚证。

（三）感受寒湿

寒湿侵袭，伤及中阳，脾不健运，湿痰内聚，阻滞气机，气血瘀滞渐成积块。《灵枢·百病始生》篇说："积之始生，得寒乃生。"亦有风寒侵袭，复因饮食所伤，脾失健运，湿浊不化，凝聚成痰，风、寒、痰、食诸邪与气血搏结，壅塞脉络；或外感寒邪，复因情志内伤，气因寒遏，脉络不畅，阴血凝聚亦可形成积聚。

（四）久病邪恋

黄疸、胁痛病后，湿浊流连，气血蕴结，或久疟不愈，痰血凝结，脉络痹阻；或感染虫毒，致肝脾不和，气血凝滞；或久泻、久痢之后，脾气虚弱，营血运行不畅，均可导致积聚。积聚之病位主要在于肝脾。若肝气不畅，脾运失职，肝脾失调，可致气血凝滞，壅塞不通，形成腹中结块。

积聚之病机主要是气滞所导致的瘀血内结，至于湿热、风寒、痰浊均是促成气滞血瘀的间接因素。

同时，本病的形成、病机演变与正气强弱密切相关，正如《素问·经脉别论》说："勇者气行则已，怯者则著而为病也。"一般初病多实，久则多虚实夹杂，后期则正虚邪实。少数聚证日久不愈，可以由气入血，转化为积证。瘕积日久，淤阻气滞，脾运失健，生化乏源，可导致气虚、血亏，甚则气阴并亏。若正气愈亏，气虚血涩，则瘕积愈加不易消散，甚则逐渐增大。如病势进一步发展，还可以出现一些严重变证，如肝脾统藏失职，或瘀热灼伤血络，可致出血；若湿热蕴结中焦，可出现黄疸；如水湿泛滥，可出现腹满肢肿等症。

二、诊断

（一）症状

积证以腹部可扪及或大或小、质地或软或硬的包块，并有胀痛或刺痛。积块出现之前，相应部位常有疼痛，或兼恶心、呕吐、腹胀，以及倦怠乏力，胃纳减退，逐渐消瘦等正气亏虚的症状。而积证的后期，一般虚损症状均较为突出。聚证以腹中气聚、攻窜胀痛、时作时止为临床特征。其发作时，可见病变部位有气聚胀满的现象，但一般扪不到包块，缓解时气聚胀满现象消失。

（二）检查

结合病史，做 B 超、CT、胃肠钡剂 X 线检查及纤维内镜检查等有助于诊断。

三、鉴别诊断

积聚应与痞满相鉴别。痞满是指脘腹部痞塞胀满，为自觉症状，无块状物可触及；积聚则是腹内结块，或痛或胀，不仅有自觉症状，还可以触及结块。

四、辨证

积聚之证，按其病情和病机的不同，分别为积为聚；但就临床所见，每有先因气滞为聚，日久则血瘀成积，由于在病机上不能绝对划分，故前人以积聚并称。为了临证便于掌握，下面分别论述。

（一）聚证

1. 肝气郁结

证候：腹中结块，时聚时散，攻窜胀痛，或脘胁胀闷不适，苔白，脉弦。

分析：肝失疏泄，气结作梗，腹气结聚，气机不畅，聚散失常，故结块时聚时散，攻窜胀痛，或脘胁胀闷不适；脉弦为肝气不舒，气机不利之象。

2. 食滞痰阻

证候：腹胀或痛，时有条索状物聚起，按则胀痛更甚，便秘，纳呆，舌苔腻，脉弦滑。

分析：食滞胃肠，脾运失司，湿痰内生，痰食互阻，气机不畅，故见腹胀或痛，便秘，纳呆；痰食阻滞，气聚不散，故腹部聚起条索状物，按之阻滞加重，故胀痛更甚；苔腻，脉弦滑均为食滞痰阻之征。

（二）积证

1. 气滞血阻

证候：腹部积块软而不坚，固着不移，胀痛不适，舌苔薄，脉弦。

分析：气滞血阻，脉络不和，积而成块，故腹部积块固着不移，胀痛不适；病属初起，积犹未久，放积块软而不坚；脉弦为气滞之象。

2. 瘀血内结

证候：腹部积块硬痛不移，隐痛或刺痛，面暗，消瘦，纳减乏力，面颈胸臂或有赤脉如缕，女子月事不下，舌质紫暗或有瘀斑、瘀点，脉细涩。

分析：气血凝结，脉络阻塞，血瘀成块，故腹部积块硬痛不移，营卫不和，脾胃失调，故纳减乏力，消瘦；瘀血阻滞，经脉不畅，故面黯，面颈胸臂或有赤脉如缕，女子月事不下；舌暗紫，脉细涩，均为病在血分，瘀血内结之象。

3. 正虚血结

证候：积块坚硬，疼痛逐渐加重，面色萎黄或黧黑，肌肉瘦削，饮食大减，神倦乏力，甚则面肢水肿，舌质淡紫，舌光无苔，脉细数或弦细。

分析：积块日久，血络瘀结，故积块日益坚硬，疼痛逐渐加重，瘀血久积，中气大伤，运化无权，故饮食大减，肌肉瘦削，神倦乏力；血淤日久，新血不生，营气大虚，故面色萎黄，甚或黧黑；"血不利则为水"，气血淤阻，水湿泛滥，则面肢水肿；舌质淡紫，舌光无苔，脉细数或弦细，均为瘀血积久、气血耗伤、津液枯竭之象。

五、治疗

积证治疗宜分为初、中、末三个阶段。初期多为邪实正未衰，治应以攻为主；中期多为邪实正虚，治应消补兼施；后期正虚为甚，应在培补气血扶正基础上，酌加攻瘀之剂。若气滞血阻者，予以理气活血；血瘀为主者，予以活血化瘀散结。

（一）中药治疗

1. 聚证

（1）肝气郁结。

①治法：疏肝解郁，行气散结。

②处方：逍遥散。方中柴胡、白芍、当归、薄荷养血疏肝；白术、茯苓、甘草调理脾胃。若气滞甚者，可加香附、青皮、木香等疏肝理气之品；若兼瘀象者，加玄胡、莪术等；若寒湿中阻，症见脘腹痞满，食少纳果，舌苔白腻，脉象弦缓者，可用木香顺气散以温中散寒，行气化湿。

（2）食滞痰阻。

①治法：理气化痰，导滞散结。

②处方：六磨汤。方中大黄、枳实、槟榔行气导滞通便；沉香、木香、乌药理气化痰，气机通畅，痞聚自散。若痰湿较重，兼有食滞，腹气虽通，苔腻不化者，可用平胃散加山楂、六曲等以健脾消导，燥湿化痰；若因蛔虫结聚，阻于肠道者，可加鹤虱、雷丸、使君子等驱虫药。

2. 积证

（1）气滞血阻。

①治法：理气活血，通络消积。

②处方：金铃子散合失笑散。方中以金铃子疏肝理气；玄胡活血止痛；并以蒲黄、五灵脂活血祛瘀，使气血流通。若兼烦热口干、舌红，脉弦细者，加牡丹皮、山栀、赤芍、黄芩等凉血清热；若腹中冷痛，畏寒喜温，舌苔白，脉缓，可加肉桂、吴茱萸、当归等温经祛寒散结。

（2）瘀血内结。

①治法：祛瘀软坚，兼调脾胃。

②处方：膈下逐瘀汤加减。方中当归、川芎、桃仁、红花、赤芍、五灵脂、牡丹皮、玄胡活血化瘀；香附、乌药、枳壳行气止痛；甘草益气缓中。并可加川楝子、三棱、莪术等以增强祛瘀软坚之力。本方与六君子汤间服，以补益脾胃，为攻补兼施之法。

（3）正虚瘀结。

①治法：补益气血，活血化瘀。

②处方：八珍汤合化积丸。方中以三棱、莪术、香附、苏木、五灵脂、瓦楞子活血祛瘀，软坚散结；阿魏消痞去积；海浮石化痰软坚散结；槟榔理气泻下（便溏或腹泻者不宜使用）。积块日久，正气大伤，方用八珍汤大补气血。如头晕目眩，舌光无苔，脉象细数，阴伤甚者，可加生地黄、北沙参、枸杞子、石斛等以养其津液。虽正气大伤，但积块坚硬，气血瘀滞，故用化积丸，上述两方可间服，并可根据病情采用补一攻一，或补二攻一治法。

（二）针灸治疗

1. 基本处方

肝俞、脾俞、期门、章门、中脘。

肝俞、脾俞与期门、章门，乃俞募配穴法，以理气化结；脏会章门，腑会中脘，通调腹气，化积消聚。

2. 加减运用

肝气郁结证：加膻中、太冲、阳陵泉以疏肝解郁、行气散结。诸穴针用泻法。

食滞痰阻证：加下脘、丰隆以消食化痰，下脘针用泻法。余穴针用平补平泻法。

气滞血阻证：加太冲、血海、三阴交以理气活血、通络消积。诸穴针用泻法。

瘀血内结证：加合谷、血海、三阴交以祛瘀软坚、兼调脾胃。诸穴针用泻法。

正虚血结证：加胃俞、足三里以补益气血、活血化瘀。诸穴针用平补平泻法，或加灸法。

3. 其他

耳针疗法：取肝、脾、胃，毫针浅刺，每次留针 30 分钟，每日 1 次；或用王不留籽贴压。穴位注射疗法：取基本处方，用丹参注射液，或维生素 B_1、维生素 B_{12} 注射液，每穴每次注射 0.5 ~ 1 mL，每日 1 次，10 次为 1 个疗程。

（周文锋）

第四节　臌胀

臌胀是以腹部胀大、皮色苍黄、甚则腹皮脉络暴露为特征的一种病证，因腹部膨胀如鼓而命名。臌胀又有"水蛊""蛊胀""蜘蛛蛊"等名称。其主要为肝、脾、肾功能失调，气结、血瘀、水裹于腹中所致。

西医学的肝硬化、肝癌、结核性腹膜炎等疾病的过程中出现腹部膨胀如鼓，可参考本节辨证治疗。

一、病因病机

（一）酒食不节

嗜酒过度，饮食不节，或嗜肥甘厚腻之品，损伤脾胃运化功能，致酒湿浊气蕴聚中焦，阻滞气机，脾胃气壅，肝失条达，气血瘀滞，并逐渐由脾波及于肾，进而开阖不利，水湿逐渐增多，而成臌胀。

（二）情志所伤

情志抑郁，气机不畅，肝气横逆乘脾，脾失运化，水湿内停；肝气郁结，久则气滞血瘀；终致水裹、气结、血瘀于腹中，侵及于肾，肾开阖不利，水湿内停，而成臌胀。

（三）血吸虫感染

血吸虫感染后，未及时治疗，内伤肝脾，脉络瘀阻，气机升降失常，水湿内停，气、血、水停于腹中而成臌胀。

（四）脉络阻塞

黄疸、积聚等迁延日久，久则肝脾俱伤，肝失疏泄，脾失健运，气血凝滞，水湿内停，脉络瘀阻，或气郁与痰瘀凝结，终至肝脾肾三脏俱病，气、血、水停于腹中而成臌胀。

臌胀的病机首先在于肝脾的功能失调，肝气郁结，木郁克土，导致脾失健运，湿浊内生，阻滞气机，出现气滞湿阻的病证，在此基础上既可热化而出现湿热蕴结的病证，又可寒化出现寒湿困脾的病证。肝气郁结，气血凝聚，隧道壅塞，可出现肝脾血瘀证。肝脾日虚，水谷之精微不能输布以奉养他脏，进而累及肾脏，出现脾肾阳虚证或肝肾阴虚证。

二、辨证论治

本病的辨证，首辨虚实。腹胀按之不坚、胁下胀满疼痛多属气滞湿阻；腹大胀满，按之如囊裹水多属寒湿困脾证；腹大坚满、脘腹撑急多属湿热蕴结证；腹大坚满，胁腹刺痛，脉络怒张多属肝脾血瘀证；腹大胀满以晚上加重者，多属脾肾阳虚证；腹大胀满不舒，多属肝肾阴虚。

治疗方面，分清气滞、血瘀、湿热和寒湿的偏盛，分别采用理气祛湿，行气活血，健脾利水等法，必要时亦可暂用逐水峻剂，但注意不宜攻伐过猛，应遵循"衰其大半而止"的原则。

（一）实证

1. 气滞湿阻

（1）证候：腹胀按之不坚，胁下胀满或疼痛，纳呆嗳气，小便短少，舌苔白腻，脉弦。

（2）证候分析：情志抑郁，肝失条达，气机瘀滞，气滞湿阻，浊气充塞中焦，故腹胀不坚，胁下胀满疼痛。气滞湿阻中满，脾胃运化失职，故纳呆嗳气；水道不利，故小便短少。脉弦，苔白腻，为肝郁湿阻之象。

（3）治法：疏肝理气，行气化湿。

（4）方药：柴胡疏肝散（柴胡、香附、枳壳、川芎、芍药、甘草）加减。如胁下刺痛不移，面青舌紫，脉弦涩，可加延胡索、丹参等活血化瘀之品。小便短少，可加茯苓、泽泻利尿。

2. 寒湿困脾

（1）症状：腹大胀满，按之如囊裹水，得热稍舒，甚则颜面及下肢水肿，神疲畏寒，小便少，大便溏，舌苔白，脉缓。

（2）证候分析：寒湿停聚，困阻中焦，脾阳不运，故腹大胀满，按之如囊裹水，得热稍舒。脾为寒湿所困，阳气失于舒展，故神疲畏寒。寒湿困脾，水湿不行，故小便少，大便溏，下肢水肿。苔白腻，脉缓均是寒湿困脾之候。

（3）治法：温中健脾，行气利水。

（4）方药：实脾散（白术、附子、干姜、甘草、木瓜、槟榔、茯苓、厚朴、木香、草果、大枣、生姜）。如水肿明显，可加肉桂、猪苓、泽泻以助膀胱之气化而利小便。如胁腹胀痛，可加郁金、青皮、砂仁等以理气宽中。

3. 湿热蕴结

（1）证候：腹大坚满，脘腹撑急，烦热口苦，渴不欲饮，小便赤涩，大便秘结或溏垢，舌边尖红，苔黄腻，脉象弦数。

（2）证候分析：湿热互结，浊水停聚故腹大坚满，脘腹撑急。湿热上蒸，故烦热口苦，渴不欲饮。湿热阻于肠道，故大便秘结或溏垢。湿热下注膀胱，气化不利，故小便赤涩。舌红，苔黄腻，脉弦数，均为湿热蕴结肝脾之象。

（3）治法：清热利湿，攻下逐水。

（4）方药：中满分消丸（黄芩、黄连、知母、厚朴、枳实、半夏、陈皮、茯苓、猪苓、泽泻、砂仁、干姜、姜黄、甘草、人参、白术）合茵陈蒿汤（茵陈蒿、山栀子、大黄）加减。如小便赤涩不利者，可加陈葫芦、滑石、蟋蟀粉（另吞服）以行水利窍。

4. 肝脾血淤

（1）证候：腹大坚满，脉络怒张，胁腹刺痛，面色黯黑，面颈胸臂有血痣，呈丝纹状，手掌赤痕，唇色紫褐，口渴，饮水不能下，大便色黑，舌质紫红或有紫斑，脉细涩。

（2）证候分析：瘀血阻于肝脾脉络之中，隧道不通，致水气内聚，故腹大坚满，脉络怒张，胁腹刺痛。病邪日深，淤阻下焦，入肾则面色黯黑，入血则面颈胸臂等处出现血痣，手掌赤痕，唇色紫褐。阴络之血外溢，则大便色黑。水浊聚而不行，故口渴饮水不能下。舌紫红或有紫斑，脉象细涩，皆血淤停滞之征。

（3）治法：活血化瘀，行气利水。

（4）方药：调营饮（当归、川芎、赤芍、莪术、延胡索、大黄、瞿麦、槟榔、葶苈子、赤茯苓、桑白皮、甘草、细辛、官桂、陈皮、大腹皮）加减。本方为急则治其标之法。如大便色黑，可加参三七、侧柏叶等化瘀止血。

（二）虚证

1. 脾肾阳虚

（1）证候：腹大胀满不舒，早宽暮急，入夜尤甚，面色苍黄，脘闷纳呆，神倦怯寒，肢冷或下肢水肿，小便短少不利，舌质胖淡紫，脉沉弦无力。

（2）证候分析：脾肾阳虚，水寒之气不化，早上阳气初生，入夜阴寒内盛，故腹胀大不舒，早宽暮急，入夜尤甚。脾阳虚不能运化水谷，故脘闷纳呆，面色苍黄。脾肾阳虚，失于温养，故神倦怯寒肢冷。肾阳不足，膀胱气化不行，故小便短少，下肢水肿。舌体胖淡紫，脉沉弦无力，均为脾肾阳虚，内有淤阻之象。

（3）治法：温补脾肾，化气行水。

（4）方药：附子理中丸（白术、炮附子、炮姜、炙甘草、人参）或《济生》肾气丸（熟地黄、山茱萸、山药、牡丹皮、茯苓、泽泻、炮附子、牛膝、车前子、肉桂）合五苓散（白术、桂茯苓、猪苓、泽泻）加减。偏于脾阳虚的，用附子理中丸合五苓散，以温中扶阳化气行偏于肾阳虚的，用《济生》肾气丸以温肾化气行水。

2. 肝肾阴虚

（1）证候：腹大胀满，或见青筋暴露，面色晦滞，口燥，心烦，失眠，牙龈出血，鼻衄，小便短少，舌质红绛少苔，脉弦细数。

（2）证候分析：肝肾阴虚，津液不能输布，水湿停聚中焦，故见腹大胀满，小便短少。血瘀阻滞于脉络，故见青筋暴露，面色晦滞。阴虚内热，扰乱心神，伤及脉络故见心烦，失眠，衄血。阴虚津液不能上承，故口燥。舌红绛少苔，脉弦细数，为肝肾阴血亏损之象。

（3）治法：滋养肝肾，活血化瘀。

（4）方药：一贯煎（生地黄、枸杞子、沙参、麦冬、当归、川楝子）合膈下逐瘀汤（桃仁、牡丹皮、赤芍、乌药、延胡索、甘草、当归、川芎、五灵脂、红花、枳壳、香附）加减。口燥心烦，舌绛少津，可加玄参、石斛。尿少，可加猪苓、滑石。齿鼻衄血，可加仙鹤草、鲜茅根。

三、针灸治疗

（一）实证

1. 气滞湿阻

可选取太冲、膻中、中脘、气海、足三里、阴陵泉，用泻法。

2. 寒湿困脾

可选取脾俞、肾俞、水分、复溜、公孙、命门穴（灸），宜泻法兼灸。每日 1 ~ 2 次。

3. 湿热蕴结

可选取肝俞、阳陵泉、支沟、侠溪、天枢、水分、三阴交穴，用泻法。每日 1 ~ 2 次。

4. 肝脾血瘀

可选取期门、章门、石门、三阴交、梁门穴，用泻法。每日 1 ~ 2 次。

（二）虚证

1. 脾肾阳虚

可选取脾俞、章门、肾俞、关元（灸）穴，宜补法兼灸。每日 1 ~ 2 次。

2. 肝肾阴虚

可选取肝俞、肾俞、神门、太溪、三阴交、中脘穴，用补法，可加灸。每日 1 ~ 2 次。

（周文锋）

第五节 瘿病

瘿病是由于情志内伤，饮食及水土失宜，以致气滞、痰凝、血瘀壅结颈前所引起的，以颈前喉结两旁结块肿大为主要临床特征的一类病证。

瘿病一名，首见于《诸病源候论》，在古代文献中又称为瘿、瘿气、瘿瘤、瘿囊、影袋。

晋代葛洪《肘后方》首先用昆布、海藻治疗瘿病。隋代巢元方《诸病源候论·瘿候》指出瘿病的主要病因为情志内伤及水土因素。《圣济总录·瘿瘤门》指出瘿病以山区发病较多。李时珍《本草纲目》提出黄药子有"凉血降火、消瘿解毒"的功效。《外科正宗》认为瘿病的病理主要是气、痰、瘀壅结而成。

现代医学中单纯性甲状腺肿、甲状腺功能亢进、甲状腺腺瘤及慢性淋巴细胞性甲状腺炎等，有类似症状者，可参考本节辨证论治。

一、病因病机

（一）病因

1. 情志刺激

长期忿郁恼怒，肝失条达，气结成瘿；气滞津聚成痰，痰气交阻，壅结颈前，日久气滞血瘀，发为瘿病。

2. 饮食及水土失宜

饮食失调，或居住高山地区，水土失宜，影响脾脾胃运化功能，生湿成痰，痰壅气结而成瘿病。

3. 体质因素

妇女在经、孕、产、乳等时期的生理特点与肝经气血密切相关，在经、孕，产、乳期若遇情志不遂、饮食不节等致病因素，常引起气郁痰结、气滞血瘀及肝郁化火等病理变化，故女性易患本病。另外，素体阴虚者，痰气瘀滞后，又极易化火伤阴，使病情缠绵难愈。

（二）病机

1. 基本病机

气滞痰凝壅结颈前为瘿病的基本病机，日久引起血脉瘀阻，致气滞、痰凝、血瘀三者合而为患。

2. 病位

本病病位主在肝、脾，兼及心、肾。情志所伤，肝郁不达，脾失健运，痰浊内生，痰气郁阻是瘿病的病理基础，因此，瘿病的病位主在肝、脾。若肝郁化火，又可引动心火，致心肝火旺，郁火伤阴，进而及肾，故其病位与心肾密切相关。

3. 病理性质

本病初起多实，以气、痰、瘀、火为主，久病由实转虚，或虚中夹实，多兼阴虚、气虚、气阴两虚。

4. 病机转化

瘿病的病理为气滞、痰凝、血瘀交阻于颈前。其中部分病例，由于痰气郁结化火，引起心肝火旺；火热耗伤阴津，而导致心肝阴虚火旺，后期亦可致气阴两虚，或阴阳两亏。

二、诊断与鉴别诊断

（一）诊断

1. 临床表现

颈前喉结两旁结块肿大，或质软或硬痛，或光滑，或有大小不等之结节，可随吞咽上下移动。

2. 辅助检查

实验室检查血清 T_3、T_4，游离 T_3、游离 T_4、促甲状腺素、抗甲状腺微粒体抗体、抗甲状腺球蛋白抗体，甲状腺扫描等有助于诊断。

（二）鉴别诊断

瘿病应与瘰疬相鉴别。

瘰疬虽亦发生在颈项部，但患病部位在颈项的两侧，肿块一般较小，每个约胡豆大，个数多少不等。瘿病的肿块在颈部正中喉结两旁，肿块一般较大，以此鉴别。

三、辨证要点

（一）辨瘿肿的性质

1. 瘿囊

颈前肿块较大，两侧比较对称、肿块光滑、柔软。主要病机为气郁痰阻。若日久兼瘀血内停者，局部可出现结节。

2. 瘿瘤

瘿瘤表现为颈前肿块偏于一侧，或一侧较大，或两侧均大。瘿肿大小如核桃，质较硬。病情严重者，肿块迅速增大，质地坚硬，结节高低不平。主要病机为气滞、痰结、血瘀。

3. 瘿气

颈前轻度或中度肿大，肿块对称、光滑、柔软，除局部瘿肿外，一般均有比较明显的阴虚火旺症状，主要病机为痰气壅结、气郁化火，火热伤阴。

（二）辨预后

瘿病的预后大多较好，瘿肿小、质软、病程短，治疗及时者，多可治愈。但瘿肿较大者，不容易完全消散。若肿块坚硬、移动性差、而增大又迅速者，则预后不良。肝火旺盛及心肝阴虚轻、中症者，疗效较好；重症患者若出现烦躁不安、高热、脉疾等症状时，为病情严重的表现。

四、治疗

理气化痰，消瘿散结为瘿病的基本治则。瘿肿质硬有结节者，兼以活血化瘀；火郁伤阴，表现为阴虚火旺者，则当以滋阴降火为主。

（一）气郁痰阻

症状：颈前正中肿大，质软不痛，颈部觉胀，胸闷、善太息，或兼胸胁窜痛，病情的波动常与情志因素有关。

舌象：舌淡红，苔薄白。

脉象：脉弦。

证候分析：气机瘀滞，痰浊壅阻颈部，故致颈前正中肿大，质软不痛，颈部觉胀。因情志不舒，肝气瘀滞，故胸闷、善太息，胸胁窜痛，且病情常因情志而波动。脉弦乃气滞之象。

治法：理气舒郁，化痰消瘿。

方药：四海舒郁丸加减。

方中以青木香、陈皮疏肝理气；昆布、海带、海藻、海螵蛸、海蛤壳化痰软坚，消瘿散结。

加减：胸闷、胁痛者，加柴胡、郁金、香附增强疏肝理气之功；咽颈不适加桔梗、牛蒡子、木蝴蝶、射干利咽消肿。

（二）痰结血瘀

症状：颈前出现肿块，按之较硬或有结节，肿块经久不消，胸闷纳差。

舌象：苔白腻。

脉象：脉弦或涩。

证候分析：气机瘀滞，津凝成痰，痰气交阻，日久血脉瘀滞。气、痰、淤壅结颈前，故瘿肿较硬或有结节，经久不消。气郁痰阻，脾失健运，故胸闷、纳差。苔白腻，脉弦或涩。为内有痰湿及气滞血瘀之象。

治法：理气活血，化痰消瘿。

方药：海藻玉壶汤加减。

方中海藻、昆布、海带化痰软坚，消瘿散结；青皮、陈皮、半夏、贝母、连翘理气化痰散结；当归、川芎养血活血；甘草与海藻相反相激以散结。

加减：结块较硬及有结节者，可酌加黄药子、三棱、莪术、露蜂房、穿山甲片、丹参等活血软坚，消瘿散结；痰血郁久化热，出现烦热、舌红，苔黄，脉数者，加夏枯草、牡丹皮、玄参以清热泻火。

（三）肝火旺盛

症状：颈前轻度或中度肿大，柔软、光滑。烦热，易汗、性情急躁易怒，眼球突出，手指颤抖，面部烘热，口苦。

舌象：舌质红，苔薄黄。

脉象：脉弦数。

证候分析：痰气壅结颈前，故颈前轻度或中度肿大。痰郁化火，故烦热、急躁动怒、面部烘热、口苦；火热逼津外出，故易出汗；肝火上炎，风阳内盛则眼球突出、手指颤抖；舌红，苔薄黄，脉弦数，为肝火亢盛之象。

治法：清泄肝火。

方药：栀子清肝汤合藻药散加减。

前方以柴胡、芍药疏肝解郁清热；茯苓、甘草、当归、川芎益气养血活血；牛蒡子利咽消肿；栀子、牡丹皮消泄肝火。后方以黄药子、海藻消瘿散结，凉血降火。黄药子有毒，易发生黄疸，用量不宜超过 12 g。

加减：肝火亢盛，烦躁易怒，口苦等症明显者，可加夏枯草、龙胆草、黄芩；肝风内动，手指颤抖者，加钩藤、白蒺藜、生牡蛎平肝息风。

（四）心肝阴虚

症状：瘿肿或大或小、质软，起病缓慢，心悸不宁，心烦少寐，易出汗，手指颤动，两目干涩，头晕目眩，倦怠乏力。

舌象：舌质红，舌体颤动。

脉象：脉弦细数。

证候分析：痰气郁结颈前，故瘿肿质软；火郁伤阴，心阴亏虚，心失所养，故心悸不宁，心烦少寐；肝阴不足，目失所养，故两目干涩；肝阴亏虚，虚风内动，则头晕目眩、手指及舌体颤抖，舌红、脉细数为阴虚有热之象。

治法：滋补阴精，宁心柔肝。

方药：天王补心丹。

方中生地黄、玄参、麦冬、天冬养阴清热；人参、茯苓益气健脾；当归、五味子、丹参、酸枣仁、柏子仁、远志养心安神。

加减：虚风内动，手指及舌体颤抖者，加钩藤、白蒺藜、白芍药平肝息风；脾虚大便稀溏稀，加白术、山药、薏苡仁益气健脾。

若肝阴亏虚，肝失所养以胁痛症状突出者，可用一贯煎加减。

五、预防与调护

本病因水土因素所致者，应注意饮食调摄，可常食海带、紫菜等，碘盐在发病区可起到预防作用。保持心情舒畅，也是防治瘿病的关键所在。

在病程中要密切观察肿块的形态、大小、软硬及活动方面的变化。如瘿肿经治不消，增大变硬，有恶性病变可疑者，应进一步诊治。

（周文锋）

第六节　肝癌

本病的发生主要由于脏腑虚弱，加之外感邪毒，无力鼓邪外出，纠结于内，壅滞气血，日久而成结块。肝癌早期与湿阻、气滞有关，而患者体质常以偏脾虚为主。随着病情的发展，出现气滞、血瘀、湿热、热毒等表现，后期常见肝肾阴虚的证候，最终可因湿浊上蒙，火毒上攻，扰乱心神，而致昏迷。由于肿瘤发展的不同阶段机体免疫状态和病理特点不尽相同，故在中医药防治肝癌的过程中，只有根据不同时期机体生理状态和肝癌本身的病理特点及其发展规律，制订合理的中医药防治方案才能针对性地达到防癌、治癌的目的。

中医药防治肝癌强调辨证与辨病。在癌前病变或肝癌早期，由于机体正气未损，在给予西医治疗的同时，可重用消癥散结等抗癌中药以最大限度地发挥抗肿瘤作用，还具有预防转移复发作用；对中晚期肝癌患者或不能手术切除患者，中医药除可增强放化疗敏感性、减轻毒副作用外，还可提高患者机体免疫力，增强自身抗肿瘤能力；对于肿瘤切除术后患者，虽然体内肿瘤负荷大大减小，但机体免疫功能低下，此时予以中药培补正气，辅以抗肿瘤治疗，以减少术后复发。

中医学没有肝癌的名称，但类似肝癌症状、体征的记载并不少见，分别见于"积聚""癥瘕""癖黄""臌胀""肥气""痞气""肝积"等病证的描述中。对癌前病变或肝癌早期，以及手术后放化疗过程中，均可参照本篇辨证论治。

一、历史沿革

中医学文献中类似肝癌症状、体征（如痛在胁下、痞块、黄疸）记载较多，归属于"臌胀""黄疸""积聚""癥瘕""暴症"等范畴。

《素问·腹中论篇》谓："有病心腹满，旦食则不能暮食，此为何病？对曰：名为臌胀。"《灵枢·水胀》谓："腹胀身皆大，大与肤胀等也，色苍黄，腹筋起，此其候也。"描述了臌胀的主要特征。

汉代张仲景《金匮要略》论"黄疸"病因谓："黄家所得，从湿得之。"

隋代巢元方《诸病源候论·黄疸候》谓："黄疸之病，此由酒食过度，脏腑不和，水谷相并，积于脾胃，复为风湿所搏，瘀结不散，热气郁蒸，如食已如饥，令身体面目及爪甲小便尽黄，而欲安卧……面色微黄，齿垢黄，爪甲上黄，黄疸也"；又谓："积聚者，由阴阳不和，腑脏虚弱，受于风邪，搏于腑脏之气所为也""诊得肝积，脉弦而细，两胁下痛，邪走心下，足胫寒。胁痛引小腹……身无膏泽，喜转筋，爪甲枯黑，春瘥秋剧，色青也""气水饮停滞，结聚成癖，因热气相搏，则郁蒸不散，故胁下满痛，而身发黄，名为癖黄"。分别对黄疸、积聚、肝积等的病因病机和临床表现作了详细的描述。

唐代王焘《外台秘要》对"暴症"的描述为："病原暴症者，由脏气虚弱，食生冷之物，脏既本弱，不能消之，结聚成块，猝然而起，其生无渐，名之暴症也。本由脏弱其症暴生，至于成病毙人则速"，"腹中有物坚如石，痛如刺，昼夜啼呼，不疗之百日死。"

宋代《圣济总录》谓黄疸若"心间烦闷，腹中有块，痛如虫咬，吐逆喘粗，此是血黄""如齿鼻黑，发直者死"。又谓："积气在腹中，久不瘥，牢固推之不移者，癥也，饮食不节，致脏腑气虚弱，饮食不消，按之其状如杯盘牢结，久不已，令人身瘦而腹大，至死不消。"

明代李中梓《医宗必读·积聚》曾提出分初、中、末三个阶段的治疗原则很有现实意义，认为"初者，病邪初起，正气尚强，邪气尚浅，则任受攻；中者，受病渐久，邪气较深，正气较弱，任受且攻且补；末者，病魔经久，邪气侵凌，正气消残，则任受补"。

清代喻嘉言《医门法律》认为："凡有癥瘕积块痞块，即是胀病之根，日积月累，腹大如箕，腹大如瓮，是名单腹胀。"

二、病因病机

原发性肝癌病变在肝，中医学的脏腑学说认为肝为刚脏，主疏泄、喜条达而恶抑郁，肝藏血，其生理特点为体阴用阳，肝病时则疏泄无权，肝气郁结，肝血失养，导致元气伤，肝阴耗；当肝气郁结犯脾，则脾气虚；肝阴耗损及肾，则肾水亏。鉴于肝主升、主动、主散的生理特点，肝病多见肝火及肝风等阳亢征象。

（一）外感时邪

时邪外感，或寒或热，侵犯机体，入里转化，致脏腑失和，气血运行不畅，变生积块，或邪郁日久，化毒成瘀，毒瘀内聚，终成"癥积"。《金匮翼·积聚通论》曰："积聚之病，非独痰、食、气、血，即风寒外邪，亦能成之。"

（二）酒食不节

饥饱失常，或嗜酒过度，或恣食肥甘厚味，或饮食不洁，皆能损伤脾胃，脾失健运，不能输布水谷之精微，湿浊凝聚成痰，痰阻气机，血行不畅，脉络壅塞，痰浊与气血搏结，致生痞块，久而不消，病成癥积。如《卫生宝鉴》曰："凡人脾胃虚弱或饮食失常或生冷过度，不能克化，致成积聚结块。"

（三）情志郁怒

肝主疏泄，主藏血。《血证论》曰："肝属木，木气冲和条达，不致遏抑，则血脉得畅。"若情志郁怒，可使情志不得发泄而致肝气郁结，气滞则血淤，瘀血结于腹中，日久可变生积块。如《难经本义》所述："积蓄也，言血脉不通，蓄积而成病也。"

（四）正气亏虚

先天不足，禀赋薄弱，或后天失养，正气亏虚，不能抵御外邪侵袭，或他病日久，耗伤正气，致阴阳失调，气血逆乱，脏腑功能紊乱，瘀血留滞不去，而成积聚。《外台秘要》云："病源积聚者，由阴阳不和，脏腑虚弱，受于风邪，搏于脏腑之气所为也。"

肝癌病位在肝，与脾、胃、肾、胆密切相关。其病性常虚实夹杂，虚以脾气虚、肝肾阴虚及脾肾阳虚为主；实以气滞血瘀、湿热瘀毒为患。本病早期临床表现不明显，一旦发病，病情复杂，发展迅速，病机转化急剧，预后较差。初起病机多以气郁脾虚湿阻为主，进一步可致湿热毒瘀互结，耗伤阴血，终致正衰邪实，病情恶化，甚则阴阳离决。毒、虚、瘀、热是肝癌的基本病变，邪毒化火，瘀毒互结，脾肾亏虚，进一步表现为肝肾阴虚和脾肾阳虚，贯穿肝癌发病全过程。

三、诊断与鉴别诊断

（一）诊断

传统中医并没有肝癌的概念，现代中医对肝癌的诊断参考了西医学的标准。标准如下。

（1）以右胁疼痛，上腹部肿块呈进行性增大，质地坚硬而拒按，形体消瘦，纳呆乏力为主证。

（2）具有较长时间食欲减退、乏力、胁痛或黄疸病史，且病情进展迅速。

（3）结合 B 超、CT 扫描、MRI、肝穿刺、血生化及免疫检查等，有助诊断。

（二）鉴别诊断

肝癌通常没有特异性的临床症状，要区分症状来自肝癌还是肝硬化或肝炎十分困难。常见的临床症状，也常为合并的肝炎、肝硬化所引起。因此，临床上往往需中医的胁痛、黄疸、臌胀相鉴别。

1. 胁痛

胁痛是以一侧或两侧胁肋部疼痛为主要表现的病证。其病机关键或在气滞，或在血瘀，或在气血同病。肝癌患者亦见胁痛，但以右胁为主，且有坚硬、肿大的结块，往往伴有恶病质，病情发展较快，以邪毒凝结为病机核心，结合病史及西医学检查，不难鉴别。

2. 黄疸

黄疸以目黄、身黄、小便黄为主证，其中目睛黄染是主要特征。主要病机为湿热熏蒸，起病有缓急，病程有长短，黄疸色泽有明暗。肝癌患者晚期往往伴有黄疸，但肝癌以腹部肿块进行性增大，质地坚硬且伴有结节感，形体逐渐消瘦为特征，以邪毒凝结为病机核心，结合病史及西医学检查不难鉴别。

3. 臌胀

臌胀以腹胀大，皮色苍黄，脉络暴露为特征。主要病机是由肝、脾、肾三脏受病，气、血、水淤积腹内所致。腹水是肝癌晚期常见体征，也可见到腹胀大、皮色苍黄的症状。但肝癌患者腹部肿块坚硬、形体明显消瘦，病情变化快。臌胀虽为顽症，但相较而言，肝癌所致的臌胀更为危急。

4. 肝痈

痈生于肝脏的称为肝痈，本病多因肝郁化火，肝胆不和或膏粱厚味，湿热虫积，壅结于肝；也有因闪挫跌仆等外伤而致血络淤阻郁结而成。初起有右侧胁肋隐痛，并逐渐加剧，甚至不能向右侧卧，影响呼吸。起病急慢不定，常有恶寒发热等全身症状；如因痰火而成的则起病较缓，大多无全身症状，脉弦滑；由瘀血而成的，则疼痛较甚，无寒热，脉多弦涩。以后肝脏逐渐肿大，腹满挛急，患者明显消瘦，最后肝脏局部化脓而变软，如不及时治疗，则脓肿溃破，脓呈咖啡色而带臭秽，或并发咳吐脓血，或并发剧烈腹痛，下痢脓血及虚脱等症。本病类似于西医学的肝脓疡。

5. 痞满

痞满是一种自觉症状，感觉腹部（主要是胃脘部）痞塞不通，胀满难忍，但不能触及块物。

（三）证候诊断

肝癌证型复杂，并发症多，不同病程阶段有不同的表现，所以目前中医对肝癌的辨证分型尚无统一的标准，临床上虚实夹杂，常常数证并见。现仅将常见证候分类标准归纳如下。

1. 肝郁脾虚证

胁肋胀满疼痛，胸闷善太息，情志抑郁或急躁，神疲乏力、纳呆口淡，脘痞腹胀，面色萎黄，少气懒言，大便溏泻，腹鸣矢气，苔白或腻，脉沉弦或弦细。

2. 气滞血瘀证

面色黧黑，口唇紫暗，胁下有癥块，刺痛不移，按之痛甚，入夜尤甚，脘腹胀满，得矢气后稍缓解，腹部青筋显露，或有肝掌，蜘蛛痣，面部毛细血管扩张，舌质紫黯或有瘀斑，舌下络脉怒张，脉弦涩或细涩。

3. 湿热结毒证

黄疸，胁肋胀痛或兼灼痛，心烦易怒，脘腹胀满，口干口苦，恶心欲呕，大便秘结，或大便不爽，小便黄赤，身困乏力，舌红苔黄厚腻，脉弦滑数。若湿重于热，头重身困，苔白腻，脉濡缓或弦滑；热重于湿，发热尿赤，苔黄腻，脉弦数或滑数。

4. 湿滞水停证

腹部膨隆，脘腹胀满，下肢浮肿，纳呆恶心，口渴不欲饮，或口不渴，身目俱黄，黄色晦暗，小便短少不利，大便溏而不爽，舌体淡或淡紫，边有齿痕，或舌暗、边有瘀点，舌苔白腻或白滑，脉弦滑或濡。

5. 肝肾阴虚证

烦热口干，低热盗汗，面色晦暗或黧黑，夜眠难寐，齿鼻衄血，或腹水经久不退，小便短赤，舌红少苔或光剥有裂纹，或见剥落，脉弦细数。

四、分证论治

（一）辨证要点

1. 辨标本

肝癌属本虚标实之证，本虚即脾气不足，正气亏损；标实即指邪毒内蕴，气血瘀滞，痰湿蕴结。发病之初多为肝郁脾虚，气滞血瘀；日久则气郁化火，湿热内生，瘀毒互结，临床见积块、黄疸、臌胀、疼痛等症；晚期由于邪毒耗气伤阴，正气大损，致肝肾阴虚，气虚不摄，血动窍闭，常可出现血证（上下血溢）、神昏等危象。

2. 辨腹胀

腹胀为肝癌最常见症状，临床中要注意分清是气胀、水胀还是臌胀，一般气胀时消时长，叩之如鼓，治当疏肝健脾，理气消胀；水胀则缓慢增长，伴体重增加，持续难消，腹如蛙状，治以通利二便为主，兼以温阳益气；臌胀多伴有疼痛，固定不移，可触及包块，呃逆频作，影响进食，治以健脾温肾，软坚散结。

3. 辨血瘀与出血

血瘀为肝癌的基本病因病机，而中晚期肝癌又多出现鼻衄、齿衄及黑便等，甚至呕血便血等出血证候，故要谨慎合理使用活血化瘀之剂，有些患者虽有明显的血淤征象，然须兼顾健脾摄血，不宜多用、久用活血化瘀之品，以免引起出血。

4. 辨舌脉

肝癌患者早中期多见淡暗舌、紫暗舌，中晚期患者可出现"肝瘿线"，为肝瘀之象，晚期伤阴，舌质红绛、舌苔光剥为其特点。脉象以弦细为多，也可见弦滑脉、濡脉、细数脉；若病者大肉尽脱，舌红神疲，而脉象反呈弦数有力，乃邪重病进之征，须防血证之变，晚期出血后可见芤脉。

（二）辨证思路

原发性肝癌病情发展迅速，并发症多，兼之不少患者接受手术、介入、放疗等多种手段的治疗导致原发性肝癌患者证候复杂，治疗难度大。在疾病的不同阶段，病变的不同程度及不同个体上，中医辨证各有特点和侧重。不同医家对肝癌的基本矛盾各有所重，可归为以下六个方面的认识。

1. 重视脾虚

一般认为肝癌的发生或是建立于脾虚的基础上，或是发病后随着正气的消耗，患者出现不同程度的脾虚症状。因此肝癌的治疗上非常重视健脾益气。

2. 重视肝郁

肝癌病位在肝，其发病与七情有密切的关系。有文献报道，肝癌患者或是在发病前有过重大的精神创伤，或是患病后有不同程度的抑郁和焦虑。治疗上疏肝理气也是常见的治则治法。

3. 重视血瘀

临床上肝癌患者常见胁下积块，按之硬痛，固定不移，舌紫暗、有瘀斑，脉涩等血瘀症状。因此在肝癌的治疗上广泛运用活血化瘀法。

4. 重视癌毒

就治病求本的基本理论而言，癌毒是肝癌发生、发展并决定肝癌治法和预后的根本。祛除或控制癌毒之邪不仅是西医也是中医治疗癌症的目标。因此，在确立肝癌临床治则方药时，必须强调在调节机体平衡的基础上始终重视祛邪或控制癌毒之邪。但是祛除癌毒又并不是仅仅局限于以毒攻毒方药和手段的应用，而是要强调在恶性肿瘤治疗过程中，必须始终围绕癌毒去思考问题、设计方案和选方用药。

5. 分清阶段

肝癌发病初期，邪盛正未衰，治疗原则以驱除邪毒为主，可积极选用手术、经导管肝动脉化疗栓塞（TACE）、瘤内无水酒精注射（PEI）等局部治疗及以毒攻毒中药治疗等手段，最大限度地消灭癌毒，同时注意固护正气，以缓解以上治疗手段对人体正气的损伤程度；手术、介入治疗之后，应当重点考虑到癌毒虽大势已去，但并非彻底被消灭，当分别采用健脾、疏肝、活血、化痰、养阴等治则辨证施治，然而无论采取何种治法，都必须顾及余毒未尽，以达到扶正祛邪、清除体内癌毒、减少复发转移之目的；肝癌中晚期，正气亏虚，痰、瘀、毒互结，治疗原则当以扶正气、调阴阳为主，适当佐以抗癌之品，一则抑制癌毒的进一步增长；二则为后续的抗癌为主的治疗准备条件，从而获得更长的生存期；肝癌晚期，邪盛正衰，治疗只能以扶正为主，佐以对症处理，尽可能地延缓癌毒生长扩散的速度，使患者获得尽可能好的生存质量。

6. 辨明虚实

肝癌是本虚标实之证。本虚即气血不足、正气亏虚，标实即邪气内蕴、血瘀火毒。正虚不运，邪毒水湿停留，痰热蕴积，气血凝滞可见标实之疾；邪恋不去，戕伤正气，损伤阴液乃见正虚之变。或由虚致实，或由实致虚，而成或虚或实、虚实夹杂之证。但在不同的病程阶段，虚实各有侧重。发病初期多为肝郁脾虚、气血瘀滞，日久则气郁化火、湿热内生而导致火毒内蕴、血瘀气壅、痹阻不通，故见积块、黄疸、臌胀等症。晚期由于邪毒耗伤气血，正气大伤，多见肝肾阴虚，生风动血之证。故在治疗过程中，早期宜攻中寓补，中期宜攻补兼施，晚期宜补中寓攻。

（三）分证论治

肝癌由于证型复杂，并发症多，不同病程阶段有不同的表现，所以辨证类型也不完全一样，现仅将常见证型归纳如下。

1. 肝郁脾虚

症舌脉：胁肋胀满疼痛，善太息，精神抑郁或急躁，纳呆口淡，脘痞腹胀，四肢倦怠，面色萎黄，少气懒言，大便溏泻，肠鸣矢气，舌淡红，苔白或腻，脉沉弦或弦细。

病机分析：肝脾两脏在生理上关系密切，病理上往往相互影响。肝居右胁下，系足厥阴肝经所属，与胆相表里。肝主疏泄条达，肝气不舒，气机瘀滞，故见胁肋胀痛；气机不畅，太息则气郁得达，胀闷得舒，故以太息为快；气机郁结不畅，则情志抑郁，或急躁易怒；肝郁乘脾，脾失健运，故纳少腹胀；气滞湿阻于肠，则便溏不爽，肠鸣矢气；脾失健运，气血不足，则四肢倦怠、面色萎黄、少气懒言；气滞则血瘀，日久可见胁部肿块。苔腻为脾虚湿阻所致；脉弦为肝失柔和之征。

治法：疏肝解郁，健脾理气。

常用方：香砂六君汤（《古今名医方论》）、柴胡疏肝散（《证治准绳》引《医学统旨》方）加减。柴胡、川芎、枳壳、白芍、香附、党参、白术、茯苓、甘草、陈皮、半夏、木香、砂仁。

加减：胁肋胀痛甚者，加郁金、川楝子、延胡索以行气止痛；纳呆食少明显者，加焦三仙（焦山楂、焦麦芽焦神曲）、薏苡仁、白蔻仁健脾开胃助消化；如兼瘀象者，加延胡索、丹参以活血化瘀；若湿邪明显、脘痞腹胀、舌苔白腻者，可加苍术、草豆蔻、炒莱菔子、厚朴以理气化湿；若畏寒肢肿、舌淡白、脉沉者，加生姜皮、制附子、水红花子等以温阳活血、利水消肿。

常用中成药：①柴胡疏肝丸。每次1丸，每日2次。疏肝理气，消胀止痛。适用于肝气不舒、胸胁痞闷的肝癌患者。②舒肝丸。每次4～6 g，每日2～3次。舒肝和胃，理气止痛。适用于肝郁气滞、胸胁胀满的肝癌患者。③香砂六君丸。每次12粒，每日3次。益气健脾，和胃。适用于脾虚气滞、脘腹胀满的肝癌患者。

针灸如下。

治法：疏肝解郁，健脾补虚。

取穴：足三里、期门。

操作：足三里用补法，可加用艾灸，期门用泻法，留针15～20分钟，每日1次。

2. 气滞血瘀

症舌脉：面色黧黑，口唇紫黯，胁下癥块，刺痛不移，按之痛甚，入夜尤盛，脘腹胀满，得矢气后稍缓解，腹部青筋显露，或有肝掌、蜘蛛痣，面部毛细血管扩张，舌质紫暗或有瘀斑，舌下络脉怒张，脉弦涩或细涩。

病机分析：气郁日久，必生瘀血，阻于肝络，不通则痛，故肿块日大，胁痛如刺，痛处不移；肝血为阴，夜为阴时，故瘀血入夜则痛剧；瘀血内阻，气血运行不利，肌肤失养，则面色黧黑、口唇紫暗；瘀血瘀阻肌表皮肤，则见蜘蛛痣、面部毛细血管扩张；瘀阻血脉，则腹部青筋显露；胃肠气滞，则脘腹胀满，得矢气后稍缓解；舌体紫暗、脉涩，皆为瘀血之象。

治法：行气活血，化瘀消积。

常用方：膈下逐瘀汤（《医林改错》）加减。

桃仁、红花、当归、牡丹皮、五灵脂、赤芍、香附、川芎、乌药、枳壳、延胡索、甘草。

加减：阴虚有热者加女贞子、墨旱莲、黄芩养阴清热；气血不足而心悸气短者，加党参、黄芪、何首乌益气养血；鼻衄、齿衄、肌衄者，加三七粉、血余炭、白茅根凉血止血；肝脾大质地较硬者，加醋炒鳖甲、炮穿山甲、牡蛎、海藻、昆布软坚散结；化火生热者，加夏枯草、白花蛇舌草、牡丹皮、炒栀子凉血清热；疼痛明显者，加蒲黄、乳香、没药以活血行气止痛；肿块增长迅速，正气尚可，加全蝎、蜈蚣、干蟾皮以攻毒通络。

常用中成药。大黄䗪虫丸：每次3 g，每日1～2次。活血破瘀，通经消癥。适用于瘀血内停所致的癥瘕、闭经。

针灸如下。

治法：行气活血，通经散结。

取穴：期门、日月、支沟、阳陵泉、足三里、太冲、章门、行间。

操作：诸穴皆用泻法，肝俞及胁肋部的腧穴，可用隔蒜灸或艾条灸，每次15～20分钟，每日1～2次。

3. 湿热结毒

症舌脉：身目俱黄，胁肋胀痛，或兼灼痛，触痛明显，心烦易怒，脘腹胀满，口干口苦，恶心欲呕，大便秘结，或大便不爽，小便黄赤，身困乏力，舌红苔厚腻。若湿重于热，头重身困，苔白腻，脉濡缓或弦滑，热重于湿，发热尿赤，苔黄腻，脉弦数或滑数。

病机分析：肝郁气滞日久，气有余便是火，故气郁日久化热化火，火热蕴于肝胆，导致烦躁易怒、口干口苦；湿热阻于胆道而身目发黄；湿热蕴结肝胆，疏泄失职，肝气瘀滞，故胁肋胀痛灼热；肝木横逆侮土，脾胃受病，运化失健，则厌食、腹胀；胃气上逆，故烦恶欲吐；胆气上溢，可见口苦。湿热内蕴，湿偏重则大便稀溏，热偏重则大便干结；湿热下注，膀胱气化失司，所以小便短赤。舌红苔黄腻，脉弦滑数，为湿热内蕴之象。

治法：清肝利胆，化湿解毒。

常用方：茵陈蒿汤（《伤寒论》）、茵陈四苓汤（《济生方》）加减；热重于湿者，以茵陈蒿汤为主；湿重于热者，以茵陈四苓汤为主。

①茵陈蒿汤：茵陈蒿、栀子、大黄。

②茵陈四苓汤：茵陈蒿、茯苓、猪苓、陈皮、白术、泽泻、枳实、栀子。

加减：湿遏热伏，阻滞气机者，可酌加木香、枳壳、厚朴等调气之品，也可加用甘露消毒丹以芳香化浊、清热利湿；若热毒炽盛、病证重者，可加半枝莲、白花蛇舌草、大黄泻火解毒；热邪犯胃、呕吐频繁者，加法半夏、生姜止呕，或用鲜生姜适量，绞汁饮服；热势甚高、神志不清者，加石菖蒲、安宫牛黄丸一粒清热开窍；热动肝风，出现抽搐者，加羚羊角（磨粉冲服），钩藤以清热息风；热入血分，迫血妄行，出现齿衄、鼻衄、肌衄者，加侧柏叶、白茅根、白及、藕节，小蓟凉血止血；肝大、质地偏硬者，加穿山甲、醋炒鳖甲软坚散结；气滞血瘀、胁肋刺痛者，加金铃子、延胡索、丹参、赤芍行气活血；湿热积滞，腑气不通，大便秘结者，加重大黄用量，另加芒硝（冲服）；湿热内蕴，小便短赤有灼热感者，加通草、滑石、龙胆草清热通淋。

常用中成药。甘露消毒丸：每次 6 ~ 9 g，每日 2 次。利湿化浊，清热解毒。适用于身热肢酸、口渴尿赤，或黄疸、舌苔白腻或微黄的肝癌患者。

茵栀黄口服液：每次 10 mL，每日 2 次。清热解毒，利湿退黄。适用于湿热毒邪内蕴的黄疸。

复方垂盆草颗粒：每次 20 g，每日 2 次。清热解毒，活血利湿。适用于热毒内蕴的黄疸。

针灸如下。

治法：清化湿热，疏泄肝胆。

主穴：胆俞、太冲、合谷、阳陵泉、内庭、大肠俞。

配穴：胁痛加肝俞，足三里，失眠加神门、三阴交。

操作：均用泻法，每日 1 次，每次 10 ~ 15 分钟。

4. 湿滞水停

症舌脉：腹部膨隆，脘腹胀满，饮食难下，下肢浮肿，身目俱黄，黄色晦暗，纳呆恶心，口渴不欲饮，或口不渴，小便短少不利，大便溏而不爽，舌体淡或淡紫，边有齿痕，或舌暗边有瘀点，舌苔白腻或白滑，脉弦滑或濡。

病机分析：脾虚不能运化水湿，肾虚不能升清降浊，水湿不化，泛溢肌肤，导致腹水及水肿；脾虚不能运化水湿，导致膀胱气化失司，故小便短少；脾病及胃，中焦健运失常，则纳呆恶心、便溏不爽；脾虚不运，阻滞中焦，胆汁受阻，溢于肌肤而发黄；脾虚则运化失健，湿邪内聚，久则湿阻气滞血瘀，出现舌紫、舌有瘀点瘀斑。苔腻、脉滑为水湿内停之象。

治法：健脾化湿，温阳利水。

常用方：实脾饮（《济生方》）、调营饮（《证治准绳》）加减。

附子、干姜、白术、木瓜、槟榔、茯苓、厚朴、木香、草果、甘草、生姜、大枣、川芎、赤芍、大黄、延胡索、当归、瞿麦、葶苈子、桑白皮、大腹皮、陈皮、官桂、细辛。

加减：若水毒积聚，腹胀、腹水明显者，加猪苓、汉防己、炒莱菔子行气利水；体质实者，可酌情选用舟车丸或十枣汤。若血行瘀滞，痞块癥积者，加炙鳖甲、穿山甲、牡蛎软坚散结；体质实者可用大黄䗪虫丸，体质较差者可用鳖甲煎丸；若血瘀血热，丝缕赤痕明显者，加牡丹皮、丹参凉血活血；纳呆食减者，加焦三仙（焦山楂、焦神曲、焦麦芽）、炒莱菔子；腹胀痛甚者，加佛手、香橼皮、砂仁行气除满。

常用中成药。茵陈五苓丸：每次 6 g，每日 2 次。清湿热，利小便。适用于湿热黄疸、湿重于热、小便不利者。

针灸如下。

治法：温化寒湿，健脾利胆。

取穴：阴陵泉、脾俞、胆俞、肝俞、膈俞、血海、三阴交、中脘。

操作：脾俞、三阴交用平补平泻或温针灸，余穴用泻法，每日 1 次，每次 15 ~ 20 分钟。

5. 肝肾阴虚

症舌脉：形体消瘦，烦热口干，低热盗汗，面色晦暗或黧黑，心烦口渴，夜眠难寐，齿鼻时见衄血，或腹水经久不退，小便短赤，舌红少苔或光剥有裂纹，或见剥落，脉弦细数。

病机分析：热毒之邪属阳，阻于肝胆易耗伤肝阴，病久及肾。阴血亏虚，兼以邪毒蕴内，故见烦热口干、低热盗汗及出血诸症；肝气横逆，则脾虚不运，水湿不化，导致腹水；舌红少苔或光剥有裂纹、脉细皆为阴虚之象。

治法：滋养肝肾，育阴利水，兼活血化瘀。

常用方：一贯煎（《柳州医话》）、六味地黄丸（《小儿药证直诀》）加减。

生地黄、沙参、枸杞子、麦冬、川楝子、当归、山药、山萸肉、牡丹皮、泽泻、茯苓。

加减：若内热口干、舌绛少津者，加玄参、石斛以清热生津；兼有潮热烦躁者，加柴胡、竹叶、地骨皮以清热除烦；腹胀甚、小便少者，加猪苓、肉桂以化气行水；齿鼻衄血者，加仙鹤草、鲜白茅根以凉血止血；阴枯阳浮，耳鸣、面赤颧红者，加龟甲、鳖甲、牡蛎以滋阴潜阳；失眠多梦者，加炒酸枣仁、合欢皮、首乌藤以养心安神；若牙龈出血、鼻衄，酌加焦栀子、白茅根、三七粉（冲服）等以凉血化瘀止血。

常用中成药。贞芪扶正胶囊：每次6粒，每日3次。益气养阴。适用于久病虚损，气阴不足。配合手术、放射治疗、化学治疗，促进正常功能的恢复。杞菊地黄丸：每次9g，每日2次。滋肾养肝。适用于肝肾阴亏的肝癌患者。

针灸如下。

治法：滋补肝肾，利水化瘀。

取穴：肝俞、肾俞、太溪、水泉、血海、三阴交。

操作：肝俞、肾俞、太溪、水泉用补法，血海、三阴交用泻法，每日1次，每次15～20分钟。

此外，目前临床上普遍使用一些经动物实验和临床验证的中草药及抗肿瘤中成药，中草药有猫人参、石见穿、薏苡仁、白花蛇舌草、斑蝥、八月札、䗪虫、蟾蜍皮、鳖甲、半枝莲、穿山甲、茵陈、平地木、冬凌草、半夏、三棱、莪术等。常见抗肝癌中成药有：槐耳颗粒（用法：口服，每次1包，每日3次）、复方斑蝥胶囊（用法：口服，每次3粒，每日2次）、平消胶囊（用法：口服，每次4～8粒，每日3次）、金龙胶囊（用法：口服，每次4粒，每日3次）、华蟾素注射液（静脉滴注，每次10～20 mL，加入5%葡萄糖注射液500 mL中，静脉滴注，用药7～10天）。在辨证论治的基础进行可以根据实际情况选用以上的药物配伍。

五、按主症辨证论治

肝癌由小变大，可出现乏力、纳差、肝区疼痛、黄疸、腹水等主要症状。

（一）乏力、纳呆

临床表现：肝癌患者早期往往无特异性表现，部分患者常出现不明原因的神疲乏力和纳呆，伴有消瘦、脘腹胀满、便溏，舌淡胖，苔白腻，脉弦滑或濡滑。

治法：益气健脾，化湿理气。

常用方：六君子汤（《太平惠民和剂局方》）或香砂六君子丸（《太平惠民和剂局方》）加减。

党参、白术、茯苓、甘草、青陈皮、半夏、山药、木香、砂仁、八月札、佛手、枳壳、丹参、泽泻。

加减：脘腹胀满者，加厚朴、大腹皮；脘痞纳呆、舌苔厚腻者，加藿香、苍术、白蔻仁；神疲乏力明显者，加黄芪。

（二）胁痛

1. 气滞血瘀

临床表现：两胁胀痛或刺痛，胸闷气短，腹胀乏力，上腹部触及肿块，质地坚硬不平。舌质正常或偏黯，边有瘀斑，舌苔薄白或薄黄，脉弦细或涩或平。

治法：理气活血，消痞除满。

常用方：枳实消痞丸（《兰室秘藏》）合四磨汤（《济生方》）加减。

干姜、炙甘草、茯苓、白术、半夏曲、党参、厚朴、枳实、黄连、槟榔、沉香、天台乌药、柴胡、八月札、川楝子、丹参、延胡索、麦芽。

加减：神疲乏力者，加黄芪；大便干结者，加生大黄；口渴、苔黄脉数者，加天花粉、百合；瘀血者，加生蒲黄、郁金、当归。

常用中成药复方鳖甲软肝片：每次4片，每日3次。适用于胁下有癥块，面色晦暗的患者。

2. 湿热内蕴

临床表现：右胁疼痛，恶心纳差，口苦口干，大便干结或闭结，小便短赤，黄疸，舌质红或红绛，苔黄腻，脉弦滑或滑数。

治法：清热化湿。

常用方：茵陈蒿汤（《伤寒论》）合丹栀逍遥散（《医统》）加减。

茵陈蒿、栀子、郁金、牡丹皮、薏苡仁、白术、赤芍、茯苓、炮姜、当归、八月札、白花蛇舌草、平地木、青蒿、泽泻。

加减：便秘腹胀等，加生大黄、芒硝，也可加槟榔、枳实；发热或肝区灼热，加石膏、知母；口干渴者，加天花粉、芦根；胁痛剧烈，连及肩背者，可加金钱草、海金沙；发热烦躁者，加安宫牛黄丸1粒，每日2次。

3. 肝阴不足

临床表现：胁肋隐痛，连绵不止，口干烦热，头晕目眩，舌红，苔薄黄，脉弦或弦数。

治法：养阴柔肝。

常用方：一贯煎（《柳州医话》）合滋水清肝饮（《医宗己任篇》）加减。

北沙参、麦冬、当归身、生地黄、枸杞子、川楝子、山药、山萸肉、牡丹皮、茯苓、泽泻、柴胡、白芍、酸枣仁、栀子、鳖甲。

加减：潮热明显者，加地骨皮、白薇、胡黄连，盗汗明显者，加煅牡蛎、浮小麦；齿衄、皮下出血者，加紫草、茜草、白茅根、旱莲草；头晕目眩者，加黄精、女贞子、菊花。

（三）黄疸

临床表现：①阳黄。身目黄染，色鲜明，口干发热，脘腹满闷，小便短赤，大便秘结，舌苔黄腻，脉弦数。热重于湿者，身目俱黄，黄色鲜明，发热口渴，恶心呕吐，小便短少黄赤，便秘，舌苔黄腻，脉弦数；湿重于热者，头身困重，胸脘痞满，便溏，苔黄厚腻，脉弦滑。②阴黄。身目黄染，色晦暗，脘腹胀满，畏寒神疲，口淡不渴，舌淡白，脉濡缓或沉迟。

治法：①阳黄。清热利湿，利胆退黄。②阴黄。健脾和胃，温中化湿。

常用方如下。

阳黄：茵陈蒿汤（《伤寒论》）加减。

茵陈、栀子、大黄、郁金、茯苓、猪苓、滑石、薏苡仁、丹参。

阴黄：茵陈术附汤（《医学心悟》）加减。

茵陈、附子、白术、干姜、甘草、郁金、厚朴、茯苓、泽泻、薏苡仁。

加减：阳黄，热重者，可酌加龙胆草、虎杖、田基黄、连翘、大青叶等以清热解毒；酌加车前子、猪苓、泽泻以渗利湿邪，使湿热分消，从二便而去。湿重者，可加甘露消毒丹芳香化浊、行气悦脾。兼有少阳证者，合用大柴胡汤加减。热毒重者，千金犀角散加减，可酌加清热解毒药如五味消毒饮。心神昏乱、肝风内动者，宜清热凉血、开窍息风，急用"温病三宝"，躁扰不宁、手足抽搐者用紫雪丹；热陷心包、谵语或昏聩不语用至宝丹；湿热蒙蔽心神、时清时昧，用安宫牛黄丸。

常用中成药：①复方垂盆草颗粒。每次10 g，每日2～3次。清热解毒，活血利湿，有降低谷丙转氨酶的作用。用于急性肝炎及迁延性肝炎，慢性肝炎的活动期。②茵栀黄口服液。每次10 mL，每日3次。清热解毒，利湿退黄。有退黄疸和降低谷丙转氨酶的作用。用于湿热毒邪内蕴所致急性、迁延性、慢性肝炎和重症肝炎。也可用于其他型重症肝炎的综合治疗。

（四）臌胀

晚期肝癌患者常见腹水、腹部膨隆，常因合并的肝硬化所产生，也可因肝癌合并门静脉主干癌栓所引起。通常肝硬化导致的腹水，腹水量虽多，但张力不大。如有门静脉癌栓，则腹水常为高张力性，患者常诉脐周腹痛，可伴有腹泻。肝静脉甚或下腔静脉癌栓引起的腹水更为严重，且常伴有下肢水肿。临床可见患者腹部胀大，甚者脉络暴露，在中医属于"臌胀"的范围。中医病机认为臌胀是肝、脾、肾三脏受病，气、血、水淤积腹内，以致腹部逐渐胀大，而成臌胀。临床上常见以下几种证型。

1. 脾虚湿困

临床表现：腹部胀满，按之如囊裹水，甚者颜面微浮，脘腹胀满，纳呆，食后腹胀，嗳气不适，尿少便溏，舌淡，苔白腻，脉弦或弦缓。

治法：健脾理气，行湿散满。

常用方：四君子（《太平惠民和剂局方》）合柴胡疏肝散（《景岳全书》）、五苓散（《伤寒论》）加减。

党参、白术、茯苓、薏苡仁、甘草、柴胡、枳壳、赤芍、木瓜、郁金、青皮、陈皮、泽泻、猪苓、桂枝。

加减：湿重者，可加入苍术、藿香、佩兰；气虚息短者，加黄芪；胁腹刺痛不移、气滞血瘀者，加延胡索、莪术、丹参等；如腹胀，得热稍舒，怯寒懒动者，加附子、干姜、肉桂。

2. 湿热内盛

临床表现：腹大坚满，脘腹撑急，烦热口苦，小便赤涩，大便秘结或溏垢，舌边尖红，舌苔黄腻或兼有灰黑，脉象弦数，或兼有黄疸。

治法：清热利湿，攻下逐水。

常用方：半夏泻心汤（《伤寒论》）和中满分消丸（《兰室秘藏》）加减。

半夏、党参、干姜、甘草、黄连、黄芩、白术、茯苓、砂仁、枳实、炙厚朴、猪苓、泽泻、知母、姜黄。

加减：大便干结者，加大黄、芒硝；热重发黄者，加用茵陈蒿汤；小便赤涩不利者，加陈葫芦巴、滑石、蟋蟀粉（吞服）；若烦躁失眠、谵狂不安、逐渐昏迷者，服安宫牛黄丸或至宝丹；若嗜睡昏蒙、语无伦次、转入昏迷者，可用苏合香丸。

3. 肝脾血瘀

临床表现：腹大坚满，脉络怒张，胁腹刺痛，面色黧黑，面颈胸臂有血痣，手掌赤痕，唇色紫褐，舌紫或边有瘀斑，脉细涩或芤。

治法：活血化瘀，行气利水。

常用方：调营饮（《证治准绳》）加减。

当归、赤芍、川芎、莪术、延胡索、大黄、瞿麦、槟榔、白茅根、赤茯苓、桑白皮、益母草、陈皮、官桂、细辛、泽兰、甘草。

加减：大便色黑者，加三七、侧柏叶；胁肋胀痛，加用柴胡、郁金；胁肋刺痛着，加用失笑散。

4. 肝肾阴虚

临床表现：面色晦滞，唇紫、心烦、失眠、口燥、牙龈出血，鼻衄，腹胀大，或见青筋暴露，舌红少津，脉弦细数。

治法：滋养肝肾，凉血化瘀。

常用方：滋水清肝饮（《医宗己任篇》）和膈下逐瘀汤（《医林改错》）加减。

生地黄、山药、山萸肉、牡丹皮、茯苓、泽泻、柴胡、白芍、当归、酸枣仁、栀子、赤芍、川芎、延胡索、桃仁、红花。

加减：内热重者，加沙参、石斛、麦冬；腹胀甚，加莱菔子、大腹皮；牙龈出血、鼻衄者，加白茅根、仙鹤草；潮热、烦热明显者，加黄檗、胡黄连、白薇；小便少者，加猪苓、滑石、肉桂。

六、急证处理

（一）上消化道出血的中医治疗

中医认为上消化道出血的本质是络伤血溢，其病机主要责于"热"与"虚"。热者见于胃热、肝火、阴虚火旺，并由饮食不节、情志不和等诱发；虚者多因于脾虚、劳伤过度、久病等因素，致脾虚不摄，胃络瘀血等致血不循经而外溢。患者出血停止后，可辨证选用中药配合治疗，以防止上消化道出血的再次发生。辨证治疗如下。

（1）胃热炽盛：吐血色红或紫黯，口臭、大便秘结或大便色黑，舌红，苔黄腻，脉滑数。

常用方：玉女煎（《景岳全书》）合十灰散（《十药神书》）加减。

知母、石膏、生地黄、麦冬、牛膝、大蓟、小蓟、侧柏叶、荷叶、茜草根、栀子、茅根、大黄、牡丹皮、棕榈皮。

加减：恶心呕吐者，加代赭石、竹茹、旋覆花。

（2）气虚血溢：神疲乏力，少气懒言，心悸气短，面色苍白，血色暗淡，舌淡，脉细弱。

常用方：黄土汤（《金匮要略》）加减。

灶心土、白术、附子、阿胶、生地黄、甘草、黄芩、白及、海螵蛸、三七。

加减：脾胃虚寒，合理中丸；出血过多，气随血脱者，急服独参汤。

常用中成药如下。

云南白药胶囊：每次 0.25 ~ 0.5 g，每日 4 次，口服。

白及粉：5 ~ 10 g，以水调成糊状，口服。

（二）肝性脑病的中医治疗

肝性脑病属中医学"神昏""闭证"范畴。中医学认为其病位在脑，与肝脾肾关系密切，多因肝脾肾受损致湿浊内结、痰瘀壅盛、肝肾阴亏，终致蒙蔽清窍而成"神昏""闭证"。

1. 痰浊闭窍

患者纳呆，呕恶，脘腹痞满，神志昏蒙模糊，时有谵语或喃喃自语，舌苔白或黄腻，脉濡或弦或滑。

治法：化湿辟浊，涤痰开窍。

常用方：石菖蒲郁金汤（《温病全书》）加减。石菖蒲、郁金、炒栀子、连翘、牛蒡子、滑石、淡竹叶、牡丹皮、茯苓、泽泻、猪苓、半夏、厚朴、白蔻仁、远志。

2. 热毒炽盛

发热烦渴，口鼻干燥，呕恶，脘痞，尿少便结，腹满拒按，躁动不安，或神昏谵语，或躁狂，舌红绛，苔黄干燥，脉弦数或洪大。

治法：清热利湿，通里攻下。

常用方：清瘟败毒饮（《疫诊一得》）加减。

生石膏、生地黄、水牛角、黄连、栀子、桔梗、黄芩、知母、赤芍、玄参、连翘、牡丹皮、甘草。

3. 阴亏血瘀

面色晦暗，或黄疸不明显、面色黧黑，面、颈、胸、背及上肢皮肤常见蛛丝赤缕，神志恍惚，定向定时能力发生障碍或躁动不安。循衣摸床，肢体瘈疭或扑翼震颤，舌暗红干，脉弦细。

治法：育阴潜阳，平肝醒神。

常用方：羚羊角汤（《医醇賸义》）合膈下逐瘀汤（《医林改错》）加减。

羚羊角粉冲服、龟甲、生地黄、女贞子、旱莲草、石斛、珍珠母、牡丹皮、赤芍、白芍、柴胡、夏枯草、菊花、生石决明、红花、桃仁、当归、川芎、五灵脂、香附、延胡索、茵陈。

4. 阴阳亏竭

肝性脑病中、末期，昏迷不醒，呼之时应时不应，对外界反应和各种反射完全消失，出现大小便失禁等危候。

治法：益气生津，救阴敛阳。

常用方：生脉饮（《内外伤辨惑论》）合参附龙牡汤（《校注妇人良方》）加减。

红参单煎兑服、附子、黄芪、煅龙骨、煅牡蛎、山萸肉、黄精、生地黄、熟地黄、五味子、玄参、麦冬、沙参。

七、变证治疗

（一）癫狂

肝癌患者并发肝性脑病时往往出现以精神改变为主要表现的中枢神经系统功能失调综合征。早期表现为性格改变、精神欣快、智力减退、睡眠习惯改变、说话缓慢而含糊、发音单调而低弱，以及不适当的行为等。进一步发展，出现骚动、不安、躁狂、幻听，有时表现进行性精神萎靡和完全无力症状。以上表现，中医证属"癫狂"，病机上以"痰""火"为关键。表现为沉默痴呆、反应迟钝、安静嗜睡者为癫，以"痰"为主。表现为骚动不安、躁狂打骂、动而多怒者为狂，以"火"为主。

治疗上可采用以下几种方法辨证施治：①涤痰开窍，如石菖蒲、郁金、胆南星、半夏等。②清热攻下，如大黄、栀子、水牛角、枳实等。③育阴潜阳，如羚羊角粉、龟甲、石决明、珍珠母、煅龙骨、煅牡蛎等。④益气养阴，如人参、生地黄、女贞子、山萸肉、黄精等。⑤活血化瘀，如桃仁、赤芍、牡丹皮、蒲黄、当归等。临床上，中成药在治疗肝性脑病中始终发挥着重要的作用，如清开灵注射液、醒脑静注射液、安宫牛黄丸等。

（二）癃闭

肝癌患者多伴有肝硬化，在肝功能失代偿时，常会突然或逐渐发生少尿或无尿、氮质血症等功能性肾衰竭的表现，而肾脏并无器质性病变，称为肝肾综合征（或肝性肾衰竭）。此类患者大多有进行性加深的黄疸、肝脾大、低蛋白血症及顽固性腹水等肝功能衰竭的表现。疾病末期的特点是深昏迷、严重少尿和血压进行性下降。肝性功能性肾衰竭患者起病时肾并无器质性病变，但肾血流量和肾小球滤过率严重降低很可能是肾血管持续收缩的结果。有研究认为，肝功能不全引起的肾血管收缩是导致肝性肾衰竭的关键环节。肝功能衰竭时所发生的肾血管收缩因素可归纳为两大类：一类是肝功能严重障碍时产生的或受损的肝不能从循环中清除的有毒物质，如内毒素和假性神经递质等；另一类是低血容量与门静脉高压引起的有效循环血量减少。肝癌患者一旦出现肝肾综合征，其预后不佳。

中医认为其证属"癃闭"，主要病因病机在于久病之后，肾阳亏虚，气不化水，肝肾阴亏，湿热凝结，导致膀胱气化失常形成癃闭。临证宜辨析正气虚衰的轻重以及湿热、痰浊的偏盛。肝癌患者出现癃闭以肝肾阴亏多见，治疗上可用滋肾柔肝、疏利气机、养阴利水为原则，方用一贯煎或滋水清肝饮加减。如肾阳不足导致癃闭，可济生肾气丸加减。由于此时病情较重，虚实夹杂，治疗非常棘手，需注意以下几点：①慎用峻下逐水药，勿犯"虚虚实实"之诫。②清肺利水，选用紫菀、杏仁、桔梗、枇杷叶等清金养肺，提壶揭盖。③少佐温药，所谓无阳则阴无以生，气行则水行，可选用小剂量桂枝。④从瘀论治，使用攻补兼施的活血化瘀法有望提高肝肾综合征的治疗效果。常用药物：赤芍、丹参、大黄、白茅根、三七、茯苓、薏苡仁；除内服中药外，同时可予以中药保留灌肠，药用：大黄、厚朴、枳实、丹参、蒲公英、附子等，水煎保留灌肠30分钟左右。病重100～150 mL灌肠，每日2次，病轻者可每日1次，20天为1个疗程。

（三）胸腹水

肝癌患者由于肝功能损害严重，白蛋白合成能力下降，加上门静脉高压等常可导致腹水。当肿瘤细胞种植到腹膜时，亦可产生腹水，此时腹水多为血性。靠近横膈的肝癌结节破裂出血时，亦可使腹水变为血性；靠近横膈的肝癌直接浸润横膈及胸膜，或肿瘤转移至胸膜，则可引起胸腔积液，治则与方药详见"臌胀"篇。

肝癌伴腹水时除了常规的辨证论治以外，还可使用中药外敷，可采用黄芪、桂枝、茯苓、车前子、薏苡仁、莪术、红花、冰片、甘遂、甘草、肉桂、冰片、沉香等中药，腹穿术放出一定量（1 000～2 000 mL）腹水后，在避开穿刺点处敷药，按20 mL/kg给药，面积650～900 cm²，然后分别以纱布、保鲜膜覆盖药膏，最后用纱布、腹带固定，使药物在腹壁上保留12～24小时，隔天1敷，共敷10次。

（四）血证

肝癌患者由于有肝病背景，往往有出血倾向，可以出现牙龈或鼻腔出血，合并肝硬化门静脉高压者，可出现上消化道出血，特别是食管静脉曲张出血。出血量少者表现为黑便，多者为呕血。晚期肝癌还可以并发弥散性血管内凝血而出血。这些症状均属于中医学"血证"的范畴，结合肝癌的病机，可以认为肝癌患者出现血证的病机主要包括以下三点：①肝肾阴虚或湿热内蕴，以致阴虚火旺或内热炽盛，迫血妄行而出血；②正气渐消，气不摄血，血溢脉外而出血；③血脉瘀阻，血行不畅，血不循经而出血。治疗上可参照血证。

八、其他治法

1. 古方

（1）大黄䗪虫丸：由大黄、䗪虫、虻虫、蛴螬、水蛭、干漆等组成。具有活血祛瘀、消肿散结的功效，适于各期肝癌正气未全虚者。每次 3 ~ 6 g，每日 3 次。

（2）安宫牛黄丸：由牛黄、犀角、麝香、黄连、黄芩、生栀子、朱砂、珍珠、冰片、明雄黄、郁金等组成，有清热解毒、凉血退热、醒神开窍的功效，对肝癌癌性发热、肝性脑病等有较好的作用。每次 1 丸，凉开水送服，每日 1 ~ 3 次。

（3）犀黄丸（《外科证治全生集》）：由麝香、牛黄、乳香、没药组成，具有解毒散结、消肿止痛的功效。适于瘀毒蕴结为主型肝癌。每次 6 g，每日 1 ~ 2 次，米醋送服。

（4）鳖甲煎丸：由炙鳖甲、桃仁、柴胡、黄芩、干姜、大黄、桂枝、石韦等组成，具有消痞化积的功效。适于痰瘀互结型肝癌。每次 1 丸，每日 2 次，温开水送服。

2. 中成药

（1）消癥益肝片：为蟑螂提取物（总氮）的片剂，有解毒化积、消肿止痛的功效，适于各期原发性肝癌。每次 6 ~ 8 片，每日 3 次。

（2）化癥回生口服液：源于《温病条辨》中的化癥回生丹，由益母草、红花、三棱、人参、鳖甲、虻虫、乳香、阿魏、香附等 34 味药组成，具有消癥化瘀、益气养血、健脾补肾的功效。用于治疗肝癌、肺癌，还可用于治疗胃癌、食管癌、结肠癌、乳腺癌及女性生殖系统肿瘤（如子宫颈癌、卵巢癌）等。每次 10 mL，每日 3 次。

（3）槐耳颗粒：主要成分为槐耳菌质，具有扶正固本、活血消癥的功效。适用于正气虚弱，瘀血阻滞，原发性肝癌不宜手术和化疗者辅助治疗用药，有改善肝区疼痛、腹胀、乏力等症状的作用。口服，每次 20 g，每日 3 次。1 个月为 1 个疗程，或遵医嘱。

（4）亚砷酸注射液：主要成分为三氧化二砷（As_2O_3），主要用于急性早幼粒细胞白血病、原发性肝癌，对胰腺癌、胃癌、肠癌、肺癌、巨核细胞白血病、B 细胞性淋巴瘤等也有一定的疗效。用法与用量：亚砷酸注射液 10 mg，加 0.9%氯化钠溶液或 5%葡萄糖 500 mL，静脉滴注，每日 1 次。禁忌证：对本品过敏者禁用，肝肾功能损害者及孕妇慎用。不良反应为白细胞过多综合征、皮疹、心电异常改变、消化道不适、皮肤干燥、色素沉着、丙氨酸氨基转移酶增高，上述反应停药后逐渐恢复正常。

3. 外治

（1）阿魏化痞膏：由三棱、莪术、穿山甲、大黄、生川乌、生草乌、当归、厚朴、阿魏、乳香、没药、血竭等组成。具有消痞散结的功效。主治腹部肿块、胀满疼痛。外用，用火将阿魏化痞膏烘烊，贴患处。

（2）双柏散：由侧柏叶、大黄、黄檗、薄荷、泽兰、延胡索组成。具有活血祛瘀、消肿止痛的功效。主治跌打损伤早期，疮疡初起，局部红肿热痛或局部包块形成而未溃疡者。外用，用蜜糖水调敷或煎水熏洗患处。

（3）田螺敷脐贴：鲜田螺肉 100 g，生姜汁 30 g，徐长卿末 30 g，七叶一枝花末 40 g，冰片 3 g。具有通利小便、逐水消胀的功效。主治肝癌腹水，胀顶难忍，小便不利。外用。冷饭适量和上药，捣烂至有黏性外敷肚脐。

4. 针灸

（1）体针。

处方：取足厥阴肝经、足少阳胆经穴为主；肝俞、期门、日月、胆俞、阳陵泉、支沟、太冲。

方义：足厥阴、少阳之脉同布胁肋，期门、肝俞、日月、胆俞为肝胆经俞募相配，疏肝利胆；支沟（即飞虎穴）为治胁痛之经验穴，阳陵泉为胆经下合穴，一上一下和解少阳；太冲以助疏肝调肝，清泄肝热。

辨证配穴：肝热血瘀证加膈俞、血海配三阴交以活血祛瘀，行间、侠溪点刺放血泻肝热；肝盛脾虚证加脾俞配足三里以健脾益气，可灸；肝盛阴亏证加肾俞、太溪。

随症配穴：口苦配丘墟、大陵；呕恶者，加中脘、内关；痛甚则加神门、外丘调神止痛；腹胀便溏甚者，加天枢、关元，可加灸；黄疸加至阳、阴陵泉；神疲畏寒甚者，加关元、命门；腹水明显加神阙，隔甘遂末灸3壮；肝性脑病神昏谵语者，加中冲、少冲点刺出血。

刺灸方法：毫针针刺，补泻兼施。每日1次，每次留针30分钟，10次为1个疗程。虚证可加灸。痛甚加电针：在体针的基础上，将电针输出电极连接期门、日月、支沟、阳陵泉等腧穴，疏密波，频率为2/15赫兹，持续刺激20～30分钟。

（2）耳针：皮质下、脑干、肝、胆、脾、轮4～6反应点。恶心呕吐加贲门、胃；呃逆加耳中；便秘加大肠、便秘点。毫针刺，中强度刺激，每次留针30分钟，间歇运针2～3次，10次为1个疗程。或用揿针埋藏或王不留行籽贴压，每3～5日更换1次。

（3）拔罐法：选第6～第11脊椎相应背俞穴拔罐。

（4）挑治法：选第6～第11脊椎夹脊点或阳性反应点挑治，每周1次。

（5）隔姜灸：神阙、关元、天枢、脾俞、胃俞、足三里，每次3壮，每日1次。适用于虚寒证。

九、转归及预后

肝癌病情凶险，临床表现多种多样，晚期可出现消瘦、黄疸、出血、腹水、神昏等症。清代王旭高在《西溪书屋夜话录》中有精确的描述："肝火燔灼，游行三焦，一身上下内外皆能为病，难以枚举，如目红颧赤，痉厥狂躁，淋秘疮疡，善饮烦渴，呕吐不寝，上下血溢皆是。"可见肝癌晚期病及上、中、下三焦，预后极差。

在我国，乙型肝炎病毒和丙型肝炎病毒感染是导致原发性肝癌的最直接原因。影响原发性肝癌预后转归的因素有以下几个方面：病期的早晚、发现肝癌时肝功能的状态、肝癌病理类型等。但最主要取决于病期的早晚，如切除2 cm无器官侵犯的小肝癌，5年存活率可达60%～100%，而已有症状的手术后5年存活率低于20%。因此，关键是早期发现肝癌。

十、护理与调摄

（一）生活调理

生活能自理的患者要适当运动，但避免过劳，要保持充足的睡眠，注意保暖，因抵抗力较弱要避免去人多的场合。肝功能指标不正常或生活不能自理者多卧床休息，保证肝脏有足够的血供以利于肝功能的恢复。

（二）饮食指导

肝癌患者早期有食欲减退、恶心、肝区疼痛、腹胀、乏力症状，清淡易消化的高蛋白、高维生素、低脂饮食可以缓解患者的上述症状，多食新鲜蔬菜水果，少食多餐，以减轻胃肠道负担，对疾病的康复有益。门静脉高压患者注意食物的质地，避免太粗糙、坚硬的食物如油炸、油煎食物，避免一些辛辣调味品及含咖啡因等刺激性食品，少吃过热过冷、过于辛辣和刺激性的食物及粗纤维的食物，以免刺激食管及胃黏膜而引起消化道出血；腹胀患者要少食产气多的食物，如牛奶、豆浆及甜味食品；有腹水或水肿的患者可进食高蛋白低盐饮食，有肝性脑病倾向的患者则要控制蛋白的摄入量。

（三）精神调摄

正确对待疾病，积极配合治疗，帮助患者消除紧张恐惧心理，坚定治病信心，对有悲观、绝望、烦躁、焦虑等不良情绪的患者，根据具体情况进行心理治疗。晚期肝癌患者症状较多，求生欲望较强烈，需要家属及医护人员多加强交流沟通，予以支持鼓励。

（四）症状护理

出现恶心、呕吐时可让患者口含新鲜姜片或舌下滴姜汁数滴；腹胀的患者可针灸足三里等穴；出现肾功能受损时可行大黄煎汁保留灌肠；肿瘤为巨块型的患者要防止磕碰，必要时用腹带加压包扎，保持大便通畅，避免用力排便增加腹压而致肿瘤破裂出血；静脉输注华蟾素易导致静脉炎，可予金黄散湿敷预防静脉炎的发生。

十一、现代研究

（一）病证名称与定义

在中医学古代文献中，无"原发性肝癌"的病名，类似的临床描述散见于"胁痛""积聚""癥瘕""癖黄""臌胀""肥气""痞气""肝积"等病证中。我国关于肝癌的报道始于1930年，为统一认识，现代中医结合西医学中原发性肝癌的定义，提出"肝癌"的病名，目前中医文献资料及书籍中大都使用这个病名，在定义和诊断上也直接引用西医学的标准。

（二）病因病机研究

1. 病因学研究

（1）正气虚弱：肝癌发病基础是正虚邪实，正气虚是肿瘤发生的重要因素。正虚由于程度和阶段不同，可能有显露和隐蔽的两种情况存在，再加上感受邪毒、饮食失调、七情内伤、脏腑虚损、气血失和等因素而引发。如钱伯文提出"正气不足，邪气留滞"，认为脾虚肝郁是肝癌的重要病机。脾虚与肝郁相互为患，贯穿始终，早中期以肝郁为重，中晚期则以脾虚为甚。在正邪致病先后的问题上，根据"邪之所凑，其气必虚"的原理，主要是正气先虚，邪后踞之。从而导致气滞血瘀，湿热瘀阻，聚积成块。肝癌为本虚标实之证，正虚不运，邪毒水湿停留痰热蕴积可见标实之疾；标实之邪恋而不去，耗伤正气，损伤阴液可见正虚之变。或由虚致实，或由实致虚而成或虚或实、虚实夹杂之证。

（2）感染邪毒：西医学非常强调感染肝炎病毒、寄生虫等在肝癌发病中的作用。根据中医理论，在正气虚损的基础上，感染邪毒，导致脏腑功能失调，肝脾受损，气滞血瘀，蕴结成积，是形成肝癌的重要原因。

（3）外感六淫：有学者认为本病系由于湿热等六淫之邪留滞经脉，聚于脏腑，致使气滞血瘀，或肝肾阴虚，日久而成。如谭开基等就岭南炎热多雨多湿气候对肝癌的形成机制进行了分析，认为环境因素对于肝癌的形成起着重要的作用，且较遗传因素更重要。其影响机制为岭南湿热的气候、地理环境影响了人的体质，再在各种致病因素的反复作用下，最终导致肝癌的形成。

（4）情志不调：本病发生和发展过程中多见情志不舒，喜怒失常，忧愁和暴怒等精神情绪变化，上述因素导致气机不畅，血行受阻，日积月累而见脏腑功能失调，抵抗力减弱，此时在邪毒外侵等因素诱发下则易发病。

（5）环境致病：一些学者还就单个的致病因素对原发性肝癌病机的影响进行了探讨，强调了某些致病因素对于肝癌的形成所起的作用。

2. 病机学研究

对于肝癌形成病机的探讨，很多医家认为应结合病因进行，但观点却是众说纷纭，不一而足。一些医家对肝癌的发病机制做了简要的概括，认为肝癌属本虚标实之证。标实不外气滞、血瘀、痰凝、湿热、蓄毒诸证；正虚不外脾气虚、肝肾阴虚等。有学者进一步认为，在气滞血瘀的基础上则往往变生他证，或化火伤阴，或瘀毒蕴积，或痰湿内着，或热毒内蕴，相互结聚，壅滞肝络，着而不去，日久结为有形之肿块，最终导致肝癌的形成。潘敏求等将肝癌的发病机制概括为"瘀""毒""虚"，认为瘀、毒、虚是肝癌的基本病机。上腹肿块、肝区疼痛是"瘀"的客观表现；乙型和丙型肝炎病毒感染、黄曲霉素以及饮水污染属于中医"毒"的范畴；肝癌患者常见纳差、腹胀、神疲、乏力、恶心、呕吐、腹泻、消瘦等脾虚之症。瘀、毒、虚三者始终并存，互为因果，恶性循环，贯穿于肝癌整个病程。

还有学者结合肝癌的病程对其病机进行分析。认为肝癌初期以肝气郁结为主，末期以肝郁脾虚为主，终末期以肝肾阴虚为主。其脏腑传变为脾气虚 – 肝气郁结 – 肝瘀脾虚 – 肝肾阴虚；其气血传变为气虚－气滞－血瘀－阴虚。吴良村认为肝癌病因以热毒湿邪最多，早期造成肝气阻滞，脾虚湿困，中后期耗伤阴精，形成肝肾阴虚，又因放、化疗常易损伤阴液，故常见热毒阴伤。

总之，对原发性肝癌的病因病机的认识尚未完全统一，目前各医家的认识多是经验之谈，因而各有特色。不过相当一部分学者认为，肝癌是由内因和外因两种原因共同作用而成的。目前可明确的病因是邪毒侵袭（如肝炎病毒感染、华支睾吸虫感染等）、嗜酒过度、饮食不洁（嗜食花生、腌菜等含黄曲霉素和亚甲基硝胺过高的食品，长期不洁饮水），以及情志因素、环境因素等。关于肝癌的病机，尽管各医家意见并不完全一致，但综观相关文献，以肝郁、脾虚、血瘀、湿热、肝肾阴虚为多见，这与临床观察到的实际情况是相符的。不过，要明确肝癌的病机与证候规律，还要借鉴西医学的方法，结合肝癌临床，进行多中心、大样本的临床研究。

（三）证候学与辩证规律研究

1. 症状学研究

（1）临床症状的观察研究：临床报道原发性肝癌患者以肝区疼痛、乏力、纳差、消瘦、肝脾大、腹水等多见。于尔辛通过大量临床观察和病例的统计分析，总结出原发性肝癌多具有腹胀、乏力、胃纳减退、恶心呕吐等脾胃虚损症状，从而提出了肝癌的本质是脾虚的学术观点。李永健等从 2 060 例肝癌流调资料中筛选出辨证结果为单证的病例 154 例，使用 Logistic 回归方法进行分析，结果发现与肝郁气滞证相关的症状主要是抑郁、胸闷、胁肋胀痛；与脾气虚证相关的症状主要是食后腹胀、腹水、嗳气、便溏、舌齿痕、脉缓；与湿热证相关的症状主要是肤黄、巩膜黄染、面色橘黄、小便黄赤、口苦、呕恶、苔黄腻、脉滑数；与肝血瘀阻证相关的症状主要为肝掌、肌肤甲错、面色晦暗、胁肋刺痛、口唇暗、舌紫暗、舌瘀斑瘀点、脉涩；与肝肾阴虚证相关的症状主要是潮热、盗汗、目眩、多梦、腰酸膝软、舌红绛、苔剥；与脾肾阳虚证相关的症状主要为怕冷、自汗、肢体浮肿、耳鸣、腹水、舌胖大、苔滑、脉弱。肝癌起病隐匿，早期临床表现多样，临床上延误诊断和误诊均有出现，因此临证时对于一些肝外症状也须高度重视。

（2）舌象与脉象的观察：舌象和脉象是原发性肝癌的重要诊断指标，对评判和推测原发性肝癌的转归和预后均具有重要的参考价值。陈焕朝等观察了 453 例原发性肝癌患者的舌象，分析了舌质与肝癌分型、分期、肝功能、甲胎蛋白、B 超和 CT 检查、肝硬化程度、死亡原因、预后之间的关系，并对治疗前后的舌象变化情况进行了总结，作者认为肝癌患者的舌象虽仅为全身病理变化所表现的一部分，但舌象对疾病的反应敏感，观察舌象的变化，可以辅助判断肝癌的临床分型、分期，协助辨证，推测疾病的深浅，预后以及选择适当的治疗方法，皆有参考价值。汪凯波报道，肝癌并发出血患者舌质红绛、青紫为主，舌苔厚灰干、厚黑干为主；未并发出血患者，舌质以淡白、淡红为主，舌苔以厚黄为主。岳小强等使用条件 Logistic 回归对肝癌并发上消化道出血的危险因素进行筛选，结果显示：舌体胖大、舌下脉增粗或迂曲、舌色见紫、肝癌临床分期进展和血清胆红素水平过高均为上消化道出血的危险因素。吴洪梅等应用 ZMEB 型脉象仪对原发性肝癌患者进行脉象检测，发现所测的 147 例肝癌患者中，弦脉、滑脉、弦滑脉占 90% 以上；肝郁脾虚型患者主波高度（H1）显著高于肝胆湿热型和肝肾阴虚型患者，肝郁脾虚型患者弹性系数（H3/H1）明显低于肝胆湿热型患者，肝胆湿热型患者阻力系数（H4/H1）明显低于其他 3 型患者。可见，原发性肝癌患者脉象参数与脉图的变化可为中医辨证分型提供参考。

2. 证候学研究

近年来关于原发性肝癌辨证论治研究的临床报道较多，但尚无统一的标准。据结果显示，肝癌病例中气滞血瘀型最多，最常见证型依次是：气滞血瘀证、肝郁脾虚型、肝肾阴虚型、肝郁气滞型、脾胃气虚型、肝胆湿热型、湿热内蕴型。

（四）治则治法研究

原发性肝癌的治疗，临床多宗"扶正培本和祛邪抗癌"两大治则。"扶正培本"取中医"养正则积自消"之论，临床治疗强调辨明气血阴阳亏损之偏重，灵活选用补气、养血、滋阴、温阳等治法，培补机体正气。"祛邪抗癌"则强调辨清邪之所主，明确气、血、湿、热、毒等邪气，气滞者疏肝理气，血瘀者活血化瘀，湿热者清热利湿，癌毒炽盛者抗癌杀毒。肝癌多属虚实夹杂之证，临床宜根据其分期和

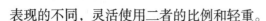

表现的不同，灵活使用二者的比例和轻重。

原发性肝癌的治法研究也历来为临床医家所重视。刘庆等筛选中华人民共和国成立以来国内公开报道的有关中医治疗原发性肝癌的论文，对文献中使用的治法进行统计分析，结果显示计有治法165种，其中以活血（化瘀）、补气（健脾）、清热（解毒）、理气（疏肝解郁）、滋阴（补肾）、祛湿（利水、化痰）为主，临床立法宜选用补气健脾、疏肝解郁和活血化瘀为主，兼顾清热解毒、淡渗利水、滋阴补肾。近期临床报道较多的治法主要有以下几种。

1. 扶正培本

在辨明气血阴阳亏损的基础上，谨遵"损者益之，虚者补之"之治法，冀生化气血，调和阴阳，提高人体免疫功能，增强机体自身抗癌作用。顾丕荣将肝癌分为气虚、阳虚、血虚、阴虚四种类型，采用不同方药辨虚扶正抗癌，认为肿瘤多缘于正气亏损，故治疗当突出扶正固本。肝癌之发现常属中晚期，因而更宜早补峻补，同时又为祛邪创造必要条件。郭书升认为肝癌系正虚已极，邪毒瘤结，原则上以扶正为主，兼顾驱邪，临证多辨证施治，采用益气健脾、养阴补肾、温补脾肾扶正固本之法。刘碧清认为肝癌病位虽在肝，然究其源头多与脾胃有关，强调恢复脾胃运化功能，复其转枢之机，各种配伍均不离健脾益胃、益气生血之法。临床多数医家认为肝癌的基本病理为郁、瘀、毒、虚，其中脾胃虚弱是肝癌患者的根本。有学者曾提出中西医结合治疗肿瘤模式：第一阶段，运用中西医各种方法尽可能地打击和消灭肿瘤，但要保护正气；第二阶段，即重建正气阶段，治疗重点转为最大限度地促进骨髓和免疫功能的恢复；第三阶段，即巩固治疗阶段，尽可能地扫除潜在的癌细胞；第四阶段，转入长期的扶正治疗。可以看出肿瘤的各个阶段保护正气的重要性。

2. 驱邪抗癌

（1）清热解毒：近年来随着临床进展，越来越多的医家认为"毒"是肿瘤发生、发展的重要原因，清热解毒法已成为当前中医治疗肿瘤最常用的治法之一。在肝癌的疾病过程中，热毒是疾病进展的中心环节，肝癌患者临床常见的局部肿块灼热疼痛、口渴尿赤、舌苔黄腻等证候均为热毒内盛所致。顾丕荣临床善用重楼、半枝莲、半边莲、白石英、蒲公英、鱼腥草、败酱草、紫草、牛黄、青黛、龙葵、野葡萄根等药物清热解毒。唐辰龙临证多选用白花蛇舌草、土茯苓、半枝莲、白石英、石见穿等清热解毒药物，驱邪外出，但反对大量清热解毒抗肿瘤药物堆砌成方。

（2）以毒攻毒：以毒攻毒法是指专用某些药物的毒性作用来治疗毒邪为主之疾，在包括肝癌在内的肿瘤治疗中应用广泛。如《本草汇言》道："蟾酥……能化解一切瘀郁壅滞诸疾，如积毒、积块、积胀、内疔痈肿之证，有攻毒拔毒之功也"。临床医家多用干蟾皮、全蝎、钩吻、喜树果、蜈蚣、壁虎、䗪虫、斑蝥、八角莲等以毒攻毒、抗癌解毒。

（3）活血化瘀：活血化瘀法是治疗肿瘤的一种常用方法。肝癌已成，常毒邪伏匿，浸淫至深至重，入络入血，此时应加用窜透性强、有通经达络作用的虫类药，深搜细剔络中之结邪，配伍得当，能直达病所，捣除病根，达到毒除邪去的目的。王庆才临证多用延胡索、丹参、郁金、川芎、凌霄花、三棱、莪术、赤芍、石见穿、铁树叶等活血化瘀药物。但也有医家认为活血祛瘀药物宜慎用，特别是破血药不可用之太久、用量过大，以免毒邪播散，促成肿瘤转移，累及他脏。

（4）软坚散结：软坚散结在肝癌中医临床治疗中应用较多，但单独作为主要治法者较少报道，常配合其他治法使用。

（5）化痰利湿：痰湿既是致病因素，又是疾病过程中形成的病理产物，化痰除湿法是临床治疗肿瘤的重要法则，多为临床医家采用。吕书勤等认为肝癌的发病及临床表现与湿邪的性质和特点极为相似，发病与湿密切相关。处方中常用猪苓、茯苓、车前子、半夏、薏苡仁等化痰除湿之药。

（五）辨证用药研究

1. 辨证施治

长期的临床实践证明，在中医理论指导下的辨证施治，对于肝癌的治疗具有肯定的疗效。虽然辨证分型的标准迄今尚未完全统一，但许多专家学者从各自的临床实践出发，对肝癌进行辨证施治，取得了很好的临床疗效。

2. 基本方加减

由于肝癌临床表现复杂多变，因此不少临床医家主张抓住肝癌病机的主要矛盾，在辨证论治的基础上，拟定基本方随症加减。

（六）预防及先兆征

原发性肝癌早期病例可无任何症状和体征，而出现各种症状、体征自行就诊的患者多已属于中晚期，故早期发现、早期诊断、早期治疗十分重要。自实施肝癌普查以来，原发性肝癌的诊断进入了亚临床水平，早期肝癌的比例不断增高，5 年生存率亦有了明显提高。20 世纪 80 年代以来对高危人群（40 岁以上有慢性肝炎史或 HBsAg 阳性者）采用检测 AFP 与超声进行筛查，检出了许多早期肝癌，有效降低了肝癌的死亡率。中医舌诊对肝癌的诊断也具有一定的参考价值，如中晚期肝癌患者可在舌边出现"肝瘿线"，或多伴有舌下络脉的迂曲扩张等，临床可作为预防筛查的重要参考体征。现多主张对于有慢性肝炎、肝硬化病史的患者，应定期检测其 AFP 指标，借助超声等现代影像学手段定期筛查，做到早发现、早治疗。

（周文锋）

第十一章　肾系病证

第一节　淋证

一、定义

淋证是以小便频急短涩、滴沥刺痛、小腹拘急，或痛引腰腹为主要临床表现的一类病证。因病变类型不一又各具特征，或见尿液红赤，甚至溺出纯血，或尿液浑浊如米泔脂膏样，或随尿液排出砂石。淋证可急骤起病，或渐进形成，反复发作。亦常并发于多种急、慢性疾病过程中。

二、历史沿革

淋证之名，首见于《内经》，有"淋""淋溲""淋满"等名称。汉代张仲景在《金匮要略·消渴小便（不）利淋病脉证治》中对本病的症状做了记述："淋之为病，小便如粟状，小腹弦急，痛引脐中。"并在《金匮要略·五脏风寒积聚病脉证治》中指出其病机为"热在下焦"。《中藏经》已认识到淋证是属于一种全身性的病证，诸如"五脏不通，六腑不和，三焦痞涩，营卫耗失"等皆可导致。且根据其临床表现不一，提出了淋有冷、热、气、劳、膏、砂、虚、实8种，为淋证临床分类的先河。其中关于热淋、气淋、膏淋、砂淋的临床特征颇能突出重点。对砂淋的成因、发病和预后也有一定认识，其描述说："砂淋者，腹脐中隐痛，小便难，其痛不可忍，须臾，从小便中下如砂石之类。"乃"虚伤真气，邪热渐强，结聚而成砂。又如以水煮盐，火大水少，盐渐成石之类"，"非一时而作也，盖远久乃发，成即五岁，败即三年，壮人五载，祸必至矣。宜乎急攻。八淋之中，唯此最危"。

《外台秘要·诸淋》记载，北周姚僧坦《集验方》已提出淋分5种："五淋者，石淋、气淋、膏淋、劳淋、热淋也。"五淋之名，后世多相沿袭用，但临床一般分为气、血、石、膏、劳5种。如《济生方·淋利论治》说："淋之为病，种凡有五，气、石、血、膏、劳是也。"上述两种"五淋"所指内容的差异在于血淋、热淋的有无。原因在于当时认为两者同属一类，仅程度轻重不同。如隋代巢元方《诸病源候论·诸淋病候》谓："血淋者，是热淋之甚者。"

隋唐以来对淋证的病机分析已较清晰，并在实践中积累了相关的治疗方剂和药物。

《诸病源候论·诸淋病候》中明确提出了淋证的病位在肾与膀胱，并论述了两者之间的关系，阐发了症状发生的机制："诸淋者，由肾虚而膀胱热故也。"肾与膀胱互为表里，俱主水，水入小肠而下于胞，行于阴而为溲便也。肾气通于阴。阴，滓液下行之道也。膀胱，津液之府，热则津液内溢，水道不通，"肾虚则小便数，膀胱热则水下涩，数而且涩，则淋沥不宣。故谓之淋"。巢元方以肾虚为本，膀胱热为标的淋证病机分析，具有重大的理论及实践意义，为后世多数医家所宗，成为临床上诊治淋证的主要病机理论。巢氏在归纳淋证皆"肾虚而膀胱热"的病机共性的同时，还对诸淋各自不同的病机特性进行了探讨。如："气淋者，肾虚膀胱热气胀所为也""热淋者，三焦有热，气搏于肾，流入于胞而成淋也""石淋者，肾主水，水结则化为石，故肾客砂石，肾虚为热所乘"；"膏淋者……此肾虚不能制于肥液""劳淋者，谓劳伤肾气而生热成淋也。"这种既注意淋证共性，又强调不同淋证个性的病机分析方法，为临床治疗不同淋证提供了理论依据。此外，《诸病源候论》中还有"宿病淋，今得热而发者"的记述，已认识到淋证有复发情况存在。

唐代孙思邈《千金要方》载有治淋方剂 53 首，王焘《外台秘要》收录有 35 首，其中保存了若干唐代以前的方剂。后者还多按诸淋、五淋、石淋、气淋、膏淋、热淋等分门别类排列，并载有鳖甲、牛角等治疗石淋的单方。

自宋元至明清，淋证的病因病机理论得到了充实，形成了比较完整的认识。其中，突出了热邪、热毒、湿热在致病中的重要作用，提出了淋证的发生亦与心和小肠以及气血病变有关。同时，逐步确立了辨证论治和治病求本的原则，积累了许多行之有效的方药，丰富和发展了临床治疗手段。

金代刘完素本于《内经》气血贵乎流通的理论，认为淋证的病机与气血郁结有关，强调热邪在发病中的重要性。《素问玄机原病式·六气为病·热类》谓：盖因"热甚客于肾部，干于足厥阴之经庭孔，郁结极甚而气血不能宣通"。朱丹溪除承袭"肾虚而膀胱生热"之说外，还重视心与小肠病变与淋证发生的关系。《丹溪心法·淋》说："大凡小肠有气则小便胀，小肠有血则小便涩，小肠有热则小便痛。"进而提出治疗原则："执剂之法，并用流行滞气，疏利小便，清解邪热。其于调平心火，又三者之纲领焉。心清则小便利，心平则血不妄行。"并指出了淋证与转胞、癃闭、遗溺以及血淋与尿血的鉴别要点。这些都是临床经验的总结，具有较高的实用价值。

明代王肯堂提出了淋证应随病本不同而异其治的主张。《证治准绳·淋》阐述："淋病必由热甚生湿，湿生则水液浑浊凝结而为淋。"而"五脏六腑，十二经脉，气皆相通移"，故"初起之热邪不一，其因皆得传于膀胱而成淋。若不先治其所起之本，止从末流胞中之热施治，未为善也"。张景岳则进一步提出淋证与"积蕴热毒"有关，并把病程的长短作为辨证的一项重要内容。《景岳全书·淋浊》谓："淋之初病，则无不由乎热剧，无容辨矣。但有久服寒凉而不愈者，又有淋久不止及痛涩皆去，而膏液不已，淋如白浊者，此惟中气下陷及命门不同之证也。故必以脉以证，而察其为寒为热为虚，庶乎治不致误。"对淋证的治疗倡导"凡热者宜清，涩者宜利，下陷者宜升提，虚者宜补，阳气不同者宜温补命门"的随证施治原则。

清代尤在泾所著《金匮翼·诸淋》中提出了诸淋的区别并非绝对，往往与病程有关的观点："初则热淋、血淋，久则煎熬水液，稠浊如膏如沙如石也。"在治疗方面强调"散热利小便，只能治热淋、血淋而已。其膏沙石淋，必须开郁行气，破血滋阴方可"。这些观点反映了当时医家已认识到各种淋证可以互相转化，或同时存在。特别是其提出石淋"开郁行气，破血滋阴"的治疗原则，对临床的指导意义，已被现代中西医综合治疗尿路结石症的研究结果所证实。

三、范围

淋证包括西医学各种原因所引起的泌尿系统感染和非感染炎症刺激，前者如膀胱、尿道、前列腺和阴道感染性炎症；后者如慢性间质性膀胱炎、非感染性阴道炎、理化因素刺激等。尿路结石、肿瘤、结核、异物、乳糜尿等病证所致的尿路刺激征，以及膀胱神经调节功能失调等，可参考本篇进行辨证施治。

四、病因病机

淋证以小便频急短涩，滴沥刺痛，小腹拘急为主要病机表现，反映其病位在肾与膀胱，并涉及肝、脾、心诸脏。多因湿热秽浊之邪蕴结，膀胱气化失常；或因情志失调，气血不畅，水道不利；或劳伤久病，脾肾亏虚，脏腑气化无权所致。淋证在病变发展过程中，可表现为不同的阶段性和不同的病机。

1. 膀胱湿热

湿热多受感于外，亦可由内而生。感于外者，或因下阴不清，秽浊之邪上犯膀胱；或由他脏邪热移入膀胱，如小肠邪热，或心经火热炽盛，传于其腑，移入膀胱；或下肢感受丹毒，壅遏脉络，波及膀胱。生于内者，多因过食肥甘酒热之品，脾胃运化失常，积湿生热，湿热下注膀胱，由于膀胱为州都之官，津液贮藏之所，气化水始能出，湿热邪气蕴结膀胱，气化失司，水道不利，遂发为淋证。若湿热毒邪客于膀胱，小便灼热刺痛，则为热淋；若膀胱热盛，热伤阴络，迫血妄行，血随尿出，则为血淋；若湿热久蕴，煎熬水液，尿液凝结，日久尿中杂质沉积化为砂石，则为石淋；若湿热稽留，注于下焦，阻滞络脉，脂液不循常道，渗于膀胱，与尿液相混，则为膏淋。总之，在热淋、血淋、石淋、膏淋的初期或急发阶段，膀胱湿热为其主因。

2. 肝郁气滞

郁怒伤肝，肝失疏泄，气血不畅，脉络瘀阻，或气郁化火，气火郁于下焦，以致膀胱气化不利，而成为淋。少腹为足厥阴肝经循行之处，气滞不宣，下焦瘀滞，气化失司，故少腹作胀，小便艰涩疼痛，余沥不尽，发为气淋之实证。

3. 脾肾亏虚

肾与膀胱互为表里，其间经脉连属，水道相通，关系至为密切。或因禀赋不足，先天畸形，年老久病，肾气虚弱；或因产后、劳伤、导尿、砂石积聚，损伤肾气，皆可使外邪易于侵袭膀胱，罹患淋证。久淋不愈，病情缠绵或失治误治，脾肾亏虚，正气耗伤，脏腑功能失调，从而形成各种虚证类型。若肾阴不足，阴虚火旺，虚火扰动，迫血妄行者，则为血淋；若中气不足，气虚下陷者，则为气淋；若下元不固，精微脂液失于摄纳，尿液滑腻如脂膏者，则为膏淋；病程缠绵，遇劳复发者，则为劳淋。

另外也有淋证日久，或过用通利，或热毒炽盛，损及心气心阴，虚火盛于上，肾阴亏于下，心肾不交，水火失济，肾失固涩，转为劳淋者，称为"上盛下虚"之证。若淋证过用苦寒，伤中败胃；或恣用辛香，耗气损脾；或淋久不愈，湿热害脾，以致脾气虚弱，中气下陷，而为劳淋及气淋。素体脾虚及思虑劳伤心脾者较易发生。

总之，淋证的基本病机为湿热蕴结下焦，肾与膀胱气化不利。病变部位主要在膀胱与肾，涉及心、肝、脾诸脏。其病变基本规律，初起湿热为患，多属实证。病程迁延反复则呈现虚实转化。其转归，淋证各型并非绝对彼此孤立，因病变发展规律所致，不同类型之间可存在一定的交叉和联系。在慢性化阶段，常表现为各证型之间参差互见，虚实错杂，多脏受损。

五、诊断与鉴别诊断

（一）诊断

1. 发病特点

急性热淋、血淋，通常多见于女性。妊娠期或施行腹部手术后发生率较高。

各种淋证均可迁延反复。长期卧床或兼有消渴、中风、癃闭、肿瘤等其他疾病，特别是人体处于慢性衰弱状态时，患病率往往与年龄呈正相关。

2. 临床表现

小便频、急、短、涩、痛为诸淋之基本表现。尿频日可达十数次以上，尿意急迫，排尿涩滞，灼热疼痛，余沥不尽。

淋证病因不同，又各自具有相应的证类特征：

热淋：起病多急骤，或伴有发热，排尿灼热刺痛，小腹拘急。

血淋：排尿刺痛，尿血或夹血丝、血块。

气淋：小腹胀满较明显，小便艰涩疼痛，尿后余沥不尽。

膏淋：尿液浑浊如米泔水样或滑腻如膏脂，排尿涩滞不畅。

石淋：以尿中排出砂石为特征，发作时小便窘急不能卒出，或尿流中断，尿道刺痛，痛引少腹，或腰腹绞痛，尿出砂石而痛止。临床根据病史，结合影像学检查，有助于确立诊断。

劳淋：病程经久，迁延反复，遇劳诱发或加重，小便淋沥不已，涩痛不著，小腹重坠及尻。

（二）鉴别诊断

1. 癃闭

癃闭以排尿困难、小便量少，甚至点滴全无为特点。其小便量少，排尿困难与淋证相似，但淋证尿频而疼痛，虽每次小便量少，但每日排尿总量多为正常。癃闭则无尿痛，每日排出尿量低于正常，严重时小便闭塞，无尿排出。一般来讲，癃闭较淋证为重。预后较差。《景岳全书·癃闭》说："最危最急证也。水道不通，则上侵脾胃而为胀，外侵肌肉而为肿，泛及中焦则为呕，再及上焦则为喘。数日不通，则奔迫难堪，必致危殆。"

2. 尿血

血淋和尿血都有小便出血，尿色红赤，甚至溺出纯血等症状，其鉴别要点是有无尿痛。《丹溪心法·淋》谓："痛者为血淋，不痛者为尿血。"血淋多属实证，尿血以虚证多见。

3. 尿浊

尿浊是以小便浑浊不清、自如米泔为主证，但尿出自如，无疼痛滞涩感，与淋证不同。

此外，临床尚有淋浊、精浊之证，可伴见尿频、尿痛等类似淋证的症状。但这些病证都各有其临床特点。

六、辨证论治

（一）辨证

1. 辨证要点

（1）明辨类别。

由于每种淋证都有不同的病机，各自的临床类型和相应的发展变化规律，因此，辨别其为何种淋证，就是抓住了辨证的纲领，有利于指导辨证，采取针对性治疗措施。以热淋为例，病因湿热毒邪蕴结膀胱所致，属于实证，治宜利尿通淋，清热解毒之法以祛邪。而血淋虽与热淋均属下焦有热，但病机为热伤血络，病性有虚实之别，治疗还须酌情参以清心、凉血、止血之品，故与热淋不同。

（2）审察虚实。

辨别淋证虚实的主要依据有三：①病程。淋证初起多因膀胱湿热，其病在腑，属于实证；病久不愈，出现肾气不足、脾虚气陷、气阴两虚等脏气虚损病象，转为虚证或虚实错杂。②淋证特有的水道不利症状，其中有无尿痛是鉴别虚实的重要指征。《慎斋遗书·淋》说：尿"痛者为实，不痛者为虚"。《证治要诀·淋》说："有小便艰涩如淋，不痛而痒者"属虚。从临床观察所见，尿痛的轻重程度往往与湿热邪气的盛衰成平行关系，尿痛甚者湿热邪气亦甚，随着湿热邪气被清除，尿痛也减轻或消失，这在热淋、血淋尤为明显。在伴有高热恶寒的情况下，有时尿痛反不明显，则属例外。③小便色泽及全身阴阳失调情况。小便浑浊黄赤多为湿热邪气盛，溺液清白多为邪退或正虚。小便色泽对辨别血淋的虚实有着特别重要的意义。如《医宗必读·淋证》把血淋分为血热、血瘀、血虚和血冷4种。辨别方法是：血热者，尿时灼热刺痛，血色鲜红，脉有力；血瘀者，尿时茎中痛如刀割，血色紫暗有块，小腹硬满，脉沉弦或数；血虚者，尿时疼痛不剧，尿色淡红，脉虚数；血冷者，尿时血色晦暗，面色枯白，脉沉迟。故根据尿血色泽，结合尿痛程度的轻重和其他四诊所见，可作为临床审察虚实的重要参考。

（3）区分缓急。

淋证可由实转虚，因虚致实，或虚实参差，且各种类型也可相兼或转化。因而辨证时须区分标席缓急。一般而言，正气为本，邪气为标；病因为本，见证为标；旧病为本，新病为标。以劳淋转为热淋为例，劳淋最突出的问题是病情的反复发作与慢性化。从邪与正的关系看，劳淋的正虚是本，热淋的邪实是标。根据急则治标、缓则治本和治病必求其本的原则，当以治热淋为急务，从而确定利尿通淋、清热解毒的治法，选用相应药物，待湿热已清，转以扶正为主。

2. 证候

（1）热淋。

症状：小便频数，急迫不爽，尿色黄赤，灼热刺痛，或痛引小腹拘急不适，或伴腰痛拒按；或有寒热，口苦，呕恶；或兼便秘。舌苔黄腻，脉濡数。

病机分析：湿热毒邪，客于膀胱，气化失司，水道不利。盖火性急迫，故溲频而急；湿热壅遏，气机失宣，故尿出艰涩，灼热刺痛；湿热蕴结，故尿黄赤；腰为肾之府，若湿热之邪侵犯于肾，则腰痛而拒按；上犯少阳，而现寒热起伏，口苦呕恶；热甚波及大肠，则大便秘结；苔黄腻，脉濡数，均系湿热为病之象。

（2）血淋。

症状：实证见尿色红赤，或夹紫暗血块，溲频短急，灼热痛剧，滞涩不利，甚则尿道满急疼痛，牵引脐腹，舌红、苔薄黄，脉数有力；虚证见尿色淡红，尿痛滞涩不著，腰酸膝软，五心烦热，舌红少苔，脉细数。

病机分析：湿热下注膀胱，热伤阴络，迫血妄行，以致小便涩痛而尿中带血。或心火炽盛，移于小肠，热迫膀胱，血热伤络，故血与溲俱下，血淋乃作。《证治准绳·淋》谓："心主血，气通小肠，热甚则搏于血脉，血得热则流行入胞中，与溲俱下。"若热甚煎熬，血结成瘀，则溲血成块，色紫而暗，壅塞膀胱，而现小腹急满硬痛。舌红苔黄，脉数有力，均为实热的表现。

若素体阴虚，或淋久湿热伤阴，或凤患痨瘵，乃至肾阴不足，虚火亢盛，损伤阴络，溢入膀胱，则为血淋之虚证。

（3）气淋。

症状：实证见小便艰涩疼痛，淋漓不畅，余沥难尽，少腹胀满，甚则胀痛难忍，苔薄白，脉沉弦；虚证见尿频溲清，滞涩不甚，余沥难尽，小腹坠胀，空痛喜按，不耐劳累，面色㿠白，舌质淡，脉虚细无力。

病机分析：肝主疏泄，其脉循少腹，络阴器，绕廷孔。肝郁气滞，郁久化火，气火郁于下焦，或兼湿热侵袭膀胱，壅遏不能宣通，故脐腹满闷，胀痛难受，小便滞涩淋漓。此为实证。

年高体衰，病久不愈，或过用苦寒、疏利之剂，耗气伤中，脾虚气陷，故小腹坠胀，空痛喜按；气虚不能摄纳，故溲频尿清而有余沥；小便滞涩不甚，是为气淋之属虚者。

（4）石淋。

症状：实证见小便滞涩不畅，尿中排出砂石，或尿不能卒出，窘迫难忍，痛引少腹，或排尿时尿流中断，或腰痛如绞，牵引少腹，连及外阴，尿中带血，苔薄白或黄，脉弦或数；虚实夹杂证见病程迁延，砂石滞留，伴见腰酸隐痛，或少腹空痛，脉细而弱。

病机分析：湿热下注，化火灼阴，煎熬尿液，结为砂石，淤积水道，而为石淋。积于下则膀胱气化失司，尿出不利，甚则欲出不能，窘迫难受，痛引少腹。滞留于上，则影响肾脏司小便之职，郁结不得下泄，气血滞涩，不通则痛，由肾而波及膀胱、阴部。砂石伤络则为尿血。

砂石滞留，病久耗气伤阴，但终因有形之邪未去，而呈虚实夹杂之证。

（5）膏淋。

症状：实证见小便浑浊如米泔水，置之沉淀如絮状，上有浮油如脂，或夹凝块，或混有血液，尿道热涩疼痛，舌质红，苔黄腻；虚证见病久不已，或反复发作，淋出如脂，涩痛不著，形体日渐消瘦，腰酸膝软，头昏无力，舌淡苔腻，脉细数无力。

病机分析：下焦湿热，阻于络脉，脂液失其常道，流注膀胱，气化不利，不能分清泌浊，故尿液混浊如膏，便时不畅。属于实证。

病久肾气受损，下元不固，不能摄纳脂液，故淋出如脂。伴见形瘦乏力、腰膝酸软等虚象。

（6）劳淋。

症状：病程缠绵，时轻时重，遇劳加重或诱发。尿液赤涩不其，溺痛不著，淋漓不已，腰酸膝软，神疲乏力。舌质淡，苔薄，脉虚弱。

劳淋细分还有心劳、脾劳、肾劳之不同。

心劳者，可因思虑劳心而加重。伴见小便滞涩，尿意不尽，小腹微胀，心悸短气，困倦乏力，口干舌燥，失眠多梦，舌尖红，苔薄白，脉细或数等气阴不足、虚热内生之征象。

脾劳者，每遇劳倦则病情加重，小腹坠胀，迫注肛门，便意不尽，小便点滴而出，精神困惫，少气懒言，脉细，苔薄白。

肾劳者，多因劳伤日久，兼见腰痛绵绵，小便频数，尿有热感，五心烦热，舌红少苔，脉细或数，属肾阴不足。若兼腰膝酸软，尿频清长，颜面虚浮无华，脉细或沉，舌淡苔薄白者，为肾气虚。并见畏寒怯冷、四肢不温者，为肾阳虚之征象。

病机分析：淋证日久，或病情反复，邪气伤正；或过用苦寒清利，损伤正气，转为劳淋。而思虑劳倦日久，损伤心脾肾诸脏，正气益虚，遂使病情加重。夫肾虚则小便失其所主，脾虚气陷则小便无以摄纳，心虚则水火失济，心肾不交，虚火下移，膀胱失约，劳淋诸证由之而作。

此外，尚有淋证之特殊者，名曰冷淋，亦名寒淋。除具淋证的一般症状外，伴有口鼻气冷，喜饮热汤，肢厥喜温，先寒栗而后溲便等虚寒征象。系因肾气虚弱，复感寒邪，膀胱虚冷，气化失司使然。《诸病源候论·诸淋病候》谓："寒淋者……由肾气虚弱，下焦受于冷气，入胞与正气交争，寒气胜则战寒而成淋。"

（二）治疗

1. 治疗原则

（1）实则清利，除邪务尽。

淋证临床须区分病程时序，确立治疗原则。在病变初起或急性发作阶段，多属湿毒瘀热蓄于下焦。治疗重在清利解毒、泄化瘀热。其以膀胱湿热为主者，治宜清热利湿；以热灼血络为主者，治宜凉血止血；气滞血瘀者，理气化瘀；砂石结聚者，涤除砂石。用药应保证足够的剂量和适当的疗程，除邪务尽，以杜病邪上犯及病情迁延反复。

（2）虚则补益，兼顾余邪。

正虚不足者，当视其所损脏气而益之，或滋肾，或补中，或益气养阴。虚实夹杂者，多因病程经久，迁延反复，正气已伤，余邪留恋。由于正邪的彼此消长，以致时作时止，缠绵难愈。古人有"淋无虚证""淋无补法"之说，意在强调临床纯虚者少。治疗宜注重整体辨析，综合调节脏腑功能，补虚泻实兼顾，或攻补相间而施。此为淋证及其转归的特殊性。

2. 治法方药

（1）热淋。

治法：清热解毒，利湿通淋。

方药：八正散加减。方中萹蓄、瞿麦、车前子、滑石、灯芯草通淋利湿；栀子、大黄泻热解毒通腑，使湿热从大小便分利而出。热象明显者，酌加金银花、连翘、白花蛇舌草、蚤休、败酱草、土贝母、土茯苓等清热解毒之品；腹胀便秘甚者，加用枳实，并加重大黄用量；小腹坠胀者，加川楝子、乌药以理气疏导。若膀胱湿热毒邪极甚，上犯少阳，伴见寒热、口苦、呕恶者，可合小柴胡汤以和解少阳，通利膀胱，清热解毒。若热毒入血，蔓延三焦，而属热淋急性重证阶段，当急则治其标，用黄连解毒汤合五味消毒饮，清热、泻火、解毒，其时中药可日服2剂，昼夜4次分服，以顿挫热势。

素体阴虚，舌上少苔，脉细数者，用猪苓汤育阴、利尿、通淋。血虚舌淡脉细，面色萎黄少华者，用五淋散养血通淋。此二方清热解毒之力均嫌不足，热毒较甚者，宜加金银花藤、车前草、紫花地丁等清热解毒之品。

（2）血淋。

治法：实证宜清热通淋，凉血止血；虚证宜滋补肾阴，清热止血。

方药：实证用小蓟饮子化裁。方中通草、滑石、淡竹叶、栀子、甘草梢清心泻热通淋；生地黄、炒蒲黄、藕节、小蓟凉血止血。组方体现了"心清则小便利，心平则血不妄行"的治疗原则。病势较重者，加黄芩、白茅根；便秘加大黄；出血量多，色暗有块者，加三七、琥珀粉、川牛膝等化瘀止血。病情较轻者，用火府丹加白茅根、茜草根。若瘀血停滞，小腹硬，茎中痛欲死者，宜用牛膝膏。体虚者，宜四物汤加桃仁、牛膝、通草、红花、牡丹皮等。

虚证用知柏地黄汤加味。全方配伍滋补肾阴，清泻虚热。阴虚火旺，灼伤血络，加龟板、阿胶、旱莲草滋阴清热，凉血止血。阴虚湿热未尽，尿痛较著者，用阿胶散育阴止血，清利湿热。肝郁胁痛腹胀者，加白芍、柴胡。下元虚冷者，加肉桂、附子。

（3）气淋。

治法：实证宜理气和血，通淋利尿；虚证宜补中健脾，益气升陷。

方药：实证用沉香散。本方以沉香降气；石韦、冬葵子、滑石清利湿热；陈皮、王不留行理气活血；当归、白芍、甘草和血柔肝，缓急止痛，标本兼顾。小腹胀满难忍，气滞较剧者，加木香、青皮、乌药、小茴香开郁理气；夹有瘀血，刺痛明显者，加川牛膝、红花、赤芍活血化瘀。临床症状不重者，用假苏散理气通淋。

虚证用补中益气汤。方中黄芪、党参、白术、陈皮、甘草益气健脾；当归补血活血；升麻、柴胡升举清阳。兼血虚肾弱者，用八珍汤加怀牛膝、枸杞子、杜仲，益气养血，双补脾肾。若淋证过用清利，小便失禁者，用固脬汤，益气升阳，补肾固摄。

（4）石淋。

治法：实证宜清热利湿，通淋排石；虚证宜益肾消坚，攻补兼施。

方药：石韦散化裁。方中石韦、冬葵子、瞿麦、滑石、车前子利水通淋，同时宜加较大剂量的金钱草、海金沙等以增强其消坚涤石作用。腰腹绞痛者，加芍药、甘草以缓急止痛。伴有小便频急，少腹胀满，排尿滞涩作痛，舌苔黄腻，脉滑数或濡数等膀胱湿热征象者，宜八正散清热利湿，加金钱草、石韦、牛膝、枳实等理气活血，消石排石。尿中带血者，加小蓟、生地黄、藕节、茅根凉血止血。结石盘踞滞留日久，而无明显症状，舌有瘀象，脉弦紧或缓涩者，加乌药、川楝子、白芍，消坚行气化瘀，以助结石移动排除。

若砂石滞留，病程迁延，或过服苦寒清利攻伐，耗气伤阴，或肾气素虚，而呈虚实夹杂之证，宜攻补兼施。可在消坚涤石基础上酌情配伍黄芪、党参、菟丝子、墨旱莲、补骨脂、生地黄等益气、补肾、滋阴药物。亦可参考陈士铎《石室秘录·治石淋方》的组方思路，选用熟地黄、山茱萸、泽泻、薏苡仁、车前子、芡实、茯苓、麦冬、骨碎补、肉桂之类，强肾化水，以助推动结石降下。

凡砂石过大或滞留日久者，不宜盲目攻逐，可根据条件先适当采取机械碎石等疗法，再用中药通淋排石，可缩短疗程，并防止损伤正气。

（5）膏淋。

治法：实证宜清热除湿，分清泌浊，清心通络；虚证宜补肾固涩。

方药：实证用程氏萆薢分清饮。方中萆薢、石菖蒲清利湿浊；黄檗、车前子清热利湿；白术、茯苓健脾除湿；莲子心、丹参清心活血通络。使湿热去，清浊分，络脉通，脂液重归其道。小便黄热而痛甚者，加龙胆草、栀子；腹胀尿涩不畅者，加乌药、青皮；小便挟血者，加大蓟、小蓟、藕节、白茅根。

虚证用膏淋汤化裁。方中党参、山药健脾；生地黄、芡实滋肾；龙骨、牡蛎、白芍固涩脂液。可酌情配伍莲须、沙苑蒺藜，以固护下元，摄纳脂液。若脾肾两虚，中气下陷，肾失固摄者，可用补中益气汤合七味都气丸益气升陷，滋肾固涩。

（6）劳淋。

按肾劳、心劳、脾劳三证分治之。

①肾劳。

治法：益肾固摄，兼化湿浊。

方药：无比山药丸加减。方中熟地黄、山茱萸、菟丝子、巴戟天、杜仲、牛膝、肉苁蓉益肾；芡实、金樱子、煅牡蛎、五味子固摄；山药、茯苓、泽泻、薏苡仁化湿利水，使补而不滞。适用于劳淋正气不足，余邪不甚，病情稳定的调补阶段，重在强化脾肾功能。阴虚火旺、五心烦热者，加知母、黄檗；腰痛较著者，加续断、狗脊、桑寄生；湿热未尽，溲黄热痛者，加车前草、金银花藤。肾气虚者，用菟丝子汤。兼血虚脾弱，水湿内停，唇舌淡白，心悸食欲缺乏，面浮肢肿者，与当归芍药散合方。肾阳虚者，用金匮肾气丸。

②心劳。

治法：益气养阴，交通心肾，佐以清热除湿。

方药：清心莲子饮。方中人参、黄芪益气，麦冬养阴，石莲子交通心肾，补中有清，清中有涩；黄芩、地骨皮清上焦郁热虚火，有参芪相佐清热不致太过；茯苓、车前子导湿热从小便而出。全方重在调整心肾二脏，清心火，止淋浊。适用于心火上炎，肾阴不足，淋浊遇劳即发者。小肠有热，舌尖红赤，尿痛者合导赤散。

③脾劳。

治法：扶正培本，补中升陷。

方药：补中益气汤。方中人参、黄芪、升麻、柴胡益气补中，升清举陷；白术、陈皮运脾燥湿。肺气亦虚，气化不及州都，小便色黄，加麦冬、五味子。若脾肾俱虚者，加肉桂、鹿角片、覆盆子、益智仁或缩泉丸，脾肾兼顾。若心脾两亏，无湿热征象者，用归脾汤补益心脾。

总之，治疗劳淋在总体上要注意以下事项：①劳淋的基本病机是正气已伤，余邪留恋。由于正邪的彼此消长，导致病程缠绵，时作时止。故在多数情况下表现为虚实错杂。治疗重在扶正，兼清余邪。临床宜根据正邪的孰轻孰重，调整扶正培本与祛邪药物的比例。②凡慢性病程须注意适当守方。如果一俟症状稍缓，即行停药，由于未能保证足够的剂量和适当的疗程，治疗不彻底则病情迁延反复。③劳淋多发于中老年人，应注意患者的脾胃状态，避免过于苦寒或渗利而损伤脾胃。

此外，淋证之属冷淋者，治宜《金匮》肾气丸温化肾气。寒凝气滞较著者，用寒淋汤。

3. 其他治法

（1）单方验方。

①海金沙草、地锦草、薏苡仁、车前草、扁蓄、白茅根、白花蛇舌草、榆白皮、栀子等，任选 1~2 种，每种 30~60 g，每日 1 剂，水煎服；或鲜马齿苋，或酢浆草 1 握，捣汁，每日 3 次。治热淋。

②黄芩、紫草、棕榈皮、川牛膝各 30 g，葵花根 15 g，大豆叶 1 把，苎麻根 10 枝，任用 1 种；或芭蕉根、墨旱莲各 30 g，或栀子、滑石各 15 g 水煎分 3 次服，每日 1 剂。或海金沙、茄叶、赤小豆，或白薇、赤芍各等量，或血余炭、蚕种烧灰，分别加麝香少许，任用 1 组，均为细末，每次 3~5 g，每日 3 次。或生地黄汁加鲜车前草汁，各适量，每日 3 次。治血淋。

③赤芍、槟榔各 10 g，鸡肠草和石韦各 10 g，淡豆豉 15 g，任用 1 组（种），水煎服，每日 3 次；或冬葵子为末，每次 5 g，每日 3 次；或醋浸白芷，焙干研末，每次 3 g，每日 3 次，通草、甘草适量，煎水送下。治气淋。

④醋炙鳖甲、牛角烧灰、鱼脑石、鸡内金，任选 1 种，研末，每次 3~5 g，每日 3 次；或金钱草、车前草、葵花子各 30 g，胡桃肉 10 枚，任选 1 种；或石韦、滑石各 30 g，或黑豆 60 g，六一散 30 g，水煎服，每日 3 次；或桃木胶 10 g 烊化，或萱草根 1 根捣汁，每日 3 次。治石淋。

⑤飞廉、荠菜花、糯稻根、芹菜根、水蜈蚣、向日葵茎（取中心梗子）、玉米须，任选 1~2 种，每日用 30~60 g，水煎服，每日 3 次；或羊骨烧灰研细末，每次 5 g，榆白皮汤下，每日 3 次；或海金沙、六一散各 30 g，共研末，每次 5 g，麦冬煎汤下，每日 3 次。治膏淋。

⑥菟丝子 10 g，水煎服，每日 3 次。治劳淋。

⑦槲叶研末，每服 10 g，葱白煎汤送下，每日 3 次；或汉椒根适量，水煎冷服，每日 3 次。治冷淋。

（2）古方。

①腹急痛方（《备急千金要方》）：通草、石韦、王不留行、甘草、滑石、瞿麦、白术、芍药、冬葵子。用于寒淋、热淋、劳淋，小便涩，胞中满，腹急痛者。

②生附散（《三因极一病证方论》）：生附子、滑石、瞿麦、木通、半夏、生姜、灯芯草、蜜。主治冷淋。

③抽薪饮（《景岳全书》）：黄芩、石斛、木通、栀子、黄檗、枳壳、泽泻、甘草。治热蓄膀胱，火炽盛，而不宜补者。

3. 针灸疗法

以针灸治疗肾结石、输尿管上中段结石，促进通淋排石，缓解疼痛。

主穴：肾俞、膀胱俞、京门、照海、天枢。

配穴：中极、三焦俞、阴陵泉、阳陵泉、交信、水道、足三里。

手法：中强刺激，留针 15~30 分钟，每日 1~2 次。

七、转归及预后

淋证的转归，取决于患者体质强弱，感邪轻重，治疗得当与否。临床首先表现在同一类型本身的虚实转化。一般而言，热淋、血淋、气淋实证，在急骤起病阶段，若及早予以清热利湿、凉血解毒、理气疏导等法，积极清除病理因素，阻断病邪深入，祛除诱因，病情多可迅速好转。若湿热未尽，或有形之邪滞留，正气已伤，处于实证向虚证的移行阶段，则为虚实夹杂证候，进而转化为劳淋。反之，劳淋若复感外邪，亦可出现标实为主的热淋、血淋、气淋。其次是淋证类型间的相互转化或同时并见。前者如热淋转为血淋；后者如石淋与热淋、血淋并见。劳淋各种证型之间，则可表现为彼此参差互见，损及多脏的现象。淋证的预后，与正邪盛衰有关。热淋、血淋者，若发生热毒入血，邪热弥漫三焦，可出现高热昏谵等营血重笃证候。若病久不愈，或反复发作，可致脾肾衰败，进而损及多脏，出现癃闭、喘息、心悸、神昏等危象。

八、预防和护理

消除各种外邪入侵和湿热内生的有关因素，如忍尿、过食肥甘、纵欲过劳、外阴不清、湿热丹毒等，避免不必要的导尿及泌尿道器械操作，以及防止情志内伤，是控制淋证发病及病情迁延反复的重要方面。注意妊娠及产后卫生，对防止子淋、产后淋的发生有重要意义。积极治疗消渴、痨瘵、癃闭，减轻全身性疾病导致的肾损害，也可减少淋证的发生。

急性期患者应多饮水，饮食宜清淡，忌肥腻香燥、辛辣之品，禁房事。注意适当休息，保持心情舒畅，有利于早日恢复健康。无明显外感表证的高热患者，不宜采用发汗解表退热药物，应以物理降温为主。对石淋腰腹绞痛者，可给镇痛药。

九、现代研究

近20年来，有关淋证的中医研究工作取得了进展，各地探索、总结了临床治疗规律，进行了中医药治疗机制研究，提高了属于中医学"淋证"范畴的尿路感染、尿路结石等许多相关疾病的疗效，显示了中医临床治疗特色。

（一）中医药治疗尿路感染的研究进展

尿路感染是临床多发病证，也是引起各种慢性肾脏病的常见诱因和导致肾功能损害的主要病因之一。多年来，各种针对性的抗生素类药物虽已普遍应用，但患者感染的发生率、复发率和再感染率并未显著降低。尤其是糖尿病、尿路梗阻、免疫病等一些特殊人群的感染，以及病原体分布改变和产生耐药菌株，更成为临床治疗的难点，尿路感染临床划分为尿道炎、膀胱炎、急性肾盂肾炎、慢性肾盂肾炎、导尿相关性尿路感染、复杂性尿路感染、无症状性菌尿、尿道综合征、再发性尿路感染等不同类型。为了有效地指导用药和估计预后，从中医角度制订符合临床证候演变规律的诊治方案，探索建立包括易感人群及疾病慢性化过程在内的综合防治策略的研究已渐趋深入。

1. 辨证研究

首先强调区分病程时序，确立治疗原则。对于尿路感染的中医辨证，基本以脏腑病机为纲，具体分型虽异，但区分病程时序则同。一般起病初期和慢性感染急性发作阶段，以尿路刺激症状为主者，多属实证，治疗的重点是清除病理因素，阻断病邪深入。通常以利湿通淋、清热解毒为基本治则，按病邪轻重和波及的脏腑论治。对复杂性尿路感染及慢性迁延反复类型，则因人因证而异，寻求内在因素，注重整体辨析。治疗中把握的重点是综合调节脏腑功能。因为起源于局部的病机损害往往累及整体，反过来全身的状况又制约着局部病变，影响着整体疗效。所以，虽表现为局部的感染，而中医辨证定位则需要与全身情况联系起来。采取的具体措施是对症治疗与对因治疗兼顾。力求达到既消除病原微生物，又增强机体防御能力，减少复发。例如，张氏等根据劳淋的病机特点，临证分三期论治，即急发期、转化期和恢复期。急发期又再分为单纯膀胱湿热、兼少阳外感、兼肝郁气滞、兼肝胆郁热、兼阳明腑实等证型；膀胱湿热转化期再分为气阴两虚、肾阴不足、阴阳两虚、气滞血瘀等证型；恢复期再分肾阳不足、膀胱气化失司及脾虚气陷、膀胱失约等证型。各证型采用对应治疗方案。

2. 治则治法研究

一般认为，病原微生物侵害是引起尿路感染的直接原因，中医临床"审证求因"分析的结论，通常涵盖了致病因素所产生的一切潜在的或明显的后果，因而治疗中强调从整体角度把握人体内环境的平衡。鉴此，针对感染除了着眼于清除病原微生物之外，促使内环境自稳调节也是治疗的核心。目前中医药已被普遍认为拥有良好的应用前景，相关研究多从抑制炎症反应和增强机体免疫力两个方面进行。在祛邪治疗方面，清利湿热、清热解毒是研究较深入的方法。清利下焦湿热是中医治疗急性尿路感染的主法，但中药组方思路，必须分辨病邪的部位与性质，药物选择须建立在相应证候基础之上。一些重症尿路感染，临床表现发热等全身性反应，辨证属于湿热内郁，弥漫三焦者，治疗宜以疏导调畅三焦为基础，配合清利湿热。因为中药的疗效主要体现在科学配伍产生的协同作用上，并非某药治某菌简单"对号入座"。

在个体化治疗研究方面，注重整体辨析。如陈氏通过分析难治性肾盂肾炎的各种内在因素，提出治疗对策为：全身情况虚弱，正不胜邪者，先予扶正，略佐祛邪。由于不能耐受对症的中西药物，以致不能保证足够的治疗剂量，或因抗菌药物刺激胃肠道，引起胃肠功能失调，造成营养不良，免疫功能不佳者，治当调理脾胃。若尿液菌检阴性，但病原微生物所致之体内免疫反应依然持续者，重在扶正，促进机体免疫功能恢复，宜用益气活血补肾法。同时强调注意纠正尿路梗阻因素，积极控制原发病，如尿路结石、肾下垂或前列腺增生、糖尿病等。

3. 药效学研究

孙氏探讨药效学的重点视角是：筛选具有良好抑菌及清除毒性物质作用的药物；观察中药的免疫调节作用，中药减轻组织病理损伤及肾保护作用等。目前，数以百计的中药被证实具有较广的抗菌谱，或有不同程度的抑菌作用。能增强白细胞吞噬能力，调节免疫功能，改善肾脏血液循环，控制继发感染。

相关药理研究显示，清利湿热药物能显著抑制尿道致病性大肠埃希菌 P 菌毛的表达，使其在人尿道上皮细胞的黏附能力下降，容易通过尿流和尿道蠕动而排出体外，因而有利于患者临床症状消除和化验指标改善。中老年患者由于全身及局部免疫功能低下，存在多种易感因素，对感染及应激因素的反应能力降低，加之脏器、黏膜处于相对缺血状态，决定了感染防治的重点在于增强机体防御机制。已证实许多扶正培本中药对人体免疫功能具有调节作用，包括加强黏膜屏障作用，增强吞噬细胞功能，清除抗原，减少抗体沉积，抑制细胞因子产生等，从而能够减轻免疫病理损伤。而探讨相应的体征分型与现代免疫学指标之间的内在规律，是专业领域瞩目的课题。活血化瘀法由于能够改善微循环，抑制血小板聚集，改善毛细血管通透性，防止血栓形成，现已普遍应用于慢性肾脏病多环节的治疗。而处于慢性衰弱状态的中老年肾脏患者，尿路感染迁延反复和慢性化发生率很高。此时患者由于局部组织形态学改变及伴随的血流动力学改变，其病理过程已由急性期的充血、水肿、炎细胞浸润为主，发展为以纤维组织增生、肾血流灌注不足、肾功能障碍等一系列病理组织学改变为主。许多研究证实活血化瘀中药具有抗凝、抗炎、减轻肾间质纤维化、提高机体免疫力作用，因而辨证应用活血化瘀药，对消除症状，改善血运，缓解炎症反应导致的组织病理损害具有积极意义。

（二）中医药治疗尿路结石病的研究进展

根据近 10 年来国内期刊的相关报道，运用中医药治疗尿路结石的某些类型或阶段，在提高排石率，缩短疗程，降低手术率，避免各种并发症方面，取得肯定疗效。各地采取的中药治疗方法主要有以下几种。

1. 清利通淋法

王氏报道运用清利通淋排石法治疗本病的主要作用在于扩大适应证，提高排石率。对尿路结石中医病机分析，多以膀胱湿热为标，肾虚为本。用于排石的基础方剂多以八正散、石韦散、导赤散、猪苓汤、冬葵子散化裁。使用率较高的药物为金钱草、海金沙、郁金、鸡内金、石韦、瞿麦、王不留行、冬葵子、萆薢、乌药、牛膝、厚朴、枳壳、滑石、车前子、生薏苡仁等。

刘氏等报道梗阻、积水、感染是影响泌尿系结石疗效的重要因素，加之近 20 年来，体外冲击波碎石术在我国开展很快，但有对肾输尿管组织和功能的损伤、肾内肾周围血肿、血尿、发热、感染、残留结石、输尿管石等并发症。清热利湿，化瘀理气等中医治法和方药显示其优势。研究表明，中药促进输尿管结石排石的机制，既可直接作用于输尿管引起蠕动功能的增强，又可通过利尿作用间接引起输尿管蠕动增强。同时，本类中药有助于控制感染，缓解梗阻、积水，从而在治疗中发挥了协同作用。

2. 化瘀软坚法

刘氏等报道本法用于解决结石体积较大、积聚滞留、合并肾积水的尿路结石，以及气血瘀阻作痛或瘢痕挛缩者。行气化瘀常用药物为延胡索、川楝子、三棱、莪术、牛膝、地龙、桃仁、红花、王不留行、乌药、琥珀、赤芍、丹参、三七、穿山甲、皂角刺、郁金、乳香、没药、枳壳、橘核、香附、青皮等。软坚散结常用药物为昆布、海藻、芒硝、生牡蛎等。行气化瘀配合软坚散结，旨在消积磨坚，发挥使结石裂解、下移、最终排出体外的效应。

较大结石在上尿路滞留日久，发生炎症粘连甚至输尿管全层炎症或周围炎，并有不同程度的梗阻积水，结石难以移动。肾积水加重则危害肾功能。中国中医科学院广安门医院泌尿外科报道，对此类病例运用行气化瘀软坚之"化瘀尿石汤"，治疗 0.8 ~ 1.0 cm 的上尿路结石，排石率达 67%，下降率 18%，取得了提高排石率、减少手术率的效果。此外，在进行手术和内腔镜治疗前，应用中药促使肾盏结石移动到输尿管第 2 狭窄附近或膀胱内，可使手术操作难度及损伤变小。同时，有利于控制手术或内腔镜治疗结石、息肉、囊肿、乳头状瘤术后出血、感染、管腔狭窄、瘢痕挛缩等并发症，并可预防复发。

3. 益气补肾法

刘氏等报道泌尿系结石由于日久病深，结石滞留时间较长，甚则嵌顿、梗阻而出现粘连、肾盂积水，进而导致肾功能损害。此类患者大多表现为肾虚血瘀为主的证候，根据中医温肾化饮、益气利水的理论，在排石的过程中应用益气补肾温阳之剂，佐以理气活血，可增加肾盂内压力，促进组织细胞修复，提高排石效能。常用药物为肉桂、附子、沉香、淫羊藿、巴戟天、生黄芪、肉苁蓉、狗脊等。此外，自 20 世纪 70 年代遵义医学院急腹症研究小组提出尿石病总攻疗法后，曾被国内很多医疗单位采用。治疗方案各地虽不尽相同，但其思路均是在一个较短的时间内，相对而有机地集中若干中西医治疗措施，使其同时发挥治疗作用，达到提高排石率的目的。合理地组织总攻治疗方案，首先要遵循机体生理功能和病理反应的客观规律，而不能超过客观许可的限度。其次是根据患者的具体情况、体质强弱，对于总攻措施的耐受力与反应情况，对方案进行适当调整。同时要积极消除病理障碍，改善肾功能，减轻肾积水，控制尿路感染，松解结石与管壁粘连等，方可提高总攻排石疗法的效果。

（张明丽）

第二节　癃闭

一、定义

癃闭是指小便量少，点滴而出，甚则闭塞不通为主症的一种疾患。以小便不利，点滴而短少，病势较缓者称为"癃"；小便闭塞，点滴不通，病势较急者称为"闭"。亦有始则涓滴而量少，继则闭而不通者。癃和闭虽有区别，但均指排尿困难，只是程度不同，故合称癃闭。

二、历史沿革

癃闭之名，首见于《内经》。该书对癃闭的病位、病因病机都做了比较详细的论述。如《素问·灵兰秘典论篇》："膀胱者，州都之官，津液藏焉，气化则能出矣""三焦者，决渎之官，水道出焉"；《素问·宣明五气篇》："膀胱不利为癃，不约为遗溺"；《素问·标本病传论篇》："膀胱病，小便闭"；《灵枢·本输》："三焦……实则闭，虚则遗溺。"阐明了本病的病位在膀胱，而与三焦气化息息相关。综观其论，是详于病因病机，而略于治法方药。

在汉代由于殇帝姓刘名隆，为了避讳起见，将癃改为淋，故张仲景的《伤寒论》和《金匮要略》，都没有癃闭的名称，只有淋病和小便不利的记载。这一避讳的影响所及，至宋元未已，从而混淆了癃闭与淋证的概念。但张仲景对小便不利的辨证施治，则可补《内经》之不足。如治小便不利因气化不行者，用五苓散；因水热互结者，用猪苓汤；因瘀血挟热者，用蒲灰散或滑石白鱼散；因脾肾两虚而夹湿者，用茯苓戎盐汤。因证立方，法度严谨，为癃闭的辨证施治奠定了基础。

隋唐时代，对癃闭病源论述及临床治疗均有所发展。如巢元方《诸病源候论·小便病诸候》中提出小便不通和小便难的病因都是由于肾与膀胱有热，"热气太盛"则令"小便不通""热势极微"，故"但小便难也"，说明由于热的程度不同，则有小便不通和小便难的区别，颇有辨证意义。特别值得提出的是，孙思邈《备急千金要方·卷二十·膀胱腑》记载了我国古代最早的导尿术："胞囊者，肾膀胱候也，贮津液并尿，若脏中热病者，胞涩，小便不通……为胞屈僻，津液不通，以葱叶除尖头，内阴茎孔中深三寸，微用口吹之，胞胀，滓液大通，便愈。"同时，《备急千金要方·秘涩第六》亦告诫了本病的严重性："有人因时疾瘥后，得闭塞不通，遂致天命，大不可轻之。"说明癃闭也可引起死亡。此外，《外台秘要·卷二十七·小便不通方》还记载用"盐二升大铛中熬，以布绵裹熨脐下捋之""取盐填满脐中，大作艾炷，灸令热为度良"等法治疗小便不通。

宋元时期，《太平圣惠方》记载治小便难的方剂 8 首，治小便不通的方剂 18 首。朱丹溪对癃闭病因的认识，较之隋唐医家立论更有深度广度。指出引起小便不通有"气虚""血虚""痰""风闭""实热"等多种不同的原因。《丹溪心法·小便不通》还提出，在内服药的同时，可运用探吐法治疗小便不通的新观点："呕吐可以上提其气，气升则水自降下，盖气承载其水也。"其将探吐一法，譬之滴水之器，闭其上窍，则下窍不通，开其上窍则下窍必利。可供临床参考。

明代始将淋、癃分开进行辨证施治。张景岳把癃闭的病因归纳为火邪结聚、败精槁血阻塞、气虚而闭、气实而闭 4 个方面。《景岳全书·癃闭》云："有因火邪结聚小肠膀胱者，此以水泉干涸而气门热闭不通也；有因热居肝肾者，则或以败精，或以槁血，阻塞水道而不通也……凡病气虚而闭者必以真阳下竭，无海无根，水火不交，阴阳否隔……至若气实而闭者，肝强气逆，移碍膀胱。"又云："若素禀阳脏内热，不堪温补，而小便闭绝者，此必真阴败绝，无阴则阳无以化，水亏证也。治宜补阴抑阳，以化阴煎之类主之，或偏于阳亢而水不制火者，如东垣之用滋肾丸亦可。"对气虚不化及阴虚不能化阳而引起的癃闭治法，提出了新的观点。

明代医籍还记载了许多外治通闭的方法。如《景岳全书·癃闭》有 3 种通闭的方法：①用猪溲胞一个，穿一底窍，两头俱用鹅翎筒穿透，以线扎定，并缚住下口根下出气者，一头乃将溲胞吹满，缚住上窍，却将鹅翎尖插入马口，解去根下所缚，手捻其胞，使气从溲管透入膀胱，气透则塞开，塞开则小水自出。②令患者仰卧，亦用鹅翎筒插入马口，乃以水银一二钱徐徐灌入，以手逐段轻轻导之，则诸塞皆通，路通而水自出，水通则水银亦从而喷出。③用皂角、葱头、王不留行各数两煎汤一盆，令病者浸其中，熏洗小腹下体，久之热气内达，壅滞自开，便即通矣。《证治要诀·闭癃》还提出："仍令其以盐填脐，更滴之以水。"

清代已形成了从病因到证治理法比较全面的认识。如李用粹在《证治汇补·癃闭》中将本病的原因总结归纳为："有热结下焦，壅塞胞内，而气道涩滞者；有肺中伏热，不能生水，而气化不施者；有久病多汗，津液枯耗者；有肝经忿怒，气闭不通者；有脾虚气弱，通调失宜者。"李氏还详细阐述了癃闭的治法："一身之气关于肺，肺清则气行，肺浊则气壅，故小便不通，由肺气不能宣布者居多，宜清金降气为主，并参他症治之。若肺燥不能生水，当滋肾涤热。夫滋肾涤热，名为正治；清金润燥，名为隔二之治；燥脾健胃，名为隔三之治。又有水液只渗大肠，小肠因而燥竭者，分利而已；有气滞不通，水道因而闭塞者，顺气为急。实热者，非咸寒则阳无以化；虚寒者，非温补则阴无以生；痰闭者，吐提可法；瘀血者，疏导兼行；脾虚气陷者，升提中气；下焦阳虚者，温补命门。"理法精当，殊堪效法。

三、范围

癃闭包括西医学各种原因所引起的尿潴留及无尿症，如神经性尿闭、膀胱括约肌痉挛、尿路结石、尿路肿瘤、尿路损伤、尿道狭窄、前列腺增生、脊髓炎等所致的尿潴留；急慢性肾衰竭的少尿或无尿症，可参考本篇进行辨证施治。

四、病因病机

癃闭为排尿困难，甚则闭塞不通之证，故本病病位在膀胱，与三焦气化攸关。多因中气不足，或肾元亏虚，而致气化不行，关门开阖不利。或因肺失肃降，金令不及州都；脾失转输，升降失度；肝失疏泄，气郁不达，以致湿热、气结、瘀血阻碍气化，导致癃闭。

1. 湿热蕴结

中焦湿热不解，下注膀胱；或湿热素胜，热结下焦，肾热移于膀胱，以致膀胱湿热阻滞，气化不利，小便不通，而成癃闭。《诸病源候论·小便病诸候》谓："小便不通，由膀胱与肾俱有热故也。"饮食偏嗜辛辣酒热肥甘者多发。

2. 肺热气壅

肺为水之上源，热壅于肺，肺气不能肃降，津液输布失常，水道通调不利，不能下输膀胱，则小便不通；若热气太盛，肺热下移膀胱，膀胱因肺失清肃而不利，以致上、下焦均为热气闭阻，小便全无，则其病势迫急，证情重笃，较之前者更甚。

3. 脾气不升

劳倦伤脾，饮食不节，或久病体弱，或过用苦寒之剂，致脾虚而清气不升，浊阴难降，小便因之不利。《灵枢·口问》指出："中气不足，溲便为之变。"

4. 肾元亏虚

年老体弱或久病体虚，肾阳不足，命门火衰，所谓"无阳则阴无以生"，致膀胱气化无权，而溺不得出。或因下焦积热，日久不愈，滓液耗损，导致肾阴不足，所谓"无阴则阳无以化"，也可产生癃闭。

5. 肝郁气滞

七情内伤，肝气郁结，疏泄不及，致使三焦气化失常，水道通调受阻，形成癃闭。且从经脉分布来看，肝经绕阴器，抵少腹，如突受惊恐、剧痛，或因腹腔、妇产、肛肠手术创伤，皆可损伤肝经脉络，以致气血不畅，经气阻滞或经脉挛急，影响膀胱气化，产生癃闭。《灵枢·经脉》云："肝足厥阴之脉……是主肝所生病者……遗溺闭癃。"

6. 尿路阻塞

外力损伤，瘀血败精停蓄；或症积、结石等有形之邪阻塞尿路，小便难以排出，因而形成癃闭。即张景岳谓："或以败精，或以槁血，阻塞水道而不通也。"

总之，癃闭的发生，与肺、脾、肝、肾、三焦脏腑功能失调密切相关。上焦之气不化，当责之于肺，肺失清肃，则不能通调水道下输膀胱。中焦之气不化，当责之于脾，脾失健运，则不能升清降浊。下焦之气不化，当责之于肾，肾阳亏虚，气不化水；肾阴不足，阴不化阳。加之肝郁气滞，二焦气化不利，以及尿路阻塞，均可导致膀胱气化失常。而湿、热、瘀、滞、虚，又为癃闭主要病理因素。一般说来，本病初期为癃，若病程经久，正气衰败或邪实壅盛，可由癃至闭。临床多见虚实夹杂之证。

五、诊断与鉴别诊断

（一）诊断

1. 发病特点

癃闭原发于内伤疾病者，多见于中年以上男性。一般起病缓慢，病程绵长，病情渐进加重。

癃闭继发于外力创伤；或有形之邪停蓄，阻塞尿路；或因三焦为邪热闭阻者，则病势迫急。部分患者证情危殆。

2. 临床表现

本病以排尿困难，小便量少，点滴而出，甚则闭塞不通为典型表现。

（1）临床有起病急缓、症状轻重之别。或小便涓滴不利，欲解不畅，伴小腹及会阴部作胀，尿道多无痛感。症状逐渐形成，呈进行性加重。或突然起病，小便量少，甚至点滴全无，小腹急痛。病情严重时，还可见头晕、头痛、恶心、呕吐、胸满、喘促、水肿，甚至神昏等症。

（2）癃闭病因不同，则分别具有相应的证类特征。若以湿热蕴结为因者，可兼见小便赤热不爽，口渴，舌红，脉数；若肺热壅盛为因者，可兼见呼吸急促，咽干口渴欲饮，舌红，苔薄黄，脉数；若以中气不足，脾气不升为因者，可兼见少腹重胀，肛门下坠，舌淡胖，脉数；若肾虚命门火衰为因者，可兼见排尿无力，腰膝冷而酸软，舌质淡，苔白，脉沉细尺弱；若以肝气瘀滞为因者，可兼见多烦善怒，胁腹胀满，舌红，脉弦；若以尿路阻塞为因者，可兼见尿线变细，或断续排出。

（3）因尿路阻塞而致小便不通者，诊察腹部可有膀胱充盈及肿块等阳性体征。

（4）根据年龄、性别、病史，结合影像学及肾功能检查等，有助于进一步明确病因诊断。

（二）鉴别诊断

1. 淋证

淋证以小便频数短涩、滴沥刺痛、欲出未尽为特征，其每次小便量少，排尿困难与癃闭相似。但淋证为尿频而疼痛，且每日排尿的总量基本正常；癃闭则排尿时多无痛感，每日排尿总量低于正常，甚则无尿排出。《医学心悟·小便不通》谓："癃闭与淋症不同，淋则便数而茎痛，癃闭则小便点滴而难通"。

2. 关格

关格是指小便不通与呕吐并见的病证，一般多有慢性病史，渐进起病；癃闭以排尿困难为特征性表现，起病或急或缓。癃闭病程经久可发展成为关格。

3. 水肿

水肿是指体内水液潴留，泛溢肌肤，引起头面、眼睑、四肢、腹背甚至全身浮肿的病证。其小便不利，小便量少与癃闭相同，但癃闭多不伴浮肿，可资鉴别。

4. 臌胀

臌胀是以腹胀如鼓，皮色苍黄、脉络显露为特征的病证，其每日排尿量明显减少，与癃闭相同。但臌胀有腹部胀大、腹皮绷紧、青筋显露、面色青黄等体征，则有别于癃闭。

5. 转胞

转胞又名转脬、胞转，是指膀胱受到压迫，缭戾不顺而引起的排尿困难，而癃闭仅指小便不利或闭塞不通，两者有所不同。

此外，或因泄泻，水液偏渗大肠；或因多汗，水从汗泄；或因虚劳、失血、伤精，水随液去者，亦均可致小便量少。然这些病证又各有临床特征，只要详察病史，四诊合参，自不难与癃闭相鉴别。

六、辨证论治

（一）辨证

1. 辨证要点

（1）细审主证。

癃闭，如小便短赤灼热、苔黄、舌红、脉数者属热；如口渴欲饮、咽干、气促者，为热壅于肺；如口渴不欲饮，小腹胀满者，为热积膀胱；如尿线变细，或时而通畅，时而不通，为尿路阻塞；如老年排尿无力，点滴而下或有尿闭者，为肾虚命门火衰；如小便不利兼有小腹重胀、肛门下坠为中气不足。

（2）详辨虚实

癃闭有虚实的不同。辨别虚实的主要依据为：实证多发病急骤，诱因明显，或见小腹胀满隐痛；虚证多见于高龄及久病体虚之人，起病缓慢，病程绵长。凡因湿热蕴结、浊瘀阻塞、肝郁气滞、肺热气壅所致癃闭者，多属实证；凡因中气不足，清气不升，浊阴不降或因肾精亏耗，命门火衰，气化不及州都导致癃闭者，多属虚证。

各种不同原因引起的癃闭，常互相关联，或互相转化，或彼此兼夹。湿、热、瘀、滞蕴结日久，耗伤正气，而成虚实错杂之证。如湿热久恋膀胱，可导致肾阴亏耗；肝郁气滞，既可化火伤阴，又可导致血瘀阻塞；肾阳虚衰可兼有气滞血瘀；肾阴亏耗，又可兼有下焦积热。因此，对各种证型的癃闭，必须动态观察处理。

（3）权衡轻重

初起病"癃"，此后转"闭"者，为病势由轻转重；初起病"闭"，后转成"癃"者，为病势由重转轻。癃闭如见有小腹胀满疼痛、胸闷、气喘、呕吐等症，则病情较重；如见神昏烦躁、抽搐等症，提示病情危笃。

2. 证候

（1）膀胱湿热

症状：小便点滴不畅，或短赤灼热，小腹胀满，口苦口黏，或口干不欲饮，或大便不畅。舌质红，苔根黄腻，脉数。

病机分析：湿热壅积于膀胱，故小便不利而热赤；湿热互结，膀胱气化不利，故小腹胀满；湿热内盛，故口苦口黏，津液不布，故但口渴而不欲饮；苔根黄腻，舌质红，脉数或大便不畅，均因下焦湿热所致。

（2）肺热气壅

症状：便涓滴不通，或点滴不爽，咽干，烦渴欲饮，呼吸短促，或有咳嗽。舌苔薄黄，脉数。

病机分析：肺热壅盛，失于肃降，不能通调水道，下输膀胱，上下闭阻，故小便涓滴不通；肺热上壅，气逆不降，故呼吸短促或咳嗽；咽干、烦渴、苔黄、脉数，都是里热内郁之征。

（3）肝郁气滞

症状：突发小便不通或通而不畅，胁腹胀满，情志抑郁，或多烦善怒。舌质红，苔薄或薄黄，脉弦。

病机分析：七情内伤，气机瘀滞，肝气失于疏泄，水液排出受阻，故小便不通或通而不畅；胁腹胀满，为肝气不疏之故；脉弦，多烦善怒，是肝旺之征；舌质红，苔薄黄，是肝郁有化火之势。

（4）尿路阻塞

症状：小便点滴而下，或尿如细线，甚则阻塞不通，小腹胀满疼痛。舌质紫暗，或有瘀点，脉涩。

病机分析：瘀血败精阻塞于内，或瘀结成块，阻塞于膀胱尿道之间，故小便点滴而下，或尿如细线，甚则阻塞不通；小腹胀满疼痛，舌质紫暗或有瘀点，脉涩，均为瘀阻气滞之象。

（5）中气下陷

症状：小腹坠胀，时欲小便而不得出，或量少而不畅，精神疲乏，食欲不振，气短而语声低细。舌质淡，苔薄，脉象细弱。

病机分析：清气不升则浊阴不降，故小便不利；中气不足，故气短语低；中气下陷，升提无力，故小腹坠胀；脾气虚弱，运化无力，故精神疲乏，食欲不振；舌质淡，脉细弱，均为气虚之征；

（6）肾阳衰惫

症状：小便不通或点滴不爽，排出无力，面色㿠白，神气怯弱，畏寒，腰膝冷而酸软无力。舌质淡，苔白，脉沉细而尺弱。

病机分析：命门火衰，气化不及州都，故小便不通或点滴不爽，排出无力；面色㿠白，神气怯弱，是元气衰惫之征；畏寒，腰膝软无力，脉沉细尺弱，舌质淡，苔白等，都是肾阳不足之征。

（7）肾阴亏耗

症状：时欲小便而不得尿，咽干心烦，手足心热，腰膝酸软。舌质光红，脉细数。

病机分析：由于肾阴亏虚，无阴则阳无以化，故时欲小便而不得尿；阴虚生内热，故咽干心烦，手足心热；舌质光红，脉细数，均为阴虚之征。

（二）治疗

1. 治疗原则

（1）以通为用

疏导调节，通利水道是癃闭治疗的基本原则。但通之法，又因证候的虚实而各异，不可滥用。实证治宜清湿热，散瘀结，利气机而通水道；虚证治宜补脾肾，助气化，而达到气化得行，则小便自通的目的。

（2）审因论治

根据引起癃闭的原发病变在肺、在脾、在肾的不同，分析继发病因和诱发因素，实施脏腑兼治。

（3）应急处理

若小腹胀急，小便点滴不下，内服药物缓不济急，应配合导尿或针灸等多种疗法，以急通小便。

2. 治法方药

（1）膀胱湿热

治法：清热利湿，通利小便。

方药：八正散加减。方中萹蓄、瞿麦、白木通、车前子通闭利小便；栀子清化三焦之湿热；滑石、甘草清利下焦之湿热；大黄通便泻火。若舌苔黄厚腻者，可加苍术、黄檗，以加强其清化湿热的作用。若兼心烦，口舌生疮糜烂者，可合导赤散，以清心火、利湿热。老年患者应用八正散宜酌情反佐少量温通之品（如肉桂每次 1.5 ~ 3 g），以助气化，通常较单纯清利湿热为佳。若湿热久恋下焦，肾阴耗伤而出现口干咽燥、潮热盗汗、手足心热、舌质光红，可改用滋肾通关丸加生地黄、车前子、牛膝等，以滋肾阴，清湿热而助气化。若湿热壅结三焦，气化不利，小便量极少或无尿，面色晦滞，胸闷烦躁，恶心呕吐，口中尿臭，甚则神昏谵语，宜用黄连温胆汤加石菖蒲、大黄等和胃降逆泄浊。必要时可参考关格的处理措施。

（2）肺热气壅

治法：清泄肺热，通利水道。

方药：清肺饮加减。方中黄芩、桑白皮、麦冬清泄肺热，滋养肺阴；配伍车前子、茯苓、栀子等清热通利，使上清下利，则小便自通。如心火旺而见心烦、舌尖红者，可加黄连、竹叶以清心火；若因肺热伤阴，舌红少津，宜加沙参、鲜茅根等甘寒之品，以滋养肺阴；大便不通者，加大黄、杏仁以宣肺通便。肺失宣降而突发小便不利，可用宣开升降法，即在原方的基础上，加入开宣肺气的药物，如桔梗、荆芥之类，此即"下病治上""提壶揭盖"之法；还可加入升提中气的药物，如升麻、柴胡之类，使清气上升则浊气下降，此为欲降先升之义。

（3）肝郁气滞

治法：疏调气机，通利小便。

方药：沉香散加减。方中沉香、陈皮疏达肝气；配合当归、王不留行可行下焦之气血；石韦、冬葵子、滑石通利水道；白芍、甘草缓解挛急。若气郁化火，可加柴胡、龙胆草、栀子以清郁火。胁腹胀满较甚者，可合六磨汤化裁。本证候组方应注意配伍通利下焦之品，如冬葵子、王不留行等，前者偏于气分，后者偏于血分，可助引药下达。

（4）尿路阻塞

治法：行瘀散结，通利水道。

方药：代抵当丸化裁。方中归尾、桃仁、大黄、芒硝等通瘀化结，可加红花、牛膝以增强活血化瘀作用。解决尿路阻塞应根据引起癃闭的原发病变，在审因论治的基础上，配合活血化瘀或软坚散结。若小便一时性不通，胀闷难忍者，可加麝香少许吞服；若尿路有结石，可加金钱草、海金沙、冬葵子、瞿麦、萹蓄通淋排石；若兼见尿血，可吞服参三七、琥珀粉以化瘀止血。

（5）中气下陷

治法：升清降浊，化气行水。

方药：补中益气汤合春泽汤加减。补中益气汤中之人参、黄芪、升麻、柴胡益气补中，升清举陷；白术、陈皮运脾燥湿；春泽汤化气利水，合而则脾气升运，浊阴易降。小便不利者，加肉桂、通草、车前子；老年人排尿无力或失控者，加覆盆子、益智仁或缩泉丸，脾肾兼顾。

（6）肾阳衰惫

治法：温阳益气，补肾利尿。

方药：济生肾气丸化裁。方中肉桂、附子温补肾阳，鼓舞肾气；地黄、山药、山茱萸补肾滋阴；

配合茯苓、泽泻、牛膝、车前子可助化气行水，通利小便。若形神委顿，腰膝冷痛者，酌情配伍鹿角、仙茅、淫羊藿、狗脊、补骨脂。久病、高龄，精血俱亏，病及督脉者，治宜香茸丸补养精血，助阳通窍。若因肾阳衰惫，命火式微，致三焦气化无权，小便量少，甚至无尿、呕吐、烦躁、神昏者，治宜《千金》温脾汤合吴茱萸汤温补脾肾，和胃降逆。

（7）肾阴亏耗

治法：滋补肾阴，化气通关。

方药：六味地黄丸合猪苓汤加减。方中熟地黄、阿胶、山药、山茱萸滋补肾阴；茯苓、猪苓、泽泻、滑石、牡丹皮寓泻于补，以促使小便通利。如下焦有热，可加知母、黄檗以清热坚阴。如阴虚而阳不化气，可用滋肾通关丸滋阴化气，以利小便。因久病体衰，或过用苦寒分利，伤及气阴，治宜气阴兼顾，可予西洋参 10 g，每日另煎频服，或兑入汤药中。

3．其他治法

（1）针灸

①通治法：以通调膀胱气化为主，选足太阳、足少阴、足太阴和任脉等经穴为主，如肾俞、膀胱俞、三焦俞、中极、气海、阴陵泉、三阴交、阴谷或委阳等，每次 3～5 穴，用毫针刺，酌情补泻。肾气不足者，配合灸法治疗。

②膀胱湿热证：可选俞募、足太阳和足太阴等经穴为主，如中极、膀胱俞、委阳、阴陵泉、三阴交等，用毫针刺，行泻法。

③肾阳衰惫证：选足少阴、足太阳、任脉和督脉等经穴为主，如命门、三焦俞、肾俞、气海、关元、委阳和阴谷等，用毫针刺，行补法，可配合灸法。

（2）推拿

①通治法：以示指、中指、环指三指并拢，按压中极穴；或用揉法、摩法，按顺时针方向在患者下腹部操作，由轻而重，用力均匀，待膀胱成球状时，用右手托住膀胱底，向前下方挤压膀胱，再用左手放在右手背上加压促使排尿。

②膀胱湿热证：加按揉三阴交、阴陵泉、膀胱俞、中极；横擦骶部八髎穴，以微有热感为度。

③肺热气壅证：加横擦前胸上部及大椎、两肩部，以透热为度；横擦骶部八髎穴，以微热为度；按揉中府、云门、合谷、太渊。

④肝郁气滞证：加按揉章门、期门，以酸胀为度；斜擦两胁，手法轻柔，以微有热感为度。

⑤肾阳衰惫证：加一指禅推或揉按肾俞、命门，以微感酸胀为度；横擦肾俞、命门，以透热为度；直擦督脉，以透热为度。

（3）古方

倒换散（《普济方》）：生大黄、荆芥穗各 12 g，晒干后（不宜火焙，否则效力减弱）共研末，分两次服，每隔 4 小时用温开水调服 1 次，每日 2 次。《本草纲目·卷十四·草部》载有："癃闭不通，小便急痛，无论新久，荆芥、大黄等份为末，每温水调服 10 g。小便不通，大黄减半；大便不通，荆芥减半；名倒换散。"较适用于神经性尿闭。

（4）热敷法

用热毛中或热水袋温敷小腹或会阴部，也可采取热水坐浴，以松弛膀胱括约肌和尿道各部位的痉挛，适用于前列腺增生、部分手术后引起的排尿不畅或急性尿潴留。

（5）导尿法

若经过服药、针灸等方法治疗无效，而小腹胀满特甚，触之小腹部膀胱区充盈，当用导尿法，以缓其急。

以上诸法，可用于尿潴留，不适宜治疗肾衰竭所致的少尿或无尿。

七、转归及预后

癃闭在临床上，病势有急缓，病性有虚实，病情转归及预后，与证候类型及治疗是否得当密切相关。

肺热气壅者，经过正确的治疗可控制和减少由癃至闭。少数患者因邪热上下闭阻，小便数日不通而发展为关格重症，故急性热病早期即应注意病情变化，警惕危候发生。

膀胱湿热者，多数起病缓慢，病程缠绵，若能坚持治疗，注意生活调摄，一般预后良好。若以酒为浆，以妄为常，恣饮口腹，则病情迁延难愈。

肝郁气滞者，祛除诱因，病情可迅速好转。因创伤、手术而致者，其转归与经脉受损程度有关。

尿路阻塞者，预后与阻塞尿路的病邪性质有关。较小的砂石阻塞，经通淋排石治疗后，可使尿路迅速畅通；较大肿块压迫而致者，证情多属危重。

中气下陷，非急性尿闭者，治疗不易速效。宜注意守方，缓缓图之。

肾阳衰惫及肾阴亏耗者，多发生于各种原发疾病的晚期，后者易演变成肝肾阴竭、肝风内动证。

癃闭患者若出现眩晕、目昏、胸闷、喘促、恶心、呕吐、水肿，甚则昏迷、抽搐，是由癃闭转为关格重症，病情危殆。

八、预防和护理

癃闭患者情绪易紧张烦躁，宜在积极治疗的同时，加强心理护理，缓解其不良情绪。急性尿潴留者，可鼓励患者自行徐徐用力，后缩腹肌，增大腹压试行排尿。平时注意消除各种诱因，积极治疗原发疾病，对防治癃闭均有重要意义。

（张明丽）

第三节　尿浊

一、概述

尿浊是指小便浑浊，白如泔浆，尿时无疼痛感为主证，其中尿出白如泔水者称白浊，而色赤者称赤浊。

尿浊主要见于现代医学的乳糜尿，另外也有少数结核、肿瘤等。

《素问·至真要大论》曰："诸转反戾，水液浑浊，皆属于热。"水液混浊包括尿液混浊。《中藏经》将小便混浊归在淋证门中，说："小便数而色白如泔"，称为冷淋，与此相反，"小便涩而赤色如血"，称为热淋。《诸病源候论》列出《虚劳小便白浊候》，所以说巢元方首先列出白浊病名。

至元代《世医得效方》将本病称漩浊，且列出"心浊""脾浊""肾浊"等类型和病名，而朱丹溪更加明显地称为"赤白浊"，明代戴思恭著《证治要诀》，认为尿浊有赤白之别，而精浊也有赤白之别。

明代张介宾《景岳全书》对本病有详细的论述，在论证时将尿浊称之为"溺白"，而清代《证治汇补》又将本病称之为"便浊"。尿浊的产生，初起多由湿热，《医学正传·便浊遗精》说；"夫便浊之证，因脾胃之湿热下流，渗入膀胱，故使便溲或白或赤而浑浊不清也。"尿浊日久，可导致心、脾、肾受伤，《证治汇补·便浊》说："又有思虑伤心者，房欲伤肾者，脾虚下陷者。"可根据虚实的不同，选用通利和补益等法。

二、病因病机

（一）多食肥甘

酿生湿热，湿热久蕴而成浊邪，浊气下流渗入膀胱而尿浑浊。湿浊化热损及血络而成赤浊。或酗酒嗜肥，抑郁暴怒，致使肝胆湿热内生，湿热流注下焦，浊气渗入膀胱，故而小便黄赤浑浊。

（二）脾虚下陷

尿浊是浊证中的虚证，故反复发作，尤其在疲劳时易复发。脾虚不能统摄精微故尿浊如泔水；脾虚不运则精微渗入膀胱故尿中油珠，光彩不定。病情加重则脾不统血，尿浊与血混面流出成赤浊。或因过食肥甘生冷之物，滞而不化等原因，皆令湿浊停聚，不得消散，凝而为痰，痰浊内蕴下注，致使清浊不泌，产生尿浊。

（三）思虑于遂，或劳欲过度，或淋病过用通利，损及心肾气阴

使虚火甚于上，肾水亏于下，心肾不交，水火失济。《丹溪心法》曰："人之五脏六腑，俱各有精，然肾为藏精之府，而听命于心，贵乎水火升降，精气内持。若调摄失宜，思虑不节，嗜欲过度，水火不交，精元失守，由是而为赤白浊之患。"

（四）劳倦淫欲过度，或久病不复，耗伤精气，致使肾阳衰微

命门火衰，犹釜底之无薪，气化不行，开合不利，膀胱虚冷，精气下流，故溺下白浊如凝脂。肾为水脏，内寓相火，肾阴亏损，阴不涵阳则相火亢盛，水道不清，故尿下黄浊。

三、诊断要点

（1）以尿道流出浑浊尿液为主要特征，一般无排尿频急或尿道涩痛症状。

（2）临床上遇有白色浑浊尿液、豆浆或牛奶样尿液或有乳糜血尿患者，应注意做尿液乳糜试验（又称乙醚试验，即在尿液中加入乙醚便可澄清）以明确乳糜尿及乳糜血尿的诊断。

少数乳糜尿可因结核、肿瘤、胸腹部创伤或手术、原发性淋巴管疾病（包括先天性畸形）所致，偶见于妊娠、肾盂肾炎、包虫病、疟疾等。多由剧烈运动或进食脂肪餐等诱发，可结合病史和相关的实验室检查。

四、类证鉴别

（一）尿浊与膏淋

二者均有小便浑浊，其鉴别点在于尿痛与不痛，小便浑浊而痛者为膏淋，小便浑浊而不痛者为尿浊。清代叶桂《临证指南医案》说："大凡痛则为淋，不痛为浊。"

（二）尿浊与精浊

清代何梦瑶《医碥》说："有精浊，有便浊，精浊出自精窍，与便浊之出于溺窍者大异。"尿浊为尿出如米泔，有浑浊沉淀，尿涩不痛，或尿初尚清，旋即澄如白蜡。若热盛伤阴，血络受损，血从下溢，尿中可夹血丝、血块，其病变出自溺窍。精浊是指尿道口经常流出米泔样如糊状浊物，而小便并不混浊，且常伴有茎中灼热疼痛、尿频、尿急、尿痛等，或伴有会阴部重坠样疼痛，甚则可见腰骶部或尾骶部疼痛，其病变部位在精窍。

五、辨证论治

（一）辨证要点

1. 审病性

首先区分赤浊、白浊。白浊以小便浑浊，色白如泔浆为主证，赤浊以小便浑浊夹血为主证。《丹溪心法》说："赤者湿热伤血分，白者湿热伤气分。"此言尿浊属于实证。《医学证传》说："血虚热甚者，则为赤浊……气虚而热微者，则为白浊。"此言尿浊之属于虚证。

2. 察虚实

本病初起以湿热为多，属实证；病久则脾肾亏虚。

（二）治疗原则

本病初起湿热为多，治宜清热利湿，病久则脾肾虚弱，治宜补益脾肾，固摄下元。但补益之剂中亦可佐以清利，清利之剂中，又可兼以补益，必须做到清利而不伤阴，补益而不涩滞。

六、分证论治

1. 湿浊下注

证候分析：突然小便浑浊，或白如米泔，或如泥浆或色赤，或停放后小便胶黏浑浊，胸闷不适，纳谷不馨，小便量较多无涩痛，舌苔腻或黄腻，脉濡数。

治法：清化湿浊。

方药：程氏萆薢分清饮化裁。萆薢、石菖蒲、黄檗各10 g，茯苓、白术、车前子各15 g，莲子心12 g，丹参6 g。若热重于湿，加栀子12 g，滑石10 g，车前草15 g。

若湿重于热，加苍术、厚朴各10 g，半夏、陈皮各12 g；湿浊下注表现为赤浊，拟清心火，导小肠火，主方用导赤散合四物二陈汤加滑石、小蓟等。尿赤如血，心烦易怒，舌质红，脉细数，提示湿火较甚，以四物汤加黄檗、知母、椿根皮、青黛。

2. 肝胆湿热

证候分析：小溲热赤浑浊，目赤肿痛，口苦心烦，常伴有阴肿、阴痒、阴湿，胸胁苦满，恶心呕吐，耳鸣耳聋，舌苔黄腻，脉象弦数或滑数。

治法：清利肝胆湿热。

方药：龙胆泻肝汤加减。龙胆草、黄芩各10 g，柴胡6 g，生地黄、当归、栀子各12 g，车前子、泽泻各10 g，甘草3 g。

湿热较重者，加萆薢、海金沙各10 g，白茅根15 g；阴痒阴肿者，加地肤子、白鲜皮各15 g；尿浑浊夹赤，加牡丹皮6 g，仙鹤草15 g，藕节10 g。

3. 脾虚下陷

证候分析：尿浊如米泔，如泥浆，如胶黏，如败絮或尿中杂有油脂，光彩不定。本症已反复发作或使用渗利之品病情反而加剧，尤在多食油腻、辛辣刺激食物及疲劳之后容易诱发。严重者发为尿赤浑浊如油珠。伴发小腹坠胀，尿意不畅，面色无华，神疲乏力，苔薄或舌质淡，脉缓。

治法：益气升清化浊。

方药：补中益气汤合苍术难名散加减。黄芪、党参、龙骨、白术各15 g，茯苓10 g，苍术、柴胡、陈皮各6 g，升麻、甘草各3 g，制川乌、补骨脂、茴香各10 g，龙骨15 g。

兼有湿热，加黄檗、萆薢各12 g，尿浊夹血者，酌加小蓟、藕节、墨旱莲各15 g；心脾两虚也可出现赤浊，责之于脾不统血，拟归脾汤加熟地黄、阿胶各10 g（又名黑归脾）施治。

4. 心虚内热

证分析候：小便赤浊，心中悸烦，多梦少寐，惊惕不安，健忘梦遗，夜卧盗汗，或心中嘈杂似饥，舌赤碎痛，或口舌生疮，脉细数。

治法：养心清热。

方药：清心莲子饮加减。石莲肉、黄芩各10 g，麦冬、地骨皮12 g。车前子、茯苓、人参、黄芪各15 g，甘草3 g。

阴虚火旺较重者，加知母、黄檗、生地黄各12 g；尿赤浊明显者，加仙鹤草、紫花地丁、白茅根各15 g。

5. 肾虚不固

证候分析：尿浊色白反复发作，日久不愈，形寒肢冷，腰脊酸软，下肢软弱，精神委顿，舌质淡，苔白，脉沉细。或尿浊色赤，反复发作，日久不愈，心烦口渴，夜寐不安，手足心发热，甚则盗汗，舌质红、舌苔少，脉细数。

治法：益肾固涩。

方药：大补元煎加味。杜仲、熟地黄、怀山药、山茱萸、枸杞子各15 g，当归12 g，人参、郁金、菖蒲、萆薢各10 g，甘草5 g。

肾虚不固是尿浊的虚证，病程较长久，肾气不足势必发展为脾肾阳虚和心肾阴虚两个常见类型。

脾肾阳虚为主，常见白浊，可选无比山药丸合萆薢分清饮（萆薢、益智仁、石菖蒲、乌药）。心肾阴虚可表现为白浊，更常见赤白浊，可选坎离既济丸，见赤浊加小蓟饮子。

七、其他疗法

（一）单方验方

1. 射干汤

射干 15 g，水煎，每天 1 剂，加入白糖适量，分 3 次，饭后服；清热利湿，治疗尿浊（乳糜尿）。

2. 飞廉莲子汤

飞廉 45 g，石莲子 30 g，山药 15 g，三味共煎以代茶饮，每天 1 剂，以 30 天为 1 个疗程；本方清热利湿、健脾导浊，适用于膀胱湿热所致尿浊。

3. 冬葵萆薢散

冬葵子 150 g，萆薢 120 g，白糖 80 g，将前两味药焙干为末，后加入白糖拌匀装瓶备用，每天早晚各服 1 次，每次 3 ~ 5 g，温开水送服；本方清热利湿，适用于治疗血丝虫尿浊（乳糜尿）患者。

4. 苦参消浊汤

苦参 30 g，熟地黄、山萸肉各 15 g，怀山药、萆薢、车前子各 20 g，石菖蒲、乌药、益智仁、炮穿山甲各 10 g，水煎服，每天 1 剂；本方益肾养精，清利湿热，主治尿浊、膏淋。

5. 乳糜血尿汤

川断、当归、川牛膝各 10 g，淡秋石、丹参、杜仲、生蒲黄（包煎）各 15 g，益母草、黄芪、土茯苓、仙鹤草各 30 g，水煎服，每天 1 剂；本方固肾益气，活血化瘀，主治乳糜血尿。

（二）药膳疗法

1. 大黄蛋

锦纹大黄研细末 2 g，以鸡蛋 1 个，破顶入药，搅匀，蒸熟，空腹时食之，连服 3 天。主治赤白浊淋。

2. 荞麦鸡蛋

荞麦炒焦为末，鸡子白和为丸，梧子大，每天 3 次，每次 9 g；本方又名"济生丹"。主治男子白浊。

3. 白糯丸

糯米 500 g，白芷、石菖蒲各 50 g，牡蛎 100 g，研末，糯米粉和丸，木馒头煎汤吞服，每天 3 次，每次 9 g。主治小便膏脂。

4. 韭菜子

韭菜子每天生吞 10 ~ 20 粒，盐汤下。主治梦遗溺白。

（张明丽）

第四节　关格

一、概述

关格是以小便不通、呕吐不止为主要临床表现的病证。小便不通名曰关，呕吐不止名曰格，两者并见名曰关格。关格一般起病较缓，此前多有水肿、淋证、癃闭、消渴等慢性病史，渐进出现倦怠乏力，尿量减少，纳呆呕吐，口中气味臭秽及多种复杂兼症。晚期可见神昏、抽搐、出血、尿闭、厥脱等危候。

另有所述以大便不通兼有呕吐而亦称为关格者，不属本节讨论范围。

二、历史沿革

关格之名，始见于《内经》，其所论述的关格，一是指脉象，二是指病机。前者如《灵枢·终始》，其曰："人迎四盛，且大且数，名曰溢阳，溢阳为外格。"又曰："脉口四盛，且大且数者，名曰溢阴，溢阴为内关，内关不通死不治。人迎与太阴脉口俱盛四倍以上，命曰关格，关格者与之短期。"认为人迎与寸口脉均极盛，系阴阳决离的危象。后者如《灵枢·脉度》，其曰："阴气太盛，则阳气不能荣也，故曰关；阳气太盛，则阴气弗能荣也，故曰格；阴阳俱盛，不得相荣，故曰关格。关格者，不得尽期而死也。"旨在说明阴阳均偏盛，不能相互营运的严重病理状态。

汉代张仲景发展了《内经》的认识，《伤寒论·平脉法》谓："关则不得小便，格则吐逆。"明确提出关格的主要表现是小便不通和呕吐。并指出此证为邪气关闭三焦，而正气虚弱，不能通畅，既可见于急性疾病，也可见于慢性疾病，属于危重证候。

隋代巢元方《诸病源候论·大便病诸候》认为："大便不通谓之内关，小便不通谓之外格，二便俱不通，为关格。"所指有别于《伤寒论》，而其对病机阐述则遵从《内经》。此说一经提出，其影响沿至北宋。

唐代孙思邈《备急千金要方》把以上两说并列。王焘《外台秘要·卷二十七》补充了腹部痞块亦属于关格病的一个常见症状。

南宋张锐编著的《鸡峰普济方·关格》把上述概念合而为一，提出关格病为上有吐逆，下有大小便不通，并举例应用大承气汤有效，是对关格病较早的医案记载。

金元以后诸医家，对关格概念，以宗仲景说者为多。针对关格一证的多种含义，明代张景岳《景岳全书·关格·论证》有专门阐释："关格一证，在《内经》本言脉体，以明阴阳离绝之危证也"，如"六节藏象论""终始篇""禁服篇"及"脉度""经脉"等篇，言之再四，其重可知。自秦越人三难曰："上鱼为溢，为外关内格；入尺为覆，为内关外格。"此以尺寸言关格，已失本经之意矣。又仲景曰："在尺为关，在寸为格；关则不得小便，格则吐逆。"故后世自叔和、东垣以来，无不以此相传。同时，明清以来，对关格的病因认识、临床诊治及预后判断方面则有所发展。如王肯堂《证治准绳·关格》提出了临床应掌握"治主当缓，治客当急"的治疗原则。李用粹《证治汇补》指出："既关且格，必小便不通，旦夕之间，陡增呕恶，此因浊邪壅塞三焦，正气不得升降，所以关应下而小便闭，格应上而呕吐，阴阳闭绝，一日即死，最为危候。"何廉臣则进一步提出"溺毒入血"理论，《重订广温热论》描述："溺毒入血，血毒上脑之候，头痛而晕，视力蒙眬，耳鸣耳聋，恶心呕吐，呼吸带有溺臭，间或猝发癫痫状，甚或神昏痉厥，不省人事，循衣摸床撮空，舌苔起腐，间有黑点。"不仅指出本病亦可见于急性热病，同时阐述了关格晚期或重症的证候学特征，均对临床有重要的指导意义。

关格主要包括西医学所指各种原发性、继发性肾脏疾病引起的慢性肾衰竭。其他如休克、创伤以及流行性出血热、败血症等疾病的晚期引起急性肾衰竭者，可参考本节内容进行辨证论治。

三、病因病机

关格是小便不通、呕吐和各种虚衰症状并见的病证，此由多种疾病发展到脾肾衰惫，浊邪壅塞所致。临证表现为本虚标实，寒热错杂，三焦不行，进而累及其他脏腑，终致五脏俱伤，气血阴阳俱虚。

（一）脾肾阳虚

水肿病程迁延，水湿浸渍，或饮食不调，脾失健运，湿浊内困，以致脾阳受损，生化无源；或因劳倦过度，久病伤正，年老体虚，以致肾元亏虚，命门火衰，肾关因阳微而不能开。脾肾俱虚，脏腑失养，故见神疲乏力，面色无华，纳呆泛恶，腰膝酸软，尿少或小便不通。脾肾阳气衰微，气不化水，阳不化浊，则湿浊益甚。末期精气耗竭，阳损及阴，而呈阴阳离决之势。《景岳全书·杂证谟·关格》谓："此则真阳败竭，元海无根，是诚亢龙有悔之象，最危之候也。"

（二）湿浊壅滞

脾肾虚损，饮食不能化为精微，而为湿浊之邪。湿浊壅塞，三焦不利，气机升降失调，故上而吐逆，下而尿闭。若属中阳亏虚，阳不化湿，湿浊困阻脾胃，则肢重乏力，纳呆呕恶，腹胀便溏，舌苔厚腻。若湿浊久聚，从阳热化，湿热蕴结中焦，胃失和降，脾失健运，则脘腹痞满，纳呆呕恶，口中黏腻，或见便秘。浊毒潴留上熏，则口中秽臭，或有尿味。湿浊毒邪外溢肌肤，症见皮肤瘙痒，或有霜样析出。湿浊上溃于肺，肺失宣降，肾不纳气，则咳逆倚息，短气不得卧。

（三）阴精亏耗

禀赋不足，素体阴虚，或劳倦久病，精气耗竭，阳损及阴，以致肾水衰少，水不涵木；水不济火，心肾不交；心脾两虚，水谷精微不化气血，则面色萎黄，唇甲色淡，心悸失眠；肝血肾精耗伤，失于滋养，则头晕耳鸣，腰膝酸软；阴虚火旺，虚火扰动，则五心烦热，咽干口燥。肾病日久累及他脏，乃至关格末期阴精亏耗，浊毒泛溢，五脏同病。肾病及肝，肝肾阴虚，虚风内动，则手足搐搦，甚则抽搐；肾病及心，邪陷心包，心窍阻闭，则胸闷心悸，或心胸疼痛，甚则神志昏迷。

（四）痰瘀蒙窍

脏腑衰惫，久病入络，因虚致瘀，或气机不畅，血涩不行，阻塞经脉，加之湿邪浊毒内蕴，三焦壅塞，气机逆乱，以致痰浊瘀血上蒙，清窍闭阻，神机失用，则神昏谵语，烦躁狂乱或意识蒙眬。

（五）浊毒入血

痰瘀痹阻，脉络失养，络破血溢；或湿浊蕴结，酿生毒热，热入营血，血热妄行，以致吐衄便血。此乃脾败肝竭，关格病进入危笃阶段。

（六）毒损肾络

失治误治，未能及时纠偏，酿生浊毒；或久服含毒药物，以致药毒蓄积，侵及下焦，耗损气血，危害肾络，进而波及五脏。

总之，关格多由各种疾病反复发作，或迁延日久所致。脾肾阴阳衰惫为其本，浊邪内聚成毒为其标，在病机上表现为本虚标实，"上吐下闭"。病变发展则正虚不复，由虚至损，多脏同病，最终精气耗竭，内闭外脱，气血离守，脏腑功能全面衰败。

四、鉴别诊断

（一）诊断

1. 发病特点

患者多有水肿、淋证、癃闭、消渴等基础病史，渐进出现关格见症。部分患者亦可由于急性热病、创伤、中毒等因素而突然致病。

关格一般为慢性进程，但遇外感、咳喘、泄泻、疮疡、手术等诱因引发，可致病情迅速进展或恶化。

2. 临床表现

关格临床表现为小便不通、呕吐和各种虚衰症状并见，兼证极为复杂。一般而言，关格前期阶段以脾肾症状为主，后期阶段则渐进累及多脏，出现危候。

早期阶段：在原发疾病迁延不愈的基础上，出现面色晦滞，神疲乏力。白天尿量减少，夜间尿量增多。食欲不振，恶心欲呕，晨起较为明显，多痰涎，或有呕吐。部分患者可有眩晕、头痛、少寐。舌质淡而胖，边有齿印，舌苔薄白或薄腻，脉沉细，或细弱。

中末期阶段：早期阶段诸般症状加重乃至恶化，恶心呕吐频作，饮食难进，口中气味臭秽，甚至有尿味。尿量减少，甚至少尿或无尿。或见腹泻，一日数次至十数次不等，或有便秘。皮肤干燥或有霜样析出，瘙痒不堪，或肌肤甲错，甚则皱瘪凹陷。或有心悸怔忡，心胸疼痛，夜间加重，甚至不可平卧。或胸闷气短，动则气促，咳逆倚息，面青唇紫，痰声辘辘。或有肢体抖动抽搐，甚至瘈疭。或有牙宣、鼻衄、咯血、呕血、便血、皮肤瘀斑、月经不调。或烦躁不宁，狂乱谵语，意识蒙眬。或突发气急，四肢厥逆，冷汗淋漓，神识昏糊，脉微欲绝等。本证阶段患者脉象以沉细、细数、结或代为主。

（二）鉴别诊断

1. 走哺

走哺以呕吐伴有大小便不通利为主证，相似于关格。但走哺一般先有大便不通，继之出现呕吐，呕吐物多为胃中饮食痰涎，或带有胆汁和粪便，常伴有腹痛，最后出现小便不通。故属实热证，其病位在肠，与关格有本质的区别。《医阶辨证·关格》说："走哺，由下大便不通，浊气上冲，而饮食不得入；关格，由上下阴阳之气倒置，上不得入，下不得出。"两者相比，关格属危重疾病，预后较差。

2. 转胞

转胞以小便不通利为临床主要表现，或有呕吐等症。但转胞为尿液潴留于膀胱，气迫于胞则伴有小腹急痛，其呕吐是因水气上逆所致，一般预后良好。

五、辨证论治

（一）辨证要点

1. 判断临床分期

关格病的早期表现以虚证为主，脾肾气虚、脾肾阳虚或气阴两虚表现较为突出，由于原发病变不同及个体差异，部分患者可见阴虚证。此时兼有浊邪，但并不严重。把握前期阶段对疾病预后至关重要，须有效控制病情，延缓终末期进程。否则阳损及阴，浊邪弥漫，正气衰败。关格后期阶段虚实兼夹，病变脏腑已由脾肾而波及心、肺、肝诸脏，浊邪潴留，壅滞三焦，病趋恶化，以致出现厥脱等阴精耗竭、孤阳离别之危象。

2. 详审原发病证

根据临床普遍规律，脏腑虚损程度与原发疾病密切相关。原发病为本，继发病为标，不同病因对脏腑阴阳气血构成不同程度的损伤，寒化伤阳，热化伤阴，至病变晚期由于机体内在基础不一，从而呈现不同的证候趋向。如水肿反复发作而致关格者，多以脾肾阳虚为主，很少单纯属于阴虚；淋证迁延而致关格者，由于病起于下焦湿热，湿可化热，热可伤阴，故常有阴虚见症。关格由癃闭发展而致者，转归差异很大。癃闭病因复杂，或外因感受六淫疫毒，或内因伤于饮食情志劳倦，以及砂石肿物阻塞尿路，湿热、气结、瘀血阻碍为病，涉及三焦。一般而言，渐进起病的虚性癃闭而致关格者，多以气虚、阳虚见证为先，其余者往往阴阳俱虚、寒热错杂。消渴的病机基础是肺燥、胃热、肾虚交互为病，病程经久，耗气伤阴，致关格阶段多属气阴两伤，阴阳俱虚。

3. 区别在气在血

关格早期阶段病在气分，后期阶段病入血分。分辨在气在血须脉症互参，其中最重要的有两点：一是兼夹风寒、风热、寒湿、湿热等各种诱发因素，病在上焦肺卫和中焦脾胃者，多在气分。可伴有发热、恶寒，或咽喉干痛，咳嗽痰黄，或尿痛淋漓，或泄泻腹胀等等。若病及心肝，则多属血分。二是不论有否外邪，凡见各种出血症状，表明病在血分，可使气血更虚，脾肾耗竭。

4. 明辨三焦病位

关格病情危重，证候复杂，辨察三焦病位是论治的关键问题。本病后期由于浊邪侵犯上、中、下三焦脏腑各有侧重，预后不同。浊邪侵犯中焦为关格必见之证，症状又有浊邪犯胃、浊邪困脾之别。病在上焦心肺，临床表现为气急，倚息不能平卧，呼吸低微，心悸胸痛，甚则神昏谵语。浊邪侵犯下焦肝肾，临床以形寒肢冷，四肢厥逆，烦躁不安，抽搐瘛疭为特点。

在关格的后期阶段，根据三焦病位可预察转归。偏于阳损者，多属命门火衰，不能温运脾土，故先见脾败，后见肝竭；偏于阴损者，多属肾阴枯竭，肝风内动，故先见肝竭，而后见脾败。至于心绝和肺绝等多数见于脾败或肝竭之后。浊邪侵犯上焦下焦，则关格病进入危重阶段，时时均可产生阴阳离决之象。

（二）证候

1. 脾阳亏虚

症状：纳呆恶心，干呕或呕吐清水，少气乏力，面色无华，唇甲苍白，晨起颜面虚浮，午后下肢水肿，尿量减少，形寒腹胀，大便溏薄，便次增多。舌质胖淡，苔薄白，脉濡细或沉细。

病机分析：脾阳不振，气血生化无源，气不足则少气乏力；血不足则面色无华，唇甲苍白；中运失健，湿浊内生，则尿少水肿，腹胀便溏；浊邪上逆，则恶心呕吐；脉濡细，苔薄舌质淡为脾阳虚的征象。

2. 肾阳虚衰

症状：腰酸膝软，面色晦滞，神疲肢冷，下肢或全身水肿，少尿或无尿，纳呆泛恶或呕吐清冷。舌质淡如玉石，苔薄白，脉沉细。

病机分析：下元亏损，命门火衰，脏腑失于温煦濡养，则腰酸膝软，面色晦滞，神疲肢冷，舌淡，脉沉而细；肾阳衰微，气不化水，阳不化浊，则湿浊潴留，壅塞水道，泛滥肌肤而为水肿；肾关因阳微而不能开，则少尿或无尿。

3. 湿热内蕴

症状：恶心厌食，呕吐黏涎，口苦黏腻，口中气味臭秽，脘腹痞满，便结不通。舌苔厚腻，脉沉细或濡细。

病机分析：脾胃受损，纳化失常，湿浊内生，壅滞中焦。湿浊困脾，则脘腹痞满，纳呆厌食，舌苔厚腻，脉沉细或濡细；浊邪犯胃，胃失和降，故恶心呕吐；湿浊化热，则口苦黏腻，口中气味臭秽，便结不通。

4. 肝肾阴虚

症状：眩晕目涩，腰酸膝软，呕吐口干，五心烦热，纳差少寐，尿少色黄，大便干结。舌淡红少苔，脉弦细或沉细。

病机分析：阴精亏耗，肾水衰少，水不涵木，肝肾失于滋养，则眩晕目涩，腰酸膝软，纳差少寐，舌质淡红少苔，脉弦细或沉细；阴虚火旺，虚火扰动，则五心烦热，咽干口燥，尿少色黄，大便干结。

5. 肝风内动

症状：头痛眩晕，手足搐搦或肢体抽搐，纳差泛恶，尿量减少，皮肤瘙痒，烦躁不安，甚则神昏痉厥癫痫，尿闭，舌抖或卷缩，舌干光红，或黄燥无津，脉细弦数。

病机分析：关格末期，肾病及肝，肝肾阴虚，肝阳上亢，则头痛眩晕，舌干光红，或黄燥无津，脉细弦数；浊毒阻闭心窍，则舌抖卷缩；浊毒泛溢，虚风内动，则肢体搐搦，皮肤瘙痒；阴分耗竭，阴不敛阳，阳越于外，故见烦躁不安，甚则神昏痉厥。

6. 痰瘀蒙窍

症状：小便短少，甚则无尿，胸闷心悸，面白唇暗，恶心呕吐，痰涎壅盛或喉中痰鸣，甚则神识昏蒙，气息深缓。舌淡苔腻，脉沉缓。

病机分析：脏腑衰惫，浊毒壅塞，气机逆乱，瘀血阻滞经脉，以致痰浊瘀血上蒙，清窍闭阻，神机失用，则诸症蜂起。

7. 浊毒入血

症状：烦躁或神昏谵语，尿少或尿闭，呕吐臭秽，或见牙宣、鼻衄、咯血、呕血、便血、皮肤瘀斑，或有发热，大便秘结。舌干少津，脉细弦数。

病机分析：关格病进入危笃阶段，肾病及心，邪陷心包，或脾败肝竭，浊毒入营动血，络破血溢，以致吐衄便血，烦躁神昏。

8. 阳微阴竭

症状：周身湿冷，面色惨白，胸闷心悸，气急倚息不能平卧，或呼吸浅短难续，神昏尿闭。舌质淡如玉，苔黑或灰，脉细数，或结或代，或脉微细欲绝或沉伏。

病机分析：肾者元气之根，水火之宅，五脏之阴非此不能滋，五脏之阳气非此不能发。肾阳衰微，阳损及阴，阴耗血竭，阴不敛阳，虚阳浮越，终至阳微阴竭，气脱阳亡，阴阳离决。

六、治疗

（一）治疗原则

1. 治主当缓，治客当急

本病脾肾衰惫为其本，浊毒内聚为其标。前者为主，后者为客。脏腑虚损为渐进过程，不宜峻补，而需长期调理，用药刚柔相兼，缓缓图之。湿浊毒邪内蕴，宜及时祛除继发诱因，尽力降浊排毒，以防发生浊毒上蒙清窍，阻塞经脉，入营动血或邪陷心包之变。

2. 虚实兼顾，把握中焦

关格是补泻两难的疾病。根据病程演变规律，早期宜侧重补虚，兼以化浊；后期阶段，浊邪弥漫，正气衰败，治疗宜虚实兼顾，用药贵在灵活。本病临床累及三焦脏腑虽有侧重，但浊毒壅滞中焦则贯彻病程始终，故把握中焦为治疗要务。上下交损，当治其中。其时患者尽管正气虚衰，若强用补益亦难以受纳，且更易助长邪实，加重病情。故调理脾胃，化浊降逆，缓解呕恶，增进饮食，才能为下一步治疗提供条件。

（二）治法方药

1. 脾阳亏虚

治法：温中健脾，化湿降浊。

方药：温脾汤合吴茱萸汤加减。方中附子、干姜温运中阳，人参、甘草、大枣益气健脾，大黄降浊，吴茱萸温胃散寒，下气降逆，生姜和胃止呕。本方为补泻同用之法，适用于脾胃虚寒，浊邪侵犯中焦，以致上吐下闭者。大黄攻下降浊是权宜之计，以便润为度，防止久用反伤正气。

此外，人参的选用应注意原发病的内在基础，如关格由水肿发展而来，以红参为宜；若关格的本病为淋证、癃闭、血尿、肾痨，为阴损及阳，兼有湿热者，选用白参较为适当。

阳虚水泛而为水肿者，治宜健脾益气，温阳利水，化裁黄芪补中汤或防己黄芪汤，以人参、黄芪益气补中，白术、苍术、防己健脾燥湿，猪苓、茯苓、泽泻、陈皮利水消肿，甘草和中。其中，生黄芪益气利水而无壅滞中满之弊，治疗水肿较为适宜。脾虚湿因而泛恶者，可用理中丸加姜半夏、茯苓利湿和胃。若湿抑中阳较著，可加用桂枝，师《金匮要略》防己茯苓汤法。

2. 肾阳虚衰

治法：温补肾阳，健脾化浊。

方药：《济生》肾气丸化裁。方中肉桂、附子温补肾阳，地黄、山药、山茱萸滋养脾肾，茯苓、牡丹皮、泽泻、车前子、牛膝化湿和络，引药下行。

肾阳亏损而水肿较重者，选用真武汤。兼有中焦虚寒者，配伍干姜、肉豆蔻、吴茱萸温运中阳。呕吐明显者，加用生姜、半夏。肾阳虚衰者，往往肾阴亦亏，在应用温肾药时，应了解关格病的原发疾病以及肾阴、肾阳虚损的情况。

若原发疾病有湿热伤阴基础乃至阴损及阳，温肾药物宜选用淫羊藿、仙茅、巴戟天等温柔之品，或选用右归饮，寓温肾于滋肾之中。若肾脏畸形，命火衰微，水湿潴留于肾，以致肾脏肿大，腹部瘕积者，治宜温补肾阳，同时配伍三棱、莪术、生牡蛎、象贝母等活血祛瘀软坚之品。

3. 湿热内蕴

治法：清化湿热，降逆止呕。

方药：黄连温胆汤化裁。方用陈皮、半夏、竹茹、枳实、茯苓、黄连清化湿热，配用生姜降逆止呕。浊邪犯胃，和胃降逆化浊法的常用方剂尚有小半夏汤、旋覆代赭汤等，后者降逆止呕的作用较强。亦可加大黄通导腑气，使浊邪从大便而出。

4. 肝肾阴虚

治法：滋养肝肾，益阴涵阳。

方药：杞菊地黄丸化裁。方用地黄、山茱萸滋养肝肾，山药补脾固精，茯苓、泽泻渗湿，牡丹皮凉肝泄热，枸杞子、菊花滋补肝肾，平肝明目。肝肾阴虚，肝阳偏亢，易引动肝风，可配伍钩藤、夏枯草、牛膝、石决明平肝潜阳，降泄虚火，以防虚风内动。本病兼夹湿热浊毒，用药不宜滋腻，以免滞邪碍胃。

5. 肝风内动

治法：平肝潜阳，息风降逆。

方药：镇肝息风汤化裁。方用龙骨、牡蛎、代赭石镇肝降逆；龟甲、芍药、玄参、天冬柔肝潜阳息风；牛膝引气血下行以助潜降；合茵陈、麦芽清肝舒郁。若出现舌干光红，抽搐不止者，宜用大定风珠，方用地黄、麦冬、阿胶、生白芍、麻仁甘润存阴；龟甲、鳖甲、牡蛎育阴潜阳；五味子配甘草，酸甘化阴，滋阴息风。

6. 痰瘀蒙窍

治法：豁痰化瘀，开窍醒神。

方药：涤痰汤化裁。本方适用于痰瘀蒙窍而偏于痰湿者，方中半夏、陈皮、茯苓健脾燥湿化痰；胆南星、竹茹、石菖蒲化痰开窍。若属痰瘀蒙窍而偏于痰热者，用羚羊角汤，该方以羚羊角、珍珠母、竹茹、天竺黄清化痰热；石菖蒲、远志化痰开窍；夏枯草、牡丹皮清肝凉血。以上二方化瘀力稍嫌不足，宜酌情配伍丹参、赤芍、蒲黄、桃仁、三七等化瘀之品。

痰瘀浊毒内盛，上蒙清窍而致神昏者，治宜利气开窍醒神。可用醒脑静或清开灵静脉滴注，或鼻饲苏合香丸。关格进入神昏危笃阶段，小便不通，治以开窍急救时，尤应注意禁用含毒药物，以免药毒蓄积，危害肾脏。

7. 浊毒入血

治法：解毒化浊，宁络止血。

方药：犀角地黄汤、清宫汤化裁。适用于痰浊化热，热入血分而致鼻衄、咯血等出血证。组方宜以水牛角、生地黄、赤芍等解毒清热、凉血止血为主药，或酌情配合应用至宝丹或紫雪丹。治疗血证，要掌握"治火、治气、治血"基本原则，酌情选用收敛止血、凉血止血、活血止血药物。严密观察病情变化。

8. 阳微阴竭

治法：温扶元阳，补益真阴。

方药：地黄饮子化裁。方用附子、肉桂、巴戟肉、肉苁蓉、地黄、山茱萸温养真元，摄纳浮阳；麦冬、石斛、五味子滋阴济阳；石菖蒲、远志、茯苓开窍化浊。若出现呼吸缓慢而深，肢冷形寒，汗出不止，命门耗竭者，急宜温命门之阳，参附注射液静脉滴注。若正不胜邪，心阳欲脱，急用参麦注射液静脉滴注敛阳固脱。

凡浊邪侵犯上焦心肺，或下焦肝肾，为关格进入末期危重阶段，口服药物无法受纳者，应采用中西医结合的方法进行抢救。

（三）其他治法

1. 单方验方

（1）冬虫夏草：临床一般用量 3 ~ 5 g，水煎单独服用或另煎兑入汤剂中，亦可研粉装胶囊服用。20 日为 1 个疗程，连服 3 ~ 4 个疗程。

（2）地肤子汤：地肤子 30 g，大枣 4 枚，加水煎服，每日 1 剂，分 2 次服完。具有清热利湿止痒功效，适用于关格皮肤瘙痒者。

2. 针灸治疗

主要选穴为中脘、气海、足三里、三阴交、阴陵泉、肾俞、三焦俞、关元、中极、内关。每次选主穴 2 ~ 3 个，配穴 2 ~ 3 个。可根据病情需要选择或增加穴位。虚证用补法，实证用泻法，留针 20 ~ 30 分钟，中间行针 1 次，每日针刺 1 次，10 次为 1 个疗程。

3. 灌肠疗法

降浊灌肠方：生大黄、生牡蛎、六月雪各 30 g，浓煎 200 ~ 300 mL，高位保留灌肠。2 ~ 3 小时后药液可随粪便排出。每日 1 次，连续灌肠 10 日为 1 个疗程。休息 5 日后，可再继续一个疗程。适用于关格早中期。

4. 药浴疗法

药浴方：由麻黄、桂枝、细辛、附子、红花、地肤子、羌活、独活等组成。将药物打成粗末，纱布包裹煎浓液，加入温水中，患者浸泡其中，使之微微汗出，每次浸泡 40 分钟，每日 1 次，10 ~ 15 日为 1 个疗程。

七、转归预后

本病为多种疾病渐进而来，病程发展趋势为由轻渐重，由脾肾受损而致五脏俱伤，正虚则邪实，邪盛则正衰，形成恶性循环。关格的转归和预后，取决于脾肾亏损程度和浊邪壅滞部位。若病限脾胃，邪在中焦，而治疗调摄得当，且避免复感外邪，尚可带病延年；若病变累及他脏，浊毒凌心射肺，入营动血，引动肝风，甚则犯脑蒙窍，最终正不胜邪，则预后较差。

八、预防和护理

积极治疗水肿、淋证、癃闭、消渴、眩晕、肾痨等原发疾病。注意消除外感、寒湿、劳顿等各种诱因。注意饮食调摄，不宜膏粱厚味。

（张明丽）

第五节　水肿

一、概述

水肿是体内水液潴留，泛滥肌肤，表现以头面、眼睑、四肢、腹背，甚至全身浮肿为特征的一类病证。

本病在《内经》中称为"水"，并根据不同症状分为"风水""石水""涌水"。《灵枢·水胀》对其症状作了详细的描述，如"水始起也，目窠上微肿，如新卧起之状，其颈脉动，时咳，阴股间寒，足胫肿，腹乃大，其水已成矣。以手按其腹，随手而起，如裹水之状，此其候也。"

至于其病因病机，《素问·水热穴论》指出："勇而劳甚，则肾汗出，肾汗出逢于风，内不得入于脏腑，外不得越于皮肤，客于玄府，行于皮里，传为胕肿"。"故其本在肾，其末在肺。"《素问·至真要大论》又指出："诸湿肿满，皆属于脾"。可见在《内经》时代，对水肿病的发病已认识到与肺、脾、肾有关。

对于水肿的治疗，《素问·汤液醪醴论》提出"平治于权衡，去菀陈莝……开鬼门，洁净府"的治疗原则，这一原则，一直沿用至今。

汉代张仲景对水肿的分类较《内经》更为详细，在《金匮要略·水气病脉证并治》以表里上下为纲，分为风水、皮水、正水、石水、黄汗五种类型。该书又根据五脏发病的机制及证候将水肿分为心水、肝水、肺水、脾水、肾水。在治疗上又提出了发汗、利尿两大原则："诸有水者，腰以下肿，当利小便，腰以上肿，当发汗乃愈。"

唐代孙思邈对于水肿的认识续有阐发，在《备急千金要方·水肿》中首次提出了水肿必须忌盐，并指出水肿有五不治。

唐代以后，对水肿的分类、论治继有发展。宋代严用和将水肿分为阴水、阳水两大类。《济生方·水肿门》说："阴水为病，脉来沉迟，色多青白，不烦不渴，小便涩少而清，大腹多泄……阳水为病，脉来沉数，色多黄赤，或烦或渴，小便赤涩，大便多闭。"这一分类法，区分了虚实两类不同性质的水肿，为其后水肿病的临床辨证奠定了基础。对于水肿的治疗，严用和又倡导温脾暖肾之法，在前人汗、利、攻的基础上开创了补法。此后，《仁斋直指方·虚肿方论》创用活血利水法治疗瘀血水肿。

明代李梴《医学入门·水肿》提出疮毒致水肿的病因学说，对水肿的认识日趋成熟。

水肿是多种疾病的一个症状，包括西医学中肾性水肿、心性水肿、肝性水肿、营养不良性水肿、功能性水肿、内分泌失调引起的水肿等。本节论及的水肿主要以肾性水肿为主，包括急慢性肾小球肾炎、肾病综合征、继发性肾小球疾病等。肝性水肿，是以腹水为主证，属于臌胀范畴。其他水肿的辨治，可以参照本节内容。

二、病因病机

水肿一证，其病因有风邪袭表、疮毒内犯、外感水湿、饮食不节及禀赋不足、久病劳倦，形成本病的机制为肺失通调，脾失转输，肾失开阖，三焦气化不利。

（一）病因

1. 风邪袭表

风为六淫之首，每夹寒夹热，风寒或风热之邪，侵袭肺卫，肺失通调，风水相搏，发为水肿。此即《景岳全书·肿胀》篇所言："凡外感毒风，邪留肌肤，则亦能忽然浮肿。"

2. 疮毒内犯

肌肤患痈疡疮毒，火热内攻，损伤肺脾，致津液气化失常，发为水肿。《济生方·水肿》云："年少血热生疮，变为水，肿满，烦渴，小便少，此为热肿。"正是指这种病因而言。

3. 外感水湿

久居湿地，冒雨涉水，湿衣裹身时间过久，水湿内侵，困遏脾阳，脾胃失其升清降浊之能，水无所制，发为水肿。正如《医宗金鉴·水气病脉证》曰："皮水，外无表证，内有水湿也。"

4. 饮食不节

过食肥甘，嗜食辛辣，久则湿热中阻，损伤脾胃；或因生活饥馑，营养不足，脾气失养，以致脾运不健，脾失转输，水湿壅滞，发为水肿。如《景岳全书·水肿》篇所言："大人小儿素无脾虚泄泻等证，而忽而通身浮肿，或小便不利者，多以饮食失节，或湿热所致。"

5. 禀赋不足、久病劳倦

先天禀赋薄弱，肾气亏虚，膀胱开合不利，气化失常，水泛肌肤，发为水肿。或因劳倦过度，纵欲无节，生育过多，久病产后，损伤脾肾，水湿输布失常，溢于肌肤，发为水肿。

（二）病机

水不自行，赖气以动，水肿一证，是全身气化功能障碍的一种表现。

具体而言，水肿发病的基本病理变化为肺失通调，脾失转输，肾失开阖，三焦气化不利。其病位在肺、脾、肾，而关键在肾。病理因素为风邪、水湿、疮毒、瘀血。肺主一身之气，有主治节、通调水道、下输膀胱的作用。

风邪犯肺，肺气失于宣畅，不能通调水道，风水相搏，发为水肿。脾主运化，有布散水精的功能。外感水湿，脾阳被困，或饮食劳倦等损及脾气，造成脾失转输，水湿内停，乃成水肿。肾主水，水液的输化有赖于肾阳的蒸化、开阖作用。久病劳欲，损及肾脏，则肾失蒸化，开阖不利，水液泛滥肌肤，则为水肿。诚如《景岳全书·肿胀》篇指出："凡水肿等证，乃肺、脾、肾三脏相干之病。盖水为至阴，故其本在肾；水化于气，故其标在肺；水惟畏土，故其制在脾。今肺虚则气不化精而化水，脾虚则土不制水而反克，肾虚则水无所主而妄行。"

由于致病因素及体质的差异，水肿的病理性质有阴水、阳水之分，并可相互转换或夹杂。阳水属实，多由外感风邪、疮毒、水湿而成，病位在肺、脾；阴水属虚或虚实夹杂，多由饮食劳倦、禀赋不足、久病体虚所致，病位在脾、肾。阳水迁延不愈，反复发作，正气渐衰，脾肾阳虚，或因失治、误治，损伤脾肾，阳水可转为阴水；反之，阴水复感外邪，或饮食不节，使肿势加剧，呈现阳水的证候，而成本虚标实之证。其次，水肿各证之间亦互有联系。阳水的风水相搏之证，若风去湿留，可转化为水湿浸渍证。

水湿浸渍证由于体质差异，湿有寒化、热化之不同。湿从寒化，寒湿伤及脾阳，则变为脾阳不振之证，甚者脾虚及肾，又可成为肾阳虚衰之证。湿从热化，可转为湿热壅盛之证。湿热伤阴，则可表现为肝肾阴虚之证。此外，肾阳虚衰，阳损及阴，又可导致阴阳两虚之证。最后，水肿各证，日久不退，水邪壅阻经隧，络脉不利，瘀阻水停，则水肿每多迁延不愈。

水肿转归，一般而言，阳水易消，阴水难治。阳水患者如属初发年少，体质尚好，脏气未损，治疗及时，则病可向愈。此外，因生活饥馑、饮食不足所致水肿，在饮食条件改善后，水肿也可望治愈。若先天禀赋不足，或他病久病，或得病之后拖延失治，导致正气大亏，肺、脾、肾三脏功能严重受损，后期还可影响到心、肝，则难向愈。若水邪壅盛或阴水日久，脾肾衰微，水气上犯，则可出现水邪凌心犯肺之重证。若病变后期，肾阳衰败，气化不行，浊毒内闭，是由水肿发展为关格。若肺失通调，脾失健运，肾失开阖，致膀胱气化无权，可见小便点滴或闭塞不通，则是水肿转为癃闭。若阳损及阴，造成肝肾阴虚，肝阳上亢，则可兼见眩晕之证。

三、诊断要点

（一）诊断要点
（1）水肿先从眼睑或下肢开始，继及四肢全身。

（2）轻者仅眼睑或足胫浮肿，重者全身皆肿；甚则腹大胀满，气喘不能平卧；更严重者可见尿闭或尿少，恶心呕吐，口有秽味，鼻衄牙宣，头痛，抽搐，神昏谵语等危象。

（3）可有乳蛾、心悸、疮毒、紫癜及久病体虚病史。

（二）病证鉴别
1. 水肿与臌胀

二病均可见肢体水肿，腹部膨隆。

臌胀的主症是单腹胀大，面色苍黄，腹壁青筋暴露，四肢多不肿，反见瘦削，后期或可伴见轻度肢体浮肿。而水肿则头面或下肢先肿，继及全身，面色㿠白，腹壁亦无青筋暴露。臌胀是由于肝、脾、肾功能失调，导致气滞、血瘀、水湿聚于腹中。水肿乃肺、脾、肾三脏气化失调，而导致水液泛滥肌肤。

2. 水肿阳水和阴水

水肿可分为阳水与阴水。

阳水病因多为风邪、疮毒、水湿。发病较急，每成于数日之间，肿多由面目开始，自上而下，继及全身，肿处皮肤绷急光亮，按之凹陷即起，兼有寒热等表证，属表、属实，一般病程较短，《金匮要略》之风水、皮水多属此类。

阴水病因多为饮食劳倦，先天或后天因素所致的脏腑亏损。发病缓慢，肿多由足踝开始，自下而上，继及全身，肿处皮肤松弛，按之凹陷不易恢复，甚则按之如泥，属里、属虚或虚实夹杂，病程较长，《金匮要略》之正水、石水多属此类。

四、相关检查

（1）水肿患者一般可先检查血常规、尿常规、肾功能、肝功能（包括血浆蛋白）、心电图、肝肾B超。

（2）如怀疑心源性水肿可再查心脏超声、X线胸片，明确心功能级别。

（3）肾性水肿可再查24小时尿蛋白总量，蛋白电泳，血脂，补体C_3、C_4，免疫球蛋白，抗核抗体，双链DNA抗体，SM抗体，T_3、T_4、FT_3、FT_4。

（4）肾穿刺活检有助于明确病理类型，鉴别原发性或继发性肾脏疾病。

五、辨证要点

水肿病证首先须辨阳水、阴水，区分其病理属性。

阳水属实，由风、湿、热、毒诸邪导致水气的潴留；阴水多属本虚标实，因脾肾虚弱，而致气不化水，久则可见瘀阻水停。

其次应辨病变之脏腑，在肺、脾、肾、心之差异。最后，对于虚实夹杂，多脏共病者，应仔细辨清本虚标实之主次。

六、治疗

发汗、利尿、泻下逐水为治疗水肿的三条基本原则，具体应用视阴阳虚实不同而异。

阳水以祛邪为主，应予发汗、利水或攻逐，同时配合清热解毒、理气化湿等法，阴水当以扶正为主，健脾温肾，同时配以利水、养阴、活血、祛瘀等法。对于虚实夹杂者，则当兼顾，或先攻后补，或攻补兼施。

（一）阳水

1. 风水相搏证

证候分析：眼睑浮肿，继则四肢及全身皆肿，来势迅速，多有恶寒，发热，肢节酸楚，小便不利等症。偏于风热者，伴咽喉红肿疼痛，舌质红，脉浮滑数。偏于风寒者，兼恶寒，咳喘，舌苔薄白，脉浮滑或浮紧。

证机概要：风邪袭表，肺气闭塞，通调失职，风遏水阻。

治法：疏风清热，宣肺行水。

代表方：越婢加术汤加减。本方有宣肺清热、祛风利水之功效，主治风水夹热之水肿证。

常用药：麻黄、杏仁、防风、浮萍疏风宣肺；白术、茯苓、泽泻、车前子淡渗利水；石膏、桑白皮、黄芩清热宣肺。

风寒偏盛，去石膏，加苏叶、桂枝、防风祛风散寒；若风热偏盛，可加连翘、桔梗、板蓝根、鲜芦根，以清热利咽，解毒散结；若咳喘较甚，可加杏仁、前胡，以降气定喘；如见汗出恶风，卫阳已虚，则用防己黄芪汤加减，以益气行水；若表证渐解，身重而水肿不退者，可按水湿浸渍证论治。

2. 湿毒浸淫证

证候分析：眼睑浮肿，延及全身，皮肤光亮，尿少色赤，身发疮痍，甚则溃烂，恶风发热，舌质红，苔薄黄，脉浮数或滑数。

证机概要：疮毒内归脾肺，三焦气化不利，水湿内停。

治法：宣肺解毒，利湿消肿。

代表方：麻黄连翘赤小豆汤合五味消毒饮加减。前方宣肺利尿，治风水在表之水肿；后方清解热毒，治疮毒内归之水肿。二方合用共起宣肺利水、清热解毒之功，主治痈疡疮毒或乳蛾红肿而诱发的水肿。

常用药：麻黄、杏仁、桑白皮、赤小豆宣肺利水；金银花、野菊花、蒲公英、紫花地丁、紫背天葵清热解毒。

脓毒甚者，当重用蒲公英、紫花地丁清热解毒；湿盛糜烂者，加苦参、土茯苓；风盛者，加白鲜皮、地肤子；血热而红肿，加牡丹皮、赤芍；大便不通，加大黄、芒硝；症见尿痛、尿血，乃湿热之邪下注膀胱，伤及血络，可酌加凉血止血之品，如石韦、大蓟、荠菜花等。

3. 水湿浸渍证

证候分析：全身水肿，下肢明显，按之没指，小便短少，身体困重，胸闷，纳呆，泛恶，苔白腻，脉沉缓，起病缓慢，病程较长。

证机概要：水湿内侵，脾气受困，脾阳不振。

治法：运脾化湿，通阳利水。

代表方：五皮饮合胃苓汤加减。前方理气化湿利水；后方通阳利水，燥湿运脾。两方合用共起运脾化湿、通阳利水之功，主治水湿困遏脾阳，阳气尚未虚损，阳不化湿所致的水肿。

常用药：桑白皮、陈皮、大腹皮、茯苓皮、生姜皮化湿行水；苍术、厚朴、陈皮、草果燥湿健脾；桂枝、白术、茯苓、猪苓、泽泻温阳化气行水。

外感风邪，肿甚而喘者，可加麻黄、杏仁宣肺平喘；面肿，胸满，不得卧，加苏子、葶苈子降气行水；若湿困中焦，脘腹胀满者，可加川椒目、大腹皮、干姜温脾化湿。

4. 湿热壅盛证

证候分析：遍体浮肿，皮肤绷急光亮，胸脘痞闷，烦热口渴，小便短赤，或大便干结，舌红，苔黄腻，脉沉数或濡数。

证机概要：湿热内盛，三焦壅滞，气滞水停。

治法：分利湿热。

代表方：疏凿饮子加减。本方功用泻下逐水，疏风发表，主治水湿壅盛，表里俱病的阳水实证。

常用药：羌活、秦艽、防风、大腹皮、茯苓皮、生姜皮疏风解表，发汗消肿，使在表之水从汗而疏解；猪苓、茯苓、泽泻、木通、椒目、赤小豆、黄檗清热利尿消肿；商陆、槟榔、生大黄通便逐水消肿。

腹满不减，大便不通者，可合己椒苈黄丸，以助攻泻之力，使水从大便而泄；若肿势严重，兼见喘促不得平卧者，加葶苈子、桑白皮泻肺利水；若湿热久羁，亦可化燥伤阴，症见口燥咽干，可加白茅根、芦根，不宜过用苦温燥湿、攻逐伤阴之品。

（二）阴水

1. 脾阳虚衰证

证候分析：身肿日久，腰以下为甚，按之凹陷不易恢复，脘腹胀闷，纳减便溏，面色不华，神疲乏力，四肢倦怠，小便短少，舌质淡，苔白腻或白滑，脉沉缓或沉弱。

证机概要：脾阳不振，运化无权，土不制水。

治法：健脾温阳利水。

代表方：实脾饮加减。本方功效健运脾阳，以利水湿，适用于脾阳不足伴有湿困脾胃的水肿。

常用药：干姜、附子、草果、桂枝温阳散寒利水；白术、茯苓、炙甘草、生姜、大枣健脾补气；茯苓、泽泻、车前子、木瓜利水消肿；木香、厚朴、大腹皮理气行水。

气虚甚，症见气短声弱者，可加人参、黄芪以健脾益气；若小便短少，可加桂枝、泽泻，以助膀胱气化而行水。

又有水肿一证，由于长期饮食失调，脾胃虚弱，精微不化，而见遍体浮肿，面色萎黄，晨起头面较甚，动则下肢肿胀，能食而疲倦乏力，大便如常或溏，小便反多，舌苔薄腻，脉软弱，与上述水肿不同。此由脾气虚弱，气失舒展，不能运化水湿所致。治宜益气健脾，行气化湿，不宜分利伤气，可用参苓白术散加减。浮肿甚，大便溏薄，可加黄芪、桂枝益气通阳，或加补骨脂、附子温肾助阳。并适当注意营养，可用黄豆、花生佐餐，作为辅助治疗，多可调治而愈。

2. 肾阳衰微证

证候分析：水肿反复消长不已，面浮身肿，腰以下甚，按之凹陷不起，尿量减少或反多，腰酸冷痛，四肢厥冷，怯寒神疲，面色㿠白，甚者心悸胸闷，喘促难卧，腹大胀满，舌质淡胖，苔白，脉沉细或沉迟无力。

证机概要：脾肾阳虚，水寒内聚。

治法：温肾助阳，化气行水。

代表方：济生肾气丸合真武汤加减。济生肾气丸温补肾阳，真武汤温阳利水，二方合用适用于肾阳虚损，水气不化而致的水肿。

常用药：附子、肉桂、巴戟肉、淫羊藿温补肾阳；白术、茯苓、泽泻、车前子通利小便；牛膝引药下行。

小便清长量多，去泽泻、车前子，加菟丝子、补骨脂以温固下元。若症见面部浮肿为主，表情淡漠，动作迟缓，形寒肢冷，治以温补肾阳为主，方用右归丸加减。病至后期，因肾阳久衰，阳损及阴，可导致肾阴亏虚，出现肾阴虚为主的病证，如水肿反复发作。精神疲惫，腰酸遗精，口渴干燥，五心烦热，舌红，脉细弱等。治当滋补肾阴为主，兼利水湿，但养阴不宜过于滋腻，以防伤害阳气，反助水邪。方用左归丸加泽泻、茯苓、冬葵子等。肾虚肝旺，头昏头痛，心慌腿软，肢㿠者，加鳖甲、牡蛎、杜仲、桑寄生、野菊花、夏枯草。如病程缠绵，反复不愈，正气日衰，复感外邪，症见发热恶寒，肿势增剧，小便短少，此为虚实夹杂，本虚标实之证，治当急则治标，先从风水论治，但应顾及正气虚衰一面，不可过用解表药，以越婢汤为主，酌加党参、菟丝子等补气温肾之药，扶正与祛邪并用。

3. 瘀水互结证

证候分析：水肿延久不退，肿势轻重不一，四肢或全身浮肿，以下肢为主，皮肤瘀斑，腰部刺痛，或伴血尿，舌紫暗，苔白，脉沉细涩。

证机概要：水停湿阻，气滞血瘀，三焦气化不利。

治法：活血祛瘀，化气行水。

代表方：桃红四物汤合五苓散加减。前方活血化瘀，后方通阳行水，适用于水肿兼夹瘀血者或水肿久病之患者。

常用药：当归、赤芍、川芎、丹参养血活血；益母草、红花、凌霄花、路路通、桃仁活血通络；桂枝、附子通阳化气；茯苓、泽泻、车前子利水消肿。

全身肿甚，气喘烦闷，小便不利，此为血瘀水盛，肺气上逆，可加葶苈子、川椒目、泽兰以逐瘀泻肺；如见腰膝酸软，神疲乏力，乃为脾肾亏虚之象，可合用济生肾气丸以温补脾肾，利水肿；对气阳虚者，可配黄芪、附子益气温阳以助化瘀行水之功。

对于久病水肿者，虽无明显瘀阻之象，临床上亦常合用益母草、泽兰、桃仁、红花等药，以加强利尿消肿的效果。

七、预防和护理

（1）避免风邪外袭，患者应注意保暖；感冒流行季节，外出戴口罩，避免去公共场所；居室宜通风；平时应避免冒雨涉水，或湿衣久穿不脱，以免湿邪外侵。

（2）注意调摄饮食。肿势重者应予无盐饮食，轻者予低盐饮食（每日食盐量 3 ~ 4 g），若因营养障碍而致水肿者，不必过于忌盐，饮食应富含蛋白质，清淡易消化。

（3）劳逸结合，调畅情志。树立战胜疾病的信心。

（4）水肿患者长服肾上腺糖皮质激素者，皮肤容易生痤疮，应避免抓搔肌肤，以免皮肤感染。

（5）对长期卧床者，皮肤外涂滑石粉，经常保持干燥，并定时翻身，以免压疮发生，加重水肿的病情。

（6）每日记录水液的出入量。若每日尿量少于 500 mL 时，要警惕癃闭的发生。

此外，患者应坚持治疗，定期随访。

（张明丽）

第十二章 急症

第一节 高热

一、定义

内科急症之高热是指由于外感或内伤导致体温骤升（多在39℃以上），以身体灼热、烦渴、脉数为主要临床表现的一种内科急症。如伤寒中的太阳、少阳、阳明高热，温病卫气营血各阶段的高热或内伤杂病过程中出现的由虚热引起的高热。本篇着重介绍前者，后者将在"内伤发热"中介绍。

二、历史沿革

《素问·阴阳应象大论篇》《素问·热论篇》对外感发热的病因病机和治疗法则都做了扼要的论述，为热病诊治奠定了理论基础。汉代张仲景《伤寒论》是我国第一部研究外感热病的专著，系统论述了外感热病的病因病机和诊治规律；该书以阴阳为纲，创造性地提出了六经辨证理论，成为后世辨证论治外感热病的纲领。金代刘完素对外感热病的病因病机主火热论，认为外感热病的病因主要是火热病邪，即使是其他外邪也是"六气皆从火化"，病机属性是火热，主张"热病只能作热治，不能从寒医"，治疗"宜凉不宜温"，突破了金代以前对外感热病多从寒邪立论，治疗多用辛温的学术束缚，是外感热病理论的一大进步。清代叶天士《外感温热篇》对外感热病的感邪、发病、传变规律、察舌验齿等诊治方法都有详细的阐述，创立了外感热病的卫气营血辨证纲领。清代薛己《湿热病篇》对外感湿热发病的证治特点作了详细论述。清代吴鞠通《温病条辨》对风温、湿温等各种外感热病做了分条论述，不仅制订了一批治疗外感热病行之有效的方药，同时创立了外感热病的三焦辨证理论。卫气营血辨证和三焦辨证的创立，标志着温病学说的形成，从而使外感热病的理论和临床实践臻于完善。

三、病因病机

高热为内科常见急症，病因不外乎外感六淫、疫毒之邪，临床以实热或本虚标实之高热为多见。

1. 时疫流行

疫毒之气致病力强，具有较强的季节性和传染性。一旦感受疫毒，起病急骤，传变迅速，卫表症状短暂，较快出现高热。

2. 六淫入侵

由于气候突变，人体调摄不当，风、寒、暑、湿、燥、火等邪气乘虚侵袭人体而发热。六淫之中，火热暑湿为致外感发热的主要病邪，风寒燥邪亦能致外感发热，但它们常有一个化热的病机过程。六淫可单独致病，亦可以两种以上病邪兼夹致病，如风寒、风热、湿热、风湿热等。外感发热病因的差异，与季节、时令、气候、地区等因素有关。

外邪入侵，人体正气与之相搏，正邪交争于体内，则引起脏腑气机紊乱，阴阳失调，阳气亢奋，或热、毒充斥于人体，发生阳气偏盛的病理性改变，即所谓"阳胜则热"的病机。病理性质多属热属实。若病情进一步进展可化火伤阴，亦可因壮火食气导致气阴两伤，若热入营血，则会发生神昏、出血等危急变证。

四、诊断

（一）发病特点

高热病情变化比较迅速，可产生神昏、动风、出血、脱证等变证。

（二）临床表现

高热急症多见实热或本虚标实之热，表现形式多样。但以身体灼热、烦渴、脉数为主要临床表现。热型有壮热、恶寒发热、潮热、寒热往来等。发热时间，短者数小时，长者数日。

病在表：病在卫分，症见微恶寒而发热，伴口渴，汗出，脉浮且数。邪犯太阳，恶寒重于发热，伴头身痛，脉浮。

病入里：病在气分，邪犯阳明，则壮热不寒，口大渴，脉洪大而数；若热结于腑，痞满燥实，苔黄燥；若夹湿则高热，但口多不渴，苔多白腻或黄腻，脉濡数。入营则高热入夜为甚，兼见谵昏，斑疹隐隐；入血则高热兼见齿衄、鼻衄、吐血、便血，甚至昏迷、抽搐、斑疹显露、脉细数、舌绛少津等。

五、鉴别诊断

内伤发热本篇高热主要指由外感所致高热，具有起病急，病程短，热势重而体多实的特点。而内伤发热多由脏腑阴阳气血失调，郁而化热所致，高热之前多有低热，发病缓，病程长，临床多伴有内伤久病虚性证候，如形体消瘦、面色少华、短气乏力、舌质淡、脉数无力等。

六、辨证要点

（一）辨外感、内伤

外感高热：起病急，病程短，热势重，有外感六淫、疫毒的病史，兼见外感之症，如恶寒、口渴、面赤、舌红苔黄、脉数，多为实热证。

内伤发热：起病较缓，病程较长，热不高而多间歇，多继发于他病之后，兼见内伤之症如形体消瘦，面色少华，短气乏力，倦怠食欲缺乏，舌质淡，脉数无力，多为虚证或虚实夹杂之证。

（二）辨虚实

内伤发热多属虚热，或本虚标实之热，外感病后期，亦可见虚热。其热波动无常，时高时低，缠绵难愈，脉多细数，兼见其他虚象。实热多见于外感中期，热势较高，病情较急，变化较速，脉洪数，热甚伤阴，可见谵语、神昏、动风等兼证。

（三）辨热型

发热恶寒：发热与恶寒同时存在，病证在卫表。

壮热：多见于伤寒阳明病和温病气分阶段；邪毒内陷气营两燔亦可见高热，但常并见发斑、神昏、谵语、动风等兼证。

潮热：多见于阳明腑实证，身热汗出蒸蒸，腹胀满实拒按，热势至夜加重。阴虚内热亦可见潮热，症见潮热颧红、骨蒸盗汗、咳嗽、咯血、舌红少苔、脉细数。

寒热往来：寒时不热，热时不寒，往往一日数次发作。

（四）辨寒热真假

在高热急症中，由于热极或寒极会出现与本病之寒热不相符合的现象，即真热假寒和真寒假热之象。

真热假寒证：有一个发热的过程，且起病急，病情进展快，热势甚高，很快进入手足厥冷的假象，身虽大寒，而反不欲近衣；口渴喜冷饮，胸腹灼热，按之烙手；脉滑数按之鼓指；苔黄燥起刺或黑而干燥。以发热经过、胸腹灼热及舌苔为鉴别重点。

真寒假热证：一般出现于慢性病或重病的过程中，身虽热，但欲得衣被；口虽渴，但喜热饮；脉虽数但按之乏力或细微欲绝；苔虽黑而滑润。以舌苔、脉象为鉴别重点。

七、急救处理

（一）处理原则

1. 分主次

即分清高热及其兼证的主次。外感高热，无论其热型热势如何，高热均属主证，治以清热为主，根据病邪性质、病变脏腑、影响气血津液的不同，又有清热解毒、清热利湿、通腑泻下、清泻脏腑、养阴益气等治法，以达清除邪热、调和脏腑之目标。内伤高热，则高热不一定是主证，治当审其病因究竟发于劳伤还是饮食。

2. 审标本

审清高热的主要病机，细辨高热与其他症状的标本关系。例如高热出血腹痛，主要病机为热毒内陷，损伤脉络，迫血妄行，瘀阻腹内，治当清热凉血为急为本。

3. 察传变

观察高热伴发的变证。由外感高热并发神昏、谵语、厥逆、出血、抽搐等，提示邪毒内传，营血耗伤，除治高热，还要加用开窍、固脱、凉血、息风之剂。

（二）急救治疗

1. 一般措施

卧床休息；流质饮食或半流质饮食，多饮水，补充维生素等。

2. 物理降温

冰袋冷敷头部或腹股沟等部位；中药煎汤擦浴，如荆芥水、石膏水擦浴；或用温水、乙醇擦浴，冰水灌肠等方法。在降温过程中要密切观察体温下降情况以及病情变化，以免体温骤降而致虚脱。

3. 针刺法

可选用大椎、曲池、合谷、风池等穴，用毫针刺法或十宣放血法降温。

4. 刮痧法

中暑高热患者，可在两胁部、夹脊部、肘窝等部位进行刮痧。

5. 中药灌肠法

根据病情可给予中药煎汤灌肠通便，也能够降温退热。

6. 维持生命体征

密切观察神志、面色、血压、呼吸及脉搏等生命体征。

7. 药物治疗

建立静脉通路，选择相应药物予以治疗。

（1）醒脑静注射液（主要成分为麝香、冰片、栀子、郁金等）10 ~ 20 mL 加入等渗葡萄糖注射液 500 mL 中静脉滴注，每日 1 ~ 2 次。

（2）痰热清注射液（主要成分为黄芩、熊胆粉、金银花、连翘等）30 mL 加入 0.9% 氯化钠注射液 250 mL 静脉滴注，每日 1 ~ 2 次。

（3）清开灵注射液（主要成分为板蓝根、水牛角、珍珠母、金银花、栀子、黄芩苷、胆酸等）30 mL 加入等渗葡萄糖注射液 250 mL 静脉滴注，每日 1 次。

（4）鱼腥草注射液 80 mL 加入 5% 葡萄糖注射液 250 mL 静脉滴注，每日 1 次。

（5）双黄连注射液以 1 mL/kg 计算，用 5% 或 10% 葡萄糖溶液 250 ~ 500 mL 稀释后静脉滴注，每日 1 次。

（6）穿琥宁注射液 400 mL 加入等渗葡萄糖溶液 500 mL 稀释后静脉滴注，每日 1 次。

8. 其他

可选柴胡注射液 2 ~ 4 mL 肌内注射，每日 1 ~ 2 次。

中成药可选用紫雪丹、牛黄清心丸、柴石退热颗粒等口服。复方退热滴鼻液（由金银花、连翘、青蒿等制成）滴鼻，每次每侧鼻腔 3 ~ 4 滴，30 ~ 40 分钟 / 次。

9. 补液

维持水、电解质平衡。

八、辨证论治

1. 病在卫分

主症：高热，兼见微恶寒而发热，伴口渴，汗出。脉浮且数。

治法：辛凉宣透。

方药：银翘散加减。方中金银花、连翘清热解毒、辛凉透表为主药；竹叶清热除烦，薄荷、荆芥、豆豉辛凉宣散，透热外出，为辅药；桔梗、牛蒡子、甘草宣肺止咳，利咽散结，因温邪化热最速，容易伤津耗液，故又配芦根甘凉质润，清热生津止渴，均为佐药。合而成方，既可辛凉透表、清热解毒，又可利咽止咳，生津止渴。

2. 病在气分

主症：壮热不寒，口大渴。脉洪大而数。

治法：清热解毒。

方药：白虎汤加减。本方以生石膏配知母，清胃泻火；粳米、甘草和胃生津。可加金银花、连翘、黄连、芦根清热解毒。若大便秘结者，加大黄、芒硝通腑泄热。若发斑疹者，加犀角（水牛角代）、玄参、丹皮清热凉血。

3. 病入营血

主症：高热入夜为甚，兼见谵昏，斑疹隐隐；入血则高热兼见齿衄，鼻衄，吐血、便血，甚至昏迷、抽搐、斑疹显露。脉细数，舌绛少津等。

治法：清热透营，凉血解毒。

方药：清营汤合犀角地黄汤加减。犀角清解营分热毒为主药；玄参、生地黄、麦冬清热养阴，为辅药；佐以金银花、连翘、黄连、竹叶心清热解毒；并以活血散瘀、清热凉血的丹参、赤芍为使，以防血与热结，共奏清营解毒、透热养阴之效。

九、转归与预后

常见高热病情变化比较迅速，由表热证而发展至半表半里证，再向里传变而成里热证。若正气未衰，治疗及时可治愈。若感邪太盛，治疗不力，可产生神昏、谵语、厥逆、抽搐、出血、脱证等变证。

十、预防与护理

（1）密切观察病情变化，记录各项生命体征（体温、呼吸、血压、脉搏、神志）。

（2）保持病室空气新鲜，室温可保持在 20 ～ 22℃，并且要保持一定的湿度。高热患者口咽容易干燥，冬天可在暖气上放一盆清水，使其蒸发以湿润空气，有条件时可使用加湿器。

（3）高热患者的饮食宜清淡、细软、易消化，以流食、半流食为宜。患者口渴时应鼓励多饮水或果汁，如西瓜汁、梨汁、橘汁等。汗出较多时应注意补充水分，可用鲜芦根煎汤代茶饮或给淡盐水。不能饮水者，应用鼻饲法或静脉输液等方法补充津液的消耗，以免脱水。高热患者应忌食油腻、辛辣、厚味食品。热病初愈，饮食仍宜清淡稀软，逐渐恢复正常饮食，但要注意补充营养，要少食多餐。可选择瘦肉、蛋类、新鲜蔬菜、水果等。

十一、现代研究

中医治疗高热，除用常服的丸药汤剂口服外，还有多种治疗方法：针刺疗法、中药煎汤擦浴疗法、直肠给药法、刮痧疗法、喷喉法、滴鼻法等。

临床辨证论治以清法为主，剂型以丸散口服药为主，随着科技发展，先后研制出多种注射液，例如：清开灵注射液、穿琥宁注射液、双黄连粉针剂、柴胡注射液、板蓝根注射液等，临床研究表明多具有良好疗效。

（邓　熙）

第二节　厥脱

一、定义

厥脱包括厥证、厥逆和脱证，是内科常见之急症。临床以面色苍白，四肢厥逆，出冷汗，欲呕欲便，脉微欲绝或乱，神情淡漠或烦躁，甚至不省人事，猝然昏倒等为特征。汉代张仲景《伤寒论·辨厥阴病脉证治》论述了厥证之病机及临证特点："凡厥者，阴阳气不相顺接便为厥""厥者，手足逆冷是也。"明代张景岳在《景岳全书·杂病谟·厥逆》中论及厥逆的预后时曰："厥逆之证，危证也。"清代徐灵胎在《临证指南医案·脱》的评语中明确了脱证发病之机在于阳气的骤越，并提出临证诊治之要点："脱之名，惟阳气骤越，阴阳相离，汗出如珠，六脉垂绝，一时急迫之证，方名为脱。"

二、历史沿革

"厥""脱"首见于《内经》，"厥"有"寒厥、热厥、煎厥、薄厥、暴厥、六经之厥、风厥，厥逆"之别，就其病因病机而言，《内经》论述较为详尽，概而言之，虚实两端，如《素问·厥论篇》："阳气衰于下，则为寒厥；阴气衰于下，则为热厥。"《素问·生气通天论篇》："阳气者，烦劳则张，精绝，辟积于夏，使人煎厥。""阳气者，大怒则形气绝，而血菀于上，使人薄厥，有伤于筋，纵，其若不容。"对其预后而言正如《素问·调经论篇》所云："厥者暴死，气复反则生，不反则死。""脱"在《灵枢·决气》中被分为"精脱、气脱、津脱、液脱、血脱"等不同的类型，详其证象，"精脱者，耳聋；气脱者，目不明；津脱者，腠理开，汗大泄；液脱者，骨属屈伸不利，色夭，脑髓消，胫酸，耳数鸣；血脱者，色白，夭然不泽，其脉空虚，此其候也。"厥与脱的治疗方面仅有针刺等方法。

后世医家对"厥"多有发挥，汉代张仲景认为："凡厥者，阴阳气不相顺接，便为厥。厥者，手足逆冷是也。"并提出了"白虎汤、当归四逆汤、四逆汤"等治疗的方剂。张景岳在《类经·疾病类》详细辨别了寒厥、热厥、薄厥、暴厥与中风；并在《景岳全书·杂病谟·厥逆》篇中首次提出了"厥脱"的概念，"气并为血虚，血并为气虚，此阴阳之偏败也，今其气血并走于上，则阴虚于下，而神气无根，是既阴阳相离之候，故致厥脱而暴死"。林佩琴在《类证治裁·厥症论治》中对厥症进行了详尽的论治，在预后上提出了"凡诸厥，脉大浮洪有力易醒，脉细沉伏数急不连贯，凶。厥仆大指掐拳内，凶；掐拳外，轻。面青，环口青，唇白，鼻青孔黑，人中吊，危也"的论断，贴近临床。

"脱"的论述当以林佩琴分"上脱、下脱、上下俱脱"、叶天士的"阴脱、阳脱、内闭外脱"最为精当，对临床最具指导意义。

三、病因病机

厥脱之起因，历代多有论述。概而论之，凡邪毒内侵，陷入营血，剧痛惊恐所伤，失血、失精、中毒、久病等耗气伤阴，损及五脏功能，使气血运行障碍，从而导致阴阳之气不相顺接，气机逆乱，甚则阴阳离决而致厥脱。若素体羸弱，或久病不愈，或大汗、大吐、大下、大失血之后，元气耗竭；或阴损及阳，或阳损及阴，以致阴阳不相维系，终至阴阳离决，是为脱证之主要病机。

1. 邪毒过盛，气虚阴伤

盖外感六淫之邪或疫疠毒邪，由表入里，郁而不解，皆能化火蕴结成毒，毒热过盛，耗气伤阴，邪闭正衰，终致阴阳气不相顺接，发为厥脱，正如《素问·厥论篇》指出："阳气衰于下，则为寒厥；阴气衰于下，则为热厥。"

2. 失血失液，气随血脱

热毒猖獗，入营动血而至呕血、便血等，亦有创伤、产妇伤及脉络，大量失血，以至气随血脱，阳随阴亡；或有暴饮暴食夹有不洁之物，或因药物中毒，或攻下过猛，损伤脾胃，升降失常，清浊不分，暴吐暴泻，阴液大伤，气随阴脱，阳随阴亡。正如清代徐灵胎所言："脱之名，惟阳气骤越，阴阳相离。"

3. 剧痛致厥

剧烈疼痛，可致气机逆乱，阴阳之气不相顺接，而发厥证。

总之，奉病证发生，不外热、毒、瘀、虚，虚有气血阴阳之不同，热毒瘀互结，损伤气眦阴阳，络脉阻滞，终致阴阳不相维系，阴阳气不相顺接，阴阳离决，发为厥脱。

四、诊断

（一）发病特点

急性起病，常有明确之因，可发于各年龄段。

（二）临床表现

厥脱多系各科（包括内科、外科、创伤、妇科、儿科等）疾病的变证，临床表现较为复杂，或急骤发作，或隐匿而突发，典型表现为汗出、四肢厥冷、烦躁不安、尿少等。

早期多见面色苍白，四肢发冷，心悸多汗，短气乏力，尿少，烦躁不安，脉搏细弱，血压下降，神情淡漠；重者可见昏不知人，唇指发绀，四肢厥冷，呼吸短促，脉微欲绝，或不应指，无尿，血压不升。

（三）类型

1. 厥证

分为寒厥、热厥。

2. 脱证

分为阴脱（亡阴）、阳脱（亡阳）、阴阳俱脱。

五、鉴别诊断

1. 中风

中风为病，猝然昏倒，可伴有四肢厥冷，当与本病相鉴别。中风多有肝阳上亢等病史，发作与情志激动有关，且伴有口舌㖞斜、言语不利、半身不遂等症，故与本病不难鉴别。

2. 痫病

痫病是一种发作性神志异常之病，常突然发病，神志不清，双目凝视，或肢体抽搐；重者猝然昏倒，口吐涎沫，两目上视，牙关紧闭；或口中做猪羊叫声，移时苏醒，醒后无异常，可反复发作，每次相似。厥证无此特点，可资鉴别。

3. 暑厥

暑厥因夏季暑热而发病，暑热之邪闭窍，突然昏倒，身热烦躁，手足厥冷，气喘不语，或四肢抽搐，或有汗，或汗闭，与厥脱相似，但发病季节明显，且无脉细数、脉微欲绝和血压下降，可资鉴别。

六、辨证要点

（一）辨厥之寒热

厥之共同特点为手足厥冷，其不同者：

热厥：发热，烦渴躁妄，胸腹灼热，溺赤便秘，便下腐臭，苔黄舌燥，脉数，属于阳证。

寒厥：无热畏寒，神情淡漠，身冷如冰，尿少或遗溺，下利清谷，面色晦暗，苔白舌淡，脉微欲绝，属于阴证。

（二）辨脱之阴阳

脱分阴脱、阳脱和阴阳俱脱。

阴脱：亡阴，多见于热病之中，以面唇苍白，发热烦躁，心悸多汗，口渴喜饮，尿少色黄，肢厥不温，脉细数或沉微欲绝为特征。

阳脱：亡阳，多为亡阴之后演变而成，其脉症与寒厥相似而更严重。

阴阳俱脱：乃厥脱之重者，多见神志昏迷，目呆口张，瞳仁散大，喉中痰鸣，气少息促，汗出如油，舌卷囊缩，周身俱冷，二便失禁，脉微欲绝。

（三）辨厥脱之轻重

厥脱之轻重，当视其脉象、厥逆程度、气息变化、神志有无异常、尿之有无等而定。一般而论，脉来迟缓而乱者重，滑数有力而不乱者轻；身肢冰凉愈甚、时间愈久者重，反之较轻；气息愈急促并见痰鸣者重，气息平和无痰阻气乱者轻；神志昏迷愈深、愈久者重，无神志异常者轻；无尿者重，少尿、有尿者轻。

七、急救处理

（一）处理原则

厥脱病情复杂且多变，临证应高度警惕，严密观察，分秒必争。其处理原则可概括如下。

1. 细察病因

厥脱乃多种病因所致之内科急症，审明病因，对厥脱之治疗至关重要。若系热毒内陷所致，清热解毒固脱并重；若出血亡阳所致，当益气摄血，回阳救逆同治；若肝阳暴涨或中毒致脱，当平肝、祛秽与救逆兼用。

2. 辨明虚实

一般而论，热厥多属实证；寒厥则多属虚证。具体而言，若厥而气壅息粗，喉间痰鸣，或烦热不宁，抽搐反张，脉多实或滑数者，属实；若厥而气息微弱，自汗淋漓，肤冷肢凉，嗜睡蜷卧，脉沉细而欲绝者，即为脱象，属虚。辨明虚实，方能避免治疗上"虚其虚""实其实"之误。

3. 综合救治

厥脱之证，虽有轻重之别，寒热之分，阴阳之异，厥与脱之差，但均属危重证候，且可迅速逆变，乃至死亡。因此必须采用多种投药办法，积极进行综合救治，将标本、先后，缓急统一起来，力求辨证确切，用药有力，措施及时。

（二）急救治疗

1. 一般措施

保持安静，开通静脉通路，补液，氧疗等。

2. 益气养阴固脱

生脉注射液 20 ~ 40 mL 静脉推注，每 1 ~ 2 小时 1 次，直到脱离厥脱状态；或生脉注射液 100 mL 加入 10% 葡萄糖溶液中稀释静脉滴注，每日 2 次；或选用参麦注射液，用法与生脉注射液同。

3. 益气回阳固脱

参附注射液 20 ~ 40 mL 静脉推注，每 1 ~ 2 小时 1 次，直到脱离厥脱状态。

4. 清热解毒开窍

清开灵注射液 40 ~ 120 mL，加入 10% 葡萄糖溶液中稀释静脉滴注；或醒脑静注射液 20 mL 加入 10% 葡萄糖溶液中静脉滴注，每日 1 次。

5. 活血解毒通络

血必净注射液 50 ~ 100 mL 加入 10% 葡萄糖溶液中静脉滴注，每日 1 ~ 2 次。

（三）辨证论治

1. 热毒内闭，耗伤气阴（热厥）

主证：发热，烦渴躁妄，胸腹灼热，溺赤便秘，便下腐臭。苔黄舌燥，脉数。

治法：泄热解毒开窍，益气养阴固脱。

方药：用人参白虎汤及承气汤之类化裁而治之，药用生石膏、生大黄、枳实、厚朴、知母、人参等。若痰壅气滞而为厥者，宜豁痰行气用二陈汤、导痰汤加竹沥、姜汁、石菖蒲、郁金等治之。

2. 气虚阳脱（寒厥、亡阳）

主证：手足逆冷，无热畏寒，或身冷如冰，神情淡漠，尿少或遗溺，下利清谷，面色晦暗。苔白舌淡，脉微欲绝。

治法：益气回阳固脱，温经散寒救厥。

方药：方用参附汤合四逆汤、当归四逆汤等加减治之，药用人参、制附子、干姜、当归、细辛、桂枝等。病轻浅者当早用独参汤浓煎频服，气固阳自回；阳脱之象显者加制附子，益气回阳；寒盛者当散寒救厥。

3. 血虚阴脱

主证：面唇苍白，发热烦躁，心悸多汗，口渴喜饮，尿少色黄，肢厥不温。脉细数或沉微欲绝。

治法：养阴益气固脱。

方药：固阴煎加减，药用人参、熟地黄、黄精、山茱萸、黄芪、山药、麦冬、五味子、甘草等治之。

4. 阴阳俱脱

主证：神志昏迷，目呆口张，瞳仁散大，喉中痰鸣，气少息促，汗出如油，舌卷囊缩，周身俱冷，二便失禁。脉微欲绝。

治法：回阳救阴。

方药：参附汤合生脉散加减以治之，药用人参、制附子、麦冬、五味子、干姜、山茱萸等，若见唇面指端发绀者，可丁加丹参、赤芍、红花、川芎等活血之品。

（四）针灸

针灸具有疏通经络、调整气血、平衡阴阳之功效，对厥脱具有救治之用。

（1）主穴：素髎、内关。配穴：少冲、少泽、中冲、涌泉。针后30分钟至1小时血压稳定者，则加1～2个穴位。手法：中度刺激，留针，持续，间断捻针，血压稳定后方可出针。

（2）主穴：足三里、合谷，患者昏迷加涌泉。针刺或电针，电压10.5～14 V，频率每分钟105～120次，轻者1个电针1个穴位，重者2个电针2个穴位。

（3）主穴：人中。配穴：内关、足三里、十宣。强刺激（重病实证休克）。

针灸治疗，一般热厥发热者宜针，体温低或阳脱者宜灸。可灸百会、神阙、关元。

八、转归与预后

本病由多因致脏腑气血功能气机逆乱，阴阳气不顺接，气血阴阳耗损所致。故其转归和预后取决于病因及气机逆乱之强弱，气血耗损之轻重。亦与病程长短、救治及时与否相关。

（1）厥和脱可以互相转化，因此两者之界限较难截然划分。一般而论，厥者多属脱之先兆，脱者多为厥之进一步发展。临证时，虽只见厥而未见脱者，也应在治疗用药上，酌加固脱之品，以防病情的突变。

（2）因厥脱有寒热和阴阳之别，其属性不同于急救用药的性味悬殊极大，因此必须详加辨识，这是避免误治的重要一环。

（3）临床研究表明论治热厥，宜早用通腑解毒和活血化瘀之剂，这种治则，有明显的清除炎性介质、改善微循环及增加血容量的功能，对纠正休克状态有良好的作用。因此，治疗此类厥脱患者，可根据中医辨证，在详细观察和综合处理的基础上，逐步推广这些新的经验，并在实践中不断总结和提高。

九、现代研究

休克属于中医学"厥脱证"范畴，其成因甚多，最常见者为邪热内陷营血，乃邪毒对微循环损害的结果，属于感染性休克的范畴；也有因久病衰竭或外因乍加所致，如心源性休克、失血性休克和过敏性休克等均属之。

1. 单方单法

近年来单方单法对休克的治疗尤其重要，单方单法不仅具有好的临床疗效，更重要的是研究更加能突出重点，不仅突出了中医学辨证论治的"虚实"观，更加强调了治疗学的"扶正法""祛邪法"，便于临床医师的接受。其中比较有代表性的是以生脉注射液为代表的益气养阴固脱法，以牛珀至宝丹为代表的解毒活血开窍法。

（1）益气养阴固脱法：本法的代表药物是生脉注射液，该药是传统的中药制剂"生脉散"的新剂型，临床用于各类休克取得了明显的临床疗效。李氏等报道用生脉注射液抢救失血性休克34例，用药后4～6小时血压回升，呼吸平稳，肢暖安静，32例有效，2例死亡，总有效率91.1%。其具体用法为：将生脉注射液20～30 mL，加入20～30 mL液体，静脉推注，30分钟至1小时可重复1次，直到休克纠正，可连续重复4～5次。药理学研究证明：生脉注射液具有保护缺氧状态下心肌细胞，改善冠状动脉供血；改善微循环，降低血液黏度；兴奋垂体－肾上腺皮质功能；促进机体网状内皮系统功能，提高机体自稳能力等作用。吴氏运用参麦注射液治疗心源性休克30例，总有效率为90%，研究认为参麦注射液能强心升压，增强心肌收缩力，提高心脏泵血功能，纠正血流动力学紊乱。本法临床上主要用于心源性休克、感染性休克的中晚期等，但要以"大汗出，脉细数或脉微欲绝"为主要临床证候。

（2）益气回阳固脱法：根据中医学理论，休克同阳气暴脱相关，因此，"益气回阳固脱法"是救治休克的重要治法之一，如赵氏等研究报道参附注射液可以明显改善微循环，改善低血压状态，尤其是对西药抗休克治疗血压始终得不到改善者，能较好地维持血压，纠正休克。同时也具有增强心功能、调整心率等作用。研究证明，回阳复脉注射液（红参、附子、枳实、桃仁等）对休克具有防治作用，试验研究表明，回阳复脉注射液有抗氧化、抗自由基、抑制脂质过氧化物生成，稳定生物膜的作用，减轻了细胞结构在休克过程中的损伤，保护细胞功能，从而避免或减轻重要脏器的损害，有利于器官功能的恢复，使休克得以纠正。研究报道：心脉灵注射液（附子、干姜等）能够改善内毒素休克所致的低血压及脑水肿，保护海马CAI区神经元，增强海马组织NOS活性，起到抗内毒素休克的作用。

（3）解毒活血开闭法：本法是中医药治疗休克的重要治法之一，尤其是对于感染性休克的治疗更加突出了本法的重要意义，有学者研究了牛珀至宝丹对失血性休克和内毒素性休克的影响，结果表明牛珀至宝丹对内毒素性休克具有稳定血压和升高血压的作用，但对失血性休克无明显升血压的作用，说明牛珀至宝丹抗休克的作用是通过解毒活血开闭，而不是扶正固脱。研究进一步表明牛珀至宝丹能够明显地抑制TNF-α的释放，抑制ALT、AST的活性，同时有较显著的改善微循环、清除氧自由基、稳定血压、保护肺肝组织和抗内毒素所致的溶酶体、线粒体损伤等作用。

无论是辨证论治的研究，或者单方单法的研究，都突出了中医学的特点，只是因为病因不同，研究的时期不一，才出现了各种不同的方法。休克是一个综合征，其病机是动态发展的，以上各法也是针对不同时期的方法，不能千篇一律，死守一方一法。如感染性休克早期突出的是实热内闭，而随着病情的发展和演变，逐步出现正气损伤的病理状态，晚期将会出现阴竭阳脱的严重病机变化等。

2. 中医药治疗休克切入点的研究

中西医结合开展休克的研究是国内许多学者热衷的研究焦点之一，应充分发挥中西医之长，达到"优势互补"，最终提高休克的生存率。如何在现代西医学救治休克的基础上发挥中医药的重要作用，寻求中医药的切入点是开展中西医结合的根本途径之一，总结为以下两点。

（1）感染性休克针对内毒素、炎症介质等的治疗：感染性休克是目前病死率较高的危重病之一，是各科ICU主要的疾病之一，严重地威胁患者的生命，虽然抗生素的广泛应用，从某种程度上降低了病死率，解决了发病的主要因素细菌，但在因此而造成的内毒素血症、炎性介质α症等方面尚无确切的临床疗效，由此而导致的多器官功能障碍综合征（MODS）是重要的死亡原因之一，中医药针对这方面开展了大量的临床和基础的研究，并取得了明显的效果。有学者根据多年的临床经验及理论研究，选用红花、赤芍等中药研制成的纯中药血必净注射液具有高效拮抗内毒素和炎性介质的作用；其不仅在动物实验方面具有显著降低动物病死率，而且在初期临床实验中也取得了较好的疗效。王氏等在针对感染性休克及其引发的MODS提出了"四证四法"的辨证论治方法，即实热证，临床表现为高热、口干欲饮、腹胀便结、舌红苔黄、脉洪数或细数、末梢血白细胞变化。血瘀证，临床表现为固定性压痛、出血、发绀，舌质红绛、舌下静脉曲张，血液流变学、凝血与纤溶参数和甲襞微循环异常。腑气不通证：临床表现为腹胀、呕吐、无排便排气、肠鸣音减弱或消失，肠管扩张或积液、腹部 X 线片有液平。厥脱证：临床表现为面色苍白、四肢湿冷、大汗、尿少、脉细数或微欲绝、血压下降。并自制了相应的方药对证施治。

除此之外，中医药在针对感染性疾病棘手的细菌耐药方面尚有一定的潜力，北京中医药大学东直门医院急诊科近年来开展了一些初步的临床研究，认为"扶正解毒活血法"在此方面具有进一步研究的价值。

总之，中医药以此为切入点深入探讨，努力开创一个新的研究方向，在危重病急救医学领域一定会发挥重要的作用。

（2）针对抗休克药物不良反应治疗的研究：随着西医学的突飞猛进的发展，许多抗休克治疗的药物不同程度上显示出了临床卜的不良反应，甚至是加重疾病的一个重要因素，如过去认为多巴胺是较好的抗休克的血管活性药物，目前通过大量的临床和实验研究发现它对胃肠黏膜的缺血缺氧状态无改善作用，而且可能具有加重的因素，同时对肾脏的保护作用也提出了质疑等，对此可以通过中医药的合理介入使用，来提高临床疗效，达到用最小的剂量配合中药达到最佳的效果。另外中医药的合理使用也能够解决血管活性药物依赖性的问题，北京中医药大学东直门医院急诊科曾经针对多巴胺的依赖作用进行过临床研究，运用生脉注射液按照每小时每千克体重 0.5 mL 持续静脉泵入，在 36 小时之内基本撤离多巴胺，达到了纠正休克的目的。

总之，针对西医学的不足，合理地采用中医药治疗，达到两种医学各自均达不到的疗效，可以起到"优势互补"的作用。

（邓　熙）

第三节　神昏

一、定义

神昏是以不省人事、神志昏迷为特征的常见内科急症。中医历代文献所述的"昏迷""昏蒙""昏厥"和"谵昏"等，均属神昏的范畴，系温病营血阶段、中风、厥脱、痫病、痰症、消渴、急黄和喘逆疾病等发展到严重阶段而出现的一种危急证候。

二、历史沿革

有关神昏症状描述的记载，最早见于《内经》，《素问·厥论篇》："厥或令人腹满，或令人暴不知人。"并提出了"暴不知人"是阴阳之气逆乱所致。虽没有"神昏"病名的提出，但通过"厥证""暴厥"等内容的研究，反映了当时对"神昏"的基本认识。汉代张仲景《伤寒论》对外感神昏证治有较详论述，如"阳明篇"中所言："伤寒若吐若下后不解，不大便五六日，上至十余日，日晡所发潮热，不恶寒，独语如见鬼状。若剧者，发则不识人，循衣摸床，惕而不安，微喘直视，脉弦者生，涩者死。"并针对外感神昏创立"攻下""清热"两法，对后世影响深远，至今仍颇具价值。

晋唐时期，对神昏的认识逐步丰富，如葛洪在《肘后备急方》中记载了"卒死、中恶、中风昏迷等"，尤重针灸治疗。隋代巢元方《诸病源候论》对外感神昏和内伤杂病神昏进行了详尽的论述。唐代孙思邈《备急千金要方》对多种神昏进行了鉴别，如"风懿"之"奄忽不知人""风痱"之"智乱不甚"，并在"消渴门"记载了消渴出现神昏前的症状描述，谓："内消之病，当由热中所作也……四肢赢瘦，不能起止，精神恍惚，口舌焦干而卒。此病虽稀甚可畏也。"

金元时期，成无己在《伤寒明理论》明确提出了"神昏"一词，将其定义为："神志不清""神昏不知所以然。"及至明代对其病因病机有了进一步的认识，如秦景明《症因脉治》论及"外感口噤不语"时云："内有积热，外中风邪，经络不通，发热自盛，热极生痰，上熏心肺，神识昏迷，则不语矣。"陶华在《伤寒六书》中，阐发瘀血昏迷之病机，谓："凡见眼闭目红，神昏语短，眩冒迷忘，烦躁漱水，惊狂谵语……皆瘀血证也。"对后世启发很大。

清代温热学说盛行，对于外感热病神昏的认识更为深刻，治疗经验更加丰富。叶天士《温热篇》将热灼营血，心神被扰，热盛迫血，躁扰神昏，其舌必绛等作为温热病营血辨证的重要指标，叶氏所云"外热一陷，里络就闭，非菖蒲、郁金所能开，须牛黄丸、至宝丹之类以开其闭""湿热熏蒸，将成浊痰蒙蔽心包"及"瘀血与热为伍"阻遏窍机而致神昏的论述，对温热病神昏具有重要的指导意义。薛已在《湿热病篇》中对邪热由气入营，心包受灼，神识昏乱，提出了清热救阴，泄泻平肝之法，湿热蕴结胸膈，神昏笑忘用凉膈散，而热结胃肠用承气汤。余霖《疫病篇》对疫病神昏力主大剂清瘟败毒饮治之。吴鞠通在《温病条辨》中对温病神昏亦多有发挥，如《温病条辨·上焦篇》云："太阴温病，不可发汗……发汗过多，必神昏谵语……神昏谵语者，清宫汤主之，牛黄丸、紫雪丹、局方至宝丹亦主之。"林佩琴《类证治裁》对神昏脱证有专论，谓："生命以阴阳为枢纽，阴在内，阳之守；阳在外，阴之使。阴阳互根，相抱不脱……如上脱者，喘促不续，汗多亡阳，神气乱，魂魄离，即脱阳也。下脱者，血崩不止，大下亡阴……即脱阴也。上下俱脱者，类中眩仆，鼻声鼾，绝汗出，遗尿失禁，即阴阳俱脱也。更有内闭外脱，痉厥神昏，产后血晕等症是也。"堪称精辟之论。俞根初《通俗伤寒论》创立多种方剂，极大地丰富了温病神昏的治疗，如邪热内陷用玳瑁郁金汤，瘀阻清窍用犀地清络饮，痰瘀阻塞心包用犀地三汁饮等，更有陷胸承气汤、犀连承气汤、白虎承气汤、解毒承气汤等，既祖述前人，又多所创新。对后世诊治神昏具有极大的指导价值。

三、病因病机

（一）阳明腑实

感受寒邪，或温热、湿热之邪，入里化热，热与糟粕相合，结于胃肠，浊气上熏于心，扰于神明而神昏谵语。《伤寒论》中的神昏谵语，皆因阳明腑实所致。正如陆九芝所说："胃热之甚，神为之昏，从来神昏之病；皆属胃家"。温病中因阳明腑实而致昏迷的记载亦颇多。如《温病条辨·中焦篇》第六条："阳明温病，面目俱赤，肢厥，甚则通体皆厥，不瘛疭，但神昏，不大便七八日以外，小便赤，脉沉伏，或并脉亦厥，胸腹坚满，甚则拒按，喜凉饮者，大承气汤主之"。《温热病篇》第六条："湿热证，发痉，神昏笑妄，脉洪数有力，开泄不效者，湿热蕴结胸膈，宜仿凉膈散，若大便数日不通者，热邪闭结胃肠，宜仿承气急下之例"。阳明腑实是热性病发生昏迷的重要因素，因而通下法在救治昏迷患者中占有重要位置。

（二）热闭心包

热闭心包而产生昏迷的理论，是温病学首创，也是温病学的一大贡献。除伤寒阳明腑实所造成的神昏之外，又提出了热闭心包的理论，为救治神昏开辟了新的途径。热闭心包有两个传变途径。一是逆传，由卫分证不经气分，而直陷心营，阻闭心包，使神明失守而昏迷。这种逆传，往往是由于所感受有温热之邪毒力太盛，或素体阴虚，外邪易于内陷，或误治引起内陷，这就是叶天士所说的"逆传心包"。另一个传变途径是顺传，由卫分经气分，再传入心营而出现神昏，这种昏迷虽较逆传者出现较晚，但是由于邪热不解，对阴液的耗伤较重。

（三）湿热酿痰蒙蔽心包

感受湿热之邪，湿热交蒸酿痰，痰浊蒙蔽心包，心明失守而神昏。这是叶天士所说的"湿与温合，蒸郁而蒙蔽于上，清窍为之壅塞，浊邪害清也"。

湿为阴邪，热为阳邪，湿遏则热伏，热蒸则湿横，湿热郁蒸，最易闭窍动风，所以薛生白在《湿热病篇》中说"是证最易耳聋干呕，发痉发厥"，《湿热病篇》全篇中有许多条都记载了昏厥的症状。《温病条辨·上焦篇》第四十四条亦有："湿温邪入心包，神昏肢厥"的记载。至于吸收秽浊之气而昏迷者，亦有称为发痧者，其实质也是湿热秽浊之邪，如《温病条辨·中焦篇》第五十六条："吸受秽湿，三焦分布，热蒸头胀，身痛呕逆，小便不通，神识昏迷，舌白不渴……"《湿温病篇·十四条》

"温热证，初起即胸闷不知人，瞀乱大叫痛，湿热阻闭中上二焦……"。皆是由湿热秽浊之气而致昏迷者。

（四）瘀热交阻

由于湿热之邪入营血，煎熬阴液，则血行凝涩而成瘀血。热瘀交阻于心窍而神昏。或素有瘀血在胸膈，加之热邪内陷，交阻于心窍，亦可发生神昏，正如叶天士所说"再有热传营血，其人素有瘀伤宿血在胸膈中，挟热而搏，其舌必紫而暗，扪之湿，当加入散血之品，如琥珀、丹参、桃仁、牡丹皮等。不尔，瘀血与热为伍，阻遏正气，遂变如狂发狂之证"。何秀山亦说："热陷包络神昏，非痰迷心窍，即瘀阻心窍"（《重订通俗伤寒论》犀地清络饮，何秀山按）。

"热入血室"及"下焦蓄血"所产生的昏迷谵狂，其机制与瘀血交阻相似，只是交阻的部位不同而已。热入血室在胞宫，下焦蓄血者在膀胱（部位尚有争议），热入血室者，乃妇人于外感热病过程中，经水适来适断，热邪乘虚陷入血室，与血搏结，瘀热冲心，扰于神明，遂发昏狂，正如薛生白于《湿热病篇》第三十二条所说；"湿热证，经水适来，壮热口渴，谵语神昏，胸腹痛，或舌无苔，脉滑数，邪陷营分，宜大剂犀角、紫草、茜草、贯众、连翘、鲜菖蒲、银花露等味"。

伤寒下焦蓄血者，是因为太阳表证不解，热邪随经入腑，与血搏结而不行，瘀热冲心，扰乱神明，其人发狂。如《伤寒论》所说："太阳病六七日，表证仍在，反不结胸，其人发狂者，以热在下焦，少腹当鞭满，小便自利者，下血乃愈，抵当汤主之"。

瘀热交阻的部位，虽然有在心、在胸膈、在下焦、在胞宫之异，但因心主血脉，血分之瘀热，皆可扰于心神而发昏谵或如狂发狂，其病机有共同之处。

（五）气钝血滞

外邪入里化热，病久不解，必伤于阴，络脉凝瘀，阴阳两困，气钝血滞，灵机不运，神识昏迷、呆顿。这种昏迷，薛生白在《湿热病篇》第三十四条中阐述得很清楚。他说："湿热证，七八日，口不渴，声不出，与饮食也不欲，默默不语，神识昏迷，进辛开凉泄、芳香逐秽，俱不效，此邪入厥阴，主客浑受，宜仿吴又可三甲散，醉地鳖虫、醋炒鳖甲、土炒穿山甲、生僵蚕、柴胡、桃仁泥等味"。薛生白在本条自注中，对气钝血滞的昏迷又做了进一步的解释，他说："暑热先伤阳分，然病久不解，必及于阴，阴阳两困，气钝血滞而暑湿不得外泄，遂深入厥阴，络脉凝瘀，使一阳不能萌动，生气有降无升，心主阻遏，灵气不通，所以神不清而昏迷默默也。破滞破瘀，斯络脉通而邪得解矣。"这种昏迷，在热病后期的后遗症多见，表现昏迷或呆痴、失语等。

（六）心火暴盛

素体肝肾阴虚，加之五志过极，或嗜酒过度，或劳逸失宜，致肝阳暴涨，阳升风动，心火偏亢，神明被扰，瞀乱而致昏迷。这一病机是由刘河间所倡导，他在《素问玄机原病式·火类》中说："由于将息失宜，而心火暴甚，肾水虚衰，不能制之，则阴虚阳实，而热气拂郁，心神昏冒，筋骨不用，而卒倒无知也，多因喜怒思悲恐之五志有所过极而卒中者，由五志过极，皆为热甚故也。"

（七）正虚邪实

正气不足，邪气乘之，神无所倚而致昏迷，《灵枢·九宫八风篇》中说："其有三虚而偏中于邪风，则为击仆偏枯矣"。击仆即猝然昏仆，如物击之速。《金匮要略·中风历节篇》说："络脉空虚，贼邪不泻……入于腑，即不识人，邪入于脏，舌即难言，口吐涎"。不识人，即昏迷之谓。《东垣十书·中风辨》说："有中风者，猝然昏愦，不省人事，痰涎壅盛，语言謇涩等证，此非外来风邪，乃本气自病也。"东垣之论，以气虚为主。

（八）痰蔽清窍

脾失健运，聚湿生痰，痰郁化热，蒙蔽清窍，猝然昏仆。

对中风昏仆，朱丹溪以痰立论，他在《丹溪心法·中风篇》说："中风大率主血虚有痰，治痰为先，次养血行血。"

（九）肝阳暴涨，上扰清窍

暴怒伤肝，肝阳暴涨，气血并走于上，或夹痰火，上扰清窍，心神昏冒而卒倒不知。《素问·生气通天论》曰："阳气者，大怒则形气绝，而血菀于上，使人薄厥"。《素问·调经论》曰："血之与气，并走于上，则为大厥，厥则暴死，气复返则生，不返则死"。张山雷根据上述经文加以阐发，著《中风斠诠》，强调镇肝潜阳，摄纳肝肾，故以"镇摄潜阳为先务，缓则培其本"。

四、诊断

神昏之症，结合诱因，诊断不难，然重在明晰病因之别，类型之异，以及证候特点。凡温热之邪为病，高热在先，神昏在后，发于冬春多见于风温或春温；发于夏秋多见于暑温、湿温、疫毒痢等；在高温或炎热烈日之下发病者多为中暑；先黄疸渐神昏，当为急黄重症；伴有半身不遂者多为中风等。

五、鉴别诊断

1. 痫病

痫病是一种发作性神志异常之病，常突然发病，神志不清，双目凝视，或肢体抽搐；重者猝然昏倒，口吐涎沫，两目上视，牙关紧闭，或口中做猪羊叫声，移时苏醒，醒后无异常，可反复发作，每次相似。不同神昏，一经发作，不会于自然恢复，更不会反复发作。

2. 厥证

厥证以突然昏倒，不省人事，或伴有四肢逆冷为主要表现的一种病证，可短时间内恢复，醒后无后遗症。亦有发展为神昏者。

3. 脏躁

脏躁多发于青壮女性，在精神刺激下突然发病，临证特点多样，或昏睡，或突然失语、僵直等，常反复发作，患者主动抵抗（如察看瞳神之时，患者拒之）等，与神昏可资鉴别。

六、辨证要点

神昏起病多较急骤，证候较为复杂，变化较速，常易造成误诊误治，故应掌握以下辨证要点。

（一）明闭脱及兼夹

神昏当明闭脱，兼湿兼瘀之别。邪毒内陷心包之神昏，常伴有高热、谵语、烦躁抽搐，或斑疹衄血，舌红绛而脉滑数；痰浊蒙蔽清窍之神昏，多呈似清非清，时清时昏之状态，咳逆喘促，痰涎壅盛，身热而多不高，舌腻而垢浊，脉濡而数；阳明燥结之神昏，以谵语烦躁为主，日晡潮热，腹满而痛，舌黄而燥，脉沉实；瘀热交阻之神昏，症见谵昏如狂，少腹满硬急痛，唇爪青紫，舌绛，脉沉而涩。他如湿热上蒸和肝阳暴涨之神昏，则有黄疸目深，斑疹衄血或卒中偏瘫，肝风内动等特点。若突然大汗，面白，肢体厥冷，脉微欲绝，神志不清者，当为脱证之神昏。

（二）审外感及内伤

神昏之病因，有外感内伤之分，热陷心营、腑实燥结和瘀热交阻之神昏，多属温热病的逆传变证；喘促痰盛和肝阳暴涨之神昏，多属内伤杂病演变发展之急候；湿热上蒸之神昏，既可发于外感，也可见于内伤杂病之变证。不论外感、内伤之神昏，其病必犯心、脑，清窍闭塞或神明失守。

（三）察神昏之类型

神昏可分为：昏而躁扰谵语，昏而发狂，昏而时醒和昏迷不醒四类。细察神昏的不同特点，结合病机分析，躁扰谵语者较轻，昏迷不醒者较重；昏而发狂者多属瘀热，昏而时醒者病势较为缠绵。

（四）审神昏的兼证

神昏是由多种疾病发展演变而成的急危证候，只辨神昏一症较难获得正确救治，故应重视其兼证的鉴别和比较。如神昏兼见偏瘫、黄疸、喘促痰多等候，则不难辨明其分属中风、急黄、喘证之神昏。因此全面地进行辨证乃是治疗神昏必不可少的。

（五）观舌象之变化

温病热入营血，舌质红绛，苔多黄燥；湿热痰蒙，舌苔白腻或黄腻垢浊，舌质或红或淡；阳明腑实，舌苔黄厚干燥，或焦黑起芒刺；瘀热交阻，舌质深绛带紫暗。

七、急救处理

（一）处理原则

1. 分主次

即分辨神昏不同证候中，何者为导致神昏的主证，何者为非主证，这对指导选方用药十分重要。感受温热邪毒所致的神昏，高热乃是主证，高热一退，神昏即解；喘促痰蒙之神昏，痰涎壅盛为其主证，痰浊一去，则神昏必去。

2. 审标本

神昏之为病，神昏为标，导致神昏之病因为本。治神昏之要，祛除导致神昏之主要病因，就可达到治其本而缓其标急之危。如腑实燥结之神昏，其主要病机为邪热与胃肠糟粕相结，导致实热上扰于心，以攻下通腑为先，使腑气得通，则神昏必解。

（二）急救处理

1. 一般措施

入抢救室，氧疗，开通静脉通路。

2. 开放气道

仰卧头去枕，将头处于仰头举颏位；呼吸道堵塞严重者，当气管插管以机械通气辅助呼吸。

3. 醒脑开窍

醒脑静注射液 20 mL 加入 250 mL 10% 葡萄糖注射液静脉滴注。

4. 清热解毒开窍

清开灵注射液 20 ~ 120 mL 加入 250 mL 10% 葡萄糖注射液静脉滴注；或安宫牛黄丸 1 丸，每日 2 ~ 3 次，口服或鼻饲。

5. 益气养阴固脱

生脉注射液 20 ~ 40 mL 静脉推注，1 ~ 2 小时 1 次，直到脱离厥脱状态；或生脉注射液 100 mL 加入 10% 葡萄糖注射液稀释静脉滴注，每日 2 次；或选用参麦注射液，用法与生脉注射液相同。

6. 益气回阳固脱

参附注射液 20 ~ 40 mL 静脉推注，1 ~ 2 小时 / 次，直到脱离厥脱状态。

（三）辨证论治

1. 热陷心营

主证：神昏，常伴有高热、谵语、烦躁抽搐，或斑疹衄血。舌红绛，苔黄燥，脉滑数或细数。

治法：清心开窍，泻热护阴。

方药：清宫汤加减。药用玄参心、莲子心、竹叶卷心、连翘心、水牛角、连心麦冬等，方中以玄参心、水牛角为主药以清心热，佐以竹叶卷心、连翘心泄心热；以莲子心、麦冬清心滋液，诸药合用共奏清心开窍之功。病重者加服安宫牛黄丸 1 丸；深昏者，加服至宝丹，每服 1 丸，每日 4 ~ 6 次，灌服或鼻饲。

清开灵注射液 30 ~ 120 mL，用 5% 葡萄糖或 0.9% 氯化钠注射液 250 mL 稀释后静脉滴注，每日 2 ~ 4 次。

醒脑静注射液 20 mL，用 5% 葡萄糖或 0.9% 氯化钠注射液 250 mL 稀释后静脉滴注，每日 1 ~ 2 次。

血必净注射液 100 ~ 150 mL，用 5% 葡萄糖或 0.9% 氯化钠注射液 250 mL 稀释后静脉滴注，每日 1 次。

2. 湿热痰蒙

主证：神昏，多呈似清非清，时清时昏之状态，咳逆喘促，痰涎壅盛，身热而多不高。舌腻而垢浊，脉濡而数。

治法：豁痰开窍，化湿清热。

方药：菖蒲郁金汤加味。药用石菖蒲、郁金、炒栀子、连翘、竹叶、竹沥、姜半夏、茯苓、陈皮、白芥子、苏子、莱菔子等。方中以石菖蒲、郁金理气豁痰解郁；牡丹皮凉血活血，祛血中之伏火；竹沥清壅滞之痰浊；栀子、连翘、菊花、金银花清热解毒，除肺中积热；牛蒡子能升能降，力解热毒。

若偏于热重者，可送服至宝丹；如湿邪较甚者，可加用苏合香丸；兼动风抽搐者，加服止痉散。

清开灵注射液30～60 mL用5％葡萄糖或0.9％氯化钠注射液250 mL稀释后静脉滴注，每日2～4次。

醒脑静注射液20 mL，用5％葡萄糖或0.9％氯化钠注射液250 mL稀释后静脉滴注，每日1～2次。

3. 阳明腑实

主症：神昏，以谵语烦躁为主，日晡潮热，腹满而痛。舌黄而燥，脉沉实。

治法：攻积通下。

方药：承气汤类方加减。药用大黄、芒硝、枳实、厚朴等。方中以大黄为主，清热通便，荡涤肠胃；芒硝助大黄泻热通便，软坚润燥，以厚朴、枳实行气散结，消痞除满，助芒硝、大黄涤荡积滞，加速热结之排泄。四药共用，以达通腑泄热之功。

若阳明腑实兼邪闭心包者，改用牛黄承气汤（《温病条辨》）；高热昏狂，烦渴大热等气分证明显者，改用白虎承气汤（《通俗伤寒论》）；若兼见神倦少气，口舌干燥，脉虚者，加甘草、人参、当归、玄参、生地黄、麦冬以补气阴；若津枯便燥者，用增液承气汤（《温病条辨》）；若见神昏谵语，狂躁不安者，配用紫雪丹。

4. 瘀热阻窍

主症：谵昏如狂，少腹满硬急痛，唇爪青紫。舌绛，脉沉而涩。

治法：清热通瘀开窍。

方药：清营汤（《温病条辨》）。药用水牛角、生地黄、玄参、竹叶心、麦冬、丹参、黄连、金银花、连翘。方中水牛角咸寒，清营分之热毒，凉血化斑；玄参、生地黄、麦冬养阴清热；黄连、竹叶心、连翘、金银花清热解毒，透热于外，防热邪内陷，逆传心包；丹参清热凉血，活血化瘀，防热与血结，引药入心。若痉厥者，加羚羊角、钩藤、菊花清热息风止痉，或配合紫雪丹口服；神昏谵语、舌謇肢厥，邪入心包者，先服安宫牛黄丸清心开窍，继服本方。

5. 湿热急黄

主症：发病迅速，神昏，黄疸急速加重，高热，烦躁不安。舌质红绛，脉弦数或细数。

治法：利湿泄热，凉血开窍。

方药：茵陈蒿汤加减。药用茵陈、栀子、水牛角、大黄、生地、牡丹皮、玄参、石菖蒲、石斛等，加服神犀丹3 g，每日3～4次。

八、辨证论治

（一）闭证

1. 热陷心包

主证：昏愦不语，灼热肢厥，或伴抽搐、斑疹、出血、便干溲赤、面赤目赤，可因邪气大盛、正气不支而身热骤降、四肢厥冷、大汗淋漓、面色苍白。舌干绛而蹇，脉细数而疾，或细数微弱。

治法：清心开窍，泄热护阴。

方药：清营汤加减。

水牛角（先煎）30～50 g，生地黄、玄参、麦冬、丹参、连翘各15 g，竹叶心6 g，黄连10 g，甘草6 g。水煎服。

加减：抽搐者加羚羊角（先煎）5 g，钩藤20 g，地龙15 g。

2. 阳明热盛

主证：身热大汗，烦渴引饮，躁扰不安，渐至谵语神昏，四肢厥冷，面赤目赤。若成阳明腑实证，则大便鞕结，腹部坚满。舌红苔黄，脉洪大。甚则舌苔黄燥或干黑起芒刺，脉沉实或沉小而躁疾。

治法：清气泄热。

方药：大承气汤。

大黄 15 g，芒硝、枳实各 12 g，厚朴 10 g，水煎服。

加减：口渴引饮者，加石膏 30 g，知母 15 g。

3. 湿热酿痰，蒙蔽心窍

主证：神志朦胧或时清时昧，重者亦可昏愦不语，少有狂躁，身热不扬，午后热甚，胸脘满闷。舌红苔黄腻，脉濡滑或滑数。

治法：宣扬气机，化浊开窍。

方药：菖蒲郁金汤加减。

石菖蒲、郁金各 15 g，栀子、连翘、牛蒡子、牡丹皮、菊花各 12 g，竹沥（冲服）适量，姜汁（冲服）适量，玉枢丹（研冲）1 粒。水煎服。

4. 瘀热交阻

主证：昏谵或狂，胸膈窒塞疼痛拒按，身热夜甚，唇甲青紫。下焦蓄血者，少腹硬满急结，大便鞭，其人如狂。热入血室者，经水适来适断，谵语如狂，寒热如疟。舌绛紫而润，或舌蹇短缩，脉沉伏细数。

治法：清热化瘀，通络开窍。

方药：犀地清络饮。

犀角汁（冲）20 mL，粉丹皮 6 g，青连翘（带心）4.5 g，淡竹沥（和匀）60 mL，鲜生地黄 24 g，生赤芍 4.5 g，桃仁（去皮）9 粒，生姜汁（同冲）2 滴，鲜茅根 30 g，灯芯草 1.5 g，鲜石菖蒲汁（冲服）10 mL。

5. 气钝血滞

主证：大病之后，神情呆痴，昏迷默默，口不渴，声不出，与饮食亦不欲，语言謇涩，肢体酸痛拘急，胁下锥刺，肌肉消灼。舌黯，脉沉涩。

治法：破滞化瘀，通经活络。

方药：通经逐瘀汤。

刺猬皮 9 g，薄荷 9 g，地龙 9 g，皂刺 6 g，赤芍 6 g，桃仁 6 g，连翘 9 g，金银花 9 g。

加减：血热，加山栀、生地黄；风冷，加麻黄、桂枝；虚热，加银柴胡、地骨皮；喘咳，加杏仁、苏梗。

6. 五志过极，心火暴盛

主证：素有头晕目眩，猝然神识昏迷，不省人事，肢体僵直抽搐，牙关紧闭，两手握固，气粗口臭，喉中痰鸣，大便秘结。舌红苔黄腻，脉弦滑而数。

治法：凉肝熄风，清心开窍。

方药：镇肝熄风汤。

怀牛膝 30 g，生赭石 30 g，川楝子 6 g，生龙骨 15 g，生牡蛎 15 g，生龟甲 15 g，生杭芍、玄参、天冬各 15 g，生麦芽、茵陈各 6 g，甘草 4.5 g。

7. 痰浊阻闭

主证：神识昏蒙，痰声辘辘，胸腹痞塞，四肢欠温，面白唇暗。舌淡苔白腻，脉沉缓滑。

治法：辛温开窍，豁痰熄风。

方药：涤痰汤送服苏合香丸。

半夏、胆星、橘红、枳实、茯苓、人参、菖蒲、竹茹、甘草、生姜、大枣。

（二）脱证

1. 亡阴

主证：神昏舌强，身热汗出，头汗如洗，四肢厥冷，喘促难续，心中儋儋，面红如妆，唇红而艳。舌绛干萎短，脉虚数或细促。

治法：救阴敛阳。

方药：生脉散加味。

人参（另炖）12 g，麦冬 20 g，五味子、山萸肉各 15 g，黄精、龙骨、牡蛎各 30 g。水煎服。

2. 阳脱

主证：神志昏迷，目合口开，鼻鼾息微，手撒肢厥，大汗淋漓，面色苍白，二便自遗，唇舌淡润，甚则口唇青紫，脉微欲绝。

治法：回阳救逆。

方药：参附汤。

加减：人参 15 g，制附子 12 g。水煎服。

九、针灸

昏迷抢救时配穴：手十二井穴、百会、水沟、涌泉、承浆、神阙、关元、四神聪等。

（1）亡阴神昏：上述基础方减神阙，着重补涌泉、关元、绝骨；其余诸穴，平补平泻；阴阳俱亡，则用凉泻法针涌泉，加灸神阙。

（2）亡阳神昏：重灸神阙，温针关元，用烧山火针涌泉、足三里，余穴平补平泻。

（3）厥证神昏：基础方减神阙，侧重刺十二井穴出血，针水沟、承浆；气虚而厥，刺十二井穴放血，凉泻法针足三里、丰隆；夹痰者，泻天突、丰隆；伤食者，针足三里及上、下巨虚；阳热明显者，重在十二井穴、百会、涌泉放血；阴寒盛者，平补平泻水沟、承浆、十二井穴，其余各穴均灸或温针。

十、预后与调护

（一）预后

神昏是温热病、中毒、厥证、中风、痰证、瘀证等发展演变的变证，病多危急险恶，因此临证应详审病机，标本同治，采用综合急救措施，方能收到良好的急救效果。温热病所致的神昏，若治疗不当，热毒内陷，易致抽搐、痉闭、喘促等危重病证，常危及生命，如吴鞠通云："心神内闭，内闭外脱者死。"又有因实转虚，伤及阴精者可产生后遗症，如呆证、失语等。急黄导致神昏，多伴有大出血、痉闭等，病死率极高。

（1）昏迷患者，可以红灵丹、通关散等搐鼻取嚏，有嚏者生，无嚏者死，为肺气已绝。

（2）正衰昏迷，寸口脉已无，跗阳脉尚存者，为胃气未败，尚可生；若跗阳脉已无，为胃气已绝，胃气绝者死。

（3）厥而身温汗出，入腑者吉；身冷唇青，入脏者凶，指甲青紫者死。或醒或未醒，或初病或久病；忽吐出紫红色者死。

（4）口干、手撒、目合、鼻鼾、遗溺，为五脏绝，若已见一二症，惟大剂参、附，兼灸气海、丹田，间有活者。

（5）若高热患者，突然出现体温骤降，冷汗淋漓，四肢厥冷，脉微欲绝者，为邪气太盛，正气不支而亡阳，先急予参、附回阳。待阳复后可复热，当转而清热解毒。不可固守原方，继续扶阳。

（二）预防调护

（1）本病预防主要是及时治疗各种可引起神昏的病证，防止其恶化。

（2）神昏不能进食者，可用鼻饲，给予足够的营养，并输液吸氧等。

（3）神昏患者应定期翻身按摩，及时作五官及二便的清洁护理等。

十一、现代研究

西医学认为昏迷是由于各种原因导致的高级中枢结构与功能活动（意识、感觉和运动）受损所引起的严重意识障碍，使高级神经活动处于极度抑制状态，主要表现为对各种外界刺激均无反应，同时伴有运动、感觉、反射障碍及大小便失禁等。由于起病急，病因复杂，病情进展快，治疗涉及多学科，病死率极高。中医学对昏迷的研究日趋深入，先后研制出新的剂型如清开灵注射液、醒脑静注射液、血必净注射液、生脉注射液、参附注射液等，明显提高了中医药救治昏迷的成功率。

温病热入营血，邪犯心包，每多出现神昏谵语。过去一般均按温病的急救治法，用"三宝"（即安宫牛黄丸、紫雪丹、至宝丹）作为清心开窍醒脑的主要急救药品，但由于其药源较为困难，常不能满足临床的需要。新剂型的研制成功不仅改变了神昏过去单一用药的临床难点，而且切实地降低了病死率。

中风神昏是 20 世纪 70 年代开始研究的重点，王氏等组织开展了"七五""八五""九五"等国家攻关课题的研究，不仅提出了中风病诊断治疗规范，更重要的是由于"通腑化痰法"的运用，提高了抢救的成功率。祝氏用"牛麝散"抢救 20 例肝性脑病及高热昏迷患者，其药物为人工牛黄、丁香、石菖蒲各 3 分，麝香 1 分、羚羊角 10 分、藏红花 7 分，研末，每服 0.85 g，每日 2 次，10 例神志转为完全清醒，6 例病情减轻，4 例无效，对病程短，用药早者，疗效好，脱证神昏者禁用。张氏等总结了温病神昏的辨证治疗，认为开透法是治疗神昏最基本最要紧的良法，具有芳香开窍、辛凉透络、苏醒神志之功，热邪内陷心包，胃肠实热乘心，湿热蒙蔽心灵，瘀热闭阻心窍，蓄血下焦是温病神昏的主要类型。

神昏的治疗积累了一定的临床经验，但仍然是危重病领域的难点之一，尤其是如何规范神昏的治疗，常用新剂型的量效、证效、时效等，亟待进一步研究解决。

（邓　熙）

第四节　抽搐

一、定义

抽搐是以四肢突然不自主地抽动，甚则颈项强直、角弓反张为特征的内科急症。多由热盛动风、阴亏阳亢动风、肝风内动或风毒内袭经脉等所致，有"痉证""瘛疭""痉病"之称，俗称"抽风"。

二、历史沿革

抽搐一症，历代医家论述丰富，但散见于"痉病""痉证""瘛疭"等之中。抽搐的最早论述见于《素问·至真要大论篇》："诸痉项强，皆属于湿"；"诸暴强直，皆属于风。""项强""强直"为抽搐的主要症状。《灵枢·经筋》中明确论述了抽搐的发生与寒邪、足太阳膀胱经、足少阴肾经相关，"足太阳之筋……其病小指支，跟肿痛，腘挛，脊反折，项筋急"，"足少阴之筋……病在此者，主痫瘛及痉"，"经筋之病，寒者筋急，热者筋弛纵不收"。《素问·骨空论篇》更有："督脉为病，脊强反折。"说明抽搐之发生也与督脉有关。《素问·生气通天论篇》认为湿热之邪亦可致痉，"因于湿，首如裹，湿热不攘，大筋缥短，小筋弛长，缥短为拘，弛长为痿"。

汉代张仲景在《伤寒杂病论》中详细地描述了抽搐一症的临床表现，如"拘急，颈项强急，独头摇动，卒口噤，背反张，气上冲胸，口噤不得语"等，在病因方面提出了外感风寒之外，十分强调误汗、误下、伤耗津液之因素，在治疗方面有瓜蒌桂枝汤、葛根汤、大承气汤为治疗抽搐的主方，尤其大承气汤一法，奠定了后世温病学"热盛致痉"的基础。

隋唐之际，巢元方《诸病源候论》及孙思邈《备急千金要方》中均记载了抽搐之发作"如痫状"，说明当时对其与痫病之间的鉴别已很清楚。孙思邈在病因上提出了"新产妇人及金疮血脉虚竭，小儿脐风，大人凉湿"的论断，较《内经》及张仲景的认识又有新的发展。金元时期，朱丹溪对抽搐一症又有新的看法，认为本病并非外来之风而至，乃本气自虚耳，因此治疗上不可作"风"来治，专用"风药"，而"宜用人参、竹沥之类"。明代《医学入门》一书中，明确提出了抽搐的产生是"先伤风而后又感寒，或先伤风而后又感湿"复合发病因素，而张景岳在《景岳全书》中认为"凡属阴虚血少之辈，不能荣养筋脉，以致抽挛僵仆者，皆是此证……凡此之类，总属阴虚之证，盖精血不亏，则虽有邪干，亦断无筋脉拘急之病"。

清代，由于温病学的发展，有关抽搐的认识又有了进一步的发展和补充。叶天士在《临证指南医案》一书中，明确提出了抽搐的发生因于肝，他认为："肝为风木之脏，因有相火内寄，体阴用阳，其性刚，主动主升……倘精液有亏，肝阴不足，血燥生热，热则风阳上升，窍络阻塞，头目不清，眩晕跌仆，甚者瘛疭痉厥矣。"薛己在《温热经纬·湿热病篇》中详细论述了湿热致痉的病机特点；吴鞠通更是阐明了抽搐的辨证纲领即"虚、实、寒、热"，他在《温病条辨》中说："六淫致痉，实证也；产后亡血，病久致痉，风家误下，温病误汗，疮家发汗者，虚痉也；风寒、风湿致痉者，寒痉也；风温、风热、风暑、燥火致痉者，热痉也。"可以说吴氏对抽搐的辨证治疗进行了一次精辟的总结。王清任在汲取前人对抽搐认识的基础上，提出了"气虚血瘀"的重要病机，他在《医林改错》中谈到："因其病发作时，项背反张，两目天吊，口噤不开，口流涎沫，咽喉痰声，昏沉不省人事，以为中风无疑，殊不知，项背反张，四肢抽搐，手足握固，乃气虚不同四肢也；口流涎沫乃气虚不同津液也；咽喉来往有痰，非痰，乃气虚不归原也……元气既虚，必不能达于血管，血管无气，必停留而瘀，气虚血瘀之证。"

综上所述，历代文献中，对抽搐的认识日渐丰富，因为历史的原因，各医家从不同的角度认识抽搐病证，积累了丰富的经验。

三、病因病机

《素问·至真要大论篇》说："诸暴强直，皆属于风""诸风掉眩，皆属于肝。"结合临床脉证特点，内科急症之抽搐，多由风、火、痰所致，病位多与心、肝、肾有关，而以肝为主。肝为风木之脏，肝风内动则抽搐。凡邪热亢盛，引动肝风，风火相煽；或各种原因所致的阴血亏耗，致使水不涵木，引起肝风内动，均可产生抽搐；此外还有肝阳暴涨，以及外伤之后，风毒内袭肝之经脉，营卫不得宣通，亦可动风抽搐。

1. 热盛动风

外感温热病邪，内侵入里，邪热炽盛，引动肝风，风火相煽，窜扰经络，致筋脉挛急；或邪热内结阳明，里热熏蒸，胃津被劫，燥屎内结，津液灼伤，筋脉失养；或邪热内盛，深入营血，窜犯心包，逆乱神明，闭塞经脉而发抽搐。正如《温热经纬·湿热病篇》曰："湿热证，三四日即口噤，四肢牵引拘急，甚者角弓反张，此湿热侵入经络脉隧中""湿热证，发痉，神昏笑妄，脉洪数有力，开泻不效者，湿热蕴结胸膈，宜仿凉膈散。若大便数日不通者，热邪闭结肠胃，宜仿承气微下之。"

2. 风毒内袭

新近创伤，伤口不洁，风毒之邪乘隙内侵，影响肌膜经脉，致营卫被阻，不得宣通，以致筋脉拘急而成本症，又称"金疮痉"，正如《张氏医通·诸风门》称："破伤风……口噤目斜，身体强直，如角弓反张之状。"

3. 风阳上亢

肾阴亏损，阴血亏耗，水不涵木，木失所养，肝风内煽，或火热挟痰，引动肝风，致筋脉拘急。《续名医类案·惊风》："发热抽搐，口噤痰涌，此肝胆经实火之证。"叶天士《临证指南医案·肝风》："温邪深入营络，热止，膝骨痛甚，盖血液伤极，内风欲沸，所谓剧则瘛疭，痉厥至矣。"

4. 虚风内动

久病之体，卒失血后，汗、吐、下太过者，由于津液亏损，液少血枯，血不荣筋，或肝阴不足，不能输津于筋，故筋脉拘急而发抽搐。

总之，抽搐之为病，有外感内伤之分，虚实之异，病因不同，或因风、热、痰邪，伤及心肝，心受热则惊，肝有余则风动，风火相煽，而成抽搐。故前人有："风非火不动，火非风不发，风火相煽而成惊风，故心肝二脏主之。"亦有阴津受损，水不涵木，筋脉失养，虚风内动，而发抽搐，病性为虚实夹杂。

四、诊断

1. 病史

发病前有感受外邪或内伤虚损以及他病的病史。

2. 先兆症状

头痛，头晕，颈项不适，烦躁不安，呵欠频频，乏力，或伴恶寒发热。

3. 主证

多先牙关紧闭，继则项背强直，四肢抽搐，甚至角弓反张。

五、鉴别诊断

1. 痫病

痫病是一种发作性神志异常之病，常突然发病，神志不清，双目凝视，或肢体抽搐；重者猝然昏倒，口吐涎沫，两目上视，牙关紧闭，或口中做猪羊叫声，移时苏醒，醒后无异常，可反复发作片刻，反复发作，每次相似。抽搐则多在某些疾病的进程中出现，一般不会自行缓解，温热病之痉，可暂时缓解，多伴有高热、头痛，或与神昏并见。

2. 厥证

厥证以突然昏倒、不省人事、面色苍白、四肢厥冷为主证，甚者一蹶不复，但多不伴见四肢抽搐、项背强直等症。

3. 中风

该病好发于 40 岁以上之人，以突然昏仆、不省人事，或不经昏仆而渐进加重，以半身不遂、口舌㖞斜为主要临床症状，昏迷较深者多无苏醒；而抽搐仅为肢体抽动为主症，可资鉴别。

4. 颤证

颤证为慢性疾病，抽搐为多种急危重病的发展过程，颤证仅表现为手肢颤动，无抽动，更无二目天吊、角弓反张等，正如张石顽在《张氏医通·诸风门》中所言："振颤与瘛疭相类，瘛疭则手足牵引而或伸或曲，震颤则振动而不曲。"

总之，抽搐之症，有外感内伤之分，虚实之异，病因不同，其临床证候亦有差别。若见于急性热病的邪热内盛，热极生风的抽搐，常见四肢抽搐并伴有壮热、汗大出、渴欲冷饮、神志昏迷、脉洪数、舌质红、苔黄燥等症；若见于各种急性热病的后期，由于邪热久稽，气阴亏耗，虚风内动之抽搐，则多现手足蠕动，偶有抽搐，并伴有低热、心烦不宁、口干舌燥、精神疲乏、舌绛苔少、脉细数等症；若疫毒入脑或外伤感受风毒侵袭经脉之抽搐，则多现阵发的四肢大抽搐，颈项强直，甚至角弓反张，伴有神昏、喘促、头痛、苔腻、脉弦紧等症；若肝阳上亢，肝风内动之抽搐，则常并见剧烈头痛呕吐、神昏、偏瘫、面红气粗、舌红苔黄、脉弦有力等症。

六、辨证要点

内科急症之抽搐起病急骤，变化迅速，证候复杂，兹将其辨证要点，分为以下三项。

（一）辨虚实

抽搐一症，有虚有实。实者多见四肢阵阵抽搐，或持续之抽搐，常伴有壮热谵语神昏，甚至角弓反张，苔黄燥，脉弦数；虚者，其抽搐呈手足蠕动，热势不甚，神愦或朦胧，舌红少津少苔，脉虚细而数。温病高热，肝阳暴涨，风毒内袭之抽搐，多属实证；气阴亏耗，水不涵木之抽搐，多属虚证。

（二）审病机

邪热内炽，热极生风之抽搐，乃邪热内陷，灼伤营阴，引动肝风，风火相煽而为抽搐，病在心肝；若温病后期，或久病劳伤，或因大汗、亡血等，致使气阴亏耗，而致筋脉失养，则可发为虚风内动；肝阳暴张，上扰清窍，或风毒内袭，直犯经脉，也可引起筋脉拘急而抽搐。辨明不同病机，对指导正确的辨证治疗，十分重要。

（三）察兼证

对抽搐证候，若只辨抽搐，不察兼证，则难以判明其虚实和标本，因此，必细察其兼证，才有可能使辨证准确。邪热内炽，热极动风，必兼一派邪热之兼证；虚风内动，必有其气阴亏耗之兼证；肝阳上亢，肝风内动和风毒内袭经脉之抽搐之兼证已如上述，此乃辨证时应注重之事。

七、急救处理

（一）处理原则

1. 标本同治

因抽搐多系其他疾病临床过程中出现的急候，属于标急之症，而导致抽搐发生之疾病，则为病之本。若只治标，不治本，则抽搐难除，如治邪热内盛，热极生风之抽搐，当以清热解毒为本、为急、为先，这样方能热解风自息。若只恃羚羊角、钩藤、全蝎、蜈蚣等息风之品，则较难达到热退风定的目的。

2. 辨风、火、痰之兼杂

抽搐可由风起，热变，痰生，因此论治之前，辨明其由何而起，孰多孰少，或相兼何证，十分重要。热变者，必见热盛烦渴、内扰心营之兼证；痰生者，多有痰湿内盛之宿痰，或痰涎壅盛之兼证；风动而起者，病多突然而发，起于暴怒大恐之后，并见痰壅闭窍，以及风邪内袭经脉之兼证。

（二）急救治疗

1. 一般措施

保持安静，开通静脉通路，补液治疗，氧疗等。

2. 中成药

（1）琥珀惊风片（又名琥珀抱龙丸）：钩藤90 g，朱砂33 g，琥珀、川贝、天竺黄各30 g，防风、僵蚕、天麻、胆南星、白附子、全蝎各15 g，甘草6 g，麝香1.5 g，冰片0.6 g。上药共为片剂，每片合生药0.4 g，每次2片，每日1～2次。适用于身热面赤、四肢抽搐、痰壅昏迷者。

（2）牛黄惊风片（又名牛黄抱龙丸）：胆南星30 g，天竺黄、僵蚕各10 g，茯苓、雄黄、牛黄各1.5 g，琥珀7.5 g，全蝎、朱砂各4.5 g，麝香0.6 g。上药共为片剂，每片含生药0.5 g，每次2片，每日1～2次。适用于身热昏睡、四肢抽搐、牙关紧闭、痰壅喘气者。

（3）牛黄镇惊丸：天麻、钩藤、全蝎、羌活、防风、胆南星、荆芥、细辛、半夏、白术、茯苓、人参、远志、石菖蒲、桔梗、川芎各30 g，甘草、沉香各180 g，天竺黄90 g。以上诸药共研细末，每6 300 g细末中加琥珀360 g，朱砂145 g，麝香、冰片、牛黄各72.5 g。雄黄60 g，作为蜜丸每丸1.5 g，每次1丸，每日2次。适用于急热抽搐、痰壅神昏、牙关紧闭者。

（4）化风丹：黄连、陈皮各600 g，僵蚕、钩藤、沉香各300 g，胆南星、枳实各1 200 g，黄芩2 400 g，大黄4 800 g。上药共为蜜丸，每丸1.5 g，每次1粒，每日2次。适用于高热抽搐、痰涎壅盛者。

（5）解痉曲膏（外用方）：雄黄、蓖麻仁各1.5 g，巴豆仁（不去油）15 g，五灵脂9 g，银朱4.5 g，朱砂、麝香1 g。上药混合为粉，以油烟脂调膏，成人每次3～5 g，小儿可用1～3 g，作为饼状贴于印堂、太阳、百会、囟门等穴位，每次6小时，共贴2～3次，对脑炎之抽搐有一定疗效。局部常可见到灼红、水疱、疼痛，应防溃破。

3. 解痉中药注射剂

（1）清开灵注射液：每次30～40 mL加等渗葡萄糖注射液100 mL，静脉滴注，每日1～2次；病情重者可加大用量到120 mL。临床主要用于热毒内生的患者。

（2）醒脑静注射液：每次10～20 mL加等渗葡萄糖注射液100 mL，静脉滴注，每日1～2次。开窍之力尤强，临证要关注神识之变化。

（3）穿琥宁注射液：每次200～400 mL加等渗葡萄糖注射液500 mL，静脉滴注，每日1～2次。解热之力突出，但临证不可量大，一日量不超过800 mL为佳。

4. 针刺治疗

（1）体针主穴：人中、风池、合谷、十宣、阳陵泉、太冲。配穴：内关、曲泽、风池、后溪、颊车、丰隆、下关。

手法：每次针刺1～3穴，采用泻法强刺激3～5分钟，不留针，视病情轻重，轻者每日2～3次，重者每6小时针1次。口噤不开者，针刺颊车、下关、人中、地仓等穴，用泻法，不留针。

（2）耳针：取神门、脑干、肝、皮质下穴，采用泻法，中强刺激。留针 30 ～ 60 分钟。

5. 外治法

（1）开关散：口噤不开，神昏抽搐者，可取药粉少许，喑鼻取嚏。或用乌梅肉频擦牙龈。

（2）鲜地龙 50 条，捣烂如泥，加食盐少许，涂敷前囟门，适用于婴儿抽搐。

（三）辨证论治

1. 热盛动风

主症：高热烦躁，汗出口渴，项背强急，手足瘛疭，甚者角弓反张，腹满燥屎内结。舌苔黄燥，甚者焦躁起芒刺，脉弦数有力。

治法：泄热存阴，息风止痉。

方药：增液承气汤加味。药用玄参、麦冬、生地黄、大黄、芒硝、僵蚕、钩藤、羚羊角片等。方中玄参、麦冬、生地黄滋阴清热，缓解筋膜燥涩，使热去津回；大黄荡涤积热；芒硝软坚润燥，助大黄泻热通便；僵蚕、钩藤、羚羊角凉血息风止痉。若烦躁甚者，加淡竹叶、栀子清心除烦；抽搐频发者，加地龙、全蝎息风活络。

静脉注射剂：清开灵注射液 30 ～ 60 mL，加等渗葡萄糖注射液 250 mL，静脉滴注，每日 1 ～ 2 次。病情重者可加大用量到 120 mL。临床主要用于热毒内生的患者。

2. 阴虚动风

主症：手足蠕动，甚者瘛疭，颧红低热，汗出口干，精神倦怠。舌干红少苔，脉细数无力。

治法：滋补肝肾，育阴息风。

方药：大定风珠。药用白芍、麦冬、钩藤、阿胶珠、生地黄、生牡蛎、炙甘草、龟甲、鳖甲、鸡子黄、五味子、麻仁。方中鸡子黄、阿胶滋养阴液以息风；生地黄、麦冬、白芍滋阴柔肝；龟甲、鳖甲、牡蛎滋阴潜阳；火麻仁养阴润燥，五味子收敛气阴，炙甘草益气和中。有痰者，酌加天竺黄、胆南星、川贝母以清化热痰；有低热者，酌加白薇、地骨皮以退虚热。

静脉注射剂：生脉注射液 60 ～ 100 mL 加等渗液体 250 mL，静脉滴注，每日 1 次；参麦注射液 60 ～ 100 mL 加等渗液体 250 mL，静脉滴注，每日 1 次；刺五加注射液 20 mL 加等渗液体 250 mL，静脉滴注，每日 1 次。

3. 肝阳上亢

主症：头痛剧烈，神昏抽搐，面红气粗，恶心呕吐。舌红苔黄，脉弦有力。

治法：滋养肝肾，潜阳息风。

方药：镇肝息风汤。药用牛膝、代赭石、生牡蛎、白芍、生地黄、钩藤、青蒿、玄参、龟甲、生龙骨、天门冬、川楝子。方中重用牛膝引血下行，折其阳亢，并能滋养肝肾；代赭石重镇降逆，并能平肝潜阳；生龙骨、生牡蛎潜阳降逆；龟甲、玄参、钩藤、天冬、白芍滋养阴血，柔肝息风；青蒿、川楝子、生麦芽清泄肝阳之有余，条达肝气之瘀滞。若头痛较剧，面赤较甚者，酌加羚羊角片、夏枯草、菊花。脉弦、头昏痛甚者，加服罗布麻叶片，每次 2 片，每日 3 次；抽搐甚者，加全蝎、蜈蚣，研为细末，冲服。

4. 风毒内袭

主症：头痛，项背强急，甚者角弓反张，可伴有恶寒发热。舌苔薄白或白腻，脉浮紧。

治法：祛风止痉，燥湿和营。

方药：玉真散。药用天南星、防风、天麻、白芷、羌活、白附子、全蝎、蜈蚣、白僵蚕等。方中白附子、天南星祛风痰，镇痉为主，羌活、防风、白芷、天麻协助主药疏散经络中风邪，导邪外出，全蝎、蜈蚣、白僵蚕息风止痉。如抽搐重者，可配合五虎追风散（蝉蜕、天南星、天麻、全蝎、僵蚕、朱砂）；若邪毒内结，有攻心之势，可用瓜石汤（瓜蒌仁、滑石、苍术、天南星、甘草、生姜、赤芍、陈皮、白芷、黄檗、黄芩、黄连）。

抽搐为病，急而重，临证之时可在辨证论治基础上，酌情加用具有息风止痉之品，现代研究有止痉作用之中药有桂枝、藁本、蝉蜕、升麻、钩藤、秦艽、牛黄、全蝎、蜈蚣、僵蚕、天麻等，以增加疗效。

抽搐是多种原因导致的风动于内的垂危证候，因此治疗抽搐，必须审证求因，标本同治，才能收到良好的效果。实证较多，且与风、火、痰三者夹杂并见，故治疗抽搐常用清热、平肝、涤痰、息风、解毒等法，参合并用。虚证之抽搐，多由气阴亏耗而致，故常选养阴、益气之剂。临证之时必须详审脉证，以免犯虚其虚、实其实之诫。

八、转归与预后

抽搐大多发病急，变化快，病因不同，预后大有区别，如破伤风反复抽搐，难于控制，年老体弱者，预后较差。温热之病所致抽搐，若治疗不当，热毒内陷，可转为神昏、厥脱、喘促等危急重症，危及生命。肝阳上亢抽搐者，合理治疗预后较好，若失治误治，可并发中风危症，预后极差。

抽搐见"口张目瞪，昏昧无知""手足瘈疭、汗出如油如珠""角弓反张、离席一掌"，均为预后不良之征。

九、现代研究

抽搐是以四肢痉挛为特征的急症，临床涉及内科、外科、妇科、儿科等，在人之一生中，抽搐的发生概率为 1.5% ~ 5%。以破伤风、乙脑、小儿惊厥及药物引起的抽搐最为常见，近年来，学者们在发掘古方、继承前人经验的基础上，对以抽搐为主要临床表现的病证进行了深入的临床研究，丰富了抽搐的证治内容，提高了临床疗效。

1. 破伤风

破伤风是急性特异性感染性疾病，属于中医学"金疮痉"范畴，现代西医学的发展，破伤风抗毒素的广泛应用，其发病率明显下降，因此，临床上常有误诊之发生，目前多采用中西医结合的方法进行救治，如朱氏等在西医运用抗生素、止痉、破伤风抗毒素等治疗效果不明显的基础上，选用荆芥、防风、槐花各 10 g、葱根 7 棵、艾叶 7 叶、小枣 7 个、黍子 12 g、铁牛（屎壳郎）1 个，上药加芝麻油 130 mL，放于砂锅内文火加热至烟欲燃时加黄酒 300 mL，顿时砂锅内起火，待火熄灭后继续煎至半杯，去渣待温热顿服。治疗 5 例，由于 1 例病情拖延时间较长死亡外，其余 4 例痊愈。用药的体会是必须服药后汗出方可有效。郭氏自拟验方治疗破伤风 16 例，1 例死亡，平均疗程 12 日，基本方用生南星、天麻、防风各 10 g，白附子 8 ~ 15 g，羌活、威灵仙各 15 g，白芷 12 g，川乌 6 ~ 10 g，半枝莲 30 g。儿童量酌减。使用时要配合相应的对症治疗，以保证安全。

2. 流行性乙型脑炎

中医学治疗流行性乙型脑炎（简称"乙脑"）具有悠久的历史，自 20 世纪 50 年代开始，中医药对乙脑的治疗已取得了显著成绩，如 1954 年河北省石家庄市传染病院开始临床救治乙脑，后其经验得到了北京市、辽宁省的验证，治愈率在 90% 以上。1956 年进行了中西医的对照研究，结果显示中医药具有良好的疗效，优于西医。中医的主要治则是清热解毒养阴。针对抽搐病机在于热结阳明、痰热蒙蔽心包、肝风内动等，分别选用承气类方、安宫牛黄丸、三甲复脉散等。江氏治疗乙脑将抽搐分为内风、外风两种，外风多于发病 1 ~ 3 日，抽搐前多有头痛、怕风等，继而高热无汗，项背强直，邪在太阳肌表，方用新加香薷饮加葛根。内风多见于发病 5 ~ 7 日，抽搐反复发作，或持续不止，抽搐时 2 日天吊，呼吸急促，大便闭结等，此为暑邪化火，火是因，风是果，方用凉膈散合龙胆泻肝汤为主。

中医学认为抽搐既是一种疾病，又是多种危重病进程中的一个阶段，可见于现代西医学的多种疾病中，这正体现了"异病同治"的观点，随着对抽搐认识的深入，无疑会推动中医急诊学术水平的提高。

（邓　熙）

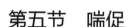

第五节 喘促

一、定义

喘促是热毒内陷，久病气竭或外伤气脱等所致，以气息喘促，张口抬肩，昏厥痰壅，唇面青紫等为特征的临床危急重症。病变早期可见呼吸急促深快、呼吸困难、鼻翼翕动、张口抬肩、摇身撷肚、端坐难卧，进一步发展可见面青唇紫、汗多、心慌、烦躁不安、神情萎靡、昏昧、惊厥，以至喘脱而危及生命。由热毒内陷及外伤气脱而发者，发病急骤，病势凶险；由久病气竭而发者，证候复杂多变，较为难治。

二、历史沿革

对喘促的认识可上溯至先秦时代，如《灵枢·五阅五使》篇说："故肺病者，喘息鼻张。"《灵枢·本藏》篇说："肺高则上气肩息。"《灵枢·胀论》篇则说："肺胀者，虚满而喘咳。"《素问·痹论篇》中有"心痹者，脉不通……暴上气而喘"的论述；可见《内经》已指出喘促所致呼吸困难的症状，即咳、喘、胸部膨满。而汉代的张仲景在《金匮要略·肺痿肺痈咳嗽上气病》篇则云："咳而上气，此为肺胀，其人喘，目如脱状，脉浮大者，越婢加半夏汤主之。"对喘促伴有上气、烦躁、目如脱状及脉象浮或浮大作了描述。隋朝巢元方《诸病源候论·咳逆短气候》叙述其发病机制，"肺主于气，邪乘于肺则肺胀，胀则肺管不利，不利则气道涩，故气上喘逆，鸣息不通，诊其肺脉滑甚，为息奔上气"，指出肺本虚是其主要病因。明代工肯堂在《证治准绳·杂病》指出："喘者，促促气急，喝喝息数，张口抬肩，摇身撷肚。"形象地描述了喘促危急症状。唐容川在《血证论》明确地提出："盖人身气道，不可阻滞……内有瘀血，气道滞塞，不得升降而喘""瘀血乘肺，咳逆喘促。"对瘀血致喘进行了论述，为后世活血治喘提供了依据。

三、病因病机

本篇所述急症之喘促，其发病急骤者，常因温病热毒，或痈疽之热毒内窜，逆传心包，阻遏于肺而发；亦可因突然外伤，或产褥之中，气血受损，血败冲心，上搏于肺而成；还可由于亡血亡阴之后，气阴亏竭欲脱而起。病发缓慢之喘促，常由痰、水、火邪之壅盛犯肺而生，常见有痰湿壅肺，火热搏结瘀阻于肺，水气凌心而遏于肺，或气阴两竭导致肺气欲绝。

1. 邪热壅肺

多由温病热盛内攻，阻遏于肺，肺气郁闭，气壅而出，发而为喘，呼吸多频急而促；邪热传入心营，扰乱神明，可见神昏谵语，烦躁不安。

2. 腑结肺痹

多由邪热传入阳明，与肠中燥屎相搏结，则腑气不通，浊气不得下泄而上迫于肺，肺气上逆而喘。

3. 外伤气脱

多为胸部撞击伤、挤压伤导致肺络瘀塞，肺气不畅，气逆而上，发为喘促。

4. 心肾阳虚

多由心阳及肾阳不足，气逆水泛而成；肾阳虚衰，不能化气行水，水饮凌心射肺，肺失宣降，发而为喘；心阳不足，尤以行血，血滞为瘀，阻塞于肺，肺失治节，发而为喘，甚者咳粉红色泡沫痰。

5. 气阴两竭

各种危重病证，正气衰竭之时可出现本症。多因劳欲过度，精气内夺，或大病之后，久病失于调养，以致气阴耗竭，肺肾衰败，则气失所主，摄纳无权，气逆于上，肺之呼吸功能严重障碍，发为喘促。

总之，喘促为病，多属虚实兼夹之证，其虚主要在肺、在肾、在心；其实则多表现为瘀血、热毒、痰火、水湿壅滞于肺。其喘促之生，多由肺气闭塞或肺气虚衰，气道不利，阻遏于胸，升降出入失司而致。肺失治节，肺气失畅，必致心血运行失常，百脉为之瘀阻，见唇面青紫等血瘀之证。由于肺气之阻遏，血脉之瘀滞，或邪毒外袭，或浑浊内生，或风阳内动，或瘀血上冲，蒙蔽清窍，心神耗散，阴阳逆乱，故可出现神昏、惊厥、痰壅等症。

四、诊断

（一）发病特点

喘促发病之前多有其他基础疾病，如严重的肺系、心系、肾系、肝系疾病；本病多发于其他疾病终末阶段。

（二）临床表现

喘促以气息喘促，张口抬肩，唇面青紫，痰壅咳逆，神昏厥逆等症为临床特征。临床主要表现有呼吸急促，呼吸困难，鼻翼翕动，张口抬肩，摇身撷肚，端坐难卧，甚则面青唇紫，汗多，心慌，烦躁不安，神情萎靡，昏昧，惊厥，甚至喘脱而危及生命。

五、鉴别诊断

1. 重症哮病

哮必兼喘，重症哮病可见明显的喘促，口唇、爪甲青紫，当加以鉴别。哮病多有宿根，反复发作，有季节性，发病时喉中有哮鸣音，胸部 X 线检查和血气分析有助于鉴别。

2. 气胸

创伤性气胸、自发性气胸或继发性气胸，均可突然呼吸急促，状如喘促，但多有病史提示，如胸部锐器伤，或慢性肺病史，经 X 线诊断及人工气胸测压，有助于鉴别。

3. 短气

短气的特点是呼吸急促而能接续，虽似喘而不抬肩，亦无痰声，以此为辨。

六、辨证要点

1. 辨邪正虚实

喘促一症，其病证虽以虚实夹杂为多见，但有偏实与偏虚的不同，临证时需辨别清楚。从病因病机而言，外邪致喘，热毒内攻，邪气壅盛者，偏于实证为主；由脏腑虚衰致喘者多属虚；阳气衰微，饮邪上逆而喘者，多为虚实兼夹。从证候表现看，实者呼吸深长有余，声高气粗，胸满，以呼出为快，脉数滑有力；虚者呼吸短促难续，或呼吸时停时续，声低气怯，以深吸气为快，脉微弱或浮大中空。

2. 分病性寒热

若素体阴精不足，阴虚内热者，感受温热邪毒，其证属热。然亦有外寒内热，或饮郁化热等寒热错杂之证，宜四诊合参，细心辨之。属寒者，其痰清稀，或痰白有沫，面色青灰，口不渴或渴喜热饮，静卧少言，舌质淡苔白滑，脉浮紧或弦迟；属热者，有痰黏稠，色黄或黄白相间，咳吐不利，面色赤，口渴引饮，烦躁不安，便秘，舌红苔黄腻或黄燥，脉滑数。

3. 识病情危急

喘促发病急，因热毒内攻，痰饮壅盛，宿疾逆变所致者，邪盛正衰，正气不支，病情进展快，每致昏迷、厥脱等变证。由脏腑虚衰，久病气竭所致，肺肾欲绝，为濒临死亡的征兆。因此，本病病死率高，病情发展迅速，宜采用中西医结合方法积极救治。

六、急救处理

（一）处理原则

1. 定治则

由于喘促之发病及脉证，均与一般咳嗽、哮喘有别，因此必须根据其临床证候的不同，选用下列不同的治则。

（1）清热解毒：对邪热壅肺，腑结肺闭之喘促，治宜清热解毒，力挫其势，使其外泄，喘促方能趋平。

（2）祛痰平喘：肺气壅塞，常由痰致，治宜祛痰平喘，因祛痰既可平喘，又能通降肺气。

（3）逐瘀固脱：外伤气脱之喘促，乃系瘀血内滞，闭阻肺气而发，治宜逐瘀固脱，喘促方可得缓。

（4）温阳行水：对心肾阳虚，水泛于肺之喘促，治宜温阳行水，水去则喘促可平。

（5）补益肺肾：对气阴两竭之喘促，治宜补益肺肾，方能定喘防脱。

2. 明标本

喘促一症，不论起病之缓急，证之属虚属实，以及外感或内伤，其喘促均为标急之候。故治喘促，既可先治其标，以缓其急；亦可先治其本，去其致喘之因而缓其急。孰先孰后，当视临床具体病情而定。

（二）急救治疗

1. 一般处理

保持呼吸道通畅，吸氧，相关平喘治疗（如氨茶碱静脉滴注）等可参照西医学有关措施进行。

2. 针灸

（1）常用针刺穴位：人中、内关、十宣、涌泉、会阴、足三里、肺俞、合符等，每次选用 1～3 个穴位，手法用强刺激泻法，留针半小时或不留针。

（2）艾灸法：出现阴阳离绝之脱证，可用艾灸百会、涌泉、足三里、肺俞。

（3）电针疗法：选用素谬、天突、内关。

3. 喘促针剂

（1）参麦注射液或生脉注射液：每次 60～100 mL 加入 250 mL 0.9％氯化钠注射液静脉滴注，每日 1 次，适用于各种危急重的喘促。

（2）丹参注射液：每次 20 mL，加入 10％葡萄糖注射液 100～150 mL，静脉滴注，每日 1～2 次，适用于瘀血喘促之证。

（3）蟾力苏注射液：每次 1 mL，溶于等渗葡萄糖注射液 20～40 mL，缓慢注射，每日 1～2 次，适用于喘促欲脱之证。

（4）醒脑静注射液：每次 2～4 mL，每日 2 次，肌内注射；或 20 mL，加入 250 mL 0.9％氯化钠注射液静脉滴注，每日 1 次，适用于肺性脑病，热盛神昏患者。

（5）清开灵注射液：成人每次 2～4 mL，儿童每次 1～2 mL，每日 2 次，肌内注射，或静脉滴注，适用于邪热壅肺证。

（6）参附注射液：每次 20～100 mL，用 5％～10％葡萄糖注射液 250～500 mL 稀释后静脉滴注，适用于阳气虚衰之喘促。

（7）灯盏细辛注射液：20 mg，用 5％葡萄糖注射液 250 mL 稀释后静脉滴注，每日 1 次，对肺源性心脏病急性加重期患者具有降低血液黏滞度，纠正心力衰竭和呼吸衰竭的作用。

4. 中成药

（1）六神丸：每次 10 粒，每日 3～4 次，重症每小时 1 次。适用于喘促欲脱之证。

（2）蟾酥粉：每次 10 mg，每日 3～6 次。适用于喘促欲脱之证。

（3）黑锡丹合生脉合剂：黑锡丹（丸剂）6～9 g，每日 3～4 次；生脉合剂（浓煎之合剂）每次 20～30 mL，每日 3～4 次。适用于上盛下虚之喘促。

（4）独参汤：为人参之浓煎剂，酌量频服（红参粉亦可）。适用于喘促欲脱之证。

（三）辨证论治

1. 邪热壅肺

主证：喘促气急，鼻翼翕动，高热汗出，口渴烦躁或伴有咳嗽，咯黄稠痰。舌质红，苔黄腻而干，或苔黄而少津，脉数或洪数。

治法：清热解毒，化痰降逆。

方药：清热泻肺汤加减。方中金银花、滑石、连翘、石膏、大青叶清解肺热，杏仁、苏子、郁金降逆平喘，葶苈子、芦根、瓜蒌、贝母清泻痰热。

对邪热壅肺，热邪较盛者，可静脉滴注清开灵注射液。对肺性脑病，热盛神昏患者，可服用安宫牛黄丸、至宝丹、紫雪丹以开窍醒神；亦可用醒脑静注射液静脉滴注。

2. 腑结肺闭

主症：暴喘气促，气高息短，潮热，手足汗出，大便燥结难行，腹满胀硬，甚至烦躁谵语。舌苔焦黄起芒刺或焦黑燥裂，脉沉实有力。

治法：通腑祛结，泄热救肺。

方药：泄热救肺汤加减。方中大黄、芒硝、枳实、厚朴通腑泄热，葶苈子、瓜蒌泻肺化痰，杏仁、知母、石膏、连翘、金银花清解肺热。

对腑结肺闭，进食困难者，可用大黄 15 ～ 20 g，或大承气汤水煎 200 mL，保留灌肠。对热盛神昏者，可服安宫牛黄丸、至宝丹、紫雪丹；或静脉滴注清开灵注射液、醒脑静注射液。

3. 外伤气脱

主症：外伤后突发喘促，张口抬肩，口唇青紫或吐暗红色泡沫，伴胸闷胸痛。舌质紫暗，脉细涩。

治法：通腑逐瘀，益气救肺。

方药：桃仁承气汤合生脉散加减。桃仁承气汤破血下瘀，驱除瘀血。生脉散益气生津。两方合用共奏通腑逐瘀、益气救肺而平喘之效。

对瘀血阻滞者，可用丹参注射液、红花注射液等活血化瘀中药针剂滴注。喘促欲脱者，可服六神丸、蟾酥粉、独参汤。

4. 心肾阳虚

主症：突发喘促，全身发绀，烦躁不安，惊厥抽搐，冷汗淋漓，淡漠不语，嗜睡，昏迷直至死亡。舌质青紫挛缩，脉微细数或欲绝。

治法：温通心肾，行气泻肺。

方药：附桂行水汤加减。药用人参、黄芪益气固本，附子、桂枝温通心肾，川芎、鸡血藤活血行气，白茅根、茯苓、猪苓、泽泻、葶苈子、桑白皮泻肺利水。

急用参附注射液静脉滴注以回阳救逆。

5. 气阴两竭

主症：喘促日久，呼多吸少，动则喘息更甚，形瘦神惫，气不得续，汗出，肢冷面青。舌淡，脉沉细。

治法：益气救阴，定喘防脱。

方药：生脉散加减。药用人参、麦冬、五味子益气生津，龙骨、牡蛎、磁石重镇平喘。

急用静脉滴注参麦注射液或生脉注射液。

（四）其他治法

（1）宣肺祛瘀汤（治急性呼吸窘迫综合征有瘀象方）：杏仁、桂枝、葶苈子、赤芍、桑白皮、丹参、当归、郁金等。

（2）加味承气汤（治腑实急性呼吸窘迫综合征方）：大黄、芒硝、厚朴、枳实、甘草、白芍、黄芩、葶苈子、桑白皮等。若邪闭心包，用安宫牛黄丸加大黄末；阳明热甚加服白虎汤。

（3）重剂银翘白虎汤（治暑温呼吸衰竭方）：金银花、连翘、知母、石膏、甘草、犀角、钩藤、生地黄、葶苈子、桑皮、石菖蒲、黄芩、郁金等。

（4）涤痰开窍汤（治肺性疾病呼吸衰竭方）：胆南星、半夏、茯苓、陈皮、枳实、竹茹、石菖蒲、郁金、丹参、赤芍、金银花、连翘、黄芩等。

（5）温阳利水活血方（治慢性肺心病喘促方）：附子、桂枝、茯苓、白术、猪苓、白扁豆、山药、大腹皮、生姜皮、丹参、赤芍等。

（6）复方五加皮汤（治慢性充血性心衰之喘促方）：北五加皮、党参、太子参、茯苓、泽泻、车前子、猪苓等。纳呆恶心者，加白术、莱菔子、陈皮、山楂；胸胁胀满者加瓜蒌、薤白、郁金；有瘀血见证者，加赤芍、桃仁、红花、丹参。

七、转归与预后

喘促的证候之间存在着一定的联系，表现在病情的虚实寒热转化。实喘可转为虚喘，虚喘可因感邪而呈虚实夹杂之候；饮邪上犯，可因水气不化，更损心阳，引起心肾阳衰，元阳欲脱证。

喘促一证，病情险恶，病死率极高，本症的预后，往往与引起喘促的原发病及其病情轻重有关。一般来说，既往身体较为健康，无心、肺慢性疾病史，病程短者，若得到及时有效的治疗，气急渐而转平，大多数可获痊愈。若慢性宿疾急性加重，脏腑功能虚衰，或久病气竭的基础上，发生喘促，如不能尽快控制病势，可因邪气壅盛，正气不支，出现气不接续，手足逆冷，头汗如珠如油，面赤烦躁，脉微欲绝，或脉浮大无根者，为阴阳离决之候，预后不良。

八、预防与护理

本症的预防，关键在于防治原发疾病。在加强原发疾病治疗的基础上，对热毒有转盛之势的患者要加强清解热毒之力，对痰涎壅盛者要及时吸痰、化痰，防止痰涎阻塞气道而致喘促，对有气脱阴竭之势的患者要尽早地、及时地给以益气养阴、回阳固脱之品。总之，防患于未然，治疗原发疾病，尽早截断病势发展是预防喘促发生的关键。

急性发作时，取坐位或半卧位，注意防寒保暖，室内空气流通，勿吸烟，避免理化刺激因素。劝导患者消除思想顾虑，保持情绪稳定，精神上保持乐观。痰多者，应鼓励、帮助其排痰，经常翻身、拍背或吸痰，保障呼吸道通畅。喘甚者，注意观察其气息、神志、脉象的变化，以及二便情况，病情恶化者及时给予救治。

九、现代研究

急性呼吸窘迫综合征（ARDS）属中医学"暴喘""喘促"范畴。综合有关中医文献，其治大致有以下方法。

1. 祛邪扶正法

耿氏等认为，ARDS 的病机为邪热传入阳明，与肠中积滞相结而致热结肠燥，气机壅滞，上逆则喘，中阻则满；热迫血瘀，瘀热互结，壅滞于肺，致肺通调水道功能失司，造成水湿停聚，血瘀、水邪、热毒相合，耗气伤阴，导致气阴两伤，甚至内闭外脱而亡。其病机关键在于热、瘀、水湿、虚 4 个方面。根据中医"肺与大肠相表里""血水相关"及阴阳平衡理论，采取"泻热通瘀逐水扶正"的祛邪扶正治法，方用加减桃承陷胸汤（大黄 3 g，水蛭、甘遂各 3 g，水牛角粉、生地黄各 30 g，丹参、赤芍各 25 g，桃仁、葶苈子各 15 g，枳实、厚朴各 10 g），配合参麦注射液静脉滴注，并配合西医学液体疗法。方中大黄、甘遂相配泻热逐水，通利大肠；水牛角、丹参、赤芍、桃仁、生地黄、水蛭相伍，清热解毒，活血化瘀利水。

2. 通里攻下法

临床观察，ARDS 多存在呼吸急促、高热、发绀、便结及不同程度的臌胀、舌质绛、脉弦数等表现，概括为喘、昏、满、热四证并见，尤以喘满为突出，与阳明腑实证相似，故可用通里攻下法治疗。通里泻下药具有如下作用。一是清除对肺组织有害的肠源性内毒素及其他病原体，减轻全身感染和中毒状态，促进机体新陈代谢，从而保护重要脏器的生理功能。二是通腑后腹胀减轻，横膈下降有利于解除肺胀受限，改善通气功能。

3. 活血化瘀法

ARDS 病理改变主要在于肺内微血管结构的障碍及缺血－再灌注损伤，与中医学认为的各种病因导致的血液停滞、瘀结不散的"血瘀证"相符。血府逐瘀汤是活血化瘀的代表方剂，具有提高 PaO_2 及改善肺脏微循环障碍的作用。

4. 清热解毒法

20世纪90年代起对免疫系统的细胞因子及炎症介质有进一步了解，初步提出ARDS是体内炎症反应与代偿性炎症失衡的结果。中医学认为ARDS邪毒由外犯内，辨证属湿热瘀毒之证。治疗应根据卫气营血阶段的不同，早期应用清热解毒方药加用凉血化瘀方药作为截断病势的常规治法。

5. 宣肺利水法

ARDS最基本的病理改变是肺泡毛细血管通透性增高所致的肺间质和肺泡腔内渗透性水肿，针对此环节减少水肿形成和加速肺泡腔水肿液的清除，无疑可改善肺通气功能。临床宜用宣肺利水活血法，可选宣肺渗湿汤（杏仁、桂枝、赤芍、桑白皮、葶苈子、丹参、郁金各10 g，黄芪30 g，血竭1 g）加减治疗。

6. 益气固脱法

有学者认为，烧伤后，急性呼吸功能不全证属热毒内壅，热邪犯肺，并有明显的气阴两伤、正不胜邪之证，在早期及时治疗时酌用加味红参汤（红参25 g，麦冬15 g）可起到扶正祛邪、攻补兼施之效。

近年来，中医药对ARDS的治疗取得了一定成就，但对其病因病机、发展机制的认识尚需进一步提高。

（邓　熙）

第十三章 中医外科病证

第一节 热疮

热疮是指发热后或高热过程中在皮肤黏膜交界处所发生的急性疱疹性皮肤病。

本病好发于口唇、鼻、外阴等皮肤黏膜交界处，多见于高热患者的发病过程中，如感冒、猩红热等病。其特点是：皮损为成群的水疱，有的可互相融合，1周左右可痊愈，但愈后易复发。

本病相当于西医学的单纯疱疹。

一、病因

本病发于上部者，多为外感风热邪毒，阻于肺胃二经，蕴蒸皮肤而生；发于下部者，多为肝胆二经湿热下注，阻于阴部而成；反复发作者，多为热邪伤津，阴虚内热而成。

西医学认为，本病是由单纯疱疹病毒感染所致。单纯疱疹病毒一般分为两型，Ⅰ型主要引起口、眼部皮肤黏膜感染；Ⅱ型主要引起生殖器部位的皮肤黏膜感染，称为生殖器疱疹。多在感冒、猩红热等病的发展过程中，机体免疫力低下，病毒趁机侵入而发病。

二、诊断

发疹前常有发热及月经来潮、妊娠、过度劳累、情志不畅、胃肠功能紊乱病史等。

好发于皮肤黏膜的交界处，如口角、唇缘、鼻孔周围、面颊及外阴等部位。

皮损初期为红斑，灼热而痒，继而形成针头大小簇集成群的水疱，疱内含透明浆液，数日后水疱破裂，露出糜烂面，伴渗液，逐渐干燥，结痂脱落而愈，愈后留有轻微色素沉着。

一般无全身症状。病程1～2周，易反复发作，常倾向于在同一部位复发，也可发生在其他部位。

发于外阴部者，可有尿频、尿痛等症状；发于阴道及宫颈者，可伴有发热等全身不适，腹股沟淋巴结肿大，易引起早产、流产和新生儿感染。

幼儿发于口腔者，可见口腔、牙龈上出现成群疱疹，浅表溃疡，剧痛，唇红及口周疱疹，并可伴有发热、咽痛等症状，称疱疹性齿龈口腔炎；新生儿单纯疱疹除皮肤黏膜、口腔、眼部疱疹外，还可引起内脏损害。

辅助检查：血清免疫抗体测定，免疫荧光检查阳性。

三、鉴别诊断

1. 蛇串疮

皮损为簇集成群绿豆大小的水疱，沿机体的一侧神经呈带状分布，疱群间皮肤正常，疼痛明显，愈后一般不再复发。

2. 黄水疮

多于夏秋季节发病，好发于头面、四肢等暴露部位，皮损以脓疱为主，结黄色脓痂，皮损广泛者常有全身症状，并具有传染性。

四、治疗

本病应注意休息，避免各种诱发因素，以防复发。

（一）内治

1. 肺胃热盛证

证候：病程短，好发于口角、唇缘、鼻孔等外，皮损为群集小水疱，自觉灼热刺痛；可伴有轻度周身不适，口干，心烦郁闷，大便干，小便黄；舌质红，苔薄黄，脉弦滑数。

治法：疏风清热。

方药：辛夷清肺饮合竹叶石膏汤加减。

2. 湿热下注证

证候：好发于外阴部，水疱易破裂糜烂，渗出，灼热疼痛；可伴有尿频、尿急、尿痛；舌质红，苔黄腻，脉滑数。

治法：清热利湿。

方药：龙胆泻肝汤加减。

3. 阴虚内热证

证候：皮疹反复发生，迁延日久；可伴有口干唇燥，午后低热；舌质红，少苔，脉细数。

治法：养阴清热。

方药：增液汤加板蓝根、紫草、生薏苡仁、石斛、天花粉、白茅根。

（二）外治

用金黄散油膏、青黛散油膏、黄连油膏及青吹口散油膏等外搽。

（三）其他疗法

阿昔洛韦，每次 0.2 g，每日 5 次，口服。转移因子每次 2 mL，肌内注射，每周 2 次。左旋咪唑 2 片 / 次，3 次 / 天，3 天 / 周，口服。2% 甲紫液或阿昔洛韦霜局部外搽。

本病忌用糖皮质激素。

五、预防与护理

（1）多饮水，多食蔬菜、水果，忌食辛辣、肥甘厚味之品。

（2）避免诱发因素，加强锻炼，增强体质。

（3）局部保持清洁，并促使干燥结痂，防止继发感染。

（蔡燕磊）

第二节　蛇串疮

蛇串疮是一种皮肤上出现成簇水疱，呈带状分布，痛如火燎的急性疱疹性皮肤病。

本病又名缠腰火丹、火带疮、蛇丹、蜘蛛疮等。四季均发，尤以春秋季节多见，好发于成人，其特点是：皮损为红斑上出现簇集性水疱，沿机体的一侧神经呈带状分布，可伴剧烈疼痛如火燎。愈后多数可获得终身免疫力。

本病相当于西医学的带状疱疹。

一、病因病机

多因情志不畅，肝气郁结，郁久化火，肝经蕴热，外溢皮肤而发；或脾失健运，湿邪内生，蕴湿化热，外溢皮肤而生；或感染毒邪，湿热火毒蕴结肌肤而成。年老体弱，常因血虚肝旺，湿热火毒炽盛，而导致经络阻塞，气血凝滞，以致疼痛剧烈，病程迁延难愈。总之本病初期以湿热火毒为主，后期以正虚血瘀为主。

西医学认为，本病是由水痘－带状疱疹病毒所致。初次感染后，表现为水痘或呈隐性感染。此后，该病毒潜伏于脊髓后根神经节的神经元中，当机体免疫功能低下时，如传染病、外伤、疲劳、恶性肿瘤、放射治疗等，病毒被激活，使侵犯的神经节发炎及坏死，产生神经痛、病毒沿着周围神经纤维移至皮肤而发生节段性水疱疹。

二、诊断

好发于春秋季节，以成人多见。任何部位都可发生，但以腰胁部、胸部、头面部多见。皮损主要分布于机体一侧，一般不超过体表正中线，腰胁部常沿肋间神经，头面部常沿三叉神经分布。

发疹前，往往有轻度发热、全身不适、食欲不振及患处皮肤灼热感或神经痛等前驱症状。

皮损初起时，为带状红色斑丘疹，继而出现集簇粟粒至绿豆大的水疱群，累累如珠，疱液透明，周围绕以红晕，疱液很快浑浊。新水疱群陆续出现，各水疱群间皮肤正常。数群水疱常沿一侧皮神经成带状排列。数天后水疱干涸、结痂，痂皮脱落，遗留暂时性红斑或色素沉着，轻者可无皮损，仅有刺痛感，或稍潮红，不发生典型的水疱；重者可伴有大疱、血疱、坏死，甚至皮损呈泛发性。

伴有明显的神经痛。疼痛可在皮损出现前发生，或与皮疹同时出现，或在皮损出现之后发生。疼痛程度往往随年龄增长而加剧，如老年患者疼痛剧烈，甚至难以忍受，而儿童患者不痛或疼痛较轻。老年患者可遗留顽固性神经痛，常持续数月或更久。发于头面部者，尤以眼部和耳部者病情较重，疼痛剧烈，可伴有附近淋巴结肿痛，甚至影响视力和听力。

病程2周左右，严重者，可迁延日久。愈后极少复发。

三、鉴别诊断

1. 热疮

以发热性疾病的中、后期多见，好发于皮肤与黏膜交界处，如口唇，皮损为针头至绿豆大小的小水疱，常为一群，1周左右痊愈，但愈后易复发。

2. 接触性皮炎

发病前往往有明确的接触史，皮损局限于接触的部位，一般为红斑、丘疹、水疱，疱破后则形成糜烂，边界清楚，形态与接触物大抵相一致，自觉局部瘙痒、烧灼感，重者疼痛。去除病因后很快痊愈，不接触不再发。

四、治疗

本病以清热利湿、行气止痛为主要治法。

（一）内治

1. 肝经郁热证

证候：皮损鲜红，水疱集簇成群，疱壁紧张，灼热刺痛；伴口苦咽干，烦躁易怒，大便干燥或小便黄；舌质红，苔薄黄或黄厚，脉弦滑数。

治法：清肝泻火，利湿解毒。

方药：龙胆泻肝汤加减。发于头面者，加牛蒡子、桑叶、菊花；发于眼部者，加石决明；由血疱者，加牡丹皮、赤芍；疼痛剧烈者，加乳香、没药等。

2. 脾虚湿蕴证

证候：皮损色淡，疱壁松弛，易于破溃，渗水糜烂，疼痛较轻；可伴有食少腹胀，大便时溏薄；舌质淡，苔白或白腻，脉沉缓或滑。

治法：健脾除湿解毒。

方药：除湿胃苓汤加减。水疱大而多者，可加土茯苓、车前草等。

3. 气滞血瘀证

证候：多见于老年人，常可持续数月或更长时间。皮损减轻或消退后局部疼痛不止；可伴心烦，夜寐不安；舌质暗，苔白，脉弦细。

治法：理气活血，重镇止痛。

方药：桃红四物汤合柴胡疏肝散加减。疼痛剧烈者，加延胡索、乳香、没药、全蝎、蜈蚣等；心烦失眠者，加珍珠母、牡蛎、酸枣仁等。

（二）外治

初期水疱未破者，玉露膏或青黛膏外敷；水疱已破者，可用四黄膏、青黛膏外敷；有坏死者，用九一丹换药。

（三）其他疗法

1. 西医治疗

抗病毒：阿昔洛韦口服每次 0.2 g，每日 5 次，或阿昔洛韦 5 mg/kg 静脉滴注，每 8 小时 1 次；西咪替丁口服每次 0.2 g，每日 4 次。疗程均为 7 ~ 10 天。

止痛：口服索米痛片、布洛芬、吲哚美辛、阿司匹林等。

维生素类药物：口服复方维生素 B_1，3 片 / 次，3 次 / 天；维生素 B_{12}，每次 0.5 mg，每日 1 次，肌内注射。

皮质类固醇激素：早期应用可减轻炎症反应及疼痛，预防后遗神经痛的发生有一定效果。一般应用泼尼松 20 ~ 30 mg/d，分 2 ~ 3 次口服。

免疫增强剂：可用转移因子、胸腺素、丙种球蛋白等，肌内注射。

炉甘石洗剂、阿昔洛韦霜及酞丁胺搽剂局部外涂。眼部可用 0.1% ~ 0.5% 碘苷眼药水。

2. 针刺

取内关、足三里、阳陵泉等穴，留针 30 分钟，每日 1 次。或阿是穴强刺激。

五、预防与护理

（1）宜清淡饮食，忌食辛辣炙煿、肥甘厚味之品。

（2）注意休息。

（3）保持局部清洁，并促使皮疹干燥结痂，防止继发感染。

（4）保持心情舒畅。

（蔡燕磊）

第三节 湿疹

湿疹是一种由多种内外因素引起的急性、亚急性和慢性过敏性炎症性皮肤疾患，是皮肤科的常见病、多发病，往往占门诊病例的 30% 左右。其特征是多形性皮损，弥散性分布，对称性发作，剧烈的瘙痒，反复发病，有演变成慢性的倾向。

男女老幼皆可发生，而以过敏体质者为多；无明显季节性，但冬季常复发。本病急性者多泛发全身，慢性者往往固定在某些部位，亚急性者介于两者之间。可泛发，亦可局限。在某些特定部位，尚有其特殊表现。

湿疹是西医学病名，中医文献中有许多病名指的是本病，包括在疮、癣、风之中。因为"疮"，广义地说，指一切体表的外疡；狭义地说，是指发于皮肤浅表、有形（烆）痒、搔破流水、常浸淫成片的皮肤疾患。如浸淫疮就类似于急性湿疹。早在战国《素问·玉机真藏论》中就有"浸淫"二字，如帝曰：夏脉太过与不及，其病皆何如？岐伯曰："太过则令人身热而肤痛，为浸淫"。汉张仲景在《金匮要略·疮痈肠痈浸淫病脉证并治》中有了症状和治法，如："浸淫疮，从口流向四肢者，可治；从四肢流来入口者，不可治。""浸淫疮，黄连粉主之。"隋《诸病源候论·浸淫疮候》中说："浸淫疮是心家有风热，发于肌肤，初生甚小，先痒后痛而成疮，汁出浸渍肌肉，浸淫渐阔，乃遍体……以其渐渐增长，因名浸淫也。"以后在清《医宗金鉴·外科心法要诀》"浸淫疮"中说："此证初生如疥，瘙痒无时，蔓延不止，抓津黄水，浸淫成片。由心火、脾湿受风而成。"

以疮命名在古代文献中尚有许多，如《诸病源候论·疮病诸候》"头面身体诸疮候"中有："湿热相搏，故头面身体皆生疮。其疮初如疱，须臾生汁，热盛者则变为脓，随瘥随发。"相当于急性湿疹。在"癞疮候"中有："癞疮者，由肤腠虚，风湿之气折于血气，结聚所生，多著手足间，递相对，如新生茱萸子。痛痒抓搔成疮，黄汁出，浸淫生长拆裂，时瘥时剧。"在"燥癞疮候"中有："肤腠虚，风湿搏于血气则生癞疮。若湿气少风气多者，其癞则干燥，但痒，搔之白屑出，干枯拆痛"。在"湿癞疮候"中有："若风气少湿气多，其疮痛痒，搔之汁出，常清湿者。"相当于手足部的急、慢性湿疹。清《医宗金鉴·外科心法要诀》中"旋耳疮"有："此证生于耳后缝间，延及耳折上下，如刀裂之状，色红，时津黄水。由胆、脾湿热所致。然此疮月盈则疮盛，月亏则疮衰，随月盈亏，是以又名月蚀疮也。"指的是耳部湿疹，反复发作。

中医书籍中有时疮与癣又常混称。把湿毒疮叫"湿癣"，慢性的称"干癣"，把有形而有分泌物渗出的称为疮，与皮肤相平如苔藓之状、无分泌物渗出的称为癣。如《诸病源候论·疮病诸候》"湿癣候"中有："湿癣者，亦有匡郭，如虫行，浸淫赤湿，痒，搔之多汁，成疮。是其风毒气浅，湿多风少，故为湿癣也。"在"干癣候"中有："干癣，但有匡郭，皮枯素痒，搔之白屑出是也。皆是风湿邪气客于腠理，复值寒湿与血气相搏所生。若其风毒气多，湿气少，则风沉入深，故无汁为干癣也。"即现在所说的急、慢性湿疹。

有的文献用"风"命名各部位的湿疹。如明《外科正宗·钮扣风》中说："钮扣风皆由风湿凝聚生疮，久则瘙痒如癣，不治则沿漫项背。"《医宗金鉴·外科心法要诀》："此证生于颈下天突穴之间，因汗出之后，邪风袭于皮里，起如粟米，瘙痒无度，抓破汁水，误用水洗，浸淫成片。"指的是胸前部湿疹。《外科正宗·肾囊风》："肾囊风乃肝经风湿所成。其患作痒，喜欲热汤，甚者疙瘩顽麻，破流滋水。"《外科启玄》中叫"胞漏疮"，指的是阴囊湿疹。《医宗金鉴·外科心法要诀·四弯风》说："此证生在两腿弯、脚弯，每月一发，形如风癣，属风邪袭入腠理而成。其痒无度，搔破津水，形如湿癣。"《外科启玄》中叫"血风疮"，《圣济总录》中称"下注疮"，指的是下肢湿疹。

其他，还有如《外科启玄》把眉部湿疹称"恋眉疮"，足踝部湿疹叫"湿毒疮"。如说："凡湿毒所生之疮，皆在于二足胫、足踝、足背、足跟。初起而微痒，爬则水出、久而不愈。"《医宗金鉴·外科心法要诀》把鼻部湿疹称"鼻（蜃）疮"，《薛氏医案》把头面部湿疹称"头面疮"。以后诸家又把乳部湿疹称"乳头风"，脐部湿疹称"脐疮"，肛门周围湿疹称"肛门圈癣"等。

总之，尽管病名有数十种之多，但症状相似，均有湿疹的特点，故都放在湿疹中论述。

一、病因病机

总因禀赋不耐，风、湿、热之邪外阻肌肤，内由脾失健运所致。或因饮食不节，过食辛辣鱼腥动风之品，或嗜酒，伤及脾胃，脾失健运，致湿热内生，又外感风湿热邪，内外合邪，两相搏结，浸淫肌肤发为本病；或因素体虚弱，脾为湿困，肌肤失养或因湿热蕴久，耗伤阴血，化燥生风而致血虚风燥，肌肤甲错，发为本病。西医学认为本病是过敏体质者对体内、外各种致敏因素产生过敏反应而诱发的，还可能与神经功能障碍、内分泌失调、肠道疾病、新陈代谢异常等有一定的关系。

急性者，以实证为主，湿热为患常夹有外风。风为阳邪，其性轻扬，易袭皮毛腠理，头面上肢为重，所谓"伤于风者，上先受之"即是此意。风者善行而数变，来去急快、游走不定，可泛发全身；湿为阴邪，其性黏滞、弥散，重浊而趋下，多袭腠理以致水湿蕴内，而起水疱、糜烂、渗液；风湿均易夹热蕴结，可致皮肤潮红、灼热、作痒、疼痛，是因"热微作痒、热甚则痛"之故。

慢性者，虚中挟实，血虚风燥兼有湿热蕴阻。湿疹反复发作，长期不愈、剧烈瘙痒而致夜眠不安，胃纳不振，脾虚失于运化，致使阴血生化无源，血虚生风生燥，肤失所养，形成皮肤干燥、粗糙、肥厚、脱屑。不同部位者，常因发于胸腹、阴部者，认为是肝经湿热；或因营养异常，代谢障碍认为与脾虚湿热蕴阻所致；或下肢青筋暴露，患处皮肤色素沉着是湿热内蕴夹有气滞血瘀而成。

总之，湿疹是一种以脾失健运为本，风湿热毒蕴阻肌肤为标，虚实夹杂的疾病。湿，脾主湿、脾失健运、饮食失宜，湿从内生。如多饮茶、酒而生茶湿、酒湿；多食鱼腥海鲜、五辛发物而生湿热；多吃生冷水果，损伤脾阳而水湿内生。热，心主火，心主血脉，凡心绪烦扰，神态不宁，心经有火，血热内生。或因湿热内蕴，复受外风，或因过食辛辣香燥之物，而使血燥生风。

二、临床表现

（一）按发病过程分型

湿疹皮损多样，形态各异，病因复杂、表现不一。可发生于任何部位，甚则泛发全身，但其大多数发生于人体的屈侧、折缝，如耳后、肘弯、腋窝、乳房下、阴囊、肛门周围等处。按其发病过程，可分为急性、亚急性、慢性三种类型。

1. 急性湿疹

原发皮损常有多形性特征，即同一部位可同时见到红斑、丘疹、丘疱疹、小水疱，有时以某一型为主。急剧发生者以群集的小水疱为主，针尖到粟米大小的小水疱可自行破溃，形成小点状的糜烂、渗液黏稠，干燥形成点状、透明、略黄的结痂。是本病与其他皮肤病因搔抓而形成的片状的糜烂流滋结痂的重要区别点。炎症轻者，水疱较少且多散在，以后结痂、脱屑而愈。但易反复发作，范围逐渐扩大，因搔抓形成糜烂，滋水淋漓，浸淫成片，病情由轻到重。继发感染者，水疱成为脓疱，疱液浑浊，结蜡黄色脓性痂片，引起附近臖核肿痛。自觉瘙痒，重者难以忍受，呈间歇性或阵发性，常于夜间增剧，影响睡眠。一般无全身不适，若范围广泛，病情严重，伴有继发感染者可有怕冷、发热、纳呆、便干等症状。病程不定，病情发展时，在大片损害的周围有红斑、水疱散在或于其他部位继发，扩展到全身；缓解时水疱减少、消失，仅留下斑片、脱屑。轻者数日内消失，一般2～3周可治愈。范围广泛者需1个多月才好，但常因用水洗，或吃辛辣的大蒜、韭菜、胡葱、生姜、辣椒，或食鱼、虾、蛋、蟹、牛肉、羊肉等发物，有时进食牛奶、雪里蕻、毛笋、南瓜、奶糖等都会引起急性发作或使病情加重，常因反复发作而形成亚急性或慢性湿疹。

2. 亚急性湿疹

多由急性湿疹迁延而来。潮红肿胀显著减轻，水疱减少，而以小丘疹为主，结痂、鳞屑较多，仍有剧痒，因抓破而有小片糜烂，流滋已止，或有胸闷、纳呆、便溏、溲赤等症状。有演变成慢性湿疹的倾向，也可因外界的刺激而呈急性发作。

3. 慢性湿疹

多由急性湿疹、亚急性湿疹反复发作转变而来。局限于某些部位者，亦可一开始即是慢性湿疹。其主要皮损为皮肤肥厚、粗糙、干燥、脱屑、皮纹增宽加深、色素沉着、苔藓样变明显。一般限局在某些特定部位可长久不变，可伴有少量丘疹、抓痕、点状出血、血痂。在热水洗烫或搔抓后可有少量渗液，自觉瘙痒无度，每当就寝或情绪紧张时，有阵发性剧痒，如发于关节处者常有皲裂，则痛痒兼作。病程缠绵，病情时轻时重，可因诊治及时趋向好转或痊愈，尔后因外来刺激呈急性发作常数月或数年，甚至数十年不愈。病久不愈，常伴有性情急躁、夜眠不安、头昏眼花、腰酸肢软等症状。

（二）按部位分型

不同部位湿疹，由于发生在某些特定部位的湿疹，除可因急性、亚急性、慢性表现外，还或多或少地具有一定的特点，分述如下。

1. 头皮湿疹

多见于成年女性。急性者潮红、水疱、糜烂，常因皮脂腺分泌过多结黄厚痂片、有时把头发黏集成团；继发感染者则为脓疱，可发展成毛囊炎、疖，伴有附近臖核肿痛，引起瘢痕性脱发。慢性者以瘙痒、脱屑为主。

2. 面部湿疹

较为多见。急性者多对称、弥漫性潮红、细小的丘疹、水疱，相互间杂存在，甚则眼睑、口周肿胀，可以和头皮湿疹同时存在。慢性者多呈局限性不对称的斑片，圆形、椭圆或不规则形，有时明显浸润，上覆细薄的少量鳞屑。若在鼻孔、口唇周围者，则浸润、皲裂，有干燥、紧张感；小儿经常用舌舔之，而有边界清楚的暗红色椭圆形斑片；若因唇膏反复刺激引起者，则唇部肿胀。常数月至数年不退。

3. 耳部湿疹

发生在外耳道者多是中耳炎引起的传染性湿疹，不在此范围。发生在耳后折缝处或耳轮者，中医叫旋耳疮。常有潮红、糜烂、流滋、结痂，甚至肿胀，耳后裂开如刀割之状，痒痛并作，常有渗液，结黄色厚痂，往往与眼镜架的反复刺激有关。

4. 乳房湿疹

中医称乳头风。主要是妇女发病，大多数只发生在乳头上，有的也可累及乳晕或乳房。常表现为边界清楚的斑片，潮湿、糜烂、流滋、上覆鳞屑或结黄色痂片，瘙痒不堪。有时皲裂疼痛。日久则色素沉着，常经年累月不愈。

5. 脐部湿疹

中医称脐疮。皮损为鲜红或暗红色的斑片，潮湿、糜烂，汁水多少不定，多数结痂呈褐灰或褐黄色，痂下渗液往往带有臭味，边界清楚，多数局限，不向周围扩展，病程慢性，不易治愈。继发感染者常形成脐痈（皮下脓肿）或脐漏。

6. 阴部湿疹

可分为阴囊湿疹（中医称肾囊风或绣球风）、女阴湿疹、肛门周围湿疹三种。

（1）阴囊湿疹：是一种多发病。急性者潮湿、流滋颇多，常浸湿衣裤，肿胀、结痂、光亮、暗红；日久干燥肥厚，皱纹变深加阔如核桃皮状，有薄痂或鳞屑、色素沉着，亦有因搔抓而致色素减退者，剧烈瘙痒，无法安眠。可反复发作，多年不愈，甚至引起淋巴瘀滞，呈象皮肿样改变。

（2）女阴湿疹：多发在大阴唇或大阴唇与股部之间的皱襞皮肤处，常为潮红、肿胀、糜烂、流滋，亦可肥厚、浸润，因搔抓、摩擦导致色素减退的为多。易感染而发生女阴炎、尿道炎、膀胱炎。

（3）肛门周围湿疹：多局限于肛门口，很少累及周围皮肤。发作时潮湿、糜烂、流滋为主；慢性时则肥厚、浸润，往往发生辐射状皲裂，伴有色素减退或疼痛。

7. 皱褶部湿疹

颌下、腋窝、女性乳房下、腹股沟、阴部等处常因局部潮湿、经常摩擦而起疹。急性者潮红、糜烂、流滋、水肿，夹有丘疹、水疱。日久则肥厚、皲裂，有时色素减退。易继发念珠菌感染，是此处湿疹的特点。

8. 肘部湿疹

多见于肘窝或伸侧，常为不规则的干燥性斑片，皮肤浸润、肥厚，上有丘疹或细薄的鳞屑，受外界刺激后可有糜烂、流滋。

9. 腘窝足背湿疹

中医称"四弯风"。主要为边界较为清楚的红斑，小水疱、糜烂、渗液。日久皮肤肥厚，有黏着性细薄鳞屑。

10. 手部湿疹

病因复杂，形态多样。在手背者常边界清楚、潮红、糜烂、流滋、结痂；在手掌者边缘不清，皮肤肥厚粗糙，冬季干燥皲裂、疼痛，病程极为缓慢。

11. 小腿部湿疹

多见于长期站立工作或伴有青筋暴露者，皮损主要在小腿下 1/3 内外侧皮肤上，初为暗红斑，表面潮湿、糜烂，或干燥、结痂、脱屑，呈局限性或弥散性分布。常伴发小腿溃疡。以后皮肤肥厚，色素沉着中心部分可色素减退，形成继发性白癜风。

三、诊断与鉴别诊断

湿疹一般根据病史及临床表现特点即可诊断。急性湿疹表现为皮疹多形性，对称分布，渗出倾向；慢性皮损呈苔藓样变；亚急性损害介于两者之间。并伴剧烈瘙痒，容易复发。对特殊类型湿疹可依据其独特临床表现，诊断也不困难。湿疹因皮疹呈多形性，常需与多种皮肤病相鉴别。

（一）与急性湿疹相鉴别的疾病

1. 药物性皮炎

发病突然，皮损广泛而多样。一般可问及在发病前有明确的用药史。

2. 接触性皮炎

与急性湿疹鉴别见表 13-1。

3. 疥疮

皮损以丘疱疹为主，多在指缝、腕部屈侧、腋窝、腹股沟、阴部等处。可看到细条状的皮损，用针挑破，有时可见到疥虫。常有家庭或集体发病史。

表 13-1　急性湿疹与接触性皮炎的鉴别

类别	急性湿疹	接触性皮炎
病因	复杂，不明确	有明确接触史
部位	不定，对称分布，屈侧为多	局限在接触部位
皮疹	多形性，边界弥漫不清，伴渗出倾向	单一形态皮疹，边界清楚
形态	不定	有时与接触物表面形态类似
病程	较长，去除刺激后不易很快好转	较短，去除接触物后较快治愈
复发	易于复发	不接触致敏物质后，不易复发

（二）慢性湿疹应和牛皮癣（神经性皮炎）

鉴别后者皮损好发于颈项、四肢伸侧、尾骶部。初为多角形扁平丘疹，后融合成片，典型损害为苔藓样变，皮损边界清楚，无糜烂渗出史。慢性湿疹与牛皮癣鉴别见表 13-2。

表 13-2　慢性湿疹与牛皮癣的鉴别

类别	慢性湿疹	牛皮癣
病史	由急性、亚急性转变而来	多先感瘙痒而后发疹
部位	多在头面，四肢屈侧及外阴部	发在人体易受摩擦部位，如颈、尾骶及四肢伸侧
皮疹	浸润肥厚，色素沉着，边界仍可有丘疹、丘疱疹等	苔藓样变化明显，或有色素减退。四周散在扁平有光泽的丘疹
敏感	对多种物质过敏，受刺激后易引起急性发作	可耐受多种药物
病程	反复发作，有渗出病史	慢性
季节	常冬季加重	夏季易复发

（三）与不同部位湿疹相鉴别的疾病

1. 头面部脂溢性皮炎

潮红斑片、油腻性脱屑为多，往往引起脱发。

2. 下肢部丹毒

多先有怕冷、发热等全身症状，皮损鲜红，四周略带水肿，边界明显，局部灼热，患肢附近淋巴结肿痛。

3. 鹅掌风、脚湿气（手足癣）

手足癣的掌跖部常有水疱、糜烂、脱屑，角化过度。多伴有灰指甲（甲癣）。

四、治疗

本病如能明确病因者，首先去除病因，并根据具体症状对症处理。中医药治疗本病仍以内外合治为宜。

（一）内治

1. 湿热浸淫证

多见于急性泛发性湿疹，湿热互结、热盛于湿者。皮损多见红斑、丘疹、水疱、糜烂、渗液，边缘弥

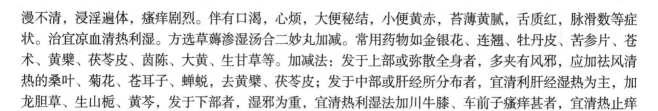

漫不清，浸淫遍体，瘙痒剧烈。伴有口渴，心烦，大便秘结，小便黄赤，苔薄黄腻，舌质红，脉滑数等症状。治宜凉血清热利湿。方选萆薢渗湿汤合二妙丸加减。常用药物如金银花、连翘、牡丹皮、苦参片、苍术、黄檗、茯苓皮、茵陈、大黄、生甘草等。加减法：发于上部或弥散全身者，多夹有风邪，应加祛风清热的桑叶、菊花、苍耳子、蝉蜕，去黄檗、茯苓皮；发于中部或肝经所分布者，宜清利肝经湿热为主，加龙胆草、生山栀、黄芩，发于下部者，湿邪为重，宜清热利湿法加川牛膝、车前子瘙痒甚者，宜清热止痒法，加徐长卿、白鲜皮、地肤子；皮损焮红灼热者，宜凉血清热法，加生地黄、赤芍、牡丹皮。

2. 脾虚湿蕴证

多见于亚急性湿疹，脾失健运，湿困脾胃者。皮损多以丘疹、结痂、脱屑为主，色淡红或不红，水疱、渗液少，轻度浸润，瘙痒时作，缠绵难愈；伴有胸闷纳呆，腹胀便溏，苔白腻，舌质淡红，脉濡滑等症状。治宜健脾燥湿清热。方选除湿胃苓汤加减。常用药物如苍术、白术、猪苓、茯苓、怀山药、生薏苡仁、车前草、泽泻、徐长卿、茵陈、陈皮等。加减法：胃纳不香者，宜芳香化湿，加藿香、佩兰；胸闷不舒者，宜理气宽胸，加厚朴、枳壳；大便溏薄者，宜清热止泻，加金银花炭、黄芩炭；剧痒滋水过多者，宜利湿止痒，加块滑石、苦参片。

3. 血虚风燥证

多见于慢性湿疹，阴血耗伤、血燥生风者。皮损多以肥厚、粗糙、干燥、脱屑为主，伴有色素沉着、苔藓样变，瘙痒剧烈，常反复发作，经年不愈；伴有头晕乏力，口渴咽干，苔薄，舌质淡红，脉濡细等症状。治宜养血祛风、清热化湿。常用药物如生地黄、当归、白芍、小胡麻、白鲜皮、地肤子、萆薢、茯苓皮、蛇床子、生甘草等。加减法：瘙痒不能入眠者，宜潜镇安神，加珍珠母、生牡蛎、首乌藤、酸枣仁；腰脊酸软者宜补益肝肾，加炙狗脊、淫羊藿、菟丝子；口渴咽干者宜养阴生津，加玄参、麦冬、石斛；皮损粗糙、肥厚严重者宜活血祛风，加丹参、鸡血藤、干地龙或乌梢蛇（研粉分吞）；伴急性发作，潮红灼热者，宜凉血清热，加地骨皮、赤芍、丹参、紫草。

4. 肺胃阴虚证

多见于头面部脂溢性湿疹，肺胃湿热，阴虚内热者。皮损多见头面部弥散性潮红、丘疹、水疱、糜烂、渗液，结黄色痂片或以脱屑为主，自觉瘙痒难忍，可累月经年不愈；伴有口渴咽干，小便黄赤，大便秘结，苔薄黄腻，舌质红，脉滑数等症状。治宜养阴清热除湿。方选养阴清肺汤加减。常用药物如生地黄、玄参、麦冬、牡丹皮等。

5. 肝胆湿热证

多见于阴部湿疹及肛门湿疹，肝胆湿热、蕴阻肌肤者。皮损多见局部潮红、丘疹、水疱、轻度糜烂、渗液、结痂或显著浸润、肥厚，自觉奇痒难忍，不断搔抓，影响睡眠；伴有口苦，心烦易怒，苔薄黄，舌质红，脉滑数等症状。治宜清利肝胆湿热。方选龙胆泻肝汤加减。常用药物如龙胆草、山栀、泽泻、车前子、柴胡、地黄、生甘草等。

另外湿疹发于不同部位者，可根据部位特点，酌情加减：发于头面部者，加川芎、羌活、白芷；乳房、腋窝者，加茵陈、土大黄、车前子；四肢者，加桑枝、川牛膝、忍冬藤；发于小腿而青筋暴露，皮色乌黑者，宜加活血祛瘀法，加用泽兰、莪术、川牛膝等。

（二）外治

1. 急性湿疹

（1）糜烂流滋较多者，用10% 黄檗溶液或蒲公英60 g，野菊15 g煎汤，待冷后湿敷。

（2）红斑、丘疹、水疱，流滋不多者，用三黄洗剂外搽，每日5～6次；或用青黛散干扑，每日4～5次。

（3）糜烂、脓疱、结痂者，用黄连油或青黛散麻油调搽，每日3次。

2. 亚急性湿疹

（1）少量流滋者，选用三黄洗剂外搽，每日3次。

（2）无流滋者，可选用青黛散麻油调搽或黄檗霜外搽，每日3次。

3. 慢性湿疹

（1）青黛膏或皮脂膏外涂，伴有小腿青筋暴露者，另加用缠缚疗法。

（2）用青黛膏、硫黄软膏、湿疹膏加热烘疗法，每日 1 次。皮损肥厚者，可加用封包疗法。

（三）其他疗法

1. 成药、验方

（1）急性湿疹：①清解片一次 5 片，每日 2 次；地龙片一次 5 片，每日 2 次。②二妙丸、三妙丸、龙胆泻肝丸、防风通圣丸、当归龙荟丸，任选一两种，每次 4.5 g，每日 2 次吞服。③苦参合剂：治阴部湿疹，苦参片 60 g，黄檗 30 g，蛇床子 15 g，金银花 30 g。取黄檗、蛇床子研末同苦参片、金银花微火煎 2 ~ 3 次后，再将先后药液混合，候冷后装瓶备用，服时摇匀，每次服 20 ~ 40 mL，每日 3 次饭前服。④二黄合剂：一枝黄花 15 g，黄檗 9 g，蛇床子 15 g，苦参片 30 g，石菖蒲 30 g，虎杖 15 g。煎汤头汁内服，二汁洗患处。

（2）慢性湿疹：①当归片一次 5 片，每日 2 次。②乌梢蛇片或地龙片一次 5 片，每日 2 次。

2. 针灸治疗

湿热浸淫者清热化湿，只针不灸，泻法；脾虚湿蕴者健脾利湿，针灸并用，补法；血虚风燥者养血润燥，以针刺为主，平补平泻。处方：以皮损局部和足太阴经腧穴为主。如曲池、足三里、三阴交、阴陵泉。加减：湿热浸淫加脾俞、水道、肺俞；脾虚湿蕴加太白、脾俞、胃俞；血虚风燥加膈俞、肝俞、血海；痒甚而失眠者加风池、安眠、百会、四神聪等。尚有耳针、皮肤针、穴位注射、艾灸等治疗方法。

3. 静脉注射疗法

泛发性湿疹，起病急骤，症情较重者，可予以中药制剂静脉注射。如清开灵注射液、丹参注射液、脉络宁注射液等药。

五、预防与调护

（1）急性湿疹或慢性湿疹急性发作的患处，忌用热水烫洗或肥皂等刺激物洗涤。

（2）不论急性，慢性，应尽可能避免搔抓，并忌食辛辣、鸡、鸭、牛、羊肉等发物。

（3）急性湿疹期间，暂缓预防注射和接种牛痘。

（蔡燕磊）

第四节　隐疹

隐疹是一种常见的瘙痒性过敏性皮肤病，以皮肤上出现鲜红或苍白色风团，发无定处，时隐时现，来去迅速，瘙痒无度，消退后不留痕迹为其特点。历代医家有隐疹、风瘙隐疹等，俗称风疹块，相当于西医学的荨麻疹。

"隐疹"一词最早见于《素问·四时刺逆从论》，文中就有"少阴有余，病皮痹隐疹"的记载。唐王冰注云："肾水逆连于肺母故也，足少阴脉从肾上贯肝隔入肺中，故有余病皮痹隐疹"，这是"隐疹"作为病名出现的最早记载。隋巢元方在《诸病源候论》阐明了发病原因："人皮肤虚，为风邪所折，则起隐疹""小儿因汗，解脱衣裳，风入腠理，与血气相搏，结聚起相连，成隐疹。风气止在腠理，浮浅，其势微，故不肿不痛，但成隐疹瘙痒耳。"清吴谦《医宗金鉴·外科心法要诀》中生动地描述了症状："初起皮肤作痒，次发扁疙瘩，形如豆瓣，堆累成片"。

一、病因病机

隐疹的成病，一为外感不正之气，二为津血暗耗风气内动。急性者多因汗出当风，营卫失和，卫外不固，风邪郁于皮毛腠理之间而发病；或因禀赋不耐，进食鱼、虾等荤腥动风之物，或因药物过敏，致使湿滞肠胃，积热伤阴，引动内风；慢性者则多因情志不遂，肝郁化热，伤及阴液，或因血分伏热，血热生风；或有慢性疾病，气血损耗，营血不足，冲任不调，阴虚生风，加之风邪外袭，以致内不得疏泄，外不得透达，郁于肌腠，邪正相搏而发病。

（一）风邪外袭，营卫不同

患者多因汗出受风，或露卧寒凉，感受风邪不正之气，加之肺卫失宣，或营卫失和，卫外不同，风邪挟寒或兼热，侵袭肌表，郁于肌腠，邪正相争，外不得透达，内不得疏泄，故而发为瘾疹瘙痒。

（二）饮食失宜，风木克土

患者多因禀赋不耐，进食鸡、鹅、虾、蟹等动风发物，或辛辣刺激炙煿之品，或陈腐不洁之食，或有肠寄生虫，致脾不健运，化生痰浊，内滞胃肠，引动暗伏之内风，又横逆犯脾，故可见隐疹、腹痛、吐泻之症。

（三）血热内盛，肝风暗伏

患者多因情志不遂，肝郁不舒，心肝郁热，隐伏血分；或因病服药，不耐药毒，化热动血生风；或因素为血热之体，兼感外风，引动心肝血分之伏风，内外风邪交织于肌腠，外泛皮毛，发为瘙痒隐疹。

（四）津气耗损，血虚受风

患者多因久病不愈，津气内耗，营血暗亏，阴虚内热，化燥生风；或因胎产、经期失血，失于调理，以致冲任不调，肝失濡润，肌肤失养，风从内生，外发肌表，化生瘙痒隐疹。

二、临床表现

皮肤突然瘙痒，迅速出现小如米粒、扁豆，或大如核桃、手掌的大小不等的扁平隆起的风团。境界清楚，或伴见周围红晕，呈圆形或椭圆形，向四周扩大，可以彼此融合。自觉剧烈瘙痒，有的伴有灼热感，有的因手搔抓后可见隆起的划痕。皮损可局限或泛发全身，发作快，但往往数小时即可消退。重者此起彼伏，一日数发。急性者1周左右即可停止发作，而慢性者则可经年累月不断发作。重者亦可累及黏膜，如伴有胃肠黏膜损害时则有恶心呕吐、腹痛泄泻等症状；累及喉头黏膜，引起水肿时，则有气闷窒息感，甚至昏厥。另有急性荨麻疹患者，若伴有寒战、高热、血白细胞总数明显增多者，可能是疔疮走黄、疽毒内陷的脓毒败血症所引起，应注意及时诊断和及时抢救。

三、诊断与鉴别诊断

突发风团，大小不等，形态不一，鲜红或苍白色，迅速消失，不留痕迹。临床应与下列疾病相鉴别。

1. 丘疹性荨麻疹

好发于小儿，皮损常为圆形或梭形之风团样损害，顶端可有针头大小的水疱，散在或成簇分布，瘙痒剧烈。好发于四肢两侧、躯干及臀部，皮损常可陆续分批出现，1～2周皮损可自行消退。

2. 色素性荨麻疹

初起表现为风团，以后常在原处复发和消失，最终形成持久性黄褐色色素斑或表面不平的色素性结节，少数患者在皮损上还可出现水疱，当搔抓后又再次出现风团。

四、治疗

本病首先需明确致敏原因，针对病因采取对应措施。如病因不明者，可针对情况对症治疗，若有呼吸道或消化道黏膜水肿引起呼吸困难、剧烈腹痛等症状，及时采用糖皮质激素等西医治疗。

（一）内治

本病急性者多易治易愈，唯因失治误治，迁延日久，耗气伤阴，转成慢性者则缠绵难愈。

1. 风寒束表证

隐疹色淡微红，以露出部位如头面、手足为重，吹风着凉更甚，得热则缓；日久手洗冷水亦起，冬重夏轻；舌淡苔薄白，脉浮紧或迟缓。多见于冷刺激性荨麻疹。初起不久，治宜祛风散寒，调和营卫；日久反复发作，则宜固卫御风。初起方用麻黄桂枝各半汤加减。常用药物如桂枝、麻黄、白芍、荆芥、防风、秦艽、白鲜皮、生姜皮、浮萍、生甘草等。加减：日久反复发作，方用玉屏风散加桂枝汤加减，常用药物由上方去麻黄，加玉屏风散。顽固不愈者可加熟附块、乌梅、乌梢蛇；易于出汗，着风即起，去麻黄加龙骨、牡蛎、麻黄根。

2. 风热犯表证

隐疹色红，遇热则剧，得冷则隐；发于上半身被覆部位为多，或兼咽喉肿痛；脉浮滑数，舌红苔薄白或薄黄。治宜辛凉解表，疏风清热。方选消风散加减。常用药物如桑叶、牛蒡子、荆芥、防风、蝉蜕、生石膏、知母、山栀、黄芩、金银花、生甘草、苦参等。加减：咽痛明显者，加板蓝根、桔梗，或蒲公英、紫花地丁、半边莲，便秘者，加生地黄，或生大黄；风团反复发作，自汗者，加炒白术、黄芪；风团鲜红灼热者，加牡丹皮、赤芍；口渴者，加玄参、天花粉；瘙痒剧烈，情绪烦躁者，加白蒺藜、珍珠母、灵磁石。

3. 脾胃湿热证

风团发作时脘腹疼痛，恶心呕吐，神疲纳呆，坐卧不安，不能进食，倦怠乏力，大便溏泄，闻或便秘，可有发热，舌质红，苔黄腻，脉滑数。多见于胃肠型荨麻疹。治宜健脾和胃，化湿导滞。方选除湿胃苓汤加减。常用药物如茯苓、苍术、白术、厚朴、山栀、泽泻、薏苡仁、枳壳、车前子、黄连、木香、陈皮。加减：便秘者，加大黄；腹痛呕吐明显者，加砂仁、制半夏；如内有虫积者，加使君子 15 g（炒香分 2 次嚼碎吞服），乌梅 9 g，槟榔 30 g（先浸一夜另煎汁服）。

4. 血热生风证

发病突然，皮疹弥漫全身，呈大片鲜红色，有时可见出血性皮疹，瘙痒剧烈；或先皮肤灼热刺痒，搔后即随手起风团或条痕隆起，越抓越起，发时常伴心烦不宁，口干思饮，咽喉肿痛、面红目赤、小便短赤、大便秘结；舌红，苔净，脉弦滑数。后者多见于人工荨麻疹或称皮肤划痕症。治宜凉血清热，祛风止痒。方选凉血四物汤加减。常用药物如当归、生地黄、丹参、牡丹皮、赤芍、知母、石膏、黄芩、苦参、白蒺藜、生甘草、徐长卿等。加减：发热、口干口渴明显者，加玄参、麦冬；口舌生疮、小便短赤，加竹叶、木通；咽喉肿痛明显者，加蒲公英、蚤休；心烦不宁，情志不畅者，加柴胡、郁金、薄荷。

5. 气虚血燥证

常见于老年人或久病之后，隐疹色淡红，日轻夜重，或疲劳时加重；舌淡，苔薄净，脉弦细。治宜益气养血，熄风潜阳。方选玉屏风散合当归饮子加减。常用药物如黄芪、白术、当归、生地黄、白芍、川芎、何首乌、荆芥、防风、白蒺藜、生甘草、龙骨、牡蛎等。加减：心烦易怒、胸胁胀满者，加沙参、枸杞子、川楝子；夜寐不安、失眠者，加首乌藤、合欢皮、酸枣仁、茯神；月经不调、痛经、舌有紫气瘀点者，加丹参、益母草、桃仁、红花；口干欲饮者，加天冬、麦冬、玄参。

6. 冲任不调证

常于经前 2～3 日隐疹多发，经净后渐轻或消失，以少腹腰骶大腿内侧为多，下次经来临前又发作；舌紫，苔净，脉弦细。多见于月经疹。治宜调摄冲任，活血祛风。方选四物汤合二仙汤加减。常用药物如当归、赤芍、川芎、生地黄、川牛膝、丹参、黄檗、益母草、防风、仙茅、淫羊藿、巴戟天等。加减：体虚乏力、头昏者，加党参、黄芪、茯苓、白术；腰膝酸软、月经量少者，加熟地黄、阿胶、杜仲。

（二）外治

用香樟木或晚蚕砂各 30～60 g；或楮桃叶 30～60 g，煎汤先熏后洗，每日 1～2 次。

（三）其他疗法

1. 成药

（1）慢性隐疹证属气虚不同者，可采用玉屏风颗粒口服，每次 5 g，每日 3 次。

（2）身发隐疹，兼见外寒内热，表里俱实，头痛咽干，小便短赤，大便秘结者，可采用防风通圣丸口服，每次 6 g，每日 2 次。

（3）隐疹迁延日久，缠绵难愈，疹色淡红，日轻夜重，可予乌蛇止痒丸口服，每次 3 g，每日 3 次。

当出现过敏性休克并发喉头水肿或晕厥时，酌情选择糖皮质激素治疗。

2. 放血疗法

慢性者在耳背静脉用三棱针刺之出血；或用碎磁片消毒后砭刺出血，2～3日1次；或分别在双耳尖、双中指尖、双足趾尖，经消毒后用三棱针刺之放血，3日1次，5次为1个疗程。

3. 针刺

（1）体针：主穴取曲池、血海、三阴交（双侧）；面部肿加合谷；头部多取丝竹空、迎香、风池；腰部多取肺俞、肾俞；腹部多取中脘；腹痛加足三里；下肢多取伏兔、风市、委中、足三里。平补平泻手法。留针10～15分钟，每日或间日1次。

（2）耳针：取穴神门、肺区、枕部、荨麻疹点。刺留针1小时，每次选2～3穴。

对于喉头水肿窒息严重或发生晕厥者，必要时予以气管切开术。

五、预防与调护

（1）日常生活中应尽量避免接触花粉、动物皮屑、羽毛、灰尘、蓖麻粉、油漆等。

（2）饮食宜清淡而易消化，禁食辛辣、鱼腥等动风发物，如鱼、虾、蟹、葱、韭、蒜、酒、牛羊肉、公鸡肉、竹笋等。

（3）司机、高空作业者在工作期间慎用抗组胺药物，以免因头晕、嗜睡而发生事故。

（蔡燕磊）

第五节　疖

疖，疡毒之小者，是一种肌肤浅表部位感受火毒之邪，致局部红、肿、热、痛为主要表现的急性化脓性疾病。《肘后备急方》云："肿结长一寸至二寸，名之为疖。"《外科理例》云："疖者，初生突起，浮赤无根脚，肿见于皮肤，止阔一二寸，有少疼痛，数日后微软，薄皮剥起，始出青水，后自破脓出。"有色红、灼热、疼痛，突起根浅，肿势限局，范围小，多在3～6 cm，易脓、易溃、易敛，出脓即愈的特点。疖四季皆可发生，但多发于酷热夏（暑）秋季节，它随处可生，尤以头、面、颈、背、臀等处多见。发于暑天的称暑疖或热疖，其他季节发生的但称疖，初起分有头疖、无头疖两种，有头者称石疖，无头者称软疖，一般症状轻而易治。所以俗话说："疖无大小，出脓即愈。"若疖在破溃前已消失，称"盲疖"，但亦有因治疗或护理不当形成的蝼蛄疖（俗名"蟮拱头"）；或遍体或特定部位反复发作，缠绵难愈的疖病，其生于发际处又称发际疮，生于臀部又称坐板疮，一般较难治。

一、病因病机

（一）感受暑毒

夏秋季节，气候酷热干燥或在强烈的日光下曝晒，感受暑毒而成；或天气闷热，汗出不畅，热不外泄，暑湿热毒蕴蒸肌肤，生痱搔抓，破伤染毒而生。

（二）热毒蕴结

饮食不节，恣食膏粱厚味、煎炒辛辣之品，以致脾胃运化失常，湿热火毒内生，导致脏腑蕴毒，复因外感风邪，以致风湿火之邪，凝聚肌表所致。

（三）体虚毒恋

素体禀赋不足、体质虚弱者，由于皮毛不固，外邪易于侵袭肌肤而发病。若伴消渴、肾病、便秘等慢性病以致阴虚内热，或脾胃虚弱者，亦容易染毒发病，病久反复，耗气伤阴，正气益虚，更难托毒，毒又聚结，如此恶性循环，日久不瘥。

（四）治疗不当

疮口过小，脓泄不畅，引起脓毒潴留；或护理不慎，搔抓碰伤，或脓毒旁窜，加之头顶部皮肉较薄，易互相蔓延，腐蚀肌肉，以致头皮窜空而成。

二、诊断要点

（一）临床表现

1. 暑疖

发于夏秋季之间，常见于小儿及新产妇，多发于头面部。局部皮肤红肿结块，灼热疼痛，根脚很浅，范围局限，肿块及肿势均较小，多在 3 cm 左右，可伴有发热、口干、便秘等症状。

（1）有头疖：患处皮肤上有一红色肿块，中心有黄白色脓头，随后疼痛加剧，如出现跳痛，系化脓征兆，常在 2～3 天后成脓，顶端中央出现黄绿色脓栓，自行破溃，流出黄白色脓液，肿痛逐渐消减。

（2）无头疖：皮肤上有一红色肿块，上无脓头，潮红疼痛，肿势高突，2～3 天后成脓，虽见波动而不自行溃破，切开脓出黄稠。若迁延 1 周以上，切开则脓水稍薄，或挟血水，再经 2～3 天后收口。一般无全身症状，此为暑毒轻者。

暑毒重者，多因痱子搔抓引起，则可遍体发生，少则几个，多则数十个，或有簇生在一起，状如满天星布（俗称珠疖），破流脓水成片，局部潮红胀痛，并伴有恶寒、发热、头痛、口苦舌干、便秘溲赤、苔黄脉数等症状。

2. 蝼蛄疖

多发于儿童头部。临床常见两种类型。一种是坚硬型。疮形肿势虽小，但根脚坚硬，溃破出脓而坚硬不退，疮口愈合后还会复发，常为一处未愈，他处又生。另一种是多发型。疮大如梅李，相连三五枚，溃破脓出，不易愈合，日久头皮窜空，如蝼蛄串穴之状。不论何型，局部皮厚且硬者较重，难治；皮薄成空壳者较轻，易治。但均以体虚者症重。若无适当治疗，则迁延日久，可损及颅骨。如以探针或药线探之，可触及粗糙的骨质，必待死骨脱出，方能收口。一般无全身症状，有的可伴有神疲形瘦、纳呆便溏等体虚之候。

3. 疖病

多见于 20～40 岁的青壮年男性。好发于项后发际、背部、臀部。临床常见两种类型。一种是在一定的部位，即在原发疖肿处或附近，继续延生，从几个到几十个，反复发作，缠绵不休，经年不愈，状如星状罗布。另一种是在身体各处，散发疖肿，从几个到几十个，一处将愈，他处续发，或间隔周余、月余再发。患消渴、习惯性便秘、肾病，年老、体虚者易患病。可伴有大便干结，小便黄赤，苔薄黄腻，脉滑数；或口干唇燥，舌红苔薄，脉细数等症。

（二）鉴别诊断

1. 痈

常为单发，不常发生于头面部；初起无头，局部顶高色赤，表皮紧张光亮，肿势范围较大，6～9 cm；初起即伴有明显全身症状。

2. 发

在皮肤疏松部位，突然局部红肿蔓延成片，灼热疼痛，红肿以中心明显，四周较淡，边界不清，范围约 10 cm，3～5 日皮肤湿烂，随即腐溃，色黑，或中软而不溃；并伴有明显全身症状。

3. 颜面疔疮

初起有粟粒脓头，根脚较深，状如钉丁，肿势散漫，肿块较疖肿大，肿势显著扩大，一般肿势大于肿块数倍，出脓日期较晚而有脓栓；大多数初起即有明显的全身症状。

4. 有头疽

发于肌肉之间，初起即有多个粟米状脓头，红肿范围多超过 9～12 cm，肿块特大，肿势较小，约小于肿块数倍，根深，溃后状如蜂窝；全身症状明显；病程较长。

5. 脂瘤染毒

患处平时已有结块，与表皮粘连，但基底部推之可动，其中心表面皮肤常可发现粗大黑色毛孔，挤之有脂浆样物溢出，且有臭味，染毒后红肿较局限，化脓 10 天左右，脓出夹有粉渣样物，并有白色包囊，愈合较为缓慢。

6. 囊肿型粉刺

好发于面颊部和背部；初为坚实丘疹，挤之有米粒样白色粉样物质，反复挤压形成大小不等的结节；病程较长，多在 30 岁左右消失。

三、辨证论治

（一）暑疖

1. 内治法

（1）暑热型

主证：疖肿根浅，皮肤红肿疼痛，肿不逾寸，痛如鸡啄米样，脓水黄稠，或口干饮水，全身不适，舌尖红，苔薄黄或薄白，脉数。

治法：清热解毒。

方药：五味消毒饮。金银花 15 g，野菊花 6 g，蒲公英 6 g，紫花地丁 6 g，紫背天葵子 6 g。

（2）暑热挟湿。

主证：疖肿根浅，红肿疼痛，或疖肿数目多，破流脓水较薄。全身不适，心烦胸闷，溲黄，苔黄白较厚，脉滑数。

治法：清暑化湿解毒。

方药：清暑汤。连翘、花粉、赤芍、金银花、甘草、滑石、车前、泽泻各等份。

2. 外治法

（1）初期：宜箍毒消肿。用金黄膏或玉露膏敷贴。或鲜蒲公英、鲜乌蔹莓捣烂外敷。

（2）中后期：宜提脓祛腐。疮顶用各半丹外贴金黄膏或玉露膏。脓净则易收口。若疮口大者，可用生肌收口药。

（二）蝼蛄疖

一般不需内治。若久病耗伤气阴者，宜健脾养阴；参苓白术散加减：太子参、茯苓、白扁豆、砂仁、天花粉、石斛、淮山药等。

外治法：

1. 扩创手术：将相互串通的空壳做"十"字切开，遇有出血，可用垫棉法，压迫出血。

2. 有死骨者，待松动时可用镊子钳出。

3. 疮小脓出不畅，可用太乙膏掺各半丹，或九一丹外贴，一日换 2～3 次，脓尽用生肌散收口。

（三）疖病

1. 内治法

（1）内郁湿火，外感风邪。

主证：疖肿多发于项后，背部、臀部，多见于青壮年。疖肿色暗红，硬结，脓水少，痛痒相兼，常在原发病灶附近继续延生，缠绵不休，常伴有大便干结，较黄，舌质红，苔黄，脉滑或数。

治法：祛风，清热，利湿。

方药：防风通圣散。防风、川芎、当归、芍药、大黄、薄荷叶、麻黄、连翘、芒硝各 15 g，石膏、黄芩、桔梗各 30 g，滑石 90 g，生甘草 60 g，荆芥穗、白术、栀子各 7.5 g。

（2）正虚染邪。

主证：疖肿散发全身各处，疖肿较大，色暗红，溃后脓水稀少，疮呈赭红色，形状大者，可形成痈肿，此起彼伏，迁延不愈，常伴有低热，口渴唇干，舌红苔薄，脉细数。

治法：扶正解毒。

方药：人参败毒散。柴胡（去苗）、甘草（烂）、桔梗、人参（去芦）、川芎、茯苓（去皮）、枳壳（去瓤，麸炒）、前胡（去苗，洗）、羌活（去苗）、独活（去苗）各 900 g。

2. 外治法

金黄散醋调外搽，或发际疮、坐板疮还可用三黄洗剂醋（水）调外搽。

四、预后预防

（一）预后

大部分患者经治疗后病情向愈，预后良好。疖病因其反复发作，经久不愈，不易解决其复发难题，尤其是伴有消渴病、肾病、习惯性便秘、营养不良、年老、体虚者。生于面部者，如用力挤压或碰撞则可转成疔疮；生于头顶者，如脓成未予及时切开排脓，或切口过小，引流不畅，可转成蝼蛄疖。生于大腿部和小腿部有头疖，每易受挤压或碰撞而转变成发。

（二）预防调护

（1）注意个人卫生，经常保持局部皮肤清洁，勤洗澡，勤理发，勤修指甲，勤换衣服，尤其出汗后，应及时洗浴，更换衣服，衣服宜宽松柔软，防止摩擦局部，诱发疮疖。

（2）忌自行挤压搔抓，防止碰伤，以免脓毒弥散，引起其他并发症。

（3）箍围敷药干燥时，宜随时以金银花露、菊花露、鲜草药汁湿润。

（4）疖病患者局部尽量少用油膏类药物敷贴，并在病灶周围经常用75%乙醇搽擦。

（5）少食辛辣炙煿助火之物及肥甘厚腻之品，患疖时忌食鱼腥发物，保持大便通畅；多饮清凉饮料，如金银花露、地骨皮露、菊花茶、西瓜汁、绿豆米仁汤等。

（6）炎夏季节，防止痱疮（子）发生，如已发生，可扑痱子粉、青黛散等。

（7）搞好防暑降温工作，避免烈日曝晒，注意通风。

（8）有消渴病、肾病等，应及时治疗全身性疾病。

（9）体虚者，应积极锻炼身体，增强体质。

（10）夜寐不安疖病患者，可促使病情加重，宜防治失眠症。

（蔡燕磊）

第十四章 中医妇科病证

第一节 内治法

一、辨证论治

内治法是中医治疗妇科病的主要方法，是针对脏腑功能失调、气血失常和冲任损伤所致的妇科病证，在辨明证型的基础上，有针对性地调理脏腑、气血和冲任。辨证论治是针对发生妇科疾病的病因病机，结合患者的病情和临床表现，选用补肾滋肾、疏肝养肝、健脾和胃、补益气血、理气行滞、活血祛瘀、软坚散结、清热凉血、温经散寒、利湿除痰、解毒杀虫、调理奇经等具体治法。

（一）补肾滋肾

肾为先天之本，藏精，主生殖，为天癸之源，是人体生长、发育、生殖的根本。冲任之本亦在于肾，肾又通过经络与子宫相连。肾气充盛，妇女的经、带、胎、产、乳正常；反之，肾虚则导致妇科诸疾。可见，补肾滋肾是治疗妇科疾病最重要的治法之一。具体应用时，须辨证施治，根据肾气虚、肾阴虚、肾阳虚或阴阳俱虚的不同，分别予以补益肾气、滋养肾阴、温补肾阳和阴阳双补等治法。

1. 滋养肾阴

肾阴不足或肾精亏损，可致月经后期、月经过少、闭经、胎动不安、胎萎不长、不孕等疾病，治宜滋肾养阴，填精益髓。常用药有熟地黄、枸杞子、桑葚、女贞子、龟甲、黄精、阿胶等；常用方如六味地黄丸、左归丸、左归饮、二至丸、加减一阴煎等。

若肾水不足，不能镇潜相火，热扰冲任，可致月经先期、经期延长、崩漏、绝经前后诸证、胎漏、恶露不绝等疾病，则宜滋阴降火，即"壮水之主，以制阳光"，需酌加地骨皮、白薇、槐花、玄参、生地黄等，常用方如清经散、两地汤、保阴煎等。

若肾精亏损以致水不涵木，肝肾同病，可致崩漏、闭经、胎动不安、阴痒等疾病，治宜滋养肾肝，可酌加山茱萸、桑葚、制何首乌、白芍等，常用方如调肝汤、一贯煎、杞菊地黄汤等。

若肾阴不足，不能上济心火，以致心肾不交，可致经行情志异常、绝经前后诸证等疾病，治宜滋肾水，泻心火，滋阴清热，交通心肾，可酌加百合、莲子心、五味子、麦冬、首乌藤等，常用方如黄连阿胶汤、上下相资汤等。

2. 温补肾阳

肾阳亏虚，命门火衰，可致月经后期、闭经、绝经前后诸证、不孕症等疾病，治宜温补肾阳，补益冲任，即"益火之源，以消阴翳"。常用药如熟附子、肉桂、巴戟天、紫石英、锁阳、淫羊藿、仙茅、补骨脂、鹿角霜、鹿茸等，常用方如金匮肾气丸、右归丸、右归饮等。

若肾阳虚衰不能温煦脾土，出现脾失健运，水湿下注冲任或泛溢肌肤，可致带下病、经行泄泻、经行肿胀、妊娠肿胀等疾病，治宜温肾阳以培脾土，常用方如真武汤、内补丸、艾附暖宫丸、健固汤等。

3. 补益肾气

肾精所化之气为肾气。若肾气不足，导致天癸迟至或早竭，或不能固摄冲任，可致崩漏、闭经、胎动不安、不孕症等疾病，治宜补益肾气。常用药如菟丝子、肉苁蓉、续断、桑寄生、杜仲之类，并加入人参、黄芪、炙甘草等补气药，使阳生阴长，肾气自旺。常用方如大补元煎、寿胎丸、归肾丸、固阴煎等。

肾气虚、阴虚或阳虚进一步发展，均可致肾阴阳俱虚，治宜阴阳并补，常用方如二仙汤等。

补肾滋肾是妇科疾病的主要治法。临证时要注意调补肾的阴阳平衡。正如张介宾在《景岳全书·新方八阵》中指出的："善补阳者，必于阴中求阳，则阳得阴助，而生化无穷；善补阴者，必于阳中求阴，则阴得阳升，而泉源不竭。"同时，要注意肾与肝、脾、气血、冲任的相互关系。因肾与肝子母关切，乙癸同源；肾与脾先后二天，互相滋生。《景岳全书·妇人规》指出"调经之要，贵在补脾胃以资血之源，养肾气以安血之室。"

近几十年来，对中医补肾法的研究是最为广泛、深入的。在中医理论指导下，对补肾法在调经、助孕、安胎等方面的临床疗效，以及其对下丘脑－垂体－卵巢性腺轴和神经－内分泌－免疫网络的调节作用方面的研究，已取得多方面的进展。

（二）疏肝养肝

肝藏血，主疏泄，喜条达，恶抑郁。又肝司冲脉，冲为血海，为十二经之海。肝经绕阴器，抵小腹，过乳头，上巅顶，与冲、任、督脉均有穴位的交会，对气血、子宫具有调节作用。肝经的证候与月经、孕育、前阴和乳房有密切关系。疏肝、养肝是妇科的重要治法。肝气平和，妇女经、孕、产、乳正常；反之，肝失条达，肝血不足，诸病丛生，故疏肝养肝是治疗妇科病的重要治法。刘完素特别强调"妇人……天癸既行，皆从厥阴论之"。

1. 疏肝理气

素性忧郁或七情内伤使肝气郁结，疏泄失常，冲任气血失调，可致月经先后无定期、痛经、经行乳房胀痛、产后缺乳、不孕症等疾病，治宜疏肝解郁，理气调冲。常用药如柴胡、郁金、川楝子、香附、青皮、素馨花（广东常用药物）等，常用方如柴胡疏肝散、逍遥散、四逆散等。肝气横逆，易犯脾气，故疏肝法多辅以健脾，以逍遥散和痛泻要方为代表。肝郁气滞，血行不畅，可致脉络阻滞，宜于疏肝方中少佐通络之品，如丝瓜络、王不留行、路路通等。

2. 清肝泻火

若肝郁日久，五志化火，热扰冲任，可致月经先期、月经过多、崩漏、经行吐衄、经行头痛、产后乳汁自出等疾病，治宜清肝泻火。常用药如龙胆草、牡丹皮、栀子、川楝子、生地黄、夏枯草、菊花等，常用方如丹栀逍遥散、清肝引经汤。

若肝经湿热下注，可致带下病、阴痒、阴疮等疾病，治宜疏肝清热利湿。常用药如龙胆草、车前子、蒲公英、败酱草、柴胡等，常用方如止带汤、龙胆泻肝汤。

3. 养血柔肝

肝体阴而用阳，经、孕、产、乳均以血为用，肝血不足，可致妇科疾病。凡肝阴不足，肝脉失于濡养，可致月经后期、月经过少、闭经、经行乳房胀痛、经行身痒、经行头痛、阴痒等疾病，治宜养血柔肝。常用药如地黄、白芍、山茱萸、墨旱莲、女贞子、枸杞子等，常用方如二至丸、杞菊地黄丸、一贯煎、养精种玉汤等。

若肝阴不足，肝阳上亢，可致经行头痛、妊娠眩晕、绝经前后诸证等疾病，治宜平肝潜阳。常用药如生龟甲、生鳖甲、石决明、生龙骨、生牡蛎、珍珠母等。

若肝阳上亢，肝风内动，可致妊娠痫证，治宜镇肝息风。酌加羚羊角（代）、钩藤、天麻等。常用方如羚角钩藤汤、镇肝熄风汤等。

（三）健脾和胃

脾为后天之本，气血生化之源。脾主运化、升清、主统血；脾喜燥而恶湿。脾与胃互为表里，而胃主受纳水谷，冲脉又隶于阳明；胃喜润而恶燥。脾气主升，胃气主降，脾胃对气机的升降有调节作用。若脾胃功能失常，则易发生妇科疾病。故健脾和胃也是治疗妇产科疾病的重要方法。在具体应用时又要根据不同的病情分别采用下列治法。

1. 健脾养血

凡脾气虚弱，气血生化不足，可致月经后期、月经过少、闭经、胎萎不长、产后缺乳等疾病，治宜健脾以益气血生化之源。常用药如人参、白术、茯苓、山药、莲子、大枣等，常用方如四君子汤、参苓白术散、八珍汤等。

2. 健脾利湿

脾主运化，若脾虚不能运化水湿，水湿内停，泛溢于肌肤，可致经行浮肿、妊娠肿胀、胎水肿满；水湿下注，可致经行泄泻、带下病、阴痒；湿聚成痰，痰湿下注，系滞冲任，闭塞子宫，可发生月经后期、闭经、不孕，治宜健脾升阳利湿。常用药如黄芪、白术、苍术、茯苓、白扁豆、法半夏、升麻等，常用方如白术散、健固汤、完带汤、苍附导痰丸、二陈汤等。

3. 补脾摄血

脾主中气，其气宜升。若脾虚失于统摄，冲任不同，可致月经过多、崩漏、胎漏、胎动不安、恶露不绝等疾病，治宜补脾摄血。常用药如党参、白术、黄芪、岗稔根、地稔根（广东常用药，二者合用又名二稔汤），常用方如举元煎、固本止崩汤、归脾汤等。

4. 和胃降逆

若胃失和降，可致妊娠恶阻，宜和胃降逆止呕，常用药如陈皮、砂仁、木香、制半夏等，常用方如香砂六君子汤、小半夏加茯苓汤等。胃热而逆者，宜清热降逆，常用药如竹茹、黄连、代赭石等，常用方如橘皮竹茹汤；如胃阴不足，宜酌加沙参、石斛、麦冬、玉竹等。胃寒而逆者，宜温中降逆，常用药如干姜、吴茱萸、丁香等，常用方如丁香柿蒂汤、干姜人参半夏丸等。

（四）补益气血

女子以血为本，经、孕、产、乳均以血为用。相对而言，常气有余而血不足。气为血之帅，血为气之母。气血不足则冲任不充，妇科诸疾乃生，故补益气血是妇科常用治法。

气虚不能摄血，可致月经先期、月经过多、经期延长、崩漏、恶露不绝等疾病，治宜补气摄血，常用药如党参、白术、黄芪、炙甘草等。常用方如独参汤、举元煎、补中益气汤等。气虚中气下陷，可致阴挺，治宜升阳举陷。可配伍柴胡、升麻。若气虚冲任不固而滑脱，可致崩漏、带下病，可配伍固涩药，如煅牡蛎、煅龙骨、赤石脂、五味子、乌梅、五倍子等，以增强补气收涩。

若精血不足，可致月经后期、月经过少、闭经、不孕症、胎萎不长、缺乳等疾病，治宜补血填精。常用药如当归、川芎、制川乌、熟地黄、阿胶、枸杞子、龙眼肉、黄精、鸡血藤、乌豆衣等，常用方如四物汤、滋血汤、人参养荣汤等。如血虚心神失养，心气不得下通，可致闭经、绝经前后诸证，治宜配伍养心开窍之品，如柏子仁、石菖蒲、远志、茯神、龙眼肉、首乌藤等。常用方如归脾汤、天王补心丹等。

（五）理气行滞

气机贵在运行流畅，升降正常。凡气郁、气滞、气逆，气机运行不畅，冲任失调，可致月经后期、月经先后无定期、痛经、月经前后诸证、妊娠腹痛、胎气上逆、妊娠肿胀、缺乳、癥瘕、不孕症等疾病，治宜理气行滞。常用药如香附、合欢皮、青皮、佛手、川楝子、乌药、木香、小茴香、大腹皮、枳壳、厚朴、砂仁、陈皮等，常用方如金铃子散、加味乌药汤等。肝主疏泄，理气行滞常需配伍疏肝之品，如柴胡、芍药等，以增强行气之效；气滞则血行不畅，亦应配伍活血之品，如延胡索、郁金、川芎等。

（六）活血祛瘀

血脉顺畅不休，营养全身。冲任通盛，血海满盈，则经、孕、产、乳等生理功能正常。寒、热、虚、实、出血、外伤、手术、久病、衰老、体质因素均可致瘀，若瘀血留滞，壅阻冲任、胞宫、胞脉，则可导致妇科疾病。活血祛瘀是妇产科的重要治法之一。

1. 活血通经

若瘀阻冲任，胞脉、胞络不通，可致痛经、闭经、不孕症、异位妊娠、产后腹痛、胎死不下、难产等疾病，治宜活血通经。常用药如桃仁、红花、当归尾、川牛膝、川芎、益母草、泽兰、赤芍、丹参、凌霄花、刘寄奴、三棱、莪术等，常用方如血府逐瘀汤、少腹逐瘀汤、膈下逐瘀汤、生化汤、失笑散等。血脉之运行有赖气之推动，气行则血行，气滞则血凝，气机瘀滞或气虚行血无力皆可致瘀。因此，活血化瘀法往往与理气、补气法并用以增强疗效。如血府逐瘀汤之配伍柴胡、枳壳；膈下逐瘀汤之配伍香附、乌药、枳壳；补阳还五汤之配伍黄芪等。

2. 祛瘀止血

若瘀阻冲任、胞宫，新血不得归经，可致月经过多、经期延长、崩漏、异位妊娠、产后恶露不绝等疾病，治宜祛瘀止血。常用药如三七、蒲黄、五灵脂、益母草、花蕊石、血竭、血余炭等，常用方如失笑散、花蕊石散等。

3. 祛瘀消癥

若瘀血日久，结而成癥，胞中有结块，可致癥瘕、不孕症、异位妊娠等疾病，治宜活血化瘀，消癥散结。常用药如三棱、莪术、水蛭、虻虫等，常用方如桂枝茯苓丸。常在活血化瘀中加入软坚散结消癥之品。

活血化瘀法广泛地应用于妇科临床的常见病、疑难病和危急重症，如在治疗子宫内膜异位症、子宫肌瘤等方面具有显著的特色与优势。

（七）软坚散结

凡气滞、痰湿、瘀血内结，皆可致癥瘕，包括子宫内膜异位症、子宫肌瘤、卵巢囊肿等疾病。胞中结块坚硬不移，痛有定处；或结块柔软，疼痛拒按；或如囊状者，均需软坚散结。常用药如贝母、夏枯草、海藻、昆布、海浮石、瓜蒌、皂角刺、生牡蛎、荔枝核、橘核、穿破石、风栗壳（广东常用药）等，常用方有消瘰丸、苍附导痰丸、香棱丸等。常配伍理气、活血、化痰、利湿药物。

（八）清热凉血

热为阳邪，热入血分，扰于冲任，迫血妄行，可有月经先期、月经过多、经期延长、崩漏、经行吐衄、胎漏、产后发热、恶露不绝等疾病，治宜清热凉血。血热有实热、虚热的不同。清实热常用药如黄檗、黄连、黄芩、栀子等，常用方如清经散；清虚热常用药有地骨皮、牡丹皮、白薇、墨旱莲等，常用方如两地汤、知柏地黄丸、加减一阴煎。

若热邪炽盛，可蕴积成毒，热毒与血结，热盛肉腐则酿脓，可发生盆腔脓肿、阴疮、阴肿、乳痈、孕痈等疾病，治宜清热解毒，活血化瘀。常用药如虎杖、败酱草、蛇舌草、野菊花、青天葵（广东常用药物）、半枝莲、土茯苓、紫花地丁、牡丹皮、桃仁、赤芍、红花、毛冬青、益母草、大黄、炮穿山甲、七叶一枝花，代表方如解毒活血汤、五味消毒饮、托里消毒散、大黄牡丹皮汤等。

（九）温经散寒

寒为阴邪，客于胞中，血为寒凝，则冲任血行不畅，可致月经后期、月经过少、痛经、闭经、妊娠腹痛、产后腹痛、不孕症等疾病，治宜温经散寒。常用药如肉桂、附子、桂枝、艾叶、小茴香、丁香、干姜、吴茱萸等，常用方如温胞饮、温经汤、当归四逆汤。素体阳虚，虚寒内生者，多兼精血不足，治宜温经散寒，养血益精，可配伍补血活血稍加益气和温养冲任之品。常用方如右归丸、艾附暖宫丸。

（十）利湿除痰

痰湿壅阻冲任，可致月经后期、闭经、癥瘕、不孕症等疾病；水湿泛溢肌肤，则可致经行浮肿、带下病、妊娠肿胀、阴痒、阴疮等疾病，治宜渗湿利水及祛痰化浊。常用利水渗湿药如猪苓、泽泻、薏苡仁、萆薢、通草、车前子、冬瓜子、滑石等；芳香化湿药如藿香、紫苏梗、佩兰、豆蔻、草豆蔻、草果、石菖蒲等。湿热蕴结者，治宜清热利湿。常用药如茵陈、车前草、鸡冠花、黄连、黄檗、龙胆草等，常用方有二陈汤、丹溪治湿痰方、龙胆泻肝汤、止带方等。素体脾虚或肾虚，水湿失于运化而致痰湿为病者，需兼顾健脾、补肾，标本兼治。

（十一）解毒杀虫

凡感受湿、热之邪，日久化为湿毒、热毒；或外感热毒、湿毒，损伤冲任；或感染虫疾，虫蚀阴中，导致崩漏、产后发热、带下病、阴疮、阴痒、盆腔炎等疾病，治宜清热解毒，祛湿杀虫。常用清热解毒药有金银花、连翘、紫花地丁、野菊花、败酱草，常用方如五味消毒饮。常用祛湿杀虫药有土茯苓、萆薢、车前草、苦参、百部、蛇床子、雷丸、鹤虱等，常用方如萆薢渗湿汤。

邪毒、虫疾为患，常有局部症状，需配合外治法治疗。

（十二）调理奇经

奇经中的冲、任、督、带脉与胞富有经络的联系，对妇科经、带、胎、产、杂病的发生、发展有直接或间接的影响。故《医学源流论·妇科论》说："凡治妇人，必先明冲任之脉……此皆血之所从生，而胎之所由系；明于冲任之故，则本源洞悉。而后其所生之病，千条万绪，可以知其所从起。"因此，妇科病的治疗需要重视调理奇经，尤重冲任。叶天士指出："奇经之结实者，古人用苦辛芳香以通脉络，其虚者辛甘温补，佐以疏行脉络，务在气血调和，病必痊愈。"明确指出治疗奇经的通与补两大治法：实者，通经脉；虚者辛甘温补，佐以疏行脉络。其目的在于气血调和。

调理奇经的药物以严洁等所撰的《得配本草·奇经药考》列举最详，共列 34 种治奇经药物，并列出每味药物作用于某一奇经及其所治病证。李时珍的《本草纲目·奇经八脉考》，叶天士的《临证指南医案·卷九》，张锡纯的《医学衷中参西录·治女科方》，傅山的《傅青主女科》等医籍中，亦有不少运用调理奇经药物治疗妇科病的记载。奇经用药以暖子宫、填精髓、调肝肾和通血络为主。治奇经的药物大多入肝肾二经，故从肝肾论治，调补肝肾是调理奇经的要领。

1. 温补奇经

凡冲任虚寒、督带虚损，可致月经后期、月经过少、闭经、痛经、带下病、胎动不安、不孕症等疾病，治宜温督脉，补冲任、暖带脉。常用药如鹿茸、鹿角胶、鹿角霜、鹿衔草、附子、肉桂、川椒、蛇床子、艾叶、桂枝、细辛、紫石英、补骨脂、续断、核桃仁以及猪、牛、羊的脊髓等，常用方如斑龙丸、温脐化湿汤、温中汤等。

2. 滋养奇经

凡精血不足、阴液亏损，使督脉不充，冲任虚衰，带脉失约，可致月经后期、闭经、绝经前后诸证、胎动不安、滑胎、不孕症等疾病，治宜调补冲任、滋养督带。常用药物有阿胶、龟甲胶、鳖甲、鲍鱼、山药、枸杞子、肉苁蓉等，常用方如左归丸。

3. 通利奇经

凡奇经受邪，气滞、血瘀、痰湿阻滞冲、任、督、带，可致月经后期、月经过少、闭经、痛经、带下病、癥瘕、盆腔炎、子宫内膜异位症、不孕症等疾病，治宜行气活血，祛瘀通络，或利湿化痰。常用药如川楝子、郁金、香附、乌药、延胡索、当归、川芎、桃仁、三棱、莪术、水蛭、鸡内金、王不留行、小茴香、通草等，常用方如理冲汤、理冲丸、易黄汤等。

4. 镇安奇经

凡冲气上逆，可致经行吐衄、妊娠恶阻，治宜安冲降逆。常用药如代赭石、半夏、麦冬等，常用方如加味麦门冬汤、安胃饮。

5. 固摄奇经

凡冲任不固、带脉失约，可致月经过多，崩漏、胎动不安、滑胎等疾病，治宜固摄冲任。常用药如龙骨、牡蛎、山茱萸、芡实、莲子肉、桑螵蛸、海螵蛸、五倍子、白术、人参、黄芪、棕榈炭等，常用方如安冲汤、固冲汤。

调理奇经并无常法，多根据病因、病位，所涉及的经络、脏腑加以综合分析，拟定治法，灵活施治。

二、妊娠期的中药禁忌与用药原则

中药与其他药物一样可能会对胎儿产生危害。其对胎儿产生的危害可分为毒性和致畸形两大类。毒性作用在妊娠早期可以导致胎儿停止发育、死亡，甚至造成流产；在妊娠中期和晚期则可能影响胎儿的发育，导致低能儿或低体重儿的出生。畸形多发生在胎儿成形期，畸形所引起的危害，多是死胎或出生后不久即死亡，或致心、肾畸形等难以治疗的疾病，或致唇裂、腭裂等。胎儿中毒或发生畸形后，还可能引起孕妇的大出血或不凝血以及难产等。妊娠期中药禁忌药的作用归纳起来，主要包括：①对胎儿不利。②对母体不利。③对产程不利等。故对妊娠期使用中药，无论从用药安全的角度，还是从优生优育的角度，都应当给予高度的重视。

（一）妊娠期的中药禁忌

根据中药对孕妇和胎儿危害程度的不同，将妊娠期禁忌药又分为禁用药与慎用药两大类。禁用药多系剧毒药，或药性作用峻猛之品及堕胎作用较强的中药。慎用药则毒性较小，药性也较为缓和，但可有伤胎之弊，主要见于活血祛瘀药、行气药、攻下药、滑利药等。

妊娠禁忌的中药最早见于《神农本草经》，书中明确注明能"堕胎"者有6种。以后在历代名医的不少医著中都专门列出妊娠禁忌药。其中尤以明代李时珍《本草纲目》中记载最多，共分为妊娠禁忌、堕生胎、活血流气、产难、滑胎、下死胎6大类395种。今天我们应怎样正确认识这些妊娠禁忌药？古人提出禁忌药的意义又是什么呢？妊娠禁忌的中药，从其性能来说，主要是具有"祛瘀、破气、走窜、过寒、过热、下行、滑利、有毒"之品。因"祛瘀"可能会致胎儿流产；"破气、走窜"则气乱，气不统血而血自下溢；"过寒"则致宫冷胎萎；"过热"则血热妄行；"下行、滑利"可使胎气下陷；"有毒"则毒胎。以上这几类药，均可犯胎而致阴道下血、堕胎、小产等，从而影响胎儿和孕妇。

历代中医医籍记载的常见妊娠期禁忌药如下。

（1）禁用药：水银、轻粉、锡粉、砒霜、雄黄、硫黄、皂矾、大风子、野葛、干漆、地胆草、藜芦、瓜蒂、胆矾、鳖甲、麝香、蟾酥、樟脑、朱砂、全蝎、蜈蚣、天南星、白附子、皂荚、青礞石、洋金花、蒲黄、益母草、凌霄花、马钱子、三棱、莪术、土鳖虫、水蛭、虻虫、斑蝥、穿山甲、蜘蛛、蝼蛄、瞿麦、虎杖、川乌、草乌、附子、雷公藤、甘遂、大戟、芫花、商陆、牵牛子、巴豆、千金子、天花粉、射干、重楼、漏芦、蝉蜕等。

（2）慎用药：川芎、姜黄、乳香、没药、五灵脂、红花、桃仁、牛膝、王不留行、月季花、刘寄奴、枳实、枳壳、大黄、芒硝、番泻叶、芦荟、郁李仁、干姜、肉桂、牡丹皮、赤芍、大血藤、薏苡仁、白茅根、木通、通草、冬葵子、槐角、半夏、赭石、牛黄、冰片、赤石脂等。

（二）中药在妊娠期的应用原则

妊娠期用药，尤其是妊娠安胎用药，临床常用补肾之品及黄芩、白术之类，已为医者共知。然安胎用活血化瘀等禁忌之药则甚少。因活血化瘀药因动胎、堕胎之说被历代医家列为妊娠禁忌药之首。的确，在妊娠期除用安胎药外，临床用药确感困难，而历代中医的有关医著，均列出数十种乃至数百种妊娠禁忌药，其中不乏临床常用的药物（如前述），而尤以活血化瘀类为主，常使涉医浅者无所适从，遣药棘手。反观张仲景在《金匮要略·妇人妊娠病脉证并治篇》中的处方用药竟似随心所欲，毫无用药之忌。故如何在安胎中正确认识、辨证应用一些所谓的妊娠禁忌药，在大力提倡优生优育的今天，更有现实意义。

《素问·六元正纪大论》曰："妇人重身，毒之何如？岐伯曰：有故无殒，亦无殒也。"意为孕妇确有病患，则用药治之无害，但不可太过。前人所谓的妊娠禁忌药，包括活血化瘀药等，并非绝对为妊娠安胎之禁区，应用的关键在于"有故无殒"，紧扣病机，权衡用之。有谓："凡有是病，而用是药，则病当之，非孕当之；病当之，则病去而胎安；若无是病而误用是药，则诛伐无过，诛伐无过，则孕当之，孕当之，则胎动不安。"正是"若遇阳明实热，大黄亦属安胎之品，人参变为伤胎之药"。

安胎用活血化瘀之品，并非无原则、无选择地妄用，应在辨证有瘀血动胎的基础上，有病则病当之，选用药性较为和缓之品。对药性峻烈，破血逐瘀之属，则不可妄投。同时注意药量宜轻，药味宜少，中病即止，切勿过剂，否则会成"诛伐无过，则孕当之"而致堕胎、小产。故历代中医将一些可能犯胎的药物列为妊娠禁忌药，其意在为后人说法，在未得辨证精华、胸有成竹时，宁缺毋滥，提醒医者对孕妇用药应持慎重态度。然当医理清晰、辨证准确时，就勿拘泥于某人所说，受束于某书所道，而应学仲景精神，辨证、权衡、适时用之，使病去而胎安。

多年来，笔者时有把一些妊娠忌药应用于安胎中，每有良效。最常用的是将活血化瘀药辨证用于胎动小安而有瘀血内阻的患者，常能取得积血除、下血止、胚胎安的效果。

（陈　粮）

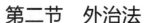

第二节　外治法

外治法足根据中医理论辨证论治，针对局部或全身病变，选择相应治法，采用局部熏、洗、熨、纳、敷、导以及针灸、推拿、照射等手段进行治疗。妇科外治法主要针对胞中或阴中局部病变，如痛经、带下病、阴痒、阴疮、癥瘕、不孕等。

妇科外治法用于临床已有悠久的历史。早在东汉时期，张机在《金匮要略·妇人杂病脉证并治》中就有外治法治疗妇科病证的记载，如用狼牙汤洗涤阴部以治阴疮蚀烂、带浊淋沥；用蛇床子散和白粉、棉布裹如枣大纳阴中治疗寒湿带下；矾石丸纳阴中治湿热带下或内有"干血"之证；膏发煎导肠法治胃气下泄所致之阴吹等。此后，历代医家对妇科外治法不断发展，治疗范围不断扩大。

清代吴师机著《理瀹骈文》一书中指出："外治之理即内治之理，外治之药即内治之药，所异者法耳。"又说"外治必如内治者，先求本，本者何？明阴阳、识脏腑也。"指外治法的实质内容与内治法相似，只是给药途径不同而已。

近代医家也积累了大量妇科外治法的经验，如外阴熏洗、阴道冲洗、阴道纳药、敷贴、热熨、肛门导入、中药宫腔注入、针灸、中药穴位注射、激光穴位照射、药物离子导入法等治法。外治与内治相结合，不仅增强临床疗效，而且也为中药治疗妇科病的多方法、多途径给药开辟了新路。

一、中药外治法

（一）外阴熏洗坐浴

此法是将煎好的中药趁热用蒸气向需要治疗的部位进行熏蒸，以及用温度适宜的药液对病变部位进行淋洗和浸浴的一种外治方法。其机制主要是借助药液的温度促进局部血液和淋巴循环，扩张患部血管，促使药物的渗透和吸收，以达到清热解毒、杀虫止痒、消肿止痛、活血通络作用的治疗方法。适用于外阴、阴道及会阴部的病变，如阴疮、阴痒、阴痛、外阴白色病变、带下病、小便淋痛、子宫脱垂合并感染等。常以清热解毒药、活血化瘀药为主，如苦参、蛇床子、白花蛇舌草、蒲公英、紫花地丁、黄檗、连翘、虎杖、海风藤等。如有阴道分泌物者，可按辨证与辨病相结合选取药物，使治疗更有针对性，疗效更佳。

熏洗所用药液量为 1 000 ~ 2 000 mL，淋洗或坐浴，每次约 30 分钟，每日 1 ~ 2 次。熏洗后一般不再用清水冲洗，这样可使药物作用时间延长，有利于药效的充分发挥。

凡月经期或患处出血、阴道出血均禁用此法。妊娠期慎用此法，浴具要单独使用，以防交叉感染。

（二）阴道冲洗

此法是用阴道冲洗器将中药液注入阴道，在清洁阴道的同时使药液直接作用于阴道而达到治疗目的的方法。常用于盆腔或阴道手术前的准备或带下病、阴痒等的治疗。

本治法所用药物视冲洗目的而选用。若冲洗目的是为了手术前的准备，可用普通的皮肤、黏膜消毒剂，如呋喃西林溶液、0.1% ~ 0.3% 聚维酮碘（碘伏）溶液等。如外阴、阴道潮红，瘙痒难忍，带下量多，色黄如脓样，或带下色白质稠如凝脂样，或带下色如奶样且有泡沫，则结合阴道分泌物检查结果选用相应的药液。

阴道冲洗用药量每次 5 00 mL，每日 1 次，连续冲洗至自觉症状消失，或结合阴道液检查决定疗程。

治疗期间应避免性生活，内裤浴具须进行清洁消毒。必要时也要同时治疗其配偶，以免交叉感染而影响疗效。

目前已不常规使用阴道冲洗法。因为阴道反复冲洗，会破坏阴道的酸碱平衡，导致菌群失衡，从而诱发难治性阴道炎。

（三）阴道纳药

此法是将中药研成细末或制成栓剂、胶囊、膏剂等剂型，纳入阴道以达到治疗目的的方法。常用于治疗带下病、阴痒、宫颈炎等。其主要机制是利用药物留置阴道内，使局部药物浓度较高，作用时间长，且接触阴道、宫颈外口等部位，能直接发挥药物的治疗作用。

中药制剂有妇炎栓、大蒜素胶囊、保妇康栓、溃疡散、珍珠层粉、白及粉、青黛粉等，根据病情选用药物及剂型。常用清热解毒药如黄连、黄檗、虎杖等；解毒祛腐药如百部、蛇床子、五倍子、硼砂、明矾等；收敛生肌药可用白及、珍珠粉等；收敛止血药如血竭、炒蒲黄等。临床常根据病变的寒、热、湿、虫等不同证型和病变的不同部位和症状配伍组方应用。

使用方法：栓剂、片剂、胶囊等可由患者在清洗外阴后自行将药物放置在阴道后穹隆。粉剂则需借助推进器或由医护人员扩张阴道后，将药物置于阴道或宫颈。液体剂型可用带线棉球蘸上药液后置于阴道后穹隆，留置棉线在阴道口外 2～3 cm，以便第 2 天取出。

若带下量多，宜先行冲洗阴道，再行纳药为佳。一般每日或隔日纳药 1 次，月经期禁用，妊娠期慎用。

宫颈炎选择药物外治时，必须行宫颈细胞学检查，必要时行宫颈活体组织检查，以排除宫颈上皮内瘤变（CIN）、宫颈浸润性癌。一般于月经干净 3 天后开始治疗，经期停止用药，治疗期间禁止性生活。若制剂是粉剂，应由医护人员进行操作，将药物放置于阴道或宫颈；如为栓剂、片剂、胶囊等，可嘱患者清洁外阴后自行放入。近年来很多栓剂配有阴道导入器，方便了患者的使用。为了使药物不易从阴道脱落，药物宜放在阴道后穹隆。如带下量多，充塞阴道，将使药物难于发挥效力，宜先行冲洗阴道，将白带尽量清除后，再将药物纳入。

（四）宫腔注药

此法是将中药液注入宫腔及输卵管腔内，以达到活血化瘀、通络散结的目的。药物直接灌注到宫腔及输卵管腔内，局部有较高的药物浓度，能改善局部血液循环，抗菌消炎，促进粘连松解及吸收，加压推注也具有钝性分离作用。可用于宫腔及输卵管粘连、阻塞造成的痛经、不孕等。常用药如复方丹参注射液、复方当归注射液等。

使用方法：将药物加生理盐水 20～30 mL，经导管缓慢注入宫腔，注射时观察有无阻力、腹痛及药液回流情况。

本法应在月经干净后 3～7 天进行。经后至术前禁止性生活，以防感染。

近年来，宫腔镜下插管通液治疗被推广应用。相对于传统的输卵管通液，此法能够减少操作盲目性，克服输卵管痉挛，可随时观察疏通情况。它通过机械性作用和比传统方法更高的通液压力使输卵管的粘连分离，再辅以活血化瘀中药的抗菌、消炎、溶纤维等作用，达到理想的治疗效果。

（五）肛门导入

此法是将药物制成栓剂纳入肛内，或煎煮后作保留灌肠。药物在直肠内吸收，增加了盆腔血液循环中的药物浓度，有利于胞中癥块、慢性盆腔炎、盆腔瘀血症等病的治疗。常用清热解毒与活血化瘀药配伍组方，清热解毒药如大血藤、毛冬青、败酱草、黄檗、金银花、忍冬藤等，活血化瘀药如丹参、赤芍、当归、川芎、红花等，有癥块者加三棱、莪术。

中药保留灌肠，每日 1 次，每次灌注量为 100 mL，肛管插入深度应在 14 cm 左右，药液温度 37℃，7～10 天为 1 个疗程。如药物为栓剂，可嘱患者每晚睡前自行放入肛门内。肛门给药前尽量排空大便，给药后卧床休息 30 分钟，有利于药物的保留。

（六）外敷热熨法

此法是将药物直接贴敷在患部，达到解毒、消肿、止痛、利尿或托脓生肌等治疗作用的一种方法。如运用各种方法将药物加热而后进行贴敷，则称为热敷或热熨法。此法常用于治疗妇产科痛证，如痛经、盆腔炎腹痛、产后腹痛、产后外阴肿痛、妇产科手术后腹痛等，也用于产后尿闭、癥块和不孕症等。

1. 中药橡皮膏

多由温经散寒、通络止痛中药加入皮肤渗透剂制成。常用的有痛经膏（含丁香、白芷、生草乌、生川乌、麝香、川芎、肉桂等），痛经贴（含当归、川芎、香附、红花、延胡索等）。用时将橡皮膏贴于气海、关元、三阴交、肾俞、膀胱俞等穴位或痛点，药物借助渗透剂的作用，透过皮肤刺激经络，起效快，作用持久，使用方便。多用于妇科痛证。

2. 中药包蒸敷

由行气活血、祛瘀消癥、通络止痛或佐以温经散寒或佐以清热凉血的中药加工成粗粒，棉布袋装，封口成包。用时浸湿药包，隔水蒸 15 分钟，趁热外敷患处，每日 1 ~ 2 次，每次 30 ~ 60 分钟，10 天为 1 个疗程。代表方如消瘤散。

3. 中药外敷

此法所用中药及治疗作用基本与中药包蒸敷法相同。不同的是将药物加工成细末，用时加水或水与蜜糖等量，调成糊状敷于下腹部或患部。药糊表面可置热水袋，使药物的温度维持在 45 ~ 60℃。常用的中成药如双柏散、伤科七厘散、坎离砂等。

4. 药物离子导入

此法是运用中草药药液，借助药物离子导入仪的直流电场作用，将药物离子经皮肤或黏膜导入胞中或阴中，以治疗慢性盆腔炎、癥瘕、外阴炎和妇科手术后腹膜粘连等病。其主要机制是：①利用直流电场的作用，把起主要药理作用的药物纯离子直接导入病变部位，并在局部保持较高浓度和较长的作用时间，使药效得以充分发挥。②直流电与药物在治疗过程中常有相加作用。

本法无疼痛及其他不良反应，不损伤健康组织。常用 1% 的黄连素或复方丹参液从阳极导入，电极放在外阴（阳极）及腰骶部（阴极），电流为 5 ~ 10 mA，持续 20 分钟，每日 1 次。

二、针灸疗法

此法是通过在人体经穴上施行针刺、艾灸、注药、埋线、通电及激光辐照等，以达到治疗目的的方法。已知针灸疗法对人体的呼吸、循环、血液、消化、神经、泌尿生殖系统及免疫系统有多方面、多环节，多水平和多途径的调整作用，而与妇科关系较密切的主要有针灸的镇痛作用，针灸对下丘脑－垂体－卵巢－子宫生殖轴功能的调整作用以及对子宫收缩的调节作用等。

针灸选穴以经络理论为依据，经络系统与妇女的生理及病理有着密切的关系。胞宫为"奇恒之府"。冲、任、督三脉下起胞宫，上与带脉交会，冲、任、督、带又上连十二经脉而与脏腑相通。它们彼此之间互相调节与滋养，从而维持着女性的正常生理功能，无论何种因素影响了其中任何一个方面都能使机体发生病变。针灸通过作用于经穴而起到调和阴阳、扶正祛邪、疏通经络，达到全身性治疗作用。

针灸治疗要根据辨证归经、循经取穴、针刺补泻等原则，通过不同的手法刺激穴位，达到调整人体阴阳平衡、脏腑气血经络功能的作用。

本法常用于治疗痛证、月经不调、闭经、崩漏、胎位不正、死胎不下、产后尿闭、产后缺乳、盆腔炎、不孕症、阴挺等病证。由于针灸能激活机体的痛觉调控系统，改变了机体的功能状态，从而减轻和抵消了机体对疼痛的感受与反应，故可用于剖宫产手术的麻醉和痛经、产后腹痛等痛证的治疗。

（一）常用针灸疗法

针灸疗法是通过在人体经穴上施行针刺、艾灸、注药、埋线、挑治、电针等治疗疾病的方法。

1. 针刺

针刺是用毫针直接刺入穴位，并通过捻转、温针或电针刺激经络的方法。《医学纲目》说："妇人经脉不通取曲池、支沟、足三里、三阴交，此四穴壅塞不通则泻之，如虚耗不行则补之。""产后手足逆冷，刺肩井立愈。"妇科常用针灸止痛、调经、促排卵等。

2. 艾灸

艾灸是把艾炷放置在穴位上直接灸，或用艾条在穴位上悬灸的治法。适用于寒湿凝滞、脏腑虚寒所致的痛经、闭经、崩漏、经行泄泻、带下病、胎位不正等。

艾灸至阴穴治疗胎位不正疗效确切。治疗的最佳时机是妊娠 28 ~ 32 周。但因子宫畸形、骨盆狭窄、盆腔肿瘤等因素所导致的胎位不正，则不适合艾灸治疗。

3. 敷脐疗法（脐疗）

敷脐疗法又称脐疗、贴脐疗法，是将药物捣碎研细，并与各种不同的液体辅料调敷于脐中（神阙穴），使药性循经直达病所，以预防和治疗疾病的方法。

脐为腹壁最薄处，神阙为任脉之穴。任脉为阴经脉气所汇聚，为诸阴脉之海，有充养和调节阴经脉气的功能，对诸阴经有统率和协调作用，而神阙穴为任脉主穴，通过任脉与脏腑及十二经相通。适用于闭经、痛经、崩漏、带下病、癥瘕、不孕症等。

4. 穴位注射（水针疗法）

根据针刺治疗的作用和药物性能与功效，选用相应的穴位和药物，将药液注入穴位内，发挥经穴与药物的渗透刺激对疾病产生的综合效应，从而达到治疗疾病目的的一种方法，也称水针疗法。适用于月经失调、崩漏、痛经、带下病、妊娠恶阻、难产、产后小便异常、盆腔炎、盆腔瘀血症、子宫脱垂、癥瘕等。对各种痛证、慢性炎症的作用尤为显著。常用穴位如八髎、三阴交、足三里、合谷、曲池等。药物以中药制剂及维生素制剂为常用，如复方当归注射液、丹参注射液、柴胡注射液、银黄注射液，或维生素 B_1、维生素 B_6、维生素 B_{12}、维生素 C 注射液。其他如普鲁卡因、地塞米松等也可以根据病情选用。注射量依据穴位所处位置而定，一般头、面、耳部每次注射 0.1 ~ 0.5 mL，肌肉丰满处的穴位可注入 1 ~ 5 mL。对于刺激性较大的药物如阿托品、维生素等，常用量为一般肌内注射的 1/5 ~ 1/2。中药制剂一般为 1 ~ 2 mL。急症每日 1 ~ 2 次，慢性病每日或隔日 1 次。

一般而言，药物不宜注入关节腔、脊髓腔、血管内。在颈、项、胸、背部注射时切忌过深。孕妇下腹、腰骶部及三阴交、合谷等不宜行穴位注射，以免引起流产。

（二）妇科常见病证的针灸治疗

1. 妇科痛证

（1）常用穴位：体针取气海、中极、三阴交、足三里、关元、地机、次髎。耳针取子宫、交感、内分泌、神门。

（2）方法：①一般在疼痛发作时施术，痛经者宜于经前 3 ~ 7 天开始针刺；②实证用强刺激，留针 15 min；虚证用中等刺激或针后加灸，或用温针法；③耳针可用针刺法或耳穴压迫法，施术时间与体针同；④氦 - 氖激光穴位辐照，多用于痛经，取三阴交和耳穴子宫穴，输出功率为 25 mW 和 5 mW，光斑中央最亮点为 1 mm，每次只照一侧穴位，每穴 5 分钟，激光发射点距穴位约 30 cm。痛经者应于经前 10 d 开始，隔日 1 次，5 次为 1 个疗程（经期停照），一般可辐照 3 个疗程以上。

2. 止血与调经

（1）常用穴位：体针取子宫、血海、三阴交、中极、关元、足三里、隐白、大敦、神阙。耳针取内分泌、皮质下、神门、子宫、肝、脾、肾。

（2）方法：①月经过多、崩漏、上避孕环后阴道出血患者，急性出血期间直接灸隐白（双）、大敦（双），每次 5 ~ 7 壮，同时悬灸足三里（双）、神阙，每次 15 ~ 20 分钟，每日 1 ~ 2 次。或王不留行籽贴压耳穴子宫（双）、内分泌（双）、肝（双）、脾（双），血止即停用。②无排卵功能性子宫出血或闭经患者可选用针刺、电针或穴位埋线等方法。体针取三阴交（双）、大赫（双）、血海（双）、中极穴，平补平泻，留针 15 分钟，每日 1 次。气虚配脾俞、足三里；阴虚配内关、太冲；实热配水泉。电针取穴同体针，进针得气后通电，用脉冲波，频率 3 Hz，电流强度 < 5 mA，每次通电 30 分钟。月经周期第 14 天开始电针，每日 1 次，共 3 天；电针后 14 d 内若不出现基础体温双相变化，再同法电针 3 天。穴位埋线法取穴三阴交，月经净后 3 ~ 7 天施术。术前消毒双侧三阴交穴皮肤，用带针心的穿刺针抽出针芯约 2 cm，用消毒 0 号羊肠线 2 cm，从针尖插入针心内，直刺三阴交穴（不需局麻）深约 1 寸，得气后推针心，将羊肠线埋入其内，取出穿刺针，消毒纱布块敷穿刺部位，胶布固定。一般 2 ~ 3 天可去除敷料。

3. 附件炎症

（1）常用穴位：取中极、关元、三阴交、中髎、次髎。

（2）方法：①于月经净后 3 ~ 5 天开始，体针选中极、关元、三阴交（双），隔日 1 次，每次刺激 5 分钟，留针 15 分钟，连续 10 次为 1 个疗程，月经期停针。如有因输卵管炎症粘连致输卵管阻塞者，加归来、子宫穴。②氦 - 氖激光穴位辐照，取中髎（双）、次髎（双）穴，输出功率为 25 mW，光斑 0.5

cm，激光发射点距穴位 1 m，每日 1 次，每穴辐照 6 分钟。月经净后 3 ～ 5 天开始，连续 12 ～ 15 次为 1 个疗程，经期停照。

4. 产后乳汁过少

（1）常用穴位：主穴取乳根，配穴取合谷、后溪、少泽、膻中、足三里。

（2）方法：①悬灸乳根穴，以局部有温热感为度，每次 15 分钟，同时针刺少泽、合谷、后溪穴，中等刺激，捻转 5 分钟，留针 15 分钟，10 天为 1 个疗程。②针刺双侧足三里，中等刺激，再取双侧乳根穴，沿皮下向乳房方向进针 1 ～ 1.5 寸，使针感向四外扩散、发胀；再取膻中穴，沿皮下向两侧乳房方向进针 1 ～ 1.5 寸；上穴各留针 15 分钟后出针；再点刺少泽穴出血，针后让患者双手放平，由膻中向乳头方向按摩 5 ～ 10 分钟，以增加针效。

5. 术后、产后尿潴留

（1）常用穴位：取三阴交、足三里、关元、中极、神阙穴。

（2）方法：①针刺双侧三阴交穴，强刺激 5 分钟后留针，再悬灸关元、中极，每次 15 分钟，双侧足三里穴注射新斯的明 0.5 mg。②取葱白 2 根，食盐 20 g，艾绒适量。先将食盐炒黄，待冷备用，葱白洗净，捣烂如泥，用手压成 0.3 cm 厚的饼 1 块，艾绒捻成蚕豆大小圆锥形艾炷 1 ～ 4 炷。将盐填平神阙，葱饼置于盐上，阿将艾炷放葱饼上，尖朝上点燃，使火力由小到大，渐渐向皮肤传导，待皮肤有灼痛感时，即换 1 炷，直到温热入腹内时，即有便意，为中病。小便自解后，再灸 1 ～ 2 炷。

6. 纠正胎位

（1）常用穴位：取至阴穴。

（2）方法：术前排除胎儿、子宫或骨盆畸形，以及前置胎盘等病理妊娠。以妊娠 32 周后，臀位妊娠为主要适应证。①艾灸法，悬灸双侧至阴穴，以局部有温热感为度，每次 15 分钟，每日 2 ～ 3 次。②氦－氖激光至阴穴辐照，输出功率为 1.5 mW，距穴位 2.0 cm，每日 1 次，每次 10 分钟，每次照射前复查胎位，7 天为 1 个疗程。胎位未纠正可行第 2 个疗程辐照。

此外，国内还有用针刺进行催产引产、避孕绝育的研究，虽已取得了一些经验，但仍有待今后继续对针刺强弱程度掌握，针刺穴位的选取和作用机制等方面进行深入的研究，以便为计划生育工作的开展创造一种安全有效、无不良反应的方法。

（陈　粮）

第三节　带下病

带下病是指带下量明显增多或者减少，带下色、质及气味发生异常，或可伴有局部症状如外阴瘙痒、坠胀、灼热或疼痛。带下量明显增多，绵绵不断者称带下过多；带下量明显减少者称为带下过少。

在某些生理情况下，也可以出现带下量的明显增多或减少，如妇女经期前后、月经中期（排卵期）及妊娠期带下量增多，以润泽阴户，防御外邪，且带下色白或透明，无臭，此为生理性带下；绝经前后带下量减少而无明显不适症状者，也为生理现象，均不做病论。

带下病也是妇科常见病、多发病，常合并经不调、痛经、闭经、阴痒、阴痛、癥瘕、不孕等。带下病分为带下过多及带下过少，本章仅讨论带下过多。

带下过多是指带下量明显增多，绵绵不断，且带下色、质、气味异常，或伴有局部症状如外阴瘙痒、坠胀、灼热或疼痛等。

西医学的各类阴道炎、宫颈炎、盆腔炎、内分泌失调等疾病所引起的阴道分泌物异常与中医学的带下过多的临床表现相同时，均可参照本病辨证论治。

一、病因病机

本病的主要病机为湿邪伤及任、带二脉，使任脉不固，带脉失约湿邪为主，但也有内外之别。脾、肝、肾三脏功能失调是湿邪产生之内因：脾主运化，脾虚失运，则水湿内生；肝主疏泄，肝郁乘脾，则肝火携脾湿下注；肾阳虚衰，气化失常，则水湿内停。外湿多因久居于湿地，或涉水淋雨，或不洁性交等，以致感受湿热毒虫之邪（图14-1）。

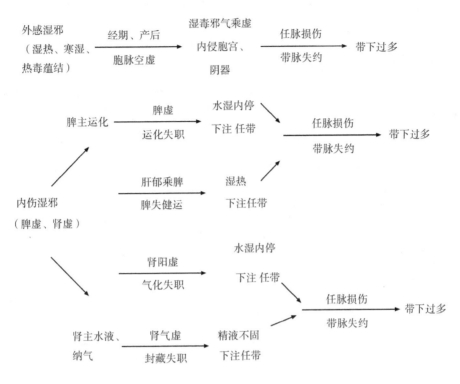

图 14-1　带下病病因病机

1. 脾虚

脾主运化，具有消化、吸收饮食中的水谷精微并将其输布到全身的功能。素体脾虚，或饮食所伤，或劳倦过度，或忧思气结而致肝脾不和等损伤脾气，以致脾虚运化失调，水谷精微不能上输化血濡养全身，反聚而成湿，湿邪下注，伤及任、带二脉则发为带下过多。

2. 肾阳虚

肾主水，具有主持和调节水液代谢的功能。先天不足，或后天房劳多产，或久病及肾，或年老体弱，命门火衰，气化失常，水湿下注。肾主纳气，肾气不固则封藏失职，精液不固而致带下过多。

3. 阴虚夹湿

素体阴虚，或久病失养暗耗阴津，或年老而真阴渐亏，阴阳失衡而致相火偏旺，阴虚失守，复感湿邪，伤及任、带二脉，而致带下过多。

4. 湿热下注

脾虚生湿，湿蕴而化热；或肝气郁结，郁而化热，肝气乘脾，脾失健运，湿热下注；或涉水淋雨，或久居湿地，感受湿邪，蕴而化热，伤及任、带二脉而致带下过多。

5. 热毒蕴结

经期、产后胞脉空虚，感受邪毒，或妇科手术消毒不严格，或房事不洁等，热毒直犯阴器、胞宫。抑或因热甚化火成毒、湿热久遏成毒，热毒损伤任、带二脉而发为带下过多。

此外，带下日久，阴液耗损，可致虚实夹杂，抑或虚者更虚，可影响经孕，应及早防治。

二、诊断

1. 病史

素体虚弱，或后天饮食不节、忧思劳倦过度，或房劳多产、久病及肾等导致脾肾虚；或经期、产后余血未尽，摄生不洁、不禁房事，或妇科手术后感染邪毒等而致热毒乘虚直犯阴器、胞宫等病史。

2. 临床表现

带下量明显增多，绵绵不断，且带下色、质、气味异常，或伴有局部症状如外阴瘙痒、坠胀、灼热或疼痛，全身症状如食少便溏、畏寒肢冷、小便短赤、大便秘结等。

3. 检查

（1）妇科检查：可见各类阴道炎（表14-1）、宫颈炎（表14-2）、盆腔炎的体征；阴道炎患者分泌物涂片检查，清洁度Ⅲ度以上，或可检查到真菌、滴虫及其他病原体。

（2）辅助检查：盆腔炎性疾病及盆腔炎性疾病后遗症的患者，血液白细胞计数升高。必要时行宫颈拭子病原体培养、病变局部活组织检查、卵巢功能检测等。B超检查对盆腔炎性疾病及盆腔肿瘤有诊断意义。

表 14-1　阴道炎

病名	外阴假丝酵母菌性阴道炎	滴虫阴道炎	细菌性阴道病	老年性阴道炎（萎缩性阴道炎）
带下特点	凝乳状或豆腐渣样，质稠而有异味	黄绿色或灰黄色，质稀薄或呈脓性，腥臭，有泡沫	淡黄色或血样脓性赤带，质稀	稀薄淡黄或赤白，甚至为脓性
其他症状	外阴奇痒难忍	外阴瘙痒	外阴坠胀，灼热或疼痛	阴道烧灼感
妇科检查	阴道壁附有一层白膜	阴道壁可见散在出血斑点	阴道壁充血，触痛	阴道黏膜薄且光滑，有点状出血或小溃疡
白带镜检细菌性阴道病	可见假丝酵母菌孢或菌丝	可见滴虫	可找到线索细胞阳性	清洁度Ⅲ度或以上

表 14-2　宫颈炎

病名	宫颈糜烂	宫颈息肉	宫颈肥大	宫颈腺体囊肿
白带性状	白色或淡黄色黏液状，或黄脓样，或夹有血丝	白色或淡黄色黏液状，或夹有血丝	白色或淡黄色黏液状	白色或淡黄色黏液状
妇科检查	宫颈阴道部呈细颗粒状的红色区	宫颈外口突出单个或多个舌状、鲜红色赘生物	比正常宫颈增大2~4倍，质硬	略突出于宫颈表面的青白色小囊肿，内含黄白色黏液

三、鉴别诊断

1. 带下赤色，与经间期出血、经漏相鉴别。

（1）经间期出血是指月经周期正常，在两次月经中间出现周期性出血，或白带夹血，一般持续3 ~ 7天，可自行停止。赤带者，出现无周期性，且月经周期正常。

（2）经漏是指经血非时而下，淋漓不绝，血中夹带，无正常月经周期。赤带者，月经周期正常。

2. 带下赤白或黄带淋漓，与阴疮、子宫黏膜下肌瘤相鉴别。

（1）阴疮破溃时出现赤白样分泌物，但伴有阴户红肿疼痛，或阴户结块，带下病无此症状。分泌物的部位亦大不相同。

（2）子宫黏膜下肌瘤突出阴道伴感染时，可见脓性白带或赤白带，或伴臭味，与黄带、赤带相似，妇科检查可见悬吊于阴道内的黏膜下肌瘤，即可鉴别。

3. 带下呈白色时，与白浊相鉴别。

白浊是指尿道内流出浑浊如米泔水样物的疾患，多随小便排出，可伴有小便淋漓涩痛，而带下出自阴道。

由于带下过多是一种症状，许多疾病均可以出现此症，若出现大量浆液性黄水，或脓性、米泔水样恶臭带下时，需警惕输卵管癌、宫颈癌、宫体癌等恶性病变。可通过妇科检查、阴道细胞学检查、宫颈或子宫内膜病理检查、B超、宫腔镜及腹腔镜等检查来进行鉴别。

四、辨证治疗

本病以带下异常为辨证要点，根据带下量、色、质及气味的不同来辨寒热虚实，一般而言，带下色淡，质清稀薄者属虚属寒；色黄，质稠，或有臭秽者属实属热，临证时，需结合全身症状、舌象、脉象及病史等综合分析，明辨寒热虚实。本病主因湿邪为患，治疗以除湿为主，脾虚者宜健脾益气，升阳除湿；肾阳虚者宜温肾培元，固涩止带；阴虚夹湿者则宜清补兼施；湿热下注、热毒蕴结及虚实夹杂者除清热利湿、解毒杀虫之外，还需要配合外治法。

1. 脾虚证

主要证候：带下量多，色白或淡黄，质清稀，或如涕唾，绵绵不断，无臭；面色㿠白或萎黄，神疲乏力，食少便溏，或四肢浮肿；舌淡胖，或边有齿痕，苔白或腻，脉细缓。

证候分析：素体脾虚，或饮食所伤，或劳倦过度，或忧思气结而致肝脾不和等损伤脾气，以致脾虚运化失调，水谷精微不能上输化血濡养全身，反聚而成湿，湿邪下注，伤及任带二脉则发为带下过多；脾虚中阳不振，则面色㿠白或萎黄，神疲乏力；脾虚失运，则食少便溏，四肢浮肿；舌淡胖，或边有齿痕，苔白或腻，脉细缓，均为脾虚湿困之象。

治疗法则：健脾益气，升阳除湿。

常用中成药：参苓白术丸、五苓胶囊（颗粒）、附子理中丸、二妙丸等。

简易药方：完带汤（《傅青主女科》）。人参 6 g，白术 15 g，白芍 10 g，山药 15 g，苍术 10 g，陈皮 10 g，柴胡 10 g，荆芥 10 g，车前子 15 g，甘草 6 g。煎煮 2 次，煎液混合后分 2 次服用。连服 7 日后复诊。

2. 肾阳虚证

主要证候：带下量多色白或透明，绵绵不断，质清稀如水；腰酸如折，畏寒肢冷，小腹凉，面色晦暗，小便清长，或夜尿频多，大便溏薄；舌质淡，苔白润，脉沉迟。

证候分析：先天不足，或后天房劳多产，或久病及肾，或年老体弱，命门火衰，气化失常，封藏失职，精液滑脱而下，故带下量多，绵绵不断，质清晰如水；腰为肾之府，肾阳虚衰则腰酸如折；肾阳不足，不能温煦胞宫，故小腹凉，阳虚不外达，故见畏寒肢冷，面色晦暗；命门火衰，不能上温脾阳，故大便溏薄，下不能温煦膀胱，故见小便清长，夜尿频多。舌质淡，苔薄白，脉沉迟，亦为肾阳虚之征。

治疗法则：温肾培元，固涩止带。

常用中成药：右归丸、金匮肾气丸、桂附地黄丸等。

简易方药：内补丸（《女科切要》）。肉苁蓉 10 g，菟丝子 15 g，潼蒺藜 15 g，白蒺藜 15 g，肉桂 6 g，制附子 9 g，黄芪 20 g，桑螵蛸 15 g，紫菀茸 15 g。煎煮 2 次，煎液混合后分 2 次服用。连服 7 日后复诊。

3. 阴虚夹湿证

主要证候：带下量多，色黄或赤白相间，质稠，有异味，阴部瘙痒或灼热感；腰腿酸软，头晕耳鸣，潮热盗汗，五心烦热，或烘热汗出，咽干口燥，失眠多梦。舌质红，苔薄黄或黄腻，脉细数。

证候分析：素体阴虚，或久病失养暗耗阴津，或年老而真阴渐亏，阴阳失衡而至相火偏旺，损伤血络，阴虚失守，复感湿邪，伤及任、带二脉，而致带下量多，色黄或赤白相间，质稠，有异味；腰为肾之府，肾阴虚则腰腿酸软；阴虚生内热，则见潮热盗汗，五心烦热，或烘热汗出，咽干口燥，阴部瘙痒或灼热感；虚阳上扰，则头晕耳鸣，失眠多梦；舌质红，苔薄黄或黄腻，脉细数均为阴虚夹湿之象。

治疗法则：滋阴补肾，清热利湿。

常用中成药：知柏地黄丸、左归丸、二妙丸、五苓胶囊（颗粒）等。

简易方药：知柏地黄汤（《医宗金鉴》）。山萸肉 15 g，山药 15 g，茯苓 15 g，牡丹皮 10 g，泽泻 10 g，熟地黄 15 g，知母 12 g，黄檗 10 g。煎煮 2 次，煎液混合后分 2 次服用。连服 7 日后复诊。

4. 湿热下注证

主要证候：量多色黄，或呈脓性，质黏稠，有异味；或带下色白，质黏稠，如豆腐渣。外阴瘙痒，小腹疼痛，口苦口腻或口干，纳少便溏，小便短赤。舌质红，苔黄腻，脉滑数。

证候分析：脾虚生湿，湿蕴而化热；或肝气郁结，郁而化热，肝气乘脾，脾失健运，肝火携脾湿下注；或涉水淋雨，或久居湿地，感受湿邪，蕴而化热，伤及任、带二脉而致带下过多，色黄或如脓，质黏稠，或如豆腐渣样，有异味，外阴瘙痒；湿热蕴结，阻遏气机，故见小腹疼痛；湿热内盛，阻遏中焦，故见口苦口腻或口干，且胸闷纳呆；湿热下注膀胱，故见小便短赤；舌质红，苔黄腻，脉滑数，均为湿热之象。

治疗法则：清热解毒，利湿杀虫。

常用中成药：五苓胶囊（颗粒）、二妙丸、龙胆泻肝丸、妇乐颗粒、妇炎康颗粒、复方金钱草颗粒、热淋清颗粒、萆薢分清丸等。

简易方药：止带方（《世补斋·不谢方》）。猪苓 10 g，茯苓 15 g，车前子（包煎）15 g，泽泻 15 g，茵陈 10 g，赤芍 15 g，牡丹皮 15 g，黄檗 10 g，栀子 10 g，牛膝 15 g。煎煮 2 次，煎液混合后分 2 次服用。连服 7 日后复诊。

5. 热毒蕴结证

主要证候：量多，色黄或黄绿如脓，或赤白相兼，或五色杂下，质黏腻，气臭秽。可伴有小腹疼痛，腰腿酸痛，口苦咽干，或烦热，头痛头晕，便秘，小便短赤。舌质红，苔黄或黄腻，脉滑数。

证候分析：经期、产后胞脉空虚，不讲究卫生，或妇科手术消毒不严格，或房事不洁等，热毒直犯阴器、胞宫。抑或因热甚化火成毒，湿热久遏成毒，热毒损伤任、带二脉而发为带下过多，且色黄或黄绿如脓，质黏稠，气臭秽，损伤血络可见带下赤白，或五色杂下；热毒伤津，可见口苦咽干，烦热，头晕头痛，尿黄便秘；舌质红，苔黄或黄腻，脉滑数均为热毒之征。

治疗法则：清热解毒，化瘀止带。

常用中成药：五味消毒丹、妇炎康颗粒、妇乐颗粒、复方金钱草颗粒、热淋清颗粒、萆薢分清丸、康妇炎胶囊等。

简易方药：五味消毒饮（《医宗金鉴》）加减：蒲公英 15 g，金银花 15 g，野菊花 15 g，紫花地丁 15 g，紫背天葵 15 g，土茯苓 15 g，败酱草 15 g，鱼腥草 15 g，生薏苡仁 30 g。煎煮 2 次，煎液混合后分 2 次服用。连服 7 日后复诊。

五、外治法

1. 外洗法

蛇床子散（《中医妇科学》）：蛇床子 20 g，川椒 15 g，苦参 20 g，百部 20 g。煎汤趁热先熏洗后坐浴，每日 1 次。亦可酌情选用皮肤康洗液、洁尔阴、醋酸氯己定等洗剂。

2. 阴道纳药法

甲硝唑阴道泡腾片、克霉唑阴道片、洁尔阴泡腾片等适用于阴道炎；双料喉风散、珍珠层粉等适用于宫颈糜烂及老年性阴道炎。

3. 热敷法

火熨、电灼、激光等，使病变组织凝固、坏死、脱落、修复、愈合，而达到治疗的目的，适用于宫颈糜烂者。术后禁房事 2 个月。

六、临证心得

1. 诊断要点

注意本病的临床表现。带下赤白或阴道出血伴腹痛的育龄期女性，应当注意先排除妊娠相关等疾病，另外带下量多应与经间期出血、经漏、阴疮、子宫黏膜下肌瘤、白浊等疾病相鉴别；若出现大量浆液性黄水，或脓性、米泔水样恶臭带下时，需警惕输卵管癌、宫颈癌、宫体癌等恶性病变。

2. 辨证要点

带下过多的主要症状是带下量明显增多，且带下色、质、气味异常，或伴有局部和全身症状，故辨证主要是根据带下颜色、质地和气味的异常，和所伴有的局部和全身的症状，以及舌脉、素体因素及病史等综合分析。临床中以实证居多而虚证较少，更多见有虚实夹杂，病情复杂者，需要细心辨证。

3. 治疗要点

凡带下异常者，多需进行妇科检查来协助诊疗。单纯因脾虚所致的带下量多，色白或淡黄，质清稀，或如涕唾，无臭；或单纯因肾阳虚所致的带下量多色白或透明，绵绵不断，质清稀如水，无异味，且不伴外阴及阴道瘙痒、灼热、疼痛等，妇科镜检及细菌性阴道病多无明显异常，治疗也以温肾健脾利湿为主。湿热下注所致的带下量多色黄，或呈脓性，质黏稠，有异味，或带下色白，如豆腐渣；热毒蕴结所致的带下量多，色黄或黄绿如脓，或赤白相兼，或五色杂下，质黏腻，气臭秽，多伴有外阴及阴道的瘙痒灼热疼痛坠胀等，要进行必要的妇科检查，诊断阴道炎的类别，并除外生殖器官肿瘤，治疗时也要对症进行阴道上药治疗。中西药结合治疗，标本兼顾，不仅可以提高疗效，更可以从根本上祛除病邪，预防病情的反复。

（陈　粮）

第四节　月经先期、月经过多、经期延长

月经先期是指月经周期提前 1～2 周，连续发生两个周期或以上，亦称"经早""经行先期""经期超前""经水不及期"等。月经过多是指行经血量较正常明显增多，或每次行经总量超过 80 mL，而月经周期规律，带经期正常者，亦称"经水过多""月水过多"。经期延长指月经周期基本正常，行经时间超过 7 天，甚至淋漓不净达半月之久者，又称"月水不断""月水不绝""经事延长"。

西医学的排卵性功能失调性子宫出血常表现为月经先期、月经过多、经期延长；盆腔炎性疾病及放置宫内节育器引起的月经过多、经期延长，均可参照治疗。

一、概述

本节所述三个病的主要病因病机相似，气虚冲任不固，或热扰冲任、血海不宁可导致月经先期、月经过多、经期延长，瘀阻冲任、经血妄行也可导致月经过多、经期延长。总的病机即冲任不固，胞宫藏泻失职（图 14-2）。

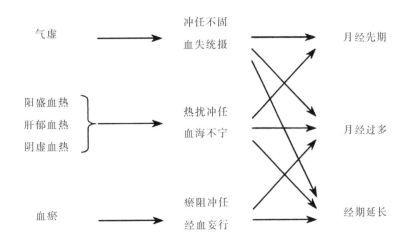

图 14-2　月经先期、月经过多、经期延长的病因病机

1. 气虚

素体虚弱，或饮食失节，或劳思过度，损伤脾气，导致冲任不固，血失统摄，而致月经先期、月经

过多或经期延长。

2. 血热

素体阳盛，或过食辛辣助阳之品，或外感热邪，致阳盛血热；情志郁结，肝失疏泄，郁久化热，致肝郁血热；素体阴虚，或久病伤阴，或房劳多产耗伤阴血，致阴虚血热。热扰冲任，血海不宁，经血妄行，引发月经先期、月经过多或经期延长。

3. 血瘀

情志不舒，肝气郁结，而致气滞血瘀，或感受外邪，邪与血相搏成瘀，或手术、异物伤及胞宫，致使瘀阻冲任，新血难以归经，经血妄行，导致月经过多或经期延长。

二、月经先期

（一）诊断

1. 病史

素体气虚，或平素喜食辛辣温燥之品，或久病或有多产史，或有情志内伤史。

2. 临床表现

月经提前 1 ~ 2 周，连续发生 2 个月经周期或以上，经期基本正常，可伴有月经过多。

3. 检查

①妇科检查：一般无明显阳性体征。②基础体温（BBT）测定：BBT 呈双向型，但黄体期温度上升缓慢或幅度不够，或高温相少于 11 日。③子宫内膜活组织检查：月经来潮 24 小时内进行，显示分泌反应至少落后 2 日。

（二）鉴别诊断

月经先期应注意与经间期出血和崩漏相鉴别（表 14-3）。

表 14-3　月经先期与其他疾病的鉴别诊断

病名	月经周期	经量	带经期	辅助检查
月经先期	提前 7 ~ 14 天	正常或月经量多	正常	BBT 测定及子宫内膜活组织检查同上
经间期出血	周期正常，排卵期少量阴道出血	经期血量正常，排卵期少量阴道出血，明显少于正常经量	正常，排卵期出血持续时间 ≤ 5 天	BBT 呈双向型，出血发生在由低温向高温转化期间
崩漏	周期紊乱，多有停经数月的病史	经血或暴下不止或淋漓不净	持续十余日至数十日，出血不能自止	BBT 呈单向型

（三）辨证治疗

本病以月经的量、色、质作为主要辨证要点，同时结合患者的全身症状和舌脉。若周期提前，量或多或少，色淡质稀，舌淡红或淡暗，脉弱者，为气虚；周期提前，量多或稍少，色红或紫红，质黏稠，时有血块，舌红或紫暗有瘀点，脉数或弦或细数者，属血热。治疗上，气虚者当补脾固肾，血热者则应辨清虚实，或清热凉血，或疏肝凉血，或滋阴养血清虚热。

1. 脾气虚证

（1）主要证候

月经周期提前，经量多，色淡红，质清稀，神疲懒言，四肢倦怠，小腹空坠，面色萎黄，纳少便溏，舌胖大有齿痕，色淡红，苔薄白，脉细弱。

（2）证候分析

脾主中气而统血，脾气不足，统摄无权，冲任不固，则月经提前、量多；脾气虚弱，生化无源，故经血色淡质稀，面色萎黄；中气不足，故神疲懒言，四肢倦怠，小腹空坠；运化失司，故纳少便溏；舌胖大有齿痕，色淡红，苔薄白，脉细弱为脾虚之征。

（3）治疗法则

益气健脾，摄血调经。

①常用中成药：补中益气丸、归脾丸、四君子合剂。

②简易药方：补中益气汤（《脾胃论》）加减。党参15 g，黄芪15 g，炙甘草6 g，当归10 g，陈皮12 g，升麻10 g，柴胡10 g，白术15 g。煎煮2次，煎液混合后分2次服用。连服7日后复诊。

2. 肾气虚证

（1）主要证候

月经周期提前，经量多或少，色淡暗，质清稀，腰膝酸软，头晕耳鸣，面色晦暗，小便频数，舌淡黯，苔白润，脉沉细。

（2）证候分析

"经水出诸肾""冲任之本在肾"，肾气不足，封藏失司，冲任不固，故见月经提前，经量多；肾虚精血不足，故经量可少；肾阳虚弱，血失温煦，故经色淡暗，质清稀，面色晦暗；肾主骨生髓，开窍于耳及二阴，肾虚则腰膝酸软，头晕耳鸣，小便频数；舌淡暗，苔白润，脉沉细为肾气虚之征。

（3）治疗法则

补益肾气，固冲调经。

①常用中成药：归肾丸、六味地黄丸、安坤赞育丸，调经促孕丸。

②简易药方：保阴煎（《景岳全书》）加减。菟丝子15 g，熟地黄15 g，山茱萸15 g，党参15 g，山药15 g，炙甘草6 g，五味子6 g，远志6 g。煎煮2次，煎液混合后分2次服用。连服7日后复诊。

3. 阳盛血热证

（1）主要证候

月经提前，量多，色深红或暗红，质黏稠，面红唇赤，心烦，口渴喜冷饮，小便黄赤，大便秘结，舌红，苔黄，脉滑数。

（2）证候分析

热伏冲任，扰动血海，迫血妄行，故经行先期，量多；血为热灼，故经色深红或暗红，质黏稠；邪热扰心故心烦；热伤阴津，故口渴喜冷饮，溲黄便秘，面红唇赤；舌红，苔黄，脉滑数为热盛之征。

（3）治疗法则

清热凉血调经。简易药方：清经散（《傅青主女科》）。牡丹皮15 g，地骨皮10 g，白芍15 g，熟地黄15 g，青蒿12 g，茯苓12 g，黄檗10 g。水煎煮2次，煎液混合后分2次服用。连服7日后复诊。

4. 肝郁血热证

（1）主要证候

经行先期，经量或多或少，经色深红或紫红，质稠，有血块，伴小腹胀痛，或经前乳房胀痛，或胸闷胁胀，情绪抑郁或烦躁易怒，口苦咽干，舌红，苔黄，脉弦数。

（2）证候分析

肝气不疏，郁久化热，热扰冲任，迫血妄行，故月经提前；肝失疏泄，藏血失职，故经量或多或少；血为热灼，故经色深红或紫红，质稠；气机不畅，血瘀而有血块；肝经瘀滞，其循行部位不通则痛，故小腹、乳房、胸胁胀痛；肝郁化热，故情绪抑郁或烦躁易怒，口苦咽干；舌红，苔黄，脉弦数为肝郁血热之征。

（3）治疗法则

疏肝清热，凉血调经。

①常用中成药：丹栀逍遥丸。

②简易药方：丹栀逍遥散（《内科摘要》）。柴胡10 g，牡丹皮12 g，栀子6 g，白芍15 g，当归10 g，白术15 g，茯苓15 g，炙甘草6 g，煨姜3 g，薄荷（后下）3 g。水煎煮2次，煎液混合后分2次服用。连服7日后复诊。

5. 阴虚血热证

（1）主要证候

经行提前，经量少，色红，质黏稠，两颧潮红，口燥咽干，五心烦热，舌瘦质红，苔少，脉细数。

（2）证候分析

或素体阴虚，或久病失血伤阴，虚热内生，热扰冲任，迫血妄行，故经行提前；阴血不足，故经量少；血热则经色红，质黏稠；虚热上浮则两颧潮红；阴虚津不上承故口燥咽干；虚火上扰故五心烦热；舌瘦质红，苔少，脉细数为阴虚内热之征。

（3）治疗法则

滋阴清热，凉血调经。

①常用中成药：知柏地黄丸、左归丸、大补阴丸。

②简易药方：两地汤（《傅青主女科》）。生地黄 15 g，地骨皮 15 g，玄参 12 g，麦冬 15 g，阿胶（烊化）10 g，白芍 15 g。水煎煮 2 次，煎液混合后分 2 次服用。连服 7 日后复诊。

（四）临证心得

1. 诊断要点

月经先期主要表现为月经周期提前，或伴有经量增多，带经期正常，应注意与经间期出血和崩漏相鉴别。BBT 测定有助于明确诊断。

2. 辨证要点

月经先期的辨证以月经的量、色、质为要点，结合全身症状和舌脉。临床上主要有气虚和血热两大证候，注意辨别气虚在脾还是在肾，血热是因阳盛还是肝郁抑或阴虚，然后因证施治。

3. 治疗要点

月经先期的治疗须根据不同证型，或补或泻，或养或清，以使冲任得固，月经周期恢复正常。临证切忌妄用寒凉，以免损伤阴血。同时还应注意：①月经先期如伴有经量过多，长期大量失血，耗血伤阴，致虚热内生，热迫血妄行，更加重病情，造成恶性循环，故治疗时需加入滋阴养血之品。②对于黄体功能不足又有生育要求的患者，调经的同时还要促孕。依据月经周期阴阳转化的生理规律，经前期为阴消阳长期，黄体不健者阴阳失衡，故用药上酌加温补肾气之品，使阴充阳长，胎孕乃成。

（五）典型案例

姜某，女，26 岁，未婚，2011 年 4 月 21 日初诊。患者既往月经规律，14 岁初潮，近半年来出现月经周期缩短，近三次月经周期为 18 ~ 20 天。末次月经时间为 2011 年 4 月 8 日，月经量稍多，带经期 7 天，经色深红，伴有血块，质黏稠，经前乳房及下腹胀痛。末前次月经时间分为 3 月 18 日、2 月 27 日。自诉近半年来工作压力大，情绪郁闷，有时易焦躁。刻下症：口苦，小便色黄，大便正常。舌质红，苔薄黄，脉弦数。近两个月经周期 BBT 呈双相，高温相持续 7 天。

分析：本案以"月经提前来潮连续三个周期"为主诉，近三次月经周期 18 ~ 20 天，中医诊断初步考虑为月经先期，但应注意与经间期出血和崩漏相鉴别，详细询问经量和经期，每次来潮血量相近，较以往经量稍多，带经期 7 天，经血可自止，故可排除经间期出血和崩漏，明确诊断为月经先期。患者经色深红，伴有血块，质黏稠，小便色黄，舌质红，苔薄黄，均为血热之征，经前乳房及下腹胀痛、口苦、脉弦数为肝经郁热的表现，结合患者病史，可判断为肝郁血热证。

治法：疏肝清热，凉血调经。

方药：丹栀逍遥散（《内科摘要》）加减。柴胡 10 g，牡丹皮 12 g，栀子 6 g，白芍 15 g，当归 10 g，白术 15 g，茯苓 15 g，炙甘草 6 g，薄荷（后下）3 g，枸杞子 15 g，生地黄 12 g，女贞子 15 g。水煎煮 2 次，煎液混合后分 2 次服用。连服 7 日后复诊。

上药服完后患者口苦、尿赤的症状好转，原方继服 7 剂，5 月 6 日再次月经来潮，周期恢复正常，诸症好转。

三、月经过多

（一）诊断

1. 病史

素体气虚，或嗜食辛辣，或因情志内伤，或于放置宫内节育器或人工流产术后发病。

2. 临床表现

月经量明显增多，连续2个以上月经周期，月经周期和带经期一般正常，也可伴有月经周期提前或错后，但有一定规律，或伴经期延长。病程长者，可有血虚之象。

3. 检查

①妇科检查：盆腔无明显器质性病变，或子宫稍增大。②基础体温（BBT）测定：BBT呈双向型。③B超了解盆腔情况和宫内节育器位置等。④宫腔镜检查或诊断性刮宫以排除子宫内膜息肉和子宫黏膜下肌瘤。

（二）鉴别诊断

月经过多应与崩漏、癥瘕和血证所致的月经量多相鉴别（表14-4）。

表14-4 月经过多与其他疾病的鉴别诊断

病名	临床表现	辅助检查
月经过多	同上	BBT测定及B超检查同上
崩漏	月经暴下不止或淋漓不净，月经周期、经期明显紊乱	BBT呈单相型；妇科检查及B超提示无盆腔器质性病变
癥瘕	月经量多，或非经期不规则阴道出血	B超、宫腔镜检查及诊断性刮宫提示有子宫内膜息肉、子宫黏膜下肌瘤或子宫内膜癌等
血证	全身出血症状，包括皮下瘀斑、鼻血、月经量多等	血液分析提示血小板减少或再生障碍性贫血

（三）辨证治疗

本病以月经的色、质作为主要辨证要点。经色淡，质清稀，多为气虚；经色红，质黏稠，多为血热；经血紫暗夹血块，多为血瘀。同时结合全身症状和舌脉进行辨证。治疗上，经期血量多，急则治标，当止血为主；非经期治本，以安固冲任、养血调经为主。气虚者宜益气摄血，血热者宜清热凉血，血瘀者宜祛瘀止血。

1. 气虚证

（1）主要证候

月经量多，色淡红，质清稀，神疲懒言，四肢倦怠，小腹空坠，面色无华，纳少便溏，舌淡红，苔薄白，脉弱。

（2）证候分析

气虚统摄无权，冲任不固，则月经量多；气属阳，血属阴，气为血帅，气虚则血失温煦，故经血色淡质稀；阳气不布，故见神疲懒言，四肢倦怠，面色无华；胞脉失养，则小腹空坠；运化失司，故纳少便溏；舌淡红，苔薄白，脉弱为气虚之征。

（3）治疗法则

益气固冲，摄血调经。

①常用中成药：补中益气丸、人参归脾丸、四君子合剂。

②简易药方：安冲汤（《医学衷中参西录》）加减。黄芪15 g，白术15 g，升麻10 g，生龙骨（先下）30 g，生牡蛎（先下）30 g，生地黄12 g，白芍15g，海螵蛸10 g，茜草根10 g，续断15 g。煎煮2次，煎液混合后分2次服用。连服7日后复诊。

2. 血热证

（1）主要证候

月经量多，色深红或暗红，质黏稠，面红唇赤，心烦，口渴喜冷饮，溲黄便秘，舌红，苔黄，脉滑数。

（2）证候分析

热扰冲任，迫血妄行，故经血量多；血为热灼，故经色深红或暗红，质黏稠；邪热扰心故心烦；热伤阴津，故口渴喜冷饮，溲黄便秘；面红唇赤，舌红，苔黄，脉滑数为血热之征。

（3）治疗法则

清热凉血，止血调经。

①常用中成药：宫血宁胶囊、荷叶丸、葆宫止血颗粒。

②简易药方：保阴煎（《景岳全书》）加减。生地黄15 g，熟地黄15 g，黄芩12 g，黄檗12 g，白芍15 g，山药15 g，续断15 g，地榆炭15 g。水煎煮2次，煎液混合后分2次服用。连服7日后复诊。

3. 血瘀证

（1）主要证候

经血量多，色紫暗，有血块，经行小腹疼痛拒按，舌质紫暗，有瘀点或瘀斑，脉涩。

（2）证候分析。

瘀血阻于冲任、胞宫，新血不得归经，故经血量多；瘀血下行，故经血紫暗，有血块；瘀阻冲任、胞宫，不通则痛，故小腹疼痛拒按；舌质紫暗，有瘀点或瘀斑，脉涩为瘀血内结之征。

（3）治疗法则

活血祛瘀，止血调经。

①常用中成药：云南白药胶囊、失笑散、龙血竭胶囊。

②简易药方：失笑散（《太平惠民和剂局方》）加三七粉、茜草、益母草。蒲黄（包）10 g，五灵脂10 g，三七粉（冲服）3 g，茜草10 g，益母草12 g。水煎煮2次，煎液混合后分2次服用。连服7日后复诊。

（四）临证心得

1. 诊断要点

月经过多以月经量明显增多，或月经总量超过80 mL为主要临床表现，月经周期规律，经期正常或延长。诊断时应注意排除子宫内膜息肉、子宫黏膜下肌瘤、子宫内膜癌及全身出血性疾病所引起的月经量多，以免延误病情。通过B超和宫腔镜等辅助检查可以鉴别。

2. 辨证要点

月经过多以月经的色、质为主要辨证依据，同时结合兼证和舌脉。临床上主要有气虚、血热和血瘀三个证型，病程长者，又兼有血虚之征。其中血热者有因阳盛或肝郁之分，血瘀者又有因气滞或寒凝之别，临证应注意详辨。

3. 治疗要点

月经过多的治疗当遵循急则治标、缓则治本的原则，经期以治标止血为主，经净则根据不同证型，治本调经。慎用辛温动血之品，以免加重病情。临床上还应注意：血虚者应加以滋养阴血的药物；因放置宫内环所引起的经量增多，如果药物治疗无效，应取出宫内环。要积极治疗本病，以免病情加重而发展为崩漏。

（五）典型案例

张某，女，33岁，已婚，2012年3月5日初诊。患者既往月经规律，13岁初潮。2011年12月行宫内环放置术，术后两次月经来潮经量较以往明显增多，周期正常，带经期8天，较以往延长2天，末次月经时间为2012年3月2日，月经量多，每日7～8片卫生巾，经色暗红，有血块，下腹疼痛能忍。就诊时正处经期第4日，经血量多，下腹轻度疼痛，纳眠欠佳，头晕体乏，二便尚调。舌淡红，有瘀点，苔薄白，脉细弦，略滑。2012年1月13日B超提示宫内环位置正常。

分析：本案以月经量多三个月为主要临床表现，月经周期正常，因放置宫内环引起，故可明确诊断为月经过多。胞宫有异物，使胞脉不畅，冲任瘀阻，新血不得归经，故经血量多；瘀血下行，故经色暗红，有血块；瘀血内阻，不通则痛，故下腹疼痛；血虚失养，故纳眠欠佳，头晕体乏；舌淡红，有瘀点，苔薄白，脉细弦略滑均为血瘀兼血虚之象。

治法：活血祛瘀，养血止血。

方药：失笑散（《太平惠民和剂局方》）加味。蒲黄（包）10 g，五灵脂10 g，三七粉（冲服）3 g，茜草10 g，益母草12 g，阿胶珠10 g。水煎煮2次，煎液混合后分2次服用。连服3日后复诊。

上药服完1剂后血量有所减少，3剂后经血基本干净，经后复诊，略调方药以祛瘀调经。

四、经期延长

（一）诊断

1. 病史

素体气虚，或有饮食、情志失调史，或有计划生育手术史。

2. 临床表现

月经周期基本正常，行经期超过7天，甚至达半月方净，连续出现2个或以上月经周期。或伴有月经量多、盆腔炎性疾病患者可有下腹疼痛、腰骶酸痛或带下量多等症状。

3. 检查

①妇科检查：盆腔正常。②基础体温（BBT）测定：功血属黄体萎缩不全者BBT呈双向型，但经期体温下降缓慢。③B超了解盆腔情况和宫内节育器位置等。④宫腔镜检查：排除子宫内膜息肉和子宫黏膜下肌瘤等。⑤诊断性刮宫：黄体萎缩不全患者于月经第5~6日行诊刮术，病理可见增生期和分泌期内膜并存。

（二）鉴别诊断

本病应与崩漏、癥瘕所致的带经期时间长相鉴别（表14-5）。

表14-5 经期延长与其他疾病的鉴别诊断

病名	临床表现	辅助检查
经期延长	同上	BBT测定及B超检查同上
崩漏	月经暴下不止或淋漓不净，月经周期、经期明显紊乱	BBT呈单相型；妇科检查及B超提示无盆腔器质性病变
癥瘕	可有经期延长，或经量增多，或非经期不规则阴道出血	B超、宫腔镜检查及诊断性刮宫提示有子宫内膜息肉、子宫黏膜下肌瘤或子宫内膜癌等

（三）辨证治疗

本病的辨证根据月经的量、色、质及全身证候结合舌脉进行分析。经量或多或少，经血紫暗夹血块，伴腹痛拒按者，多属血瘀；经量少，色红，质黏稠，伴咽干口燥、五心烦热者，多属虚热；经量多，色淡，质稀，伴气短懒言、小腹空坠者，多属气虚。治疗上以止血调经为大法，目的在于恢复正常经期，根据不同证型辨证施治。对于宫内环所引起的经期延长，若药物治疗无效，应行取环术以去除病因。

1. 气虚证

（1）主要证候

月经持续八至十余日，经血量多，色淡质稀，面色无华，神疲肢倦，气短懒言，小腹空坠，纳少便溏，舌淡红，苔薄白，脉沉细弱。

（2）证候分析

气虚统摄无权，冲任不固，则月经过期不止；气虚则血失温煦，故经血色淡质稀；阳气不布，故面色无华；中阳不振，故神疲肢倦，气短懒言；胞脉失养，则小腹空坠；气虚脾失运化，故纳少便溏；舌淡红，苔薄白，脉沉细弱为气虚之征。

（3）治疗法则

益气健脾，止血调经。

①常用中成药：补中益气丸、人参归脾丸、四君子合剂。

②简易药方：举元煎（《医学衷中参西录》）加阿胶、艾叶炭、海螵蛸。党参（易人参）15 g，黄

327

芪 15 g，白术 15 g，升麻 10 g，炙甘草 6 g，阿胶（烊化）10 g，艾叶炭 10 g，海螵蛸 10g。煎煮 2 次，煎液混合后分 2 次服用。连服 7 日后复诊。

2. 虚热证

（1）主要证候

月经持续八至十余天方净，经量少，色红，质黏稠，颧红潮热，口燥咽干，五心烦热，小便短黄，大便秘结，舌红，苔少，脉细数。

（2）证候分析

虚热内扰冲任，血海不宁，迫血妄行，故行经时间延长；阴津亏虚，血为热灼，故经量少，色红，质黏稠；虚热上扰，故颧红潮热，五心烦热；热伤阴津，故口燥咽干，溲黄便秘；舌红，苔少，脉细数为虚热之象。

（3）治疗法则

滋阴清热，养血调经。

①常用中成药：葆宫止血颗粒、荷叶丸。

②简易药方：两地汤（《傅青主女科》）合二至丸（《医方集解》）加茜草、海螵蛸。生地黄 15 g，地骨皮 12 g，玄参 12 g，麦冬 15 g，阿胶（烊化）10 g，白芍 15 g，女贞子 15 g，墨旱莲 15 g，茜草 10 g，海螵蛸 10 g。水煎煮 2 次，煎液混合后分 2 次服用。连服 7 日后复诊。

3. 血瘀证

（1）主要证候

月经持续八至十余天，血量或多或少，经色紫暗，有血块，经行不畅，水腹疼痛拒按，舌质紫暗，有瘀点或瘀斑，脉弦涩。

（2）证候分析

瘀血阻于冲任、胞宫，新血不得归经，故经期延长，血量或增多；瘀血下行，故经血紫暗，有血块；瘀阻冲任、胞宫，故经血排出不畅，血量或减少；瘀血阻滞，不通则痛，故小腹疼痛；舌质紫暗，有瘀点或瘀斑，脉弦涩为瘀血内结之征。

（3）治疗法则

活血祛瘀，止血调经。

①常用中成药：云南白药胶囊、失笑散、龙血竭胶囊。

②简易药方：桃红四物汤（《医宗金鉴》）合失笑散（《太平惠民和剂局方》）加茜草、益母草。桃仁 10 g，红花 10g，当归 10g，赤芍 12 g，川芎 10 g，熟地黄 15 g，蒲黄（包）10 g，五灵脂 10 g，茜草 10g，益母草 12g。水煎煮 2 次，煎液混合后分 2 次服用。连服 7 日后复诊。

（四）临证心得

1. 诊断要点

经期延长以行经时间延长至 7 ~ 14 天为主要临床表现，月经周期正常，经量正常或增多。诊断时应注意排除子宫内膜息肉、子宫黏膜下肌瘤、子宫内膜癌及全身出血性疾病所引起的月经量多，以免延误病情。通过 B 超和宫腔镜等辅助检查可以鉴别。

2. 辨证要点

本病的辨证以月经的量、色、质为主要辨证依据，与月经过多病机相近，辨证论治上也主要分气虚、血热和血瘀三个证型，血热证多属阴虚血热。

3. 治疗要点

经期延长的治疗原则为调经止血，恢复正常经期。经期止血，气虚者宜益气摄血；虚热证宜滋阴清热，凉血止血；血瘀者宜活血化瘀止血。非经期则重在去除病因，使气血充足，冲任得固。因宫内环引起的经期延长，经药物治疗无效者，当将环取出。要积极治疗本病，以免病情加重而发展为崩漏。

（五）典型案例

李某，女，53 岁，已婚，2012 年 7 月 20 日初诊。患者 14 岁初潮，既往月经规律，28 ~ 30 天，经量正常。近一年来出现带经期逐渐延长，近半年来每次月经来潮十余日方净，经量稍多。自诉平日易感冒，近一年来因家事而劳累。末次月经 2012 年 7 月 16 日，月经量稍多，经色淡红，质清稀。就诊时正处经期第 5 日，血量稍多，色淡红，质稀，下腹空坠，纳食欠佳，气短懒言，面色无华，二便尚调。舌淡红，苔薄白，脉沉弱。妇科检查及 B 超提示子宫、附件未见明显异常。

分析：本案以行经时间延长为主要临床表现，中医诊断可能为经期延长和崩漏，患者月经周期正常，经量稍多，故应为经期延长之诊断。妇科检查和 B 超提示盆腔无器质性病变，可排除子宫内膜息肉、子宫黏膜下肌瘤等疾病。而患者有易感冒的病史，可知素体体虚，近一年又受劳累，中气受损，气虚摄血无力，冲任不固，故经血过期不止，经量稍多；气虚血失温煦，则血色淡红，质清稀，面色无华；中阳不振，故气短懒言；胞脉失养，则下腹空坠；气虚脾失健运，故纳食欠佳；舌淡红，苔薄白，脉沉弱均为气虚之象。

治法：益气健脾，止血调经。

方药：举元煎（《医学衷中参西录》）加减。党参 15 g，黄芪 15 g，白术 15g，升麻 10 g，炙甘草 6 g，阿胶（烊化）10 g，茜草 10 g，海螵蛸 10 g。煎煮两次，煎液混合后分两次服用。连服 3 日后复诊。

上药服完 2 剂后血量明显减少，3 剂后经血基本干净，经后复诊，调整方药以益气健脾，养血调经为大法。

（陈　粮）

第五节　月经后期、月经过少

月经后期是指月经周期延后超过 7 天，甚至 3 ～ 5 个月一行，连续发生两个周期或以上者，亦称"经期错后""经行后期""经迟"等。青春期月经初潮一年内或更年期月经周期时有延后，无其他症状者，不作病论。月经过少是指月经周期正常，月经量明显减少，甚或点滴即净，或带经期不足 2 天，经量也较少。一般每次行经总量不超过 30 mL 者即可诊断为月经过少，亦称"经水涩少""经量过少"等。

西医学的性腺功能失调（如多囊卵巢综合征、功能失调性子宫出血、卵巢早衰等）、子宫发育不良、子宫内膜结核或计划生育术后等所引起的月经延后或月经过少可参照治疗。

一、病因病机

月经后期和月经过少的病机都有虚、实两端。虚者乃因冲任不足，血海亏虚，无血可下，导致月经周期延后或经量过少；实者则因冲任不畅，血行受阻，血不得下，而致月经后期或经量过少。虚证主要分为肾虚证、血虚证、虚寒证三种证型，实证有寒凝血瘀证、气滞血瘀证和痰湿证（图 14-3）。月经后期。

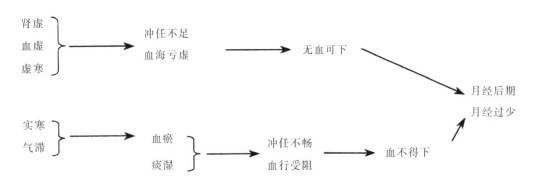

图 14-3　月经后期、月经过少的病因病机

1. 肾虚

素体肾气虚弱，或房劳多产，久病体弱而损伤肾精，精血不充，冲任不足，血海不能按时满溢，无血可下，故致月经后期或月经过少。

2. 血虚

素体气血虚弱，或大病久病，堕胎多产，数伤于血；或忧思劳倦，饮食不节，损伤脾胃，后天化源不足，冲任不充，血海不能按时满溢，无血可下，则月经后期或月经过少。

3. 虚寒

素体阳虚，虚寒内生，气血生化不足，运行无力，冲任失养，血海不充，则月经后期；或经行产后感受寒邪，或涉水冒雨，或贪食生冷，寒湿内侵，血为寒凝，气血运行迟滞，而致月经逾期不至。

4. 血瘀

外感寒湿之邪，或内食生冷，寒性凝滞，血脉运行不畅；或恚怒伤肝，肝气不舒，气滞血行不畅，经血不得下行，导致月经后期或经量过少。

5. 痰湿

素体肥胖，脂溢胞宫胞脉，或脾失健运，水湿停聚化痰，痰湿下注，滞塞冲任，气血运行受阻，血海不能按时满溢，故月经错后或月经过少。

二、月经后期

（一）诊断

1. 病史

先天不足、素体肾虚，或体质肥胖，或有久病伤血、房劳多产史，或有思虑过度、情志不舒、贪凉饮冷史，或有计划生育手术史。

2. 临床表现

月经周期延后7天以上，甚至3～5个月一行，连续发生2个月经周期或以上，可伴有经量或经期异常。

3. 检查

①妇科检查：子宫大小正常或偏小。②基础体温（BBT）测定：排卵错后，或黄体功能不足，或无排卵型。③性激素测定了解卵巢功能。④B超检查排除盆腔的器质性病变，或可见双侧卵巢多囊样改变。⑤宫腔镜检查了解宫腔内情况。

（二）鉴别诊断

月经后期应与月经先后无定期、妊娠、胎漏和胎动不安相鉴别（表14-6）。

表14-6　月经后期与其他疾病的鉴别诊断

病名	临床表现	辅助检查
月经后期	同上	同上
月经先后无定期	月经周期提前或错后7天以上，交替不定连续3个以上月经周期，经期及经量正常	妇科检查提示子宫大小正常或偏小；BBT及性激素测定提示黄体功能不足或黄体萎缩不全
妊娠	月经过期不至，伴晨起恶心、呕吐、困倦乏力等早孕反应	尿妊娠试验阳性；B超可见子宫增大，宫腔内可见胎囊、胎芽、胎心等
胎漏、胎动不安	有停经史，阴道少量不规则出血，少于正常经量，或伴腰酸腹痛，有早孕反应	尿妊娠试验阳性；血清孕酮及绒毛膜促性腺激素测定或低于正常；B超可见宫腔内胎囊、胎芽、胎心等

（三）辨证治疗

根据月经的量、色、质特点结合全身症状和舌脉，月经后期的辨证可分为虚证和实证两大类，虚证有肾虚、血虚、虚寒，实证有实寒、气滞。月经后期量少且色淡质稀者属虚；月经后期，量少或正常，经色紫黯有血块者属实。治疗上，遵循"虚者补之，实者泻之"的原则，使冲任充足，血脉畅达，血海适时满盈，则月经周期恢复正常。应积极治疗，避免病情进展而成闭经。

1. 肾虚证

（1）主要证候

月经后期，经量少，色淡暗，质清稀，或有初潮延迟，腰酸腿软，眩晕耳鸣，性欲淡漠，小腹隐痛，喜暖喜按，带下稀少，面色晦暗，小便清长，大便溏泻，舌淡暗，苔薄白，脉沉细弱。

（2）证候分析

肾虚精亏，冲任不足，血海不能按时充盈，故月经后期量少；命门火衰，血失温煦，故经色淡，质清稀；肾气不充，冲任失养，故初潮延迟；肾虚髓亏则腰酸腿软，外府失荣则眩晕耳鸣；肾气虚衰，阳气不能外达，故性欲淡漠，小腹隐痛，喜暖喜按，带下稀少，面色晦暗，小便清长，大便溏泻；舌淡黯，苔薄白，脉沉细弱为肾虚之象。

（3）治疗法则

补肾养血调经。

①常用中成药：金匮肾气丸、六味地黄丸、安坤赞育丸、五子衍宗口服液。

②简易药方：当归地黄饮（《景岳全书》）。当归15g，熟地黄15g，山药15g，山茱萸15g，怀牛膝15g，杜仲15g，炙甘草6g。煎煮2次，煎液混合后分2次服用。连服7日后复诊。

2. 血虚证

（1）主要证候

月经错后，经量少，色淡质稀，小腹绵绵作痛，面色㿠白或萎黄，头晕心悸，失眠健忘，唇甲色淡，舌淡，苔薄，脉细弱。

（2）证候分析

营血亏虚，冲任不足，血海不能按时满溢，故经行错后，经量减少，色淡质稀；血虚胞脉失养，故小腹绵绵作痛；血虚则诸脏腑髓窍失于濡养，故有面色㿠白或萎黄，头晕心悸，失眠健忘，唇甲色淡；舌淡，苔薄，脉细弱为血虚之象。

（3）治疗法则

补血益气调经。

①常用中成药：当归补血口服液、乌鸡白凤丸、复方阿胶口服液、八珍益母丸、八珍颗粒。

②简易药方：大补元煎（《景岳全书》）加减。党参（易人参）15g，山药15g，熟地黄15g，杜仲15g，当归10g，山茱萸15g，枸杞子15g，炙甘草6g。煎煮2次，煎液混合后分2次服用。连服7日后复诊。

3. 虚寒证

（1）主要证候

月经错后，量少，色淡质稀，小腹隐痛，喜暖喜按，手足不温，面色㿠白，带下清稀，小便清长，大便溏薄，舌淡，苔白，脉沉迟或细弱。

（2）证候分析

素体阳气不足，虚寒内生，气血生化运转无力，冲任失养，血海虚寒，故月经后期量少，色淡质稀；阳虚则脏腑失于温煦，脾不健运，水液不化，带脉失约，故小腹隐痛，喜暖喜按，带下清稀，小便清长，大便溏薄；阳气不能外达，故手足不温，面色㿠白；舌淡，苔白，脉沉迟或细弱为阳虚之征。

（3）治疗法则

温阳散寒调经。

①常用中成药：艾附暖宫丸、经舒颗粒。

②简易药方：温经汤（《金匮要略》）加减。吴茱萸5g，桂枝10g，当归10g，白芍15g，川芎10g，牡丹皮10g，阿胶（烊化）10g，麦冬15g，党参15g，半夏10g，生姜5g，炙甘草6g。水煎煮2次，煎液混合后分2次服用。连服7日后复诊。

4. 实寒证

（1）主要证候

经行后期，经量少，经色紫暗，有血块，伴小腹冷痛，得热痛减，畏寒肢冷，面色青白，小便清长，舌淡黯，苔白，脉沉紧。

（2）证候分析

寒邪内侵，或过食寒凉，血为寒凝，经血运行不畅，冲任滞涩，血海不能按时满溢，故月经错后，量少，色紫暗，有血块；寒邪凝滞，瘀阻胞脉，不通则痛，故小腹冷痛，得热痛减；寒邪迫使阳气不能外达，故畏寒肢冷，面色青白；寒邪内侵，膀胱失于温煦则小便清长；舌淡黯，苔白，脉沉紧为寒邪凝滞之象。

（3）治疗法则

温经散寒调经。

①常用中成药：少腹逐瘀颗粒。

②简易药方：温经汤（《妇人大全良方》）加减。当归10 g，川芎10 g，白芍15 g，肉桂心6 g，莪术10 g，牡丹皮10 g，党参15 g，牛膝15 g，炙甘草6 g。水煎煮2次，煎液混合后分2次服用。连服7日后复诊。

5. 气滞证

（1）主要证候

经行后期，经量少，或时多时少，色暗红，夹血块，经前乳房、胁肋、小腹胀痛，情志不舒，舌质淡红或略红，苔薄白或薄黄，脉弦。

（2）证候分析

情志不畅，肝气不舒，气机瘀滞，气不行血，冲任受阻，血海不能按时充盈，故经行后期量少；气滞时聚时散，故经量时多时少；胞脉瘀阻，故经血色暗红、有块；肝经不舒，其循行部位气机阻滞，不通则痛，经前乳房、胁肋、小腹胀痛；肝郁化火则有舌红，苔薄黄；舌淡红、苔薄白、脉弦为气滞之征。

（3）治疗法则

疏肝行气，活血调经。

①常用中成药：元胡止痛颗粒、舒肝颗粒、经舒颗粒。

②简易药方：乌药汤（《兰室秘藏》）。乌药10 g，香附10 g，木香10 g，当归10 g，甘草6 g。水煎煮2次，煎液混合后分2次服用。连服7日后复诊。

6. 痰湿证

（1）主要证候

经行后期，经量少，色淡红，或夹黏液，带下清稀量多，形体肥胖，胸闷呕恶，口中黏腻，痰多，眩晕嗜睡，舌体胖大，边有齿痕，色淡红，苔白腻，脉弦滑。

（2）证候分析

痰湿阻滞冲任，胞脉不通，血海不能按时满溢，故经行错后量少；痰湿凝聚下焦，损伤任带，故带下清稀量多；痰湿随经血下泄，则血色淡红夹黏液；痰阻中焦，故胸闷呕恶，口中黏腻，痰多；痰湿停聚肌肤，故形体肥胖；困阻清窍，则眩晕嗜睡；舌体胖大，边有齿痕，色淡红，苔白腻，脉弦滑为痰湿之象。

（3）治疗法则

燥湿化痰，健脾调经。

①常用中成药：二陈丸。

②简易药方：六君子加归芎汤（《万氏妇人科》）加减。人参10 g，白术10 g，茯苓10 g，甘草6 g，陈皮10 g，半夏10 g，当归10 g，川芎10 g，香附10 g。水煎煮2次，煎液混合后分2次服用。连服7日后复诊。

（四）临证心得

1. 诊断要点

月经后期以月经周期延后7天以上，但不超过6个月为主要临床表现，可伴有经量和经期的异常。须连续发生2个以上月经周期方能诊断为本病，偶尔一次的月经延后不能下此诊断。应注意与月经先后无定期、妊娠及妊娠期疾病相鉴别。此外，青春期月经初潮一年内或更年期的月经时有错后情况，不作病论。可通过妇科检查、BBT或性激素测定、B超等辅助检查明确诊断。

2. 辨证要点

月经后期的病机分为虚、实两端，根据月经的量、色、质，结合全身症状和舌脉，临床主要证候有肾虚证、血虚证、血寒证、气滞证和痰湿证。

3. 治疗要点

本病的治疗以恢复正常月经周期为目的，根据不同证型辨证施治，虚者补之，寒者温之，滞者行之，虚实夹杂者则应攻补兼施。临证注意分清虚实寒热，避免犯虚虚实实之戒。同时要注意：①补益脾肾非常重要，肾乃先天之本，脾为后天气血化生之源，方中加入补脾益肾之品，可有效调理气血冲任，恢复正常的月经周期。②近年来，采用中药周期疗法治疗月经失调已受到普遍认同，于经后期滋肾益阴养血，经间期益肾助阳兼理气活血，经前期平补肾气，使阴充阳长，月经期活血调经，可有效恢复机体的阴阳平衡，促进卵泡发育，增强黄体功能，使月经周期渐趋正常，并促进胎孕的形成。③平素应注意避寒保暖，饮食有节，调畅情志，有效避孕，可在一定程度上预防本病的发生。对于多囊卵巢综合征的患者，应注意控制体重，体重增长过快易加重病情或使病情反复。

（五）典型案例

陈某，女，22岁，未婚，否认性生活史。2011年12月5日初诊。患者15岁月经初潮，以往月经尚规律，近3年月经周期逐渐延长，40余日至3个月来潮一次，近半年仅行经2次，伴体重快速增长。末次月经时间为2011年10月8日，月经量偏少，带经期5～6天，经色淡红，夹有黏液。末前次月经时间为6月30日。刻下症：形体肥胖，胸闷，口中黏腻，体倦嗜睡，大便溏，舌质胖大，边有齿痕，苔白腻，脉弦滑。BBT呈单相型，性激素测定提示LH/FSH > 2.5，B超提示双侧卵巢多囊样改变。

分析：本案以月经周期延后为主要临床表现，患者未婚，否认性生活史，故可排除妊娠可能，中医诊断应为月经后期。根据BBT、性激素检测和B超结果西医诊断为多囊卵巢综合征。患者脾虚不运，水湿内停，聚而成痰，痰湿阻滞冲任、胞脉，血海满盈不及，故有经行错后，经量偏少；痰湿随经血下泄，故有黏液；痰湿流散于肌肤，则形体肥胖；停聚中焦，故胸闷，口中黏腻；清阳不升，故体倦嗜睡；脾不健运，则大便溏泻；舌质胖大，边有齿痕，苔白腻，脉弦滑，为痰湿之征。

治法：燥湿化痰，健脾调经。

方药：六君子加归芎汤（《万氏妇人科》）加味。党参15 g，白术10 g，茯苓10 g，甘草6 g，陈皮10 g，半夏10 g，当归10 g，川芎10 g，香附10 g，苍术10 g，胆南星10 g。水煎煮2次，煎液混合后分2次服用。连服7日后复诊。

上药服完后患者胸闷、嗜睡、便溏的症状好转，在原方基础上加益母草15g，赤芍15 g，继服7剂，服至第6剂时月经来潮。

三、月经过少

（一）诊断

1. 病史

素体肾虚或体质肥胖，月经初潮延迟，或感受寒邪，或情志不舒，或有大量失血病史、多次刮宫史、结核病史。

2. 临床表现

月经周期正常，月经量明显减少，甚或点滴即净，或带经期不足2天，经量也较少，一般每次行经总量不超过 30 mL。

3. 检查

①妇科检查：子宫大小正常或偏小。②性激素测定可提示卵巢功能下降，或高泌乳素血症，或高促性腺激素血症。③B 超、宫腔镜检查及子宫造影可了解子宫大小、形态和内膜情况。

（二）鉴别诊断

月经过少应与经间期出血、激经、胎漏以及异位妊娠相鉴别（表 14-7）。

表 14-7　月经过少与其他疾病的鉴别诊断

病名	临床表现	辅助检查
月经过少	同上	同上
经间期出血	两次正常月经之间，于排卵期出现少量阴道出血	BBT 呈双向型，出血发生在由低温向高温转化期间；妇科检查及 B 超无明显器质性病变
激经	妊娠初期仍按月有少量阴道出血，无损于胎儿，有早孕反应	尿妊娠试验阳性；B 超可见子宫增大，宫腔内可见胎囊、胎芽、胎心等
胎漏	有停经史，阴道少量不规则出血，少于正常经量，有早孕反应	尿妊娠试验阳性；血清孕酮及绒毛膜促性腺激素测定或低于正常；B 超可见宫腔内胎囊、胎芽、胎心等
异位妊娠	有停经史，阴道少量不规则出血，少于正常经量，一侧少腹疼痛	尿妊娠试验弱阳性或阴性；血清孕酮及绒毛膜促性腺激素测定低于正常；B 超检查宫腔内无胎囊，附件区或盆腔其他部位可见胎囊、胎芽等

（三）辨证治疗

本病与月经后期病机一样有虚有实，辨证上也分为虚证、实证两类证候。一般月经逐渐减少者多为虚证，突然减少者多为实证。月经量少，色淡质稀者多属虚证；经色紫暗有血块者多属血瘀；经色淡红，质稀或黏稠，夹有黏液，多属痰湿。治疗上，虚者补之，滋肾补肾，濡养精血；实者泻之，或行气活血，或温经散寒，或化痰除湿。无论虚证还是实证，切忌妄投攻破，以免伤及气血而加重病情，甚至发展为闭经。

1. 肾虚证

（1）主要证候

经血量少，色淡质稀，腰膝酸软，头晕耳鸣，面色晦暗，夜尿多，舌淡暗，苔薄白，脉沉细，尺脉弱。

（2）证候分析

肾虚精亏，冲任、血海充盈不足，故月经量少；血失温煦，故经色淡质清稀；肾虚髓窍不荣则腰膝酸软，头晕耳鸣；肾阳不足，故面色晦暗；膀胱气化无力则夜尿多；舌淡暗，苔薄白，脉沉细，尺脉弱为肾虚之象。

（3）治疗法则

补肾养血调经。

①常用中成药：归肾丸、金匮肾气丸、六味地黄丸、安坤赞育丸、五子衍宗口服液。

②简易药方：归肾丸（《景岳全书》）。当归 10 g，熟地黄 15 g，山药 15 g，山茱萸 15 g，茯苓 10 g，枸杞子 15 g，杜仲 15 g，菟丝子 15 g。煎煮 2 次，煎液混合后分 2 次服用。连服 7 日后复诊。

2. 血虚证

（1）主要证候

月经量少，色淡质稀，小腹空坠，面色㿠白或萎黄，头晕心悸，失眠健忘，口唇爪甲色淡，舌淡，苔薄白，脉细无力。

（2）证候分析

营血衰少，冲任不足，血海不能按时满溢，故经行减少，色淡质稀；胞宫胞脉失养，故小腹空坠；血虚失养，则有面色㿠白或萎黄，头晕心悸，失眠健忘，唇甲色淡；舌淡，苔薄白，脉细无力均为血虚之象。

（3）治疗法则

补血益气调经。

①常用中成药：当归补血口服液、乌鸡白凤丸、复方阿胶口服液、八珍益母丸、八珍颗粒。

②简易药方：滋血汤（《证治准绳·女科》）。人参10 g，山药15 g，黄芪15 g，白茯苓15 g，当归10 g，川芎10 g，白芍15 g，熟地黄15 g。煎煮2次，煎液混合后分2次服用。连服7日后复诊。

3. 血瘀证

（1）主要证候

经行量少，经色紫暗，夹血块，小腹疼痛拒按，舌质暗红或紫暗，有瘀点或瘀斑，苔薄白，脉弦或涩。

（2）证候分析

瘀血阻滞冲任，血海不能按时满盈，故经行量少；瘀血下行，故经色紫暗有血块；胞脉瘀阻，不通则痛，则小腹疼痛拒按；舌质暗红或紫暗，有瘀点或瘀斑，苔薄白，脉弦或涩为瘀血内阻之征。

（3）治疗法则

活血化瘀调经。

①常用中成药：血府逐瘀胶囊、少腹逐瘀颗粒、四物合剂。

②简易药方：桃红四物汤（《医宗金鉴》）。桃仁10 g，红花10 g，当归10 g，川芎10 g，熟地黄15 g，白芍15 g。水煎煮2次，煎液混合后分2次服用。连服7日后复诊。

4. 痰湿证

（1）主要证候

经血量少，色淡红，夹有黏液，带下清稀量多或黏稠，形体肥胖，胸闷眩晕，口中黏腻，口吐痰涎，嗜睡，舌体胖大，边有齿痕，色淡红，苔白腻，脉滑。

（2）证候分析

痰湿阻滞冲任、胞脉，血海不能按时满溢，故经行量少；痰湿凝聚下焦，损伤任、带，故带下清稀量多或黏稠，经血夹黏液；痰阻中焦，且清窍不升，故胸闷眩晕，口中黏腻，口吐痰涎，嗜睡；痰湿壅盛，故形体肥胖；舌体胖大，边有齿痕，色淡红，苔白腻，脉滑为痰湿之象。

（3）治疗法则

燥湿化痰调经。

①常用中成药：二陈丸、苍附导痰丸、参苓白术颗粒。

②简易药方：二陈加芎归汤（《万氏妇人科》）二陈皮10 g，茯苓10 g，当归10 g，川芎10 g，香附10 g，枳壳10 g，半夏10 g，滑石15 g，甘草6 g。水煎煮2次，煎液混合后分2次服用。连服7日后复诊。

（四）临证心得

1. 诊断要点

月经过少以月经量明显减少，或带经期不足2天伴经量少为主要临床表现，一般指每次行经总量少于30 mL。因出血量少，故易与经间期出血和妊娠出血性疾病相混淆。此外，子宫内膜结核、多次刮宫术后、性腺功能异常、子宫发育不良、鞍形子宫等子宫畸形等疾病均可导致月经过少，应通过妇科检查、性激素测定、B超和宫腔镜等辅助检查来查明原发疾病。

2. 辨证要点

月经过少的辨证以月经的色、质及其他伴发症状为主要依据，月经量渐少者多属虚证，突发量少者多属实证，虚证又包括肾虚证和血虚证，实证主要包括血瘀证和痰湿证。临床亦有虚实夹杂之证候，当详辨。

3. 治疗要点

本病的病机分虚、实两端，治疗应遵循"虚者补之，实者泻之"的原则，不可妄行攻破，以免更加损伤气血，而难以恢复正常月经。非经期应根据证候的不同而分证论治，经期再酌加活血之品，可获满意疗效。此外，因导致月经量少的疾病很多，在明确诊断的基础上，治疗原发病才能达到恢复月经量的目的，必要时需要中西医治疗结合。对于先天性子宫发育不良和性腺功能异常者可在口服中药的同时给予性激素治疗；子宫内膜结核者当积极抗结核治疗；子宫内膜粘连者应行宫腔镜下分解粘连并放置宫内环手术。性腺功能异常者采用中药周期疗法，亦有较好效果。

（五）典型案例

王某，女，38岁，已婚，2010年9月30日初诊。患者13岁月经初潮，以往月经规律，近2年出现月经量逐渐减少，近半年每次行经带经期不足2天，月经周期33～35天。两年前患者行人工流产术，术后子宫复旧不良，流血较多。既往行人工流产术2次，药物流产术2次。末次月经时间为2010年9月3日，月经量少，带经期2天，经色淡，质稀，伴腰腿酸痛。刻下症：腰酸腿软，头晕耳鸣，夜尿2～3次/日，舌质淡黯，苔薄白，脉沉细。B超提示子宫内膜较薄。

分析：本案以"月经量少2年"为主诉，月经周期正常，故应诊断为月经过少。以往屡次堕胎，肾气受损，且人流术后失血较多，更伤气血，肾精及气血不足，则冲任不充，血海不及满盈，无血可下，故经血逐渐减少，色淡质稀；肾虚，髓窍及外府失荣，故腰酸腿软，头晕耳鸣；膀胱气化失司则夜尿频多；舌质淡黯，苔薄白，脉沉细为肾虚之征，应诊断为肾虚证。

治法：补肾养血调经。

方药：归肾丸（《景岳全书》）加减。当归10 g，熟地黄15 g，山药15 g，山茱萸15 g，茯苓10 g，枸杞子15 g，杜仲15 g，菟丝子15 g，川芎10 g，益母草15 g，红花10 g，川牛膝15 g。煎煮2次，煎液混合后分2次服用。连服5日后复诊。

5剂服完后患者月经来潮，经量较前增多，经行3日血净，腰酸、头晕耳鸣症状减轻。效不更法，略调方药，继续治疗2个月经周期后月经正常。

（陈　粮）

第六节　月经先后无定期

月经周期时或提前时或延后7天以上，连续3个周期以上者，称为"月经先后无定期"，又称"经水先后无定期""月经愆期""经乱"。本病以月经周期紊乱为特征，首见于《备急千金要方·月经不调》。

本病相当于西医学功能失调性子宫出血病的月经不规则。青春期初潮后1年内及更年期月经先后无定期者，如无其他证候，可不予治疗。月经先后无定期若伴有经量增多及经期紊乱，常可发展为崩漏。

一、病因病机

本病的发病机制主要是肝肾功能失调，冲任功能紊乱，血海蓄溢失常。其病因多为肝郁和肾虚（图14-4）。

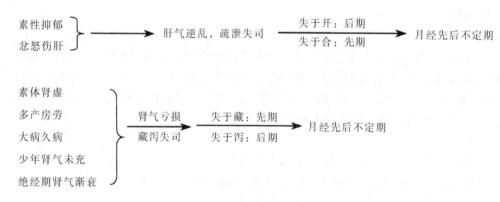

图14-4　月经先后无定期的病因病机

1. 肝郁

素性抑郁，或忿怒过度，肝气逆乱，气乱血乱，冲任失司，血海蓄溢失常，遂致月经先后无定期。

2. 肾虚

少年肾气未充，更年期肾气渐衰，或素体肾气不足，房劳多产，久病大病，损伤肾气，肾气不充，开阖不利，冲任失调，血海蓄溢失常，遂致经行先后无定期。

二、诊断

1. 病史

有七情内伤或慢性疾病等病史。

2. 临床表现

月经不按周期来潮，提前或错后 7 天以上，并连续出现 3 个周期以上，一般经期及经量正常。

3. 检查

①妇科检查：子宫无异常或子宫偏小。②辅助检查：卵巢功能测定及内分泌测定（女性激素水平测定）有助于诊断。

三、鉴别诊断

本病应与崩漏相鉴别，本病以月经周期紊乱为特征，一般经期正常，经量不多。崩漏是以月经周期、经期、经量均发生严重紊乱为特征的病证，除见周期紊乱外，还同时出现阴道出血或量多如注或淋漓不断。

四、辨证治疗

以月经周期或长或短但经期正常为辨证要点。本病辨证应结合月经的量、色、质及脉证综合分析。一般认为量或多或少，色暗红，或有血块，少腹胀甚连及胸胁，舌苔正常，脉弦者，属肝郁；经量少，色淡质清，腰部酸痛，舌淡脉细弱者，属肾虚。量或多或少，色暗红或暗淡，或有血块，少腹胸胁胀满，腰膝酸软者，为肝郁肾虚。治疗以疏肝、补肾、调理冲任气血为原则，或疏肝解郁，或补肾调经，或疏肝补肾调经，随证治之。总宜使肝肾开合正常，气血调和，则经自如期。

1. 肝郁证

（1）主要证候

经行或先或后，经量或多或少，色暗红，有血块，或经行不畅，胸胁、乳房、少腹胀痛，精神郁闷，时欲太息，嗳气食少，舌质正常，苔薄，脉弦。

（2）证候分析

肝郁气结，气机逆乱，冲任失司，血海蓄溢失常，故月经或先或后，经血或多或少；肝气瘀滞，经脉不利，故经行不畅，色暗有块；肝郁经脉涩滞，故胸胁、乳房、少腹胀痛；气机不利，故精神郁闷，时欲太息；肝强侮脾，脾气不舒，故嗳气食少；证属气滞，内无寒热，故舌象正常。脉弦为肝郁之征。

（3）治疗法则

疏肝解郁，和血调经。

①常用中成药：逍遥丸、加味逍遥丸、舒肝保坤丸、七制香附丸、调经丸，

②简易方药：逍遥散（《和剂局方》）加减。柴胡 10 g，当归 15 g. 白芍 15 g，白术 15 g，茯苓 15 g，甘草 6 g，薄荷 3 g，煨姜 6 g。煎煮 2 次，煎液混合后分 2 次服用。连服 7 日后复诊。

2. 肾虚证

（1）主要证候

经行或先或后，量少，色淡，质稀，头晕耳鸣，腰酸腿软，小便频数，舌淡，苔薄，脉沉细。

（2）证候分析

肾虚封藏失职，开合不利，冲任失调，血海蓄溢失常，故经行先后无定期；肾虚则髓海不足，故头晕耳鸣；腰为肾之外府，肾主骨，肾虚则腰酸腿软。舌淡苔薄，脉沉细，为肾虚之征。

（3）治疗法则

补肾益气，养血调经。

①常用中成药：金匮肾气丸、右归丸、安坤赞育丸、参茸白凤丸。

②简易方药：固阴煎（《景岳全书》）加减。菟丝子 15 g，熟地黄 15 g，山茱萸 15 g，人参 10 g，山药 15 g，炙甘草 6 g，五味子 10 g，远志 10 g。煎煮 2 次，煎液混合后分 2 次服用。连服 7 日后复诊。

若肝郁肾虚者，症见月经先后无定期，经量或多或少，平时腰痛膝酸，经前乳房胀痛，心烦易怒，舌暗红，苔白，脉弦细。治宜补肾疏肝，方用定经汤（《傅青主女科》）。当归 15 g，白芍 15 g，熟地黄 15 g，柴胡 12 g，山药 15 g，茯苓 15 g，菟丝子 15 g，炒荆芥 10 g。煎煮 2 次，煎液混合后分 2 次服用。连服 7 日后复诊。

五、临证心得

1. 诊断要点

本病以月经周期紊乱为特征，应注意先排除妊娠相关的疾病，另外应与以月经周期、经期、经量均发生严重紊乱为特征的崩漏相鉴别。

2. 辨证要点

本病辨证应结合月经的量、色、质及脉证综合分析。临床中，月经先后不定期肝郁证多肾虚证少，也有证情复杂，兼有肝郁肾虚者，故需要知常达变。

3. 治疗要点

中医治疗月经先后不定期疗效确切，不良反应小。临证时应注意：①月经先后不定期更侧重于非经期的治疗。或疏肝解郁，或补肾调经，或疏肝补肾调经，随证治之。总宜使肝肾开合正常，气血调和，则经自如期。②临床应注意心理疏导，耐心消除紧张的心理，给予适当的安慰。③本病经过一段中药调理经期恢复正常后，再进行 3 ~ 6 个月的巩固治疗更为适宜。

六、典型案例

何某，女，2011 年 10 月 19 日初诊，30 岁，结婚 3 年，未育。月经来潮不定时一年余，月经周期 20 ~ 40 天，西医行人工周期治疗，服药期间月经周期规律，停药则乱。西医各项检查均无明显异常。患者末次月经：2011 年 9 月 25 日，月经量少色暗，较多血块，同时伴有胸胁乳房胀痛。平素性情急躁，现口苦，耳鸣，急躁易怒，乳房胀痛，舌红，苔薄白，脉细弦。

分析：本案重点在于问清病史，了解相关检查结果以排除他病。患者各项西医检查均无明显异常，故可排除其他器质性病变，诊断为月经先后不定期。该患者平素性情急躁，月经有较多血块，现口苦，耳鸣，急躁易怒，乳房胀痛，结合舌脉，可判断为肝郁血瘀证。

治法：疏肝解郁，和血调经。

方药：逍遥散（《和剂局方》）加减治疗。柴胡 10 g，当归 15 g，白芍 15 g，白术 15 g，茯苓 15 g，甘草 6 g，薄荷 3 g，煨姜 6 g。水煎煮 2 次，煎液混合后分 2 次服用。连服 7 日后复诊。

上药 5 剂以后患者乳房胀痛、口苦、耳鸣等症状有所缓解，继服 2 剂后月经方来。

（陈　粮）

第七节　闭经

女子年逾 16 周岁，月经尚未来潮，或月经周期已建立后又中断 6 个月以上或月经停闭超过了 3 个月经周期者，称为闭经。前者称原发性闭经，后者称继发性闭经。因先天性生殖器官缺如或后天器质性损伤而无月经者（如先天性无子宫、无卵巢，或卵巢后天损坏，或垂体肿瘤，或子宫颈、阴道、处女膜、阴唇等先天性缺陷或后天性损伤造成粘连闭锁，经血不能外溢等），因非药物所能奏效，故不属于本节讨论范畴。对于青春期前、妊娠期、哺乳期、绝经前后的月经停闭不行，或月经初潮后 1 年内月经不行，又无其他不适，属生理范畴者，不作闭经论。

西医把闭经分为原发性闭经、继发性闭经，另可分为生理性闭经和病理性闭经。生理性闭经是指青春期前、妊娠期、哺乳期、绝经过渡期及绝经后的闭经。病理性闭经按部位可分为生殖道及子宫性闭经、卵巢性闭经、垂体性闭经、下丘脑性闭经及因其他内分泌腺（如肾上腺、甲状腺等）功能异常引起的闭经。一般而言，多数的先天性异常所致的闭经被列入原发性闭经，如先天无阴道、无子宫、子宫发育不良、Tumer综合征、单纯性腺发育不全、先天性肾上腺皮质增生等。继发性闭经则多数是由其他疾病引起的，如子宫腔粘连、卵巢功能早衰、垂体肿瘤、多囊卵巢综合征、肾上腺与甲状腺疾患引起的闭经等。

一、病因病机

月经的产生是机体脏腑、天癸、气血、冲任协调作用于胞宫的结果。月经的调节有赖于肾、天癸、冲任、胞宫的协调作用。其中任何一个环节发生功能失调都可导致血海不能满溢，月经不能按时来潮。究其原因不外虚实两端。虚者多责之于肾气不足，冲任亏虚；或肝肾亏损，经血不足；或脾胃虚弱，气血乏源；或阴虚血燥，精亏血少，导致冲任血海空虚，无血可下而致闭经；实者，多为气血阻滞，或痰湿流注下焦，使血流不畅，冲任阻滞，血海阻隔，经血不得下行而成闭经。总而言之，闭经的发病机制无外乎"血枯"与"血隔"两大类。临床常见有气血虚弱、肾气亏虚、阴虚血燥、气滞血瘀、痰湿阻滞等虚实错杂之证（图14-5）。

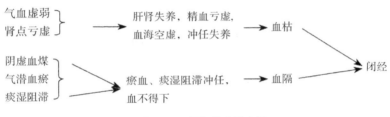

图14-5 闭经的病因病机

1. 气血虚弱

素体气血不足或因思虑过度、饮食不节损伤脾胃，生化乏源，营血亏虚；或产后大出血，久病大病；或虫积噬血，耗伤气血，以致肝肾失养、冲任不充，血海空虚，无血可下而致闭经。

2. 肾气亏虚

月经的产生是以肾为主导，若先天禀赋不足、精气未充，天癸亏乏不能应时泌至，则冲脉不盛，任脉不通而闭经；或房事不节，日久伤及肾气，使冲任亏损；或体质虚弱，产育过多，肾气亏损，精血匮乏，源断其流，冲任失养，血海不足而致闭经。

3. 阴虚血燥

素体阴血不足，或失血伤阴，或久病大病致营阴亏耗，虚火上炎，火逼水涸，津液不生。月经乃血脉津液所化，津液既绝，血海枯竭而闭经。

4. 气滞血瘀

七情所伤，肝失疏泄，气行则血行，气结则血滞，瘀血阻于脉道。或经行之际，感受寒邪，血受寒则凝，瘀阻冲任，血不得下，血海不能满溢而致闭经。

5. 痰湿阻滞

素体脾虚或饮食不节伤脾，脾虚运化失司，肾虚不能化气行水，水湿内停，聚湿生痰，或痰湿之体，痰湿阻滞冲任二脉，或结块，使血不得下行而致闭经。

二、诊断

1. 病史

女子年逾16周岁无月经来潮者，应询问生长发育过程，幼年时曾否患过急慢性疾病、家族的疾病史等。对月经已来潮又停闭者，应着重了解本次停经的时间，停经前的月经情况，初潮年龄，末次月经时间、经量、经色、经质，有无精神刺激或生活环境改变等诱因，是否服过避孕药，是否接受过激素类药物治疗和治疗后的情况，有无周期性下腹胀痛，有无头痛、视觉障碍，有无溢乳症状，过去健康状况、营养状况，其他疾病史（如甲状腺病、结核病等），有无近期分娩、流产、刮宫、产后出血史、哺乳史、不孕史和月经不调史，有无择食、恶心、晨吐等现象。

2. 临床表现

女子已逾 16 周岁尚未月经初潮，或已建立月经周期后，现停经已达 6 个月以上，注意有无周期性下腹胀痛、头痛及视觉障碍，有无溢乳、厌食、恶心等，有无体重变化（增加或减轻）、畏寒或潮热或阴道干涩等症状。

3. 检查

①全身检查：观察患者体质、发育、营养状况，乳头、乳晕、腹壁等处有无毛发生长，全身毛发分布情况，挤压乳房有无溢乳，第二性征发育情况。②妇科检查：结合病史及全身症状有目的地检查外生殖器官的发育状况，有无畸形，阴道黏膜的色泽、褶皱，有无萎缩现象，子宫是否增大或萎缩，子宫附件处有无包块或结节等。有无生殖器官缺如、畸形，是否为假性闭经，如处女膜无孔或阴道闭锁，或子宫腔、子宫颈粘连以致经血不能外溢，是否为生理性闭经。③辅助检查：通过病史及检查，初步可排除生殖器官器质性病变和生理性停经，但要明确闭经的原因及病变部位，则需按诊断步骤结合辅助检查进行诊断。

4. 闭经的诊断步骤

应详细询问病史及体格检查，初步除外器质性病变，可按图 14-6 所示的诊断步骤进行。

三、鉴别诊断

1. 青春期停经

少女月经初潮后，可有一段时间月经停闭，这是正常现象。因此时正常性周期尚未建立，但绝大部分可在 1 年内建立，一般无须治疗。

2. 育龄期妊娠停经

生育妇女月经停闭达 6 个月以上者，需与胎死腹中相鉴别。胎死腹中虽有月经停闭，但曾有厌食、择食、恶心、呕吐等早孕反应，乳头着色、乳房增大等妊娠体征。妇科检查子宫颈着色、软，子宫增大，但小于停经月份、质软、B 超检查提示子宫增大，宫腔内见胚芽，甚至胚胎或胎儿。闭经者停经前大部分有月经紊乱，继而闭经，无妊娠反应和其他妊娠变化。

3. 围绝经期停经

年龄已进入围绝经期，月经正常或紊乱，继而闭经，可伴有面部烘热汗出、心烦、心悸、失眠、心神不宁等围绝经期症状。妇科检查子宫大小正常或稍小，血清性激素可出现围绝经期变化。

此外，还需与避年、暗经相鉴别。前者指月经一年一行无不适，不影响生育，后者指终身不行经，但还能生育，也无不适，避年和暗经均为极少见的特殊月经生理现象（表 14-8、图 14-6）。

表 14-8 闭经分类

闭经名称	闭经原因
子宫性闭经	先天性无子宫或发育不良、子宫内膜损坏或子宫切除、子宫内膜反应不良
卵巢性闭经	先天性无卵巢或发育不良、卵巢损坏或切除、卵巢肿瘤、卵巢功能早衰
垂体性闭经	脑垂体损坏、脑垂体腺瘤、原发性脑垂体促性腺激素低下
下丘脑性闭经	精神神经因素、消耗性疾病、肥胖生殖无能性营养不良症、药物抑制性综合征、闭经泌乳综合征、多囊卵巢综合征、其他内分泌影响
其他内分泌功能异常闭经	甲状腺功能减低或亢进、肾上腺皮质功能亢进、肾上腺皮质肿瘤

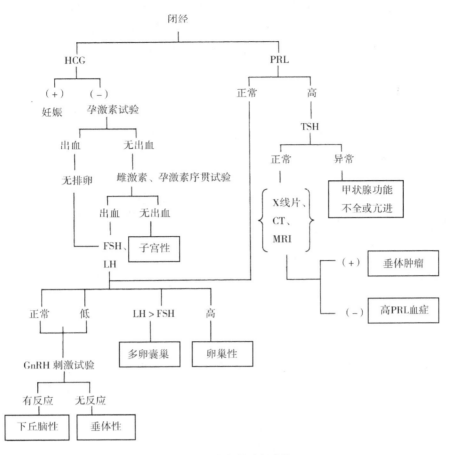

图 14-6 闭经的诊断步骤

四、辨证治疗

闭经发病率目前呈逐年上升之趋势，是妇科疾病中治疗难度较大之疾病。西医学认为闭经是妇科疾病中的常见症状，而非一种独立疾病。导致闭经原因多而杂，故治疗前必先求因。对闭经的辨证应以全身症状为依据，结合病史及舌脉，分清虚实。一般而言，年逾 16 岁尚未行经，或月经初潮偏迟，虽已行经而月经稀发，经量少，色淡质薄，渐致停经；身体发育欠佳，尤其是第二性征发育不良，或体质纤弱，久病大病后，有失血史、手术史及伴腰酸腿软、头昏眼花、面色萎黄、五心烦热或畏寒肢冷，舌淡脉弱者，多属虚证；若平素月经尚正常而骤然月经停闭，伴情志不舒，或经期冒雨涉水，过食生冷之品，或形体肥胖，胸胁胀痛，满闷，脉弦而有力者，多属实证。

闭经的治疗原则应根据病证，虚者补而通之，实者泻而通之，虚实夹杂者当补中有通，攻中有养。切不可不分虚实概以活血理气通之，犯虚虚实实之戒。特别是虚者因血海空虚、源断无血可泻，若一概泻而通之必会伤及脏腑、精血、经络，适得其反。只有通过补益之法，使气血恢复，脏腑平衡，血海充盛，则经血自行。若因病而致经闭，又当先治原发疾病，待病愈则经可复行；经仍未复潮者，再辨证治之。同时需注意用药时不可过用辛温香燥之剂，因为辛温香燥有劫津伤阴之弊，即使应用也须配以养血和阴之品，使气顺血和，则病自愈。用补药应使其补而不腻，应补中有行，以利气血化生。特别需要指出闭经治疗的目的不是单纯月经来潮，见经行即停药，而是恢复或建立规律性月经周期，或正常连续自主有排卵月经。一般应以 3 个正常月经周期为准。

1. 气血虚弱证

主要证候：月经周期延迟、量少、色淡红、质薄，渐致经闭不行；神疲肢倦，头晕眼花，心悸气短，纳差，毛发不泽或早见白发，面色萎黄；舌淡、苔薄、脉弱。

证候分析：素体脾虚或忧思过度损伤心脾，或饮食劳倦致脾胃受损，化源不足；或久病大病，营血亏虚，血虚不充，冲任亏虚，血海不能按时满溢，故月经周期延迟、量少、色淡红质薄。脏腑气血进一步损伤，血海空虚无血可下而闭经。气血不足则神疲肢倦，头晕眼花，心悸气短，纳差，毛发不泽或早见白发，面色萎黄；舌淡、苔薄、脉沉缓或细弱为气血虚弱的表现。

治疗法则：益气养血，调补冲任。

常用中成药：八珍颗粒、人参养荣丸、乌鸡白凤丸。

简易药方：归脾汤（《校注妇人良方》）。党参15 g，炒白术15 g，黄芪15 g，当归15 g，炙甘草6 g，茯神15 g，远志10 g，酸枣仁15 g，木香10 g，龙眼肉15 g，生姜6 g，大枣6 g。水煎煮2次，煎液混合后分2次服用。连服7日后复诊。

2. 肾气亏损证

主要证候：年逾15周岁尚未行经，或月经初潮偏迟，时有月经停闭，或月经周期建立后，由月经周期延后、经量减少渐至月经停闭；或体质虚弱，全身发育欠佳，第二性征发育不良，或腰膝酸软，头晕耳鸣，倦怠乏力，夜尿频多；舌淡黯，苔薄白，脉沉细。

证候分析：先天禀赋不足，肾气未盛，精气未充，天癸匮乏，故月经未潮，或月经初潮偏迟，全身发育不佳，第二性征发育不良；肾气亏虚，冲任损伤，血海空虚致月经周期延后、经量少，渐至停闭；肾虚则腰酸腿软，头晕耳鸣，夜尿频多；舌淡，苔薄白，脉沉细均为肾气亏虚之兆。

治疗法则：补益肾气，调理冲任。

常用中成药：河车大造胶囊、五子衍宗丸、金匮肾气丸。

简易药方：加减苁蓉菟丝子丸（《中医妇科治疗学》）。熟地黄15g，肉苁蓉12 g，覆盆子15 g，当归15 g，枸杞子15 g，桑寄生15 g，菟丝子15 g，焦艾叶10 g。水煎煮2次，煎液混合后分2次服用。连服7日后复诊。

3. 阴虚血燥证

主要证候：月经周期延后、经量少、色红质稠，渐至月经停闭不行；五心烦热，颧红唇干，盗汗甚至骨蒸劳热，干咳或咳嗽唾血；舌红、苔少，脉细数。

证候分析：阴血不足，日久益甚，虚热内生，火逼水涸，血海燥涩渐涸，故月经延后，量少，色红质稠，渐至月经停闭；阴虚日久，虚火内炽，蒸津外泄则多盗汗，骨蒸劳热；热伤肺经则干咳或唾血；舌红、苔少，脉细数，均为阴虚血燥之象。

治疗法则：滋阴养津，养血调冲。

常用中成药：左归丸、麦味地黄丸。

简易药方：加减一阴煎（《景岳全书》）加减。生地黄15 g，熟地黄15 g，白芍15 g，麦冬15 g，知母12 g，地骨皮15 g，炙甘草6 g，丹参15 g，黄精15 g，女贞子15 g，制香附10 g。水煎煮2次，煎液混合后分2次服用。连服7日后复诊。

4. 气滞血瘀证

主要证候：月经停闭不行，伴胸胁、乳房胀痛，精神抑郁，少腹胀拒按，烦躁易怒，舌紫暗，有瘀点，脉沉弦而涩。

证候分析：情志抑郁，气机瘀滞，血行受阻，瘀血内阻，冲任瘀滞，胸胁阻隔故月经停闭不行，少腹胀痛拒按。气以通为顺，气机失畅，精神抑郁，烦躁易怒，乳房胀痛；舌紫暗，有瘀点，脉沉弦而涩，均为气滞血瘀之征。

治疗法则：理气活血，祛瘀通经。

常用中成药：血府逐瘀胶囊（颗粒）、逍遥丸合益母草膏（胶囊、颗粒）。

简易药方：血府逐瘀汤（《医林改错》）。桃仁10 g，红花10 g，当归15 g，生地黄15 g，川芎15 g，赤芍15 g，牛膝15 g，桔梗6 g，柴胡10 g，炒枳壳15 g，生甘草6 g。水煎煮2次，煎液混合后分2次服用。连服7日后复诊。

5. 痰湿阻滞证

主要证候：月经延后，经量少，色淡质黏腻，渐至月经停闭；伴形体肥胖，胸闷泛恶，神疲倦怠，纳少痰多或带下量多，舌淡胖，苔白腻，脉滑。

证候分析：脾虚运化失常，聚湿生痰，或素体肥胖，痰从中生；痰湿下注，壅滞冲任，有碍血海满盈，以致月经延后，量少，色淡质黏腻，渐至月经停闭；痰湿内停，滞于胸脘，则胸闷泛恶，纳少痰多；湿困脾阳，则形体肥胖，神疲倦怠；舌淡胖，苔白腻，脉滑为痰湿内停之象。

治疗法则：健脾燥湿化痰，活血调经。

常用中成药：苍附导痰丸、二陈丸。

简易药方：四君子汤（《太平惠民和剂局方》）合苍附导痰丸（《叶天士女科诊治秘方》）加减。党参 15 g，茯苓 15 g，炒白术 15 g，生甘草 6 g，半夏 12 g，陈皮 12 g，苍术 10 g，胆南星 10 g，炒枳壳 15 g，生姜 6 g，神曲 15 g。水煎煮 2 次，煎液混合后分 2 次服用。连服 7 日后复诊。

五、临证心得

1. 诊断要点

造成闭经的原因多种多样，病因复杂，临证应先行相关检查明确何种原因所致而对因诊治。

2. 辨证要点

西医学认为闭经为一种症状，而非一独立的疾病。闭经的主要表现是年逾 16 周岁月经尚未来潮，或月经周期已建立后又中断 6 个月以上或月经停闭超过了 3 个月经周期，明确病因后，中医治疗其辨证主要根据月经停闭的情况，结合病史及月经的量、色、质，伴随症状，舌脉，素体情况综合分析。临床中，闭经虚证多而实证少，也有证情复杂，实中有虚，虚中有实，虚实夹杂者，且闭经的发生也往往因多个脏腑气血失调所致，辨证需要知常达变，方能效验。

3. 治疗要点

闭经病因复杂多样，近年来发病率一直呈现上升趋势，治疗闭经应首先明确病因，中医治疗应结合病史、明确病因，辨证施治。注意切不可一味温补，以免血滞不行，亦不可专事攻伐而耗气伤阴，当通补兼施，才能使气血通调，月经正常来潮。

（陈　粮）

第八节　经间期出血

月经周期基本正常，在两次月经之间氤氲之时，发生周期性少量阴道出血者，称为"经间期出血"。其特点是阴道流血发生在经间期，即氤氲之时，且量甚少，一般 1 ~ 2 天即自止。

本病相当于西医学排卵期出血，若出血期长，血量增多，不及时治疗，进一步发展可致崩漏。

一、病因病机

月经中期又称氤氲期，是冲任阴精充实，重阴必阳，由阴盛向阳盛转化的生理阶段。若肾阴不足，湿热扰动或瘀血阻遏，使阴阳转化不协调，遂发生本病。常见的分型有肾阴虚、湿热和血瘀（图 14-7）。

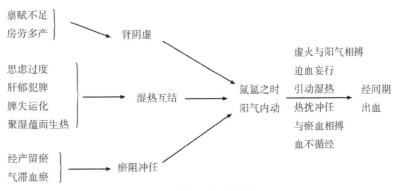

图 14-7　经间期出血的病因病机

1. 肾阴虚

素体阴虚，房劳多产，肾中精血亏损，阴虚内热，热伏冲任，于氤氲之时，阳气内动，阳气乘阴，迫血妄行，因而出血；血出之后，阳气外泄，阴阳又趋平衡，故出血停止，下次周期，又再复发。

2. 湿热

外感湿热之邪，或情志所伤，肝郁犯脾，水湿内生，湿热互结，蕴于冲任，于氤氲之时，阳气内动，引起湿热，迫血妄行，遂致出血；湿热随经血外泄，冲任复宁，出血停止，下次周期，又再复发。

3. 血瘀

经期产后，余血内留，离经之血内蓄为瘀，或情志内伤，气郁血结，久而成瘀，瘀阻冲任，于氤氲之时，阳气内动，引动瘀血，血不循经，遂致出血；瘀随血泄，冲任暂宁，出血停止，下次周期，又再复发。

二、诊断

1. 病史

多见于青年女子，可有月经不调史，或有堕胎、小产史。

2. 临床表现

在两次月经中间，一般是周期的第 12 ~ 16 天出现少量阴道出血，持续 2 ~ 3 日或数日则自止，反复发生。可伴腰酸，一侧少腹胀痛，乳房胀痛，或带下增多，质黏透明如蛋清样，或赤白带下。

3. 检查

妇科检查：宫颈黏液透明，呈拉丝状，夹有血丝。其他检查：测量基础体温，在高、低温相交替时出血，一般在基础体温升高后则出血停止，亦有高相时继续出血；血清雌激素、孕激素水平通常偏低。

三、鉴别诊断

经间期出血应注意与月经先期、月经过少、赤带等疾病相鉴别（表 14-9）。

表 14-9　经间期出血与其他疾病的鉴别

病名	月经周期	经量	排卵期
经间期出血	正常	正常	少量阴道出血
月经先期	提前 7 ~ 14 天	正常	无出血
月经过少	正常	过少	无出血
赤带	正常	多少不定	无规律表现

四、辨证治疗

经间期出血是根据出血的量、色、质，结合全身症状与舌脉辨虚实。出血量少，色鲜红，质黏者，多为肾阴虚证；出血量稍多，赤白相兼，质稠者，多为湿热证；若出血量时或稍多时或甚少，色暗红，或紫黑如酱，则为血瘀证。治疗原则以平衡阴阳为主，促进阴阳的顺利转化。治疗时关键在经后期。一般以滋肾养血为主，热者清之，湿者除之，瘀者化之。出血时适当配伍一些固冲止血药。

1. 肾阴虚证

主要证候：经间期出血，量少，色鲜红，质稠，头晕耳鸣，腰腿酸软，手足心热，夜寐不宁，舌红，苔少，脉细数。

证候分析：肾阴不足，热伏冲任，于氤氲期，阳气内动，阳气乘阴，迫血妄行，故发生出血；阴虚内热，故出血量少，色鲜红，质稠；肾主骨生髓，肾阴虚，脑髓失养，故头晕耳鸣；肾虚则外府失养，故腰腿酸软；阴虚内热，故手足心热；肾水亏损，不能上济于心，故夜寐不宁。舌红，少苔，脉细数，也为肾阴虚之征。

治疗法则：滋肾益阴，固冲止血。

常用中成药：大补阴丸、知柏地黄丸、固经丸。

简易药方：加减一贯煎（《景岳全书》）。生地黄 15 g，白芍 15 g，麦冬 15 g，熟地黄 15 g，甘草 6 g，知母 12 g，地骨皮 12 g。水煎煮 2 次，煎液混合后分 2 次服用。连服 7 日后复诊。

2. 湿热证

主要证候：经间期出血，血色深红，质稠，平时带下量多色黄，小腹时痛，心烦口渴，口苦咽干，舌红，苔黄腻，脉滑数。

证候分析：湿热内蕴，于氤氲期阳气内动之时，引动湿热，损伤冲任，迫血妄行，因而出血；湿热与血搏结，故血色深红，质稠；湿热搏结，瘀滞不通，则小腹作痛；湿热流注下焦，带脉失约，故带下量多色黄；湿热熏蒸，故口苦咽干，心烦口渴。舌红，苔黄腻，脉滑数，也为湿热之象。

治疗法则：清热除湿，凉血止血。

（1）常用中成药：葆宫止血颗粒、经带宁胶囊、妇科千金片（胶囊）、金刚藤片（糖浆）、调经止带丸、二妙丸。

（2）简易药方：清肝止淋汤（《傅青主女科》）去阿胶、大枣，加茯苓、炒地榆。白芍 15 g，生地黄 15 g，当归 15 g，牡丹皮 15 g，黄檗 15 g，牛膝 15 g，香附 15 g，小黑豆 15 g，茯苓 15 g，炒地榆 15 g。水煎煮 2 次，煎液混合后分 2 次服用。连服 7 日后复诊。

3. 血瘀证

主要证候：经间期出血，血色紫黯，夹有血块，小腹疼痛拒按，情志抑郁，舌紫黯或有瘀点，脉涩有力。

证候分析：瘀血阻滞冲任，于氤氲期阳气内动，引动瘀血，血不循经，因而出血，血色紫黯，夹有血块；瘀阻胞脉，故小腹疼痛拒按；瘀血内阻，气机不畅，故情志抑郁。舌紫黯或有瘀点，脉涩有力，也为血瘀之征。

治疗法则：活血化瘀，理血归经。

常用中成药：龙血竭胶囊（片）、散结镇痛颗粒、血府逐瘀颗粒、益母草膏（颗粒、胶囊）。

简易药方：逐瘀止血汤（《傅青主女科》）。大黄 6 g，生地黄 15 g，当归尾 15 g，赤芍 15 g，牡丹皮 15 g，枳壳 12 g，龟甲 20 g，桃仁 10 g。水煎煮 2 次，煎液混合后分 2 次服用。连服 7 日后复诊。

五、临证心得

1. 诊断要点

阴道不规则出血的患者，应首先明确患者于月经周期中的哪个阶段出血，故经间期出血的患者应注意与月经先期、月经过少相鉴别，同时还应注意与赤带相鉴别。

2. 辨证要点

经间期出血的主要症状是经间期的阴道不规则出血，故其辨证主要根据出血的量、色、质，结合全身症状与舌脉辨虚实。

3. 治疗要点

临证时应注意：①临床上以肾阴虚证最为常见。滋养肾阴，务求使阴精充盛，天癸按期而至，调补天癸，应辅以血肉有情之品，可选加鳖甲、紫河车等。"善补阴者，必于阳中求阴"，在滋阴之中，加入少许补气温阳之品，如菟丝子、巴戟天、鹿角片等，以利于阴阳转化。②对于出血与止血的认识，即动与静的关系。出血量少，止血不是主要的，关键是促进气血活动，顺利转化，即排卵，待 BBT 上升后，血能自止，即由动至静。若出血量多，则加止血药。③治疗过程中应注意情志疏导，舒缓紧张情绪。解郁清热可选加黄连、莲子心、酸枣仁、郁金等清心安神之品。饮食宜清淡，忌滋腻、辛燥。

（陈　粮）

第九节　崩漏

妇女不在行经期间阴道突然大量出血，或淋漓下血不断者，称为"崩漏"，前者称为"崩中"，后者称为"漏下"。两者常交替出现，且病因病机基本一致，故概称崩漏；是肾－天癸－冲任－胞宫生殖轴严重紊乱而引起月经的周期、经期、经量严重失调的一种疾病。

西医妇科学所称的功能失调性子宫出血是最常见的月经疾病之一，系由内分泌失调所致的子宫异常出血，其临床症状符合崩漏表现者，应归属于本病范围辨证治疗。西医治疗本病多采用激素治疗，具有其局限性，中医药具有整体调节的优势。其"急则治其标，缓则治其本"的治疗原则，以及塞流、澄源、复旧三法对于临床治疗一直具有重要的指导意义。

一、病因病机

本病的发病是因为肾，天癸－冲任－胞宫生殖轴的严重失调。其主要病机是冲任不固，不能制约经血，子宫藏泻失常。导致崩漏的常见病因有脾虚、肾虚、血热、血瘀，可概况为虚、热、瘀。其病本在肾，病位在冲任，变化在气血，表现为子宫藏泻无度（图14-8）。

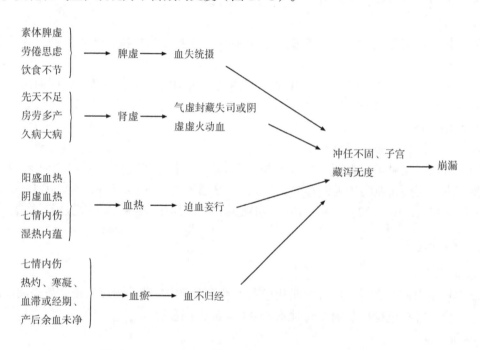

图 14-8　崩漏病因病机

1. 脾虚

素体脾虚，或劳倦思虑、饮食不节损伤脾，脾虚血失统摄，甚至虚而下陷，冲任不固，不能制约经血，发为崩漏。

2. 肾虚

先天肾气不足；或少女肾气未盛，天癸未充；房劳多产损伤肾气；或久病大病穷必及肾；或七七之年肾气渐衰，天癸渐竭；肾气虚则封藏失司，冲任不固，不能制约经血，子宫藏泻失常发为崩漏。亦有素体阳虚，命门火衰；或久崩久漏，阴损及阳，阳不摄阴，封藏失职，冲任不固，不能制约经血而成崩漏；或素体肾阴亏虚；或多产房劳耗伤真阴，阴虚失守，虚火动血，迫血妄行，子宫藏泻无度，遂致崩漏。

3. 血热

素体阳盛血热或阴虚内热；或七情内伤，肝郁化热；或内蕴湿热之邪，热伤冲任，迫血妄行，发为崩漏。

4. 血瘀

七情内伤，气滞血瘀；或热灼、寒凝、虚滞致瘀；或经期、产后余血未净而同房，内生瘀血；或崩漏日久，离经之血为瘀。瘀阻冲任、胞宫，血不归经而妄行，遂成崩漏。

二、诊断

1. 病史

注意患者的年龄及月经史，尤其要询问患者既往月经的周期、经期、经量有无异常，有无崩漏史，有无口服避孕药或激素，有无宫内节育器等。还应询问有无内科出血病史。

2. 临床表现

月经周期紊乱，行经时间超过半个月以上，或者数月断续不净，抑或停闭数月又突然暴下不止或淋漓不净。

3. 检查

①妇科检查：应排除器质性病变，如子宫颈息肉、子宫肌瘤等。②辅助检查：主要需排除生殖器肿瘤、炎症或全身性疾病（如内科血瘀疾病）引起的阴道出血，可根据病情的需要选做 B 超、MRI、宫腔镜检查，或诊断性刮宫、基础体温测定等。

三、鉴别诊断

崩漏与西医学生殖内分泌失调引起的无排卵型功能失调性子宫出血类似，其特点是功能失调而无器质性病变，故在治疗前应明确诊断，首先应当除外生殖系统炎症及肿瘤，特别是宫颈癌、子宫内膜癌或癌前病变。另外，崩漏应与月经不调、经间期出血、赤带、胎产出血、外阴阴道外伤性出血以及出血性内科疾病相鉴别（表 14-10）。

表 14-10　崩漏与各种原因引起的异常阴道出血鉴别诊断

病名	出血特点	临床表现	检查
崩漏	不规律出血，周期、经期、经量均异常	出血时间长或出血量多时可见头晕、乏力、心慌、气短等	妇科检查及 B 超检查无器质性病变；全血细胞分析可见红细胞及血红蛋白降低，其余各项检查正常
月经先期	月经周期缩短，< 21 天；经期、经量基本正常	一般无明显特殊不适	妇科检查及 B 超检查无器质性病变
月经过多	经量过多，月经周期、经期基本正常	出血过多时可见头晕、乏力、心慌、气短等	全血细胞分析可见红细胞及血红蛋白降低，其余各项正常
经期延长	经期延长，> 7 天，2 周内能自止；月经周期及经量基本正常或伴经量较多	一般无明显特殊不适	妇科检查一般无明显异常
经间期出血	经间期阴道少量出血，持续 1～3 天自止，月经周期正常	一般无明显不适或伴轻度腰酸腹痛等	BBT 双相；B 超检查卵泡成熟；或 E_2 偏低
赤带	血量少，常与带下混合而下，无周期性；月经正常	一般无明显特殊不适	妇科检查一般无明显异常，或伴有宫颈炎性病变
胎漏、胎动不安	妊娠期阴道少量出血	常伴有腹痛、腰酸、恶心、呕吐、厌食等妊娠反应	妇科检查子宫增大与停经时间相符；尿妊娠阳性；B 超检查可见子宫内妊娠囊或胎芽、胎心

续表

病名	出血特点	临床表现	检查
异位妊娠	有停经史，阴道少量出血	下腹隐痛或胀痛，破裂时腹痛剧烈，呈撕裂样疼痛，严重时可出现晕厥与休克。下腹明显压痛及反跳痛，肌紧张较轻，叩诊或可出现移动性浊音	血HCG较正常妊娠低，妇科检查：未破裂则子宫略大稍软；破裂后穹隆饱满触痛，宫颈抬举痛和摇摆痛明显。B超检查：宫腔内无妊娠囊，可见腹腔内出血或附件区包块等。阴道后穹隆穿刺可抽出不凝血
堕胎	堕胎时阴道出血可由少增多，伴阵发下腹坠痛，随着胚胎排出，腹痛缓解、出血减少	堕胎前应有早孕反应	尿妊娠阳性；堕胎前B超宫内可见妊娠囊，堕胎后则无
生殖器肿瘤或炎症出血	常见如西医学子宫肌瘤、子宫内膜癌、宫颈癌、卵巢肿瘤、子宫内膜息肉、宫颈息肉等均可引起异常的阴道出血，因部位不同出血情况各异，或如崩或似漏	不同疾病临床表现不尽相同	借助妇科检查、宫腔诊刮手术、病灶活组织检查、B超检查、肿瘤标记物测定等可有相应不同的异常结果
内科系统疾病	出血量或多或少。常见有血液病、其他内分泌腺疾病、严重肝肾功能障碍等	不同疾病临床表现不尽相同	血液相关检查、内分泌检查及肝肾功能检查可有异常结果；妇科检查及B超检查无器质性病变

四、辨证治疗

一般而言，崩漏虚证多，实证少；因热者多，因寒者少；在崩中之际，多见标证，血势缓或出血停止后常显本证，但本病标本常错综复杂，故在审证求本中应当掌握辨证要点，视其转化判断证情的轻重缓急和寒热虚实。由于崩漏轻重缓急不同，故治疗崩漏当根据"急则治其标，缓则治其本"的原则，灵活采用塞流、澄源、复旧三法。还需考虑患者不同的年龄阶段，以及女性生理特点、月经周期规律等因素辨证施治。

（一）治崩三法

1. 塞流

塞流即是止血。崩漏是以流血为主的疾病，在出血期间，特别是暴崩之际，如不迅速、有效地止血，则可导致气随血脱，甚而危及生命，故此时急当止血防脱。止血的方法可根据出血的原因不同而有所不同。①益气摄血：在暴崩之际，由于大量失血，气随血脱，因此不论何种病因导致的暴崩，都应首先采用益气摄血的方法，用独参汤；如见四肢厥逆，脉微欲绝等，则可用参附汤。待病势稍缓以后按不同病因病机进行辨证施治。②清热止血：常用生地黄、墨旱莲、阿胶、大蓟、小蓟、侧柏叶、藕节、地榆、牡丹皮等。③收涩止血：常用陈棕炭、血余炭、贯众炭、乌贼骨、煅龙骨、煅牡蛎、赤石脂。④化瘀止血：常用蒲黄炭、茜草、三七、益母草、花蕊石等。⑤温经止血：常用艾叶、炮姜等。

以上各种止血方法中，益气摄血是在暴崩期间应用的基本方法，收涩止血在各种止血方法基础上可以适当配合应用，其他各种方法则需根据临床辨证分清不同情况而选择应用。但不可一味止血固涩，以免留瘀，同时可配合针灸止血。若血势不减，可采用西药（止血药或激素类药物）进行中西医结合治疗，或考虑诊断性刮宫；贫血甚者应考虑输血。

2. 澄源

乃正本清源，求因治本。往往与塞流同步或先后重叠进行。于血量减少，病势渐缓时，当辨证论治，包括四诊八纲、辨证分型用药，使治疗更具有针对性，也含有鉴别诊断之内容。

3. 复旧

即固本善后，巩固疗效。复旧的依据是澄源，即在血止之后，谨守病机、辨证论治，以调整与恢复月经周期、维持正常经量为要。同时应考虑青春期、育龄期、围绝经期患者的不同特点，用药有所侧重，并注意全身调整。

治疗崩漏的三大方法在临床应用过程中不可截然分开，塞流需澄源，澄源当固本。澄源始终贯穿于塞流与复旧的过程中。

（二）出血期辨证论治

1. 脾虚证

主要证候：经血非时而下，量多如崩，或淋漓不断，色淡质稀，神疲体倦，气短懒言，不思饮食，四肢不温，或面浮肢肿，面色淡黄，舌淡胖，苔薄白，脉缓弱。

证候分析：脾虚中气虚弱甚或下陷，则冲任不固，血失统摄，故经脏暴下或淋漓不尽；气虚，故经色淡质稀，神疲体倦，气短懒言，不思饮食；气虚阳气不布，故面浮肢肿，面色淡黄；舌淡胖，苔薄白，脉缓弱均为脾虚气弱之象。

治疗法则：补气摄血，固冲止崩。

常用中成药：归脾丸、补中益气丸。

简易药方：固本止崩汤（《傅青主女科》）或固冲汤（《医学衷中参西录》）加减。党参 15 g，黄芪 15 g，炒白术 15 g，熟地黄 15 g，当归 3 g，黑姜 3 g。煎煮 2 次，煎液混合后分 2 次服用。连服 7 日后复诊。

2. 肾气虚证

主要证候：多见青春期少女或经断前后妇女出现经乱无期，出血量多势急如崩，或淋漓不尽，或由崩而漏，由漏而崩反复发作，色淡红或淡暗，质清稀；面色晦暗，小腹空坠，腰膝酸软；舌淡暗，苔白润，脉沉弱。

证候分析：青年肾气未盛，更年期肾气渐虚，肾气虚衰，封藏失司，冲任不固，不能制约经血，故经乱无期，出血量多或淋漓不止，色淡红或淡黯，质清稀；腰膝酸软，舌淡黯，脉沉弱均为肾气虚之象。

治疗法则：补肾益气，固冲止血。

常用中成药：苁蓉益肾丸、六味地黄丸、参茸白凤丸。

简易药方：加减苁蓉菟丝子丸（《中医妇科治疗学》），加党参、黄芪、阿胶、熟地黄 15 g，肉苁蓉 15 g，覆盆子 15 g，当归 15 g，枸杞子 15 g，桑寄生 15 g，菟丝子 15 g，艾叶 6 g，党参 15 g，黄芪 15 g，阿胶（烊化）10 g。煎煮 2 次，煎液混合后分 2 次服用。连服 7 日后复诊。

3. 肾阳虚证

主要证候：经血非时而下，出血量多，淋漓不尽，色淡质稀，腰痛如折，畏寒肢冷，小便清长，面色晦黯，舌淡黯，苔薄白，脉沉弱。

证候分析：肾阳虚衰，冲任不固，血失封藏，故经乱无期，经血量多，淋漓不断；肾阳不足，经血失于温煦，故色淡质稀；肾阳虚衰，外府失荣，故腰痛如折，畏寒肢冷；膀胱失于温化，故小便清长。舌淡暗，苔薄白，脉沉弱，也为肾阳不足之征。

治疗法则：温肾助阳，固冲止血。

常用中成药：右归丸、肾气丸。

简易药方：右归丸（《景岳全书》）加党参、黄芪、三七。制附子 9 g，肉桂 3 g，熟地黄 15 g，山药 15 g，山萸肉 15 g，枸杞子 15 g，菟丝子 15 g，鹿角胶（烊化）10 g，当归 10 g，炒杜仲 15 g，党参 15 g，黄芪 15 g，三七粉（分冲）3 g。煎煮 2 次，煎液混合后分 2 次服用。连服 7 日后复诊。

4. 肾阴虚证

主要证候：经血非时而下，出血量少或多，淋漓不断，血色鲜红，质稠，头晕耳鸣，腰酸膝软，手足心热，颧赤唇红，舌红，苔少，脉细数。

证候分析：肾阴不足，虚火内炽，热伏冲任，迫血妄行，故经血非时而下，出血量少或多，淋漓不断；阴虚内热，故血色鲜红，质稠；肾阴不足，精血衰少，不能上荣空窍，故头晕耳鸣；精亏血少，不能濡养外府，故腰腿酸软；阴虚内热，则手足心热；虚热上浮，则颧赤唇红。舌红，苔少，脉细数，也为肾阴虚之征。

治疗法则：滋肾益阴，固冲止血。

常用中成药：左归丸、河车大造胶囊（丸）。

简易药方：左归丸（《景岳全书》）合二至丸（《医方集解》）。熟地黄 15 g，山药 15 g，枸杞子 15 g，山萸肉 15 g，菟丝子 15 g，鹿角胶（烊化）10 g，龟甲胶（烊化）10 g，川牛膝 15 g，女贞子 15 g，墨旱莲 15 g。煎煮 2 次，煎液混合后分 2 次服用。连服 7 日后复诊。

5. 血虚热证

主要证候：经来无期，量少淋漓不尽或量多势急，血色鲜红；面颊潮红，烦热少寐，咽干口燥，便结，舌红少苔，脉细数。

证候分析：阴虚内热，热扰冲任血海，经来无期，量少淋漓不尽或量多势急；热灼阴血，色鲜红，面颊潮红，烦热少寐，咽干口燥，便结；舌红少苔，脉细数均为阴虚内热之象。

治疗法则：养阴清热，固冲止血。

常用中成药：葆宫止血颗粒、二至丸。

简易药方：上下相资汤（《石室秘录》）加减。党参 15 g，沙参 15 g，玄参 10 g，麦冬 15 g，玉竹 15 g，五味子 10 g，熟地黄 15 g，山萸肉 15 g，车前子（包煎）15 g，牛膝 15 g。煎煮 2 次，煎液混合后分 2 次服用。连服 7 日后复诊。

6. 血实热证

主要证候：经血非时而下，量多如崩，或淋漓不断，血色深红，质稠，心烦少寐，渴喜冷饮，头晕面赤，舌红，苔黄，脉滑数。

证候分析：热伤冲任，迫血妄行，故经血非时而下，量多如崩，或淋漓不断；血为热灼，故血色深红，质稠；邪热内炽，津液耗损，故口渴喜饮；热扰心神，故心烦少寐；邪热上扰，故头晕面赤。舌红苔黄，脉滑数，为血热之象。

治疗法则：清热凉血，固冲止血。

常用中成药：十灰丸、荷叶丸、宫血宁胶囊。

简易药方：清热固经汤（《简明中医妇科学》）。生地黄 15 g，地骨皮 15 g，炙龟甲 15 g，牡蛎 15 g，阿胶（烊化）10 g，黄芩 10 g，藕节 15 g，陈棕炭 15 g，甘草 6 g，焦栀子 10 g，地榆 15 g。煎煮 2 次，煎液混合后分 2 次服用。连服 7 日后复诊。

7. 血瘀证

主要证候：经血非时而下，量多或少，淋漓不净，血色紫暗有块，小腹疼痛拒按，舌紫暗或有瘀点，脉涩或弦涩有力。

证候分析：瘀滞冲任，血不循经，故经血非时而下，量多或少，淋漓不断；冲任阻滞，经血运行不畅，故血色紫黯有块，"不通则痛"，故小腹疼痛拒按。舌紫黯或有瘀点，脉涩或弦涩有力，也为血瘀之征。

治疗法则：活血祛瘀，固冲止血。

常用中成药：龙血竭片、震灵丸、云南白药。

简易药方：逐瘀止崩汤（《安徽中医验方选集》）。当归 10 g，川芎 10 g，三七（分冲）3 g，没药 10 g，五灵脂 12 g，牡丹皮 10 g，丹参 15 g，艾叶 6 g，阿胶（蒲黄炒）10 g，龙骨 15 g，牡蛎 15 g，海螵蛸 20 g。煎煮 2 次，煎液混合后分 2 次服用。连服 7 日后复诊。

（三）非出血期的治疗

血止后治疗以复旧为主，结合澄源。崩漏止血后治疗是治愈崩漏的关键，但在临床治疗时需根据患者的不同情况采取不同的治疗方法，从而达到不同的目的。对于青春期的患者，主要是调整月经周期；对生育期患者，主要是调整月经周期并恢复排卵；对于围绝经期的患者，则主要是减少出血，防止复发及预防恶性病变。

1. 辨证论治以调经

寒热虚实均可导致崩漏，临床上崩漏大出血期间多显示出标证为主，血止后多显示出本证，故在治疗时应辨证论治，以达到复旧的目的。具体治疗时可参考出血期各证型进行辨证论治，但应酌情去掉各方中的止血药物。

2. 中药人工周期疗法

中药周期疗法是根据月经周期中脏腑阴阳气血的生理变化规律，在月经的不同时期采用不同的治法，因势利导，以达到调整月经周期和恢复排卵目的的中医序贯疗法。周期疗法周期性用药的原则为：经后期着重补肾调肝养血，促进卵泡发育成熟；经间期着重助阳活血，促进阴阳转化，诱发排卵；经前期注重补肾助阳，维持黄体功能；经行之际，着重活血调经，根据经量多少随症用药。临床运用周期疗法时，应根据患者的证候与体质特点，辨病与辨证结合，因人、因证、因时制宜，以补肾、养肝、扶脾和调理气血为治疗大法，调经治本。

五、临证心得

1. 诊断要点

崩漏的诊断要点是周期、经期、经量均异常。崩漏应与其他出血性月经病、妊娠病、产后病及杂病所致出血相鉴别。另外还应与外阴阴道外伤性出血以及内科系统疾病所造成的出血相鉴别。

2. 辨证要点

崩漏的辨证首先是根据出血的量、色、质情况辨明血证的属性，以分清寒、热、虚、实。一般而言，崩漏虚证多，实证少；因热者多，因寒者少；在崩下之际，多见标证，血势缓或出血停止后常显本证，但本病标本常错综复杂，故在审证求本中应当掌握辨证要点，视其转化判断病情的轻重缓急和寒热虚实。

3. 治疗要点

治疗崩漏当根据"急则治其标，缓则治其本"的原则，灵活采用塞流、澄源、复旧三法。还需考虑患者不同的年龄阶段，以及女性生理特点、月经周期规律等因素辨证施治。

（陈　粮）

第十节　痛经

凡在经期或经行前后，出现周期性小腹疼痛，或痛引腰骶，甚至剧痛晕厥者，称为"痛经"，亦称"经行腹痛"。

西医学把痛经分为原发性痛经和继发性痛经，前者又称功能性痛经，系指生殖器官无明显器质性病变者，后者多继发于生殖器官某些器质性病变，如盆腔子宫内膜异位症、子宫腺肌病、盆腔炎性疾病后遗症等。本节讨论的痛经，包括西医学的原发性痛经和继发性痛经。功能性痛经容易痊愈，器质性病变导致的痛经病程较长，缠绵难愈。中医治疗原发性痛经疗效确切，不良反应小；对继发性痛经改善症状及不良反应方面也有西医不可比拟的明显优势。目前，中医综合治疗（包括中药口服、中药保留灌肠、中药离子导入、中药外敷等）痛经（原发及继发性痛经）为研究热点。

一、病因病机

本病的发生与冲任、胞宫的周期性生理变化密切相关。主要病机在于邪气内伏或精血素亏，更值经期前后冲任二脉气血的生理变化急骤，导致胞宫的气血运行不畅，"不通则痛"；或胞宫失于濡养，"不荣则痛"，故使痛经发作。常见的分型有气滞血瘀、寒凝血瘀、湿热瘀结、肾气亏损和气血虚弱。

1. 气滞血瘀

素性抑郁，或忿怒伤肝，肝郁气滞，气滞血瘀，或经期产后，余血内留，蓄而成瘀，瘀滞冲任，血行不畅，经前、经时气血下注冲任，胞脉气血更加壅滞，"不通则痛"，发为痛经。

2. 寒凝血瘀

经期产后，感受寒邪，或过食寒凉生冷，寒客冲任，与血搏结，以致气血凝滞不畅，经前、经时气血下注冲任，胞脉气血更加壅滞，"不通则痛"，发为痛经。

3. 湿热瘀结

素有湿热内蕴，或经期产后，感受湿热之邪，与血搏结，稽留于冲任、胞宫，以致气血凝滞不畅，经行之际，气血下注冲任，胞宫气血更加壅滞，"不通则痛"，发为痛经。

4. 肾气亏损

先天肾气不足，或房劳多产，或久病虚损，伤及肾气，肾虚则精亏血少，冲任不足，经行血泄，胞宫气血愈虚，失于濡养，"不荣则痛"，发为痛经。

5. 气血虚弱

素体虚弱，气血不足，或大病久病，耗伤气血，或脾胃虚弱，化源不足，气虚血少，经行血泄，冲任气血更虚，胞宫失于濡养，"不荣则痛"，发为痛经。

二、诊断

1. 病史

见伴随月经周期规律性发作的小腹疼痛为主证史，或有经量异常、不孕、放置宫内节育器、盆腔炎性疾病等病史。

2. 临床表现

腹痛多发生在经前 1 ~ 2 天，行经第 1 天达高峰，可呈阵发性痉挛性或胀痛伴下坠感，严重者可放射到腰骶部、肛门、阴道、股内侧，甚至可见面色苍白、出冷汗、手足发凉等晕厥之象。但无论疼痛程度如何，一般不伴腹肌紧张或反跳痛。也有少数于经血将净或经净后 1 ~ 2 天开始觉腹痛、后腰痛者。

3. 检查

①妇科检查：无阳性体征者属功能性痛经；如盆腔内有粘连、包块、结节或增厚者，可能是盆腔炎症、子宫内膜异位症等病所致。部分患者可见子宫体极度屈曲或宫颈口狭窄。②辅助检查：超声检查、腹腔镜、子宫输卵管碘油造影、宫腔镜检查有助于明确痛经的原因。

三、鉴别诊断

阴道出血伴腹痛的育龄期女性，应当注意先排除妊娠相关疾病等，另外痛经应与发生在经期或于经期加重的内、外、妇诸学科引起腹痛症状的疾病如急性阑尾炎、结肠炎、膀胱炎、卵巢囊肿蒂扭转等相鉴别（表 14-11）。

表 14-11　痛经与其他疾病的鉴别

病名	疼痛特点	临床表现	妇科检查	辅助检查
痛经	伴随月经周期出现的周期性腹痛	经行前后腹痛或下坠胀痛，或外阴、肛门坠痛，严重则面色苍白，冷汗，手足凉，甚则晕厥。一般无腹肌紧张或反跳痛	无阳性体征者为功能性痛经。继发性痛经可扪及子宫均匀增大或附件区囊性包块	B超检查可发现盆腔有包块、结节或子宫体增大，腹腔镜、宫腔镜检查及子宫输卵管造影有助于明确痛经的原因
先兆流产	妊娠期间下腹痛	妊娠后下腹痛，或伴阴道出血，或伴腰酸小腹下坠等症状	子宫颈口未开胎膜未破，子宫大小与停经月份符合	尿妊娠试验阳性。血HCG、P升高。B超检查可见完整胎囊，或有胎心、胎动存在

续表

病名	疼痛特点	临床表现	妇科检查	辅助检查
异位妊娠	未破时可无腹痛或偶有轻微下腹隐痛。发生破裂或流产则突感一侧下腹部撕裂样或刀割样疼痛	未破时可仅有早孕反应。破裂则出现腹痛、阴道出血、晕厥与休克。下腹明显压痛及反跳痛，肌紧张较轻，叩诊或可出现浊音	未破裂则子宫略大稍软；破裂时后穹隆饱满触痛，宫颈抬举痛和摇摆痛明显	HCG升高。B超检查宫内未见孕囊，宫外有低回声区或混合性包块，子宫直肠窝有积液。诊刮未见绒毛。阴道后穹隆穿刺出不凝血
卵巢囊肿蒂扭转、囊肿破裂	突发一侧腹痛明显，一般发生于剧烈活动后或体位改变后	突发一侧腹痛剧烈，或伴腹膜刺激征。下腹一侧有明显固定压痛点	可扪及一侧附件区包块，压痛明显或有无明显边界包块，压痛	B超检查可发现一侧包块，蒂部血流改变；或有低、无回声包块，盆腔积液
盆腔炎	下腹痛，经前或经期加重	急性者下腹痛伴发热，分泌物增多，或伴恶心、呕吐、膀胱刺激征、排便困难、腹膜刺激征。非急性期则有疲乏等全身症状，下腹痛或腰痛、月经异常或不孕等	大量脓性分泌物，宫颈举痛，子宫压痛，附件区增厚压痛。或可扪及附件包块	B超检查显示或有盆腔包块，可有盆腔积液
泌尿系感染	排尿时淋漓涩痛，排尿时或后明显	尿频、尿急、尿痛或尿血	尿道口可充血	尿常规检查有白细胞、红细胞，甚至脓细胞。尿细菌培养有致病菌
结肠炎	左下腹或小腹隐痛或绞痛，便后缓解	反复发作腹痛、腹泻、黏液便或脓血便。可有消瘦、乏力等	无异常	粪常规有红细胞、白细胞、黏液或有巨噬细胞。钡剂放射线和内镜检查有相应表现
急性阑尾炎	转移性右腹痛	转移性右下腹痛，伴发热。麦氏点压痛、反跳痛、肌紧张。结肠充气征阳性	子宫附件无明显异常	血常规白细胞、中性粒细胞升高。B超检查阑尾区有渗出或有包块

四、辨证治疗

本病以伴随月经来潮而周期性小腹疼痛作为辨证要点，根据其疼痛发生的时间、部位、性质、喜按或拒按等不同情况，明辨其虚实寒热，在气在血。一般痛在经前、经期，多属实；痛在经后、经期，多属虚。痛胀俱甚、拒按，多属实；隐隐作痛、喜揉喜按，多属虚。得热痛减多为寒，得热痛甚多为热。痛甚于胀多为血瘀，胀甚于痛多为气滞。痛在两侧少腹病多在肝，痛连腰际病多在肾。其治疗大法以通调气血为主。

1. 气滞血瘀证

主要证候：经前或经期小腹胀痛拒按，胸胁、乳房胀痛，经行不畅，经色紫暗有块，块下痛减，舌紫黯，或有瘀点，脉弦或弦涩有力。

证候分析：肝郁气滞，瘀滞冲任，气血运行不畅，经前、经时，气血下注冲任，胞宫气血更加壅滞，"不通则痛"，故经行小腹胀痛拒按；肝气瘀滞，故胸胁、乳房胀痛；冲任气滞血瘀，故经行不畅，经色紫暗有块；血块排出后，胞宫气血运行稍畅，故腹痛减轻。舌紫暗或有瘀点，脉弦或弦涩有力，也为气滞血瘀之征。

治疗法则：行气活血，祛瘀止痛。

常用中成药：血府逐瘀胶囊、丹七片、妇女痛经丸、元胡止痛片（胶囊、颗粒、滴丸）、丹莪煎膏、桂枝茯苓胶囊、散结镇痛胶囊、调经丸、益母冲剂、痛经口服液、痛经灵颗粒、七制香附丸、通经甘露丸。

简易药方：膈下逐瘀汤（《医林改错》）。当归 10 g，川芎 10 g，赤芍 15 g，桃仁 10 g，红花 10 g，枳壳 15 g，延胡索 15 g，五灵脂 12 g，乌药 12 g，香附 12 g，牡丹皮 15 g，甘草 6 g。煎煮 2 次，煎液混合后分 2 次服用。连服 7 日后复诊。

2. 寒凝血瘀证

主要证候：经前或经期小腹冷痛拒按，得热则痛减，经血量少，色暗有块，畏寒肢冷，面色青白，舌黯，苔白，脉沉紧。

证候分析：寒客冲任，血为寒凝，瘀滞冲任，气血运行不畅，经行之际，气血下注冲任，胞宫气血壅滞，"不通则痛"，故痛经发作；寒客冲任，血为寒凝，故经血量少，色暗有块；得热则寒凝暂通，故腹痛减轻；寒伤阳气，阳气不能敷布，故畏寒肢冷，面色青白。舌暗，苔白，脉沉紧，为寒凝血瘀之征。

治疗法则：温经散寒，祛瘀止痛。

常用中成药：少腹逐瘀颗粒、温经丸、艾附暖宫丸、田七痛经胶囊。

简易药方：少腹逐瘀汤（《医林改错》）或温经汤（《妇人大全良方》）。小茴香 6 g，干姜 10 g，延胡索 15 g，没药 10 g，当归 10 g，川芎 15 g，官桂 6 g，赤芍 15 g，蒲黄（包煎）15 g，五灵脂 15 g。水煎煮 2 次，煎液混合后分 2 次服用。连服 7 日后复诊。

3. 湿热瘀结证

主要证候：经前或经期小腹灼痛拒按，痛连腰骶，或平时小腹痛，至经前疼痛加剧，经量多或经期长，经色紫红，质稠或有血块，平素带下量多，黄稠臭秽，或伴低热，小便黄赤，舌红，苔黄腻，脉滑数或濡数。

证候分析：湿热蕴结冲任，气血运行不畅，经行之际气血下注冲任，胞宫气血壅滞，"不通则痛"，故痛经发作；湿热瘀结胞脉，胞脉系于肾，故腰骶坠痛，或平时小腹痛，至经前疼痛加剧；湿热伤于冲任，迫血妄行，故经量多，或经期长；血为热灼，故经色紫红，质稠或有血块；湿热下注，伤于带脉，带脉失约，故带下量多，黄稠臭秽；湿热熏蒸，故低热，小便黄赤。舌红，苔黄腻，脉滑数或濡数，为湿热瘀结之征。

治疗法则：清热除湿，化瘀止痛。

常用中成药：妇科千金片（胶囊）、妇乐颗粒、金刚藤片（糖浆）、调经止带丸、二妙丸。

简易药方：清热调血汤（《古今医鉴》）加红藤、败酱草、薏苡仁。牡丹皮 15 g，黄连 6 g，生地黄 15 g，当归 10 g，白芍 15 g，川芎 15 g，红花 10 g，桃仁 10 g，延胡索 15 g，莪术 15 g，香附 12 g，红藤 15 g，败酱草 15 g，薏苡仁 15 g。水煎煮 2 次，煎液混合后分 2 次服用。连服 7 日后复诊。

4. 肾气亏损证

主要证候：经期或经后小腹隐隐作痛，喜按，月经量少，色淡质稀，头晕耳鸣，腰酸腿软，小便清长，面色晦暗，舌淡，苔薄，脉沉细。

证候分析：肾气本虚，精血不足，经期或经后，精血更虚，胞宫、胞脉失于濡养，故小便隐隐作痛，喜按；肾虚冲任不足，血海满溢不多，故月经量少，色淡质稀；肾精不足，不能上养清窍，故头晕耳鸣；肾亏则外府失养，故腰酸腿软；肾气虚，膀胱气化失常，故小便清长。面色晦暗，舌淡苔薄，脉沉细，也为肾气亏损之征。

治疗法则：补肾填精，养血止痛。

常用中成药：六味地黄丸、安坤赞育丸、参茸白凤丸。

简易药方：调肝汤（《傅青主女科》）。当归 10 g，白芍 15 g，山茱萸 15 g，巴戟天 15 g，甘草 6 g，山药 15 g，阿胶 10 g。水煎煮 2 次，煎液混合后分 2 次服用。连服 7 日后复诊。

5. 气血虚弱证

主要证候：经期或经后小腹隐痛喜按，月经量少，色淡质稀，神疲乏力，头晕心悸，失眠多梦，面色苍白，舌淡，苔薄，脉细弱。

证候分析：气血本虚，经血外泄，气血更虚，胞宫、胞脉失于濡养，故经期或经后小腹隐痛喜按；气血虚冲任不足，血海满溢不多，故月经量少，色淡质稀；气虚中阳不振，故神疲乏力；血虚不养心神，故心悸，失眠多梦；气血虚不荣头面，故头晕，面色苍白。舌淡，苔薄，脉细弱，也为气血虚弱之征。

治疗法则：补气养血，和中止痛。

常用中成药：八珍益母丸（胶囊）、乌鸡白凤丸（胶囊、片）、当归调经丸、养荣百草丸、养血调经膏。

简易药方：黄芪建中汤（《金匮要略》），加当归、党参。黄芪 15 g，白芍 15 g，桂枝 10 g，炙甘草 6 g，生姜 3 片，大枣 2 枚，饴糖 10 g，当归 10 g，党参 15 g。水煎煮 2 次，煎液混合后分 2 次服用，连服 7 日后复诊，

五、临证心得

1. 诊断要点

阴道出血伴腹痛的育龄期女性，应当注意先排除妊娠相关疾病等，另外，痛经应与发生在经期或于经期加重的内、外、妇诸学科引起腹痛症状的疾病如急性阑尾炎、结肠炎、膀胱炎、卵巢囊肿蒂扭转等鉴别。

2. 辨证要点

痛经的主要症状是经来腹痛，故其辨证主要根据疼痛的时间、性质、部位、程度，结合月经期、量、色、质，伴随症状，舌脉，素体情况及病史综合分析。临床中，痛经实证多而虚证少，也有证情复杂，实中有虚、虚中有实、虚实夹杂者，需要知常达变。

3. 治疗要点

中医治疗原发性痛经疗效确切，不良反应小；对继发性痛经改善症状及不良反应方面也有西医不可比拟的明显优势。临证时应注意：①痛经的具体治疗方面可以分经期及非经期进行。月经期重在调血止痛以治标为主，平时辨证求因而治本为主，标本兼治贯穿始终。治疗时，应注意选择最佳时机，如实证一般疼痛在经前或经行初期，故治疗宜选择在经前 5 ~ 10 天，甚或在氤氲期后，用药方面以疏通气血为主，可酌情加止痛药物：虚证者多痛在经行后期或经净后数日，故治疗以经后期开始为宜，一般以调理冲任、调和气血为主。②临床应注意心理疏导，耐心消除患者紧张的心理，给予适当的安慰；同时注意告知经期的正确调护，如避免寒冷饮食及环境，避免情绪波动，避免游泳、涉水等。这些有利于本病的症状缓解。③对于继发性痛经，如果子宫腺肌瘤或卵巢巧克力囊肿直径大于 5 cm，或肿物不大，但腹痛剧烈难忍，经药物非手术治疗无效的，且患者已无生育要求，则应行手术治疗，避免延误病情，并能提高生活质量。

（陈　粮）

第十五章　中医儿科病证

第一节　时行感冒

时行感冒系由感冒疫毒侵犯人体所引起的一种以肺系症状为主的一种时行疾病。临床以急起高热，乏力，全身酸痛，或伴轻度呼吸道症状为特征。时行感冒西医称流行性感冒，简称流感。各年龄组患儿均可发病。该病潜伏期短，传染性强，传播迅速，冬春季节及气候骤变之时多发。本病轻症治疗及时，预后良好；重症发病急骤，传变迅速，预后较差。

流感病毒分甲、乙、丙三型，以甲型流感极易变异，往往造成暴发流行或大流行。20世纪已有5次世界性大流行的记载，分别发生于1900、1918、1957、1968和1977年，其中以1918年的一次流行最为严重，死亡人数达2000万之多。我国从1953年至今有17次中等或中等以上的流感流行，每次流行均由甲型流感病毒所引起。

一、病因病机

本病的外因主要在于流行季节，与流感病人接触，感受感冒疫毒。内因责之于小儿调护失宜，至正气不足，机体抵抗力低下。本病的病位主要在肺卫，可及心、肝。

流感的发病，以感受外邪为主。感冒疫毒由口鼻而入，侵犯机体，首先犯肺。顺传阳明，逆传厥少。

基本病机是疫毒犯肺。初期主要犯及肺卫，感冒疫毒由口鼻而入，首犯肺卫。表热蒸盛，肌表不宣，见发热、微恶风寒。肺气失宣，则咳嗽。上乘咽喉，则咽痛。邪郁经脉则头痛、肌肉酸痛。中期时邪正相争，正不压邪，邪气深入气分，肺卫热炽，则发高热。胃气上逆，则恶心、呕吐。阻滞中焦则可腹痛腹泻。极期可犯气营，邪盛进一步侵及营分，气营同病，三焦火炽，则有高热胸闷喘促，偏气分者烦躁不安，偏营分者可有神昏谵语。

二、临床表现

典型流感在开始时可表现为畏寒，发热，体温可高达39~40℃，同时患者感头痛、全身酸痛、软弱无力，且常感眼干、咽干，轻度咽痛。部分患者可有打喷嚏、流涕、鼻塞，有时可见胃肠道症状，如恶心、呕吐、腹泻等。发热与上述此状一般于1~2天达高峰，3~4天热退，症状随之消失。乏力与咳嗽可持续1~2周。轻型流感起病急、发病轻，全身症状与呼吸道症状均很轻。肺炎型流感即流感病毒性肺炎，24小时内病情迅速加重，表现为高热、乏力、烦躁、剧咳、呼吸困难、发绀、咳有血痰、双肺密布湿性啰音和喘鸣，脉数细弱，病死率较高，此类主要发生于原有先天性心脏病或早产儿、体质虚弱儿。脑炎型流感临床上患者起病骤急，一开始就非常严重，常表现为高热、神志不清、颈项强直、抽搐等脑炎的症状。

三、诊断

1. 病史

有外感病史或传染病史。

2. 病状

急起畏寒、高热、头痛、头晕、全身酸痛、乏力等中毒症状。可伴有咽痛、流涕、流泪、咳嗽等呼吸道症状。少数病例有食欲减退，伴有腹痛、腹胀、呕吐和腹泻等消化道症状。婴儿流感的临床症状往往不典型，可见高热惊厥；部分患儿表现为喉 – 气管支气管炎，严重者出现气道梗阻现象；新生儿流感虽然少见，但一旦发生常呈嗜睡、拒奶、呼吸暂停等脓毒症表现。

3. 实验室检查

（1）血常规：白细胞总数不高或减低，淋巴细胞相对增加。

（2）病原学：病毒核酸检测。以 RT-PCR 法检测呼吸道标本（咽拭子、口腔含漱液、鼻咽或气管抽取物、痰）中的流感病毒核酸，结果可呈阳性。病毒分离：呼吸道标本中可分离出流感病毒。合并病毒性肺炎时肺组织中亦可分离出流感病毒。

（3）血清学：动态检测血清流感病毒特异性中和抗体水平呈 4 倍或以上升高。

（4）胸部影像学：合并肺炎时肺内可见斑片状炎性浸润影。

四、鉴别诊断

1. 普通上呼吸道感染

起病较缓慢，症状较轻，无明显中毒症状，血清学和免疫荧光等检验可明确诊断。

2. 军团病

本病多见于夏秋季，临床表现为重型肺炎、白细胞总数增高，并有肝、肾并发症，但轻型病例类似流感。红霉素、利福平和庆大霉素等抗生素对本病有效。确诊有助于病原学检查。

3. 支原体肺炎

支原体肺炎与原发性病毒性肺炎的 X 线表现相似，但前者的病情较轻，冷凝集试验可呈阳性。

五、辨证治疗

（一）辨证要点

主要以卫气营血辨证为主。初期邪犯卫分，以发热、恶寒、咽痛、头痛、肌酸痛、咳嗽等卫分证为主要表现；中期邪入气分，以恶心、呕吐、腹痛腹泻、头身和肌肉酸痛等气分证为主要表现；极期邪入营分，气营两燔，则出现胸闷憋气、喘促气短、烦躁不安，甚至神昏谵语等症。

（二）治疗原则

1. 基本治则

清温解表。

2. 具体治法

初期邪犯肺卫，佐以宣肺透邪；中期毒犯肺卫，佐以化湿和中；毒壅气营应以清气凉营。

（三）分证论治

1. 疫袭肺卫

主要证候：发热，恶寒，咽痛，头痛，肌肉酸痛，咳嗽。

治法：解热，清温解表。

常用中成药：银黄口服液，健儿清解液。

简易药方：银翘白虎汤加减。基本方：金银花 10 g，连翘 10 g，竹叶 6 g，荆芥 10 g，牛蒡子 10 g，白芷 10 g，薄荷 10 g，生石膏（先煎）30 g，知母 10 g，生甘草 6 g。水煎煮 2 ~ 3 次，煎液混合后分 2 ~ 3 次服用。连服 3 日后复诊。加减：可加柴胡以解肌清热，黄芩清泻里热，羌活散表邪治头痛。

2. 疫犯肺胃

主要证候：发热，或恶寒，恶心，呕吐，腹痛腹泻，头身，肌肉酸痛。

治法：清温解表，解毒祛疫。

常用中成药：菌根芩连微丸，清热化湿口服液。

简易药方：三黄石膏汤加减。基本方：黄芩15 g，黄连8 g，黄檗10 g，栀子10 g，麻黄3 g，淡豆豉10 g，生石膏（先煎）30 g。加减：加紫苏叶、藿香芳化湿浊；姜半夏燥湿和胃，降逆止呕；脘腹胀满加厚朴行气消积除满。

3. 疫壅气营

主要证候：高热，咳嗽，胸闷憋气，喘促气短，烦躁不安，甚者神昏谵语。

治法：清温解表，凉营解毒。

（1）常用中成药：小儿退热合剂，天黄猴枣散，复方小儿退热栓。

（2）简易药方：凉营清气汤加减。基本方：水牛角10 g，赤芍10 g，生石膏（先煎）30 g，生大黄6 g，栀子10 g，黄连8 g，黄芩15 g，板蓝根10 g，生地黄10 g，石斛15 g，玄参10 g。加减：咳嗽胸闷喘促气短者，加杏仁、炙麻黄一宣一降，合石膏清肺止咳，瓜蒌清热化痰宽胸；心烦不安加淡豆豉、竹叶清热除烦。邪毒内陷出现神昏、谵语时可选用安宫牛黄丸、紫雪丹及清开灵、醒脑静注射液等清心开窍。

六、临证心得

对于时行感冒治疗的主导思想，主要是基于吴又可《温疫论》"知邪之所在，早拔去病根为要"。要抓紧早期治疗，快速控制疾病，掌握辨证规律，采取果断措施和特殊功效方药，直捣病巢，迅速祛除病原，使患者恢复健康。

当前，随着自然界气候的不断变化，时邪病毒侵犯人体引起的外感热病越来越多，日益受到人们的关注与重视；同时，现代医学研究证明，时行感冒多为病毒感染所致，由于抗菌药物对其尚无特效，而中草药既有较强的抗病毒能力，又能杀灭细菌。所以，有必要对中医药治疗时行感冒进行深入的研究。

本病为时疫病毒既犯卫又犯气，肺胃并犯，故在病理上既有表阳被郁，又有毒热内炽。火热自内出，经气先虚，虽汗多不解。所以治法上既不能单纯解表，也不能单纯清里，初应以表里通解为法。邪气内陷者，应以清热解毒为主。营卫得清，邪不传中，是为善法。

在临证用药时，需注意引经药的剂量不宜过大，达到引经报使即可。再者，临床辨证要重视"三因制宜"，即因人制宜、因时制宜、因地制宜，以充分体现中医的整体观念。本病预后较好，不可用荆防类发散力较强的解表药物，以免损伤其正气，引邪入内，致久滞不去，可使病程逾月不愈而病邪始终留于肺卫；同时还须顾护患者的脾胃功能。

七、典型案例

肖某，女，13岁，2011年12月3日初诊。两天前自觉鼻塞、头痛、发热，家长给予小儿氨酚黄那敏颗粒治疗无效。发热较重，稍有恶寒，鼻塞、口干、咽痛、流浊涕、干咳无痰，舌苔薄黄，脉浮数。证属疫袭肺卫。

治法：清肺透邪，祛温解毒。

方药：方以银翘白虎汤加减。金银花10 g，连翘10 g，黄芩10 g，竹叶6 g，玄参10 g，荆芥10 g，牛蒡子10 g，白芷10 g，薄荷10 g，生石膏（先煎）30 g，赤芍10 g，知母10 g，桔梗10 g，生甘草6 g。水煎服，每日1剂，3剂后明显减轻，5剂而愈。

分析：西医的流行性感冒、病毒性感冒均属于本病范畴，故应按时行感冒辨证论治。本病以急起畏寒、发热、头痛、咽痛、流涕、咳嗽为主要临床特征，符合时行感冒的诊断。其病机为疫毒犯肺所致。方选银翘白虎汤清肺透邪，祛温解毒。荆芥穗、金银花、连翘疏风解表；生石膏、黄芩清上焦火热；金银花、连翘、竹叶、玄参清热解毒透邪；赤芍、知母清泻阴血之热；桔梗引药上升；甘草调和诸药。诸药合用，共奏清肺透邪、祛温解毒、凉血泻火之功。毒解邪清，病即愈矣。

（赵　婧）

第二节　奶麻

奶麻是由于感受奶麻时邪所致的一种急性出疹性时行疾病。临床以起病突然，持续高热 3 ~ 4 天后体温骤降，同时全身出现玫瑰红色丘疹为特征。由于本病多发于婴幼儿，且皮疹形似麻疹，故中医学称为"奶麻"。现代医学称本病为"幼儿急疹"，又称"婴儿玫瑰疹"，是人类疱疹病毒 6、7 型引起的婴幼儿期常见的一种发疹性传染性疾病。

本病一年四季均可发生，多发生于冬春季节，好发于婴幼儿时期，尤多见于 6 ~ 18 个月小儿，3 岁以后少见。患儿多能顺利出疹，极少有并发症，预后良好。病后可以获得持久免疫力，很少有第二次发病。由于婴幼儿活动范围较小，故本病一般不致流行。

一、病因病机

奶麻时邪郁于肺脾，外透肌肤。其主要病变在肺、脾。邪轻病浅，热退疹出邪泄而安。奶麻发生的外因是由于外感奶麻时邪。内因主要责之于正气不足，加之患儿内蕴伏热，或由母体内传，或由胎热而生伏热，内外合因，致本病发生。

奶麻基本病机是麻邪袭表。奶麻时邪由口鼻而入，侵袭肺卫，郁于肌表，与气血相搏，热蕴肺胃，故见高热等症。正邪相争，正气抗邪，时邪出于肺、脾，皮疹透于肌肤，邪毒外泄。少数患儿可因邪热亢盛，内陷心肝，可见高热惊厥等症。病程后期可见气阴耗伤等症，一般预后良好。

二、临床表现

起病急，一般常无前驱症状，多表现为突然高热持续 3 ~ 5 天，体温常在 39 ~ 41℃，但患儿一般情况良好，全身症状较少，可有烦急、食少、恶心、呕吐、咽炎等症状，程度较轻；热退时出疹，皮疹为不规则、小型的玫瑰色斑丘疹，有红晕，压之褪色，最初出现于颈部或躯干部，很快波及全身，腰部、臀部较多，其次为头额、上臂、股，面部较少，膝、肘以下更少，皮疹 2 ~ 3 天即可消失，疹退后无脱屑及色素沉着。颈周围淋巴结多肿大，尤以枕部及颈后淋巴结肿大明显，但不如风疹显著，无压痛，持续数周后可逐渐消退。

三、诊断

1. 多发生于 2 岁以下婴幼儿。
2. 起病急骤，一般常无前驱症状，常突然高热，持续 3 ~ 4 天后热退，但全身症状轻微。
3. 身热始退，或热退稍后，即出现玫瑰红色皮疹。
4. 皮疹多出现于体温下降过程中或之后，皮疹为不规则、小型的玫瑰色斑丘疹，有红晕，压之褪色，最初出现于颈部或躯干部，很快波及全身，腰部、臀部较多，其次为头额、上臂、股，面部较少，膝、肘以下更少，皮疹 2 ~ 3 天，即可褪尽，疹退后无脱屑，亦无色素沉着。
5. 颈周围淋巴结多肿大，尤以枕部及颈后淋巴结肿大明显，但不如风疹显著，无压痛，持续数周才逐渐消退。
6. 实验室检查

（1）血常规：白细胞总数可降低（3 ~ 5）×10^9/L，中性粒细胞减少，淋巴细胞增高。

（2）病毒分离：是人类疱疹病毒 6、7 型（HHV6、7 型）感染的确诊方法。

（3）病毒抗体的测定：采用 ELISA 方法和间接免疫荧光方法测定人类疱疹病毒 6、7 型（HHV6、7 型）IgG、IgM 抗体，是目前最常用和最简便的方法。

四、鉴别诊断

1. 麻疹

热高疹出，而奶麻则为热退疹出。此外，麻疹有麻疹黏膜斑，而奶麻则没有；奶麻一般情况良好，伴随症状轻。而麻疹伴发症状重，甚至发生麻毒闭肺、麻毒攻喉等逆证。

2. 风痧

其皮疹与奶麻相似，但风痧为淡红色细小斑丘疹，而奶麻为玫瑰色丘疹；从发热程度看，风痧一般是低热，常在38℃左右，很少有高热；而奶麻则常为高热，多持续在39 ~ 41℃。

3. 药物疹

药物疹多有服用或外用药物史，其皮疹多融合一处，分布范围亦较广泛，药物疹可见于任何年龄，而奶麻多见于6 ~ 18个月小儿。

五、辨证治疗

（一）辨证要点

1. 辨轻重

轻症：发热虽高，但热退之时，精神、情绪正常，且伴随症状少而轻，可有轻咳，微烦，纳少，偶有呕吐、腹泻，皮疹出后，热退，伴随症状亦消失，皮疹退后无脱屑，亦无色素沉着。

重症：持续高热不退，并且烦躁不安，唇红口青，甚则惊厥，为奶麻的变证。

2. 辨热退疹出与余邪未尽

奶麻的正常过程为热退疹出，奶麻时邪随疹外泄而去，身体应渐趋康复；若疹虽已出，但热不退，且疹点密集红赤，伴见口渴、便干、指纹紫滞为邪热炽盛，疹虽出，邪未去，仍须清热祛邪。

（二）治疗原则

1. 基本治则

解表透疹。

2. 具体治法

治疗原则以清为主，以透为顺，清热疏风，解表透疹。

（三）分证论治

1. 邪犯肺卫

主要证候：发病急，突然高热，精神尚好，无明显恶寒，少汗，微咳，纳少，或有吐泻，咽红，舌红，苔白或薄黄，脉浮数，指纹红。

治法：疏风清热，解表透疹。

常用中成药：抗病毒冲剂，银翘解毒颗粒，小儿金丹片，板蓝根颗粒，银黄口服液等。

简易药方：银翘散《温病条辨》加减。基本方：金银花10 g，连翘10 g，菊花10 g，薄荷6 g，豆豉10 g，牛蒡子10 g，桔梗10 g，竹叶6 g，芦根15 g，甘草6 g。加减：高热不退者，加大青叶、生石膏、知母，清热解毒；呕吐者，加藿香、竹茹降逆止呕。

2. 邪透肌表

主要证候：身热已退，或将退之时，颜面、胸腹、臀部出现玫瑰色斑丘疹，四肢较少，可融合成片，多无痒感，纳少，便干。舌红，苔薄或少苔，脉数，指纹紫。

治法：清热凉血，解表透疹。

常用中成药：双黄连口服液，清热解毒口服液，清开灵口服液。

简易药方：清解透表汤加减。基本方：金银花10 g，连翘10 g，桑叶10 g，菊花10 g，西河柳10 g，葛根10 g，升麻6 g，牛蒡子10 g，芦根15 g，紫草10 g，甘草6 g。加减：热未退尽者，可加薄荷宣透；胃纳欠佳者，加谷芽、麦芽和胃。

六、临证心得

本病一年四季均可发生，以冬春季节发病者居多。多见于 6～18 个月的幼儿，3 岁以后少见。本病预后良好，患儿多能顺利康复，极少有并发症，预后良好。病后可获得持久免疫力。由于婴幼儿活动范围较小，故一般不致流行。奶麻的典型病例以突然高热 3 天，热退时全身出现红色丘疹，疹退后不留痕迹，整个发热及出疹过程中，其他症状较轻为主要临床特征。治宜辛凉疏表，凉血解毒。方用银翘散加减。高热者，可辅以回春丹清热化痰、开窍定惊，以防惊厥之变。药后热退疹透，若恐其余邪未尽，再投凉解之品。

《麻痘定论·分别各麻各样调治论》中指出："奶麻、隐疹之类，皆风热客于脾肺二经所致，用荆芥发表汤，此药大能疏风泄热清热。""凡小儿乳麻瘾疹风热麻，不在正麻之列，不由胎毒而出，是感风热湿热而出，乃皮肤小疾……总无关利害。倘热不退，用荆芥发表汤以散之。"

七、典型案例

王某，女，5 个月。主诉：持续发热 2 天。体温 38.9℃，轻微咳嗽，纳欠佳，偶有哭闹、惊惕，咽红目赤，舌红苔黄，脉象浮数，指纹紫滞。血常规检查：白细胞计数 5×10^9/L，中性粒细胞 0.30，淋巴细胞 0.68。

方药：方用银翘散加减 2 剂后热退疹出。原方加牡丹皮、赤芍、紫草，再服用 2 剂。皮疹迅速消失而愈。

分析：本案辨证风热时邪侵犯肺卫，邪郁肌表，与气血相搏，邪毒外发。治宜疏风清热、透疹解毒为法。方选银翘散加减。方中金银花、连翘、菊花清热解毒透表；薄荷、淡豆豉疏散风热，宣散表邪；牛蒡子、桔梗解毒利咽；竹叶、芦根清热生津止渴；甘草调和诸药。全方共奏清热疏风解表之功。本病初起高热、面赤口渴者，有极少数发生热极生风，用银翘散去荆芥、淡豆豉，加羚羊角、钩藤以清肝息风。

（赵　婧）

第三节　手足口病

手足口病是感受湿温疫毒时邪所致的发疹性传染病。引发手足口病的肠道病毒有 20 多种（型），柯萨奇病毒 A 组的 16、4、5、9、10 型，B 组的 2、5 型，以及肠道病毒 71 型均为手足口病较常见的病原体，其中以柯萨奇病毒 A16 型（CoxA16）和肠道病毒 71 型（EV71）最为常见。临床以手、足、口咽部疱疹为特征。本病一年四季均可发生，但以夏秋季节为多见，发病以 4～9 月份为主。任何年龄均可发病，尤以 3 岁以下年龄组发病率最高。本病传染性强，易引起流行。从 2008 年 5 月 2 日起，中华人民共和国卫生部决定将本病列入丙类传染病进行管理。传染源为现症患者和隐性感染者，主要通过人群消化道、呼吸道和分泌物密切接触等途径传播。轻症预后较好，少数重症患者可引起脑炎、脑脊髓炎、脑膜炎、肺水肿、循环衰竭等，甚或危及生命。本病属于中医学"湿温病"范畴。按温病卫、气、营、血规律传变，与肺、脾二脏关系密切。

一、病因病机

本病的病因为感受湿温疫毒时邪，按温病卫、气、营、血规律传变。其病位主要在肺、脾二经，可波及心、肝。其基本病机是湿毒侵表。

湿温疫毒时邪从皮毛鼻而入犯肺，肺气失宣，卫阳被遏，则见发热、咽痛、咳嗽、流涕、鼻塞等肺卫症状；湿温疫毒时邪从口而入犯脾，脾气失健，胃失和降，则见口痛、流涎、拒食、纳差、恶心、呕吐、便溏等脾系症状；邪毒蕴郁，气化失司，水湿内停，与毒相搏，外透肌表，循肺、脾、心三经而发疱疹。感邪轻者，疱疹仅现于手足肌肤及口咽部，分布稀疏，全身症状轻浅；若感邪较重，毒热内盛，湿热熏蒸，内燔气营，蕴积于脾，则出现高热烦渴，口腔、手、足疱疹，波及四肢、臀部，且分布稠密，根盘红晕显著。若邪毒炽盛可出现气营两燔的证候，进一步可逆传心包、内陷厥阴，出现壮热、神昏、抽搐；或耗伤气阴，致阴竭阳脱，出现心悸、胸闷、气短，甚或呼吸困难，口唇发绀，口吐白色或粉红色泡沫痰，或肢厥脉微等危象，甚或危及生命；恢复期邪正受损，余邪未尽，伤耗气阴，表现为疱疹渐消、身热渐退、食欲不振、口唇干燥等一系列证候。

二、临床表现

（一）一般病例表现

急性起病，发热，口腔黏膜出现散在疱疹，手、足和臀部出现斑丘疹、疱疹，疱疹周围有炎性红晕，疱内液体较少。可伴有咳嗽、流涕、食欲不振、恶心、呕吐、头痛等症状。部分病例仅表现为皮疹或疱疹性咽峡炎。预后良好，无后遗症。

（二）重症病例表现

少数病例（尤其小于3岁者）可出现脑炎、脑脊髓炎、脑膜炎、肺水肿、循环衰竭等。

1. 神经系统

精神差、嗜睡、头痛、呕吐、易惊、肢体抖动、无力或瘫痪；查体可见脑膜刺激征、腱反射减弱或消失；危重病例可表现为频繁抽搐、昏迷、脑水肿、脑疝。

2. 呼吸系统

呼吸浅促、困难，呼吸节律改变，口唇发绀，口吐白色、粉红色或血性泡沫液（痰）；肺部可闻及痰鸣音或湿啰音。

3. 循环系统

面色苍白，心率增快或缓慢，脉搏浅速、减弱甚至消失，四肢发凉，指（趾）发绀，血压升高或下降。

三、诊断

1. 在流行季节发病，常见于学龄前儿童，婴幼儿多见。

2. 病前1~2周有手足口病接触史，潜伏期4~7天。

3. 多数患儿突然起病，于发病前1~2天或发病的同时出现发热，多在38℃左右，可伴咳嗽、流涕、食欲不振、恶心、呕吐、头痛、便溏等症状。一般体温越高，病程越长，则病情越重。

4. 主要表现为口腔及手足发生疱疹。口腔疱疹多发生在硬腭、峡部、牙龈、唇内及舌部，破溃后形成小的溃疡，疼痛较剧，年幼儿常表现烦躁、哭闹、流涎、拒食等。在口腔疱疹后1~2天可见皮肤斑丘疹，呈离心性分布，以手足部多见，并很快变为疱疹，疱疹呈圆形或椭圆形扁平凸起，如米粒至豌豆大，质地较硬，多不破溃，内有浑浊液体，周围绕以红晕，其数目少则几个，多则百余个。疱疹长轴与指、趾皮纹走向一致。少数患儿臂、腿、臀等部位也可出现，但躯干及颜面部极少。疹很快变疱。疱疹出现1天左右而破溃，渐结痂，或干缩。疱疹一般7~10天消退，疹退后无瘢痕及色素沉着。

5. 血常规：血白细胞计数正常或偏高。淋巴细胞和单核细胞比值相对增高。部分患者可分离出病毒或病毒核酸检测阳性。

6. 重症病例可出现神经系统受累、呼吸及循环衰竭等表现，实验室检查可有末梢血白细胞明显增高、血糖增高及脑脊液改变，脑电图、磁共振、胸部X线检查可有异常。

四、鉴别诊断

1. 水痘

由感受水痘病毒所致。疱疹较手足口病稍大，呈向心性分布，躯干、头面多，四肢少，疱壁薄，易破溃结痂，疱疹多呈椭圆形，其长轴与躯体的纵轴垂直，且在同一时期、同一皮损区斑丘疹、疱疹、结痂并见为其特点。

2. 疱疹性咽峡炎

可由柯萨奇病毒感染引起，多见于 5 岁以下小儿，起病较急，常突发高热、流涕、口腔疼痛甚或拒食，体检可见软腭、腭垂、舌腭弓、扁桃体、咽后壁等口腔后部出现灰白色小疱疹，1 ～ 2 天疱疹破溃形成溃疡，颌下淋巴结可肿大，但很少累及峡黏膜、舌、牙龈以及口腔以外部位皮肤，可资鉴别。

五、辨证治疗

（一）辨证要点

1. 辨轻症、重症

属轻证者，病程短，疱疹仅现于手足掌心及口腔部，疹色红润，稀疏散在，根盘红晕不著，疱液清亮，全身症状轻微，或伴低热、流涕、咳嗽、口痛、流涎、恶心、呕吐、便溏等肺、脾二经症状；若为重症，则病程进展快，疱疹除手足掌心及口腔部外，四肢、臀部等其他部位也可累及，疹色紫暗，分布稠密，或成簇出现，根盘红晕显著，疱液浑浊，常伴高热、烦躁、口痛、拒食等，甚或出现邪毒内陷、邪毒犯心等心、肝经证候。

2. 按温病卫、气、营、血辨证

结合脏腑经络辨证早期病邪在肺卫，表现为发热、流涕、咳嗽、咽痛等症状，疱疹主要在手太阴肺经循行部位；继而出现卫气同病见脾胃湿热的证候，口痛、流涎、拒食、纳差、恶心、呕吐、便溏等脾系症状，疱疹主要分布在脾、胃两经循行部位；若邪毒炽盛可出现气营两燔的证候，进一步可逆传心包、内陷厥阴。恢复期则见气阴耗损的证候。

（二）治疗原则

1. 基本治则

清温祛湿。

2. 具体治法

轻证治以宣肺解表，清热化湿；重证宜分清湿重、热重。偏湿盛者，治以利湿化湿为主，佐以清热解毒；偏热重者，以清热解毒之品为主，佐以化湿。若出现邪毒逆传心包、内陷厥阴者，又当配伍镇痉开窍，中西医抢救。恢复期益气养阴佐以清余邪。

（三）分证论治

1. 常证

（1）湿温壅肺。

主要证候：发热、微恶风、咽痛、头痛酸楚、咳嗽、流涕、舌苔薄黄、脉浮数。治法以清凉解表、疏风散热为主。

治法：宣肺解表，清温祛湿。

常用中成药：外感风痧颗粒，双黄连口服液。

简易药方：黄连石膏汤（刘弼臣验方）加减。

基本方：黄连 8 g，生石膏 30 g，黄檗 10 g，葛根 10 g，薄荷 10 g。水煎煮 2 ～ 3 次，煎液混合后分 2 ～ 3 次服用。连服 3 日后复诊。

加减：疱色紫暗加赤芍与紫草凉血解毒；湿重者加滑石清热利湿；恶心呕吐加紫苏梗、竹茹和胃降逆；高热加葛根、柴胡解肌退热；肌肤痒甚加蝉蜕、白鲜皮祛风止痒。

（2）湿温困脾。

主要证候：口痛拒食，手足皮肤、口咽部出现大量疱疹，局部瘙痒，伴有发热、烦躁不安、夜寐不宁、尿黄赤，大便干结或便溏，舌红、苔多黄腻，脉滑数。

治法：泻脾解毒，清温祛湿。

常用中成药：蒲地蓝消炎口服液。

简易药方：甘露消毒丹（《温热经纬》）。基本方：滑石 10 g，茵陈 10 g，通草 10 g，黄芩 10 g，连翘 10 g，射干 10 g，石菖蒲 10 g，薄荷 10 g，白蔻仁 10 g，藿香 10 g，浙贝母 10 g。水煎煮 2 ～ 3 次，煎液混合后分 2 ~ 3 次服用。连服 3 日后复诊。本证又分为湿热并重、湿重于热以及热重于湿三种。湿热并重者，黄连解毒汤合三仁汤加减；若热重于湿者，以黄连解毒汤加减治之；若口腔症状明显者，以泻心导赤散加减治之；若手足疱疹症状明显者，以清热泻脾散加减治之。加减：高热不退者，加生石膏、知母、粳米；大便秘结者，加生大黄、芒硝泻热通便；口渴喜饮者，加麦冬、芦根养阴生津；烦躁不安者，加淡豆豉、莲子心清心除烦。

（3）气营两燔。

主要证候：壮热不解，头痛剧烈，口痛剧烈难忍，手足甚至四肢皮肤、臀部疱疹斑疹密集，色泽紫黯，或成簇出现，疱液浑浊或脓液，伴有小便黄赤，大便干结，舌质红绛、苔黄厚腻或黄燥，脉滑数。

治法：解毒凉营，清温祛湿。

常用中成药：小儿热速清口服液。

简易药方：清瘟败毒饮（《疫疹一得》）加减。

基本方：白虎汤、犀角地黄汤、黄连解毒汤三方组成。生地黄 10 g，黄连 6 g，黄芩 8 g，牡丹皮 10 g，生石膏 30 g，知母 6 g，犀角（水牛角代）6 g，赤芍 10 g，黄檗 6 g，栀子 8 g。水煎煮 2 ~ 3 次，煎液混合后分 2 ~ 3 次服用。连服 3 日后复诊。

加减：热重者，加大生石膏、水牛角的用量；大便干结者，可加承气汤；口干舌燥者，加石斛、西洋参。

（4）湿热羁留。

主要证候：低热缠绵，神疲乏力，口渴，纳差，手、足皮肤、口咽部疱疹渐退，舌红少津、脉细数。治法：清养肺阴，解毒祛湿。

常用中成药：生脉饮。

简易药方：沙参麦冬汤加减。

基本方：沙参 10 g，麦冬 10 g，玉竹 8 g，天花粉 6 g，桑叶 8 g，白扁豆 6 g，甘草 3 g。水煎煮 2 ~ 3 次，煎液混合后分 2 ~ 3 次服用。连服 3 日后复诊。

加减：若有痰涎明显者，可使用金水六君煎加减；若咽干作咳，心烦口渴明显者，可选用清燥救肺汤加减。湿热未尽，加黄连；咳嗽明显者，加五味子。

2. 变证

少数病例若素体虚弱，或邪毒较重，邪盛正衰，耗伤气阴；或邪毒炽盛，逆传心包，内陷厥阴。

（1）邪陷心肝证。

主要证候：壮热、神昏、抽搐等神志改变。

治法：解毒祛湿，醒脑开窍。

常用中成药：紫雪丹或安宫牛黄丸口服，醒脑静注射液静脉滴注。

（2）阴阳两竭证。

主要证候心悸、胸闷、气短或呼吸困难，口唇发绀，口吐白色或粉红色泡沫痰，或四肢不温，不能平卧，舌质红，苔黄，脉数或微欲绝或结代。

治法：益气养阴，回阳救逆。

常用中成药：参附注射液，生脉注射液，丹参注射液等静脉注射。

六、临证心得

手足口病是小儿较常见的一种流行性病毒性疾病。临床上主要以发热、口腔炎、手足疱疹为特征。中医认为，本病是由于感受风热时毒，侵犯肺脾，与湿热之邪相搏，外发肌肤而致，属中医温热病范畴。临床多表现为热证、实证。一般以疏风清热、清心泻火、解毒利湿、滋阴降火为大法。故其组方用药多偏于寒凉，因此，运用时应中病即止，以免伤及脾胃，耗伤小儿正气。

对于已经患病的儿童，适宜的护理非常重要。首先，患病期间应注意卧床休息，房间空气流通，定期开窗透气，保持空气新鲜。进食前后可用生理盐水或温开水漱口，清洁口腔，以减轻食物对口腔的刺激。注意保持皮肤清洁，对皮肤疱疹切勿挠抓，以防溃破感染。对已有破溃感染者，可用金黄散或青黛散麻油调后涂在患处，以收敛燥湿，助其痊愈。

七、典型案例

任某，男，1岁4个月。主诉：发热2天，皮疹1天。刻下症：患儿烦躁哭闹，体温38.4℃，流涕、口痛、流涎、纳差、小便黄，大便2日未行。手足掌心有红色米粒大小皮疹，个别有小水疱，分布稠密，疹色紫黯，周围有红晕，疱壁较薄，口腔黏膜可见溃疡及疱疹，舌红苔黄腻，脉象细数，指纹青紫达气关。血常规：白细胞计数5.7×10^9/L，中性粒细胞36%，淋巴细胞64%。诊断：手足口病。

治法：清温祛湿，泻火解毒。

方药：方用清瘟败毒饮加减。金银花10 g，生地黄10 g，牡丹皮10 g，紫草6 g，生石膏（先煎）15 g，知母8 g，茯苓10 g，板蓝根10 g，大青叶6 g，黄芩6 g，黄连3 g，黄檗6 g，栀子6 g，甘草6 g，竹叶3 g。3剂，水煎服，煎液混合后分2～4次服用。复诊：患儿当天回家后四肢、臀部等其他部位也出现皮疹。服药后皮疹水疱消失，病变部位仍有少许红晕，精神可，纳可，无发热，大便已通。处方：在原方基础上去生石膏、黄檗，加太子参15 g，山药15 g。再服3剂，皮疹消失，病愈。

分析：本证处于疾病发疹重症阶段，是病情演变关键时刻。为手足口病之重症，多见于年幼及感邪较重者，为温热疫毒，充斥内外干扰气营导致气营两燔。若失于调治，可出现邪毒内陷或邪毒犯心肝等变证。方用清瘟败毒饮清热凉营，解毒祛湿。清瘟败毒饮由白虎汤、犀角地黄汤、黄连解毒汤三方组成。白虎汤辛凉清阳明经热为主；犀角地黄汤清营血分热、凉血；黄连解毒汤清热解毒、泻火；紫草清热凉血解毒透疹，竹叶通利化湿，甘草清热解毒，调和诸药；热重者加大生石膏的用量；大便干结者可加承气汤。另，小儿脏腑娇嫩，发病"易虚易实，易寒易热"，为"稚阴稚阳"之体，因而清利不宜太过，更须扶正益气，此所谓"扶正即以祛邪"，故本案用太子参、山药补益脾胃，以增强机体免疫功能，提高抗病能力。

（赵　婧）

第四节　麻疹

麻疹是指感受麻毒时邪（麻疹病毒）引起的一种急性出疹性肺系时行疾病。临床以发热、咳嗽，鼻塞流涕，目赤胞肿，泪水汪汪，口腔麻疹黏膜斑，全身透发红色斑丘疹，皮疹退后有糠麸状脱屑及色素沉着为主要临床特征。

麻疹又称瘩证，为古代儿科四大要证之一。古代医籍关于麻疹的记述颇多。《小儿药证直诀·疮疹候》已指出本病有传染性。董汲的《小儿斑疹备急方论》中记载了麻疹和天花的区别。王肯堂的《证治准绳·幼科》将麻疹分为初热期、见形期、收后期，奠定了麻疹分期的基础。谢玉琼的《麻科活人全书》提出了麻疹在出疹时必有发热的重要论点，认识到病程中容易出现气促、咳喘、鼻翼翕动等症状，并将其命名为"肺炎喘嗽"。《医宗金鉴·痘疹心法要诀》提出了"疹宜发表透为先，最忌寒凉毒内含"的治疗法则。

西医学已证实麻疹是由麻疹病毒引起，一年四季均可发病，以春季发病率最高，高峰在2～5月份，本病传染性极强，人群普遍易感，一般以6个月至5岁的小儿发病率最高。传染源主要是麻疹急性期患者和亚临床型带病毒者，麻疹患者自发病前5天至出疹后5天均有传染性，主要通过呼吸道传播。麻疹在过去常每隔2～3年大流行1次，现在由于麻疹减毒活疫苗的普遍应用，发病率和病死率显著降低，其流行规律和临床表现有新的特点：发病率已显著下降；平均发病年龄后移，以未接受疫苗的学龄前儿童、免疫失败的10岁以上的儿童和青年人多见；临床表现不典型，以轻型、无疹型麻疹及成人麻疹增多。无并发症者，预后多良好，病后可获终身免疫。

一、病因病机

本病病因是感受麻毒时邪，邪毒从口鼻而入，侵犯肺脾，肺脾热炽，外透肌肤而发病。

麻疹初期，邪犯肺卫，肺气失宣，则见发热、咳嗽、流涕等感冒相似症状。邪毒由肺入脾，里热炽盛，则见高热、口渴等；正邪相争，驱邪外透肌肤，则见布发皮疹；疹后邪随疹泄，热耗伤阴，故后期多见肺胃阴伤。

若邪毒炽盛，或年幼体弱，或调治失宜，或复感新邪等，邪毒透发不顺，而内陷入里，则易见逆证。如麻毒闭肺则成肺炎喘嗽、麻毒攻喉则成喉痹、毒陷心肝则成急惊风证。

二、诊断要点

（一）病史

存冬春季节，当地近期有本病发生或流行，易感儿有麻疹接触史。

（二）临床表现

潜伏期，大多为 6 ~ 18 天（平均 10 天左右）；初热期，3 ~ 4 天，有发热、咳嗽、流涕等类似感冒的症状，但目赤胞肿、畏光流泪是特点，口腔颊黏膜出现麻疹黏膜斑，是早期诊断的重要体征；出疹期，多在发热后 3 ~ 4 天出疹，高热，烦躁或嗜睡，咳嗽等明显加重，按顺序出疹，先从耳后发际开始，渐及额、面、颈，自上而下至躯干、四肢，最后出现于手掌和足底，疹色红润，为玫瑰色斑丘疹，渐加深呈黯红，可融合成片，疹间有正常皮肤，麻疹黏膜斑迅速消失；恢复期，在出疹 3 ~ 4 天后，皮疹按出疹顺序的依次消退，疹退后有糠麸状脱屑及棕褐色色素沉着，7 ~ 10 天痊愈。

（三）辅助检查

白细胞总数减少，淋巴细胞相对增多；并发细菌感染时，白细胞总数和中性粒细胞计数增多。在出疹前 2 天至出疹后 1 天，取患者鼻、咽、眼分泌物做涂片，镜检找到多核巨细胞有诊断价值。取初热期或见形期病人血、尿或眼、鼻咽部分泌物可分离出麻疹病毒。用免疫荧光法检查鼻咽部分泌物中的脱落细胞或尿沉渣涂片中的麻疹病毒抗原，有早期诊断价值。在出疹前 1 ~ 2 天用 ELISA 法检测急性期患者血清中的特异 IgM 抗体，有助于早期诊断。

三、辨证要点

辨顺证、逆证：按照麻疹的规律表现，出疹有序，疹色红活，分布均匀，无其他并发症者，为顺证。若壮热不退，疹发不畅，或疹未出齐突然隐退，而伴有咳喘气急、鼻煽、口唇发绀等（麻毒闭肺）；或有咽喉肿痛、呛咳气急、声音嘶哑等（麻毒攻喉）；或神昏谵语、抽搐惊惕等（毒陷心肝）均为逆证。

四、治疗原则

治疗麻疹应以"麻不厌透""麻喜清凉"为基本原则。疹前期以辛凉透发为主，出疹期以清热解毒为主，佐以透发，恢复期以养阴清热为主。注意透发须防伤阴，清解勿使寒凉太过，养阴切忌滋腻留邪。避免过早使用滋补、升提、固涩之品。出现逆证，则以清热解毒、扶正透疹为主，麻毒闭肺佐以宣肺化痰，麻毒攻喉佐以利咽消肿，毒陷心肝佐以息风开窍。

五、辨证论治

（一）顺证

病程有明显的阶段性。

1. 疹前期（邪侵肺卫）

从发热到出疹的时期，3 ~ 4 天。

（1）证候：发热，咳嗽，微恶风寒，鼻塞流涕，打喷嚏，目赤胞肿，畏光畏明，泪水汪汪，倦怠思睡，食欲不振，大便溏薄，小便短赤。第 2 ~ 3 天口腔两颊黏膜红赤，近白齿处可见麻疹黏膜斑，舌苔薄白或微黄，脉浮数，指纹浮紫。

证候分析：麻毒首犯肺卫，表卫失和，肺气失宣，故见发热、恶风、鼻塞流涕、打喷嚏、咳嗽等；麻毒上熏苗窍，则见目赤胞肿、畏光畏明、泪水汪汪、麻疹黏膜斑；麻为阳毒，证以热象为主，故小便短赤、苔微黄；肺热移于胃肠，则见饮食不振，大便溏薄。

本证以发热、咳嗽、目赤、流泪、麻疹黏膜斑为辨证要点。

治法：辛凉透表，清宣肺卫。

方药：宣毒发表汤加减。方中用升麻、葛根、浮萍辛凉发表透疹；荆芥、防风、薄荷解表透疹；连翘清热解毒；前胡、牛蒡子、桔梗、甘草宣肺利咽。发热较高，加金银花、大青叶；咽痛明显，加射干、板蓝根、马勃；咳嗽痰多，加杏仁、浙贝母、前胡；毒热较重，加生地黄、牡丹皮；壮热伤阴，加生地黄、玄参、石斛；素体阳虚，无力透疹，加黄芪、党参。

本证早期以风热表证为突出表现者，可用银翘散加减治疗；若发热不盛，可用升麻葛根汤加减治疗。

2. 出疹期（邪犯肺胃）

从开始出疹到疹点出齐的时期，3 ~ 4 天。

证候：发热持续不退，起伏如潮，阵阵微汗，每潮 1 次，疹随之外发。先发于耳后发际，渐及颔面颈部，继而躯干四肢，最后手掌足底、鼻准部都见疹点，即为出齐。疹点初起稀疏，渐次稠密，稍凸起于皮肤。可伴烦躁或嗜睡，口渴引饮，目赤眵多，咳嗽加剧，小便短赤，大便稀薄，舌红苔黄，脉数，指纹紫滞。

证候分析：麻为阳邪，非热不出，故此期热势最高，起伏如潮，每潮 1 次，疹随外出；麻毒内传，肺胃热盛，故高热、烦渴、小便短赤、舌红；肺气失宣，则咳嗽加剧；热伤脾胃，则大便多稀薄；麻疹现形于外，透发按时完成，为麻毒外透顺利之兆。

治法：清热解毒，佐以透疹。

方药：清解透表汤加减。方以金银花、连翘、板蓝根清热解毒；桑叶、菊花、蝉蜕、牛蒡子疏风清热，解毒透疹；升麻清热解毒透疹；紫草根清热凉血。面赤，高热烦渴，疹点紫暗稠密，加生地黄、牡丹皮、赤芍、大青叶清热凉血；咳嗽剧烈，加桑白皮、桔梗、杏仁宣肺止咳；齿衄，鼻衄，加白茅根、牡丹皮、藕节炭凉血止血。

3. 恢复期（邪热伤阴）

从疹点出齐到收没的时期，3 ~ 4 天。

证候：疹点出齐，热势渐退，皮疹按出疹顺序依次渐收，疹退处皮肤出现糠麸状脱屑，并留有棕褐色素沉着。咳嗽渐轻，胃纳与精神好转，咽干口燥，舌红少苔，脉细数。

证候分析：麻疹透发完毕，毒邪随疹外泄，正气渐复，故热势下降，诸症减轻，病情好转。热毒虽退，但津液已伤，故见皮肤脱屑，咽干口燥，舌红苔少，脉细数。

治法：养阴生津，清解余邪。

方药：沙参麦冬汤加减。方以沙参、麦冬、天花粉、玉竹滋养肺胃津液为主，白扁豆、甘草养胃健脾，桑叶以清解余热。

低热不退，加地骨皮、银柴胡、白薇、知母；食欲未复，加炒谷麦芽、生山楂、山药、鸡内金等；干咳不爽，加瓜蒌皮、冬瓜仁、川贝母；大便干结，加全瓜蒌、火麻仁；咽干口燥，加鲜石斛。

（二）逆证

1. 麻毒闭肺

证候：疹点密集紫暗或疹出骤没，高热不退，咳嗽气促，鼻翼翕动，喉间痰鸣，甚则面唇青紫，烦躁不安，大便秘结，小便短赤，舌红，苔黄，脉数。

证候分析：此症是麻疹最常见的逆证，多因调护不当，或失治误治，以致麻毒炽盛，疹毒不得透发，郁闭于肺，故见高热、咳喘、痰鸣、鼻煽；肺气郁闭，心血不畅，气滞血瘀，则面唇青紫；邪热内盛，则大便秘结，小便短赤，舌红，苔黄，脉数。

本证以高热不退，咳嗽气促，鼻翼翕动为辨证要点。

治法：清热解毒，宣肺化痰。

方药：麻杏石甘汤加减。方中麻黄宣肺平喘，石膏清泄肺胃之火，二者相制为用，即宣肺又清热；杏仁佐麻黄止咳平喘，配甘草化痰止咳。辅以金银花、连翘、大青叶、蒲公英及鱼腥草等清热解毒。高热不退，加黄芩、鱼腥草、栀子；痰多，加川贝母、竹沥、天竺黄；喘促痰壅，加葶苈子、瓜蒌、鲜竹沥；口唇发绀，加丹参、红花等。

2. 麻毒攻喉

证候：身热不退，咽喉肿痛，声音嘶哑，或咳声重浊，状如犬吠，甚则吸气困难，烦躁不安，面唇青紫，疹点稠密紫暗，舌质红，苔黄腻，脉滑数，指纹紫滞。

证候分析：热毒炽盛，则身热不退。热毒循经上攻咽喉，则咽喉肿痛、声音嘶哑；热盛炼液为痰，壅阻气道，则咳如犬吠，吸气困难；气滞血瘀，则面唇青紫。

本证以咽喉肿痛，吸气困难，声音嘶哑为辨证要点。

治法：清热解毒，利咽消肿。

方药：清咽下痰汤加减。方中射干、玄参、桔梗、牛蒡子、甘草宣肺利咽；金银花、板蓝根清热解毒；全瓜蒌、贝母、葶苈子化痰散结。大便干结，加大黄、芒硝；若出现吸气困难，面唇青紫，窒息，宜中西医结合治疗，必要时行气管切开术。

3. 毒陷心肝

证候：高热烦躁，谵妄，甚则神昏、抽搐，皮肤疹点密集成片，疹色紫暗，舌红绛，苔黄糙，脉数，指纹紫滞。

证候分析：热毒炽盛，内陷心肝，引动肝风，故高热、烦躁、谵妄、神昏抽搐；毒入营血，灼伤脉络，故见疹点密集紫黯。舌红苔黄糙，脉数，指纹紫滞，为热毒内盛之象。

本证以高热，神昏，抽搐为辨证要点。

治法：清营解毒，凉肝息风。

方药：清营汤合羚角钩藤汤加减。本方以羚羊角、钩藤、菊花清热凉肝息风；水牛角、生地黄、牡丹皮、玄参凉营清热；白芍、甘草柔肝缓痉；石菖蒲、郁金豁痰开窍醒神；紫草凉血透疹。高热、神昏、抽搐，加紫雪丹或安宫牛黄丸，凉肝息风开窍。

六、其他治疗

（一）中成药

（1）银翘解毒丸：每次 3～6 g，每日 2 次，芦根煎汤或温开水送服。用于初热期及出疹早期。

（2）五粒回春丹：每次 1～5 粒，每日 2 次，芦根煎汤或温开水送服。用于出疹期。

（3）小儿紫草丸：每次 1 丸，周岁内减半量，每日 2 次。用于出疹期。

（二）外治

（1）麻黄、浮萍、芫荽、西河柳各 15～30 g，黄酒 60 g，加水适量煮沸，使药蒸气布满室内，再用热毛巾蘸药液擦拭全身。用于初热期及疹未出齐者。

（2）葛根、牛蒡子、连翘各 6 g，薄荷、蝉蜕各 2 g，荆芥、桔梗各 5 g，前胡 3 g，水煎 300 mL，装瓶备用。每次取 30～40 mL，保留灌肠，每日 1～2 次。用于初热期及疹出未齐者。

七、预防与护理

（一）预防

（1）做好预防保健工作，按计划接种麻疹减毒活疫苗，每 4 年增强接种 1 次。

（2）麻疹流行期间，避免去公共场所，减少感染机会。

（3）对麻疹患儿应早发现、早隔离、早治疗。应采取呼吸道隔离至出疹后 5 天，有并发症者，隔离至出疹后10天。对病室要注意通风换气，常进行空气消毒，患儿的衣物及玩具应曝晒。

（4）易感接触者，在5天内注射丙种球蛋白，免疫有效期3～8周，应隔离观察28天后方能入托幼机构。

（二）护理

（1）患儿卧床休息至皮疹消退、体温正常。保持居室安静，空气新鲜，避免直接风吹，防止受凉。

（2）居室光线柔和，避免强光刺激。保持皮肤以及口、鼻、眼的清洁卫生。

（3）给予清淡易消化食物，避免生冷、油腻、辛辣等食物。供给充足的水分，多喂温开水和热汤，有利于透疹。

（4）密切观察皮疹、发热、咳嗽、呼吸等，防治并发逆证。

（赵　婧）

第五节　痄腮

痄腮以发热，耳下腮部漫肿疼痛、边缘不清为其临床主要特征。

痄腮民间又称"鸬鹚瘟""蛤蟆瘟"。痄腮的病名，首见于金代《疮疡经验全书·痄腮》："痄腮毒受在耳根、耳聍，通于肝肾，气血不流，壅滞颊腮，是风毒证。"描述了痄腮的病位，病因是风温邪毒，发病机理是气血不和。明代《外科正宗》明确指出了痄腮具有传染性。清代《疡科心得集》还指出"此症永不成脓，过一候自能消散"，明确了痄腮的良好预后。

本病可一年四季发生，冬春易于流行，好发于学龄期儿童，在幼儿园及学校低年级儿童中易集体感染流行。青春期亦可罹患本病，男性易并发睾丸炎，女性易并发卵巢炎，导致成年后不孕不育。本病一般预后良好，症状轻微者可不医自愈。个别腮腺炎患儿病情严重时，可并发脑炎，出现头剧痛、呕吐，甚则高热不退，神昏谵语，肢体抽搐。患病后可获终身免疫。近年来，主张在儿童集体机构中接种腮腺炎疫苗，大大降低了发病率。

一、病因病机

痄腮的病因是风温邪毒。外感风温邪毒之邪，从口鼻而入，郁而化热，邪热壅阻于少阳经脉，郁而不散，结于腮部。足少阳胆经始于目外眦，上行至额角，下耳后，绕耳而行。邪入少阳，经脉壅滞，气血流行受阻，凝聚耳下，故腮腺肿胀作痛。少阳与厥阴互为表里，病则互相传变。足厥阴之脉循少腹绕阴器，若邪毒较重，内窜厥阴肝经，较大儿童可见少腹疼痛，睾丸肿痛。正如《冷庐医话·杂病》云："乃邪毒内陷，传入厥阴脉络，睾丸肿痛。盖耳后乃少阳胆经部位，肝胆相为表里，少阳感受风热，移于肝经也。"邪毒由表入里，壅阻少阳，正邪相争，故见寒热交作，烦躁不安。若年幼抗病力差或热毒炽盛，邪毒内陷厥阴心肝，引动肝风，热闭心包，扰乱神明，则出现高热项强，昏迷抽筋。

二、临床表现

腮腺炎初起，有畏寒，头痛。1～2天后即腮腺肿痛，逐渐明显，体温升高。腮腺进一步肿大，先见一侧，继见另一侧，也有两侧同时肿大或仅限于一侧者。肿胀部位以耳垂为中心漫肿，边缘不清，有触痛，表而皮肤不红，张口咀嚼，或吃酸性食物时疼痛更甚。腮腺肿胀约持续4～5天后开始消退，整个病程1～2周。

并发症：脑膜脑炎为儿童期最常见的并发症，男性较女性多3～5倍，腮腺炎脑膜炎一般预后良好，脑炎则可能留有永久性后遗症甚至死亡。睾丸炎是男孩最常见的并发症，一般患儿为3岁以上，青春发育期后发病率高达14%～35%，少数患者生育力受损；青春期后女性患者7%可并发卵巢炎，但不影响日后生育功能。并发胰腺炎者如不伴有腮腺肿大可误诊为胃肠炎。其他并发症有心肌炎、肾炎、甲状腺炎、关节炎等。

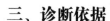

三、诊断依据

（1）发病初期可有发热，继则以耳垂为中心漫肿，边缘不清；局部肤色不红，按压局部疼痛不舒及弹性感，通常是先见一侧肿胀，继而见另一侧肿胀，有时双侧腮腺同时肿胀。

（2）腮腺管口可见红肿，按压腮部时，腮腺管口无脓性分泌物，腮腺肿胀持续4～5天开始消退，整个病程1～2周。

（3）发病前多有痄腮疾病接触史。

（4）末梢血象检查，白细胞总数多属正常，部分患儿可见增高或降低，而淋巴细胞可相对增加。

（5）并发脑炎或脑膜炎者，脑脊液检查，压力增高，细胞数增加，以淋巴细胞增加为主，氯化物、糖属正常，蛋白呈轻度增高。

（6）血和尿淀粉酶测定可见增高。

四、证候分类

（一）温毒在表证

微恶风寒，发热不高，耳下腮部一侧或两侧漫肿疼痛，边缘不清，有触痛，局部灼热而不红，咀嚼不便，或见咽红，舌质淡红或红、苔薄白或薄黄，脉浮数。

（二）热毒蕴结证

壮热烦躁，头痛，口渴引饮，食欲不振，或伴呕吐，腮部漫肿，坚硬拒按，咀嚼困难，张口疼痛，咽喉肿痛，舌红苔黄，脉数有力。

（三）变证

1. 毒窜睾腹证

发热不退，烦躁口渴，或伴呕吐头痛，一侧或两侧睾丸肿胀疼痛，或少腹疼痛，舌红苔黄，脉数有力。

2. 毒陷心肝证

壮热不退，头痛呕吐，烦躁不安，腮部肿痛，坚硬拒按，颈项僵硬，嗜睡或神识昏迷，肢体抽筋，舌红苔黄，脉数有力。

五、辨证要点

主要辨别机体感染风温邪毒后疾病之轻重及有否并发症。还要与化脓性腮腺炎（发颐）相鉴别。

痄腮发病时口腔颊部腮腺管口多出现红肿、突起，但无脓液排出，此表现有助于与化脓性腮腺炎（发颐）相鉴别。发颐无传染性，发病时腮部肿胀、热痛，边缘清楚，表面可见红赤，多为一侧，常化脓，脓肿成熟后按压腮腺处可见腮腺管口有脓液流出，常于热性病如伤寒、温病之后发生。

痄腮发病前有与痄腮患者接触史，腮腺肿胀疼痛前即有轻度发热、头痛等风热轻证症状，后见一侧或两侧腮部肿大，局部表面发热，咀嚼疼痛，张口或吃酸性、干燥食物时疼痛加剧，肿胀边缘不清，表面不红，亦不化脓，肿胀于第3日达高峰，持续1周左右，渐始减，此为轻证。若腮肿坚硬自觉疼痛或触痛明显，高热稽留不退，烦躁不安，头痛，则为热毒炽盛入里之重证，温毒蕴结厥阴不散，引睾窜腹，出现少腹、阴囊疼痛，睾丸肿大触痛，年长女孩两下腹压痛。此为并发睾丸炎、卵巢炎。少数痄腮重证，在腮腺肿胀高峰期，温毒郁结少阳不解，内陷厥阴，引发逆变证候，表现为高热、头痛、项强、呕吐等颅内高压、脑膜刺激征，甚则嗜睡、惊厥、昏迷，此为并发脑膜脑炎，务必辨识。

六、治疗原则

痄腮的治疗原则，重在清热解毒为主，佐以软坚散结。痄腮初起，温毒在表，表现风热轻证者，应疏风清热，祛邪外撤，佐以软坚散结。若邪热入里，热毒炽盛，壮热烦躁，口渴引饮，腮部漫肿，疼痛较剧，张口咀嚼困难，头痛或呕吐，显示热毒深重蕴结少阳与阳明之经，治疗应重在清气分热毒。普济消毒饮为治疗痄腮有效方剂，该方集清热解毒散结于一体。若腮部漫肿，压痛不著硬结不散，热象不显，肿胀消退速度缓慢，为痰毒郁于腮部，久羁少阳经脉，治宜清热化痰，软坚散结。若临床产生变证，或邪毒内陷心肝，或循经引睾窜腹，则宜结合平肝息风或疏肝通络等治法。

七、辨证论治

（一）温毒在表证

1. 治则

疏风清热，散结消肿。

2. 方药

银翘散（《温病条辨》）加减：金银花、连翘、牛蒡子、桔梗、荆芥、薄荷（后下）、甘草、白僵蚕、板蓝根。咽红喉痛者去荆芥，加马勃；腮肿疼痛者加夏枯草；发热轻，畏寒明显者加防风、紫苏叶；恶心呕吐者加竹茹、姜汁。

（二）热毒壅结证

1. 治则

清热解毒，软坚散结。

2. 方药

普济消毒饮（《东垣试效方》）加减：连翘、黄芩、黄连、玄参、蒲公英、白僵蚕、牛蒡子、板蓝根、夏枯草。腮部漫肿，硬结不散者加昆布、海藻；里热炽盛，大便秘结者加生大黄、玄明粉；壮热口渴烦躁者加生石膏、知母、栀子；小便短赤者加滑石、车前草。

（三）变证

1. 毒窜睾腹证

治则：清泄肝胆，散结止痛。

方药：龙胆泻肝汤（《兰室秘藏》）加减，龙胆草、柴胡、延胡索、栀子、黄芩、川楝子、黄连、桃仁、荔枝核。睾丸肿痛甚者加橘核、浙贝母；伴见睾丸鞘膜积液难以吸收者加草薢、车前子；呕吐者加玉枢丹。

2. 毒陷心肝证

治则：清热解毒，熄风镇痉。

方药：黄连解毒汤合羚角钩藤汤（《外台秘要》《通俗伤寒论》）加减，黄连、黄芩、黄檗、羚羊角粉（冲服）、钩藤（后下）、大黄（后下）、鲜竹沥（兑服）、大青叶、板蓝根、玄参、蝉蜕、全蝎。鲜竹沥液用量要大，每次 50 ~ 100 mL。全蝎用细末兑服疗效较好，每次 0.5 g。如无羚羊角粉，可用水牛角刨片，久煎取液，每次 100 g。

若嗜睡昏迷不醒者加石菖蒲、郁金；抽搐频繁者加安宫牛黄丸；高热不退，喉间痰鸣者加紫雪丹、至宝丹，也可用清开灵注射液静脉滴注。患儿如昏迷，中药难以口服，可试插鼻饲管用注射器注入，亦可通过直肠给药。

八、其他疗法

（一）中成药

1. 板蓝根冲剂

功能为清热解毒消肿。6 个月至 2 岁，0.5 ~ 1 袋；2 ~ 6 岁，1.5 ~ 2 袋；6 ~ 12 岁，2.5 ~ 3 袋；每日 3 次，冲服，用于痄腮初起，风热轻证。

2. 甘露消毒丹

清热化湿解毒，每次 3 ~ 5 g，每日 2 ~ 3 次，用于痄腮头痛腮肿，张口疼痛，咀嚼困难者。

（二）中药外治

（1）如意金黄散，或玉枢丹（又名紫金锭）：功能清热解毒消肿止痛。取适量，麻油调敷患处，每日2次。用于痄腮各期腮腺肿胀疼痛者。

（2）新鲜仙人掌适量捣烂，加青黛3g，用鸭蛋清调为稀糊状，涂敷患处，每日1～2次，能促进腮腺消肿，用于痄腮各期腮腺肿胀疼痛者。

（三）针灸疗法

取翳风、颊车、合谷穴，强刺激。发热者加曲池、大椎针刺；高热者双侧少商以三棱针点刺出血，每穴3～5滴。睾丸肿痛加血海、三阴交，每日1次。

九、预防与护理

（1）疾病流行期间，避免与患儿接触。

（2）患病期间如发热应卧床休息，直至体温正常，腮部肿胀消退。

（3）注意口腔卫生，用盐开水或含漱液清洁口腔。

（4）饮食清淡，以流质或半流质为宜，禁食酸性、干燥、辛辣、油腻食物，以免刺激腮腺疼痛，加重病情。

（5）多饮水，注意观察病情，严防变证发生。

（赵　婧）

第六节　夏季热

夏季热是婴幼儿时期一种特有疾病，由于小儿不耐暑气的熏蒸，而出现的以长期发热，汗闭、口渴、多尿为主证的季节性疾病，其特点为体温常随气温的变化而升降。发病年龄多见于3岁以下的婴幼儿，主要发生于我国东南及中南地区，时间多集中在6、7、8月份，与气候有密切关系，南方地区夏日较长，故发病时间较早，病程也较长，气温愈高病情愈重，秋凉气温下降后才逐渐热退而愈。有的患儿可连续发病数年，而次年发病证状一般较上一年为轻，病程亦较短。本病在发病期间如无兼证，预后多良好。

本病相当于现代医学暑热证。

一、病因病机

夏季热的发病有内因和外因的不同，内因为体质虚弱，外因为入夏后暑热亢盛，机体不耐暑气熏蒸而发病。

小儿先天禀赋不足，或病后失调，致小儿体质虚弱，入夏后冒受暑气，蕴于肺胃，灼伤肺胃之津，津亏内热炽盛，故发热、口渴。暑易伤气，气虚下陷，气不化水，水液下趋膀胱而多尿，表现为小便清长。肺津为暑热所伤，肺主皮毛，司开合，肺伤水液无以敷布，腠理闭塞，故少汗或汗闭。

汗与小便，都属阴津，异物而同源，所以汗闭则尿多，尿多则津伤，津伤必饮水自救，因而形成汗闭，口渴多饮、多尿的证候。

因暑热伤津、伤气，暑易挟湿，小儿体质各异，故疾病的发生与转归亦不同。病初，暑热多伤津耗气，而易出现肺胃气阴两伤证。疾疾迁延，或素体脾肾虚弱，为外暑气熏蒸，内则真阳不足，则易出现热淫于上，阳虚于下的"上盛下虚"证。本病虽发生于夏季，但无一般暑邪致病而入营入血的传变规律。

二、诊断与鉴别诊断

（一）诊断要点

（1）多见于2～5岁之体弱儿童。

（2）夏季发病，发病率随气温升高而增加。

（3）多见于我国南方地区。

（4）入夏以后，长期发热、伴有口渴多饮、多尿、无汗或少汗，随气温降低或在阴凉环境下能自行痊愈。

（5）体格检查及实验室检查常无明显异常。

（二）鉴别诊断

痊夏：主要表现为全身倦怠、食欲不振、大便不调等症，多发生于春夏之交，多见于江南潮湿之地。

三、辨证要点

1. 辨病位深浅：病之初病在肺胃，暑伤肺胃则发热持续不退，气温愈高发热愈甚，口渴引饮，烦躁不安。病之渐入肾，肾水亏于下，心火亢于上，上盛下虚表现为发热口渴，朝盛暮衰，精神不振，下肢欠温。

2. 辨虚证与实证：但发热，口渴多饮，纳食如常为实证，发热口渴多饮，纳呆食少，四肢倦怠，小便清长为虚证。

四、治疗原则

夏季热证属暑伤肺胃者，治宜清暑益气；证属上盛下虚者，治宜温下清上。

五、辨证论治

（一）暑伤肺胃

1. 证候

发热持续不退，热势多在午后升高，或稽留不退，气温越高，发热越高，口渴引饮，无汗或少汗，肌肤干燥灼热，饮食如常或纳呆食少，神疲乏力，小便频数，烦躁不安。舌红，苔薄黄，脉数。

2. 证候分析

多见于疾病初期或中期，体质虚弱小儿，冒受暑气，机体不耐暑气熏蒸，暑蕴肺胃，灼伤阴津，津伤而内热炽盛，故发热、烦躁不安、口渴多饮。气温愈高，暑气愈盛，因此体温愈高，午后阳热更旺，故热势午后升高，肺津伤则化源不足，水液无以敷布，故肌肤干燥无汗或少汗。暑伤正气，脾气虚则神疲乏力，纳呆食少。气虚下陷，故虽饮水量多，但气不化水。水液下趋膀胱，故小便频数。舌红，苔薄黄，脉数，均为肺胃热盛之象。

3. 治法

清暑益气。

4. 方药

王氏清暑益气汤加减。

本方由西洋参、麦冬、知母、甘草、竹叶、黄连、石斛、荷梗、西瓜翠衣、粳米组成。该方清暑养阴，益气生津，方中黄连、竹叶、荷梗、西瓜翠衣清热解暑。西洋参、麦冬、石斛、知母，粳米、甘草益气生津。

（二）上盛下虚

1. 证候

发热日久不退，朝盛暮衰，口渴多饮，小便澄清频数无度，无汗或少汗，精神萎靡或虚烦不安，面色苍白，下肢欠温，食欲不振，大便稀溏。舌淡苔薄白，脉沉细无力。

2. 证候分析

本证多见于体禀虚弱小儿及疾病后期，暑热日久，耗伤气阳，气阳不足，命门火衰，故见下肢欠温，小便清长。命门火衰不能温运脾土，故食欲不振，面色苍白，精神萎靡，大便稀溏。命火衰于下，心火亢于上，故见身热不退，朝热暮凉，虚烦不安。

3. 治法

温下清上。

4. 方药

温下清上汤加减。

本方由附子、黄连、磁石、蛤粉、天花粉、补骨脂、覆盆子，菟丝子、桑螵蛸、白莲须组成，该方清上焦之火，温下焦之寒，方中附子下温肾阳，黄连上清心火，佐龙齿，磁石，以潜浮越之阳，补骨脂，菟丝子、覆盆子、桑螵蛸、白莲须温肾固津，收敛小便，以保阴液。石斛、天花粉清热生津止渴。

六、预防与护理

（1）注意防治各种疾病，特别是麻疹、泄泻、肺炎，疳证等、病后应注意调理。

（2）积极锻炼身体，增强体质，注意营养。

（3）居室保持空气流通，清洁凉爽，或易地避暑。

（4）患儿加强护理，注意防止并发症。

（赵　婧）

第七节　泄泻

泄泻是一种小儿常见胃肠道病证，临床以大便次数增多，粪质稀薄或如水样为主要特征。本病多见于2岁以下的婴幼儿，年龄趣小，发病率越高，病情越重。一年四季均可发生，尤以夏秋两季较多，而秋冬两季发生的泄泻易造成流行。其预后一般良好，若起病急，病变快，或失治以治，泄下无度，容易伤津耗液，导致阴竭阳脱而死亡。久泻迁延不愈者，则易转成慢惊风或疳证。故小儿泄泻在临床上较成人为多见，其症状较成人为复杂，预后亦比成人为严重，本病证包括现代医学的消化不良、小儿肠炎、秋季腹泻、肠功能紊乱等疾病。

一、病因病机

引起小儿泄泻的主要原因是感受外邪，内伤饮食和脾胃虚弱。其主要病变部位在于脾胃和大肠。盖胃主受纳水谷，脾主运化精微，脾宜升则健，胃以降则和。若脾胃受伤，运化失调，升降失常，水谷不化精微反生湿滞，清气下陷，浸渍大肠，而成泄泻。

（一）感受外邪

小儿脏腑娇嫩，藩篱不固，易为外邪所侵。外邪困脾，运化失职，升降失调，水谷不分，合污而下，则为泄泻。故风寒暑湿皆可致泻又脾喜燥恶湿，湿易伤脾，故六淫中以湿邪是最为重要的致病因素。所以又有"无湿不成泄""湿胜则濡泄"之说。

（二）内伤乳食

小儿脾常不足，胃小且弱，乳食不知自节，若调护失宜，乳哺不当，饮食失节或过食生冷瓜果，或不消化食物，皆能损伤脾胃，脾伤则运化功能失职，胃伤则不能消磨水谷，宿食内停，清浊不分，并走大肠，因成泄泻。

（三）脾胃虚弱

先天禀赋不足，后天调护失宜，或久病迁延不愈，皆可导致脾胃虚弱，脾虚则健运失司，胃弱则不能熟腐水谷，因而水反为湿，谷反为滞，清阳不升，乃至合污而下，成为脾虚泄泻。

（四）脾肾阳虚

小儿禀赋不足，或久病、久泻，均可损伤脾肾之阳，命门火衰，火不暖土，阴寒内盛，水谷不化，并走大肠，而致澄澈清冷，滑泄不禁。

由于小儿具有"稚阴稚阳"的生理特点和"易虚易实，易寒易热"的病理特点，故小儿泄泻易于损伤气液，甚至液竭气脱，发生变证。

如久泻不止，脾土受伤，肝木无制，往往可因脾虚肝旺而出现慢惊风证。

如泄泻迁延不愈，气血生化乏源，影响生长发育，可导致疳证。

二、诊断与鉴别诊断

（一）诊断要点

（1）大便次数增多，每日 3～5 次，多达 10 次以上，呈淡黄色，如蛋花汤样，或色褐而臭，可有少量黏液，或伴有恶心、呕吐、腹痛、发热、口渴等症。

（2）有乳食不节，饮食不清或感受时邪的病史。

（3）重者腹泻及呕吐较严重者，可见小便短少，体温升高，烦渴神萎，皮肤干瘪，囟门凹陷，目珠下陷，啼哭无泪，口唇樱红，呼吸深长，腹胀等症。

（4）大便镜检可有脂肪球、少量红白细胞。

（5）大便病原体检查可有致病性大肠埃希菌等生长，或分离轮状病毒等。

（6）重症腹泻有脱水、酸碱平衡失调及电解质紊乱。

（二）鉴别诊断

1. 痢疾

痢疾大便呈黏液脓血便，次频量少，里急后重明显，大便镜检或见脓细胞，并有红细胞及吞噬细胞，大便培养痢疾杆菌阳性可确诊。

2. 生理性腹泻

多见于 6 个月以下的婴儿，外观虚胖，常伴湿疹，出生后不久即腹泻，除大便次数增加外，食欲好，不呕吐，生长发育不受影响，添加辅食后大便逐渐转为正常。

三、辨证要点

1. 辨病因

大便稀溏夹乳片或食物残渣，气味酸臭，多由伤乳伤食引起；大便清稀多泡沫，色淡黄或黄绿，臭气不甚，多由风寒引起；水样便或蛋花汤样便，粪色深黄，气味臭秽，多由湿热引起；大便稀溏，色淡不臭，夹未消化物，每于食后作泻，多属脾虚；大便清稀，完谷不化，色淡无臭，或每于五更作泻，多属脾肾阳虚。

2. 辨常证、变证

小儿大便次数增多，粪质稀薄如水样，无津伤液脱证者为常证；小儿泻下不止，尿少或无，精神萎靡，皮肤干燥，眼眶、囟门凹陷，口渴多饮，唇红而干为变证。

四、治疗原则

实证以祛邪为主，分别采用消食导滞、祛风散寒、消热化湿等法。虚证以扶正为主，治以健脾益气，补脾温肾等法。虚中夹实宜扶正祛邪，出现伤阴伤阳者宜养阴温阳，气阴并补。久泻迁延不愈，出现慢惊风或疳证者，宜参照相关内容进行辨证施治，随证化裁。

五、辨证论治

（一）常证

1. 伤食泄泻

证候：大便酸臭，或如败卵，腹部胀满，口臭纳呆，泻前腹痛哭闹，多伴恶心呕吐。舌苔厚腻，脉滑有力。

证候分析：乳食不节，损伤脾胃，运化失职，升降失常，故便下酸臭或如败卵，乳食不化，气机不畅，故见脘腹胀满。不通则痛，故泻前腹痛哭闹，痛则欲泻，泻后积滞见减，气机得畅，故腹痛缓解。

乳食内腐，气秽上冲，故口臭纳呆，伴恶心呕吐。舌脉均为乳食积滞之象。

治法：消食化积。

方药：保和丸加减。

该方由山楂、神曲、莱菔子、陈皮、半夏、茯苓、连翘组成。方中以山楂、神曲、莱菔子消食化积，陈皮、半夏理气降逆，茯苓渗湿和脾，连翘清解郁热，全方有调理气机、消导积滞、渗湿和胃之功。

2. 风寒泄泻

证候：大便色淡，带有泡沫，无明显臭气，腹痛肠鸣，或伴鼻塞、流涕、身热。舌苔白腻，脉滑有力。

证候分析：风寒邪气客于脾胃，运化失常，故大便色淡，带有泡沫，臭气不甚。风寒郁阻，气机不利，故见腹痛肠鸣。如外感风寒，邪在卫表，则见鼻塞、流涕、身热等症，舌苔白腻，脉滑有力，为风寒外袭之象。

治法：疏风散寒。

方药：藿香正气散加减。

该方由藿香、紫苏、白芷、桔梗、白术、厚朴、半夏曲、大腹皮、茯苓、陈皮、甘草组成。方中以藿香、苏叶、白芷、生姜疏风散寒，理气化湿；大腹皮、厚朴、陈皮、半夏散结消滞，调理气机；白术、茯苓、甘草、大枣健脾和胃。诸药合用，有疏风散寒、理气宽中、化湿导滞、调和脾胃之功。

3. 湿热泄泻

证候：泻如水样，每日数次或数十次，色褐而臭，可有黏液，肛门灼热，小便短赤，发热口渴。舌质红、苔黄腻，脉数。

证候分析：湿热之邪，蕴结脾胃，下注大肠，传化失职，故泻下稀薄或如水样，每日数次或数十次。湿性黏腻，热性急迫，湿热交蒸，壅遏肠胃气机，故见泻下色褐而臭，可有黏液。湿热在下，故见小便短黄。发热口渴，舌质红苔黄腻，脉数均为湿热之象。

治法：清热利湿。

方药：葛根黄芩黄连汤加减。

该方由葛根、黄芩、黄连组成。方中以葛根升阳生津，解肌达邪；黄芩、黄连清胃肠内蕴之湿热，具有解肌清肠、表里双解之功。

4. 脾虚泄泻

证候：久泻不止，或反复发作，大便稀薄，或呈水样，带有奶瓣或不消化食物残渣，神疲纳呆，面色少华。舌质偏淡，苔薄腻，脉弱无力。

证候分析：脾胃虚弱，清阳不升，运化失职，故大便稀薄，或呈水样，带有奶瓣或不消化食物残渣。脾虚不运，精微不布，生化无源，气血不足，故面色少华，精神疲惫。舌淡苔薄腻，脉弱无力为脾虚泄泻之象。

治法：健脾益气。

方药：参苓白术散加减。

该方由人参、茯苓、白术、桔梗、山药、甘草、白扁豆、莲肉、砂仁、薏苡仁组成。本方以党参、白术、茯苓、甘草扶脾益气，山药、莲肉、薏苡仁、白扁豆健脾化湿，砂仁、桔梗理气和胃，具有健脾益气、渗湿止泻之效。

5. 脾肾阳虚泻

证候：大便稀溏，完谷不化，形体消瘦，或面目虚浮，四肢欠温。舌淡苔白，脉细无力。

证候分析：久泻不止，脾肾阳虚，命门火衰，不能温养脾土，故大便稀溏，完谷不化。肾阳虚弱，不能化气行水，故面目虚浮。阳气不达四肢，故四肢欠温。舌质淡苔白，脉细无力，均为脾肾阳虚之象。

治法：补脾温肾。

方药：附子理中汤加减。

该方由附子、党参、干姜、白术、甘草组成。方中以附子温中散寒，干姜、党参、白术、甘草健脾益气。

（二）变证

1. 气阴两伤

证候：泻下无度，质稀如水，小便短少，精神萎靡，眼眶、囟门凹陷，啼哭无泪，皮肤干燥或枯瘪，口渴引饮，唇红而干。舌红少津、苔少或无苔，脉细数。

证候分析：本证多起于湿热泄泻，由于泻下无度，水液耗损，阴津受劫，津伤液脱，肌肤不得滋养，故皮肤干燥或枯瘪，眼眶及前囟凹陷，啼哭无泪，齿干唇红，精神萎靡。水液不足，故小便短少。胃阴伤，则口渴引饮。舌红少津、舌无苔少苔、脉细数为阴伤之象。

治法：益气养阴。

方药：人参乌梅汤加减。

该方由人参、乌梅、木瓜、山药、莲子肉、炙甘草组成。方中以人参、炙甘草补气健脾，乌梅涩肠止泻，木瓜祛湿和胃。上四药合用酸甘化阴，莲子、山药健脾止泻，共奏益气养阴之功。

2. 阴竭阳脱

证候：泻下不止，便稀如水，面色苍白，神疲气弱，表情淡漠，四肢厥冷，冷汗自出。舌淡苔白，脉象沉微。

证候分析：本证常因气阴两伤证发展而来，或因暴吐暴泻或久泻不止，脾肾虚败，命火衰弱，致阴寒内盛，阳气外脱之候。中阳虚极，命火衰微，故便稀清澄如水，洞泄不止，舌淡苔白。阳气将亡，故面色苍白，神疲气弱，表情淡漠，四肢厥冷，冷汗自出，脉象沉微。

治法：温阳救逆。

方药：参附龙牡汤加减。

该方由人参、附子、龙骨、牡蛎组成。方中以人参大补元气，附子回阳救逆，龙骨、牡蛎潜阳固脱，全方具有扶脾益气、回阳救逆之功。如泻泻不止者加干姜、白术以温中扶脾。

六、其他疗法

（一）中成药

（1）藿香正气水：每次 5 mL，每日 3 次。用于风寒泄泻。

（2）保和丸：每次 1 丸，每日 3 次。用于伤食泄泻。

（3）附子理中丸：每次半丸，每日 2 次。用于脾肾阳虚泄泻。

（二）外治疗法

（1）敷脐法：吴茱萸 30 g，丁香 2 g，胡椒 30 粒，研末。每次用药末 1.5 g，调陈醋或植物油，制成糊状，敷于脐部，外以纱布固定。每日换药 1 次，用于伤食、风寒和脾虚泄泻。

（2）搓摩腹部法：用普通酒精（或米酒）半斤，内浸大葱 6 ～ 7 根（去黄叶、外皮，洗净），灯芯草一扎。文火炖热。令患儿仰卧，医者把炖热的大葱、灯芯草置于掌中，搓摩患儿腹部。自上而下或成圆圈形搓摩，如大葱、灯芯草冷却，可放入酒精中炖热再用。如此反复搓摩，每次一般 10 ～ 20 分钟，直至腹胀缓解为止，用于各种泄泻引起的腹胀。

（三）针灸疗法

（1）针刺：①主穴：天枢、足三里、长强。②配用穴：呕吐加内关，腹胀加公孙，发热加曲池，偏虚寒加灸腹部。用于各种泄泻。

（2）灸法：取足外踝最高点，直下赤白肉交界处，以艾条温和灸两侧穴位，各 10 ～ 15 分钟，每日灸 2 ～ 3 次。用于各种泄泻。

（四）推拿疗法

（1）湿热泻：清补脾土，清大肠，清小肠，退六腑，揉小天心。

（2）伤食泻：清板门，清大肠，补脾土，揉脐摩腹，逆运内八卦，点揉龟尾穴。

（3）脾虚泻：推三关，补脾土，补大肠，揉脐摩腹，推上七节骨，捏脊，重按肺俞、脾俞、胃俞、大肠俞等。

（五）西医疗法

1. 液体疗法

（1）口服补液：适用于轻中度脱水，可用口服补液盐。轻度脱水 4 小时内给 50 mL/kg，中度脱水在 6 小时内给 100 mg/kg，以后补充继续损失量，可按估计大便量的 1/2 至全量给予。如作为维持液补充，需适当增加水分。

（2）静脉补液：适用于中重度脱水。根据损失量估算补液总量，根据脱水性质选择溶液种类，根据脱水程度和大便量调整输液速度，按照临床表现及生化检查结果纠正酸中毒，补充电解质。

2. 控制感染

非感染性腹泻及感染性腹泻中的病毒性肠炎，非侵袭性细菌所致肠炎，早期均不主张用抗菌药物，合并细菌感染者可选择使用。侵袭性细菌性肠炎可选用吡哌酸、复方新诺明、氨苄西林等，或结合细菌药敏试验结果调整药物。

七、预防与护理

（1）提倡母乳喂养，适时断奶，合理添加辅食，并节制饮食。

（2）注意饮食卫生，保持食物清洁，饭前便后要洗手，食具要经常消毒。

（3）感染性腹泻患儿要注意隔离消毒。

（4）适当控制饮食，甚或禁食。

（5）保持臀部皮肤干燥清洁，勤换尿布，防止红臀。呕吐者，做好口腔护理，防止误吸呛入气管。

（赵 婧）

第八节 乳蛾

乳蛾又名喉蛾、喉鹅、双蛾风。是因邪客咽喉，核内血肉腐败所致。临床以咽喉两侧喉核红肿疼痛、吞咽不利为特征。因其红肿，形状似乳头或蚕蛾，故名乳蛾。临床有急性和慢性之别，急性并有脓性分泌物者，称烂喉蛾，慢性者称木蛾或死蛾。

乳蛾的病名，初见于金张从正《儒门事亲·喉舌缓急砭药不同解二十一》的"单乳蛾，双乳蛾……结薄于喉之两旁，近外肿作，因其形似，是为乳蛾"。在其他古籍中尚可见到肉蛾、连珠蛾、乳蛾、喉结、喉风、乳蛾核、蛾子等相关病名。

乳蛾相当于西医学中的扁桃体炎，4 岁以上的小儿发病率较高，一年四季均可发病。小儿症状比成人患者重，常伴有高热。本病如治疗得当，一般预后良好。若病程较长，可迁延不愈或反复发作，容易并发鼻窦炎、中耳炎、颈淋巴结炎等并发症，偶尔可伴发急性肾炎、风湿热或败血症等。

一、病因病机

本病的病因，急乳蛾者主要责之于风热侵袭与脾胃积热，慢乳蛾者主要责之于肺肾阴亏、虚火上炎。风热邪毒从口鼻而如，咽喉首当其冲，风热外侵，肺气不宣，肺经风热循经上犯，结聚于咽喉而发为乳蛾。又咽喉为胃之系，脾胃有热，胃火炽盛，上冲咽喉，搏结于喉核，致咽喉肿痛发为乳蛾。久病失治，或温热病后，阴液亏损，余邪未清，以及素有肺肾阴亏，虚火上炎，与余邪互结喉核，发为慢乳蛾。

总之，乳蛾因致病因素及病程长短的不同，其病情有虚实之分。急乳蛾多为风热侵袭，肺胃热盛，内外邪热相搏，一派热象，为实证。慢乳蛾多为久病失治或肺肾阴亏，虚火上扰，正虚邪恋，为虚证。

二、临床表现

（一）症状体征

1. 发热

体温多在 38～39℃，一般持续 3～5 天。扁桃体炎化脓时，体温可高达 40℃以上，伴畏寒。

2. 咽痛

初起时为一侧咽痛，可发展至对侧，吞咽或咳嗽时咽痛加重。慢性者，咽痛反复发作不已。

3. 其他

常伴有头痛、四肢无力，易疲乏等全身症状。

4. 体检

咽部黏膜弥漫性充血，以扁桃体及两腭弓最为显著。扁桃体肿大，在其表面可见黄白色点状脓疱，或隐窝口处有豆腐渣样物渗出。一侧或双侧下颌角淋巴结肿大。

（二）理化检测

细菌性扁桃体炎，外周血白细胞总数增高，中性粒细胞比例升高，甚至可出现核左移现象，咽拭子培养及涂片可获致病菌；病毒性扁桃体炎，白细胞总数偏低或正常。

三、诊断与鉴别诊断

（一）诊断

《中医病证诊断疗效标准》拟定乳蛾的诊断依据如下。

（1）以咽痛、吞咽困难为主要症状。急乳蛾有发热，慢乳蛾不发热或有低热。

（2）急乳蛾起病较急，病程较短；反复发作则转化为慢乳蛾，病程较长。

（3）咽部检查：①急乳蛾扁桃体充血呈鲜红或深红色肿大，表面有脓点，严重者有小脓肿。②慢乳蛾扁桃体肿大，充血呈暗红色，或不充血，表面有脓点，或挤压后有少许脓液溢出。

（4）急乳蛾及部分慢乳蛾患者白细胞总数及中性粒细胞增高。

（二）鉴别诊断

1. 烂喉痧

即猩红热。起病较急，初期即发热，咽喉部红肿疼痛，甚则腐烂，引饮梗痛，发热 1 天后出现弥漫性猩红色皮疹。全身症状明显，病程中可出现杨梅舌及环口苍白圈。

2. 喉关痈

发生在扁桃体周围及其附近部位的脓肿，包括西医学的扁桃体周围脓肿、咽后壁脓肿等疾病，病变范围较乳蛾大。临床以局部疼痛、肿胀、焮红、化脓，并伴有恶寒发热、言语不清、饮食呛逆等为特征。检查见扁桃体周围红肿隆起，触痛明显。病情发展迅速，往往导致吞咽、呼吸困难。

3. 咽白喉

发病较缓，轻度咽痛，扁桃体及咽部见灰白色假膜，不易擦去，强行擦去容易出血，并很快再生，颈淋巴结肿大明显，咽拭子培养或涂片可检出白喉杆菌。

4. 溃疡膜性咽峡炎

多以局限性炎症反应和溃疡形成、轻度发热、全身不适及咽痛为主。溃疡多位于一侧扁桃体上面，覆盖污秽的灰白色假膜，周围黏膜充血肿胀，病变部位取活组织显微镜检查或微生物培养可发现梭形杆菌及攀尚螺旋体。

四、辨证论治

（一）辨证思路

（1）本病的辨证首先需辨急慢、虚实之不同。急乳蛾起病急，病程短，属实热证。慢乳蛾病程长，迁延不愈，有伤阴见证，属虚证。慢乳蛾复感外邪者，可出现虚中夹实证。

（2）次需辨病情轻重的不同。病情轻者，为风热上乘，邪热在表。病情重者，邪热由表入里，阳明积热，热毒内蕴在里。

（二）论治原则

本病的治疗关键为解毒利咽，若风热外侵者，伍以疏风清热；胃火炽盛者，伍以清胃泻火；内火炽盛，肠腑不通者，伍以通腑泻火；肺肾阴虚者，伍以滋阴降火。若乳蛾肉腐成脓，可用解毒消痈法治疗。此外，内服药物的同时，可在病灶局部外喷药粉。反复化脓者，可考虑手术摘除。

（三）治法应用

1. 疏风清热，消肿利咽

（1）适应证及辨析：适用于风热外侵证。症见急乳蛾初起，咽痛，轻度吞咽困难，伴发热、恶寒、咳嗽、咯痰等症，咽黏膜充血，扁桃体红肿，舌苔薄白，脉浮数。

（2）方药：银翘散加减。金银花、连翘清热解毒；薄荷透表；桔梗、牛蒡子、甘草清热宣肺、利咽；木蝴蝶、山豆根解毒利咽、消肿。

（3）加减：热邪重者加黄芩、赤芍；表证重者加葛根、防风；红肿明显者加牡丹皮、黄菊花；大便干结者加瓜蒌仁、生大黄；扁桃体上出现不易擦去的白色脓性膜，为毒入血分，加生地黄、绿豆衣。

2. 泻热解毒，利咽消肿

（1）适应证及辨析：适用于胃火炽盛证。症见咽痛较甚，吞咽困难，身热，口渴，大便秘结，咽部及扁桃体充血红肿，上有脓点或脓肿，舌红，苔黄，脉滑数。

（2）方药：清咽利膈汤加减。金银花、连翘、黄芩、栀子清热解毒；牛蒡子、薄荷辛凉解表；桔梗、生甘草利咽消肿；大黄、玄明粉通腑泻热。

（3）加减：表热未清者加荆芥、防风；颌下瘰核肿痛者加射干、瓜蒌、浙贝母以清热化痰散结；高热者加生石膏、天竺黄、黄连以清热泄火。

3. 滋阴降火，清利咽喉

（1）适应证及辨析：适用于肺肾阴虚证。症见咽部干燥、灼热，微痛不适，干咳少痰，手足心热，精神疲乏，或午后低热，颧赤，扁桃体暗红、肿大，或有少量脓液附于表面，舌红，苔薄，脉细数。

（2）方药：知柏地黄丸加减。知母、黄檗、牡丹皮清泻虚火；生地黄、玄参、麦冬、玉竹滋阴养液；马勃利咽消肿。

（3）加减：乳蛾红色转淡，但肿大不消，加浙贝母、夏枯草、赤芍、虎杖等活血化瘀消肿。

五、其他疗法

（一）中成药

1. 银黄口服液

每次 5 ～ 10 mL，每日 3 次。用于风热外侵证。

2. 小儿热速清口服液

每次 5 ～ 10 mL，每日 3 次。用于风热外侵证。

3. 抗病毒口服液

每次 5 ～ 10 mL，每日 3 次。用于乳蛾初起。

4. 双黄连口服液

每次 5 ～ 10 mL，每日 3 次。用于胃火炽盛证。

5. 金果饮

每次 5 ～ 10 mL，每日 3 次。用于肺肾阴伤证。

6. 六神丸

口服：1 岁，1 粒；2 岁，2 粒；3 岁，3 ～ 4 粒；4 ～ 8 岁，5 ～ 6 粒；9 ～ 15 岁，8 ～ 9 粒；每日 3 次。用于咽喉肿痛甚者。

7. 双黄连注射液

60 mg/（kg·d），加入 10% 的葡萄糖溶液 100 ~ 250 mL，静脉滴注。用于胃火炽盛者。

8. 清开灵注射液

10 ~ 30 mL，加入 10% 的葡萄糖溶液 250 mL，静脉滴注。用于风热外侵或胃火炽盛证。

（二）单方验方

（1）野菊花、白花蛇舌草、地胆草、崩大碗、白茅根各 15 g，水煎服，每日 1 次。用于风热外侵证。

（2）山豆根 10 g，锦灯笼 12 g，水煎服。用于胃火炽盛证。

（3）蒲公英、土牛膝根、板蓝根各 15 g，七叶一枝花 12 g，任选其中 1 ~ 2 味，水煎服，每日 1 剂。用于胃火炽盛证。

（4）牛蒡子、昆布各 6 g，海藻 9 g，水煎服。用于肺肾阴虚乳蛾。

（三）药物外治

1. 冰硼散

外吹病灶。用于咽喉红肿，疼痛较轻者。

2. 珠黄散

外吹病灶。用于咽喉红肿较甚，疼痛较剧，或喉核有脓点者。

3. 锡类散

外吹病灶。用于乳蛾溃烂。

4. 双黄连粉针剂

水溶后超声雾化吸入，每次 1 支，加水 6 mL 溶化，每日 1 次。用于各型乳蛾。

（四）针灸疗法

1. 体针

（1）实热乳蛾：主穴选合谷、内庭、少商。配穴选天突、少泽、鱼际、少商，点刺出血。高热配合合谷、曲池。每次选其中 2 ~ 3 穴，中强刺激，每日 1 次。

（2）虚火乳蛾：主穴选风门、百劳、身柱、肝俞。配穴选合谷、曲池、足三里、颊车。每次选其中 2 ~ 3 穴中强刺激。

2. 耳针

取穴：咽喉、扁桃体。先找到两穴的压痛点，毫针刺入，施捻转泻法，强刺激，不留针或留针 20 ~ 30 分钟，每日 1 次。

3. 穴位注射

主穴：合谷、翳风、足三里。

配穴：曲池、行间、照海、大椎。

先取主穴，效不佳时的选配穴，每次取 2 ~ 3 穴（头面部取患侧，四肢可取一侧或双侧），根据肌肉丰厚情况，每穴注射 0.2 ~ 0.5 mL 药液。药液为生理盐水、维生素 B_1、鱼腥草注射液等，任选一种，每日 1 次。

（五）拔罐疗法

取穴：大椎。快速进针 2 ~ 3 mm，不留针，取不易传热之物如橘皮、土豆片置于大椎穴上，上面放一小酒精棉球，点燃后将火罐扣上即可，留罐 15 ~ 20 分钟，反复 2 次。

（六）推拿疗法

主穴：揉小天心 200 次，揉一窝风 200 次，推补肾水 300 次，推清板门 300 次，揉合谷穴 1 分钟。

配穴：推清肺金 300 次，退下六腑 300 次，揉二人上马 200 次，推清天河水 100 次，少商穴针刺放血。一般用主穴，重症患儿用配穴。

（七）烙灼疗法

阴虚火旺之乳蛾肥大者，可施行扁桃体烙灼术。局部麻醉后，用特制的烙铁烧红，待稍凉，灼烙肿大的扁桃体。

（八）饮食疗法

1. 白菜根茶

白菜根 1 个，白萝卜 3 片，侧柏叶（带枝）1 块。加水 750 mL，煎沸 20 分钟，取汁代茶饮用，每日 1 剂，3 ~ 10 日为 1 个疗程。用于急性扁桃体炎。

2. 山豆根甘草茶

山豆根、甘草各 12 g，将其共研为末，放在茶杯内，用开水冲泡，加盖闷 20 分钟，代茶饮，每日 1 剂，频频冲泡。用于慢性扁桃体炎。

3. 丝瓜冰糖饮

丝瓜 200 g，金银花 15 g，冰糖 30 g。将鲜嫩丝瓜洗净，切成小段，入金银花、冰糖，共放锅内蒸，滤汁饮用，每日 1 次。

（赵　婧）

第九节　肺炎喘嗽

一、概述

肺炎喘嗽是小儿时期常见的肺系疾病，据统计，它是引致小儿死亡的最常见疾病之一。以婴幼儿发病率高。一年四季均可发生，但以冬春两季常见。一般起病较急，易传变。若能早期及时治疗，预后良好，素体虚弱小儿，患病后每致病程缠绵，迁延难愈。

本病病因为外感风邪，由皮毛口鼻侵袭肺系，致肺失宣肃，肺气闭郁，痰瘀困阻。肺气闭郁是其病机，痰湿为主要病理产物，而血瘀在本病之重症演变过程中起关键性作用。

本病临床可独立起病，常因感冒咳嗽等证下传而成，也可继发于麻疹、顿咳、丹痧等热性疾病之后。年幼体弱儿病情常较重。甚者可并发心阳虚衰或邪陷厥阴等危重证候，临床以并发心阳虚衰尤为常见。

现代医学认为本病病原体为病毒、细菌，近年亦发现有不少支原体、衣原体致病。现代医学之小儿肺炎属于本病范畴。

二、诊断

（一）临床表现

（1）主证：发热、气促、咳嗽、痰多为主要症状，甚者可出现鼻煽、发绀或抽搐、神昏等危重表现。新生儿仅见不食、神萎、口吐白沫等症。

（2）病史：起病急，常因外感引发。

（3）冬春两季多发，婴幼儿常见。大叶性肺炎多见于学龄期儿童。

（4）体征：呼吸增快，甚者可有鼻煽、点头样呼吸及三四征，唇周青紫，肺底部可闻及细湿啰音，病毒性肺炎可伴哮鸣音；间质性肺炎及支原体肺炎肺部听诊，啰音多不明显。

（二）辅助检查

1. 胸部 X 线检查

肺野可见点状或斑片状阴影或可见大片状阴影。

2. 血常规

白细胞数升高，分类示中性粒细胞增高或有核左移，为细菌感染；白细胞总数下降，分类以淋巴细胞为主，则为病毒感染。

3. 血气分析

气促明显，呼吸困难者需做此检查。一般可有代谢性酸中毒或混合性酸中毒。呼吸衰竭时出现

$PaO_2 < 8 \text{ kPa}$、$PaCO_2 > 6.7 \text{ kPa}$。

三、鉴别诊断

（一）咳嗽（支气管炎）

临床中毒症状轻，以咳嗽为主症，可伴发热，但无气促、鼻煽、发绀等，双肺听诊呼吸音粗或可闻及干啰音，无细湿啰音。X线胸片提示肺纹理增粗，未见实变证。

（二）哮喘

以哮鸣气促、呼气延长为主证。双肺听诊以大量哮鸣音为主，可伴有大水泡音，X线胸片多无异常。

四、辨证施治

（一）辨证要点

1. 辨风寒、风热

病之初为外感风邪，但需辨其风寒或风热。风寒者舌质淡红，苔薄白或白腻，脉紧或滑；风热者，舌质红，苔黄，脉多数或滑。

2. 审痰、热偏重

痰与热为本病主证，临床常有偏重，当仔细辨别，以利于治。症见喉间痰鸣，呼吸喘促，甚则胸高闷胀，呼吸困难，舌苔厚腻者，为痰重，治当以祛痰为主；若高热难退，呼吸气粗，口渴烦躁，舌红，苔黄糙，或干糙无津属热重。治当以清热为先。

3. 区别常证、变证

常证指病位在肺，证候有轻重之别：轻证为风寒闭肺，风热闭肺；若高热炽盛，喘憋严重，呼吸困难者，为毒热闭肺，痰热闭肺之重证；常证后期常因正虚但余邪未清而出现正虚邪恋的阴虚肺热或肺脾气虚的表现，当认真区分。若正虚而邪气炽盛，常可出现心阳虚衰，邪陷厥阴等危重证候。

（二）治疗法则

本病治疗原则当为宣肺开闭，清热化痰。痰多壅盛者，首先降气涤痰；喘憋严重者，治以平喘利气；气滞血瘀者，治以理气活血；病久气阴两伤者，治以补气养阴，扶正祛邪。出现变证者，随证施治。

（三）分型用药

1. 常证

（1）风寒闭肺：发热无汗或少汗，呛咳，气促，痰白质稀，口渴，舌淡红，苔白，指纹青红显于气关，脉浮紧而数。年长儿可诉恶寒体痛。

治法：辛温开肺止咳。

方药：三拗汤加味。麻黄、北杏仁、甘草、枇杷叶、桔梗、防风、苏梗、藿香、白术、枳壳。

加减：发热鼻塞流涕甚者，加柴胡、白芥子、荆芥以助疏风解表之功；痰多白黏、苔白浊者，加橘红、法半夏、苏子、莱菔子，以燥湿降气化痰定喘；肺有伏热者，加生石膏、泻白散等以表里双解。

（2）风热闭肺：发热恶风，气促，咳嗽，痰黏，口干，甚则鼻煽。可有鼻塞、流黏涕等，舌红、苔薄黄，指纹青紫显于气关，脉滑数。

治法：辛凉宣肺，化痰止咳。

方药：麻杏石甘汤加减。麻黄、北杏仁、生石膏、甘草、黄芩、枇杷叶、连翘、鱼腥草、蒲公英、桔梗。

加减：发热难退或高热者，加青天葵助清热；痰黏难咳者，加葶苈子、天竺黄助泻肺涤痰；咳频纳呆者，加前胡、莱菔子、麦芽助清肺化痰消滞。

（3）痰热闭肺：高热，鼻煽喘咳，痰多难咳，喉间痰鸣，胸闷胀满，大便秘结或便烂黏，量少味臭，小便黄短，舌红，苔黄腻，脉滑数。

治法：清肺涤痰、降气定喘。

方药：麻杏石甘汤合三子养亲汤加减。麻黄、北杏仁、生石膏、甘草、葶苈子、莱菔子、苏子、海蛤壳、黄芩、浙贝母、瓜蒌皮、前胡。

加减：痰多者，加猴枣散、天竺黄助化痰；热甚者，加青天葵、鱼腥草助清热；便秘腹胀者，加大黄、枳实、大腹皮以利湿通腑；喘促发绀者，加侧柏叶、毛冬青、郁金、赤芍等以活血解郁；心烦难寐者，加灯芯草、钩藤、绵茵陈以清心平肝。

（4）毒热闭肺：高热持续难退，鼻煽气急，烦躁神疲，胸高腹满，痰鸣喘咳，大便多结，尿黄短，口苦干渴喜饮，舌红绛，苔黄干或见芒刺，脉洪数，指纹紫滞显于气关。

治法：清热泻肺、凉血解毒。

方药：麻杏石甘汤合自拟泻肺汤加减。麻黄、北杏仁、生石膏、甘草、葶苈子、桑白皮、前胡、莱菔子、苇茎、瓜蒌皮、侧柏叶。

加减：气急烦躁者，加郁金、地龙、石决明助平肝解痉；热毒甚者，加羚羊骨（先煎）、水牛角（先煎）助清火泄热；便秘腹胀者，加大黄、虎杖、冬瓜仁助利湿通便；口渴咽痛者，加射干、岗梅根助解毒利咽；咳频者，加苏梗、桔梗助宣肺止咳。

（5）肺脾气虚型：咳少，咳嗽无力，喉间痰鸣，面色苍白，神疲纳呆，时觉身热，大便稀溏，舌淡，苔白浊，脉细无力。

治法：益气健脾，佐以化痰止咳。

方药：陈夏六君子汤加减。陈皮、法半夏、党参、白术、茯苓、甘草、海蛤壳、谷芽、莱菔子、防风、五味子。

加减法：气虚自汗者，加黄芪、牡蛎以益气敛汗；痰多者，加制胆南星助化痰；食欲不振者，加山楂、杧果核助消食开胃；大便溏者，加苍术、诃子、山楂炭助收敛止泻。

（6）阴虚肺燥：干咳少痰，潮热多汗，面色潮红，口干渴，五心烦热，虚烦难寐，舌红干，苔光剥，脉细数。

治法：养阴润燥，清肺止咳。

方药：沙参麦冬汤加减。沙参、麦冬、太子参、五味子、白术、北杏仁、川地骨皮、桑白皮、百部、甘草。

加减：低热起伏者，加青蒿（后下）、知母、白薇助退虚热；多汗、寐不宁者，加牡蛎、酸枣仁助敛汗宁神；纳呆者，加谷芽、杧果核、白扁豆助消食养胃；口渴便干者，加玄参、石斛助养阴润燥通腑。

2. 变证

（1）心阳虚衰：气促加剧，出现发绀，虚烦不安，精神疲倦，汗多肢冷，抱卧不宁，面色苍白，咳声短促，右肋下可扪及痞块，且痞块在短时间内逐渐增大，舌质紫红，苔白，脉虚疾数，指纹紫滞，显于气关，甚可达命关。

治法：温阳救逆固脱。

方药：参附龙牡救逆汤加减。西洋参（炖服）、熟附子、龙骨（先煎）、牡蛎（先煎）、白术、防风、五味子、白芍、丹参、当归。

加减：高热难退者，加青天葵助清热解毒；气促发绀者，加桃仁、郁金、毛冬青以活血化瘀改善肺部微循环；痰浊壅盛者，加葶苈子、海蛤壳、瓜蒌仁助泻肺化痰。

（2）邪陷厥阴：高热神昏，烦躁谵语，喘急痰鸣，鼻翼翕动，双目上视，口噤项强，呼吸浅促，四肢抽搐或见间歇叹息，舌质红绛，脉弦急，指纹青紫或透关射甲。

治法：平肝息风，清心开窍。

方药：羚角钩藤汤合安宫牛黄丸加减。羚羊角（先煎）、钩藤、茯苓、白芍、牡丹皮、柴胡、天竺黄、郁金、甘草、桑叶、桔梗。

加减：昏迷痰多者，加胆南星、石菖蒲助化痰开窍；高热者，加水牛角（先煎）、紫雪丹以清热镇惊。

（四）其他疗法

1. 辨证使用中成药

（1）小儿肺炎合剂：每次 5 ～ 15 mL，每日 3 次，疏风清肺止咳，用于风热、痰热、热毒炽盛各型。

（2）静滴双黄连粉针剂及鱼腥草注射液：清肺止咳，用于本病各型。

（3）静脉滴注川芎嗪，每天 40 ～ 80 mL，以 5% ～ 10% 葡萄糖液稀释后滴注。改善肺循环，用于本病各型。

2. 超声雾化吸药

（1）双黄连粉针剂 0.3 g + 生理盐水 20 mL 作雾化吸入。

（2）生理盐水 10 mg + 地塞米松 1 mg + 庆大霉素 1 万 U + α–糜蛋白酶 1 mg 作雾化吸入。

3. 胸部理疗

磁场效应或超短波理疗。

4. 激光血疗仪治疗

每天 1 次，3 次为 1 个疗程，使用 1 ～ 2 个疗程。

5. 针灸疗法

穴选定喘、肺俞、丰隆等，平补手法，不留针，每天 1 次，连用 3 天，用于喘咳痰多者。

6. 穴位注射

可选用维生素 B_{12} 或维丁胶性钙穴位注射定喘及肺俞，每次 0.5 mL，每天 1 次，连用 3 天，有助于祛痰及肺部啰音吸收。

（五）辨证施食

总的饮食原则是宜清淡、易消化、多营养饮食，忌肥厚燥热、生冷之品。

（1）雪梨瘦肉汤：雪梨 1 个，洗净去皮切片，瘦肉 200 g，加水 4 碗，煲至滚后约 20 分钟后食用，用于风热、热毒、痰热各型。

（2）白萝卜川贝瘦肉汤：白萝卜 125 g，川贝母 6 g，瘦肉 200 g，加水 5 碗共煲约 1 小时即可食用。用于痰热闭肺型及风热闭肺型。

（3）莲子 15 g，百合 15 g，鹌鹑蛋 3 只，冰糖少许，加清水 4 碗共煲 1 小时后饮汤，用于肺脾气虚或阴虚肺燥型。

（4）沙参 20 g，玉竹 25 g，淮山 30 g，兔肉 200 g，加清水 5 碗同煲 1 小时后饮汤，用于阴虚肺燥型。

（赵　婧）

第十节　口疮

口疮又名口疡，是婴儿常见的口腔疾病，以口腔、口唇、舌边、齿龈、两颊、上腭等处出现黄色或白色溃疡为特征。患儿常伴有发热、疼痛、流涎等症状。发生于口唇两侧者，称燕口疮；满口糜烂，色红作痛者，称口糜。口疮可单独发生，也可伴发于其他疾病中，一年四季均可发病。发病年龄 2 ～ 4 岁多见，也有出生后发病，一般预后良好。若素体虚弱，久病或疳积病程长者，可反复发作，预后较差。

小儿口疮在《素问·气交变大论》中就有类似的记载："岁金不及，炎火乃行……民病口疮。"《诸病源候论·唇口病诸候》阐述了本病的发病机理，指出："手少阴，心之经也，心气通于舌；足太阴，脾之经也，脾气通于口。脏腑热盛，热乘心脾，气冲于口与舌，故令口舌生疮也。诊其脉，浮则为阳，阳数者，口生疮。"《幼幼集成·口疮证治》认为："口疮者，满口赤烂，此因胎禀本厚，养育过温，心脾积热，熏蒸于上，以成口疮。"《圣济总录·小儿口疮》也持上述观点，指出："口疮者，由血气盛实，心脾蕴热，熏发上焦，故口生疮。"

小儿口疮相当于西医学的口腔炎，常见于疱疹性口炎和球菌感染性口炎。

一、病因病机

口疮的发生，多由外感、食伤、正虚等因素所致。多见于外感风热乘脾，心脾积热，热毒随经上通口舌；或热毒火盛，血气壅盛，火性炎上；或久病阴虚火盛，水不制火，虚火上炎而生口疮。

（一）风热乘脾

感受风热，外邪入侵，由口而入，首先犯肺，内伤脾胃，熏灼口舌，口腔黏膜破溃，形成口疮。

（二）心脾积热

胎禀热盛，脾胃素蕴积热，喂养不当，调护失常；或喜食煎炒炙烤，内火偏盛，积于心脾，热邪循经上炎，邪毒熏灼口腔而发病。

（三）虚火上浮

先天不足，体质虚弱，气血亏损；久病、久泻，脏腑失养，津液大伤导致水不制火，虚火上浮，熏灼口舌而生口疮。

二、诊断要点

（一）症状

牙龈、舌体、两颊、上腭等部位出现黄白色溃疡点，大小不等，甚则口腔糜烂，疼痛拒食，口臭流涎，可伴有发热，颌下淋巴结肿大、疼痛。

（二）检查

血象检查可见白细胞总数及中性粒细胞偏高或正常。

三、鉴别诊断

（一）口糜

口腔内布满白色斑点，甚或糜烂，互不融合，一般多见于成年人。

（二）手足口病

除口腔黏膜溃疡外，伴有手、足、臀部皮肤疱疹，春夏之季流行，多见于4岁以下儿童。而本病无手、足、臀部疱疹表现，发病亦无明显季节性，可与之鉴别。

四、辨证

口疮的辨证重在辨实火和虚火。根据起病、病程、溃疡程度等辨别。凡起病急，病程短，口腔周围颜色掀红溃烂，局部灼热，疼痛较重，口臭流涎，并伴有发热、口渴、小便短少、大便干结者，多为实证；起病缓，病程长，口疮周围颜色淡红，疼痛较轻，少见发热或仅有低热，颧红体倦，虚烦不寐者，多属虚证。实证，病位在心、脾；虚证，病位在肝、肾。

（一）风热乘脾

证候：口颊、上腭、牙龈、口角溃疡面较多，甚则满口糜烂，周围掀红，疼痛拒食，口臭流涎，伴有发热，烦躁多啼，小便短黄，大便干结，舌质红，苔薄黄，脉浮数，指纹紫滞。

分析：感受风热，或饮食积滞，热蕴脾胃，上薰口舌，故发为口疮、口糜，疼痛流涎，烦躁多啼；肠胃积热，津液被劫，故大便干结，小便短黄。舌质红，苔薄黄，脉浮数均为风热之象。

（二）心火上炎

证候：舌上、口腔糜烂或溃疡，色红疼痛，饮食困难，心烦不安，面赤口渴，小便短赤，舌尖红，苔黄，脉细数，指纹紫滞。

分析：手少阴心通于舌，舌为心之苗，心火炽盛，心热上灼，热邪循经上行，故口舌生疮，口疮色红疼痛；心火内炽，内扰神明，故心烦不安；心火上炎，伤津耗液，故面赤口渴；心经有热，移热于小肠，故小便短赤。舌尖红，苔黄，脉细数均为心火上炎之象。

（三）虚火上浮

证候：口舌溃疡或糜烂，稀疏色淡，疼痛较轻，反复发作或迁延不愈，神疲乏力，口干不渴，颧红盗汗，手足心热，舌红，少苔，脉细数，指纹淡紫。

分析：小儿素体虚弱，久病阴津内耗，气血亏虚，故口腔、舌上溃烂色淡，疼痛较轻；水不制火，虚火上炎，故神疲乏力，手足心热，颧红盗汗。舌红，少苔，脉细数均为阴虚内热之象。

五、治疗

（一）中药治疗

1. 风热乘脾

治法：疏风解表，清热解毒。

方药：银翘散。

方中用金银花、连翘清热解毒；薄荷、牛蒡子、豆豉疏风解表；竹叶、芦根解热除烦；甘草、桔梗解毒利咽。若发热不退者加柴胡、生石膏清肺胃之热；口渴烦躁者加生石膏清热生津；小便短赤者加生地黄清热凉血；大便干结者加生大黄、玄明粉通腑化滞；疮面糜烂不愈合者加黄连、五倍子、薏苡仁清热利湿、生肌收敛。

另外，可选用牛黄解毒片，每次服 1～2 片，每日 3 次，温开水冲服。

2. 心火上炎

治法：清心泻火，凉血通便。

方药：泻心导赤散。

方中用黄连泻心火，生地黄凉血生津，竹叶清心除烦，通草导热下行，甘草调和诸药。药物合用，泻火不伤胃，利水不伤阴，使疾病自除。若小便短赤者加车前子、滑石清利湿热，通利小便；口渴者加石膏、天花粉清热生津；便秘者加大黄通腑泄热；热毒内盛者加栀子、黄芩清热解毒。

另外，可选用小儿化毒散，每次服 0.6 g，每日 2 次，3 岁以内小儿酌减。

3. 虚火上浮

治法：滋阴降火，引火归元。

方药：六味地黄汤加肉桂。

方中用熟地养血补肾；山萸肉滋补肝肾；山药、茯苓健脾利湿；牡丹皮、泽泻凉血清虚火；肉桂引火归元。诸药配合可升降阴阳，使水火互济，浮火收敛。若心阴不足，心烦不得寐者加五味子、麦冬养心安神；脾阴不足，纳少口渴，舌少苔者加石斛、沙参运脾生津。

另外，可选用知柏地黄丸，每次服 3 g，每日 3 次，温开水冲服。

（二）针灸治疗

1. 体针

基本处方：廉泉、合谷、曲池、外关、太溪、足三里。

方中廉泉为任脉腧穴，又为阴维与任脉之会，是疗口疮之效穴；合谷、曲池为手阳明大肠经，面口之疾用之最效，故有"面口合谷收"之说；外关为手少阳三焦经之络穴，与心包相络属，太溪为足少阴肾经之原穴，两穴配伍泻心肾之火；足三里为足阳明胃经合土穴，取之健脾和胃。诸穴配伍能恢复和调节人体营内卫外，提高人体自身免疫功能，从而达到治愈的目的。

加减：风热乘脾者，加内庭、阴陵泉清热祛风、健脾利湿；心火上炎者，加劳宫以清心泻火，清热除烦；虚火上浮者，加涌泉引火下行，使邪有出路。

2. 其他

实证口疮可选用耳针疗法，取口、心、肺、肾上腺、脾、胃、神门，贴压王不留行籽，每日重按耳穴 5～6 次，隔日贴 1 次，每次一侧耳，双耳交替，3 次为 1 个疗程。虚证口疮可选用穴位贴敷法，选用细辛粉末 2.5 g 与适量的小麦粉用温水调成稠饼状，敷贴在神阙穴上，用胶布固定，早晚各换 1 次，3 日为 1 个疗程。

（赵　婧）

第十六章　针灸治疗方法

第一节　毫针疗法

一、毫针的构造、规格、检查

（一）毫针的构造

毫针分为针尖、针身、针根、针柄、针尾5个部分（图16-1）。

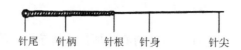

针尾　　针柄　　　针根　　针身　　　针尖

图 16-1　毫针的构造

针尖亦称针芒，是针身的尖端锋锐部分；针身亦称针体，是针尖至针柄间的主体部分；针根是针身与针柄连接的部分；针柄是针根至针尾的部分；针尾亦称针顶，是针柄的末端部分。

（二）毫针的规格

毫针的规格，是以针身的直径和长度区分的。

毫针的长度规格见表16-1。

表 16-1　毫针的长度规格

规格（寸）	0.3	1	1.5	2	2.5	3	4	4.5	5	6
针身长度（mm）	15	25	40	50	65	75	100	115	125	150
针柄长　长柄（mm）	25	35	40	40	40	40	55	55	55	56
针柄长　中柄（mm）	—	30	35	35	—	—	—	—	—	—
针柄长　短柄（mm）	20	25	25	30	30	30	40	40	40	40

毫针的粗细规格见表16-2。

表 16-2　毫针的粗细规格

号数	26	27	28	29	30	31	32	33	34	35
直径（mm）	0.45	0.42	0.38	0.34	0.32	0.30	0.28	0.26	0.24	0.22

一般临床以粗细为28～32号（0.38～0.28 mm），长短为1～3寸（25～75 mm）的毫针最为常用。

（三）毫针的检查

1. 检查针尖主要检查针尖有无卷毛或钩曲现象。
2. 检查针身主要检查针身有无弯曲或斑驳现象。

二、针刺法的练习

针刺法的练习，主要包括指力练习、手法练习和实体练习。

（一）指力练习

用松软的纸张，折叠成长约 8 cm、宽约 5 cm、厚 2 ~ 3 cm 的纸块，用线如"井"字形扎紧，做成纸垫。练针时，左手平执纸垫，右手拇、示、中 3 指持针柄，如持笔状地持 1 ~ 1.5 寸毫针，使针尖垂直地抵在纸块上，然后右手拇指与示、中指交替捻动针柄，并渐加一定的压力，待针穿透纸垫后另换一处，反复练习。纸垫练习主要是锻炼指力和捻转的基本手法（图 16-2）。

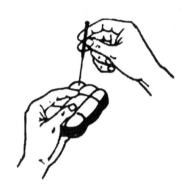

图 16-2　纸垫练习法

（二）手法练习

手法的练习主要在棉团上进行。

取棉团，用棉线缠绕，外紧内松，做成直径为 6 ~ 7 cm 的圆球，外包自布一层缝制即可练针。可练习提插、捻转、进针、出针等各种毫针操作手法。做提插练针时，以执笔式持针，将针刺入棉球，在原处做上提下插的动作，要求深浅适宜，幅度均匀，针身垂直。在此基础上，可将提插与捻转动做配合练习，要求提插幅度上下一致，捻转角度来回一致，操作频率快慢一致，达到动作协调、得心应手、运用自如、手法熟练的程度（图 16-3）。

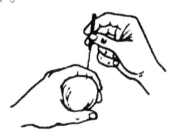

图 16-3　棉团练习法

（三）实体练习

通过纸垫、棉团练针掌握了一定的指力和手法后，可以在自己身上进行试针练习，亲身体会指力的强弱、针刺的感觉、行针的手法等。自身练针时，要求能逐渐做到进针无痛或微痛，针身挺直不弯，刺入顺利，提插、捻转自如，指力均匀，手法熟练。同时仔细体会指力与进针、手法与得气的关系以及持针手指的感觉和受刺部位的感觉。

三、针刺前的准备

（一）针具选择

选择针具时，应根据患者的性别、年龄、形体的肥瘦、体质的强弱、病情的虚实、病变部位的表里深浅和腧穴所在的部位，选择长短、粗细适宜的针具。《灵枢·宫针》曰："九针之宜，各有所为，长短大小，各有所施也"。

（二）体位选择

针刺时，患者体位的选择原则是要有利于腧穴的正确定位，便于针灸的施术操作和较长时间的留针而不致疲劳。临床常用体位主要有以下几种。

1. 仰卧位

指患者身体平卧于床，头面、胸腹朝上的体位。适宜于取头、面、胸、腹部腧穴和上、下肢部腧穴（图16-4）。

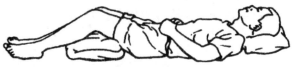

图 16-4　仰卧位

2. 侧卧位

指患者身体一侧着床，头面、胸腹朝向一侧的体位。适宜于取身体侧面少阳经腧穴和上、下肢部分腧穴（图16-5）。

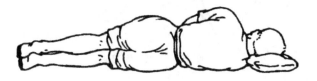

图 16-5　侧卧位

3. 俯卧位

指患者身体俯伏于床，头面、胸腹朝下的体位。适宜于取头、项、脊背、腰骶部腧穴和下肢背侧及上肢部分腧穴（图16-6）。

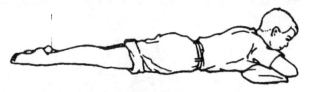

图 16-6　俯卧位

4. 仰靠坐位

指患者身体正坐，背靠于椅，头后仰，面朝上的体位。适宜于取前头、颜面和颈前等部位的腧穴（图16-7）。

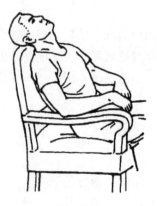

图 16-7　仰靠坐位

5. 俯伏坐位

指患者身体正坐，两臂屈伏于案上，头前倾或伏于臂上，面部朝下的体位。适宜于取后头和项、背部的腧穴（图 16-8）。

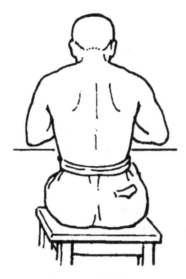

图 16-8　俯伏坐位

6. 侧伏坐位

指患者身体正坐，两臂侧屈伏于案上，头侧伏于臂，面部朝向一侧的体位。适宜于取头部的一侧、面颊及耳前后部位的腧穴（图 16-9）。

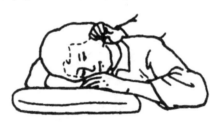

图 16-9　侧伏坐位

在临床上除上述常用体位外，对某些腧穴则应根据腧穴的具体不同要求采取不同的体位。同时也应注意根据处方所取腧穴的位置，尽可能用同一种体位针刺取穴。如因治疗要求和某些腧穴定位的特点而必须采用两种不同体位时，应根据患者的体质、病情等具体情况灵活掌握。对初诊、精神紧张或年老、体弱、病重的患者，有条件时应尽量采取卧位，以防患者感到疲劳或晕针等。

（三）消毒

针刺治病要有严格的无菌观念，切实做好消毒工作。针刺前的消毒范围包括针具器械、医者的双手、患者的施术部位、治疗室用具等。

1. 针具器械消毒

目前国内外在有条件的地区提倡使用一次性针具，对于普通针具、器械的消毒以高压蒸汽灭菌法较常用。

（1）高压蒸汽灭菌法：将毫针等针具用布包好，放在密闭的高压蒸汽锅内灭菌。一般在 $1 \sim 1.4\,kg/cm^2$ 的压力，$115 \sim 123℃$ 的高温下，保持 30 分钟以上，可达到消毒灭菌的要求。

（2）药液浸泡消毒法：将针具放入 75% 乙醇内浸泡 30 ~ 60 分钟，取出用消毒巾或消毒棉球擦干后使用。也可置于器械消毒液内浸泡，如"84"消毒液，可按规定浓度和时间进行浸泡消毒。直接和毫针接触的针盘、针管、针盒、镊子等，可用 2% 戊二醛溶液浸泡 15 ~ 20 分钟后，达到消毒目的时才能使用。经过消毒的毫针，必须放在消毒过的针盘内，并用消毒巾或消毒纱布遮盖好。

（3）环氧乙烷气体消毒法：根据国际 ISO 标准，提倡使用环氧乙烷气体消毒。一般多采用小型环氧乙烷灭菌器。灭菌条件为：温度 55 ~ 60℃，相对湿度 60% ~ 80%，浓度 800 mg/L，时间 6 小时。

已消毒的毫针，应用时只能一针一穴，不能重复使用。

2. 医者手指消毒

针刺前，医者应先用肥皂水将手洗刷干净，待干，再用 75% 乙醇棉球擦拭后，方可持针操作。持针施术时，医者应尽量避免手指直接接触针身，如某些刺法需要触及针身时，必须用消毒干棉球作隔物，以确保针身无菌。

3. 针刺部位消毒

在患者需要针刺的穴位皮肤上用 70% 乙醇棉球擦拭消毒，或先用 2% 碘酊涂擦，稍干后，再用 75% 乙醇棉球擦拭脱碘。擦拭时应从腧穴部位的中心点向外绕圈消毒。当穴位皮肤消毒后，切忌接触污物，保持洁净，防止重新污染。

4. 治疗室内的消毒

针灸治疗室内的消毒，包括治疗台上的床垫、枕巾、毛毯、垫席等物品，要按时换洗晾晒，如采用一人一用的消毒垫布、垫纸、枕巾则更好。治疗室也应定期消毒净化，保持空气流通，环境卫生洁净。

四、进针法

针刺操作时，一般应双手协同操作，紧密配合。《难经·七十八难》说："知为针者信其左，不知为针信其右"。《标幽赋》更进一步阐述其义："左手重而多按，欲令气散；右手轻而徐入，不痛之因"。临床上一般用右手持针操作，主要是拇、示、中指夹持针柄，其状如持笔（图 16-10），故右手称为"刺手"。左手爪切按压所刺部位或辅助针身，故称左手为"押手"。

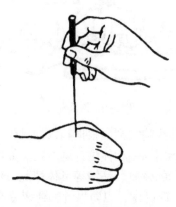

图 16-10　持针姿势

刺手的作用：刺手的作用主要是掌握针具，施行手法操作；进针时，运指力于针尖，而使针刺入皮肤，行针时便于左右捻转、上下提插和弹震刮搓以及出针时的手法操作等。

押手的作用：押手的作用主要是固定腧穴的位置，夹持针身协助刺手进针，使针身有所依附，保持针垂直，力达针尖，以利于进针、减少疼痛和协助调节、控制针感。

临床常用进针方法有以下几种。

（一）单手进针法

单手进针法多用于较短的毫针。右手拇、示指持针，中指端紧靠穴位，指腹抵住针体中部，当拇、示指向下用力时，中指也随之屈曲，将针刺入，直至所需的深度（图 16-11）。此法三指并用，尤适宜于双穴同时进针。此外，还有用拇、示指夹持针体，中指尖抵触穴位，拇、示指所夹持的针沿中指尖端迅速刺入，不施捻转。针入穴位后，中指即离开应针之穴，此时拇、示、中指可随意配合，施行补泻。

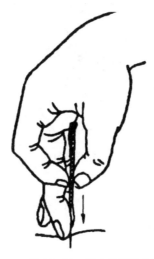

图 16-11　基本单手进针法

（二）双手进针法

1. 指切进针法

指切进针法又称爪切进针法，用左手拇指或示指端切按在腧穴位置的旁边，右手持针，紧靠左手指甲面将针刺入腧穴（图 16-12）。此法适用于短针的进针。

2. 夹持进针法

夹持进针法或称骈指进针法，即用左手拇、示二指持捏消毒干棉球，夹住针身下端，将针尖固定在所刺腧穴的皮肤表面，右手捻动针柄，将针刺入腧穴（图 16-13）。此法适用于长针的进针。

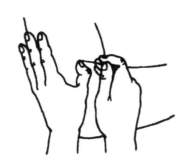

图 16-12　指切进针法

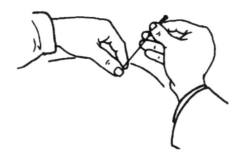

图 16-13　夹持进针法

临床上也有采用插刺进针的，即单用右手拇、示二指夹持消毒干棉球，夹住针身下端，使针尖露出 2 ～ 3 分，对准腧穴的位置，将针迅速刺入腧穴，然后将针捻转刺入一定深度，并根据需要适当配合押手行针。

3. 舒张进针法

用左手拇、示二指将针刺入腧穴部位的皮肤向两侧撑开，使皮肤绷紧，右手持针，使针从左手拇、示二指的中间刺入。此法主要用于皮肤松弛部位的腧穴（图 16-14）。

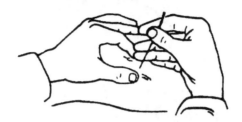

图 16-14　舒张进针法

4. 提捏进针法

用左手拇、示二指将针刺入腧穴部位的皮肤提起，右手持针，从捏起的上端将针刺入。此法主要用于皮肉浅薄部位的腧穴，如印堂穴等（图 16-15）。

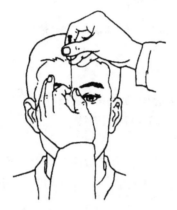

图 16-15　提捏进针法

（三）针管进针法

针管进针法即备好塑料、玻璃或金属制成的针管，针管长度比毫针短 2 ~ 3 分，以便露出针柄。针管的直径，以能顺利通过针尾为宜。进针时左手持针管，将针装入管内，针尖与针管下端平齐，置于应刺的腧穴上，针管上端露出针柄 2 ~ 3 分，用右手示指叩打针尾或用中指弹击针尾，即可使针刺入，然后退出针管，再运用行针手法（图 16-16）。

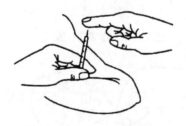

图 16-16　针管进针法

五、针刺的方向、角度和深度

（一）针刺的方向

针刺的方向是指进针时针尖对准的某一方向或部位，一般依经脉循行的方向、腧穴的部位特点和治疗的需要而定。

1. 依循行定方向

依循行定方向即根据针刺补泻的需要，为达到"迎随补泻"的目的，在针刺时结合经脉循行的方向，或顺经而刺，或逆经而刺。一般认为，当行补法时，针尖与经脉循行的方向一致；行泻法时，针尖与经脉循行的方向相反。

2. 依腧穴定方向

为保证针刺安全，根据腧穴所在部位的特点，某些部位必须朝向某一特定方向或部位。如针刺哑门穴时，针尖应朝向下颌方向缓慢刺入；针刺廉泉穴时，针尖应朝向舌根方向缓慢刺入；针刺背部的某些腧穴，针尖要朝向脊柱等。

3. 依病情方向

依病情方向即根据病情的治疗需要，为使针刺的感应到达病变所在的部位，针刺时针尖应朝向病所，以使"气至病所"。

（二）针刺的角度

针刺的角度是指进针时针身与皮肤表面所形成的夹角（图 16-17），一般分为以下三种。

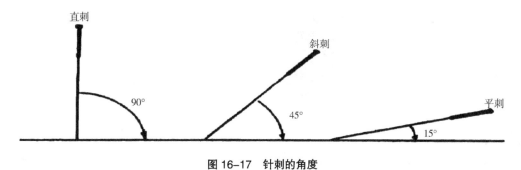

图 16-17　针刺的角度

1. 直刺

针身与皮肤表面成 90° 左右垂直刺入。此法适用于人体大部分腧穴。

2. 斜刺

针身与皮肤表面成 45° 左右倾斜刺入。此法适用于肌肉浅薄处或内有重要脏器，或不宜直刺、深刺的腧穴。

3. 平刺

针身与皮肤表面成 15° 左右沿皮刺入，又称横刺、沿皮刺。此法适用于皮薄肉少部位的腧穴，如头部腧穴等。

（三）针刺的深度

临床常根据患者的体质、年龄、病情、部位等方面确定进针的深度。

（1）年龄：年老体弱，气血衰退；小儿娇嫩，稚阴稚阳，均不宜深刺。中青年身强体壮者，可适当深刺。

（2）体质：形瘦体弱者宜浅刺；形盛体强者宜深刺。

（3）病情：阳证、新病宜浅刺；阴证、久病宜深刺。

（4）部位：头面、胸腹及皮薄肉少处的腧穴宜浅刺；四肢、臀、腹及肌肉丰满处的腧穴宜深刺。

六、行针与得气

毫针进针后，为使患者产生针刺感应，或进一步调整针感的强弱以及使针感向某一方向扩散、传导而采取的操作方法，称为"行针"，亦称"运针"。行针手法包括基本手法和辅助手法两类。

（一）基本手法

行针的基本手法是毫针刺法的基本动作，古今临床常用的主要有提插法和捻转法两种。两种基本手法临床施术时既可单独应用，又可配合应用。

1. 提插法

将针刺入腧穴一定深度后，施以上提下插的操作手法。针由浅层向下刺入深层的操作谓之插，从深层向上引退至浅层的操作谓之提，如此反复地上下纵向运动的行针手法，称为提插法（图 16-18）。提插幅度的大小、层次的变化、频率的快慢和操作时间的长短，应根据患者的体质、病情、腧穴部位和针刺目的等不同灵活掌握。使用提插法时，指力一定要均匀一致，幅度不宜过大，一般以 3 ~ 5 分为宜；频率不宜过快，每分钟 60 次左右，保持针身垂直，不改变针刺角度、方向和深度。一般认为行针时提插的幅度大，频率快，刺激量就大；反之，提插的幅度小，频率慢，刺激量就小。

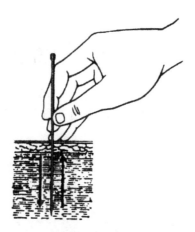

图 16-18 提插法

2. 捻转法

将针刺入腧穴一定深度后，施以向前向后捻转动作的操作手法。这种使针在腧穴内反复前后来回旋转的行针手法，称为捻转法（图 16-19）。捻转角度的大小、频率的快慢、时间的长短等，需根据患者的体质、病情、腧穴的部位、针刺目的等具体情况而定。使用捻转法时，指力要均匀，角度要适当，一般应掌握在 180° 左右，不能单向捻针，否则针身易被肌纤维等缠绕，引起局部疼痛和导致滞针而出针困难。一般认为捻转角度大，频率快，刺激量大；捻转角度小，频率慢，刺激量小。

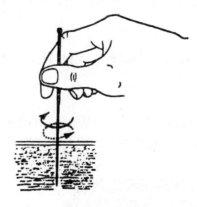

图 16-19 捻转法

（二）辅助手法

行针的辅助手法，是行针基本手法的补充，是为了促使得气和加强针刺感应的操作手法。临床常用的行针辅助手法有以下几种。

1. 循法

针刺不得气时，可以用循法催气。其法是医者用顺着经脉的循行径路，在腧穴的上下部轻柔地按揉或叩打（图 16-20）。《针灸大成》指出："凡下针，若气不至，用指于所属部分经络之路，上下左右循之，使气血往来，上下均匀，针下自然气至沉紧。"说明此法能推动气血，激发经气，促使针后易于得气。

2. 弹法

弹法是指在留针过程中，以手指轻弹针尾或针柄，使针体微微振动，以加强针感，助气运行的方法（图 16-21）。《针灸问对》曰："如气不行，将针轻弹之，使气速行。"本法有催气、行气的作用。

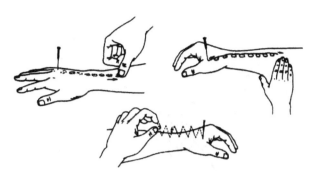

图 16-20　循法

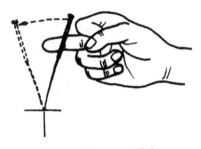

图 16-21　弹法

3. 刮法

刮法是指毫针刺入一定深度后，经气未至，以拇指或示指的指腹抵住针尾，用拇指或示指或中指指甲，由下而上或由上而下频频刮动针柄，促使得气的方法。本法在针刺不得气时用之可激发经气，如已得气者可以加强针刺感应的传导和扩散（图 16-22）。

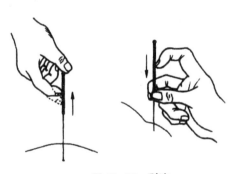

图 16-22　刮法

4. 摇法

摇法是指毫针刺入一定深度后，手持针柄，将针轻轻摇动，以行经气的方法。《针灸问对》有"摇以行气"的记载。其法有二：一是直立针身而摇，以加强得气的感应；二是卧倒针身而摇，使经气向一定方向传导（图 16-23）。

5. 飞法

针后不得气者，用右手拇、示指执持针柄，细细捻搓数次，然后张开两指，一搓一放，反复数次，状如飞鸟展翅，故称飞法（图 16-24）。《医学入门·杂病穴法》载："以大指次指捻针，连搓三下，如手颤之状，谓之飞。"本法的作用在于催气、行气，并使针刺感应增强。

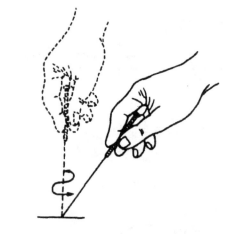

图 16-23　摇法

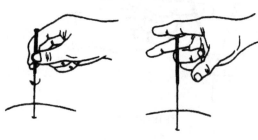

图 16-24　飞法

6. 震颤法

震颤法是指针刺入一定深度后，右手持针柄，用小幅度、快频率的提插手法，使针身轻微震颤的方法。本法可促使针下得气，增强针刺感应（图 16-25）。

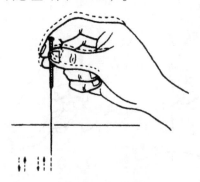

图 16-25　震颤法

（三）得气

古称"气至"，近称"针感"，是指毫针刺入腧穴一定深度后，施以提插或捻转等行针手法，使针刺部位获得"经气"感应，谓之得气。

针下是否得气，可以从两个方面分析判断。一是患者对针刺的感觉和反应，另一是医者对刺手指下的感觉。针刺腧穴得气时，患者的针刺部位有酸胀、麻重等自觉反应，有时出现热、凉、痒、痛、抽搐、蚁行等感觉，或呈现沿着一定的方向和部位传导、扩散现象。少数患者还会出现循经性肌肤震颤等反应，有的还可见到针刺腧穴部位的循经性皮疹带或红、白线等现象。当患者有自觉反应的同时，医者的刺手亦能体会到针下沉紧、涩滞或针体颤动等反应。若针刺后未得气，患者无任何特殊感觉或反应，医者刺手亦感觉针下空松、虚滑。正如窦汉卿《标幽赋》所说："轻滑慢而未来，沉涩紧而已至……气之至也，如鱼吞钩饵之浮沉；气未至也，如闲处幽堂之深邃。"这是对得气与否所做的最形象的描述。

得气与否以及气至的迟速，不仅直接关系针刺的治疗效果，而且可以借此推测疾病的预后。

《灵枢·九针十二原》说："刺之要，气至而有效"。临床上一般是得气迅速时疗效较好，得气较慢时效果就差，若不得气时就可能无治疗效果。《金针赋》也说："气速效速，气迟效迟"。在临床上若刺之而不得气时，要分析经气不至的原因。或因取穴定位不准确，手法运用不当，或为针刺角度有误，深浅失度，对此就应重新调整腧穴的针刺部位、角度、深度，运用必要的针刺手法，以促使得气。如患者病久体虚，正气虚惫，以致经气不足；或因其他病理因素，感觉迟钝、丧失而不易得气时，可采用行针催气，或留针候气，或用温针，或加艾灸，以助经气的来复，而促使得气。若用上法而仍不得气者，多属正气衰竭，当考虑配合或改用其他治疗方法。临床上常可见到，初诊时针刺得气较迟或不得气者，经过针灸等方法治疗后，逐渐出现得气较速或有气至现象，说明机体正气渐复，疾病向愈。

七、针刺补泻

《灵枢·九针十二原》说："虚实之要，九针最妙，补泻之时，以针为之。"《备急千金要方·用针略例》指出："凡用针之法，以补泻为先"。可见针刺补泻是针刺治病的一个重要环节，也是毫针刺法的核心内容。

补法，泛指能鼓舞正气，使低下的功能恢复正常的针刺方法；泻法，泛指能疏泄邪气，使亢进的功能恢复正常的针刺方法。针刺补泻是通过针刺腧穴，采用适当的手法激发经气以补益正气、疏泄邪气，调节人体的脏腑经络功能，促使阴阳平衡而恢复健康的方法。古代医家在长期的医疗实践中，创造和总结出不少针刺补泻手法，现择要简述如下。

（一）单式补泻手法

1. 捻转补泻

针下得气后，捻转角度小，用力轻，频率慢，操作时间短者为补法；捻转角度大，用力重，频率快，操作时间长者为泻法。也有以左转时角度大，用力重者为补；右转时角度大，用力重者为泻。

2. 提插补泻

针下得气后，先浅后深，重插轻提，提插幅度小，频率慢，操作时间短者为补法；先深后浅，轻插重提，提插幅度大，频率快，操作时间长者为泻祛。

3. 疾徐补泻

进针时徐徐刺入，少捻转，疾速出针者为补法；进针时疾速刺入，多捻转，徐徐出针者为泻法。

4. 迎随补泻

进针时针尖随着经脉循行去的方向刺入为补法；针尖迎着经脉循行来的方向刺入为泻法。

5. 呼吸补泻

患者呼气时进针，吸气时出针为补法；吸气时进针，呼气时出针为泻法。

6. 开阖补泻

出针后迅速揉按针孔为补法；出针时摇大针孔而不揉按为泻法。

7. 平补平泻

进针得气后，施以均匀的提插、捻转手法，适用于虚实不明显或虚实夹杂的病证，

（二）复式补泻手法

1. 烧山火法（图 16-26）

将针刺入腧穴应刺深度的上 1/3（天部），得气后行捻转补法或紧按慢提九数；再将针刺人中 1/3（人部），如上施术；然后将针刺入下 1/3（地部），如上施术；继之退至浅层，称为一度。如此反复操作数度，使针下产生热感。在操作过程中，可配合呼吸补法。多用于治疗冷痹顽麻、虚寒性疾病等。

2. 透天凉法（图 16-27）

先将针刺入腧穴应刺深度的下 1/3（地部），得气后行捻转泻法或紧提慢按六数；再将针紧提至中 1/3（人部），如上施术；然后将针紧提至上 1/3（天部），如上施术，称为一度。如此反复操作数度，使针下产生凉感。在操作过程中，可配合呼吸泻法。多用于治疗热痹、急性痈肿等实热性疾病。

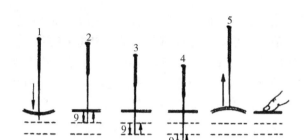

图 16-26　烧火山法

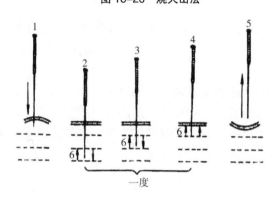

图 16-27　透天凉法

（三）影响针刺补泻效应的因素

1. 机体所处的功能状态

在不同的病理状态下，针刺可以产生不同的调整作用（即补泻效果）。当机体处于虚惫状态而呈虚证时，针刺可以起到扶正补虚的作用。若机体处于虚脱状态时，针刺还可以起到回阳固脱的作用；当机体处于邪盛状态而呈实热、邪闭的实证时，针刺可以起到清热启闭、祛邪泻实的作用。例如，胃肠功能亢进而痉挛疼痛时，针刺可解痉止痛；胃肠功能抑制而蠕动缓慢、腹胀纳呆时，针刺可加强胃肠蠕动，提高消化功能，消除腹胀、增进食欲。大量的临床实践和实验研究表明，针刺当时的机体功能状态，是产生针刺补泻效果的主要因素。

2. 腧穴作用的相对特异性

腧穴的主治功用不仅具有普遍性，而且具有相对特异性。人体不少腧穴，如关元、气海、命门、膏肓、背俞穴等，都能鼓舞人体正气，促使功能旺盛，具有强壮作用，适宜于补虚益损。此外，很多腧穴，如水沟、委中、十二井、十宣等穴，都能疏泄病邪，抑制人体功能亢进，具有祛邪作用，适宜于祛邪泻实。当施行针刺补泻时，必须结合腧穴作用的相对特异性，才能产生针刺补泻的效果。

3. 针具及手法轻重因素

影响针刺补泻因素与使用的针具粗细、长短，刺入的角度、深度，行针时的幅度、频率等有直接关系。一般来说，粗毫针的指力要重，刺激量大；细毫针的指力较轻，刺激量就小。毫针刺入腧穴的角度、深度不同，其刺激的轻重程度也不同，一般直刺、深刺的刺激量要大些，平刺、浅刺的刺激量要小些。行针时的幅度、频率不同，与针刺手法轻重密切相关。提插幅度大、捻转角度大、频率快者，其刺激量就大。反之，其刺激量就小。

八、留针与出针

（一）留针法

留针指将针刺入腧穴施术后，使针留置穴内。留针的目的是为了加强针刺的作用和便于继续行针施术。留针的方法有静留针和动留针两种。静留针法指在留针过程中不再行针；动留针法指在留针过程中作间歇性行针。一般病证只要针下得气而施以适当的补泻手法后，即可出针或留针 10 ～ 20 分钟。但对一些特殊病证，如急性腹痛，破伤风、角弓反张，寒性、顽固性疼痛或痉挛性病证，需适当延长留针时间，有时留针可达数小时，以便在留针过程中作间歇性行针，以增强、巩固疗效。在临床上留针与否或留针时间的长短，不可一概而论，应根据患者具体病情而定。

（二）出针法

出针又称起针、退针，指将针拔出的方法。在施行针刺手法或留针达到预定针刺目的和治疗要求后，即可出针。

出针的方法，一般以左手拇、示二指持消毒干棉球轻轻按压于针刺部位，右手持针做轻微地小幅度捻转，并将针缓慢提至皮下（不可单手用力过猛），静留片刻，然后出针。出针时，依补泻的不同要求，分别采取"疾出"或"徐出"以及"疾按针孔"或"摇大针孔"的方法出针。出针后，除特殊需要外，都要用消毒棉球轻压针孔片刻，以防出血或针孔疼痛。

当针退出后，要仔细查看针孔是否出血，询问针刺部位有无不适感，检查核对针数有否遗漏，还应注意有无晕针延迟反应现象。

（陈亚军）

第二节　头针疗法

头针又称头皮针，是指在头皮部特定的穴线进行针刺以防治疾病的方法。

头针的理论依据主要有二：一是根据传统的脏腑经络理论。手、足六阳经皆上循于头面，六阴经中手少阴与足厥阴经直接循行于头面部，其他阴经则通过各自的经别与阳经相合后上达于头面。因此，头面部是脏腑经络之气汇集的重要部位，《素问·脉要精微论篇》曰："头者精明之府"。二是根据大脑皮质功能定位在头皮的投影，确立相应的头穴线。

头针因其疗效独特、适应证广泛而成为临床医生常用的针灸治疗方法之一。为了适应国际上头针疗法的推广与交流，中国针灸学会根据分区定经、经上选穴、穴点连线及古代透刺方法等拟定了《头皮针穴名标准化国际方案》，并于 1984 年在日本召开的世界卫生组织西太区会议上正式通过。本节标准头针线的名称、定位等均依据该方案。

一、标准头针线的定位和主治

标准头穴线共 25 条，分别位于额区、顶区、颞区、枕区 4 个区域的头皮部。标准化头针线见图 16-28 ～图 16-32，各区定位及主治如下。

（一）额区

1. 额中线

（1）部位：在头前部，从督脉神庭穴向下引一直线，长 1 寸（3 cm）（图 16-28）。

（2）主治：癫痫、精神失常、鼻病等。

2. 额旁 1 线

（1）部位：在头前部，从膀胱经眉冲穴向前引一直线，长 1 寸（3 cm）（图 16-28）。

（2）主治：冠心病、心绞痛、支气管哮喘、支气管炎、失眠。

3. 额旁 2 线

（1）部位：在头前部，从胆经头临泣穴向前引一直线，长 1 寸（3 cm）（图 16-28）。

（2）主治：急慢性胃炎、胃和十二指肠溃疡、肝胆疾病等。

4. 额旁 3 线

（1）部位：在头前部，从胃经头维穴内侧 0.75 寸起向下引一直线，长 1 寸（3 cm）（图 16-28）。

（2）主治：功能性子宫出血、子宫脱垂、阳痿、遗精、尿频、尿急等。

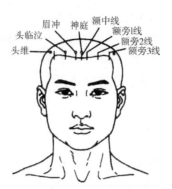

图 16-28　标准化头针线额区图

（二）顶区

1. 顶中线

（1）部位：在头顶部，即从督脉百会穴至前顶穴连线（图 16-29）。

（2）主治：腰腿足等病证，如瘫痪、麻木、疼痛，以及皮质性多尿、脱肛、小儿夜尿、高血压病、头顶痛等。

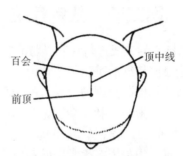

图 16-29　标准化头针线顶区图

2. 顶旁 1 线

（1）部位：在头顶部，督脉旁 1.5 寸，从膀胱经通天穴向后引一直线，长 1.5 寸（图 16-30）。

（2）主治：腰腿足等病证，如瘫痪、麻木、疼痛等。

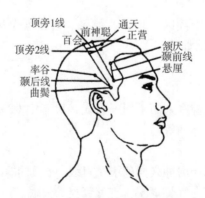

图 16-30　标准化头针线顶颞区图

3. 顶旁 2 线

（1）部位：在头顶部，督脉旁开 2.25 寸，从胆经正营穴向后引一直线，长 1.5 寸到承灵穴（图 16-30）。

（2）主治：头痛，偏头痛，肩臂手等病证如瘫痪、麻木、疼痛等。

（三）颞区（包括顶颞区）

1. 顶颞前斜线

（1）部位：在头顶部、头侧部，头部经外奇穴前神聪（百会前1寸）与颞部胆经悬厘穴引一斜线（图16-31）。

（2）主治：将该线分为5等份，上1/5治疗对侧下肢和躯干瘫痪，中2/5治疗上肢瘫痪，下2/5治疗中枢性面瘫、运动性失语、流涎、脑动脉粥样硬化等。

2. 顶颞后斜线

（1）部位：在头顶部、头侧部，顶颞前斜线之后1寸，与其平行的线。即从督脉百会穴至颞部胆经曲鬓穴引一斜线（图16-31）。

（2）主治：将该线分为5等份，上1/5治疗对侧下肢和躯干感觉异常，中2/5治疗上肢感觉异常，下2/5治疗头面部感觉异常等。

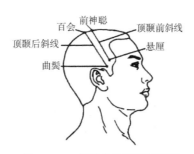

图16-31　标准化头针线颞区图

3. 颞前线

（1）部位：在头的颞部，从胆经颔厌穴至悬厘穴连一直线。

（2）主治：偏头痛、运动性失语、周围性面瘫和口腔疾病。

4. 颞后线

（1）部位：在头的颞部，从胆经率谷穴向下至曲鬓穴连一直线。

（2）主治：偏头痛、耳鸣、耳聋、眩晕等。

（四）枕区

1. 枕上正中线

（1）部位：在后头部，即从督脉强间穴至脑户穴的连线（图16-32）。

（2）主治：眼病、颈项强痛、癫狂、痫证。

2. 枕上旁线

（1）部位：在后头部，由枕外粗隆督脉脑户穴旁开为0.5寸（1.5 cm）起，向上引一直线，长为1.5寸（4.5 cm）（图16-32）。

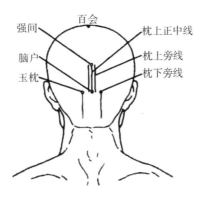

图16-32　标准化头针线枕区图

（2）主治：皮质性视力障碍、白内障、近视等。

3. 枕下旁线

（1）部位：在后头部，从膀胱经玉枕穴向下引一直线，长2寸（图16-32）。

（2）主治：小脑疾病引起的平衡障碍、后头痛等。

二、适应范围

1. 脑源性疾患

如脑血管意外后遗症、皮质性视力障碍、小脑性平衡障碍、皮质性多尿、遗尿、震颤麻痹、舞蹈病等。

2. 非脑源性疾患

如腰腿痛、神经痛、哮喘、呃逆、耳源性眩晕、耳鸣、听力障碍、胃脘痛、子宫脱垂等。

3. 其他

外科手术的针刺麻醉。

三、操作方法

（一）穴位选择

单侧肢体疾病，选用对侧头针线；双侧肢体疾病，选用双侧头针线；内脏全身疾病或不易区别左右的疾病，可双侧取穴。一般根据具体的病情选用相应的头针线，如下肢瘫痪，可选顶旁1线配顶颞前斜线、顶颞后斜线的上1/5。

（二）进针方法

患者多取坐位或卧位，局部常规消毒。一般选用28～30号长1.5～3寸的毫针，针尖与头皮成30°左右夹角，快速将针刺入头皮下，当针尖抵达帽状腱膜下层时，指下感到阻力减小，然后使针与头皮平行，继续捻转进针，刺入相应深度（线段的长度）。若进针角度不当，患者痛甚且医者手下有抵抗感，应调整进针的角度（图16-33）。

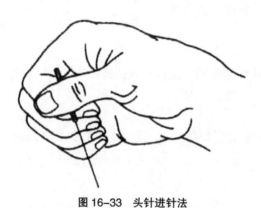

图16-33　头针进针法

（三）针刺手法

头针的运针多捻转不提插。一般以拇指掌面和示指桡侧面夹持针柄，以示指的掌指关节快速连续屈伸，使针身左右旋转，捻转速度每分钟200次左右（图16-34）。进针后持续捻转2～3分钟，留针20～30分钟，留针期间间歇操作2～3次即可。一般经3～5分钟刺激后，部分患者在病变部位会出现热、麻、胀、抽动等感应。按病情需要可适当延长留针时间，偏瘫患者留针期间嘱其活动肢体（重症患者可作被动活动），有助于提高疗效。亦可用电针仪在主要穴线通电，以代替手法捻针，频率多选用200～300次/分。

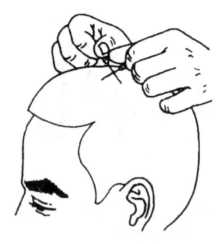

图 16-34　头针运针法

（四）起针

刺手夹持针柄轻轻捻转松动针身，押手固定穴区周围头皮，如针下无紧涩感，可快速出针。出针后需用消毒干棉球按压针孔片刻，以防出血。

（五）疗程

每日或隔日针 1 次，一般 10 次为 1 个疗程，休息 5 ~ 7 日后再进行第 2 个疗程。

四、注意事项

（1）因为头部有毛发，故必须严格消毒，以防感染。

（2）由于头针的刺激较强，刺激时间较长，医者必须注意观察患者表情，以防晕针。

（3）婴儿由于颅骨缝的骨化不完全，不宜采用头针治疗。

（4）中风患者，急性期如因脑出血引起昏迷、血压过高或不稳定时，不宜用头针治疗，需待血压和病情稳定后应用；如因脑血栓形成引起偏瘫的患者，宜及早采用头针治疗。凡有高热、急性炎症和心力衰竭时，一般慎用头针治疗。

（5）由于头皮血管丰富，容易出血，故出针时必须用干棉球按压针孔 1 ~ 2 分钟。如有出血或皮下血肿出现，可轻轻揉按，促使其消散。

（陈亚军）

第三节　艾灸疗法

灸法是指以艾绒为主要燃烧材料，烧灼、熏熨体表的一定部位或腧穴，通过经络腧穴的作用，以达到防治疾病的一种方法。

一、灸法的材料

（一）艾

施灸的材料很多，但以艾叶制成的艾绒最为常用。因其气味芳香，辛温味苦，容易燃烧，火力温和，故为施灸佳料。《本草纲目·火部》载艾火"灸百病"。新制的艾绒含挥发油较多，灸时火力过强，故以陈旧的艾绒为佳。

1. 艾炷

将纯净的艾绒放在平板之上，用拇、示、中三指边捏边旋转，把艾绒捏紧成规格大小不同的圆锥状物称为艾炷（图 16-35）。有大、中、小之分，小者如麦粒大，中等如半截枣核大，大者如半截橄榄大。

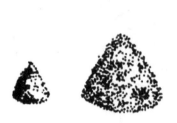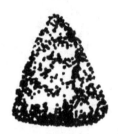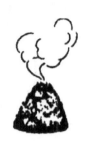

图 16-35 艾炷

2. 艾条

艾条又称艾卷，是用艾绒卷成的圆柱形长条。根据内含药物之有无，又分为纯艾条和药艾条两种。一般长 20 cm，直径 1.5 cm。具有使用简便，不起泡，不发疮，无痛苦，患者可以自灸等特点，临床应用十分广泛。

（二）其他灸材

1. 火热类灸材

主要有灯芯草、黄蜡、桑枝、硫黄、桃枝、药锭、药捻等。

2. 非火热类（药物贴敷法）

主要有毛茛、斑蝥、旱莲草、白芥子、甘遂、天南星、细辛等。

二、灸法的作用

（一）防病保健

灸法可以激发人体正气，增强抗病能力，无病时施灸有防病保健的作用。《备急千金要方·灸例辊六》记载："凡人吴蜀地游宦，体上常须三两处灸之，勿令疮暂瘥，则瘴疬瘟疟毒气不能着人也。"《扁鹊心书·须识扶阳》也指出："人于无病时，常灸关元、气海、命门、中脘，虽未得长生，亦可保百余年寿矣"。以增强人体抗病能力而达到强身保健目的的灸法称为保健灸，《诸病源候论·小儿杂病诸》又称之为"逆灸"。

（二）温经散寒

灸火的温和热力具有直接的温通经络、驱散寒邪的功用，《素问·调经论篇》说："血气者，喜温而恶寒，寒则泣而不能流，温则消而去之。"灸法更适合治疗寒性病证，《素问·异法方宜论篇》说："藏寒生满病，其治宜灸炳"。临床上多用于治疗风寒湿痹和寒邪为患的胃脘痛、腹痛、泄泻、痢疾等病证。

（三）扶阳固脱

灸火的热力具有扶助阳气、举陷固脱的功能。《素问·生气通天论篇》说："阳气者，若天与日，失其所，则折寿而不彰。"说明了阳气的重要性。阳衰则阴盛，阴盛则为寒、为厥，甚则阳气欲脱，此时就可用艾灸来温补，以扶助虚脱之阳气。《扁鹊心书·须识扶阳》说："真气虚则人病，真气脱则人死，保命之法，灼艾第一。"《伤寒论·辨厥阴病脉证并治》也说："下利，手足逆冷，无脉者，灸之"。可见阳气下陷或欲脱的危证，可用灸法。临床上，各种虚寒证、寒厥证、虚脱证和中气不足、阳气下陷而引起的遗尿、脱肛、阴挺、崩漏、带下等病证皆可用灸法治疗。

（四）消瘀散结

艾灸具有行气活血、消瘀散结的作用。《灵枢·刺节真邪》说："脉中之血，凝而留止，弗之火调，弗能取之"。气为血之帅，血随气行，气得温则行，气行则血亦行。灸能使气机通调，营卫和畅，故瘀结自散。因比，临床也常用灸法治疗气血凝滞的疾患，如乳痈初起、瘰疬、瘿瘤等病证。

（五）引热外行

艾火的温热能使皮肤腠理开放，毛窍通畅，热有去路，从而引热外行。《医学入门·针灸》说：

"热者灸之，引郁热之气外发"。故灸法同样可用于某些热性病，如疖肿、带状疱疹、丹毒、甲沟炎等。对阴虚发热，电可使用灸法，可选用膏肓、四花穴等治疗骨蒸潮热、虚痨咳喘。

三、灸法的种类及其运用

灸法种类很多，常用灸法如表16-36。

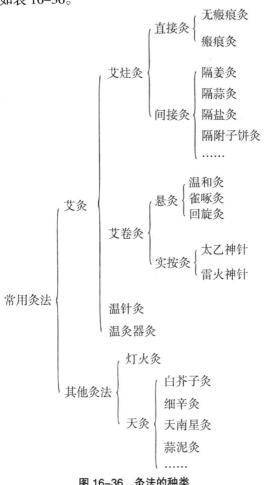

图16-36　灸法的种类

（一）艾炷灸

将艾炷放在穴位上施灸称艾炷灸，艾炷灸可分为直接灸和间接灸两类。

1. 直接灸

又称明灸、着肤灸，即将艾炷直接置放在皮肤上施灸的一种方法（图16-37）。根据灸后对皮肤刺激的程度不同，又分为无瘢痕灸和瘢痕灸两种。

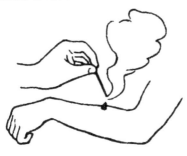

图16-37　直接灸

（1）无瘢痕灸：又称非化脓灸，施灸以温熨为度，灸后皮肤不致起泡，不留瘢痕，故名。临床上选用大小适宜的艾炷，施灸前先在施术部位涂以少量凡士林，以增加黏附性。然后将艾炷放上，从上端点燃，当燃剩 2/5 左右，患者感到烫时，用镊子将艾炷挟去，换炷再灸，一般灸 3 ~ 6 壮，以局部皮肤充血、红晕为度。此法适用于慢性虚寒性疾病，如哮喘、慢性腹泻、风寒湿痹、风湿顽痹等。

（2）瘢痕灸：又称化脓灸，因施灸后局部组织烫伤化脓，结痂后留有瘢痕，故名。临床上选用大小适合的艾炷，施灸前先在施术部位上涂以少量大蒜汁，以增加黏附性和刺激作用，然后放置艾炷，从上端点燃，烧近皮肤时患者有灼痛感，可用手在穴位四周拍打以减轻疼痛（图 16-38）。应用此法一般每壮艾炷需燃尽后，除去灰烬，方可换炷，按前法再灸，可灸 3 ~ 9 壮。灸毕，在施灸穴位上贴敷消炎药膏，大约 1 星期可化脓（脓液色白清稀）形成灸疮。灸疮 5 ~ 6 周愈合，留有瘢痕。在灸疮化脓期间，需注意局部清洁，每日换膏药 1 次，以避免继发感染（脓液黄稠）。《针灸资生经·治灸疮》说："凡着艾得灸疮，所患即瘥，若不发，其病不愈"。可见灸疮的发和不发与疗效有密切关系。因此，应叮嘱患者多吃羊肉、豆腐等营养丰富的食物以促进灸疮的透发。灸疮是局部组织经烫伤后引起的化脓现象，对穴位局部能产生一个持续的刺激，有保健治病作用。临床常用于治疗哮喘、慢性胃肠病、风湿顽痹、瘰疬等。由于这种方法灸后遗有瘢痕，故灸前必须征求患者的同意及合作。对身体过于虚弱，或有糖尿病、皮肤病的患者不宜使用此法。

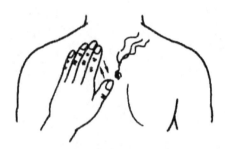

图 16-38　瘢痕灸缓痛拍打法

2. 间接灸

间接灸又称隔物灸、间隔灸，即在艾炷与皮肤之间垫上某种物品而施灸的一种方法（图 16-39）。

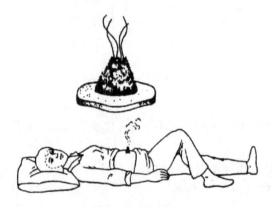

图 16-39　间接灸

古代的隔物灸法种类很多，广泛用于临床各种病证。所隔的物品主要为动物、植物和矿物类中药。药物因病证而异，既有单方又有复方，现将临床常用的几种介绍如下。

（1）隔姜灸：将鲜生姜切成直径 2 ~ 3 cm、厚 0.2 ~ 0.3 cm 薄片，中间以针穿刺数孔，上置艾炷放在应灸的部位，然后点燃施灸，当艾炷燃尽后，可易炷再灸。一般灸 3 ~ 6 壮，以皮肤红晕而不起疱为度。在施灸过程中，若患者感觉灼热不可忍受时，可将姜片向上提起，或缓慢移动姜片。此法应用很广，多用于因寒而致的呕吐、腹痛、泄泻和风寒湿痹证、外感表证等。

（2）隔蒜灸：用鲜大蒜头切成 0.2 ~ 0.3 cm 的薄片，中间以针穿刺数孔，上置艾炷放在应灸的腧穴部位或患处，然后点燃施灸，待艾炷燃尽，易炷再灸，一般灸 3 ~ 6 壮。因大蒜液对皮肤有刺激性，灸后容易起疱，若不使起疱，可将蒜片向上提起，或缓慢移动蒜片。此法多用于治疗瘰疬、肺结核、腹中积块及未溃疮疡等。此外，尚有一种铺灸法，自大椎穴起至腰俞穴之间的脊柱上，铺敷蒜泥一层，宽约2 cm，厚约0.5 cm，周围用棉皮纸封护，然后用艾炷在大椎及腰俞点火施灸。因所铺蒜泥形似长蛇，故又名长蛇灸。

民间用于治疗虚劳、顽痹等证。

（3）隔盐灸：因本法只用于脐部，又称神阙灸。用纯净干燥的精制食盐填敷于脐部，使其与脐平，上置艾炷施灸，如患者稍感灼痛，即更换艾炷。也可于盐上放置姜片后再施灸，一般灸3~9壮。此法有回阳、救逆、固脱之功，但需连续施灸，不拘壮数，以待脉起、肢温、证候改善。临床上常用于治疗急性寒性腹痛、吐泻、痢疾、小便不利、中风脱证等。

（4）隔药饼灸：以隔附子片或隔附子饼灸最为常用。药饼的制法是将附子研成细末，以黄酒调和，制成直径约3 cm、厚约0.8 cm的附子饼，中间以针穿刺数孔，上置艾炷，放在应灸腧穴或患处，点燃施灸。一般灸3~9壮。由于附子辛温大热，有温肾补阳的作用，故多用于治疗命门火衰而致的阳痿、早泄、遗精、宫寒不孕和疮疡久溃不敛的病证。

（二）艾条灸

艾条灸又称艾卷灸。即用细草纸或桑皮纸包裹艾绒，卷成圆筒形的艾卷（也称艾条），将其一端点燃，对准穴位或患处施灸的一种方法。有关艾卷灸的最早记载，见于明代朱权《寿域神方》。该书"卷三"有艾卷灸治阴证的记载："用纸窦卷艾，以纸隔之点穴，于隔纸上用力实按之，待腹内觉热，汗出即瘥"。后来发展为在艾绒内加进药物，再用纸卷成条状艾卷施灸，名为"雷火神针"和"太乙神针"。在此基础上又演变为现代的单纯艾卷灸和药物艾卷灸。

按操作方法艾卷灸可分为悬灸和实按灸两种，介绍如下。

1. 悬灸

按其操作方法又可分为温和灸、雀啄灸、回旋灸等。

（1）温和灸：将艾卷的一端点燃，对准应灸的腧穴或患处，距离皮肤2~3 cm处进行熏烤（图16-40），使患者局部有温热感而无灼痛为宜。一般每穴灸10~15分钟，至皮肤红晕为度。如果是局部知觉减退或小儿患者，医者可将示、中二指置于施灸部位两侧，通过医者的手指测知患者局部受热程度，以便随时调节施灸时间和距离，防止烫伤。

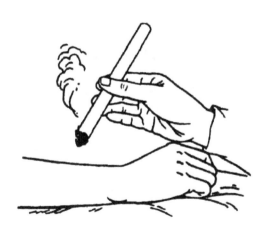

图16-40　温和灸

（2）雀啄灸：施灸时，艾卷点燃的一端与施灸部位的皮肤并不固定在一定的距离，而是像鸟啄食一样，一上一下施灸，以给施灸局部一个变量的刺激（图16-41），一般每穴灸5~10分钟，至皮肤红晕为度。

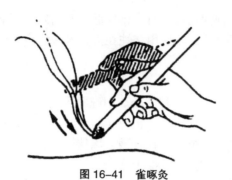

图 16-41 雀啄灸

（3）回旋灸：施灸时，艾卷点燃的一端与施灸部位的皮肤虽保持一定的距离，但不固定，而是反复旋转地施灸或向左右方向移动（图 16-42）。

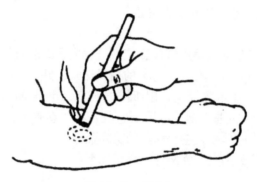

图 16-42 回旋灸

以上方法一般病证均可采用，但温和灸、回旋灸多用于治疗慢性病，雀啄灸多用于治疗急性病。

2. 实按灸

施灸时，先在施灸腧穴部位或患处垫上数层布或纸，然后将药物艾卷的一端点燃，趁热按在施术部位上，使热力透达深部，若艾火熄灭，再点再按（图 16-43）。或以布 6～7 层包裹艾火熨于穴位或患处，若火熄灭，再点再熨。最常用的为太乙针灸和雷火针灸，适用于风寒湿痹、痿证和虚寒证。

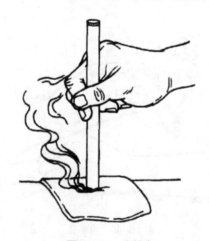

图 16-43 实按灸

太乙神针的药物处方（《太乙神针心法》）：艾绒三两，硫黄二钱，麝香、乳香、没药、松香、桂枝、杜仲、枳壳、皂角、细辛、川芎、独活、穿山甲、雄黄、白芷、全蝎各一钱。上药研成细末，和匀。以桑皮纸一张，宽约一尺见方，摊平，先取艾绒八钱，均匀铺在纸上，次取药末二钱，均匀掺在艾绒里，然后卷紧如爆竹状，再用木板搓捻卷紧，外用鸡蛋清涂抹，再糊上桑皮纸一层，两头留空一寸许，捻紧即成。

雷火神针的药物处方（《针灸大成》卷九）：艾绒二两，沉香、木香、乳香、茵陈、羌活、干姜、穿山甲各三钱，研为细末，加入麝香少许。其制法与太乙神针相同。

（三）温针灸

这是针刺与艾灸相结合的一种方法，适用于既需要留针又需施灸的疾病。在针刺得气后，将针留在适当的深度，在针柄上穿置一段长约 2 cm 的艾卷施灸，或在针尾上搓捏少许艾绒点燃施灸，直待燃尽，除去灰烬，每穴每次可施灸 1 ～ 3 壮，施灸完毕再将针取出。此法是一种简而易行的针灸并用的方法，其艾绒燃烧的热力可通过针身传入体内，使其发挥针和灸的作用，达到治疗目的（图 16-44）。应用此法更应注意防止艾火脱落烧伤皮肤和衣物。

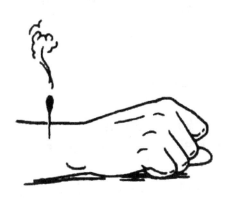

图 16-44　温针灸

（四）温灸器灸

温灸器是一种专门用于施灸的器具，用温灸器施灸的方法称温灸器灸，临床常用的有温灸盒、灸架和温灸筒等。

1. 温灸盒灸

将适量的艾绒置于灸盒的金属网上，点燃后将灸盒放于施灸部位灸治即可。适用于腹、腰等面积较大部位的治疗（图 16-45）。

2. 灸架灸

将艾条点燃后，燃烧端插入灸架的顶孔中，对准选定穴位施灸，并用橡皮带给予固定，施灸完毕将剩余艾条插入灭火管中。适用于全身体表穴位的治疗（图 16-46）。

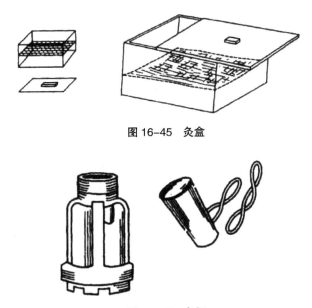

图 16-45　灸盒

图 16-46　灸架

3. 温灸筒灸

将适量的艾绒置于温灸筒内，点燃后盖上灸筒盖，执筒柄于患处施灸即可（图16-47）。

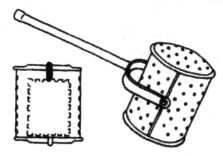

图16-47　灸筒

（五）其他灸法

非艾灸法，是指以艾绒以外的物品作为施灸材料的灸治方法，常用的有以下几种。

1. 灯火灸

灯火灸又称灯草灸、打灯火、油捻灸，是民间沿用已久的简便灸法。取10～15 cm长的灯芯草或纸绳，蘸麻油或其他植物油，浸渍长3～4 cm，燃火前用软棉纸吸去灯草上的浮油，以防止点火后油滴下烫伤皮肤，医者以拇、示二指捏住灯芯草上1/3处，即可点火，火焰不要过大，将点火一端向穴位移动，垂直接触穴位，动作快速，一触即离，灯芯草随即发出清脆的"啪"响，火亦随之熄灭（图16-48）。如无爆焠之声可重复1次。灸后皮肤略有发黄，偶尔也会起小泡。此法主要用于治疗小儿痄腮、喉蛾、吐泻、麻疹、惊风等病证。

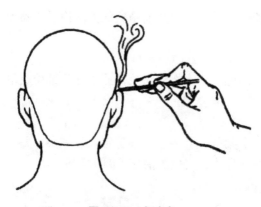

图16-48　灯火灸

2. 天灸

天灸又称药物灸、发泡灸。它是将一些具有刺激性的药物涂敷于穴位或患处，促使局部皮肤起疱的方法。所用药物多是单味中药，也有用复方，其常用的有白芥子灸、细辛灸、天南星灸、蒜泥灸等数十种。

（1）白芥子灸：取白芥子适量，研成细末，用水调和成糊状，敷贴于腧穴或患处。敷贴1～3小时，以局部皮肤灼热疼痛为度。一般可用于治疗咳喘、关节痹痛、口眼㖞斜等病证。

（2）细辛灸：取细辛适量，研为细末，加醋少许调和成糊状，敷于穴位上。敷贴1～3小时，以局部皮肤灼热疼痛为度。如敷涌泉或神阙穴治小儿口腔炎等。

（3）天南星灸：取天南星适量，研为细末，用生姜汁调和成糊状，敷于穴位上。敷贴1～3小时，以局部皮肤灼热疼痛为度。如敷颊车、颧髎穴治疗面神经麻痹等。

（4）蒜泥灸：将大蒜捣烂如泥，取3～5 g贴敷于穴位上。敷贴1～3小时，以局部皮肤灼热疼痛为度。如敷涌泉穴治疗咯血、衄血，敷合谷穴治疗扁桃体炎，敷鱼际穴治疗喉痹等。

四、灸感及灸法补泻

（一）灸感

灸感是指施灸时患者的自我感觉。由于灸法主要是靠灸火直接或间接地在体表施以适当的温热刺激以达到治病和保健的作用，除瘢痕灸外，一般以患者感觉灸处局部皮肤及皮下温热或有灼热为主，温热刺激可直达深部，经久不消，或可出现循经感传现象。

（二）灸法补泻

艾灸的补泻，始载于《内经》。《灵枢·背腧》说："气盛则泻之，虚则补之。以火补者，毋吹其火，须自灭也。以火泻者，疾吹其火，传其艾，须其火灭也"。灸法的补泻亦需根据辨证施治的原则，虚证用补法，实证用泻法。艾灸补法，无须吹其艾火，让其自然缓缓燃尽为止，以补其虚；艾灸泻法，应当快速吹艾火至燃尽，使艾火的热力迅速透达穴位深层，以泻邪气。

五、施灸的注意事项

（一）施灸的先后顺序

古人对于施灸的先后顺序有明确地论述，如《备急千金要方·灸例第六》说："凡灸，当先阳后阴……先上后下"。即：先灸阳经，后灸阴经；先灸上部，后灸下部。就壮数而言，一般先灸少而后灸多。就艾炷大小而言，先灸小而后灸大。上述施灸的顺序是指一般的规律，临床上需结合病情，灵活应用，不能拘泥不变。如脱肛的灸治，则应先灸长强以收肛，后灸百会以举陷。此外，施灸应注意在通风环境中进行。

（二）施灸的禁忌

（1）面部穴位、乳头、大血管等处均不宜使用直接灸，以免烫伤形成瘢痕。关节活动部位亦不适宜用化脓灸，以免化脓溃破，不易愈合，甚至影响功能活动。

（2）一般空腹、过饱、极度疲劳和对灸法恐惧者，应慎施灸。对于体弱患者，灸治时艾炷不宜过大，刺激量不可过强，以防晕灸。一旦发生晕灸，应立即停止施灸，并做出及时处理，处理方法同"晕针"。

（3）孕妇的腹部和腰骶部不宜施灸。

（4）施灸过程要防止燃烧的艾绒脱落烧伤皮肤和衣物。

（三）灸后的处理

施灸过量，时间过长，局部出现水疱，只要不擦破，可任其自然吸收，如水疱较大，可用消毒毫针刺破水疱，放出水液，再涂以甲紫（龙胆紫）。瘢痕灸者，在灸疮化脓期间，疮面局部勿用手搔，以保护痂皮，并保持清洁，防止感染。

（陈亚军）

第四节　耳针疗法

耳针是指在相应的耳穴上采用针刺或其他方法进行刺激以防治疾病的方法。耳穴是指分布在耳郭上与脏腑经络、组织器官、四肢躯干相互沟通的特定区域。当人体发生疾病时，常会在耳穴出现"阳性反应"，如压痛、变形、变色、结节、丘疹、凹陷、脱屑、电阻降低等，这些反应点是耳针防治疾病的刺激点。耳针治疗范围广泛，操作方便，且对疾病诊断有一定的参考意义。

一、耳与经络脏腑的联系

耳与经络之间有着密切的联系。《阴阳十一脉灸经》记载了"耳脉"，《内经》对耳与经脉、经别、经筋的关系做了较详细的阐述。手太阳、手足少阳、手阳明等经脉、络脉、经别均入耳中，足阳明、足太阳的经脉则分别上耳前、至耳上角。六阴经虽不直接入耳，但也通过经别与阳经相合，而与耳相联系。因此，十二经脉均直接或间接上达于耳。奇经八脉中阴跷、阳跷脉并入耳后，阳维脉循头入耳。故《灵枢·口问》曰："耳者，宗脉之所聚也。"

耳与脏腑之间也有着密切的联系。《灵枢·脉度》曰："肾气通于耳，肾和则耳能闻五音矣"。《难经·四十难》曰："肺主声，故令耳闻声"。《证治准绳·杂病》曰："肾为耳窍之主，心为耳窍之客"。《厘正按摩要术》曰："耳珠属肾，耳轮属脾，耳上轮属心，耳皮肉属肺，耳背玉楼属肝"，"耳上属心……耳下属肾……耳后耳里属肺……耳后耳外属肝……耳后中间属脾"，进一步将耳郭分为心、肝、脾、肺、肾五部，说明耳与脏腑在生理、病理上是息息相关的。

二、耳郭表面解剖

耳郭：分为凹面的耳前和凸面的耳背，其表面解剖如下（图16-49、图16-50）。

耳轮：耳郭卷曲的游离部分。

耳轮结节：耳轮后上部的膨大部分。

耳轮尾：耳轮向下移行于耳垂的部分。

轮垂切迹：耳轮和耳垂后缘之间的凹陷处。

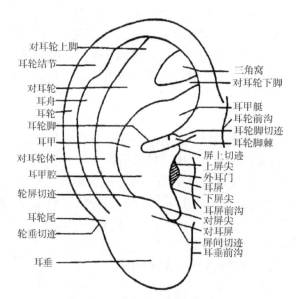

图16-49 耳郭表面的解剖（前）

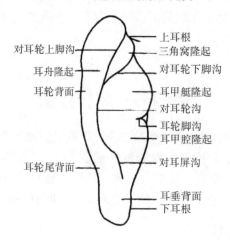

图16-50 耳郭表面的解剖（背）

耳轮脚：耳轮深入耳甲的部分。

耳轮脚棘：耳轮脚和耳轮之间的软骨隆起。

耳轮脚切迹：耳轮脚棘前方的凹陷处。

对耳轮：与耳轮相对呈"Y"字形的隆起部，由对耳轮体、对耳轮上脚和对耳轮下脚三部分组成。

对耳轮体：对耳轮下部呈上下走向的主体部分。

对耳轮上脚：对耳轮向前上分支的部分。

对耳轮下脚：对耳轮向前下分支的部分。

三角窝：对耳轮上、下脚与相应耳轮之间的三角形凹窝。

耳舟：耳轮与对耳轮之间的凹沟。

耳屏：耳郭前方呈瓣状的隆起。

屏上切迹：耳屏与耳轮之间的凹陷处。

对耳屏：耳垂上方、与耳屏相对的瓣状隆起。

屏间切迹：耳屏与对耳屏之间的凹陷处。

轮屏切迹：对耳轮与对耳屏之间的凹陷处。

耳垂：耳郭下部无软骨的部分。

耳甲：部分耳轮和对耳轮、对耳屏、耳屏及外耳门之间的凹窝。由耳甲艇、耳甲腔两部分组成。

耳甲腔：耳轮脚以下的耳甲部。

耳甲艇：耳轮脚以上的耳甲部。

外耳门：耳甲腔前方的孔窍。

三、耳穴的分布特点

耳穴是指分布在耳郭上的一些特定区域。耳穴在耳郭的分布犹如一个倒置在子宫内的胎儿，头部朝下臀部朝上。分布规律为：与头面相应的耳穴在耳垂和对耳屏；与上肢相应的耳穴在耳舟；与躯干和下肢相应的耳穴在对耳轮体部和对耳轮上、下脚；与内脏相应的耳穴集中在耳甲，其中与腹腔脏器相应的耳穴多在耳甲艇，与胸腔脏器相应的耳穴多在耳甲腔，与消化道相应的耳穴多在耳轮脚周围（图16-51）。

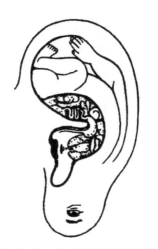

图 16-51　耳穴形象分布规律图

四、耳穴的定位和主治

为了方便准确取穴，《耳穴名称与部位的国家标准方案》按耳的解剖将每个部位划分成若干个区，并依区定穴，共计91个穴位（图16-52、图16-53）。

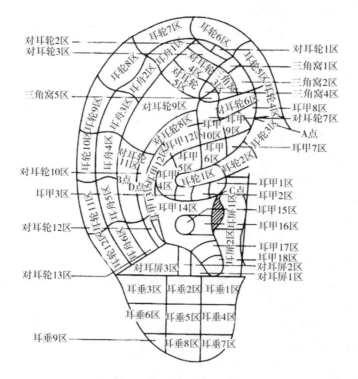

图 16-52　耳郭分区示意图

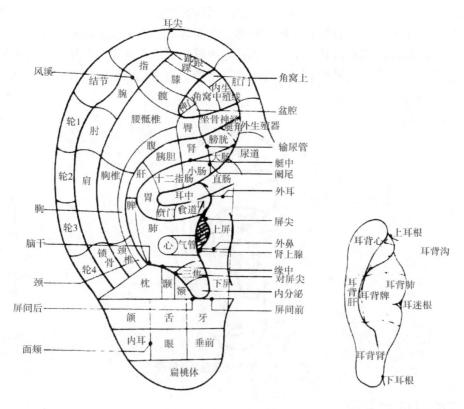

图 16-53　耳穴定位示意图

1. 耳轮穴位

耳轮分为 12 个区。耳轮脚为耳轮 1 区；将耳轮脚切迹到对耳轮下脚上缘之间的耳轮分为 3 等份，自下向上依次为耳轮 2 区、3 区、4 区；对耳轮下脚上缘到对耳轮上脚前缘之间的耳轮为耳轮 5 区；对耳轮上脚前缘到耳尖之间的耳轮为耳轮 6 区；耳尖到耳轮结节上缘为耳轮 7 区；耳轮结节上缘到耳轮结节下缘为耳轮 8 区；耳轮结节下缘到轮垂切迹之间的耳轮分为 4 等份，自上而下依次为耳轮 9 区、10 区、11 区和 12 区。耳轮的穴位定位及主治见表 16-3。

表 16-3 耳轮穴位定位及主治

穴名	部位	主治
耳中	在耳轮脚处，即耳轮 1 区	呃逆、荨麻疹、皮肤瘙痒症、小儿遗尿、咯血、出血性疾病
直肠	在耳轮脚棘前，上方的耳轮处，即耳轮 2 区	便秘、腹泻、脱肛、痔疮
尿道	在直肠上方的耳轮处，即耳轮 3 区	尿频、尿急、尿痛、尿潴留
外生殖器	在对耳轮下脚前方的耳轮处，即耳轮 4 区	睾丸炎、附睾炎、阴道炎、外阴瘙痒症
肛门	在三角窝前方的耳轮处，即耳轮 5 区	痔疮、肛裂
耳尖	在耳郭向前对折的上部尖端处，即耳轮 6 区、7 区交界处	发热、高血压病、急性结膜炎、麦粒肿、牙痛、失眠
结节	在耳轮结节处，即耳轮 8 区	头晕、头痛、高血压病
轮 1	在耳轮结节下方的耳轮处，即耳轮 9 区	发热、扁桃体炎、上呼吸道感染
轮 2	在轮 1 下方的耳轮处，即耳轮 10 区	发热、扁桃体炎、上呼吸道感染
轮 3	在轮 2 下方的耳轮处，即耳轮 11 区	发热、扁桃体炎、上呼吸道感染
轮 4	在轮 3 下方的耳轮处，即耳轮 12 区	发热、扁桃体炎、上呼吸道感染

2. 耳舟穴位

将耳舟分为 6 等份，自上而下依次为耳舟 1 区、2 区、3 区、4 区、5 区、6 区，耳舟的穴位定位及主治见表 16-4。

表 16-4 耳舟穴位定位及主治

穴名	部位	主治
指	在耳舟上方处，即耳舟 1 区	甲沟炎、手指麻木和疼痛
腕	在指区的下方处，即耳舟 2 区	腕部疼痛
风溪	在耳轮结节前方，指区与腕区之间，即耳舟 1 区、2 区交界处	荨麻疹、皮肤瘙痒症、过敏性鼻炎
肘	在腕区的下方，即耳舟 3 区	肱骨外上髁炎、肘部疼痛
肩	在肘区的下方，即耳舟 4 区、5 区	肩关节周围炎、肩部疼痛
锁骨	在肩区的下方处，即耳舟 6 区	肩关节周围炎

3. 对耳轮穴位

对耳轮分为 13 个区。将对耳轮上脚分为上、中、下 3 等份，下 1/3 为对耳轮 5 区，中 1/3 为对耳轮 4 区；再将上 1/3 分为上、下 2 等份，下 1/2 为对耳轮 3 区；再将上 1/2 分为前后 2 等份，后 1/2 为对耳轮 2 区，
前 1/2 为对耳轮 1 区。将对耳轮下脚分为前、中、后 3 等份，中、前 2/3 为对耳轮 6 区，后 1/3 为对耳轮 7 区。将对耳轮体从对耳轮上、下脚分叉处至轮屏切迹分为 5 等份，再沿对耳轮耳甲缘将对耳轮体分为前 1/4 和后 3/4 两部分，前上 2/5 为对耳轮 8 区，后上 2/5 为对耳轮 9 区，前中 2/5 为对耳轮 10 区，后中 2/5 为对耳轮 11 区，前下 1/5 为对耳轮 12 区，后下 1/0 为对耳轮 13 区。对耳轮的穴位定位及主治见表 16-5。

表 16-5 对耳轮穴位部位及主治

穴名	部位	主治
跟	在对耳轮上脚前，上部，即对耳轮 1 区	足跟痛
趾	在耳尖下方的对耳轮上脚后上部，即对耳轮 2 区	甲沟炎、趾部疼痛
踝	在趾、跟区下方处，即对耳轮 3 区	踝关节扭伤
膝	在对耳轮，上脚的中 1/3 处，即对耳轮 4 区	膝关节疼痛、坐骨神经痛
髋	在对耳轮上脚的下 1/3 处，即对耳轮 5 区	髋关节疼痛、坐骨神经痛、腰骶部疼痛
坐骨神经	在对耳轮下脚的前 2/3 处，即对耳轮 6 区	坐骨神经痛、下肢瘫痪

续表

穴名	部位	主治
交感	在对耳轮下脚末端与耳轮内缘相交处，即对耳轮6区前端	胃肠痉挛、心绞痛、胆绞痛、输尿管结石、自主神经功能紊乱
臀	在对耳轮下脚的后1/3，即对耳轮7区	坐骨神经痛、臀筋膜炎
腹	在对耳轮体前部上2/5处，即对耳轮8区	腹痛、腹胀、腹泻、急性腰扭伤、痛经、产后宫缩痛
腰骶椎	在腹区后方，即对耳轮9区	腰骶部疼痛
胸	在对耳轮体前部中2/5处，即对耳轮10区	胸胁疼痛、肋间神经痛、胸闷、乳腺炎
胸椎	在胸区后方，即对耳轮11区	胸痛、经前乳房胀痛、乳腺炎、产后泌乳不足
颈	在对耳轮体前部下1/5处，即对耳轮12区	落枕、颈项疼痛
颈椎	在颈区后方，即对耳轮13区	落枕、颈椎综合征

4. 三角窝穴位

三角窝由耳轮内缘至对耳轮上、下脚分叉处分为前、中、后3等份，中1/3为三角窝3区；再将前1/3分为上、中、下3等份，上1/3为三角窝1区，中、下2/3为三角窝2区；再将后1/3分为上、下2等份，上1/2为三角窝4区，下1/2为三角窝5区。三角窝穴位定位及主治见表16-6。

表16-6 三角窝穴位定位及主治

穴名	部位	主治
角窝前	在三角窝前1/3的上部，即三角窝1区	高血压病
内生殖器	在三角窝前1/3的下部，即三角窝2区	痛经、月经不调、白带过多、功能性子宫出血、阳痿、遗精、早泄
角窝中	在三角窝中1/3处，即三角窝3区	哮喘
神门	在三角窝后1/3的上部，即三角窝4区	失眠、多梦、戒断综合征、癫痫、高血压病、神经衰弱、痛证
盆腔	在三角窝后1/3的下部，即三角窝5区	盆腔炎、附件炎

5. 耳屏穴位

耳屏分成4区。将耳屏外侧面分为上、下2等份，上部为耳屏1区，下部为耳屏2区；将耳屏内侧面分为上、下2等份，上部为耳屏3区，下部为耳屏4区。耳屏的穴位定位及主治见表16-7。

表16-7 耳屏穴位定位及主治

穴名	部位	主治
上屏	在耳屏外侧面上1/2处，即耳屏1区	咽炎、鼻炎
下屏	在耳屏外侧面下1/2处，即耳屏2区	鼻炎、鼻塞
外耳	在屏上切迹前方近耳轮部，即耳屏1区上缘处	外耳道炎、中耳炎、耳鸣
屏尖	在耳屏游离缘上部尖端，即耳屏1区后缘处	发热、牙痛、斜视
外鼻	在耳屏外侧面中部，即耳屏1、2区之间	鼻前庭炎、鼻炎
肾上腺	在耳屏游离缘下部尖端，即耳屏2区后缘处	低血压、风湿性关节炎、腮腺炎、链霉素中毒、眩晕、哮喘、休克
咽喉	在耳屏内侧面上1/2处，即耳屏3区	声音嘶哑、咽炎、扁桃体炎、失语、哮喘
内鼻	在耳屏内侧面下1/2处，即耳屏4区	鼻炎、上颌窦炎、鼻衄
屏间前	在屏间切迹前方耳屏最下部，即耳屏2区下缘处	咽炎、口腔炎

6. 对耳屏穴位

对耳屏分为4区。由对屏尖及对屏尖至轮屏切迹连线的中点，分别向耳垂上线做两条垂线，将对耳屏外侧面及其后部分成前、中、后3区，前为对耳屏1区、中为对耳屏2区、后为对耳屏3区；对耳屏内侧面为对耳屏4区。对耳屏的穴位定位及主治见表16-8。

7. 耳甲穴位

耳甲用标志点、线分为18个区。在耳轮的内缘上，设耳轮脚切迹至对耳轮下脚间中、上1/3交界处为

A 点；在耳甲内，由耳轮脚消失处向后作一水平线与对耳轮耳甲缘相交，设交点为 D 点；设耳轮脚消失处至 D 点连线的中、后 1/3 交界处为 B 点；设外耳道口后缘上 1/4 与下 3/4 交界处为 C 点。从 A 点向 B 点做一条与对耳轮耳甲艇缘弧度大体相仿的曲线；从 B 点向 C 点做一条与耳轮脚下缘弧度大体相仿的曲线。

表 16-8　对耳屏穴位定位及主治

穴名	部位	主治
额	在对耳屏外侧面的前部，即对耳屏 1 区	偏头痛、头晕
屏间后	屏间切迹后方对耳屏前下部，即对耳屏 1 区下缘处	额窦炎
颞	在对耳屏外侧面的中部，即对耳屏 2 区	偏头痛、头晕
枕	在对耳屏外侧面的后部，即对耳屏 3 区	头晕、头痛、癫痫、哮喘、神经衰弱
皮质下	在对耳屏内侧面，即对耳屏 4 区	痛证、间日疟、神经衰弱、假性近视、失眠
对屏尖	在对耳屏游离缘的尖端，即对耳屏 1、4 区交点处	哮喘、腮腺炎、睾丸炎、附睾炎、神经性皮炎
缘中	在对耳屏游离缘上，对屏尖与轮屏切迹的中点处，即对耳屏 2、3、4 区交点处	遗尿、内耳性眩晕、尿崩症、功能性子宫出血
脑干	在轮屏切迹处，即对耳屏 3.4 区之间	眩晕、后头痛、假性近视

将 BC 线前段与耳轮脚下缘间分成 3 等份，前 1/3 为耳甲 1 区，中 1/3 为耳甲 2 区，后 1/3 为耳甲 3 区。ABC 线前方，耳轮脚消失处为耳甲 4 区。将 AB 线前段与耳轮脚上缘及部分耳轮内缘间分成 3 等份，后 1/3 为 5 区，中 1/3 为 6 区，前 1/3 为 7 区。将对耳轮下脚下缘前、中 1/3 交界处与 A 点连线，该线前方的耳甲艇部为耳甲 8 区。将 AB 线前段与对耳轮下脚下缘间耳甲 8 区以后的部分，分为前、后 2 等份，前 1/2 为耳甲 9 区，后 1/2 为耳甲 10 区。在 AB 线后段上方的耳甲艇部，将耳甲 10 区后缘与 BD 线之间分成上、下二等分，上 1/2 为耳甲 11 区，下 1/2 为耳甲 12 区。由轮屏切迹至 B 点作连线，该线后方、BD 线下方的耳甲腔部为耳甲 13 区。以耳甲腔中央为圆心，圆心与 BC 线间距离的 1/2 为半径作圆，该圆形区域为耳甲 15 区。过 15 区最高点及最低点分别向外耳门后壁作两条切线，切线间为耳甲 16 区。15、16 区周围为耳甲 14 区。将外耳门的最低点与对耳屏耳甲缘中点相连，再将该线以下的耳甲腔部分为上、下二等分，上 1/2 为耳甲 17 区，下 1/2 为耳甲 18 区。耳甲的穴位定位及主治见表 16-9。

表 16-9　耳甲穴位定位及主治

穴名	部位	主治
口	在耳轮脚下方前 1/3 处，即耳甲 1 区	面瘫、口腔炎胆囊炎、胆石症、戒断综合征、牙周炎、舌炎
食道	在耳轮脚下方中 1/3 处，即耳甲 2 区	食管炎、食管痉挛
贲门	在耳轮脚下方后 1/3 处，即耳甲 3 区	贲门痉挛、神经性呕吐
胃	在耳轮脚消失处，即耳甲 4 区	胃痉挛、胃炎、胃溃疡、消化不良、恶心呕吐、前额痛、牙痛、失眠
十二指肠	在耳轮脚及耳轮与 AB 线之间的后 1/3 处，即耳甲 5 区	十二指肠溃疡、胆囊炎、胆石症、幽门痉挛
小肠	在耳轮脚及部分耳轮与 AB 线之间的中 1/3 处，即耳甲 6 区	消化不良、腹痛、腹胀、心动过速、心律不齐
大肠	在耳轮脚及部分耳轮与 AB 线之间的前 1/3 处，即耳甲 7 区	腹泻、便秘、咳嗽、牙痛、痤疮
阑尾	在小肠区与大肠区之间，即耳甲 6、7 区交界处	单纯性阑尾炎、腹泻
艇角	在对耳轮下脚下方前部，即耳甲 8 区	前列腺炎、尿道炎
膀胱	在对耳轮下脚下方中部，即耳甲 9 区	膀胱炎、遗尿、尿潴留、腰痛、坐骨神经痛
肾	在对耳轮下脚下方后部，即耳甲 10 区	腰痛、耳鸣、神经衰弱、肾盂肾炎、遗尿、遗精、阳痿、早泄、哮喘、月经不调
输尿管	在肾区与膀胱区之间，即耳甲 9、10 区交界处	输尿管结石绞痛

续表

胰胆	在耳甲艇的后上部，即耳甲11区	胆囊炎、胆石症、胆管蛔虫症、偏头痛、带状疱疹、中耳炎、耳鸣、急性胰腺炎
肝	在耳甲艇的后下部，即耳甲12区	胁痛、眩晕、经前期紧张症、月经不调、更年期综合征、高血压病、假性近视、单纯性青光眼
艇中	在小肠区与肾区之间，即耳甲6、10区交界处	腹痛、腹胀、胆管蛔虫症
脾	在BD线下方，耳甲腔的后、上部，即耳甲13区	腹胀、腹泻、便秘、食欲不振、功能性子宫出血、白带过多、内耳眩晕症
心	在耳甲腔正中凹陷处，即耳甲15区	心动过速、心律不齐、心绞痛、无脉症、神经衰弱、癔症、口舌生疮
气管	在心区与外耳门之间，即耳甲16区	哮喘、支气管炎
肺	在心、气管区周围处，即耳甲14区	咳嗽、胸闷、声音嘶哑、皮肤瘙痒症、荨麻疹、便秘、戒断综合征
三焦	在外耳门后下，肺与内分泌区之间，即耳甲17区	便秘、腹胀、上肢外侧疼痛、水肿、耳鸣
内分泌	在屏间切迹内，耳甲腔的前下部，即耳甲18区	痛经、月经不调、更年期综合征、痤疮、间日疟、甲状腺功能减退或亢进症

8. 耳垂穴位

耳垂分为9区。在耳垂上线至耳垂下缘最低点之间作两条等距离平行线，于上平行线上引两条垂直等分线，将耳垂分为9个区，上部由前到后依次为耳垂1区、2区、3区；中部由前到后依次为耳垂4区、5区、6区；下部由前到后依次为耳垂7区、8区、9区。耳垂的穴位定位及主治见表16-10。

表16-10　耳垂穴位定位及主治

穴名	部位	主治
牙	在耳垂正面前上部，即耳垂1区	牙痛、牙周炎、低血压
舌	在耳垂正面中上部，即耳垂2区	舌炎、口腔炎
颌	在耳垂正面后、上部，即耳垂3区	牙痛、颞下颌关节炎
垂前	在耳垂正面前中部，即耳垂4区	神经衰弱、牙痛
眼	在耳垂正面中央部，即耳垂5区	急性结膜炎、电光性眼炎、睑腺炎、假性近视
内耳	在耳垂后面正中，即耳垂6区	内耳性眩晕症、耳鸣、听力减退、中耳炎
面颊	在耳垂正面，眼区与内耳区之间，即耳垂5、6区交界处	周围性面瘫、三叉神经痛、痤疮、扁平疣、面肌痉挛、腮腺炎
扁桃体	在耳垂正面中部，即耳垂7、8、9区	扁桃体炎、咽炎

9. 耳背穴位

耳背分为5区。分别过对耳轮上、下脚分叉处耳背对应点和轮屏切迹耳背对应点作两条水平线，将耳背分为上、中、下三部，上部为耳背1区，下部为耳背5区；再将中部分为内、中、外3等份，内1/3为耳背2区，中1/3为耳背3区，外1/3为耳背4区。耳背的穴位定位及主治见表16-11。

表16-11　耳背穴位定位及主治

穴名	部位	主治
耳背心	在耳背上部，即耳背1区	心悸、失眠、多梦
耳背肺	在耳背中内部，即耳背2区	哮喘、皮肤瘙痒症
耳背脾	在耳背中央部，即耳背3区	胃痛、消化不良、食欲不振
耳背肝	在耳背中外部，即耳背4区	胆囊炎、胆石症、胁痛
耳背肾	在耳背下部，即耳背5区	头痛、头晕、神经衰弱
耳背沟	在对耳轮沟和对耳轮上、下脚沟处	高血压病、皮肤瘙痒症

10. 耳根穴位

耳根分为上、中、下 3 区。耳根穴位定位及主治见表 16-12。

表 16-12　耳根穴位定位及主治

穴名	部位	主治
上耳根	在耳根最上处	鼻衄
耳迷根	在耳轮脚后沟的耳根处	胆囊炎、胆石症、胆管蛔虫症、腹痛、腹泻、鼻塞、心动过速
耳根下	在耳根最下处	低血压、下肢瘫痪、小儿麻痹后遗症

五、临床应用

（一）适应范围

耳针在临床上应用十分广泛，不仅用于许多功能性疾病，而且对一部分器质性疾病也有一定的疗效。

1. 疼痛性疾病

如各种扭挫伤、头痛和神经性疼痛等。

2. 炎性疾病及传染病

如急慢性牙周炎、咽喉炎、扁桃体炎、胆囊炎、肠炎、流感、百日咳、菌痢、腮腺炎等。

3. 功能紊乱及内分泌代谢紊乱性疾病

如胃肠神经症、心脏神经症、心律不齐、高血压病、眩晕症、多汗症、月经不调、遗尿、神经衰弱、癔症、甲状腺功能亢进或减退症、糖尿病、肥胖症、围绝经期综合征等。

4. 过敏及变态反应性疾病

如荨麻疹、哮喘、过敏性鼻炎、过敏性结肠炎、过敏性紫癜等。

5. 其他

耳穴还有催乳、催产，防治输血、输液反应，美容、戒烟、戒毒、延缓衰老、防病保等作用。

（二）选穴原则

耳针处方选穴具有一定的原则，通常有按相应部位选穴、中医辨证选穴、西医学理论选穴和临床经验选穴等四种原则，可以单独使用，亦可配合使用。

1. 按相应部位选穴

当机体患病时，在耳郭的相应部位上有一定的敏感点，它便是本病的首选穴位，如胃痛取"胃"穴，眼病取"眼"穴，腰痛取"腰"穴等。

2. 按中医辨证选穴

根据脏腑学说的理论，按各脏腑的生理功能和病理反应进行辨证取穴，如耳鸣选肾穴，因"肾开窍于耳"；皮肤病选肺穴，因"肺主皮毛"等。根据十二经脉循行和其病候选取穴位，如坐骨神经痛取"膀胱"或"胰胆"穴，牙痛取"大肠"穴等。

3. 按西医学理论选穴

耳穴中一些穴名是根据西医学理论命名的，如"交感""肾上腺""内分泌"等。这些穴位的功能基本上与西医学理论一致，故在选穴时应考虑其功能，如炎性疾病取"肾上腺"穴，月经不调取"内分泌"穴，内脏痉挛取"交感"等。

4. 按临床经验选穴

如"神门"穴有较明显的止痛镇静作用，"耳尖"穴对外感发热血压偏高者有较好的退热降压效果。另外临床实践还发现有些耳穴具有治疗本部位以外疾病的作用，如"外生殖器"穴可以治疗腰腿痛等。

（三）耳穴探查方法

当人体发生疾病时，常会在耳穴出现"阳性反应"点，如压痛、变形、变色、结节、丘疹、凹陷、脱屑、电阻降低等，这些"阳性反应"点是诊断和治疗疾病的重要部位。耳郭上的这些反应点通常需要仔细探查后确定，临床常用的耳穴探查方法有以下三种。

1. 直接观察法

在未刺激耳郭之前，用肉眼或借助于放大镜在自然光线下，由上而下、从内至外观察耳郭上有无变形、变色等征象，如脱屑、水泡、丘疹、充血、硬结、疣赘、软骨增生、色素沉着以及血管的形状、颜色的变异等。

2. 压痛点探查法

这是目前临床最为常用的探查方法。临床上可用较圆钝的弹簧探棒、毫针柄或火柴棒等以均匀的压力，在与疾病相应的耳郭部从周围逐渐向中心探压；或自上而下、自外而内对整个耳郭进行普查，耐心寻找压痛点。当探棒压迫痛点时，患者会发现皱眉、眨眼、呼痛或躲闪等反应。探查时手法必须轻、慢、均匀。少数患者耳郭上一时测不到压痛点，可用手指按摩一下该区域，而后再测。

3. 电测定法

医者根据耳郭反应点的电阻低、导电性高的原理，制成各种小型晶体管良导电测定器，测定耳穴皮肤电阻、电位、电容等变化。探测时，患者手握电极，医者手执探测头，在患者的耳郭上进行探查，当电棒触及电阻低的敏感点（良导点）时，可以通过指示信号、音响或仪表数据等反映出来。电测定法具有操作简便、准确性较高等优点。

（四）耳穴的刺激方法

耳穴的刺激方法较多，目前临床常用压丸法、毫针法、埋针法。此外，还可用艾灸、放血、穴位注射、皮肤针叩刺等方法。

1. 压丸法

在耳穴表面贴敷王不留行籽、油菜籽、小米、绿豆、白芥子以及特制的磁珠等，并间歇揉按的一种简易疗法。由于本法既能持续刺激穴位，又安全方便，是目前临床上最常用的耳穴刺激方法。现应用最多的是王不留行籽压丸法，可先将王不留行籽贴附在 0.6 cm×0.6 cm 大小的胶布中央，用镊子夹住，贴敷在选用的耳穴上（图 16-54）。每天自行按压 3 ～ 5 次，每次每穴按压 30 ～ 60 秒，以局部微痛发热为度，3 ～ 7 天更换 1 次，双耳交替。

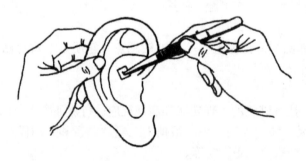

图 16-54　耳穴压丸法

2. 毫针法

毫针法是利用毫针针刺耳穴，治疗疾病的一种较常用的方法。其操作程序如下：首先定准耳穴，然后先用 2.5% 碘酒，再用 75% 乙醇脱碘进行严格消毒，待乙醇干后施术。针具选用 26 ～ 30 号粗细的 0.3 ～ 0.5 寸长的不锈钢针。进针时，医者左手拇、示二指固定耳郭，中指托着针刺部的耳背，然后用右手拇、示二指持针，用快速插入的速刺法或慢慢捻入的慢刺法进针均可。刺入深度应视患者耳郭局部的厚薄灵活掌握，一般以刺入皮肤 2 ～ 3 分，以达软骨后毫针直立不摇晃为准。刺入耳穴后，如局部感应强烈，患者症状往往有即刻减轻感；如局部无针感，应调整针刺的方向、深度和角度。刺激强度和手法依病情、体质、证型、耐受度等综合考虑。耳毫针的留针时间一般 15 ～ 30 分钟，慢性病、疼痛性疾病留针时间适当延长。出针时，医者左手托住耳郭，右手迅速将毫针垂直拔出，再用消毒干棉球压迫针眼，以免出血。

也可在针刺获得针感后，接上电针仪，采用电针法。通电时间一般以 10 ~ 20 分钟为宜。

3. 埋针法

埋针法是将皮内针埋入耳穴以治疗疾病的方法，适用于慢性和疼痛性疾病，起到持续刺激、巩固疗效和防止复发的作用。使用时左手固定常规消毒后的耳部，右手用镊子夹住皮内针针柄，轻轻刺入所选耳穴，再用胶布封盖固定（图 16-55）。一般埋患侧耳穴，必要时埋双耳，每天自行按压 3 次，每次留针 3 ~ 5 天，5 次为 1 个疗程。

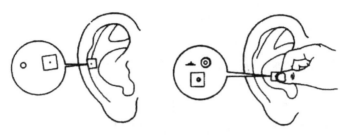

图 16-55　耳穴埋针法

（五）注意事项

（1）严格消毒，防止感染。因耳郭表面凹凸不平，血管丰富，结构特殊，针刺前必须严格消毒，有创面或炎症部位禁针。针刺后如针孔发红、肿胀，应及时涂 2.5％ 碘酒，防止化脓性软骨膜炎的发生。

（2）耳针刺激比较疼痛，治疗时应注意防止发生晕针，一旦发生应及时处理。

（3）对扭伤和运动障碍的患者，进针后应嘱其适当活动患部，有助于提高疗效。

（4）有习惯性流产的孕妇应禁针。

（5）患有严重器质性病变和伴有严重贫血者不宜针刺，对严重心脏病、高血压病患者不宜行强刺激法。

（殷　霞）

第五节　三棱针法

三棱针法是用三棱针刺破血络或腧穴，放出适量血液，或挤出少量液体，或挑断皮下纤维组织，以治疗疾病的方法。《灵枢·官针》篇称之为"络刺""赞刺""豹纹刺"等，现代称之为"放血疗法"。

三棱针古称"锋针"，是一种"泻热出血"的常用工具。现三棱针多由不锈钢材料制成，针长约 6 cm，针柄稍粗呈圆柱体，针身呈三棱状，尖端三面有刃，针尖锋利（图 16-56）。

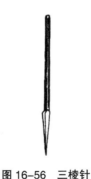

图 16-56　三棱针

一、操作方法

（一）持针方法

一般医者右手持针，用拇、示二指捏住针柄、中指指腹紧靠针身下端，针尖露出 3 ~ 5 mm（图 16-57）。

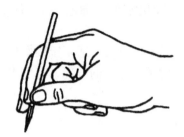

图 16-57　三棱针持针法

（二）刺法

三棱针的针刺方法一般分为点刺法、散刺法、刺络法、挑刺法四种。

1. 点刺法

点刺法是点刺腧穴放出少量血液或挤出少量液体的方法。此法多用于四肢末端及肌肉浅薄处的部位。如十宣、十二井穴和耳尖及头面部的攒竹、上星、太阳、印堂等穴。

操作时，医者先在点刺穴位的上下用手指向点刺处推按，使血液积聚于点刺部位，继而常规消毒，再用左手固定点刺部位，右手持针对准已消毒的部位点刺，轻轻挤压针孔周围，使出血少许，然后用消毒干棉球按压针孔（图 16-58）。

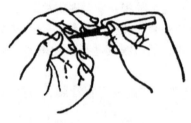

图 16-58　点刺法

2. 散刺法

散刺法又称豹纹刺，是在病变局部及其周围进行连续点刺以治疗疾病的方法。此法多用于局部瘀血、血肿或水肿、顽癣等。

操作时，根据病变部位大小的不同，可点刺 10 ~ 20 针，由病变外缘呈环形向中心点刺（图 16-59），点刺后可配合挤压或拔罐等方法，以促使瘀血或水肿的排除，达到祛瘀生新、通经活络的目的。

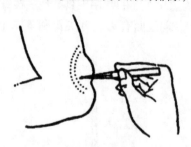

图 16-59　散刺法

3. 刺络法

此法是刺入浅表血络或静脉放出适量血液的方法。此法多用于曲泽、委中等肘膝关节附近等有较明显浅表血络或静脉的部位。治疗急性吐泻、中暑、发热等。

操作时，先用松紧带或橡皮带，结扎在针刺部位上端（近心端），然后常规消毒，针刺时，左手拇指压在被针刺部位下端，右手持三棱针对准针刺部位的静脉，斜向上刺入脉中 2 ~ 3 mm，立即出针，使其流出一定量的血液，待出血停止后，再用消毒干棉球按压针孔。当出血时，也可轻轻按压静脉上端，以助瘀血排出、毒邪得泻（图 16-60）。

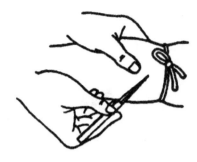

图 16-60　刺络法

4. 挑刺法

这是用三棱针挑断穴位皮下纤维样组织以治疗疾病的方法。此法常用于比较平坦的利于挑提牵拉的部位，如背俞穴。该法多用于治疗肩周炎、胃痛、颈椎病、失眠、支气管哮喘、血管神经性头痛等较顽固的反复发作性疾病。

操作时，医者用左手按压施术部位两侧，或捏起皮肤，使皮肤固定，右手持针迅速刺入皮肤 1～2 mm，随即将针身倾斜挑破表皮，再刺入 5 mm 左右深，将针身倾斜并使针尖轻轻挑起，挑断皮下白色纤维样组织，尽量将施术部位的纤维样组织挑尽，然后出针，覆盖消毒敷料。由于挑提牵拉伴有疼痛，可根据情况配合局部表浅麻醉。

（三）出血量及疗程

每天或隔天治疗 1 次，1～3 次为 1 个疗程，出血量多者，每周 1～2 次。一般每次出血量以数滴至 3～5 mL 为宜。

二、适用范围

三棱针放血疗法具有通经活络、开窍泻热、调和气血、消肿止痛等作用。临床上适应范围广泛，多用于实证、热证、瘀血、疼痛等，如高热、中暑、中风闭证、咽喉肿痛、目赤肿痛、顽癣、痈疖初起、扭挫伤、疳证、痔疮、顽痹、头痛、丹毒、指（趾）麻木等。

三、注意事项

（1）严格消毒，防止感染。

（2）点刺时手法宜轻、稳、准、快，不可用力过猛，防止刺入过深，创伤过大，损害其他组织。一般出血不宜过多，切勿伤及动脉。

（3）三棱针刺激较强，治疗过程中需注意患者体位要舒适，防止晕针。

（4）体质虚弱者、孕妇、产后及有自发性出血倾向者，不宜使用本法。

（殷　霞）

第十七章　中医内科护理

第一节　辨证与护理

一、八纲辨证与护理

八纲，即表、里、寒、热、虚、实、阴、阳八个辨证的纲领。八纲辨证，是用通过四诊所取得的资料，根据病位的深浅，病邪的性质及盛衰，人体正气的强弱等多方面的情况，加以综合分析，归纳为八类不同的证候。八纲辨证是中医学最基本的辨证分类方法，是概括性的辨证纲领，适应于临床各科的辨证。在八纲中，阴阳可以概括其他六纲，即表、热、实证为阳证，里、寒、虚证为阴证，所以阴阳又是八纲中的总纲。

八纲辨证是从八个方面对疾病本质做出纲领性辨别。但是，这不意味着八纲辨证只是把各种证候简单、截然地划分为八个区域。八纲之间不是彼此孤立，绝对对立，静止不变的，而是相互间可有兼夹、错杂，可有中间状态，并随病变发展而不断变化。临床辨证时，要注意八纲基本证候的识别，把握八纲证候之间的相互关系，只有将八纲联系起来对病情作综合性的分析考察，才能对证候有比较全面、正确的认识，以便为治疗和护理指出方向。

（一）表里辨证与护理

1. 表证

表证是六淫、疠气、虫毒等邪气经皮毛、口鼻侵入机体，正气（卫气）抗邪所表现的轻浅证候的概括，主要见于外感疾病初期阶段，具有起病急，病情较轻，病程较短，有感受外邪因素等特点。

（1）临床表现：恶寒（或恶风），发热，头身疼痛，脉浮，苔薄白。常兼见鼻塞流涕、打喷嚏、咽痛、咳嗽等症状。

（2）护治原则：辛散解表。

（3）护理措施：①病情观察。注意观察寒热、汗、舌苔、脉象的变化，以区别表寒、表热、表虚、实证。表寒证，无汗，恶寒重，发热轻，苔薄白，脉浮紧，表热证，恶寒轻，发热重，或汗，苔薄黄，脉浮数；表虚证，恶寒或恶风，有汗或微汗，苔薄白质淡，脉浮细无力。②生活起居护理。保持环境安静，病室内空气新鲜，温湿度适宜。忌寒凉闭汗或汗当风，以免邪遏于里不得外达。注意随病情以及气候的变化增减衣被，汗湿衣服及时更换。患者一般应注意休息，症状较重者应卧床。愈后应注意经常锻炼身体，以增强体质，提高抗病能力。③饮食调护。宜食清淡、细软、易消化食物，忌肥甘油腻、生冷之品，以免恋邪伤正。表寒证，可用姜、葱、蒜、胡椒等作为调味品，以辅助药力散寒祛邪；表热证患者可适量饮用清凉饮料或食用水果。要注意避免患者吃得过饱。④用药护理。解表发汗药多属于辛散之品，不宜久煎，药宜加水浸透后武火急煎 5 ~ 10 分钟即可。药宜温服，服药后应静卧覆被并饮适量热粥（汤）以发汗。服药后应观察汗出情况，以微汗为宜，不可过汗以免伤及正气。如汗出热退，表解身凉，不必再进解表药；汗出不彻，寒热不退，为表证未解，应继服解表药；如汗出过多，应停服解表药。年老体弱者发汗过多易出现虚脱。"疮家""淋家""衄家""出血家"禁或慎发汗，阳虚或虚者禁单纯发汗。⑤对症处理。头痛者可针刺合谷、太阳、风池穴，或耳穴压脑、额、枕、神门，每次取

2～3穴。无汗、发热者，在服药同时可配合针刺曲池、大椎、合谷等穴；表寒证，可推拿背部膀胱经，咽痛、口干者可用芦根30～60g煎汤代茶或冰硼散吹咽喉部。

2. 里证

里证是泛指病变部位在内，脏腑、气血、骨髓等受病所反映的证候。

凡不是表证（及半表里证）的特定证候，一般都可属于里证的范围。里证多见于外感病中、后期阶段或内伤疾病之中。里证的成因，大致有3种情况：①外邪袭表，表证不解，病邪传里，形成里证；②外邪直接入里，侵犯脏腑等部位，即所谓"直中"为病；③情志内伤，饮食劳倦等因素，直接损伤脏腑，或脏腑气机失调，气血津液等受病而出现的种种证候。

（1）临床表现：由于里证的范围极为广泛，涉及寒热虚实及脏腑、气血等，为此所表的证候也不同。如壮热，烦躁神昏，口渴，腹痛，便秘或呕吐，小便短赤，苔黄或白厚腻，脉沉等。不同的里证，可表现为不同的证候，凡非表证均是里证。其基本特点是：无新起恶寒发热并见，以脏腑症状为主要表现，起病可急可缓，一般病情较重，病程较长。

（2）护治原则：以"和里"概括。可根据寒、热、虚、实等具体病证的不同，分别选方用药。

（3）护理措施：①病情观察。根据里证中的一些常见证候给予相应的观察。如实热证患者应注意观察发热、神志、汗出和脉象变化等。②生活起居护理。病室应安静整洁，保持室内空气流通。随病情的不同以及气候的变化增减衣被。注意休息，病情严重者应卧床。注意皮肤及口腔的卫生。根据每个患者的病情轻重，体质强弱，鼓励其做适当的活动，以利病情恢复。③情志护理。充分了解患者的性格、病情、环境、经济条件、家庭情况等各方面的情况，有的放矢，用不同的方法进行精神护理。④饮食调护。根据不同的病证给予不同的饮食护理。里寒者，饮食宜温热，忌食生冷；邪热内盛者，应适量饮用绿茶、西瓜汁、绿豆汤等，以清热生津止渴；阴液亏虚者，可多食滋阴养血等食品。⑤对症处理。腹部冷痛，可艾灸神阙、气海、关元及足三里。大便秘结，可用番泻叶泡水代茶饮。高热者，可针刺曲池、大椎或三棱针放血，或刮痧，以清内热。

（二）寒热辨证与护理

寒热是辨别疾病性质的纲领。

1. 寒证

寒证是指感受寒邪，或阴盛阳虚所表现的证候。

（1）临床表现：恶寒、畏冷、肢凉冷痛、喜暖，口淡不渴，倦卧，痰、涎、涕清稀，小便清长，大便稀溏，面色白，舌淡苔白而润，脉迟或紧等。

（2）护治原则：温以祛寒。

（3）护理措施：①病情观察。注意观察患者面色、寒热喜恶，肢体温凉，口渴与否等情况。注意舌象、脉象以及涎、涕、痰、尿、便等排泄物的观察。②生活起居护理。患者居处宜向阳、通风、洁静、室温应适度偏高。平时要注意防寒保暖，忌冷，根据具体病情适当加盖衣被。③情志护理。对病程长，病情较重的患者，要注意安定患者的情绪，使其保持良好的精神状态，以保持气机调畅。④饮食护理。寒证患者宜温热性饮食，忌生冷；卒中寒邪所患的表寒证或里寒证，可用姜糖水趁热服下，或在食用的菜蔬中多加些姜、葱、胡椒粉等辛散之品，以助驱邪外出；虚寒证患者，可食用温补类药膳，以助阳散寒。⑤用药护理。寒证多用辛温燥热药，应中病即止，以免辛热之品过用伤阴。药宜温服。⑥对症处理。可配合针灸、热敷、推拿等方法以助驱除寒邪，如风寒痹证患者，除应注意局部保暖外，还可用针灸、拔火罐等方法解除关节疼痛。

2. 热证

热证是指感受热邪，或阳盛阴虚，人体功能活动亢进所表现的证候。

（1）临床表现：发热，喜凉，恶寒喜冷，口渴欲饮，面红目赤，烦躁不宁，痰、涕黄稠，小便短黄，大便干结，舌红苔黄干燥少津，脉数等。

（2）护治原则：清热泻火。

（3）护理措施：①病情观察。观察发热，汗出、神志、食欲、二便、斑疹、出血、舌苔、脉象等。

另外，观察是否有真寒假热、真热假寒的出现。②生活起居护理。发热患者应卧床休息，保持病室空气新鲜，凉爽通风，温度适宜，清洁卫生。患者衣被应勤更换。里证热重者，可予冷敷。对感受时邪疫疠的患者，要采取隔离措施，防止相互染易。高热神志不清者，要注意预防压疮及意外事故的发生。③情志护理。热证患者情绪易于激动，应注意安定其情绪，以利康复。④饮食护理。饮食宜新鲜清凉，忌食辛辣、滋腻动风之品。烦热口渴者，可多饮清泻饮料，或多食西瓜、梨及蔬菜等。应鼓励患者多饮水。⑤用药护理。清热解毒之剂宜凉服或微温服。其煎煮之法，视药物不同而有别，如辛凉之品煎煮时间要求稍短。一般药物每日1剂，分上下午各一次服。也可根据病情需要加服一剂，每日4次分服，服药相隔时间约3小时。⑥对症处理。高热患者，除用冷敷外，还可用冷盐水灌肠或针刺大椎、合谷、曲池以清热；热扰心神者，可用紫雪丹或安宫牛黄丸等以清热开窍，热毒内盛，腑气不通者，可服用生大黄浸液以通便泻火；咽喉肿痛、口舌糜烂者可用锡类散、冰硼散等吹喉及口；若温热之邪内迫营血，出现耗血动血之鼻衄、齿衄、呕血、便血等，可用云南白药、三七粉、白西粉等对症处理。

（三）虚实辨证与护理

虚实是辨别邪正盛衰的两个纲领。虚实主要反映病变过程中人体正气的强弱和致病邪气的盛衰。

1. 虚证

虚证是对人体正气虚弱为主所产生的各种虚弱证候的概括。虚证反映人体正气虚弱、不足而邪气并不明显的一类证候。阳虚、阴虚、气虚、血虚、津液亏虚精髓亏虚等，都属于虚证的范畴。

（1）临床表现：由于虚证有气、血、阴、阳虚证等多种证候的不同，临床表现常见有面色苍白或萎黄，精神萎靡，身疲乏力，心悸气短，形寒肢冷或五心烦热，自汗盗汗，大便溏泄或滑脱，小便频数或失禁，舌质淡嫩，少苔或无苔，脉盛无力等。

（2）护治原则：补虚扶正（温阳益气，养血滋阴）。

（3）护理措施：①病情观察。观察患者的神色、形态、汗出、疼痛性质、二便、舌象及脉象的变化以区分表虚、里虚、虚寒、虚热等。如精神不振，面色淡白，少气乏力，畏寒肢冷，腹痛喜按，大便溏薄，小便清长，舌质淡嫩，脉微或沉迟无力为虚寒证；心烦不眠，口燥咽干，潮热盗汗，大便干结，舌红，脉细数为虚热证。②生活起居护理。虚证患者居处宜安静，空气新鲜，光照充足，温湿度适宜。平时应注意气候变化，防止感冒。要适应四时变化，生活有规律，做到起居有常，注意"春夏养阳"，"秋冬养阴"。病重者应静卧休养，避免过度疲劳。对大小便失禁患者要及时更换床单衣裤，以免损伤皮肤发生压疮。指导患者结合自身情况，选择锻炼方式，以增强体质。③情志护理。虚证患者体弱，病程长，鼓励他们乐观、开朗，保持心情舒畅，避免恼怒、抑郁、思虑等精神刺激。④饮食调护。应根据气、血、阴、阳亏损的不同，分别给予相应的饮食调护，以加强营养。阳虚、气虚、血虚患者，宜食温补之类的膳食，忌寒性食物及瓜果生冷；阴虚或血燥的患者，宜用清补之类的饮食，忌辛辣、油炸、煎炒等温燥动火伤阴之品。⑤用药护理。虚证患者，服药时间长，有厌药心理，故中药当浓煎，可少量多次服。服药应在餐前或餐后1～2小时温服，以免影响食欲。⑥对症处理。虚寒腹痛可予热水袋热敷，或艾灸关元、气海、足三里等穴，或拔火罐止痛，若脾虚所致之腹胀可用小茴香温熨腹部或灸中脘、足三里、天枢等穴位以温阳行气；虚证发热不宜冷敷。

2. 实证

实证是对人体感受外邪，或病机以阳、热、滞、闭等为主，或体内病理产物蓄积所形成的各种临床证候的概括。寒邪、风邪、暑邪、湿邪、热邪、燥邪、疫毒为病，痰、饮、水气、食积、虫积、气滞、血瘀等病理改变，一般都属于实证的范畴。临床上一般是新病、暴病多实证，病情激烈者和体质壮实者多实证。

（1）临床表现：由于病因和病邪停积部位的差异，实证各自有着不同的证候表现。其代表症状主要为：发热，腹胀痛拒按，胸闷烦躁，呼吸气粗，痰涎壅盛，大便秘结，小便不利，神昏谵语，脉实有力，舌苔厚腻等。

（2）护治原则：泻实祛邪。

（3）护理措施：①病情观察。注意观察患者神色、寒热、疼痛的性质，二便、汗出、脉象等情况。

注意辨别虚实的真假，谨防出现危证。②生活起居护理。保持病室空气新鲜，温、湿度适宜，清洁安静。患者宜卧床休息，烦躁者要慎防坠床。③情志护理。实证患者一般起病急，病程短，大多数思想顾虑较多，精神紧张。应对患者及其家属耐心、细致地进行解释，解除思想顾虑，增强信心，使其情绪安定，以配合治疗，促进早日恢复健康。④饮食调护。饮食宜清淡、易消化，忌辛辣刺激肥腻之品。腹痛患者，饮食宜有节制。⑤用药护理。实证多采用泻实祛邪之法，服药后应加强观察。攻下药沉降下行，宜空腹服用，以利药达病所，但应中病即止，以免伤及正气。⑥对症处理。实寒腹痛可隔姜灸神阙，或针刺足三里、中脘，用泻法。也可用沉香、元胡粉各 1.5 g 吞服，另可用热水袋或炒盐热熨腹部。便秘患者，应注意让其养成定时排便的习惯，可指导其清晨或睡前按顺时针方向做腹部按摩，以促进肠蠕动。患者宜食清凉、润滑、富含纤维素的食物，如苦瓜、黄瓜等，清晨空腹可饮淡盐水或蜜水。

（四）阴阳辨证与护理

阴阳是概括病证类别的一对纲领，是八纲的总纲。一般而言，表证、热证、实证可归属为阳证，里证、寒证、虚证可归属为阴证。

1. 阴虚证

阴虚证是指体内津液精血等阴液亏少而无以制阳，滋润濡养等作用减退所表现的虚热证候，属虚证、热证的性质。

（1）临床表现：形体消瘦、口燥咽干、潮热、颧红、五心烦热、盗汗、小便短黄、大便干结、舌红少津少苔、脉细数等，且具有病程长，病势缓等虚证的特点。

（2）护治原则：养阴清热。

（3）护理措施：①病情观察。观察患者发热、汗出、饮食、口渴、二便、舌苔和脉象的变化。②生活起居护理。病室内应光线充足，空气流通凉爽，安静整洁。平时要注意生活调摄，忌劳累，息妄想，戒房事。注意口腔清洁，早晚用温盐水或漱洗剂漱口。根据患者的病情轻重、体质强弱和个人爱好，做适当的活动。③情志护理。心烦焦躁者须耐心开导，让患者安定情绪，消除其顾虑，教育患者树立乐观情绪。④饮食调护。饮食宜富有营养，应多食新鲜蔬菜、水果，忌食辛辣、动火伤阴之品，禁烟酒。可食用滋阴清热药膳。⑤对症处理。盗汗者应避免室温过高，以免引起出汗，出汗后及时更换衣被。也可用煅牡蛎、煅龙骨研粉，纱布包扎，用以扑身，有止汗之效。注意寒温调节，须防汗后受凉感冒。

2. 阳虚证

阳虚证是指体内阳气亏损，温煦、推动、蒸腾、气化等作用减退所表现的虚寒证候。属虚证、寒证的性质。

（1）临床表现：畏寒，四肢不温，口淡不渴或渴喜热饮，自汗，小便清长或尿少水肿，大便溏薄，面色白，舌淡胖，苔白滑，脉沉迟无力。可兼有神疲、乏力、气短等气虚的证候，多见于病久体弱者，病势一般较缓。

（2）护治原则：温补阳气。

（3）护理措施：①病情观察。密切观察患者的寒热、汗出、二便及舌苔、脉象等变化。②生活起居护理。病室宜通风向阳温暖，空气新鲜。做到起居有节，注意休息，避免劳累。③情志护理。积极疏导，帮助患者树立战胜疾病的信心。④饮食调护。宜食温养饮食，如羊肉、狗肉、桂圆等，忌寒凉、生冷之品。有泄泻的患者，应忌油腻、粗硬及其他不易消化的食物。⑤对症处理。脾阳虚，腹痛泄泻，完谷不化者，可针灸或按摩关元、气海、足三里穴。肾阳虚，五更泄泻者，可予吴茱萸 15 g、五味子 60 g 同炒研末，每晨服 6 g，米汤送下。

3. 亡阴证

亡阴证是指体内阴液大量耗损、严重亏乏欲竭而表现出的危重证候。

（1）临床表现：汗热味咸而黏，如珠如油，身灼肢温，虚烦躁扰，恶热，口渴欲饮，皮肤皱瘪，小便极少，面色赤，唇舌干燥，脉细数等。

（2）护治原则：救阴敛阳。

（3）护理措施：①病情观察。密切观察患者的神志、寒热、面色、脉象、汗出、二便等情况。②生活起居护理。按危重病护理，病室保持安静通风，温、湿度适宜。取去枕平卧位，不宜搬动。③对症处理。根据患者所出现的情况，作相应的处理。如汗出过多者，应更换汗浸的衣裤，烦躁者应防止坠床。

4. 亡阳证

亡阳证是指体内阳气极度衰微，而表现出阳气欲脱的危重证候。

（1）临床表现：冷汗淋漓、汗质稀淡、神情淡漠，肌肤不温，手足厥冷，呼吸气微，面色苍白，舌淡而润，脉微欲绝等。

（2）护治原则：回阳救逆。

（3）护理措施：①病情观察。密切观察患者的神志、面色、寒热、脉象、汗出、二便等情况。②生活起居护理。按危重病护理，注意保温。取去枕平卧位，不宜搬动。③用药护理。独参汤口服或鼻饲。④对症处理。可针灸神阙、关元、百会、气海等穴。

二、心病辨证与护理

1. 心病辨证

（1）心气虚：①临床表现。心悸，胸闷，气短，精神疲倦，活动后加重，面色白，或有自汗，舌淡嫩，脉虚等。②护治原则。补气安神。

（2）心阳虚与心阳暴脱：①临床表现。心悸、心胸憋闷或痛，自汗，畏冷肢凉，面色淡白，或口唇紫暗，舌淡胖，苔白滑，脉弱或结代，或见肢体水肿。甚者突然冷汗淋漓，四肢厥冷，呼吸微弱，面色苍白，脉微欲绝，神志模糊或昏迷，为心阳暴脱的危象。②护治原则。温补心阳、安神定悸，心阳暴脱者回阳救逆固脱。

（3）心血虚：①临床表现。心悸，头晕，健忘，多梦，面色淡白或萎黄，唇舌色淡，脉细弱。②护治原则。养血安神。

（4）心阴虚：①临床表现。心悸，心烦，失眠，多梦或见五心烦热，盗汗，午后潮热，两颧发红，舌红少津，脉细而数。②护治原则。滋阴养血安神。

（5）心火亢盛：①临床表现。发热，心烦，失眠，面赤，口渴，尿黄，便结，舌尖红赤，苔黄，脉数；或见口舌赤烂疼痛；或见吐血衄血；甚或狂躁谵语，神志不清。②护治原则。清心泻火。

（6）心脉痹阻：①临床表现。心悸怔忡，心胸憋闷或刺痛，痛引肩背内臂，时发时止，舌暗或有紫斑、紫点，脉细涩或结代。甚者暴痛欲绝，口唇青紫，肢厥神昏，脉微欲绝。②护治原则。活血通络化瘀。

（7）痰迷心窍：①临床表现。神识痴呆，朦胧昏昧或精神抑郁，表情淡漠，喃喃自语，举止失常或突然昏仆，不省人事，喉中痰鸣，舌苔白腻，脉缓而滑。②护治原则。涤痰开窍。

（8）痰火扰心：①临床表现。发热，口渴，面赤气粗，便秘尿赤；或喉间痰鸣，胸闷，心烦，不寐，甚则狂越妄动，打人毁物，胡言乱语，哭笑无常，舌红苔黄腻，脉滑数。②护治原则。清心豁痰泻火。

2. 心病护理

（1）病情观察：注意观察有无心悸和心胸憋闷疼痛，疼痛发作的时间，诱发因素，疼痛的部位，性质，持续的时间以及伴随症状等。尤其要注意观察面色和手足有无青紫现象。注意对神志、睡眠、二便、汗液、舌苔和脉象的观察。应观察有无烦躁失眠、神志异常、意识错乱、神昏谵语等神志改变。脉象应注意有无结代。夜间应加强巡视，观察有无失眠、心胸憋闷、胸痛和心阳暴脱等表现。

（2）生活起居护理：病室及环境必须保持安静，避免室内外噪声的刺激，尤其要避免突然的高喊尖叫或撞击声。注意休息，避免劳累。轻者可适当活动，重者则应卧床休息。心阴虚失眠者，尤须注意劳逸结合，避免用脑过度。注意寒温，随气候变化及时增减衣被，慎防外邪侵袭。心阳虚者应注意保暖，不可贪凉或汗出当风，以免感受外邪。保持大便通畅，避免便时久蹲努责，病重者应使用便盆在床上大便。大便干燥时应遵医嘱给予缓泻剂或每日晨起、睡前顺时针按摩脐及下腹部 10～15 分钟。

（3）情志护理：心系疾病与情志关系很密切，患者应注意调摄情志。凡事不能用心，宜平淡静志，避免七情过激和外界不良刺激，不宜用脑过度，避免情绪波动。

（4）饮食调护：饮食应定时定量，防过饱过饥，夜餐尤应忌过饱。平素应注意调补气血，加强营养。饮食以清淡为主，宜多食蔬菜瓜果等易消化食物，忌辛辣、肥甘、浓茶、咖啡、烟酒等刺激性食品。心阳气虚者，忌食生冷瓜果以及其他凉性食物，宜安神温补之品。心阴、心血虚者，忌食辛辣烟酒及其他热性食物，宜滋阴养血之品。痰火内盛者，宜食清淡化痰食物，忌食肥甘油腻生痰助湿之品。心血瘀阻者，应控制食量，切忌饱餐。宜清淡少油化瘀之品，如瘦肉、鱼类等，勿食动物油脂。心火炽盛者，宜食清热泻火食物，忌食辛辣煎炸之品。心阳暴脱，痰火扰心而神志不清者应禁食。

（5）用药护理：应及时服药。睡眠药在晚上睡前30分钟至1小时内服下。汤剂宜浓煎，少量多次分服。

（韩立红）

第二节　八法的护理

一、汗法的护理

汗法是通过开泄腠理、调畅营卫、宣发肺气等作用，使邪气随汗而解的一种治疗方法，主要用于外感表证。麻疹、水肿、疮疡、痢疾初起等兼有表证者，也可采用汗法以透泄邪毒。由于病情有寒热、邪气有兼夹、体质有强弱，故汗法有辛温、辛凉等区别。其主要护理措施如下。

1. 生活起居护理

患者居室应安静，空气应清新，宜多加衣被。根据病情、气候调节室内温度与湿度。

2. 饮食护理

饮食宜清淡，忌生冷、油腻、酸性收涩之品。

3. 情志护理

表证患者因恶寒、发热、头痛身痛等不适，精神亦有不畅，应做好精神安慰。

4. 用药护理

解表发汗之剂，多为辛散之品，不宜久煎，药宜温服，或药后饮热粥、热汤以助汗出，且以微汗为宜，不可大汗淋漓。如无汗，可再服。若病重可多次给药，以汗出病解。

5. 辨证施护

风寒表证多无汗，汤药宜热服，饮食中可加用姜、葱等以助汗。风热表证为有汗或汗出不畅，药宜温服，如伴有咽喉肿痛，汤药可不拘时频饮含服。

二、吐法的护理

吐法是通过涌吐的方法，使停留在咽喉、胸膈、胃脘的痰涎、宿食或毒物从口中吐出的一种治法，适用于病邪壅滞、病位较高、邪气有上越趋势的病证。

1. 病情观察

注意观察吐出物，如食积、痰涎或蛔虫等，并详细记录。如呕吐物中带有血液，及时报告医生。吐法易伤胃气，属暂用之法，不宜多次使用。

2. 饮食护理

饮食以流食、半流食或软食为宜，食量应控制或暂不进食，切忌过饱，以防再度壅滞。

三、下法的护理

下法是通过泻下通便，使积聚在体内的宿食、燥屎、冷积、瘀血、水饮等有形实邪排出体外的一种治疗方法，主要用于里实证。由于寒热虚实及病邪兼夹不同，下法又有寒下、温下、润下、逐水、攻补兼施之别。其主要护理措施如下。

1. 病情观察

泻下剂作用较快，服药后 15 ～ 30 分钟即能生效，药物作用时间可达 4 ～ 8 小时。药后注意观察泻下物的形状、颜色、气味及泻下次数等，并做好记录。若泻下物为柏油状便或有血液时，应及时报告医生，终止泻下，并采取止血措施。

2. 生活起居护理

应用下法可使大便变稀，大便次数增多，因此，病室应配备便器或适合器具，以便患者使用。

3. 饮食护理

下法药物易伤胃气，使用下法后，宜稀粥调养，或予以清淡、易消化的温热半流食或软食。若所治为里实热证，忌食辛热之物；里实寒证，忌食寒凉之物。

4. 用药护理

药宜空腹服用，得泻即止，切勿过剂。

5. 辨证施护

里实热证，应着重观察其服药后患者体温的改变，大便的形状、颜色、气味等，里实寒证，注意排便次数、大便的形状，使黏腻、冷粪结便转为清稀为度，如腹痛渐减，肢末回暖，为病情好转趋向；老年、体虚之人等出现大便燥结，多选用润下法；攻逐水饮之药多宜早晨空腹服用，每日 1 次，用药前称体重、量腹围，以观察水肿消退情况，此类方剂作用峻猛，中病即止，切勿过剂。

四、和法的护理

和法是通过和解或调和作用，以疏解邪气、调整脏腑功能的一种治疗方法。适用于伤寒少阳证或半表半里证、肝脾不和证、肠胃不和证等。和法作用较为缓和，应用广泛。其主要护理措施如下。

1. 病情观察

患者若有呕吐、腹泻，多为肠胃不和，应注意观察呕吐物、泻下物的情况。

2. 饮食护理

饮食宜平补，营养丰富，易于消化，忌食生冷油腻之品。

3. 情志护理

肝气郁结患者情志不畅，应注意情志护理，多进行语言开导，鼓励患者多参加文娱、体育、社交活动，使其心境平和，精神愉快。

4. 用药护理

症见呕吐者，汤液宜小量频服。

5. 辨证施护

伤寒半表半里证患者，多有寒热往来，乍寒乍热，汗时出时止。应根据寒热变化，增减衣被，汗出后及时擦干汗液，并更换汗湿的衣被，防止汗出当风。

五、温法的护理

温法是指通过温里祛寒的作用，以治疗里寒证的一类治法。里寒证根据部位、程度不同，又分中焦虚寒证、亡阳厥逆证、寒凝经脉证等，故温法又有温中祛寒、回阳救逆、温经散寒的区别。里寒证在形成和发展过程中，往往寒邪与阳虚并存，故温法常与补法配合应用。

1. 生活起居护理

病室温度应稍高，阳光充足，衣被增厚，注意气候变化，以防外寒侵袭。

2. 饮食护理

饮食宜温补，或温热饮食，忌食生冷寒凉之品。

3. 用药护理

汤药宜文火久煎，温热服用。

4. 辨证施护

中焦虚寒证，出现呕吐时可服姜汁汤止呕；如腹痛、吐泻较甚者，可采用艾灸、热敷。亡阳虚脱证，应注意观察其体温、呼吸、脉搏等的变化。服药后汗止、神色转佳、肢体渐温、脉渐有力等，为阳气来复，病情好转之象。寒凝经脉证，病房应保持温暖、干燥，鼓励患者多进行室外活动，多接触阳光；并可用针灸、温熨、按摩等，以温经散寒，促进血脉的流通。

六、清法的护理

清法是指通过清热泻火、凉血解毒等作用，以清除里热之邪的一类治法，适用于里热证。里热证有虚实不同，实热证可分为热在气分、营分、血分、热壅成毒以及热在某一脏腑。故清法之中，又有清气分热、清营凉血、清热解毒、清脏腑热及清虚热之不同。其主要护理措施如下。

1. 病情观察

采用清法而服清热剂时，要注意观察、记录患者的体温、呼吸、脉搏、血压等情况，出现异常，及时报告医生，进行处理。

2. 生活起居护理

病室宜凉爽通风，衣着要宽松，汗后及时更换衣被；高热不退者，可采用物理降温法。对时邪疫疠患者，则应隔离，注意消毒。

3. 饮食护理

宜食清淡易消化之物，多饮清凉饮料，多食西瓜、梨、绿豆汤、冬瓜、苦瓜等凉性食品，忌辛辣、煎炸、油腻之品。

4. 情志护理

高热重病者，生活不能完全自理，情绪易于波动，应注意情志护理，做到细致耐心，精神上给予安慰，生活上给予照顾。神昏谵语患者，应特别注意看护，以防发生意外。

5. 用药护理

汤药一般宜凉服或微温服，高热患者可不拘时频服，但应热退即止，以免久服耗伤正气。

6. 辨证施护

气分高热者，应注意观察体温、神志、舌质等的变化。若壮热烦渴不减，并出现神昏、舌质红绛，是热由气分进入营血分，应加服清热解毒凉血之药或安宫牛黄丸等开窍之品，并可采用肛门给药降温或物理降温以阻止病情进一步发展。热入营血者，应注意观察其体温、神志、斑疹、出血等情况及其变化；有出血者，采用止血措施；神昏患者注意呼吸道的清理，令患者静卧休息，加强生活护理；热毒内盛或外科疮疡肿毒患者，应注意其口腔、咽喉、皮肤疮疡情况的变化，注意保持大便通畅，或加用泻下之品，使热毒从下窍排解。

七、消法的护理

消法是通过消食导滞、行气活血、化痰、利水、驱虫等方法，使气、血、痰、食、水、虫等积聚形成的有形之邪渐消缓散的一类治法。适用于食积、气滞血瘀、癥瘕积聚、水湿内停、痰饮、虫积等病证。其主要护理措施如下。

1. 生活起居护理

病室宜安静整洁，空气清新，寒温适宜。

2. 饮食护理

饮食宜清淡、富有营养、易消化，忌食生冷肥甘油腻之品。伤食积滞者可暂禁食；脾虚食积者可少食多餐，给予易消化的半流食或软食为宜。另可用山楂汁、鸡内金粥以消除胃中积滞。水肿者饮食应无盐或低盐，辅以薏苡仁、赤小豆或用冬瓜皮、葫芦等煎汤代茶饮。

3. 情志护理

注意情志调护，消除急躁、恐惧、紧张心理，生活上多予关照，以利疾病的治疗，瘿瘤患者要特别注意避免情志刺激，应指导患者进行自我心理调节。

4. 用药护理

消导药物若取其气者，煎煮时间可稍短；若药味厚重取其质者，煎煮时间宜稍长。采用利水法治水肿时，汤药应浓煎。虫积患者宜空腹服药，服用驱虫药后，要注意观察大便及排出肠内寄生虫的种类和数量。

5. 辨证施护

消法适宜范围很广，不同的病证应采用不同的护理措施。

八、补法的护理

补法是指通过补益人体气血阴阳，主治各种虚弱证候的一类治法。补法的具体内容很多，但主要有补气、补血、补阴、补阳四种。其主要护理措施如下。

1. 生活起居护理

阳气亏虚患者，病室温度可稍高，多加衣被，室内灯光以暖色为宜；阴虚患者室内温度可稍低，保持凉爽、通风，衣被略减，室内色调以冷色为宜。

2. 饮食护理

虚证患者的饮食调理非常重要，所谓"药补不如食补""三分治，七分养。"阳虚、气虚患者宜用温补类食物，如羊肉、狗肉之类；阴虚患者，宜用清补类食物；血虚患者宜用滋补类食物。

3. 情志护理

慢性虚弱疾病，一般病程长，病情缠绵难愈，患者情绪易低落，注意思想开导。

4. 用药护理

补益之品多味厚滋腻，宜文火久煎；饭前服药，有利于药物的吸收。

5. 辨证施护

脾气虚者应加强饮食调护，宜用温补且易消化的食物。血虚患者应多食营养丰富的食物，平日可多进红枣、阿胶等补血之品。阴虚患者饮食宜清补，忌食辛辣、油炸、煎炒食物，同时注意节房事、戒烟酒，以防劫伤阴津。阳虚患者饮食宜温补，多食羊肉等温热之品，忌食生冷瓜果。

此外，体虚之人宜循序渐进地加强锻炼，增强体质。同时，进行自我调节，保证睡眠质量，以利病情的恢复。

（韩立红）

第三节 中医一般护理

中医一般护理涉及患者日常生活的各个方面，直接影响着疾病的治疗效果和预后，做好一般护理，在疾病的治疗和康复过程中有着重要的意义。一般护理包括病情观察、生活起居护理、情志护理、饮食调护、用药护理等方面。

一、病情观察

中医护理学的基本特点是整体观念和辨证施护。密切观察病情，收集有关病史、症状和体征，进行分析、综合，辨清疾病的原因、性质、部位及邪正关系，概括判断为某种性质的证；根据辨证的结果，才能确立相应的治疗和护理方法。

（一）内外详察

人体是一个有机的整体，在疾病状态下，局部的病变可以影响全身，精神的刺激可以导致气机的变化。在观察病情时，必须从整体上进行多方面的考察，对病情进行详细的询问及检查，广泛而详细地收集临床资料，才能为护理提供客观依据。这是一种从局部到整体、从现象到本质的辨证思维方法。

（二）四诊合参

望、闻、问、切四诊是中医收集病情资料的基本方法，每一种方法都各有特点，同时也存在一定的局限性。所以观察病情时必须四诊合参，才能对病证做出正确的判断，从而制订正确的护理措施。

（三）病证结合

"病"和"证"不是同一个概念。辨病是对疾病的认识，有利于从疾病的全过程和体征上认识疾病；辨证则是对疾病的进一步深化，重在从疾病当前的表现中明确病变的部位和性质。只有将两者有机结合，才能准确认识疾病的发展规律，为正确的护理指明方向。"病证结合"是中医临床的自然选择。

（四）鉴别真假

由于病情的发展、病机的变化、邪正消长的差异、机体的表现不同或处于不同的发展阶段，护理时应密切观察病情变化，具体问题具体分析，运用不同的方法进行护理。一般情况下，疾病的临床表现与其本质属性是一致的，但有的疾病却出现某些和本质相矛盾，甚至相反的临床症状，即在证候上出现假象，临床护理时应细加鉴别，勿犯虚虚实实之弊。

二、生活起居护理

生活起居护理是指针对患者的病情给予特殊的环境安排和生活照料。

（一）顺应自然

1. 顺应四时

春、夏、秋、冬四季交替变化，人体的生理活动也会随之变化。春季阳气生发，应早起健身以舒发气机，吸取新鲜空气；但初春天气寒暖不一，应防止风寒侵袭，随时增减衣服。夏季阳气旺盛，应晚卧早起，保持心境平和；但由于暑湿较重，白天当避暑，夜晚不贪凉。秋天万物成熟，人体阳气逐渐内收，阴气渐长，应注意收敛精气，由于燥气较甚，昼夜温差悬殊，还要注意冷暖适宜，保养阴津。冬季阴寒极盛，阳气闭藏，应注意养精固阳，防寒保暖。

2. 调适昼夜

人体的阳气随着昼夜晨昏的变化，呈现朝生夕衰的规律。患者机体阴阳失去平衡，自身调节能力随之减弱，对于昼夜晨昏的变化，也会出现较为敏感的反应，从而出现"昼安""夜甚"的现象。特别对一些危重的患者应加强夜间观察，防止出现意外的情况。

3. 平衡阴阳

人体患病的根本原因，则是阴阳失去了平衡。因此，护理疾病，首要的是调理阴阳，应根据机体阴阳偏盛偏衰的具体情况去制订护理措施，从日常起居、生活习惯、居处环境等各方面贯彻平衡阴阳的思想，以使人体达到"阴平阳秘，精神乃治"的境地。

（二）适宜环境

1. 病室环境

病室应安静、整洁、舒适，使患者身心愉快。如心脏疾病患者，常可因突闻巨响而引起心痛发作，失眠患者稍有声响就难以入眠或易醒等。因此，病室的陈设要简单、适用，保持地面、床、椅子等生活用品的清洁卫生；出入病室人员应做到"四轻"，即说话轻、走路轻、关门轻、操作轻。

2. 病室通风

保持空气清新是病室应有的基本条件之一，室内应经常通风。通风应根据季节和室内的空气状况，决定每日通风的次数和每次持续的时间，一般每天应通风 1～2 次，每次 30 分钟左右。通风时应注意勿使患者直接当风。

3. 病室温度、湿度

病室温度一般以 18～20℃为宜，阳虚和寒证患者多畏寒肢冷，室温宜稍高；阴虚及热证患者多燥热喜凉，室温可稍低。病室的相对湿度以 50%～60%为宜。阴虚证和燥证患者，湿度可适当偏高；阴虚证和湿证患者，湿度宜偏低。

4. 病室光线

一般病室要求光线充足，以使患者感到舒适愉快。但应根据病情不同宜适当调节，如感受风寒、风湿、阳虚及里寒证患者，室内光线宜充足；感受暑热之邪的热证、阴虚证、肝阳上亢、肝风内动的患者，室内光线宜稍暗；长期卧床的患者，床位尽量安排到靠近窗户的位置，以得到更多的阳光，有利于患者早期康复。

（三）生活规律

起居有常即日常生活有一定规律并合乎人体的生理功能活动。

1. 作息合理

作息时间的制订应因时、因地、因人、因病情而不同。一般应遵循"春夏养阳，秋冬养阴"的原则。具体言之，春季宜晚睡早起，以应生发之气；夏季宜晚睡早起，以应长养之气；秋季宜早睡早起，以应收敛之气；冬季宜早睡晚起，以应潜藏之气。常言道"日出而作，日入而息"，在护理患者时，要督促其按时起居，养成有规律的睡眠习惯。

2. 睡眠充足

充足的休息和睡眠，可促进患者身体康复，每日睡眠时间一般不少于8小时，故有"服药千朝，不如独眠一宿"之说。睡眠时间过长会导致精神倦怠，气血瘀滞；睡眠时间过短则易使正气耗伤。更要避免以夜作昼，阴阳颠倒。

3. 劳逸适度

在病情允许的情况下，凡能下地活动的患者，每天都要保持适度的活动，以促进气血流畅，增强抵御外邪的能力，有利于机体功能的恢复。患者的活动要遵循相因、相宜的原则，根据不同的病证、病期、体质、个人爱好以及客观环境等进行安排。活动场地以空气清新为好，应避免剧烈运动。

三、情志护理

七情六欲，人皆有之，情志活动属于人类正常生理现象，是机体对外界刺激和体内刺激的保护性反应，有益于身心健康。

情志护理是指在护理工作中，注意观察、了解患者的情志变化，观察其心理状态，减少或消除不良情绪的影响，使患者处于治疗中的最佳心理状态，以利于身体的康复。

（一）关心体贴

患者的情志状态和行为不同于正常人，常常会产生各种心理反应，如依赖性增强，猜疑心加重，主观感觉异常，情绪容易激动或不稳定，表现为寂寞、苦闷、忧愁、悲哀、焦虑等。护理人员应善于体察患者的疾苦，态度要和蔼，语言要亲切，动作要轻盈，衣着要整洁，使患者从思想上产生安全感，从而以乐观的情绪、良好的精神状态面对自己的病情，增强战胜疾病的信心。

（二）因人制宜

患者的体质有强弱之异，性格有刚柔之别，年龄有长幼之殊，性别有男女之分，同时家庭背景、生活阅历、文化程度、所从事的职业和所患疾病等都有不同，面对同样的情志刺激，会有不同的情绪反应。

1. 体质差异

患者的体质有阴阳禀赋之不同，对情志刺激反应也各有不同，阳质多恼怒，阴质多忧愁；体质瘦弱之人，多郁而寡欢，而体质强悍之人，则感情易于暴发。

2. 性格差异

一般而言，性格开朗乐观之人，心胸宽广，遇事心气平静而自安，故不易生病，病后也易于康复；性格抑郁之人，心胸狭窄，感情脆弱，情绪易于波动，易酿成疾患，病情缠绵。

3. 年龄差异

儿童脏腑娇嫩，形气未充，易为惊、恐致病；成年人血气方刚，又处在各种复杂的环境中，易为怒、思致病；老年人常有孤独感，易为忧郁、悲伤、思虑致病。

4. 性格差异

男性属阳，以气为主，感情粗犷，刚强豪放，易为狂喜大怒而致病；女性属阴，以血为先，感情细腻而脆弱，一般比男性更易为情志所患，多易因忧郁、悲哀而致病。

（三）清静养神

七情六欲是人之常情，然喜、怒、忧、思、悲、恐、惊七情过激，均可引起人体气血紊乱，导致疾病的发生或加重。因此，精神调摄非常重要，要采取多种措施，保持患者情绪稳定，及时提醒探视者不要给患者不必要的精神刺激，危重患者尽量谢绝探视。

（四）移情易性

针对不同患者，应分别施予不同的情志护理方法。如情志相胜法、以情制情法、发泄解郁法、移情疗法、暗示疗法、释疑疗法等，以消除患者对疾病的疑惑，解除或减轻患者的不良情绪，转移其对疾病的注意力，给予其合理的宣泄渠道，促进机体的康复。

（五）怡情畅志

保持乐观愉快的情绪能使人体气血调和，脏腑功能正常，有益于健康。对于患者而言，不管其病情如何，乐观的心情均可以促使病情的好转，所以，医护人员要从言语、行为等各个方面，给予患者全方位的关心，使其能保持乐观的情绪和愉悦的心情。

四、饮食调护

利用饮食调护配合治疗，是中医护理的一大特色。在疾病治疗过程中，饮食调护得当，可以缩短疗程，提高疗效，有的食物还具有直接治疗疾病的作用。

（一）饮食宜忌

一般来讲，患病期间宜食清淡、易消化、营养丰富的食品，忌食生冷、油腻、辛辣等食物；具体而言应根据患者的证型进行合理的饮食指导。如寒证患者宜食温热性食物，忌食寒凉和生冷之品；热证患者宜食寒凉及平性食物，忌食辛辣、温燥之品；虚证患者饮食宜清淡而营养，忌食滋腻、硬固之品；实证患者饮食宜疏利、消导，忌食补益之品。

（二）辨证施食

1. 因人、因病施食

饮食调护应根据不同的年龄、体质、个性等方面的差异，分别予以不同的调摄。体胖者多痰湿，饮食宜清淡，宜多食健脾除湿、润肠通便的食物，体瘦者多阴虚内热，宜食滋阴生津的食物；妊娠期妇女，宜食性味甘平、甘凉的补益之品，即所谓"产前宜凉"，哺乳期宜食富有营养、易消化、温补而不腻之物，即所谓"产后宜温"；小儿身体娇嫩，为稚阴稚阳之体，宜食性味平和，易于消化，又能健脾开胃的食物，而且食物宜品种多样，粗细结合，荤素搭配，老年人脾胃功能虚弱，运化无力，气血容易亏损，宜食清淡、熟软之物。

2. 因时、因地施食

由于春、夏、秋、冬四时气候的变化对人体的生理、病理有很大影响，因此，应当在不同的季节合理选择调配不同的饮食。如春季应适当食用辛温升散的食品；夏季应进食清淡、解暑、生津之品，秋季饮食应以滋阴润肺为主，可适当食用一些柔润食物，以益胃生津，冬季宜食用具有滋阴补阳作用且热量较高的食物，而且宜热饮热食，以保护阳气。此外，饮食调护还应注意地理位置的差异，如南北不仅温差较大，生活习惯也不相同，应灵活调配饮食。

（三）调配食物

1. 荤素搭配

各种食物中所含的营养成分各有不同，只有做到食物的合理搭配，才能使人体得到均衡的营养，满足各种生理活动的需要。《素问·脏气法时论》中指出："五谷为养，五果为助，五畜为益，五菜为充，气味合而服之，以补精益气"，就说明了饮食护理和全面概括了谷类、肉类、蔬菜、果品等食物在体内补益精气的作用。

2. 饮食调和

饮食调和包括五味调和、寒热调和。饮食是否调和，对于人的身体健康至关重要。

（1）谨和五味：五味调和是中国传统饮食的最高法则。《吕氏春秋》记载；"调合之事，必以甘、酸、苦、辛、咸。"五行学说认为五味与五脏有密切的关系，即酸入肝，苦入心，甘入脾，辛入肺，咸入肾。五脏可因饮食五味的太过或不及而受到影响，五味调和适当，机体就会得到充分的营养；反之，如果长期偏食，就会引起机体阴阳平衡失调而导致疾病。如过食酸味的食物，可致肝木旺盛乘脾土，而见皮肉变皱、变厚、口唇肥厚等。另一方面饮食不当则会加重病情，如根据五行相克理论，肝病忌食辛味食物，否则会使肝气更盛，病必加剧。

（2）寒热调和：食物有寒热温凉之异，若过分偏嗜寒或热，会导致人体阴阳的失调，发生某些病变。如过食生冷、寒凉之物，可以损伤脾胃阳气，使寒湿内生，发生腹痛、泄泻等症；多食煎炸、温热之物，可以耗伤脾胃阴液，使肠胃积热，发生口渴、口臭、嘈杂易饥、便秘等症。因此，饮食须注意寒热调和，不可凭自己的喜恶而偏嗜。

（四）饮食有节

《黄帝内经》有"饮食有节，度百岁乃去"，而"饮食自倍，脾胃乃伤"之记载。饮食有节包括定时和定量：定时是指进食要有相对固定的时间，有规律的定时进食，可以保证消化、吸收功能有节奏地进行，脾胃可协调配合，纳运正常。定量是指进食宜饥饱适中恰到好处，不可忍饥不食，更不可暴饮暴食。过饥则机体营养来源不足，无以保证营养供给，使机体逐渐衰弱，影响健康；过饱则会加重胃肠负担，使食物停滞于胃肠，不能及时消化，影响营养的吸收和输布。

（五）饮食卫生

新鲜清洁的食物，可以补充机体所需要的营养，而腐烂变质的食物易使人出现腹痛、泄泻、呕吐等中毒症状，严重者可出现昏迷或死亡。大部分食物需经过烹调加热后方可食用，其目的在于使食物更容易被机体消化吸收，同时，食物在加热过程中，通过清洁、消毒，可祛除一些致病因素。

（六）饮食有方

1. 进食宜缓

进食时应该从容和缓，细嚼慢咽，这样既有利于各种消化液的分泌，又能稳定情绪。

2. 进食宜专致

进食时，应尽量将头脑中的各种琐事抛开，把注意力集中到饮食上来，这样有利于消化吸收。

3. 进食宜乐

进食前后应保持良好的环境和愉快的心情。进食的环境宜宁静整洁，进食的气氛宜轻松愉快，进食时可适当配以轻松舒缓的音乐。

五、用药护理

药物治疗是中医治疗疾病最常用的手段，护理人员除了要具备中药的基本知识外，更要正确地掌握给药时间和用药方法。

（一）用药原则

1. 遵医嘱用药

药物不同，剂型不同，用药的途径、方法和时间也各有不同，用药时应严格遵医嘱。

2. 执行查对制度

用药时查对的内容包括患者姓名、住院号、病名、药物种类和剂型、给药途径、煎煮方法、给药时间及饮食宜忌等，对于药性峻烈甚至有毒的药物，尤其要加以注意。

3. 正确安全用药

用药是否正确，不仅关系到药物疗效，还可能出现毒副反应。用药时要特别注意了解患者有无药物过敏史及配伍禁忌，用药后要密切观察患者的用药反应，一旦发现毒副反应，应立即停药，报告医生，配合抢救。

（二）药物的用法及护理

1. 解表类药物的用药护理

服药时宜热服，服药后即加盖衣被休息，并啜热饮，以助药力。发汗应以遍身微汗为宜，即汗出邪去为度，不可发汗太过。汗出过多时，应及时用干毛巾或热毛巾擦干，注意避风寒。如果出现大汗不止，易致伤阴耗阳，应及时报告医生，采取相应措施。

2. 泻下类药的用药护理

服用寒下剂，不能同时服用辛燥及滋补药；逐水剂有恶寒表证或正气虚者忌服；润下剂宜在饭前空腹或睡前服用；攻下剂苦寒、易伤胃气，应以邪去为度，得效即止，慎勿过剂。用药期间，应密切观察生命体征及病情变化，注意排泄物的色、量、质等，如果泻下太过，出现虚脱，应及时报告医生，配合抢救。

3. 温里类药的用药护理

使用温里药时，要因人、因时、因地制宜。若素体火旺之人，或属阴虚失血之体，或夏天炎暑之季，或南方温热之域，剂量一般宜轻，且中病即止；若冬季气候寒冷或素体阳虚之人，剂量可适当增加。温中祛寒药适用于久病虚证，由于药力缓，见效时间长，应嘱咐患者坚持服药。温经散寒药适用于寒邪凝滞经脉之证，服药后，应注意保暖，尤以四肢及腹部切忌受凉。回阳救逆药适用于阳气衰微，阴寒内盛而致的四肢厥逆、阳气将亡之危证。

4. 清热类药的用药护理

宜饭后服药，服药后应注意休息，调畅情志，以助药力顺达。清热类药多属苦寒，易伤阳气，故服药期间，应注意观察病情变化，热清邪除后宜停药，以免久服损伤脾胃。饮食宜清淡，忌食黏腻厚味之品。脾胃虚寒者及孕妇禁用或慎用。

5. 消导类药的用药护理

消食剂不可与补益药及收敛药同服，以免降低药效。服药期间，观察大便次数和形状，若泻下如注或出现伤津脱液，应立即报告医生。服药期间，饮食宜清淡，勿过饱，鼓励适当运动，有助于脾的升清和胃的降浊。

6. 补益类药的用药护理

补益药宜饭前空腹服用，以利药物吸收。服药期间，应注意观察精神、面色、体重等变化，随时增减药量。由于补益药见效缓慢，故应做好心理护理，鼓励患者坚持用药，同时要注意饮食调护，忌食白萝卜和纤维素含量多的食物。

7. 化痰止咳平喘类药的用药护理

温肺化痰类药物大多有毒，服用剂量不可过大；祛痰药物系行消之品，宜饭后服用，中病即止；平喘药宜在哮喘发作前或发作时服用；治疗咽喉疾患宜少量多次频服，缓缓咽下。用药期间注意观察病情变化，指导患者进行适度的户外活动，呼吸新鲜空气，使肺气通达。忌食生冷、辛辣、肥腻及过咸、过甜等助湿生痰之品，严禁烟酒。

8. 安神类药的用药护理

安神类药宜在睡前半小时服用，病室应保持安静，做好情志护理，尤其是睡前要消除紧张和激动的情绪。

（韩立红）

第四节　中医适宜技术的护理

一、针灸

（一）俞穴

俞穴是人体脏腑经络之气输注于体表的特殊部位。人体的俞穴，既是疾病的反应点，又是针灸施术的部位。针灸刺激俞穴，通过经络的联络、传输、调节作用，以达到防治疾病的目的。

1. 俞穴的分类

（1）十四经穴：简称"经穴"，是指归属于十二经脉和任、督二脉上的俞穴。这些俞穴分布在十四经脉循行线上，与经脉关系密切。具有固定的名称、固定的位置，不但具有主治本经病证的共同作用，还能反映所属脏腑的病证，是俞穴的主要部分。

（2）奇穴：即"经外奇穴"。是指既有一定的名称，又有明确的位置，但尚未归入十四经系统的俞穴。这些俞穴的主治范围较单纯，多数对某些病证有奇特疗效。

（3）阿是穴：这些俞穴既无具体名称，亦无固定位置，而是以压痛点或其他反应点作为针灸施术部位，多位于病变部位的附近。

2. 俞穴的作用

（1）近治作用：这是一切俞穴主治作用所具有的共同特点。这些俞穴均能治疗该穴所在部位及邻近组织、器官的病证。

（2）远治作用：这是十四经俞穴主治作用的基本规律。在十四经俞穴中，尤其是十二经脉在四肢肘、膝关节以下的俞穴，不仅能治局部病证，而且能治本经循行所涉及的远隔部位的脏腑、组织、器官的病证，有的甚至具有影响全身的作用。

（3）特殊作用：指刺激某些俞穴，对机体的不同状态可起着双向的良性调节作用。此外，俞穴的治疗作用还具有相对的特异性，如大椎退热，胆囊穴治疗胆绞痛等。

总之，十四经穴的主治作用是：本经俞穴能治本经病，表里经俞穴能相互治疗表里两经病，邻近经穴能配合治疗局部病。各经俞穴的主治既有其特殊性，又有其共同性。

（二）刺灸方法

刺灸法包括刺法和灸法。是通过针刺或艾灸刺激人体的一定部位，起到疏通经络、调节脏腑、行气活血的作用，从而达到扶正祛邪、防治疾病目的。

1. 针法

"针法"又称"刺法"。针法包括毫针刺法、皮肤针法、电针法、耳针法、温针法等，其中毫针刺法临床应用最广。

（1）针具：①毫针的结构。目前临床所用的毫针大多由不锈钢制成。②毫针的规格。主要以针身的直径和长度来加以区别。③毫针的检查。应注意针尖必须圆而不钝，不宜过锐，不可有钩曲或卷毛；针身宜光滑挺直，坚韧而富有弹性，上下匀称，不可有斑驳、锈痕及弯曲；针柄以金属丝缠绕紧密均匀者为佳，不宜过长或过短，针根必须牢固，不能有剥蚀或松动现象。④毫针的保藏。毫针在使用后，必须擦洗干净，以免锈蚀。可用消毒药液浸泡，也可用煮沸法，高压法消毒。毫针应放置在垫有纱布的针盒、针盘内，或放在两端塞有干棉球的玻璃管、金属管、塑料管中，防止针尖碰撞硬物而受损。取用时亦应小心，避免针尖受损。

（2）针刺前的准备：①针前教育。对初诊患者做好宣传解释工作，使之对针刺治病常识有所了解，消除其思想顾虑，取得患者的信赖和配合，从而使针刺治疗发挥更好的效果。②选择针具。应根据患者性别的不同、年龄的大小、体质的强弱、形体的胖瘦、病情的虚实、病变部位的深浅、所取俞穴的具体部位及季节的变化，选择长短、粗细适宜的针具。③检查针具。针刺前检查各种针具、盘子、镊子、75%酒精棉球等是否都已备齐。并注意检查针体有无弯曲剥蚀，针尖是否带钩、太钝或太锐。如不合用，应当剔除或修理，以免因针具损伤而发生针刺痛苦和断针事故。④选择体位。为了便于正确取穴和顺利进行针刺操作，应尽量采用患者舒适、耐久和医者便于操作的体位。⑤注意消毒。针刺前必须严格消毒，消毒范围包括针具器械、医者双手、患者受术部位、治疗室用具等。

（3）针刺方法：

1）进针法。①指切进针法：以左手拇指指甲端切按在穴位旁，右手持针，紧靠左手指甲面将针刺入。此法适用于短针的进针，临床最常用。②夹持进针法：以左手拇、示二指夹持消毒干棉球，夹住针身下端，将针尖对准所刺穴位，右手捻动针柄，将针刺入。此法适用于长针的进针。③提捏进针法：以左手拇、示二指将针刺部位的皮肤捏起，右手持针从捏起部的上端将针刺入。此法主要适用于皮肤浅表部位的进针。④舒张进针法：以左手拇、示二指将针刺部位的皮肤向两侧撑开绷紧，右手将针从左手拇、示二指的中间刺入。此法主要适用于皮肤松弛或有皱纹部位（如腹部）的进针。

2）针刺的角度、方向和深度。①针刺的角度：主要依俞穴所在部位的解剖特点和治疗要求而定。直刺：针身与皮肤成90°，垂直刺入，适用于人体大部分俞穴。尤其是肌肉丰厚的腰、臀、腹、四肢部位的俞穴。斜刺：针身与皮肤成45°，倾斜刺入，适用于骨骼边缘的俞穴，或内有重要脏器不宜深刺部位的俞穴。横刺：又称平刺或沿皮刺。针身与皮肤成15°，横向刺入，适用于皮肤特别浅薄的俞穴。②针刺的方向：一般根据经脉循行方向、俞穴部位特点和治疗的需要而定。有时为使针感到达病所，可将针尖方向对准病痛部位。③针刺的深度：是指针身刺入俞穴部位的深浅程度。一般以既有针感又不伤及重要脏器为原则。

3）行针与得气。①行针：提插法就是提针与插针的结合运用，即针尖刺入俞穴一定深度后，施行上下、进退的操作方法。捻转法：是将针刺入俞穴的一定深度后，以在手拇指和中、示二指持住针柄，进行反复来回捻转。提插法和捻转法在临床上既可单独应用，也可配合应用；提插和捻转的幅度大小、频率快慢也因病情和俞穴而异，幅度大、频率快则刺激量大，反之则小。②得气又称针感：得气与否以及得气的迟速，不仅直接关系到针刺治疗的效果，而且可以借此窥测疾病的预后。③针刺补泻：采用适当的手法针刺俞穴，激发经气，以补益正气，疏泄病邪，调节人体脏腑经络功能，从而促使阴阳平衡。

4）留针与出针。①留针：一般只要针下得气，施术完毕后即可出针。治疗慢性疾病时，可留针10～30分钟，其间可行针1～2次，以加强针感。对一些顽固性、疼痛性、痉挛性疾病，须增加留针时间，可延长至1小时至数小时，并间歇予以行针，保持一定刺激量，以增强疗效。②出针后要核对针数：防止漏拔。

（4）针刺异常情况及处理。

1）晕针。①原因：多见于初次接受治疗的患者，可因精神紧张、体质虚弱、过度劳累、饥饿，或大汗、大泻、大失血之后，或体位不适，以及施术手法过重，而致针刺时或留针过程中发生此症。②现象：患者突然出现头晕目眩，面色苍白，心慌气短，出冷汗，恶心欲吐，精神疲倦，血压下降，脉沉细。严重者会出现四肢厥冷，神志昏迷，二便失禁，唇甲青紫，脉细微欲绝。③处理：立即停止针刺，将已刺之针迅速取出，让患者平卧，头部放低，松开衣带，注意保暖。轻者静卧片刻，给予热茶饮之，即可恢复。未能缓解者，用指掐或针刺急救穴，如人中、合谷、内关、足三里、涌泉、中冲等，也可灸百会、气海、关元、神阙等，必要时可配用现代急救措施。晕针缓解后，仍需适当休息。④预防：对晕针要重视预防，初次接受针治者，要做好解释工作，解除恐惧心理。正确选取舒适持久的体位，尽量采用卧位。选穴宜少，手法要轻。对劳累、饥饿、大渴的患者，应嘱其休息，进食、饮水后，再予针治。针刺过程中，应随时注意观察患者的神态，询问针后情况，若有不适等晕针先兆，需及早采取处理措施。此外，应注意室内空气流通，消除过热、过冷等因素。

2）滞针。①原因：患者精神紧张，针刺入后局部肌肉强烈挛缩；或因行针时捻转角度过大过快和持续单向捻转等，而致肌纤维缠绕针身所致。②现象：针在俞穴内，运针时捻转不动，提插、出针均感困难。若勉强捻转、提插时，则患者感到疼痛。③处理：嘱患者消除紧张，使局部肌肉放松；或延长留针时间。医者用手指在邻近部位揉按，或弹动针柄，或在附近再刺一针，以宣散气血、缓解痉挛。若因单向捻针而致者，需反向将针捻回。④预防：对精神紧张及初诊者，应先做好解释工作，消除顾虑。进针时应避开肌腱，行针手法宜轻巧，捻转角度不宜过大过快，避免连续单向捻针。

3）弯针。①原因：医者进针手法不熟练，用力过猛过快，或针下碰到坚硬组织；或因患者体位不适，在留针时改变了体位；或因针柄受外力碰击，或因滞针处理不当。②现象：针柄改变了进针或刺入留针时的方向和角度，伴有提插、捻转和出针困难，而患者感到疼痛。③处理：出现弯针后，不得再行提插、捻转等手法。如系轻度弯曲，可按一般拔针法，将针慢慢退出。若针身弯曲较大，应注意弯曲的方向，顺着弯针的方向将针退出。如弯曲不止一处，须视针柄扭转倾斜的方向，逐渐分段退出，切勿急拔猛抽，以防断针。如患者体位改变，则应嘱患者恢复原来体位，使局部肌肉放松，再行退针。④预防：医者施术手法要熟练，指力要轻巧，避免进针过猛、过速。患者的体位要舒适，留针期间不得随意

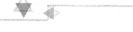

变动体位。针刺部位和针柄不得受外物碰压。

4）断针。①原因：多由针具质量差，或针身、针根有剥蚀损伤，术前疏于检查；或针刺时将针身全部刺入，行针时强力提插、捻转，致肌肉强力收缩；或留针时患者体位改变；或遇弯针、滞针未及时正确处理，并强力抽拔；或外物碰压。②现象：行针时或出针后发现针身折断，或部分针体浮露于皮肤之外，或全部陷没于皮肤之下。③处理：医者必须镇静，并嘱患者不要惊慌，保持原有体位，以防残端向深层陷入。若折断处针体尚有部分露于皮肤之外，可用镊子拔出。若折断针身残端与皮肤相平或稍低，而尚可见到残端者，可用左手拇、示指在针旁按压皮肤，使残端露出皮肤之外，随即用右手持镊子将针拔出。若折断部分全部深入皮下，须在 X 线下定位，施行外科手术取出。④预防：针前必须认真仔细检查针具，对不符合要求的针要剔除不用。选针长度必须比准备刺入深度长些，针刺时切勿将针全部刺入，应留部分在体外，避免过猛、过强的行针。在进针行针过程中，如发现弯针时，应立即出针，不可强行刺入。对滞针和弯针应及时处理，不可强行硬拔。

5）血肿。①原因：针尖弯曲带钩，使皮肉受损，或刺伤血管所致。②现象：出针后，针刺部位肿胀疼痛，继则皮肤呈现青紫色。③处理：若微量的皮下出血而出现局部小块青紫时，一般不必处理，可自行消退。若局部肿胀疼痛较剧，青紫面积大而且影响到活动功能时，可先冷敷止血后，再做热敷，以促使局部瘀血消散吸收。④预防：仔细检查针具，熟悉人体解剖部位，针刺时避开血管。针刺手法不宜过重，切忌强力捣针，并嘱患者不可随便移动体位。出针时立即用消毒干棉球揉按压迫针孔。

2. 灸法

（1）常用灸法

1）艾炷灸。①直接灸：即将艾炷直接置放在皮肤上施灸的一种方法。根据灸后对皮肤刺激的程度，又分为：无瘢痕灸：又称非化脓灸，临床上多用中、小炷。一般灸 3 ~ 7 柱，以局部皮肤充血、红润为度。灸后不化脓、不留瘢痕。此法适应范围较广，多用于虚证。瘢痕灸：又称化脓灸，临床上多用小艾炷。一般灸 5 ~ 10 柱，灸时疼痛较烈，灸后局部皮肤灼伤，起疱化脓。3 ~ 4 周后灸疮自愈，留下瘢痕。故灸前必须征得患者同意。此法多用于急性或顽固性疾病。②间接灸：又称隔物灸、间隔灸，即在艾炷与皮肤之间隔上某种物品而施灸的一种方法。根据不同的病、证，选用不同的间隔物。如隔姜灸、隔蒜灸、隔盐灸。

2）艾条灸。根据操作方法，又分为温和灸、雀啄灸和回旋灸。①温和灸：将艾条的一端点燃，对准施灸俞穴或患处，距皮肤 2 ~ 3 cm，进行熏烤，使患者局部有温热感而不灼痛感为宜。一般每穴灸 10 ~ 15 分钟，至皮肤红晕为度。②雀啄灸：施灸时，艾条点燃的一端与施灸部位的皮肤并不固定在一定的距离，而是像鸟雀啄食一般，一上一下施灸。③回旋灸：施灸时，艾条点燃的一端与施灸部位的皮肤虽保持一定的距离，但不固定，而是向左右方向移动或反复旋转地施灸。

3）温针灸：温针灸是针刺与艾灸结合使用的两种方法，适用于既需要留针又需要施灸的疾病。

（2）适应范围：慢性病及阳气不足的疾病。

总之，灸法适用于虚寒病证。颜面部、浅在血管部，不宜施瘢痕灸；妇女妊娠期下腹、腰骶部，不宜施灸。

（3）注意事项：①灸治体位与针治体位相同，应舒适自然而能持久，以体位平直便于施灸为宜。②施灸时，一般应先上部、后下部，先背腰部、后胸腹部，先头身、后四肢，依次施灸。如遇特殊情况，亦不必拘泥。③使用艾炷大小、壮数多少或艾条熏灸时间，应根据患者的病情体质年龄和施灸部位而决定。艾炷一般为 3 ~ 5 炷或 5 ~ 7 炷，艾条一般为 10 ~ 15 分钟。④艾炷灸后，局部遗有轻度烫伤，无须处理。直接灸在灸疮化脓期间，防止感染。每天换药时，去除脓液，以消毒敷料保护灸疮或贴清水膏药，三四周即可自然愈合。⑤施灸时，要防止艾绒脱落烧伤皮肤或烧坏衣物。未用完的艾条，应插入火筒灭火，以防复燃。

3. 耳穴疗法

（1）耳穴的分布：耳穴是指分布在耳郭上的一些特定区域。耳穴在耳郭的分布有一定的规律，与头面相应的穴位在耳垂，与上肢相应的穴位居耳舟，与躯体下肢相应的穴位在对耳轮体部和对耳轮上、下脚，与内脏相应的穴位集中在耳甲。

（2）耳穴的选穴方法：①按相应部位选穴。当机体患病时，在耳郭的相应部位上有一定的敏感点，它便是本病的首选穴位。②按脏腑辨证选穴。根据脏腑学说，按各脏腑的生理功能和病理反应进行辨证取穴。③按经络辨证取穴。即根据十二经脉的循行及其和内脏的联系选取穴位。④按西医学理论选穴。耳穴中一些穴名是根据西医学理论命名的，如"交感""肾上腺""内分泌"等，这些穴位的功能基本上与西医学理论一致，故在选穴时应考虑其功能，如炎性疾病取"肾上腺"穴等。⑤按临床经验选穴。临床实践发现，有些耳穴具有治疗本部位以外疾病的作用，如"外生殖器"穴可以治疗腰腿痛。

（3）操作方法

毫针法。

1）定穴和消毒：以选定的耳穴为针刺点（包括用探棒或耳穴探测仪所测得的敏感点）。针刺前耳穴必须严格消毒，可先用2%碘酊消毒，再用75%乙醇脱碘，待干后进针。

体位和进针：一般采用坐位，年老、体弱、病重及精神紧张者宜采用卧位。针具选用0.3～0.5寸长的不锈钢毫针。进针时，医者左手拇、食两指固定耳郭，中指托着针刺部的耳背，既可以掌握针刺的深度，又可以减轻针刺的疼痛。然后用右手拇、示二指持针，用快速插入的速刺法或慢慢捻入的慢刺法进针均可。刺入深度应视患者耳郭局部的厚薄灵活掌握，一般以刺入皮肤1～2 mm，达软骨后毫针站立不摇晃为准。刺入耳穴后，若局部感应强烈，患者症状往往有即刻减轻感。如局部无针感，应调整针刺方向、深度和角度。刺激强度和手法依病情、证型、体质、耐受度等因素综合考虑。

留针和出针：留针时间一般15～30分钟，慢性病、疼痛性疾病留针时间可适当延长。留针期间，每隔10分钟运针1次。出针时，医者左手托住耳郭，右手迅速将毫针拔出，再用消毒干棉球压迫针眼，以防出血。

2）压丸法：即在耳穴表面贴敷压丸以替代埋针的一种简易疗法。此法既能持续刺激穴位，又安全无痛，目前广泛应用于临床。压丸所选材料较多，可就地取材，如王不留行籽、油菜籽、小米、绿豆、白芥子及磁珠等。现临床多用生王不留行籽，因其表面光滑，大小和硬度适宜。王不留行籽用沸水烫洗2分钟，晒干装瓶备用。应用时，将王不留行籽贴在0.6 cm×0.6 cm大小胶布中央，用镊子夹住胶布，贴敷在选用的耳穴上。每日自行按压3～5次，每次每穴按压30～60秒，2～7天更换1次，双耳交替。刺激强度视患者情况而定，一般儿童、孕妇、年老体弱、神经衰弱者用轻刺激法，急性疼痛性病证宜用强刺激法。

（4）注意事项：①严格消毒，防止感染。因耳郭暴露在外，表面凹凸不平，结构特殊，刺前必须严格消毒。有创伤和炎症部位禁针。针刺后如针孔发红、肿胀，应及时涂2%碘酊，或加服抗生素，严防化脓性软骨膜炎的发生。②对扭伤和运动障碍的患者，进针后应嘱其适当活动患部，可提高疗效。③有习惯性流产的孕妇不宜用耳针。④患有严重器质性疾病和伴有严重贫血者不宜针刺。对严重心脏病、高血压以及虚弱者不宜行强刺激手法。⑤耳针治疗时也应注意防止晕针发生，可参照"毫针刺法"。

（三）针灸治疗

配穴处方原则如下。

1. 近部取穴

近部取穴是指选取病痛（包括"阿是穴"）所在部位或邻近部位的俞穴，因为俞穴普遍具有近治作用，应用广泛，适用于各种急慢性疾病。

2. 远部取穴

远部取穴是指选取距离病痛较远处部位的俞穴，特别是在十二经肘膝以下的部位。这是因为俞穴具有远治作用，应用亦非常广泛，具体有循经取穴，表里经取穴或其他相关经取穴等。

3. 随证取穴

随证取穴是指依病的病因病机而选取俞穴。

二、推拿

（一）推拿疗法适应证、禁忌证

推拿又称按摩，属中医外治法之一。推拿疗法具有疏通经络，滑利关节，舒筋整复，活血祛瘀，调整脏腑气血，增强人体抗病能力等作用。

1. 适应证

可应用于骨伤科、外科、内科、妇科、儿科等不同类型的疾病。

2. 禁忌证

（1）急性传染病。

（2）各种感染性疾病：如丹毒、脓肿、骨髓炎、骨结核、蜂窝织炎、化脓性关节炎等。

（3）皮肤病的病变部位：如溃疡性皮炎等。

（4）各种恶性肿瘤。

（5）正在出血的部位，或内脏器质性病变。

（6）骨折移位或关节脱位。

（7）妇女经期或妊娠期，腹部和腰骶部不宜推拿。

（8）极度疲劳或醉酒后。

（9）严重心脏病及精神病患者。

（二）常用推拿手法

手法是推拿治病的主要手段，其基本要求是：持久、有力、均匀、柔和。

1. 摆动类手法

（1）一指禅推法：应掌握腕部放松，沉肩、垂肘、悬腕，指实掌虚。压力、频率、摆动幅度要均匀，动作要灵活。手法频率每分钟 120 ~ 160 次。

临床应用：本法接触面积较小，但深透度大，可适用于全身各部穴位，临床常用于头面、胸腹及四肢等处，具有舒筋活络，调和营卫，祛瘀消积，健脾和胃的功能，适用于头痛、胃痛、腹痛及关节筋骨酸痛等病证。

（2）滚法：操作时小指掌指关节背侧及部分小鱼际要紧贴体表，肩、臂放松，肘关节微屈约120°，前臂的内、外旋及腕关节的伸屈运动要协调，压力、频率、腕臂摆动幅度要均匀，动作要有节律，动作过程中不可有移动或跳动现象。每分钟来回摆动 120 次左右。

临床应用：滚法刺激量大，作用面积广，常用在肩背、腰臀及四肢肌肉较丰厚的部位，具有舒筋活血、祛风散寒、解痉止痛等功能，适用于风湿痹痛、肢体麻木、中风瘫痪等病证。

2. 按压类手法

（1）按法：分指按法和掌按法两种。

动作要领：操作时着力部位要紧贴体表，不可移动，用力要由轻而重，不可用暴力。

临床应用：按法在临床上常与揉法组合成"按揉"复合手法。指按法适用于全身各部穴位；掌按法常用于腰背和腹部。本法具有放松肌肉，开通闭塞，活血止痛的作用。适用于胃脘痛，头痛，肢体疼痛麻木等病证。

（2）点法：用指端点称指点法，屈指用骨突部点称屈指法；用肘尖部点称肘点法。

动作要领：操作时要求做到深透，用力大小视受术部位肌肉厚薄程度而定，动作过程用力由弱渐强再由强而弱，反复用力，不可用暴力点压。本法与按法的区别是：点法作用面积小，刺激量更大。

临床应用：浅表穴位用指点法，较深的穴位用屈指法，肌肉丰厚的部位用肘点法。点法作用面积小，刺激量大，具有通经活络、消积破结、调整脏腑功能、解痉止痛等功能。适用于脘腹挛痛、腰腿疼痛麻木等病证。

3. 捏拿类手法

（1）捏法：分三指捏和五指捏两种。

动作要领：操作时着力指腹，动作均匀而有节律性，循序而下。

临床应用：捏法常用在头颈部、四肢及脊背部，具有舒筋通络、行气活血等功能。适用于肢体麻木、肌肉萎缩无力、腰腿疼痛、肩背酸痛等病证。

（2）拿法：操作时，用劲要由轻而重，不可骤然用力，动作要缓和而有连贯性。

临床应用：临床常配合其他手法使用于颈项、肩部和四肢等部位。具有祛风散寒、开窍止痛、舒筋活络等作用。适用于胃肠功能紊乱、腰腿痛、肌肉疲劳等病证。

（3）捻法：操作时，用力要缓和、持续，动作灵活、快速，不可重滞。

临床应用：本法一般适用于四肢小关节，具有疏经通络、通利关节、软坚散结等作用。适用于指、趾关节损伤、肿胀疼痛或屈伸不利等病证。

4. 摩擦类手法

（1）摩法：摩法分掌摩、指摩两种。

动作要领：操作时，肘关节自然屈曲，腕部放松，指掌自然伸直，动作缓和而协调。频率每分钟120次左右。

临床应用：本法动作刺激量较轻，常用于胸腹、胁肋等部位。具有理气和中、消积导滞、调理脾胃等功能。适用于脘腹胀痛、食积胀满、胸胁胀痛等病证。

（2）擦法：操作时，腕关节伸直，手指自然分开，以肩关节为支点，上臂带动手掌做前后或上下往返移动。频率每分钟160次。用力适中、持续、均匀，动作仅在体表皮肤，不可带动深层组织，以局部皮肤潮红为度。

临床应用：本法是一种柔和、温热的刺激，多用于胸腹、腰背、四肢等部位。具有温经通络、行气活血、消肿止痛、健脾和胃、祛风散寒、镇静安神等作用。适用于腰背酸痛、肢体麻木、消化不良、末梢神经炎、神经衰弱等病证。

（3）推法：用指称指推法；用掌称掌推法；用肘称肘推法。

动作要领：操作时，指、掌或肘要紧贴体表，用力要稳，速度要缓慢、均匀。

临床应用：本法可在人体各部位使用，具有温经活络、活血止痛、健脾和胃、调和气血等功能。适用于肝郁气滞、头晕头痛、胁肋胀满、肩背酸痛、脘腹胀痛、神经衰弱等病证。

5. 揉搓类手法

（1）揉法：分掌揉和指揉两种。用手掌大鱼际或掌根称掌揉法，用手指称指揉法。

动作要领：操作时以掌或指为着力点紧贴体表，腕部放松，以肘为支点，前臂主动摆动，带动腕部使掌或指作环形运动。动作要协调，用力以使皮下组织随之回旋运动为度。操作过程要持续、均匀、柔和而有节律，频率每分钟约120次。

临床应用：本法着力面积大，刺激量小而轻柔舒适，可用于全身各部。具有宽胸理气、消积导滞、活血祛瘀、消肿止痛等作用。适用于脘腹痛、胸闷胁痛、便秘及软组织损伤的肿痛或风寒痹痛等病证。

（2）搓法：操作时，双手用力要对称、均匀，搓动要快，移动要缓，动作过程要流畅自然。

临床应用：搓法常用于腰背、胁肋及四肢部，以上肢最为常用，多被作为中医推拿的结束性手法。具有祛风散寒、解痉止痛、疏经通络、调和气血等作用。适用于腰背酸痛、胸胁胀闷、肩背疼痛、肢体麻木等病证。

6. 振动类手法

（1）抖法：颤动幅度要小，频率要快。

临床应用：本法多用于四肢部，尤其常用于上肢，常作为治疗的结束手法之一。具有调和气血、解除粘连、通利关节、放松肌筋等功能。适用于肢体麻木、屈伸不利等病证。

（2）振法：用手指着力称指振法；用手掌着力称掌振法。

动作要领：操作时，力量要集中于指端或手掌上，术者注意力要集中，有意识的使前臂和手部的肌肉强力地静止性紧张而产生小幅度的上下急骤的振颤动作，动作过程要求深透，不可摆动手臂或移动手掌。

临床应用：指振法适用于人体穴位。掌振法适用于全身各部。振法具有活血祛瘀、理气和中、消食导滞、温经散寒等作用。适用于肝气瘀滞、胃肠功能紊乱、肌筋挛缩或粘连等病证。

7. 击打类手法

（1）击法：用拳背叩击称拳击法；用掌根叩击称掌击法；用掌侧小鱼际叩击称侧击法；用指尖叩击称指尖击法，用桑枝棒等器械叩击称棒击法。

动作要领：操作时应垂直叩击体表，用力快速而短暂，力量均匀，速度适中有节奏，不可有拖抽动作。

临床应用：拳击法常用于腰背部；掌击法常用于头顶、腰臀及四肢部；侧击法常用于腰背及四肢部；指尖击法常用于头面、胸腹部；棒击法常用于头顶、腰背及四肢部。本法具有舒筋通络，调和气血、祛风散寒、解痉止痛等作用。适用于风湿痹痛、肢体麻木、肌肉痉挛、腰腿疼痛等病证。

（2）拍法：操作时，用力要均匀，拍打要平衡而有节律性，不可用暴力拍打。

临床应用：拍法常用于肩背、腰臀及下肢部，多作为中医推拿的结束性手法之一。具有舒筋通络、行气活血等作用。适用于风湿痹痛、肌肉痉挛、局部感觉迟钝等病证。

（3）弹法：操作时，弹击力量要均匀适中，动作要流畅，每分钟弹击 120 ~ 160 次。

临床应用：本法适用于全身各部，尤以头面、颈项部最为常用。具有舒筋通络、祛风散寒、开通闭塞等功能。适用于项强、头痛等病证。

（三）介质与热敷

1. 介质

推拿时常应用各种介质，如葱姜水、滑石粉、麻油、冬青膏、松节油、红花油等。应用介质不但可以加强手法作用，提高治疗效果，而且还可起到润滑和保护皮肤的作用。

2. 热敷

热敷可分为干热敷和湿热敷。以湿热敷为常用。

（1）热敷方法：用一些具有祛风散寒、温经通络、活血止痛作用的中草药，置于布袋内，将袋口扎紧，放入锅中，加适量清水，煮沸数分钟，趁热将毛巾浸透后绞干，并折成方形或长条形（根据治疗部位需要而定）敷于患部，待毛巾不太热时，即用另一块热毛巾换上。一般换 2 ~ 3 块毛巾即可。为加强治疗效果，可在患部先用擦法，使毛孔开放，再将热毛巾敷上，并施以轻拍法，这样热量就更易透入肌肤。

（2）注意事项：热敷时须暴露患部，因而室内要保持温暖无风，以免患者感受风寒；毛巾必须折叠平整，使热量均匀透入，这样不易烫伤皮肤；热敷时可隔着毛巾使用拍法，但切勿按揉，以免破皮；热敷的温度应以患者能忍受为度，要防止发生烫伤和晕厥，对于皮肤知觉迟钝的患者尤须注意。

三、湿敷法护理操作技术

湿敷法是将无菌纱布用药液浸透，敷于局部，以达到疏通腠理、清热解毒、消肿散结等目的的一种外治方法。

（一）评估

（1）当前主要症状、临床表现、既往史及药物过敏史。

（2）患者体质及湿敷部位的皮肤情况。

（3）心理状况。

（二）目标

减轻局部肿胀、疼痛、瘙痒等症状。

（三）禁忌证

疮疡脓肿迅速扩散者不宜湿敷。

（四）告知

注意药液温度，防止烫伤。

（五）物品准备

治疗盘、遵医嘱配制药液、敷布数块（无菌纱布制成）、凡士林、镊子、弯盘、橡胶单、中单、纱布等。

（六）操作程序

（1）备齐用物，携至床旁，做好解释，核对医嘱。

（2）取合理体位，暴露湿敷部位，注意保暖。

（3）遵医嘱配制药液，药液温度适宜并倒入容器内，敷布在药液中浸湿后，敷于患处。

（4）定时用无菌镊子夹取纱布浸药后淋药液于敷布上，保持湿润及温度。

（5）操作完毕，擦干局部药液，取下弯盘、中单、橡胶单，协助患者衣着，整理床单位。

（6）整理用物，做好记录。

（七）护理及注意事项

（1）操作前向患者做好解释，以取得合作。注意保暖，防止受凉。

（2）注意消毒隔离，避免交叉感染。

（3）治疗过程中观察局部皮肤反应，如出现苍白、红斑、水疱、痒痛或破溃等症状时，立即停止治疗，报告医生，配合处理。

四、涂药法护理操作技术

涂药法是将各种外用药物直接涂于患处的一种外治方法。其剂型有水剂、酊剂、油剂、膏剂等。

（一）评估

①当前主要症状、临床表现、既往史及药物过敏史。②患者体质及涂药部位的皮肤情况。③对疼痛的耐受程度。④心理状况。

（二）目标

患处涂药后可达到祛风除湿、解毒消肿、止痒镇痛等治疗效果。

（三）告知

局部涂药后可出现药物颜色、油渍等污染衣物。

（四）物品准备

治疗盘、遵医嘱配制的药物、弯盘、棉签、镊子、盐水棉球、干棉球、纱布、胶布、绷带、橡胶单、中单等。

（五）禁忌证

婴幼儿颜面部禁用。

（六）操作程序

（1）备齐用物，携至床旁，做好解释，核对医嘱。

（2）根据涂药部位，取合理体位，暴露涂药部位，注意保暖，必要时屏风遮挡。患处酌情铺橡胶中单。

（3）清洁皮肤，将配制的药物用棉签均匀地涂于患处。面积较大时，可用镊子夹棉球蘸药物涂布，蘸药干湿度适宜，涂药厚薄均匀。

（4）必要时用纱布覆盖，胶布固定。

（5）涂药完毕，协助患者衣着，安排舒适体位，整理床单位。

（6）清理物品，做好记录并签字。

（七）护理及注意事项

（1）涂药前需清洁局部皮肤。

（2）涂药次数依病情、药物而定，水剂、酊剂用后须将瓶盖盖紧，防止挥发。

（3）混悬液先摇匀后再涂药。

（4）霜剂则应用手掌或手指反复擦抹，使之渗入肌肤。

（5）涂药不宜过厚、过多，以防毛孔闭塞。

（6）刺激性较强的药物，不可涂于面部。婴幼儿忌用。

（7）涂药后观察局部皮肤，如有丘疹、奇痒或局部肿胀等过敏现象时，停止用药，并将药物拭净或清洗，遵医嘱内服或外用抗过敏药物。

五、熏洗法护理操作技术

熏洗法是将药物煎汤，趁热在患处熏蒸、淋洗，以达到疏通腠理、祛风除湿、清热解毒、杀虫止痒目的的一种外治方法。

（一）评估

（1）当前主要症状、临床表现、既往史及药物过敏史。

（2）患者体质及熏洗部位皮肤情况。

（3）女性患者评估胎、产、经、带情况。

（4）心理状况。

（二）目标

（1）缓解患者的关节疼痛、肿胀、屈伸不利、皮肤瘙痒等症状。

（2）减轻眼科疾病引起的眼结膜红肿、痒痛、糜烂等症状。

（3）促进肛肠疾患的伤口愈合。

（4）治疗妇女会阴部瘙痒等症状。

（三）禁忌证

月经期、孕妇禁用坐浴。

（四）告知

注意药液温度，防止烫伤。

（五）物品准备

治疗盘、药液、熏洗盆（根据熏洗部位的不同，也可备坐浴椅、有孔木盖浴盆或治疗碗等）、水温计，必要时备屏风及换药用品。

（六）操作程序

（1）遵医嘱配制药液。

（2）备齐用物，携至床旁，做好解释。

（3）根据熏洗部位安排患者体位，暴露熏洗部位，必要时用屏风遮挡，注意保暖。

（4）熏洗过程中，观察患者的反应，了解其生理和心理感受。若感到不适，应立即停止，协助患者卧床休息。

（5）熏洗完毕，清洁局部皮肤，协助衣着，安置舒适卧位。

（6）清理用物，做好记录并签字。

（七）护理及注意事项

（1）冬季注意保暖，暴露部位尽量加盖衣被。

（2）熏洗药温不宜过热，温度适宜，以防烫伤。

（3）在伤口部位进行熏洗时，按无菌技术操作进行。

（4）包扎部位熏洗时，应揭去敷料。熏洗完毕后，更换消毒敷料。

（5）所用物品需清洁消毒，用具一人一份一消毒，避免交叉感染。

六、中药泡足法护理操作技术

中药泡足法（chinese medicinal foot soaking）是将中药煎煮后取汁进行足部泡洗的一种外治方法。

（一）目的

利用药液的温热作用，疏松腠理，活血通络，使药物透过皮肤、毛孔进入人体，通过经络传递，输布全身而发挥药效，达到疏通经络、调整阴阳、温煦脏腑、促进气血运行的目的。

（二）适应证

内、外、妇、儿、皮肤、五官科等多种病证，如头晕、失眠、月经不调、痛经、风湿性关节痛、小儿遗尿、足癣等。

（三）禁忌证

出血性疾病、急性感染性疾病、心脑血管疾病急性期的患者、脏器功能衰竭者、中药过敏者禁用；足部有外伤、水疱、溃疡、水肿者禁用；月经期、孕妇禁用。

（四）评估

（1）患者病情、既往史、用药及药物过敏史。

（2）患者足部皮肤情况、对温度的敏感程度。

（3）患者文化程度、目前心理状态、合作程度。

（五）操作准备

（1）环境准备：环境整洁，光线明亮，温度适宜。

（2）物品准备：足浴器、药液、水壶、治疗盘（内放泡洗袋、水温计）、毛巾、浴巾、治疗本等。

（3）护士准备：衣帽整齐，洗手，戴口罩。

（4）患者准备：核对患者基本信息，向患者解释操作步骤、泡足所需的时间、注意事项及配合要点，以取得患者和（或）家属对执行该操作的知情同意及配合。嘱患者排空大、小便，协作患者取安全舒适体位。

（六）操作程序

（1）向足浴器中倒入38℃以下的温水，水量约占足浴器容积的2/3，将一次性洗泡袋置于足浴器内，把洗泡袋套于足浴器的边缘并固定。

（2）遵医嘱将中药液倒入洗泡袋内，接通电源，开启功能键，将温度旋钮调至38～42℃，加热药液。

（3）患者取舒适坐位，充分暴露泡洗部位，注意保暖。

（4）根据医嘱确定泡足的温度及时间，测量药液温度。儿童、老年人、足部感觉迟钝者泡洗温度不宜过高，以免烫伤。

（5）协助患者进行泡足，时间为30～40分钟，皮肤浅薄者、年老者及对温度不敏感者泡洗时间不宜过长。

（6）泡足过程中，注意观察患者泡洗局部的皮肤情况以及神志、面色、汗出等情况，如发现异常，立即停止泡足，对症处理。

（7）后续处理：①泡足完毕，按停止键，关闭电源。用温水冲去足部药液，协助患者用毛巾擦干双足，着袜，取舒适体位，告知注意事项，再次核对医嘱。②按规定分类处理用物，避免交叉感染。③洗手，记录。

（七）中药泡足法的注意事项

（1）所用物品需清洁消毒，避免交叉感染。

（2）泡足应以微微汗出为宜，不可大汗淋漓，以防"气随汗脱"。

（3）告知患者在泡足过程中不可自行调节温度，以免烫伤；不可自行站起，以免摔倒。

（4）观察患者泡洗部位的皮肤情况，注意有无过敏、破溃等。若发生烫伤，立即停止治疗，用凉水冲洗烫伤处以降低皮肤温度，报告医生，对症处理，以防感染。

（韩立红）

第五节 常见病的中医护理方法

一、感冒

感冒，俗称伤风，是感触风邪或时行病毒，引起肺卫功能失调，出现鼻塞、流涕、喷嚏、头痛、恶寒发热，全身不适等主要临床表现的一种外感病。西医学中的感冒、上呼吸道感染属于感冒范畴，流行性感冒属于时行感冒范畴，均可用辨证的方法进行护理。

（一）病因病机

1. 外因

（1）风邪：感冒的主要病因是风邪与气候突变、冷热失常有密切关系，风邪一般不单独致病，在不同的季节，多兼夹时气，相合致病。如冬季挟热，夏季挟暑湿，秋季挟燥，梅雨季节挟湿邪。感冒在冬春两季发病率较高，故多见风寒、风热证。

（2）时行病毒，指具有传染性的疫邪病毒侵袭人体而致病，如流感病毒。

2. 内因

正气虚弱，肺卫调节功能失常常为感冒的内因，若生活起居失常，寒暖不调或过度疲劳，腠理疏松，卫外不固，为外邪所致而发病。

（二）辨证施治

1. 风寒证

症状：鼻塞声重、打喷嚏、流清涕、恶寒，不发热或发热不甚，无汗，周身酸痛、咳嗽痰白质稀。舌苔薄白，脉浮紧。

治法、方药：辛温解表、宣肺散寒；荆防败毒散。

2. 风热证

症状：鼻塞打喷嚏、流稠涕、发热或高热，微恶风、汗出口干、咽痛、咳嗽痰稠，舌苔薄黄，脉浮数。

治法、方药：辛凉解表、宣肺清热；银翘散。

3. 湿证

症状：发热、汗出热不解，鼻塞流浊涕，头昏重胀痛、身重倦怠、心烦口渴、胸闷欲呕、尿短赤，舌苔黄腻，脉濡数。

治法、方药：清暑祛湿解表；新加香薷饮。

4. 体虚感冒

（1）气虚感冒：恶寒甚，发热、无汗、头痛、鼻塞、咳嗽，咳痰无力，肢体倦怠乏力，气短懒言，舌质淡，苔薄白，脉浮。

治法、方药：益气解表；参苏饮加减。

（2）阴虚感冒：身热、手足心热、微恶风寒、少汗、头昏心烦、口干、干咳少痰、鼻塞流涕、舌红少苔，脉细数。

治法、方药：滋阴解表；加减葳蕤汤。

（三）辨证护理

（1）居室安静，空气新鲜，避免对流风，风寒、气虚感冒，室温可稍高，注意保暖防寒；风热、阴虚感冒，室内宜凉爽湿润；暑湿感冒宜凉爽通气。

（2）高热者卧床休息，定时测体温，注意体温变化规律，多饮水，汗出多时，用干毛巾擦干更衣，避免风吹，恶寒发热者，注意保暖。

（3）密切观察体温、寒热、汗出、咳嗽、咳痰、痰色、舌苔、脉象、血压及服药后反应，注意有无服解热药后体温骤降、面色苍白、出冷汗或药后无汗，体温继续升高，咳嗽、胸痛、咯血或热盛动风抽搐等症，发现异常，及时报告医生处理。

（4）解表药宜轻煎，风寒感冒汤药宜热服，多给热饮料，盖被保暖以助汗出，风热感冒汤药宜温服，谨防药后汗出受风。

（5）饮食以清淡为主，忌辛辣、生冷、油腻厚味食品。风寒感冒宜热食，风热感冒多食水果，气虚感冒宜予温补，易消化之品，暑湿感冒可用藿香、芦根煎水代茶饮。

（6）感冒流行期间，注意休息、多饮水、避免或少去公共场所，防止交叉感染。

（7）临证（症）护理：风寒感冒发热无汗，可行背部捏脊，直至背部发热，或遵医嘱针刺风池、合谷、大椎、曲池等穴。鼻塞流涕用热毛巾敷鼻额部或按摩迎香穴，头痛加太阳、印堂穴。四肢酸痛行局部按摩。风热感冒口渴欲饮者，给清凉饮料或用鲜芦根煎汤口服，咽喉红肿或咽痒者，用麦冬、胖大海泡水代茶饮。咳嗽、痰不易咳出者，可饮水润喉、轻叩背部。给予雾化吸入以稀释痰液，使之易于咳出。暑湿感冒头身疼痛，可采用刮痧疗法或用鲜藿香、鲜佩兰、薄荷洗净泡水服。体虚感冒可艾灸大椎、肺俞、关元、足三里等穴或选肾上腺、内分泌、肾、肝等耳穴埋籽。气虚感冒者可常选食黄芪、大枣粥、山药粥，以健脾补气。阴虚感冒者，选食百合粥，忌食燥热之品。

（8）居家护理：①养成良好的生活习惯，起居定时有规律，增强机体抗病能力。②注意防寒保暖，气候变化，随时增减衣服，避免受凉或淋雨。③加强体育锻炼，避免劳倦过度，保证充足睡眠，以存正气。④感冒流行期间，可用药物预防，如贯众、紫苏、荆芥、板蓝根、大青叶各 10 ~ 30 g 水煎口服，连服 3 次。居室用食醋熏蒸消毒或用苍术、艾叶行空气消毒。

（9）健康教育：起居有常，饮食有节，加强体育锻炼和保健疗法，如散步、打太极拳、做保健操、自我穴位按摩等。注意四时天气变化，天暑地热之时，切忌坐卧湿地，汗出勿当风。

二、泄泻

泄泻是以排便次数增多，粪质稀薄或完谷不化，甚至泻出如水样为特征的病证。本病与西医学腹泻的含义相同，可见于多种疾病，凡属消化器官发生功能或器质性病变导致的腹泻，如急慢性肠炎、肠结核、肠功能紊乱、吸收不良综合征等，均可参照本篇辨证论治和施护。

（一）病因病机

1. 感受外邪

以暑、湿、寒、热较为常见。其中以感受湿邪致泻者最多，外来湿邪最易困阻脾土，以致升降失职，清浊不分，致水谷混杂而下发生泄泻。

2. 饮食所伤

饮食过量，停滞不化，恣食肥甘，湿热内蕴，过食生冷或误食不洁，损伤脾胃，致运化失职，升降失调而发生泄泻。

3. 情志失调

烦恼郁怒、肝气不舒、横逆克脾、脾失健运，升降失调或忧郁思虑，脾气不运或素体脾虚，逢怒进食更伤脾土而成泄泻。并且每遇情志刺激而症状加重。

4. 脾胃虚弱

饮食不节饥饱失调，劳倦内伤，久病不愈，脾胃虚弱，不能受纳水谷和运化精微，致湿滞内生，清浊不分，混杂而下，遂成泄泻。

5. 命门火衰

年老体弱、肾气不足或久病之后，损伤肾阳或房室无度，命门火衰。

（二）辨证施治

1. 寒湿泄泻

症状：泄泻清稀，甚如水样，腹痛肠鸣，脘闷食少，若兼外感风寒则恶寒发热，肢体酸痛，苔薄白，脉浮。

治法、方药：芳香化湿、解表散寒；藿香正气散。

2. 湿热泄泻

症状：泄泻腹痛，泄下急迫，或泻而不爽，气味臭秽，肛门灼热，烦热口渴，小便短赤，苔黄腻，脉滑数或濡数。

治法、方药：清热利湿；葛根黄芩黄连汤。

3. 肝郁泄泻

症状：素有胸胁胀闷，嗳气食少，每因情绪紧张或抑郁恼怒之时，发生腹痛泄泻，腹中雷鸣，攻窜作痛，矢气频作，舌淡红，脉弦。

治法、方药：抑肝扶脾；痛泻要方。

4. 伤食泄泻

症状：腹痛肠鸣，大便臭如败卵（臭鸡蛋味），泻后痛减，脘腹胀满，嗳腐酸臭，不思饮食，苔垢浊或厚腻，脉滑。

治法、方药：消食导滞；保和丸。

5. 肾虚泄泻

症状：黎明之时脐腹作痛，肠鸣即泻，完谷不化，泻后则安，形寒肢冷，腰膝酸软，舌淡苔白，脉沉细。

治法、方药：温补脾肾、固涩止泻；四神丸加味。

6. 脾虚泄泻

症状：大便时溏时泻，反复不愈，完谷不化，饮食减少，食后脘闷不舒，稍进油腻食物，则大便次数明显增加，面色萎黄，神疲倦怠，苔淡苔白，脉细弱。

治法、方药：健脾益气；参苓白术散。

（三）辨证护理

（1）保持室内清洁，通风良好，寒湿和脾肾虚弱泄泻，宜住向阳房间，湿热泄泻室内宜凉爽干燥。

（2）急性泄泻者应卧床休息，恢复期和慢性患者应适当活动，有传染性者应做好消化道隔离。

（3）注意观察大便的色、质、量、气味及次数，及时留取大便标本送验。观察体温、脉搏、舌象、口渴、饮水、尿量及皮肤弹性的变化。

（4）饮食以清淡、易消化、无渣及营养丰富的流质或半流质饮食为宜。忌食油腻、生冷、辛辣等刺激性食物。寒湿泄泻者宜选食生姜粥、姜糖饮或生姜当归羊肉汤以温中散寒；湿热泄泻者饮食宜清淡，忌食生热助湿之品；肝郁泄泻者忌食马铃薯、芋头等壅阻气机的食物，可食用莱菔子粥；寒湿泄泻者宜食温热半流质饮食，也可用大蒜20 g，每日3次与饭同食；伤食泄泻者控制饮食，予清淡的流质或半流质，如山楂汁、鸡内金粥以消食导滞；肾虚泄泻者饮食宜清淡、温补脾肾，如莲子粥、芡实粥等；脾虚泄泻者饮食宜温热软烂、健脾益气，可服食藕粉、山药粥、薏苡仁粥等。

（5）注意肛周清洁、干燥，每日用清水冲洗并擦干，长期卧床者定期翻身，床单保持清洁、平整，避免皮肤感染及发生压疮。

（6）临证护理：寒湿泄泻腹痛者局部热敷，予木香、肉桂各1.5 g吞服，也可艾灸中脘、天枢、足三里等穴，兼有表证者可饮用生姜红糖水散寒、止泻。湿热泄泻：肛门灼热疼痛，可用黄连、黄檗煎水熏洗肛门，肛门下垂或脱肛者，便后温水坐浴20分钟，再用纱布轻轻托上。并予香连丸6 g温水吞服，以化湿止泻。肝郁泄泻：做好心理调护，保持心情舒畅，宜常服金桔饼、陈皮条等食品。伤食泄泻：脘腹胀满，嗳腐泛酸者，可予催吐，吐后暂禁食，也可予大黄粉15 g温开水调服或保和丸5 g顿服以通腑、消食导滞；腹痛可针刺脾俞、中脘、天枢、足三里等穴。肾虚泄泻：注意保暖勿感寒，黎明之时泄泻可给予四神丸于晚间睡前服或用肉桂、小茴香等量研粉，盐纱布包敷脐部。观察患者有无因久泻而致的脱水征，如口干舌燥、皮肤弹性差，眼窝凹陷为亡阴表现，应予淡盐水口服，若久汗多肢冷，脉微欲绝，为亡阳表现，应予参附汤频喂服，并从静脉给予高营养。脾虚泄泻：腹部保暖，腹冷而痛者可用热敷，或隔姜灸足三里、天枢、中脘、关元、脾俞等穴，也可予附子煎汤，空腹服用。中药汤剂趁热服用，腹后覆被静卧。情志调护：泄泻与情志有关，七情内伤可诱发或加重泄泻之证。护理患者时应注意态度和蔼，耐心讲解情志变化与病证发生、发展的因果关系，使患者能安心治疗，自觉控制情绪，保持气机平和，争取早日康复。

（7）居家护理：①居处适宜。卧位舒适，寒湿泄泻和脾虚泄泻者注意保暖。②皮肤护理。泄泻后用软纸擦拭，并用温开水清洗肛门或以 1 ：5 000 高锰酸钾溶液坐浴，浴后在肛周涂以炉甘石粉。年老体弱需在床上排便者，注意勿使用破损的便器，防止使用不当而损伤皮肤，造成感染。粪便污染衣被时及时更换，保持床单位整洁。③粪便处理。凡疑为肠道传染病而泄泻者，粪便应经消毒处理后方可倒入便池。

（8）健康教育：①平时养成良好的饮食卫生习惯，不饮生水，不食生冷瓜果。可结合食疗健脾益胃。②居处冷暖适宜，并随四时气候变化而增减衣被，勿受湿着凉。③节制房事，维护正气，注意体育锻炼，增强体质。④注意休息，不宜过劳，保持心情舒畅，勿烦躁郁怒。

三、眩晕

眩晕是目眩与头晕的总称。目眩即眼花或眼前发黑，视物模糊，头晕即感觉自身或外界事物旋转，站立不稳。两者常同时并见，统称眩晕。其轻者闭目可止，重者如坐车船，旋转不定，不能站立，或伴有恶心、呕吐、汗出、面色苍白等症状，严重者可突然仆倒。西医学中高血压、低血压、内耳性眩晕、贫血性低血糖、神经衰弱、脑动脉硬化等病，临床表现以眩晕为主要症状者，可参照本病辨证论治和施护。

（一）病因病机

1. 肝阳上亢

素体阳盛，肝阳上亢，或长期忧郁恼怒致气郁化火，使肝阴暗耗，或素体肝肾阴亏，肝阳不足，风阳升动，上扰清空，发为眩晕。

2. 痰湿中阻

嗜酒肥甘，饮食不节，伤于脾胃，运化失司，以致水谷不化精微，聚湿生痰，痰湿中阻，则清阳不升，浊阴不降，引起眩晕。

3. 气血亏虚

虚而不复或脾胃虚弱，不能健运水谷，生化气血，以致气血不足，久病不愈耗伤气血，或失血之后，气虚清阳不展，血虚脑失所养，均可发生眩晕。

4. 肾精不足

肾为先天之本，藏精生髓，若先天不足或房劳过度，年老体衰，肾精亏损，不能生髓，而脑为髓之海，髓海空虚，上下俱虚，发生眩晕。

（二）辨证施治

1. 肝阳上亢

症状：眩晕耳鸣，头胀痛，遇劳累、恼怒加重、肢体震颤、腰膝酸软、面红目赤，口苦，失眠多梦，舌红，苔黄，脉弦细数。

治法、方药：平肝潜阳、滋养肝肾；天麻钩藤饮加减。

2. 痰湿中阻

症状：眩晕头重如蒙，视物旋转，胸闷、恶心、呕吐痰涎、少寐多梦，苔白腻，脉弦滑。

治法、方药：燥湿祛痰、健脾和胃；半夏白术天麻汤。

3. 气血亏虚

症状：眩晕动则加剧，遇劳则发，心悸气短、面色㿠白、神疲乏力，纳差，少寐，舌淡苔薄白，脉细弱。

治法、方药：补养气血、健运脾胃；归脾汤。

4. 肾精不足

症状：眩晕耳鸣、视力减退、腰膝酸软、少寐健忘、心烦口干。偏于阳虚者，形寒肢冷，四肢欠

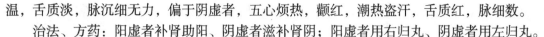

温，舌质淡，脉沉细无力，偏于阴虚者，五心烦热，颧红，潮热盗汗，舌质红，脉细数。

治法、方药：阳虚者补肾助阳，阴虚者滋补肾阴；阳虚者用右归丸、阴虚者用左归丸。

（三）辨证护理

（1）病室应保持安静，勿喧哗，光线稍暗，温湿度适宜，阴虚、阳亢者居室宜凉爽，阳虚者，室温稍高。

（2）重症患者宜卧床休息，轻症者闭目养神，体位变化时，动作宜缓慢，保证充足睡眠，避免深低头。坐椅、床铺避免晃动。

（3）观察眩晕发作的时间、程度、诱发因素，伴发症状及血压、舌苔、脉象等变化，每日测血压1次或医嘱，做好记录。若见头痛剧烈、呕吐、视物模糊、语言謇涩、肢体麻木或行动不便，血压持续上升时应立即报告医师。

（4）饮食宜清淡，忌辛辣、肥腻、生冷食品及烟酒。风阳上扰者，可食甲鱼以滋阴潜阳，气血亏虚者多食血肉有情之品，肾阴不足者多食滋阴益肾之食品，如核桃、黑芝麻、百合、猪肾等。

（5）中药汤剂宜温服，观察服药后效果及反应。眩晕伴呕吐者中药宜冷服，或姜汁滴舌后服，或采用少量多次服法。

（6）临证护理：①眩晕伴恶心呕吐者针刺内关、足三里、阳陵泉，也可用梅花针叩打穴位。②遵医嘱针刺。风阳上扰者针风池、肝俞、肾俞、行间等穴；痰浊中阻者针风隆、内关、中脘、风池等，用泻法，肝肾阴亏者，可针肾俞、肝俞、三阴交、百合等；气血亏虚者针气海、三阴交、足三里、脾俞等，用补法。③耳穴压籽可选用肾、枕、内耳、神门、内分泌等穴。④胸闷严重者，可给予氧气吸入，取半坐位或坐位。⑤药物中毒引起的眩晕者，可煎服绿豆甘草汤频服。⑥眩晕而昏仆不知人事者，急针人中穴，强刺激，并立即报告医师。

（7）情志调护：眩晕是临床上常见的疾病，常反复发作，情志因素是一个致病的重要原因，因此，要做好患者的心理调护工作，关心体贴患者，使其心情舒畅。并向患者说明不良情绪对疾病的影响，使之能加强自身修养，安神定志，遇事乐观，避免情绪波动，防止疾病加重或变化他证。

（8）居家护理：居处环境安静、舒适、室内光线宜暗，眩晕发作时，卧床休息，用新鲜生地黄塞一侧耳内。不做旋转弯腰动作、生活有规律，劳逸适度。饮食宜清淡，营养丰富，易于消化，忌食膏粱厚味、生痰动火之物，多食大枣、山药、木耳、海带、芹菜、核桃等，经常服用枸杞粥、菊花粥、桑葚粥等。阴虚者，可饮鲜藕汁、芦根水等；肝阳上亢者可用龙胆草、牡丹皮适量煎水滤汁，煮沸后冲菊花代茶饮；气血亏虚可用艾叶、黑豆煮鸡蛋喝汤食蛋；肾精不足，常用枸杞子煎汁服食。

（9）健康教育：①注意调摄情志，保持心情舒畅，乐观。避免不良刺激。②劳逸结合，忌过劳和纵欲过度。加强体育锻炼，增强体生。③避免强光刺激，外出戴变色眼镜。④不宜从事高空作业，避免游泳、观水、乘船。⑤有高血压病史者要坚持服药，定期检查血压。

四、消渴

消渴是以多饮、多食、多尿、形体消瘦，或尿有甜味为主要临床表现的病证。根据临床特征。医家们又将本证分为上、中、下三消。"渴而多饮为上消、消谷善饥为中消、渴而便数有膏为下消"。消渴证与西医学中的糖尿病基本一致。而尿崩证也具有本证的特点，可参考本病进行治疗和护理。

（一）病因病机

1. 饮食不节，化热伤津

长期进食肥甘厚味，辛辣煎炸等燥热食物，损伤脾胃，脾胃运化失司，积于胃中酿成内热，消谷耗液，津液不足，脏腑失于濡养而发为消渴。

2. 情志失调，郁火伤阴

（1）郁怒伤肝，肝气郁结。郁久化火，火热炽盛，上灼胃津，下耗肾液，火炎于上、津液泄于下而发为消渴。

（2）心气郁结，郁而化火，心火亢盛，肾阴亏损，水火不济，也可发为消渴。

3. 禀赋不足，五脏虚弱

气血不足，肾不藏精。加之起居调摄失宜，终至精亏液竭，而发为消渴。

4. 房劳过度，肾精亏损

房室不节，劳伤过度，肾精亏损，虚火内生，终致肾虚、肺燥、胃热并见，而发为消渴。

消渴的病机主要在于阴津亏损，燥热偏胜，而以阴虚为本，燥热为标，两者互为因果，阴愈虚则燥热越盛，燥热越盛则阴愈虚。消渴病变的脏腑主要在肺、胃、肾，尤以肾为关键。

（二）辨证施治

本证虽有上、中、下三消之分，有肺燥、胃热、肾虚的区别，但一般三多的症状同时存在，在治疗上常采用：治上消者，润其肺（燥）兼清其胃（热）；治中消者，清其胃（热）兼滋（养）其肾（阴）；治下消者，滋（养）其肾（阴）兼补其肺（阴）的方法。立足滋肾养阴，佐以清热润燥，通腑解毒，祛湿泄浊等。

1. 上消：肺热津伤

症状：烦渴（饮而渴不解）多饮、口干舌燥、尿频量多，舌边尖红，苔薄黄，脉洪数。

治法、方药：清热润肺、生津止渴；消渴方加减。

2. 中消：胃热炽盛

症状：多食易饥、形体消瘦、口渴多饮、尿多、大便干燥，舌红，苔黄，脉数有力。

治法、方药：清胃泻火、养阴润燥；玉女煎加减。

3. 下消：肾阴亏虚

症状：尿频量多、混浊如脂膏、尿有甜味、口干唇燥、腰膝酸软、身倦乏力，舌红少津，脉细数。

治法、方药：滋阴清热、补肾固摄；六味地黄丸。

（三）辨证护理

（1）病室冷暖适宜，空气流通，阴虚燥热者居室宜凉爽。

（2）定期检测血糖和尿糖，每天准确记录 24 小时出入水量，每周测体重 1 次。

（3）观察患者饮水、进食、脉象及尿的颜色和气味的变化，注意有无神志、视力、血压、舌象、脉象和皮肤的异常，如患者突然出现心慌、头晕、出虚汗、软弱无力等低血糖现象或头痛、头晕、食欲缺乏、恶心呕吐、烦躁不安，呼气中有烂苹果气味，甚至出现神昏、呼吸深快、血压下降、肢冷脉微欲绝等症状时，立即报告医生并做好抢救准备，迅速建立静脉通道。

（4）饮食调护：①严格控制患者饮食，主食量应根据血糖指标，患者体重及劳动量而定。②进餐要定时定量，少量多餐，外出时携带食物，便于进食。③饮食宜清淡，禁辛辣刺激之品，可选食冬瓜、白菜、豆类、山药及鸡蛋等食物。如患者进食规定食量后仍饥饿者，可食南瓜、荞麦片、豆渣、水煮蔬菜、山药充饥，忌食糖果、蜜饯、荸荠、芋头、香蕉等含糖高的食物。

（5）加强口腔护理及皮肤护理，防止继发感染。

（6）使用降糖药物应严格按医嘱执行，夜间入睡前不宜服用，避免发生低血糖性休克，如需用胰岛素者，应准确掌握时间和剂量，经常更换注射部位，并观察用药反应。

（7）临证护理：①燥热伤肺者，口渴多饮可用鲜芦根 60 g 煎汤代茶饮或莲子心 3 g、西洋参 2 g 泡水代茶饮。②胃燥伤津者，口渴时用山药，麦冬煎水代茶饮，大便秘结时多食含纤维素高的蔬菜及口服麻仁丸。③肾阴亏虚者，艾灸肾俞、关元、三阴交等穴，口渴时可用枸杞子、鲜生地黄、玉竹各 10 g 代茶饮。④阴阳两虚者，用怀山药、黄芪适量煎水代茶饮，或用猪胰低温烘干，研末用人乳调敷脐部，或耳穴埋籽，取内分泌、肾、膀胱等穴。

（8）情志护理：消渴患者病程长，病情迁延不愈，易产生忧虑和恐惧心理，因此在护理时应加强情志调护，向患者讲解本病的发展规律，注意事项，自我调护的方法等，消除不良心理因素，保持心境平和，积极配合治疗。

（9）居家护理：①起居有规律。居室整洁，温暖向阳，空气流通，避免对流风，勿感冒。②皮肤护理。消渴患者应勤洗澡、勤换衣，保持皮肤清洁，发生痈疽疮疡时，嘱患者勿搔抓皮肤，防止皮肤破损引发感染。③饮食护理。严格控制饮食，指导患者注意饮食宜忌，勿擅自进食，总的饮食原则是选择高维生素、低糖、低淀粉、营养丰富、易消化的饮食。禁油腻煎炸食物，禁烟酒，忌含糖食物和饮料。上消患者宜选食清热润燥的食物；中消患者饥饿甚时不可擅加主食，用南瓜、豆渣及新鲜蔬菜充饥；下消患者宜食滋肾润燥食物。

（10）健康教育：①起居有常，饮食有节，注意劳逸结合，节制房事。②教会患者自我监测血糖和尿糖的方法，按时用药。③适当参加文娱活动和体育锻炼，可运用五禽戏、八段锦等疗法，以养正气。④顺应天时，顺其自然，气机平和，慎喜怒。⑤外出时，注意随身携带保健卡和食物，防止低血糖发生时便于及时抢救。⑥定时到医院复查。

（韩立红）

参考文献

［1］上海市医师协会. 医师考核培训规范教程针灸推拿科分册［M］. 上海：上海科学技术出版社，2016.

［2］毛振玉. 深层针灸四十年针灸临证实录［M］. 北京：中国科学技术出版社，2017.

［3］朱世鹏. 朱新太针灸经验集朱氏针法传承［M］. 北京：中国中医药出版社，2017.

［4］周云鹏. 针灸精要［M］. 上海：上海中医药大学出版社，2017.

［5］刘晓利. 中医治疗原发性痛经文献研究概况［D］. 北京：北京中医药大学，2016.

［6］林夏静，袁烁. 中医治疗阴道炎临床研究进展［J］. 亚太传统医药，2016，12（03）：49-50.

［7］付桂侠，赵秀华. 中医治疗阴道炎的疗效分析［J］. 实用妇科内分泌杂志（电子版），2016，3（02）：63-64.

［8］谈勇. 中医妇科学［M］. 北京：中国中医药出版社，2016.

［9］胡国华，罗颂平. 全国中医妇科流派名方精粹［M］. 北京：中国中医药出版社，2016.

［10］侯瑞祥. 实用中医内科临证手册［M］. 北京：中国中医药出版社，2013.

［11］冷方南. 中医内科临床治疗学［M］. 北京：人民军医出版社，2013.

［12］李乃彦. 中医内科临证辑要［M］. 北京：中国中医药出版社，2013.

［13］陈志强，杨关林. 中西医结合内科学［M］. 北京：中国中医药出版社，2016.

［14］王淑军. 中医健康养生［M］. 北京：中医健康养生杂志社，2018.

［15］刘昭纯，郭海英. 中医康复学［M］. 北京：人民卫生出版社，2017.

［16］张伯礼，吴勉华. 中医内科学［M］. 第10版. 北京：中国中医药出版社，2017.

［17］张伯臾. 中医内科学［M］. 上海：上海科学技术出版社，2016.

［18］李德新. 中医基础理论［M］. 北京：人民卫生出版社，2011.

［19］何裕民. 中医学导论［M］. 北京：人民卫生出版社，2012.

［20］廖福义. 中医诊断学［M］. 北京：人民卫生出版社，2010.

［21］高希言，邵素菊. 针灸临床学［M］. 郑州：河南科学技术出版社，2014.

［22］程丑夫，谭圣娥. 中医内科临证诀要［M］. 长沙：湖南科学技术出版社，2015.

［23］刘雁峰. 中医妇科临证必备［M］. 北京：人民军医出版社，2014.

［24］宋传荣，何正显. 中医学基础概要［M］. 北京：人民卫生出版社，2013.